国内名院、名科、知名专家临床病理"一书一网络平台"丛书

临床病理诊断与鉴别诊断
——消化道疾病

主　　编　李增山
副 主 编　石雪迎　陈晓宇　姜支农　樊祥山
编　　者　(以姓氏笔画为序)

王　磊（复旦大学附属肿瘤医院）

王晓青（上海交通大学医学院附属仁济医院）

石雪迎（北京大学医学部病理学系/北京大学第三医院）

孙　琦（南京大学医学院附属鼓楼医院）

纪　元（复旦大学附属中山医院）

李　琳（南京大学医学院附属鼓楼医院）

李珊珊（郑州大学第一附属医院）

李增山（空军军医大学西京医院）

何　璐（南京大学医学院附属鼓楼医院）

张丽英（空军军医大学西京医院）

陈　玲（空军军医大学西京医院）

陈光勇（首都医科大学附属北京友谊医院）

陈晓宇（上海交通大学医学院附属仁济医院）

苗　琪（上海交通大学医学院附属仁济医院）

罗荣奎（复旦大学附属中山医院）

周炜洵（中国医学科学院北京协和医院）

郑丽端（华中科技大学同济医学院附属协和医院）

胡　愉（华中科技大学同济医学院附属同济医院）

柯昌庶（华中科技大学同济医学院附属同济医院）

侯英勇（复旦大学附属中山医院）

姜支农（浙江大学医学院附属邵逸夫医院）

贺俊祎（山东大学医学院）

聂　岭（南京大学医学院附属鼓楼医院）

贾旭春（空军军医大学西京医院）

钱守斌（空军军医大学西京医院）

倪淑娟（复旦大学附属肿瘤医院）

高　鹏（山东大学医学院）

黄　丹（复旦大学附属肿瘤医院）

盛伟琪（复旦大学附属肿瘤医院）

崔　云（上海交大医学院附属仁济医院）

廖　冰（中山大学附属第一医院）

谭　聪（复旦大学附属肿瘤医院）

樊祥山（南京大学医学院附属鼓楼医院）

薛　玲（中山大学附属第七医院）

人民卫生出版社
·北京·

图书在版编目（CIP）数据

临床病理诊断与鉴别诊断. 消化道疾病/李增山主编. —北京：人民卫生出版社，2020.8（2023.10重印）

ISBN 978-7-117-30186-2

Ⅰ.①临… Ⅱ.①李… Ⅲ.①消化系统疾病-病理学-诊断学②消化系统疾病-鉴别诊断 Ⅳ.①R446.8②R447

中国版本图书馆 CIP 数据核字（2020）第 124835 号

人卫智网	www.ipmph.com	医学教育、学术、考试、健康，购书智慧智能综合服务平台
人卫官网	www.pmph.com	人卫官方资讯发布平台

临床病理诊断与鉴别诊断
——消化道疾病
Linchuang Bingli Zhenduan yu Jianbie Zhenduan
——Xiaohuadao Jibing

主　　编：李增山
出版发行：人民卫生出版社（中继线 010-59780011）
地　　址：北京市朝阳区潘家园南里 19 号
邮　　编：100021
E - mail：pmph @ pmph.com
购书热线：010-59787592　010-59787584　010-65264830
印　　刷：三河市宏达印刷有限公司
经　　销：新华书店
开　　本：889×1194　1/16　印张：29
字　　数：980 千字
版　　次：2020 年 8 月第 1 版
印　　次：2023 年 10 月第 2 次印刷
标准书号：ISBN 978-7-117-30186-2
定　　价：356.00 元

打击盗版举报电话：010-59787491　E-mail：WQ @ pmph.com
质量问题联系电话：010-59787234　E-mail：zhiliang @ pmph.com

主编简介

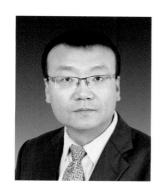

李增山　医学博士，教授，博士生导师，现任空军军医大学基础医学院病理学教研室暨西京医院病理科副主任。　中国病理学工作者委员会常委，中华医学会肝病学分会青年委员，中华医学会消化病学分会消化病理学组副组长，中华医学会病理学分会消化病理学组委员，吴阶平医学基金会中国炎症性肠病联盟病理学专业委员会副主任委员，中国合格评定国家认可委员会（CNAS）医学专业委员会委员，陕西省抗癌协会肿瘤病理专业委员会副主任委员。

长期从事临床病理诊断和研究工作，专长消化系统疾病，曾在美国哈佛医学院、日本国立癌症中心做访问教授。　先后承担国家"863"课题、国家重大新药创制课题、科技部留学人员择优资助项目、国家自然科学基金面上项目等科研项目的研究工作，获军队院校育才奖银奖、陕西青年科技奖等荣誉。　发表 SCI 研究论文 30 余篇，主编专著和临床规范 2 部，参编、参译著作 18 部。

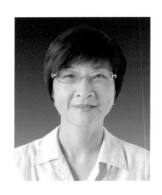

石雪迎 北京大学医学部病理学系/北京大学第三院病理科主任医师、副教授、硕士生导师。 兼任吴阶平医学基金会中国炎症性肠病联盟病理学专业委员会副主任委员，中国医疗器械行业协会病理专业委员会常务委员，中华医学会病理分会消化病理学组、中华医学会消化病学分会消化病理学组等病理专业委员会委员。《临床与实验病理学杂志》、*World Journal of Gastroenterology* 编委，《中华病理学杂志》通讯编委。

从事病理诊断及教学工作 20 余年，任北京市住院医师规范化培训临床病理专科委员会委员，擅长消化系统疾病诊断。 主持国家级及省部级课题 2 项，参与多项。以第一或责任作者发表论文 30 余篇，SCI 论文 9 篇。 主译、参编、参译专业著作 8部。 获省部级科研奖 2 项。

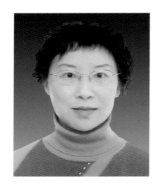

陈晓宇 医学博士，主任医师，硕士生导师，上海交大医学院附属仁济医院上海消化疾病研究所病理室主任。 兼任中国医师协会消化医师分会消化病理学组委员，吴阶平基金会中国炎症性肠病联盟病理学专业委员会常务委员，《胃肠病学》和*Journal of Digestive Diseases* 杂志编委及《中华消化杂志》特约审稿。

长期从事消化系统疾病的病理诊断和科研工作。 主要研究方向为慢性胃炎和胃癌、炎症性肠病和结直肠肿瘤及其自身免疫性肝病病理。 研究成果多次获国家级和省部级奖（国家科学技术进步奖二等奖，上海市科学技术奖二、三等奖和上海医学科技奖三等奖等）。 发表论文近百篇（SCI 收录 30 多篇），以第一作者发表 20 多篇（SCI 收录 10 篇），曾获中华医学会首届消化专业全国青年医师优秀论文三等奖和上海市黄浦区卫生局优秀论文一等奖。

副主编简介

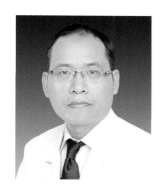

姜支农 主任医师，硕士生导师，浙江大学医学院附属邵逸夫医院病理科副主任。 社会兼职：吴阶平医学基金会中国炎症性肠病联盟病理学专业委员会主任委员，中国医师协会消化医师分会病理学组委员，浙江省医学会消化病学分会炎症性肠病学组委员。

从事病理诊断工作 19 年，擅长淋巴瘤、肠道炎症性疾病和乳腺癌的病理诊断。主编国内第一部炎症性肠病病理专著《炎症性肠病的病理鉴别诊断》，参与制定中国炎症性肠病病理诊断共识，发表 SCI 论文及国内一级期刊论文 20 余篇，2013 年以主要参与人获浙江省科技进步奖三等奖，2014 年获中国抗癌协会科技奖三等奖。 2017 年被评为浙江大学优秀班主任。

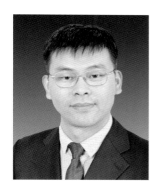

樊祥山 教授，硕士生导师，南京大学医学院附属鼓楼医院病理科主任。 中国医师协会病理学科医师分会委员，吴阶平医学基金会病理学部委员，中国合格评定国家认可委员会（CNAS）医学实验室评审员，中国研究型医院学会超微和分子病理专业委员会常务委员、消化疾病学组副组长，中国抗癌协会肿瘤病理专业委员会食管癌学组副组长、胃肠肿瘤协作组委员，中华医学会病理学分会淋巴造血疾病学组委员，中国抗癌协会肿瘤病理专委会淋巴造血疾病学组委员。《中华病理学杂志》编委。

主持国家、省市级课题 9 项；以第一或通讯作者发表论文 50 余篇，编、译专著 9 部。 曾获"中国杰出青年病理医师奖""2017 年华夏医学科技奖"和"首届吴秉铨基金优秀中青年学者奖"等。

出版说明

病理诊断是很多疾病明确诊断的主要依据，但即便是经验丰富的病理专家，在日常病理诊断中也经常会遇到以往从来没有见过的"疑难病变"。病理诊断水平的提升需要不断学习、反复实践，只有"见多"，才能"识广"。从"多见"的角度来讲，由于人口基数大，国内病理专家所诊断的病例无疑是最丰富的，这方面的临床经验尤其值得总结和推广。

为了充分展现病理学"靠图说话、百闻不如一见"的特点，最大程度发挥互联网的载体优势，最大程度满足病理科医师临床诊疗水平提升的需求，进而更好地服务于国家"强基层""医疗卫生资源下沉"的医疗体制改革战略目标，人民卫生出版社决定邀请国内名院、名科的知名病理专家围绕病理诊断所涉及的各个领域策划出版临床病理"一书一网络平台"丛书，即围绕每个领域编写一本书（如"临床病理诊断与鉴别诊断——乳腺疾病"），搭建一个网络平台（如"中国临床病理电子切片库——乳腺疾病病理电子切片库"）。目的是对国内几十家名院病理专家曾经诊断的所有疾病进行系统的梳理和全面的总结。

希望该套丛书对病理科住院医师、专科医师的培养以及国内病理诊断水平的整体提升发挥重要的引领和推动作用。

扫描下方的二维码

↓

点击"关注公众号"

临床影像及病理库

内容涵盖 200 多家大型三甲医院临床影像诊断和病理诊断中曾诊断的所有病种…

1篇原创内容　36位朋友关注

关注公众号

↓

点击"病理库"菜单，进入"中国临床病理电子切片库"

‹ 临床影像及病理库 ···

下午3:16

你好，欢迎关注临床影像及病理库！

影像库　病理库　≡服务支持

↓

购书前免费试用

"登录"→"商城"→"产品试用"→成功开通"中国临床病理电子切片库"

购书后兑换使用权

"登录"→"商城"→"兑换"→输入激活码（刮开封底涂层获取激活码）→

"激活"→成功开通"中国临床病理电子切片库"

前　言

消化道疾病的病理诊断和评估是临床病理日常工作的重要组成部分。随着内镜和外科手术技术的进步和普及，消化道活检和手术标本在不同级别的医院中均占据了很大的比例，也逐渐积累了丰富的病例资源，而近年来更为明显的变化就是对炎症等非肿瘤性疾病的病理诊断和评估以及肿瘤性病变的规范化诊断等方面的关注度日益提升，本书便是结合这一实际情况，详细介绍了消化道不同类型疾病的病理诊断和鉴别诊断，包括发育和结构异常、感染性和非感染性炎症、上皮性恶性肿瘤和前驱病变、上皮性良性肿瘤和瘤样病变、淋巴造血系统肿瘤、间叶组织肿瘤以及遗传性疾病和临床综合征等，将常见的炎症性疾病的病理诊断和评估以及肿瘤性疾病的进展作为重点内容，以满足各级医院临床和病理医生在消化道疾病诊治过程中的需求。

本书由国内大型教学医院消化病理亚专科负责人及其团队负责完成。各位编者在所负责撰写的领域均有坚实的理论基础和丰富的临床工作经验，所选用的病例均来自临床实际工作，采用"看图说话"的模式，即文字说明配以丰富的镜下图片，同时辅以鉴别诊断的要点，在参考文献报道的同时，更注重编者自身对诊断和鉴别诊断的见解和认识，使读者通过本书达到"见多"，进而"识广"，因此具有很好的参考性和实用性。

本书可作为病理医生和消化科医生在日常临床诊疗工作中的案头参考书，亦可作为病理科和消化科住院医师规范化培训和消化病理专科医师培训的工具书。

感谢所有编者付出的辛勤工作，感谢所有提供病例的国内外病理同道，感谢西京医院病理科和西京消化病院病理科所有工作人员在病例收集和整理过程中付出的艰辛劳作！

因编者经验和学识所限，而对于疾病的认识也是日新月异，书中难免有不尽人意之处，恳请广大读者予以指正，我们将虚心接受您的中肯意见和建议，并在未来再版时给予修订！

李增山

2019 年 2 月 17 日

目　录

第一篇　消化道正常组织学

第一章　食管正常组织学 ……………………… 2
一、黏膜层 ……………………………… 2
二、黏膜下层 …………………………… 3
三、固有肌层和外膜 …………………… 4

第二章　胃正常组织学 …………………………… 5
一、黏膜层 ……………………………… 5
二、黏膜下层 …………………………… 6
三、固有肌层和外膜 …………………… 7

第三章　小肠正常组织学 ……………………… 8
一、黏膜层 ……………………………… 8
二、黏膜下层 …………………………… 9
三、固有肌层、浆膜下层及浆膜 ……… 10

第四章　结直肠正常组织学 …………………… 11
一、黏膜层 ……………………………… 11
二、黏膜下层 …………………………… 13
三、固有肌层、浆膜下层和浆膜层 …… 13

第五章　阑尾正常组织学 ……………………… 15
一、黏膜层 ……………………………… 15
二、黏膜下层 …………………………… 16
三、固有肌层、浆膜下层和浆膜层 …… 16

第六章　肛管正常组织学 ……………………… 17
一、结直肠区 …………………………… 17
二、肛管移行区 ………………………… 17
三、鳞状上皮区 ………………………… 18
四、肛周皮肤及腺体 …………………… 19

五、黏膜固有层和黏膜肌层 …………… 19
六、肌层 ………………………………… 19

第二篇　消化道发育及结构异常

第一章　食管发育及结构异常 ………………… 22
一、食管静脉曲张 ……………………… 22
二、食管瘘 ……………………………… 22
三、食管囊肿 …………………………… 23
四、食管蹼及 Paterson-Brown-Kelly 或
　　Plummer-Vinson 综合征 …………… 23
五、食管狭窄 …………………………… 23
六、食管环 ……………………………… 24
七、食管裂孔疝 ………………………… 24
八、糖原棘皮症 ………………………… 24
九、特发性肌肥大 ……………………… 25
十、异位皮脂腺 ………………………… 25
十一、异位胃组织 ……………………… 25
十二、异位胰腺 ………………………… 26

第二章　胃发育及结构异常 …………………… 28
一、贲门失弛缓症 ……………………… 28
二、淀粉样变性 ………………………… 29
三、动静脉畸形 ………………………… 30
四、动脉瘤 ……………………………… 31
五、Menetrier 病 ……………………… 31
六、Ⅳ型黏脂质沉积病 ………………… 32
七、异位胰腺/胰腺化生 ……………… 33
八、胃窦血管扩张症 …………………… 34

第三章　小肠发育及结构异常 ………………… 35
一、脐膨出 ……………………………… 35

二、腹裂 ……………………………… 35

三、先天性狭窄与闭锁 ……………… 35

四、肠重复 …………………………… 36

五、旋转不良 ………………………… 38

六、脐肠导管残迹及相关畸形 ……… 38

七、Ehlers-Danlos 病 ………………… 39

八、胃黏膜异位 ……………………… 40

九、异位胰腺 ………………………… 41

十、小肠憩室 ………………………… 42

第四章　结直肠发育及结构异常 ……… 44

一、先天性巨结肠 …………………… 44

二、肠神经发育不良 ………………… 45

三、巨膀胱-小结肠-肠蠕动不良综合征 … 46

四、结肠憩室 ………………………… 47

五、直肠肛管畸形 …………………… 47

六、阑尾解剖位置异常 ……………… 49

七、阑尾重复 ………………………… 49

八、阑尾憩室 ………………………… 50

第三篇　消化道炎症性疾病

第一章　食管感染性疾病 ……………… 54

一、霉菌性食管炎 …………………… 54

二、念珠菌性食管炎 ………………… 54

三、细菌性食管炎 …………………… 55

四、巨细胞病毒性食管炎 …………… 55

五、单纯疱疹病毒性食管炎 ………… 56

六、HIV 性食管炎 …………………… 57

七、HPV 性食管炎 …………………… 57

第二章　食管非感染性疾病 …………… 59

一、扁平苔藓 ………………………… 59

二、反流性食管炎 …………………… 59

三、放射性食管炎 …………………… 60

四、移植物抗宿主病 ………………… 61

五、化学性食管炎 …………………… 61

六、淋巴细胞性食管炎 ……………… 62

七、肉芽肿性食管炎 ………………… 62

八、嗜酸性粒细胞性食管炎 ………… 63

九、药物性食管炎 …………………… 64

十、硬皮病或系统性硬化症的食管表现 … 64

第三章　胃非感染性疾病 ……………… 66

一、反应性胃病 ……………………… 66

二、腐蚀性胃炎 ……………………… 67

三、嗜酸性粒细胞性胃炎 …………… 67

四、移植物抗宿主病 ………………… 68

五、化脓性胃炎 ……………………… 68

六、胶原性胃炎 ……………………… 69

七、淋巴细胞性胃炎 ………………… 70

八、缺血性胃炎 ……………………… 70

九、肉芽肿性胃炎 …………………… 71

十、炎症性肠病在胃部的表现 ……… 71

十一、药物性胃炎 …………………… 73

十二、自身免疫性胃炎 ……………… 74

十三、消化性溃疡 …………………… 75

第四章　胃感染性疾病 ………………… 77

一、幽门螺杆菌感染性胃炎 ………… 77

二、海尔曼螺杆菌性胃炎 …………… 80

三、胃结核 …………………………… 80

四、胞内鸟型分枝杆菌性胃炎 ……… 81

五、胃梅毒 …………………………… 81

六、念珠菌性胃炎 …………………… 82

七、新生隐球菌性胃炎 ……………… 82

八、组织胞浆菌性胃炎 ……………… 83

九、贾第鞭毛虫病 …………………… 83

十、弓形虫病 ………………………… 83

十一、巨细胞病毒性胃炎 …………… 83

十二、EB 病毒性胃炎 ………………… 83

十三、单纯疱疹病毒性胃炎 ………… 84

第五章　小肠感染性疾病 ……………… 85

一、小肠细菌过度生长 ……………… 85

二、空肠弯曲菌性肠炎 ……………… 85

三、难辨梭状芽孢杆菌相关性肠炎 … 86

四、沙门氏菌性肠炎 ………………… 86

五、霍乱弧菌性肠炎 ………………… 87

六、Whipple 病 ……………………… 88

七、坏死性肠炎 ……………………… 89

八、肠结核 …………………………… 90

九、耶尔森菌性肠炎 ………………… 93

十、隐球菌性肠炎 …………………… 94

十一、组织胞浆菌性肠炎 …………… 95

十二、贾第鞭毛虫病 …………………… 95

十三、微孢子虫性肠炎 ………………… 96

十四、HIV 感染性肠炎 ………………… 97

第六章　小肠非感染性疾病 ………… 98

一、十二指肠炎 ………………………… 98

二、乳糜泻 ……………………………… 99

三、疱疹性皮炎相关肠病 …………… 101

四、肠病性肢端皮炎 ………………… 101

五、难治性腹泻 ……………………… 102

六、热带性腹泻 ……………………… 102

七、伴正常绒毛结构的上皮内淋巴细胞
　　增多 ……………………………… 103

八、溃疡性空肠回肠炎 ……………… 103

九、淋巴细胞性小肠炎 ……………… 103

十、胶原性小肠炎 …………………… 104

十一、空肠炎 ………………………… 105

十二、小肠慢性肉芽肿性疾病 ……… 105

十三、结节病 ………………………… 105

十四、回肠贮袋炎 …………………… 106

十五、溃疡性结肠炎小肠受累 ……… 106

十六、梗阻性肠炎 …………………… 108

十七、横膈病 ………………………… 109

十八、隐源性多灶溃疡狭窄性肠炎 … 110

十九、白塞病 ………………………… 111

二十、小肠结肠淋巴细胞性静脉炎 … 111

二十一、缺血性肠炎 ………………… 112

二十二、放射性肠炎 ………………… 113

二十三、药物性肠炎 ………………… 115

二十四、嗜酸性粒细胞性肠炎 ……… 116

二十五、移植物抗宿主病 …………… 117

二十六、自身免疫性肠炎 …………… 119

二十七、普通变异型免疫缺陷 ……… 121

二十八、选择性 IgA 缺陷 …………… 122

二十九、无 γ 球蛋白血症 …………… 122

三十、双糖酶缺乏 …………………… 123

三十一、无 β 脂蛋白血症 …………… 123

三十二、Tufting 肠病 ………………… 124

三十三、微绒毛包涵体病 …………… 125

三十四、孤立回肠末端溃疡 ………… 125

三十五、软斑病 ……………………… 126

三十六、特发性缩窄性肠系膜炎 …… 126

三十七、特发性腹膜后纤维化 ……… 127

三十八、特发性硬化性腹膜炎 ……… 128

第七章　结直肠感染性疾病 ……… 129

一、急性感染性(自限性)结肠炎 …… 129

二、巨细胞病毒性结直肠炎 ………… 130

三、EB 病毒性肠炎 …………………… 132

四、单纯疱疹病毒性直肠炎 ………… 134

五、麻疹性肠炎 ……………………… 134

六、结核病性肠炎 …………………… 134

七、胞内鸟型分枝杆菌性肠炎 ……… 136

八、梅毒性肠炎 ……………………… 136

九、念珠菌性结直肠炎 ……………… 138

十、隐球菌性肠炎 …………………… 139

十一、弓形虫病 ……………………… 139

十二、组织胞浆菌性肠炎 …………… 139

十三、阿米巴病 ……………………… 141

十四、抗生素相关性肠炎 …………… 142

第八章　炎症性肠病 ……………… 144

一、溃疡性结肠炎 …………………… 144

二、克罗恩病 ………………………… 148

第九章　结直肠非感染性疾病 …… 155

一、过敏性肠炎 ……………………… 155

二、药物性肠炎 ……………………… 156

三、非甾体抗炎药所致的药物性肠炎 … 158

四、胶原性结肠炎 …………………… 159

五、淋巴细胞性结肠炎 ……………… 160

六、旷置性肠炎 ……………………… 161

七、憩室相关性结肠炎 ……………… 162

八、嗜酸性粒细胞性胃肠炎 ………… 164

九、移植物抗宿主病 ………………… 164

十、肠道慢性肉芽肿性疾病 ………… 164

十一、出血性肠炎 …………………… 165

十二、缺血性结肠炎 ………………… 166

十三、坏死性小肠结肠炎 …………… 168

十四、软斑病 ………………………… 169

十五、白塞病 ………………………… 170

十六、放射性肠炎 …………………… 171

十七、中性粒细胞减少性结肠炎 …… 173

十八、系统性疾病相关的血管炎 …… 173

十九、肠淋巴细胞性静脉炎 ……………… 175
二十、黄色瘤 …………………………… 176
二十一、静脉硬化性结肠炎 ……………… 176
二十二、PD1/PDL1 相关性肠炎 …………… 178

第四篇 消化道上皮性良性肿瘤及瘤样病变

第一章 食管上皮性良性肿瘤及瘤样病变 ………… 180
一、潴留囊肿及食管壁内假性憩室 ……… 180
二、食管鳞状上皮乳头状瘤及乳头状瘤病 … 180
三、食管黏膜下腺导管腺瘤 ……………… 181
四、炎症性息肉 …………………………… 182

第二章 胃上皮性良性肿瘤及瘤样病变 ………… 183
一、增生性息肉 …………………………… 183
二、息肉样胃小凹增生 …………………… 184
三、胃小凹性息肉 ………………………… 184
四、息肉状/深在性囊性胃炎 …………… 185
五、炎性息肉 ……………………………… 185
六、息肉样胃炎 …………………………… 186
七、胃底腺息肉 …………………………… 186
八、Peutz-Jeghers 息肉 ………………… 187
九、幼年性息肉 …………………………… 188
十、Cronkhite-Canada 综合征相关息肉 …… 189
十一、异位胰腺性息肉 …………………… 189
十二、Brunner 腺增生结节 ……………… 191

第三章 小肠上皮性良性肿瘤及瘤样病变 ………… 192
一、Brunner 腺错构瘤/增生 …………… 192
二、胃黏膜异位 …………………………… 192
三、异位胰腺 ……………………………… 193
四、克罗恩病相关性炎症性假息肉 ……… 194
五、Peutz-Jeghers 息肉 ………………… 194
六、幼年性息肉 …………………………… 194
七、Cronkhite-Canada 综合征 ………… 195
八、Cowden 综合征相关性息肉 ………… 195

第四章 结直肠上皮性良性肿瘤及瘤样病变 ……… 197
一、炎性假息肉 …………………………… 197
二、黏膜脱垂综合征/孤立性直肠黏膜
    溃疡综合征 …………………………… 197

三、炎性帽状息肉 ………………………… 199
四、炎症性肌腺性息肉 …………………… 199
五、幼年性息肉/幼年性息肉病 ………… 199
六、Peutz-Jeghers 息肉 ………………… 200
七、Cowden 综合征相关性息肉 ………… 201
八、Cronkhite-Canada 综合征相关息肉 … 201
九、子宫内膜异位症 ……………………… 202

第五章 肛管上皮性良性肿瘤及瘤样病变 ………… 205
一、痔疮 …………………………………… 205
二、纤维上皮性息肉 ……………………… 206
三、炎症性泄殖腔源性息肉 ……………… 207
四、尖锐湿疣 ……………………………… 207
五、乳头状汗腺瘤 ………………………… 208

第五篇 消化道上皮性恶性肿瘤及前驱病变

第一章 食管上皮性恶性肿瘤及前驱病变 ………… 210
一、鳞状上皮异型增生/上皮内瘤变 …… 210
二、鳞状细胞癌 …………………………… 212
三、淋巴上皮瘤样癌 ……………………… 214
四、多形性巨细胞癌 ……………………… 214
五、肉瘤样癌 ……………………………… 214
六、疣状癌 ………………………………… 215
七、Barrett 食管 ………………………… 215
八、Barrett 食管相关异型增生 ………… 217
九、Paget 病 ……………………………… 218
十、食管腺癌 ……………………………… 218
十一、食管腺鳞癌 ………………………… 219
十二、食管黏液表皮样癌 ………………… 220
十三、食管腺样囊性癌 …………………… 220
十四、食管绒癌 …………………………… 221
十五、转移性恶性肿瘤 …………………… 221

第二章 胃上皮性恶性肿瘤及前驱病变 ………… 224
一、上皮内瘤变/异型增生 ……………… 224
二、管状腺癌 ……………………………… 226
三、乳头状腺癌 …………………………… 230
四、黏液腺癌 ……………………………… 230
五、黏附差的癌 …………………………… 231
六、混合性癌 ……………………………… 233

七、未分化癌 …………………………… 233

八、伴有淋巴样间质的胃癌 ………… 233

九、肝样腺癌和 AFP 阳性的癌………… 235

十、腺鳞癌 ……………………………… 236

十一、鳞状细胞癌 ……………………… 236

十二、绒毛膜癌 ………………………… 237

十三、肉瘤样癌 ………………………… 237

十四、胃底腺型胃腺癌和壁细胞癌 …… 237

十五、嗜酸细胞癌 ……………………… 239

十六、伴有横纹肌样特征的癌/恶性横纹

肌样肿瘤 ……………………… 239

十七、黏液表皮样癌 …………………… 239

十八、帕内特细胞癌 …………………… 239

十九、胃母细胞瘤 ……………………… 239

二十、转移癌 …………………………… 241

第三章　小肠上皮性恶性肿瘤及前驱病变 … 242

一、小肠腺瘤 …………………………… 242

二、壶腹部腺癌 ………………………… 242

三、小肠腺癌 …………………………… 244

四、腺鳞癌 ……………………………… 245

五、间变性癌 …………………………… 245

六、肉瘤样癌 …………………………… 245

第四章　结直肠上皮性恶性肿瘤及前驱病变 … 246

一、经典型腺瘤 ………………………… 246

二、增生性息肉 ………………………… 249

三、广基（无蒂）锯齿状病变 ………… 250

四、经典型锯齿状腺瘤 ………………… 252

五、经典型腺瘤 ………………………… 253

六、肝样腺癌 …………………………… 254

七、低级别管状腺癌 …………………… 255

八、黏液癌 ……………………………… 256

九、绒毛状癌 …………………………… 257

十、髓样癌 ……………………………… 257

十一、微乳头状癌 ……………………… 258

十二、印戒细胞癌 ……………………… 258

十三、锯齿状腺癌 ……………………… 259

十四、透明细胞癌 ……………………… 260

十五、腺鳞癌 …………………………… 260

十六、肉瘤样癌 ………………………… 261

十七、淋巴上皮瘤样癌 ………………… 261

十八、混合性腺神经内分泌癌 ………… 261

十九、转移癌 …………………………… 262

第五章　肛管上皮性恶性肿瘤及前驱病变 … 263

一、肛门鳞状上皮内瘤变/病变 ……… 263

二、肛周鳞状上皮内病变 ……………… 264

三、肛门湿疣 …………………………… 265

四、Bowen 病 …………………………… 266

五、肛门 Paget 病 ……………………… 267

六、肛门鳞状细胞癌 …………………… 268

七、肛缘基底细胞癌 …………………… 270

八、疣状癌 ……………………………… 270

九、腺癌 ………………………………… 272

第六章　阑尾恶性上皮肿瘤及前驱病变 …… 274

一、上皮内瘤变 ………………………… 274

二、阑尾黏液性肿瘤 …………………… 275

三、普通型腺癌 ………………………… 277

四、黏液癌 ……………………………… 278

五、印戒细胞癌 ………………………… 279

六、阑尾杯状细胞腺癌 ………………… 280

七、阑尾神经内分泌肿瘤 ……………… 283

第六篇　神经内分泌肿瘤

第一章　神经内分泌细胞增生和神经内分泌瘤 … 286

一、神经内分泌细胞增生 ……………… 286

二、神经内分泌瘤 ……………………… 286

第二章　神经内分泌癌 …………………… 292

第三章　混合性神经内分泌-非神经内分泌肿瘤 … 296

第七篇　消化道淋巴造血系统肿瘤

第一章　B 细胞淋巴瘤 …………………… 300

一、结外边缘区黏膜相关淋巴组织

淋巴瘤 ………………………… 300

二、套细胞淋巴瘤 ……………………… 303

三、滤泡性淋巴瘤 ……………………… 304

四、弥漫性大 B 细胞淋巴瘤 …………… 306

五、Burkitt 淋巴瘤 …………………… 308

六、浆母细胞淋巴瘤 …………………… 309

第二章 T 细胞淋巴瘤 ·········· 312
　一、外周 T 细胞淋巴瘤,非特指型 ········· 312
　二、NK/T 细胞淋巴瘤 ········· 314
　三、肠病相关性 T 细胞淋巴瘤 ········· 316
　四、单形性嗜上皮性肠道 T 细胞淋巴瘤 ······· 318
　五、间变大细胞淋巴瘤 ········· 321

第三章 免疫缺陷相关性淋巴组织增生和
　　　淋巴瘤 ·········· 322
　一、移植后淋巴组织增生性病变 ········· 322
　二、原发性免疫缺陷综合征相关的淋巴组织
　　　增生性疾病 ·········· 322
　三、免疫调节剂应用导致的淋巴组织增生性
　　　疾病 ·········· 323
　四、霍奇金淋巴瘤 ········· 323

第八篇 消化道间叶组织肿瘤及瘤样病变

第一章 消化道间叶组织良性肿瘤及瘤样病变 ······ 326
　一、平滑肌瘤 ········· 326
　二、平滑肌瘤病 ········· 327
　三、脂肪瘤 ········· 327
　四、脂肪瘤病 ········· 328
　五、神经鞘瘤 ········· 328
　六、神经束膜瘤 ········· 330
　七、节细胞副节瘤 ········· 330
　八、节细胞神经瘤 ········· 331
　九、神经纤维瘤 ········· 332
　十、黏膜施万细胞错构瘤 ········· 333
　十一、神经肌肉血管错构瘤 ········· 334
　十二、血管瘤 ········· 336
　十三、血管周上皮样细胞肿瘤 ········· 337
　十四、血管球瘤 ········· 337
　十五、淋巴管平滑肌瘤(病) ········· 338
　十六、遗传性出血性毛细血管扩张症 ········· 339
　十七、丛状纤维黏液瘤 ········· 339
　十八、孤立性纤维性肿瘤 ········· 340
　十九、炎性肌成纤维细胞瘤 ········· 342
　二十、纤维瘤病 ········· 343
　二十一、炎性纤维样息肉 ········· 345
　二十二、纤维血管性息肉 ········· 346
　二十三、弹力纤维瘤 ········· 346
　二十四、反应性结节性纤维性假瘤 ········· 347

　二十五、淀粉样瘤 ········· 348
　二十六、肥大细胞增生症 ········· 348
　二十七、黑色素细胞增多症 ········· 349
　二十八、黄色瘤 ········· 349
　二十九、颗粒细胞瘤 ········· 349
　三十、蓝痣 ········· 351
　三十一、淋巴样息肉/淋巴样增生 ········· 351
　三十二、畸胎瘤 ········· 352
　三十三、Rosai-Dorfman 病 ········· 353
　三十四、肠系膜乳糜囊肿 ········· 353
　三十五、肠气囊肿 ········· 354
　三十六、十二指肠假黑变病 ········· 355

第二章 消化道间叶组织恶性肿瘤 ········· 356
　一、平滑肌肉瘤 ········· 356
　二、脂肪肉瘤 ········· 357
　三、恶性外周神经鞘膜瘤 ········· 359
　四、尤因肉瘤/PNET ········· 359
　五、血管肉瘤 ········· 360
　六、卡波西肉瘤 ········· 361
　七、胃肠道间质瘤 ········· 361
　八、黑色素瘤 ········· 365
　九、腺泡状软组织肉瘤 ········· 366
　十、滤泡树突状细胞肉瘤 ········· 366
　十一、朗格汉斯细胞组织细胞增生症 ········· 367
　十二、多形性未分化肉瘤 ········· 367
　十三、滑膜肉瘤 ········· 368
　十四、米勒管腺肉瘤 ········· 368
　十五、组织细胞肉瘤 ········· 369
　十六、胃肠道神经外胚层肿瘤 ········· 370

第九篇 遗传性疾病及临床综合征的消化道表现

　一、家族性腺瘤性息肉病 ········· 374
　二、Cowden 综合征 ········· 375
　三、Cronkhite-Canada 综合征 ········· 376
　四、Gardner 综合征 ········· 376
　五、遗传性混合性息肉病 ········· 377
　六、幼年性息肉病综合征 ········· 378
　七、林奇综合征 ········· 378
　八、Peutz-Jegher 综合征 ········· 379
　九、锯齿状息肉病 ········· 380
　十、Muir-Torre 综合征 ········· 381

十一、MUTYH 相关息肉病 ················ 381

十二、Turcot 综合征 ··················· 381

十三、Ehlers-Danlos 综合征 ············ 382

十四、Zollinger-Ellison 综合征 ········· 382

十五、蓝色橡皮-大疱性痣综合征 ············· 383

十六、棕肠综合征 ··················· 383

十七、普通变异型免疫缺陷综合征 ·········· 383

十八、Klippel-Trenaunay-Weber 综合征 ········ 383

十九、Turner 综合征 ················· 383

二十、胃腺癌-近端息肉病····················· 384

二十一、遗传性弥漫性胃癌 ················· 384

二十二、家族性肠型胃癌 ················· 384

二十三、Li-Fraumeni 综合征 ············· 384

二十四、多发性神经内分泌肿瘤 1 型 ·········· 385

参考文献 ···························· 388

索引 ····························· 441

后记 ····························· 445

第一篇

消化道正常组织学

第一章

食管正常组织学

食管壁自内向外分为黏膜层、黏膜下层、固有肌层和外膜或浆膜层四层结构。

一、黏膜层

黏膜层由非角化鳞状上皮、固有层和黏膜肌层构成（图 1-1-1），食管鳞状上皮分为基底层、棘层及表面细胞层（图 1-1-2）。基底细胞层约占上皮细胞的 5%~15%，约1~3 层细胞厚，但在食管远端 3cm 范围内，基底层可稍微增厚达 15% 以上。

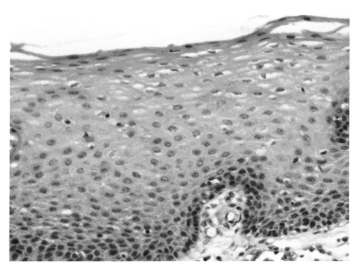

图 1-1-2　食管复层扁平上皮
分为基底层、棘层及表面细胞层，正常食管黏膜显示薄的基底上皮带和固有膜乳头，后者不应延伸至上皮的上 1/3

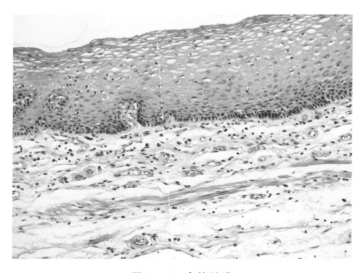

图 1-1-1　食管黏膜
由表面的复层扁平上皮、中间的固有层和下面的黏膜肌层构成，黏膜肌层由纵行平滑肌束构成

正常食管鳞状上皮中可见到一些其他类型的细胞，包括黑色素细胞、Merkel 细胞、内分泌细胞、上皮内淋巴细胞（intraepithelial lymphocytes，IELs）和 Langerhans 细胞等。IELs 通常是 CD8+T 细胞，也存在抗原递呈细胞，常规切片中难以区分 IELs 和抗原递呈细胞，因此二者可统称为上皮内单核细胞。

黏膜固有层由疏松结缔组织组成，其内可见毛细血管、毛细淋巴管和黏液腺体（图 1-1-3）。在成人，散在的炎细胞（包括浆细胞和淋巴细胞）是一种正常现象，与胃

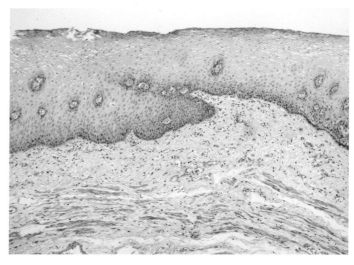

图 1-1-3　黏膜固有层
位于黏膜肌层之上，由疏松结缔组织组成，包括毛细血管、毛细淋巴管、黏液腺体和散在的炎细胞，黏膜肌层由纵行平滑肌构成

酸反流无关。食管远端固有层可见散在贲门型腺体（图1-1-4）。

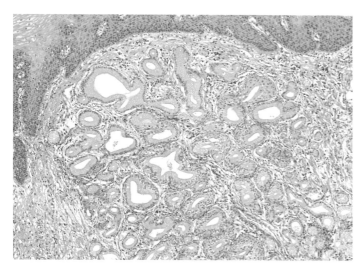

图 1-1-4　食管贲门型腺体
位于固有层内,由分泌中性黏液的细胞构成

固有层呈指状突入上皮内的部分称为固有层乳头,固有层乳头向上延伸不超过 50%~75%,即乳头不应延伸至上皮的上 1/3,基底细胞不应超过上皮下 1/3 的一半(图 1-1-2)。

食管黏膜肌层仅由纵行平滑肌组成(图 1-1-3),与胃肠道不同,后者黏膜肌层由纵行和环行两层平滑肌束构成。胃食管交界(gastroesophageal junction,GEJ)处食管黏膜肌层非常厚,超过胃黏膜肌层,活检时会被误认为是固有肌层。黏膜溃疡后,上皮和黏膜肌层均可再生,从而形成双重黏膜肌层,此为 Barrett 食管的特征之一。

二、黏膜下层

黏膜下层由疏松结缔组织构成(图 1-1-5),含小血

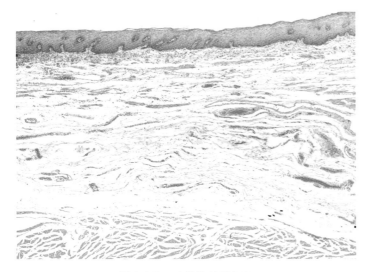

图 1-1-5　疏松的结缔组织
位于黏膜下层,富含血管,可见少许淋巴细胞

管、淋巴管、黏膜下腺、黏膜下神经丛。食管黏膜下腺位于黏膜肌层的下层(图 1-1-6),被认为是口咽部小涎腺的延续,散在分布于整个食管,在食管上段和下段区域更集中。黏膜下腺多为黏液腺,亦可伴有多少不等的浆液腺成分,也可发生嗜酸细胞化生(图 1-1-7)。黏膜下腺导管起始部被覆单层立方上皮,导管向上移行为复层鳞状上皮,穿过黏膜肌层和上皮,开口于食管腔内(图 1-1-8、图1-1-9)。导管周围和腺体周围慢性炎细胞浸润为正常现象。

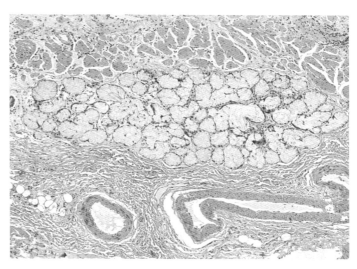

图 1-1-6　食管黏膜下腺
位于黏膜肌层的下层

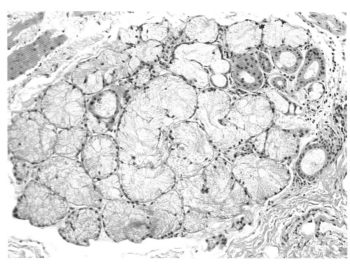

图 1-1-7　黏膜下腺
由黏液分泌细胞组成,伴或不伴有不等量浆液成分,黏膜下腺可发生嗜酸细胞化生

三、固有肌层和外膜

　　食管固有肌层上 1/3 段为骨骼肌,下 1/3 段为平滑肌,中 1/3 段两者混合(图 1-1-10),环行与纵行肌层之间可见神经丛。

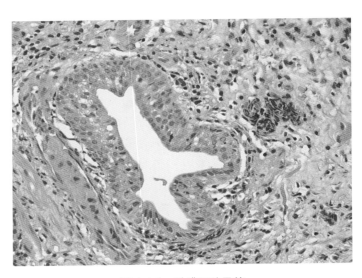

图 1-1-8　黏膜下腺导管
导管向上移行为复层鳞状上皮

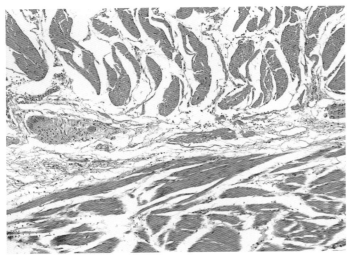

图 1-1-10　食管固有肌层
此图为下段食管,由内环行与外纵行两层平滑肌构成,两层之间可见神经丛

　　食管只有胸段极少部分及腹段被覆浆膜,两者分别延续于胸膜和腹膜。大部分食管外表面被覆薄层结缔组织构成的纤维膜,称之为外膜,有时可在食管周围形成致密的鞘状结构。

(张丽英　陈玲　李增山)

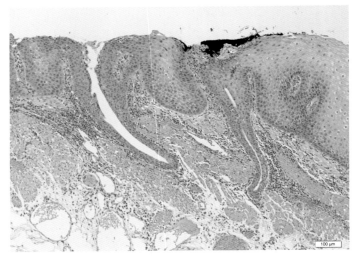

图 1-1-9　黏膜下腺导管
导管穿过黏膜肌层和上皮,开口于食管腔内

第二章

胃正常组织学

胃分为黏膜层、黏膜下层、肌层和外膜（浆膜）四层结构。

一、黏膜层

包括小凹上皮、腺体、固有层和黏膜肌层（图1-2-1）。

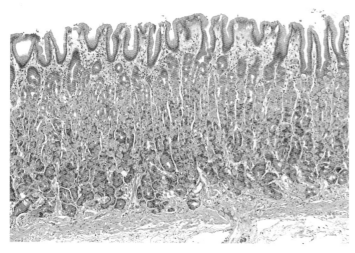

图 1-2-1　黏膜层
由小凹上皮、腺体、固有层和黏膜肌层构成

黏膜表层为胃小凹，由被覆单层柱状黏液上皮内陷形成，细胞呈柱状，核圆形，位于基底部，可见单个不明显的核仁，胞质内充黏液，HE 切片上着色淡甚至透明（图1-2-2）。黏膜深层含腺体，其分泌物排入胃小凹底部。黏膜内也可见少量上皮内淋巴细胞，但远少于小肠内所见，这些淋巴细胞周围通常有透亮空晕，是福尔马林固定造成的人为假象（图1-2-2）。

固有层是由网状纤维形成的纤维网格构成，还含有少量胶原纤维和弹性纤维（图1-2-3）。固有层内有大量紧密排列的管状腺，根据所在部位和结构不同，分为胃底腺（又称泌酸腺）、贲门腺和幽门腺。腺体之间及胃小凹之间有少量结缔组织和成纤维细胞。正常情况下，固有层内有时可见个别淋巴细胞、浆细胞、肥大细胞和嗜酸性

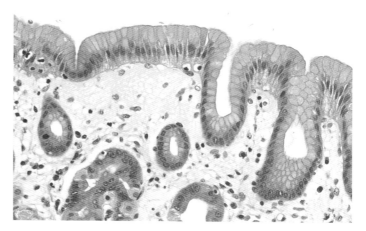

图 1-2-2　胃黏膜表面小凹上皮

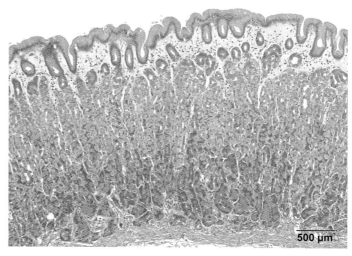

图 1-2-3　固有层
由网状纤维构成，内有管状腺

粒细胞。固有层还含有毛细血管、小动脉及无髓神经纤维。最近研究发现，正常胃内可见少量初级淋巴滤泡（小淋巴细胞聚集），但次级淋巴滤泡（含有生发中心）仅见于胃炎，通常继发于 *Hp* 感染。

胃不同区域腺体层的功能和结构不同，这与大体解

剖区域大致相对应,但不精确。

贲门和幽门区域胃小凹约占胃黏膜厚度的1/2,腺体为黏液腺,排列疏松,其间有较丰富的固有层组织(图1-2-4、图1-2-5)。

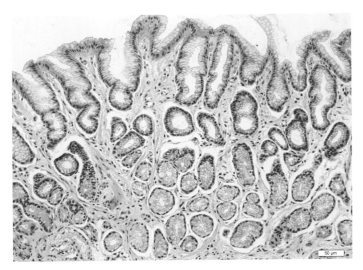

图 1-2-4　幽门部黏膜

胃小凹约占黏膜厚度的1/2,表面上皮略呈绒毛状

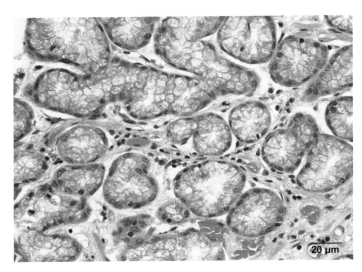

图 1-2-5　幽门腺

幽门腺为黏液腺,黏液细胞间边界不清,胞质空泡状或泡沫状,腺体弯曲、排列松散

胃底和胃体黏膜的小凹较短,不到胃黏膜厚度的1/4,小凹上皮和腺体之间可见颈黏液细胞,胃底腺(泌酸腺)呈分支管状而且排列紧密,由主细胞、壁细胞、干细胞和内分泌细胞组成。低倍镜下染色偏紫色的主细胞主要位于黏膜基底部,而偏粉色的壁细胞主要位于黏膜上部(图1-2-3),壁细胞(分泌胃酸和内因子)体积大,多呈圆锥形,核圆居中,可有双核,胞质嗜酸性而呈粉红色;主细胞(分泌胃蛋白酶原)立方状,核圆形位于基底部,常有小核仁,胞质淡蓝色(嗜碱性)(图1-2-6)。越接近贲门部的胃底腺主细胞越多,而越接近幽门部的腺体壁细胞越多。腺体下方为黏膜肌层(图1-2-7)。

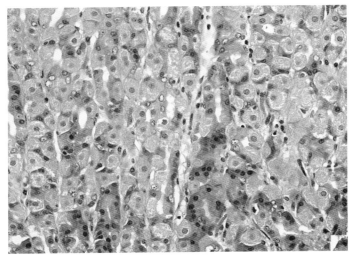

图 1-2-6　胃底腺中的壁细胞和主细胞

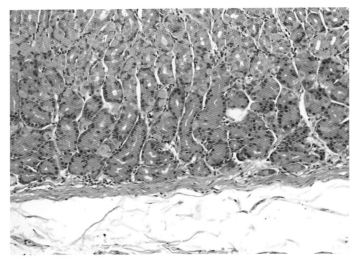

图 1-2-7　黏膜肌层为薄层的平滑肌

二、黏膜下层

位于黏膜肌层与固有肌层之间,构成胃皱襞的轴心,由较疏松的结缔组织构成,内含较粗的血管、淋巴管、神经纤维和黏膜下神经丛,有时可见脂肪细胞(图1-2-8)。

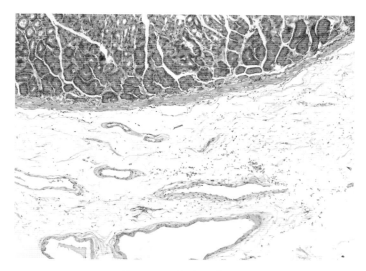

图 1-2-8　胃壁黏膜下层

三、固有肌层和外膜

肌层较厚,一般由内斜行、中环行和外纵行三层平滑肌构成。环行肌在贲门和幽门部增厚,分别形成贲门括约肌和幽门括约肌。

外膜为浆膜,即脏层腹膜。

（张丽英　陈玲　李增山）

第三章

小肠正常组织学

依据不同解剖学位置,将小肠分为十二指肠、空肠和回肠。尽管小肠存在区域性组织学差异,但其一般镜下结构基本相似,由四层结构组成,即黏膜层、黏膜下层、固有肌层和浆膜层(图 1-3-1)。

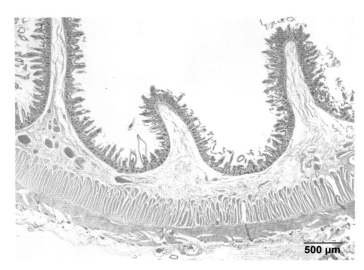

图 1-3-1　小肠
图示为小肠四层结构:黏膜层、黏膜下层、固有肌层和浆膜层

一、黏膜层

小肠黏膜环行皱襞由黏膜层及其下的黏膜下层轴心构成(图 1-3-2),可以使小肠的表面积扩大,并具有一定的屏障作用。环行皱襞走行方向与肠管长轴垂直。

黏膜层由上皮、黏膜固有层和黏膜肌层构成(图 1-3-3)。黏膜上皮分为绒毛部分和隐窝部分,绒毛为表面上皮及固有层形成向肠腔内的突起。正常小肠内绒毛高度与隐窝深度比值为 3~5:1。吸收细胞是小肠绒毛主要的上皮细胞类型,其他细胞包括杯状细胞、帕内特细胞、神经内分泌细胞和干细胞等。杯状细胞散在分布于吸收细胞之间,含有特征性的顶部黏液滴,细胞核位于底部,形态温和,阿新蓝和 PAS 联合染色,这些小滴一般呈蓝紫色,小肠内杯状细胞数量由近及远逐渐增多。帕内特细胞多位于隐窝基底部,呈锥形,顶端指向隐窝,核上胞质

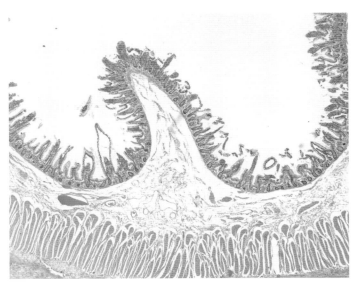

图 1-3-2　环行皱襞
由黏膜层及其下的黏膜下层轴心构成

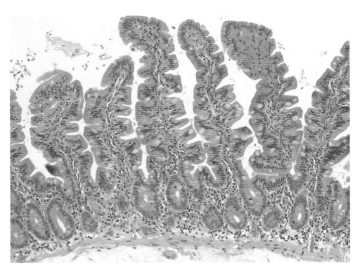

图 1-3-3　十二指肠黏膜
黏膜呈由黏膜上皮、黏膜固有层和黏膜肌层构成;绒毛为向上的突起,而隐窝为表面上皮的下陷

可见粗大的嗜酸性颗粒,神经内分泌细胞在常规切片中很难识别(图 1-3-4~图 1-3-7),隐窝内常见核分裂象。

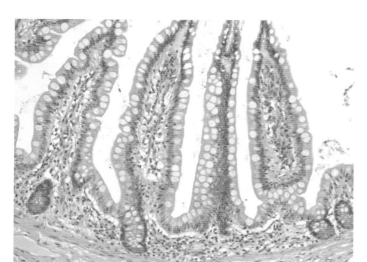

图 1-3-4　回肠绒毛

绒毛为细长的黏膜突起,表面被覆肠道上皮,其下为黏膜固有层核心。隐窝位于毗邻绒毛之间或底部,周围由绒毛核心的固有层围绕。回肠绒毛特点是绒毛纤细,与空肠绒毛相比相对较短,杯状细胞数量较多,吸收细胞数量较少

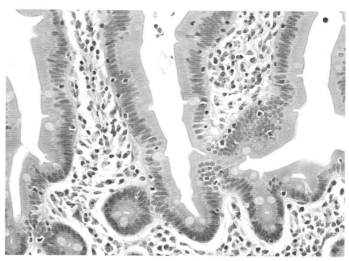

图 1-3-6　上皮内淋巴细胞

高倍镜示,上皮细胞间散在分布有上皮内淋巴细胞

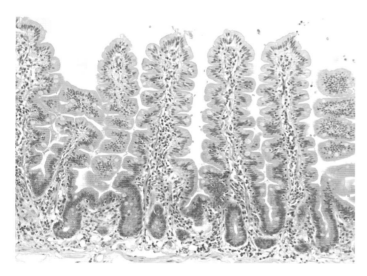

图 1-3-5　十二指肠绒毛

绒毛表面被覆单层高柱状上皮,下方的黏膜固有层核心含有淋巴细胞、浆细胞和结缔组织骨架,内含淋巴管(乳糜管)和毛细血管网

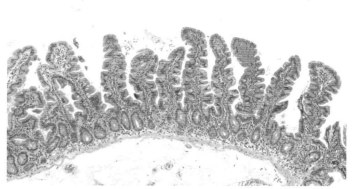

图 1-3-7　黏膜固有层、黏膜肌层及黏膜下层

黏膜肌层,由内环行和外纵行两薄层平滑肌组成。黏膜下层,含纤维结缔组织、血管、淋巴管和神经

正常情况下小肠黏膜上皮内可见散在淋巴细胞(图1-3-6),近端小肠的上皮内淋巴细胞与上皮细胞的比例为1:4~5,回肠的上皮内淋巴细胞数量非常少,少于 5 个/100 个肠细胞。上皮内淋巴细胞增多是几种疾病的特征,包括乳糜泻、热带口炎性腹泻、淋巴细胞性肠炎、胶原性肠炎及贾第鞭毛虫病。

黏膜固有层是指位于黏膜肌层之上,围绕隐窝并向上延伸形成绒毛核心的结缔组织,由交织分布的胶原束和其他纤维结缔组织、成纤维细胞、平滑肌细胞、毛细血管、淋巴管和神经纤维构成。黏膜固有层还有丰富的淋巴细胞、浆细胞、巨噬细胞、肥大细胞和多少不等的嗜酸性粒细胞,浆细胞是固有层内数量最多的细胞成分,大部分胞质内含有 IgA。

黏膜肌层由弹力纤维和内环外纵两层平滑肌构成。

二、黏膜下层

黏膜下层(图1-3-7)位于黏膜肌层与固有肌层之间,排列疏松,细胞稀少,由胶原纤维、弹性纤维和成纤维细胞构成,含血管、淋巴管、神经纤维、黏膜下神经丛及散在的炎细胞。十二指肠的黏膜下层内有大量 Brunner 腺,为管泡状黏液腺,内衬立方至柱状细胞,细胞质均一淡染,核卵圆形,位于基底部,黏膜内亦可出现(图 1-3-8)。

分十二指肠壁为纤维膜外,其余均为浆膜,被覆单层立方间皮细胞。

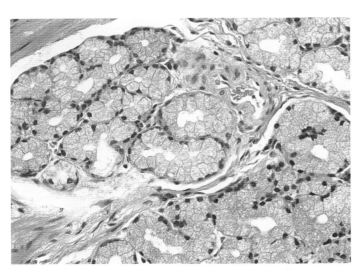

图 1-3-8　十二指肠黏膜下层的 Brunner 腺

三、固有肌层、浆膜下层及浆膜

固有肌层分为环行内层和纵行外层,两层肌束相互垂直(图 1-3-9)。肌层外侧为浆膜下薄层疏松结缔组织,内有血管、淋巴管和神经分支,最外侧为外膜。外膜除部

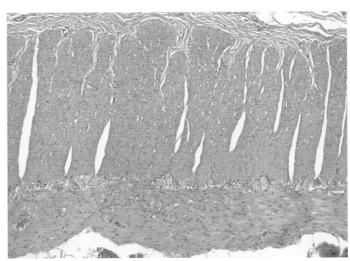

图 1-3-9　固有肌层
由环行和纵行两层平滑肌组成,两层肌束相互垂直

（张丽英　陈玲　李增山）

第四章

结直肠正常组织学

整个结肠的组织结构基本相似,由黏膜层、黏膜下层、固有肌层和外膜层组成(图 1-4-1),左右半结肠存在一些组织学特征差异。

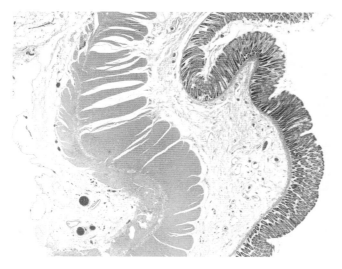

图 1-4-1 结肠壁
由黏膜层、黏膜下层、固有肌层和外膜层构成

一、黏膜层

黏膜层为柱状上皮构成的隐窝结构,隐窝基底部与黏膜肌层毗邻,并与之垂直排列,呈"试管架"样外观(图 1-4-2)。

正常结直肠黏膜可见一些形态学变异,包括无名沟和淋巴腺复合体等。结肠黏膜的无名沟(规则出现的黏膜皱襞)为多个隐窝以沟内朝向肠腔的共有隐窝为中心,以"镜像"方式张开排列,无名沟所共有的腔一般位于黏膜表浅的 1/3 区域(图 1-4-3)。淋巴腺复合体亦为正常结构,特征为隐窝上皮位于淋巴滤泡内,从黏膜层穿过黏膜肌层,进入黏膜下层(图 1-4-4~图 1-4-6)。这些变异需注意与慢性黏膜损伤造成的组织学改变相鉴别。

在左右半结肠的表面上皮,肠上皮细胞与杯状细胞的比例、黏液层厚度、帕内特细胞的存在与否、隐窝长度、黏膜上皮内淋巴细胞数量、固有层单核细胞分布和密度

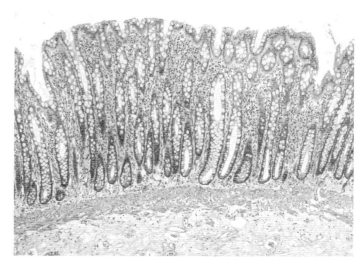

图 1-4-2 正常结肠黏膜
黏膜隐窝平行排列,开口于肠腔,隐窝与黏膜肌层相接并垂直排列,呈"试管架"样外观

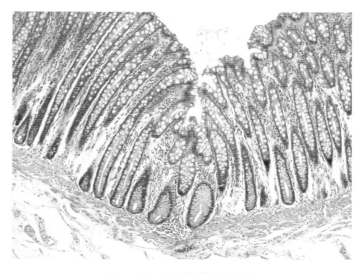

图 1-4-3 结肠黏膜的无名沟

以及集合淋巴结密度等方面均有差异。与左半结肠相比,右半结肠肠上皮细胞(吸收细胞+M 细胞)数量比杯状细胞多(约 5∶1),说明其在吸收和抗原加工过程中发挥主要作用。由近及远,杯状细胞数量逐渐增多(图 1-4-7、

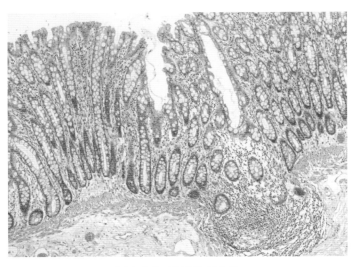

图 1-4-4 淋巴腺复合体
黏膜肌层结构在此处不完整,隐窝可穿过黏膜肌层,出现于黏膜下层

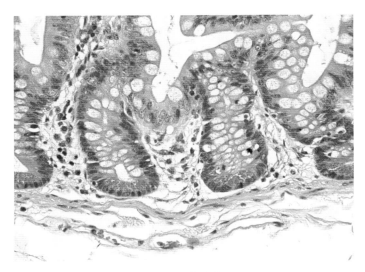

图 1-4-7 右半结肠
吸收细胞相对更多而杯状细胞较少,隐窝基底部可见帕内特细胞

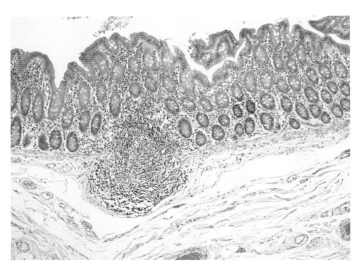

图 1-4-5 结肠集合淋巴小结
此结节将邻近的隐窝分开,为结肠正常的组织学特征,可有
发育很好的生发中心

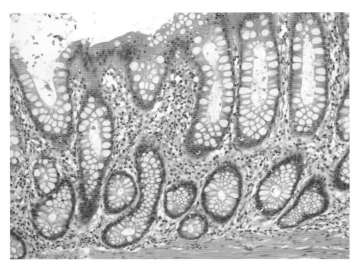

图 1-4-8 左半结肠
杯状细胞较多,无帕内特细胞

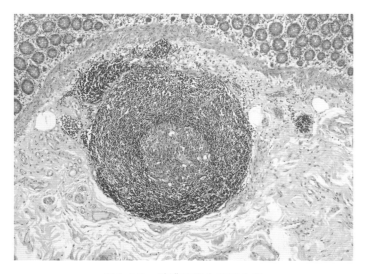

图 1-4-6 黏膜下集合淋巴小结
有发育很好的生发中心

图 1-4-8),结肠细胞和杯状细胞比例变为 3~4:1,以促进乙状结肠及降结肠内凝胶型黏蛋白形成,有利于逐渐增多的粪便成形和运输。帕内特细胞通常位于右半结肠的隐窝底部(图 1-4-7),如果横结肠远端 1/3 后的部位出现帕内特细胞,提示发生了继发于慢性黏膜损伤的化生。右半结肠黏膜表面上皮内淋巴细胞数量多于左侧。

结肠上皮含五种不同的细胞类型,包括吸收上皮细胞、杯状细胞、神经内分泌细胞、帕内特细胞和 M 细胞。上皮内淋巴细胞常出现于两个部位,即吸收上皮的细胞旁间隙内和 M 细胞内,其密度与集合淋巴结有关(图 1-4-9、图 1-4-10)。结肠活检必须标明部位,以免将右半结肠正常的 IELs 密度误诊为淋巴细胞性肠炎。一般将淋巴细胞数量大于等于 20 个/100 个结肠上皮细胞视为异常改变。偶尔见上皮内嗜酸性粒细胞,但数量比淋巴细胞少的多。

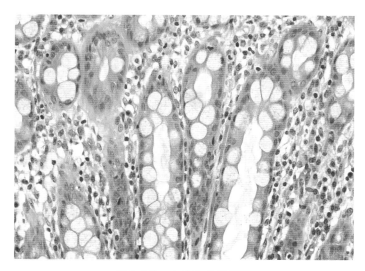

图 1-4-9　上皮内淋巴细胞
正常的密度为 1~5 个淋巴细胞/100 个结肠上皮细胞,但滤泡相关上皮除外

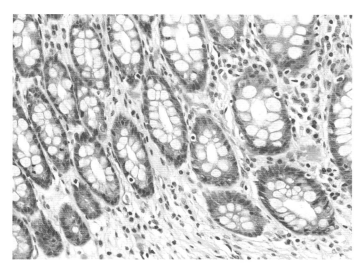

图 1-4-10　隐窝上皮散在淋巴细胞

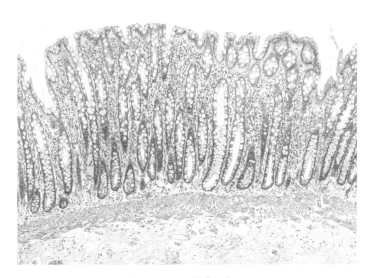

图 1-4-11　黏膜固有层
包含炎细胞如淋巴细胞、浆细胞、嗜酸性粒细胞和肥大细胞,以及血管和淋巴管,黏膜肌层为薄层的平滑肌

黏膜固有层包绕结肠隐窝,从有孔的基底膜扩展至黏膜肌层。包含炎症细胞和间质细胞(图 1-4-11),嗜酸性粒细胞在正常结肠中的数量变化很大,取决于结肠的部位和所处地域。虽然在寄生虫病、过敏性疾病、胶原性结肠炎、溃疡性结肠炎、克罗恩病和其他病理条件下,嗜酸性粒细胞数量会增多,但在将嗜酸性粒细胞增多诊断为病理性改变前,应有必要结合取材部位和患者地域综合考虑。黏膜肌层为薄层平滑肌(图 1-4-11),黏膜肌层明显增生通常认为是黏膜慢性损伤特征之一。

二、黏膜下层

黏膜下层由疏松排列的平滑肌束、纤维弹性组织和脂肪组成,其间可见神经纤维、黏膜下神经丛、血管和淋巴管(图 1-4-12)。

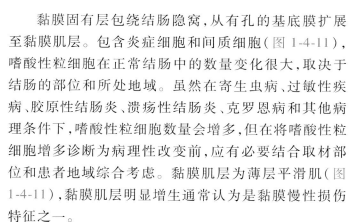

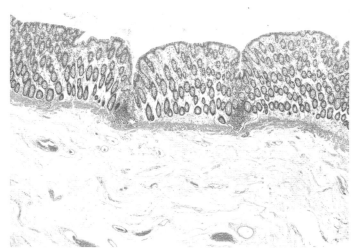

图 1-4-12　黏膜下层
由疏松的平滑肌束、纤维弹性组织和脂肪组成,其间可见神经、血管及淋巴管

三、固有肌层、浆膜下层和浆膜层

固有肌层分为内外两层,内环外纵,其间可见神经丛。固有肌层下方是浆膜下层的纤维血管脂肪组织,外膜为纤维膜或浆膜(图 1-4-13),是否被覆浆膜取决于结肠的具体解剖部位。盲肠、横结肠、乙状结肠属于腹膜内位器官,肠管外表面几乎全被腹膜覆盖。升结肠、降结肠、直肠上部为腹膜间位器官,肠管外表面部分被腹膜覆盖。直肠中下部为腹膜外位(后位)器官,没有或仅有少量腹膜覆盖。

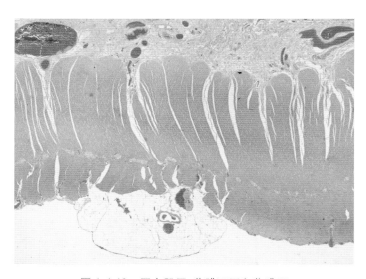

图 1-4-13 固有肌层、浆膜下层和浆膜层

（张丽英 贾旭春 李增山）

第五章

阑尾正常组织学

阑尾组织学构成与结肠相似,富含淋巴滤泡成分(图1-5-1)。

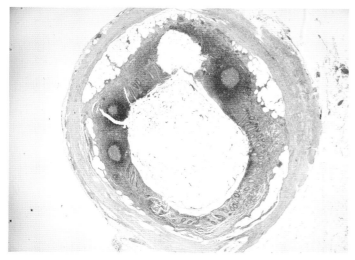

图 1-5-1　阑尾横切面
低倍镜可见黏膜层、黏膜下层、固有肌层和浆膜层,还可见丰富的淋巴组织和淋巴滤泡结构

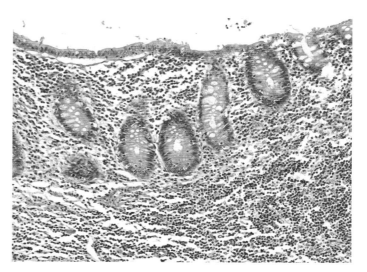

图 1-5-2　表面上皮
单层上皮,以柱状上皮为主,其间散在杯状细胞,隐窝内衬上皮的构成与表面上皮相似,但杯状细胞更多

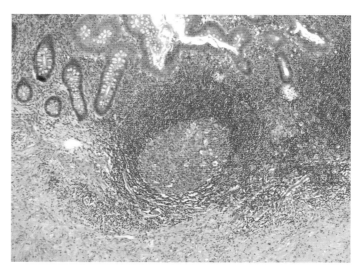

图 1-5-3　集合淋巴滤泡
被覆的表面上皮完全由柱状细胞构成,没有杯状细胞,柱状细胞间的上皮内淋巴细胞数量增多

一、黏膜层

阑尾黏膜上皮为单层柱状上皮,形成隐窝结构,与结肠相比,隐窝外形、长度和分布更不规则,固有层富含集合淋巴小结,部分深入黏膜下层。与大肠及小肠的其他部分一样,集合淋巴小结上方被覆特化上皮,称为滤泡相关上皮。与周围的表面上皮不同,此处所含杯状细胞少,多数柱状细胞为 M 细胞,且上皮内淋巴细胞数量较多,该处隐窝常缺失(图1-5-2~图1-5-5)。固有层淋巴组织中除了淋巴细胞、浆细胞外,还有巨噬细胞、树突细胞、嗜酸性粒细胞、神经内分泌细胞和肥大细胞,同时可见胶原纤维、弹力纤维、成纤维细胞、毛细血管、淋巴管和神经纤维。黏膜肌层薄弱,发育差,常有灶性缺失,特别是集合淋巴小结所在区域。

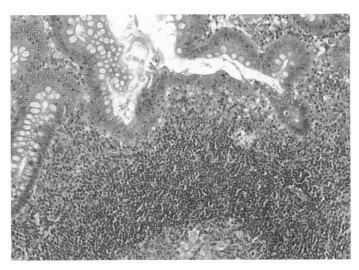

图 1-5-4 集合淋巴滤泡
被覆的表面上皮内淋巴细胞数量增多

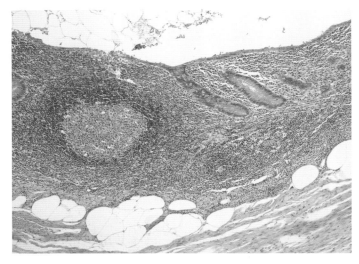

图 1-5-5 阑尾黏膜层
黏膜层内含大量集合淋巴小结,其所在区域没有隐窝,附近隐窝结构扭曲,属于正常现象

二、黏膜下层

阑尾的黏膜下层位于黏膜层和固有肌层之间,结构疏松,内含胶原纤维和弹性纤维网以及相应的成纤维细胞,黏膜下层尚含有淋巴细胞、浆细胞、巨噬细胞、肥大细胞以及脂肪组织(图1-5-6),还有丰富的小动脉、小静脉、毛细血管、淋巴管、神经纤维及黏膜下神经丛成分。

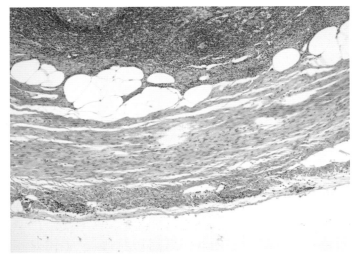

图 1-5-6 黏膜下层
内见脂肪细胞,此为正常现象

三、固有肌层、浆膜下层和浆膜层

固有肌层位于黏膜下层与浆膜层之间,分为环行内层和纵行外层。

最外层即浆膜(图 1-5-7),表面被覆单层立方形间皮细胞,仅阑尾系膜附着处缺乏浆膜。浆膜层和固有肌层之间可见少量的疏松浆膜下层结构。

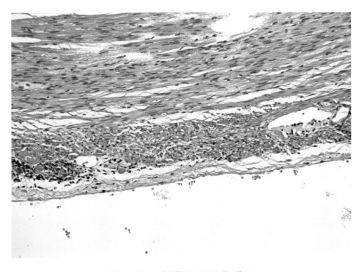

图 1-5-7 阑尾肌层及浆膜层

(张丽英 贾旭春 李增山)

第六章

肛管正常组织学

肛管的组织结构较复杂,定义和命名仍不统一。从直肠至肛周皮肤依序可见结直肠区、肛管移行区、非角化鳞状上皮区和肛周皮肤(被覆角化的鳞状上皮,含毛发和皮肤附属器),管壁外周无腹膜覆盖。

一、结直肠区

结直肠区(colorectal zone)为耻骨直肠肌至齿状线之间 1~2cm 的区域,上部被覆直肠型黏膜(图 1-6-1),直肠与肛管的黏膜没有明确分界线,但紧邻移行区的区域内存在一些短而不规则的隐窝,被称之为肛管直肠区(anorectal zone, ARZ)。该区域黏膜固有层内可见较多平滑肌成分。齿状线上方 1~2cm 的区域无节细胞,可见多核间质细胞。

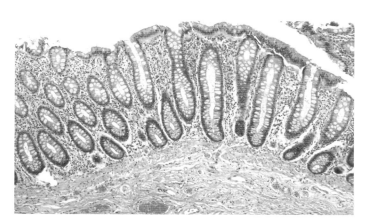

图 1-6-1　结直肠区黏膜

二、肛管移行区

肛管移行区(anal transitional zone, ATZ)长 0.3~1.1cm,为连续柱状上皮和鳞状上皮被覆区域之间的部分,上皮类似移行上皮,称之为 ATZ 上皮,由 4~9 层细胞构成,基底层细胞小,核垂直于基底膜,表层细胞可为柱状、立方形、多角形或扁平状(图 1-6-2~图 1-6-4),还可见小灶性成熟鳞状上皮、散在的结直肠型隐窝和小组单层柱状上皮。在 1/3 的个体中,肛管移行区的上部由小的环状成熟鳞状上皮构成。

肛管腺,又称为肛肌内腺(图 1-6-5~图 1-6-7),开口于表面黏膜,部分局限于黏膜下层内,其余腺体延伸进入内括约肌。肛管腺的特征性表现是上皮内可见微囊,偶见杯状细胞,免疫表型为 $CK7^+/CK20^-$,与直肠黏膜不同($CK7^-/CK20^+$)。肛腺周围有淋巴细胞。

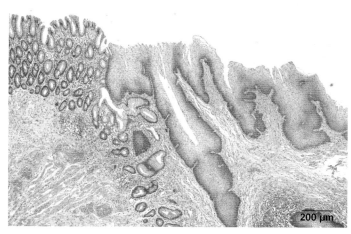

图 1-6-2　结直肠区与 ATZ 的过渡
前者可见短而不规则的隐窝(左侧),后者被覆成熟鳞状上皮(右侧)

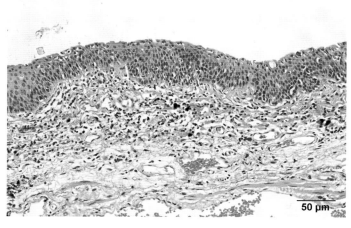

图 1-6-3　ATZ 区表面上皮细胞呈立方形或多角形

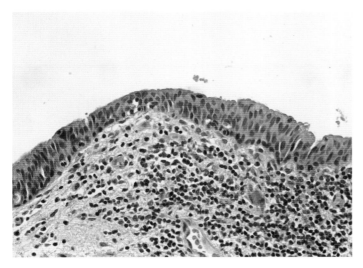

图 1-6-4 ATZ 区表面上皮细胞呈立方形或多角形

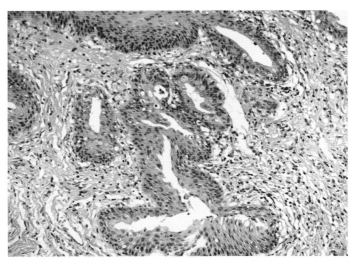

图 1-6-7 肛腺内衬上皮与 ATZ 相似,并可见散在的杯状细胞

三、鳞状上皮区

该区域鳞状上皮为非角化型,乳头短或无(图 1-6-8、图 1-6-9)。越靠近肛周皮肤,黏膜内黑色素细胞的数量越多,此区的上皮内还含有 Langerhans 细胞、T 淋巴细胞和 Merkel 细胞。鳞状上皮区无腺体或皮肤附属器存在。

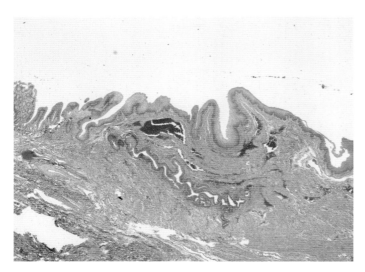

图 1-6-5 显示 ATZ 及部分邻近区域,包括结直肠区(左)、ATZ 区(中)、鳞状上皮区(右),黏膜下层及肌层内可见肛腺

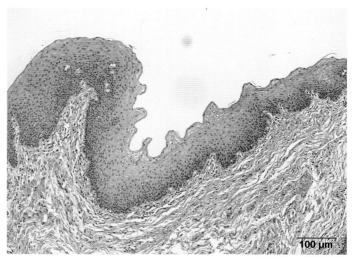

图 1-6-8 鳞状上皮区
鳞状上皮为非角化型,乳头短或无

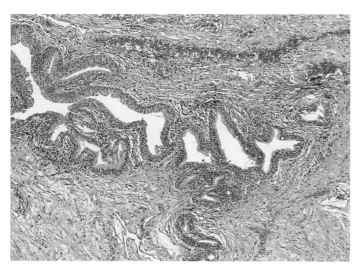

图 1-6-6 肛腺内衬上皮与 ATZ 相似,并可见散在的杯状细胞

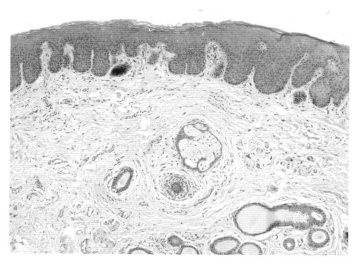

图 1-6-9　肛周正常皮肤
角化逐渐加重，可见大汗腺、毛囊、皮脂腺等

四、肛周皮肤及腺体

在肛管的末端，角化逐渐明显，鳞状上皮区逐渐过渡为肛周皮肤，后者含有毛发、皮脂腺、汗腺和大汗腺。此外还有一种特殊腺体，即肛门生殖器区乳腺样腺体，这种腺体内衬单层柱状上皮，有"吻合"状细胞突入腺腔，腺上皮位于单层扁平的肌上皮之上。

五、黏膜固有层和黏膜肌层

黏膜固有层为疏松结缔组织，鳞状上皮区的黏膜固

有层常含数量不等的肥大细胞和 $CD34^+$ 的单核或多核间质细胞，后者可能起源于成纤维细胞。有人认为这些细胞参与了纤维上皮性息肉的形成。这些息肉内偶见神经增生和血管玻璃样变性。

直肠有非常明显的黏膜肌层，后者延伸进入肛管的结直肠区，在 ATZ 上部也可见到。当肌纤维伸入结直肠隐窝之间时，提示为黏膜脱垂。

齿状线以上的肛管黏膜固有层和黏膜下层存在淋巴小结，但数目显著少于直肠。齿状线以上的血管分布更加复杂，而齿状线以下的血管少，但扩张更明显。

六、肌层

包括肛管内括约肌、括约肌间纵行肌和肛管外括约肌，内括约肌为直肠环行肌层的延续，厚度增加（5 ～ 8mm），止于齿状线下方 1cm 左右，但个体差异较大。黏膜下可见平滑肌束，由纵行内括约肌伸入形成，多位于血管周围。肛管外括约肌包括浅层、皮下层和深层三部分。括约肌间纵行肌位于肛管内、外括约肌之间，包括直肠纵行肌层的延续和提肛肌，远端形成膈状结构进入外括约肌的皮下层，并终止于肛周皮肤的真皮层，形成肛周皮肤特征性的皱褶。

（张丽英　贾旭春　李增山）

第二篇

消化道发育及结构异常

第一章

食管发育及结构异常

一、食管静脉曲张

【定义】

食管静脉曲张（esophageal varices）是由于门脉高压导致其与上腔静脉之间的静脉在食管下段形成侧支循环、之后扩张并向食管腔内凸起形成的一种病变。

【临床特征】

50%~60%肝硬化患者有此特征，其中一半会出血。首次出血的致命率为30%~40%，出血可无诱因，与门脉高压也无平行关系，临床应避免活检。治疗手段包括栓塞、结扎、经颈静脉肝内门静脉分流术（transjugular intra-hepatic portosystemic shunt, TIPS）。

【病理变化】

1. **大体特征** 内镜下为樱桃红点或条状红/蓝色突起（图2-1-1），可分四级：扁平、阻塞食管腔1/4、1/2、>1/2。

2. **镜下特征** 以黏膜下为主的血管淤血、扩张（图2-1-2），黏膜形态正常或出现不同程度的坏死和炎症，手术标本可见食管深部血管增厚硬化[1]。

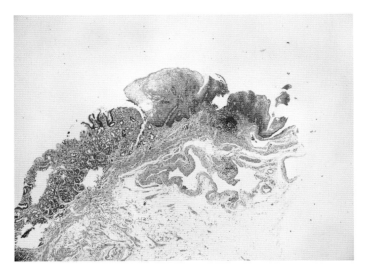

图2-1-2 黏膜及黏膜下层扩张和充血的静脉丛

【鉴别诊断】

1. **食管下段机械性损伤** 可见血管扩张、充血，同时有上皮的损害，与静脉曲张的病史和影像学表现不同。

2. **反流性食管炎** 上皮内淋巴细胞、嗜酸性粒细胞浸润，可伴发溃疡形成，固有层可见以毛细血管为主的扩张、充血，而非静脉。

3. **食管下段突显静脉** 易与微小的静脉曲张混淆，无临床意义，可随访观察。

二、食管瘘

【定义】

食管瘘（esophageal fistula）是指各种原因导致食管与邻近器官的异常交通，如食管气管瘘、食管纵隔瘘、食管主动脉瘘等。常见的病因为先天性发育异常（如食管气管瘘）、食管异物、放疗、手术等。

【临床特征】

部分与食管闭锁有关，亦可出现气管软化（tracheo-malacia）、Auerbach神经丛异常和心血管异常。临床常表现为吞咽困难和胃食管反流。可通过手术治疗。

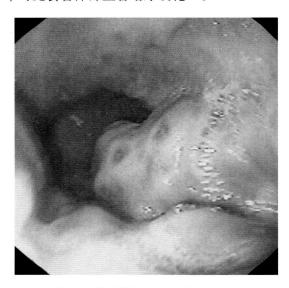

图2-1-1 食管静脉曲张纵干和红色斑点

【病理变化】

大体分为五型：

A型：与气管无交通（严格意义上讲属于单纯的闭锁，而非瘘）；

B型：食管上段与气管相通，下段闭锁；

C型：食管下段与气管相通，上段闭锁（占所有瘘的绝大多数）；

D型：食管上段和下段分别与气管相通；

E型：食管与气管相通，无闭锁改变（H样外观）。

三、食管囊肿

【定义】

食管囊肿（esophageal cyst）为发生于食管壁的局部囊性扩张性病变，多为发育异常所致，根据病因和组织结构特点分为多种不同的类型。

【临床特征】

大多无特异性临床表现，少部分患者可因囊肿所在位置导致吞咽困难、呼吸困难等临床表现，可行手术治疗。

【病理变化】

先天性或发育性囊肿（developmental cyst），又称食管重复囊肿（duplication cyst）或胃肠囊肿（gastroenteric cyst），多为单房，60%位于食管下段，10%~20%伴有全消化道重复。大多位于食管壁内，被覆上皮可为消化道（食管、胃、肠、胰）甚至呼吸道类型上皮，有时呈单纯性囊肿改变，难以辨别上皮类型。

支气管源性囊肿（bronchogenic cyst），年轻女性多见，多位于食管前下1/3，囊壁含支气管腺体和软骨。Rosai将支气管源性囊肿也归类于发育性食管囊肿[2]。

后天性囊肿，属潴留囊肿，多为食管黏膜下层的腺体扩张所致，被覆鳞状上皮或柱状上皮（图2-1-3）。

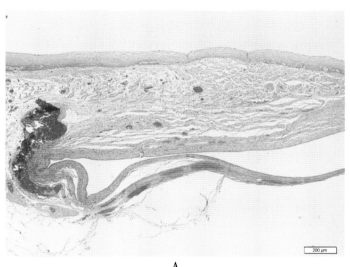
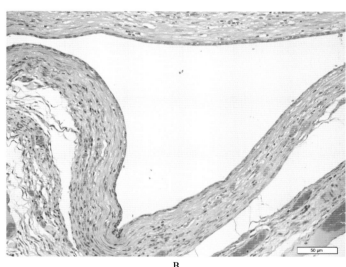

A　　　　　　　　　　　　　　　B

图2-1-3　后天性囊肿
A.食管黏膜下囊肿；B.被覆扁平上皮，难以辨识上皮类型

四、食管蹼及Paterson-Brown-Kelly或Plummer-Vinson综合征

【定义】

食管蹼（oesophageal web）可为先天性或炎症所致的食管结构异常。按其所在位置可分为上、中、下食管蹼。如果见于缺铁性贫血女性的食管上端，常为Paterson-Brown-Kelly或Plummer-Vinson综合征（Paterson-Brown-Kelly syndrome or Plummer-Vinson syndrome）（缺铁性贫血、匙状甲、唇干裂、萎缩性舌炎、口角炎等）的表现之一。

【临床特征】

患者可有典型的三联征，即吞咽困难、缺铁性贫血和食管蹼。发生于环状软骨后者，鳞状细胞癌发生的概率增高[3]。

【病理变化】

1. **大体特征**　大体所见为薄膜状突起，厚度<2mm，未累及食管腔全周长。

2. **镜下特征**　镜下为正常或变薄的食管鳞状上皮，黏膜下层有炎细胞，无固有肌层。

五、食管狭窄

【定义】

食管狭窄（esophageal stenosis）为食管壁因纤维或纤维肌性增生导致管腔变窄，可分为先天性和获得性。

【临床特征】

先天性食管狭窄发病率约 1/25 000～50 000，出生时食管壁结构畸形、气管支气管异位、膜性横膈形成、肌层肥厚或黏膜下广泛纤维化所致。婴幼儿期即可出现吞咽困难，且多伴有其他组织和器官结构异常。

获得性食管狭窄则多见于成人，多因外部压迫、反流、放疗、硬皮病、腐蚀性损伤导致食管壁纤维组织增生，临床表现为进行性加重的吞咽困难，严重者可导致完全阻塞。

治疗手段包括局部扩张或手术切除。

【病理变化】

根据食管壁发生的病理改变通常分为三型[4]：①纤维肌层肥厚型(fibromuscular thickening，FM)，镜下可见黏膜下层和固有肌层肥厚及纤维化；②气管软骨残留型(tracheobronchial remnants，TBR)，镜下可见成熟或未成熟型软骨；③膜性食管蹼型(membranous webbing，MW)，镜下可见黏膜增生。

六、食管环

【定义】

食管环(esophageal ring)指由食管黏膜和肌层向腔内的环状突起。

【临床特征】

可为先天性或继发于硬皮病和食管炎症，常见于食管下端。钡餐检查(侧位最佳)可见食管腔对称性凹痕。治疗手段包括扩张、抗反流和手术切除。

【病理变化】

根据食管环的结构分为两个亚型。肌环，较厚(4～5mm)，全为鳞状上皮，含固有肌层。黏膜环，较薄，近端为鳞状上皮，远端为柱状上皮，无固有肌层。也有人仅将黏膜环称为 Schatzki 环[5]。

七、食管裂孔疝

【定义】

食管裂孔疝(hiatal hernia)为腹腔内脏器官(主要是胃)通过食管裂孔突入胸腔。

【临床特征】

成人多见，多发生于 40 岁以上女性，与反流性食管炎相关。随年龄增大而逐渐增多，儿童偶见。

【病理变化】

根据临床和病理特征将其分为四型[6]：

Ⅰ型，滑动型。最常见，占 85% 左右。贲门和胃底部突入胸腔，呈钟状结构，可自行恢复，常致胃食管反流。

Ⅱ型，食管旁疝。较少见，仅占 5%～15%，部分胃体或胃窦进入胸腔，偶伴结肠大网膜疝入。但食管-胃连接部分位于膈下并保持锐角，故很少发生胃食管反流。如果疝入部分很多，胃轴则扭曲并翻转，可发生溃疡出血、嵌顿、绞窄、穿孔等严重后果，因此，此型一旦发现则需及时治疗。

Ⅲ型，混合型。最少见，约占 5%。是指前两型的并存，常为膈食管裂孔过大的结果。

Ⅳ型，腹腔内其他脏器如结肠、脾、胰腺、小肠等疝入胸腔，常因食管裂孔缺损巨大所致。

八、糖原棘皮症

【定义】

糖原棘皮症(glycogenic acanthosis)为食管鳞状上皮棘细胞层增厚并伴有胞质内丰富的糖原成分。

【临床特征】

多位于食管下段，大多无实际临床意义，病变广泛者与 Cowden 综合征或结节性硬化症相关。

【病理变化】

1. 大体特征 内镜下为食管黏膜单发或多发性白色光滑斑块或小结节，直径一般 2～10mm，可有融合。多为偶然发现，亦有人报道这种改变常见于食管鳞状细胞癌的癌旁黏膜[7]。

2. 镜下特征

（1）组织学特征：鳞状上皮棘层增生、肥大，胞质因富含糖原而淡染、透明、空泡样，上皮无异型，一般无炎症改变(图 2-1-4)。其意义主要用于解释内镜的异常所见。

（2）特殊染色：PAS 阳性，PAS-D 阴性。

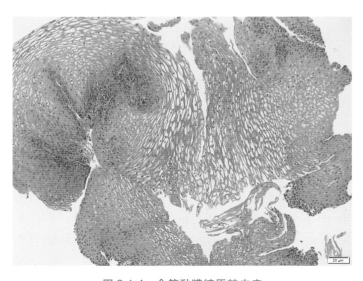

图 2-1-4 食管黏膜糖原棘皮症
光镜下可见增生、肥大、透明的棘层鳞状细胞

九、特发性肌肥大

【定义】

特发性肌肥大（idiopathic muscular hypertrophy）为原因不明的食管下段和胃上部肌层弥漫性肥厚，内径无显著变化，但腔压力增高。又称为食管螺旋、弥漫性食管痉挛，是由于控制食管肌肉收缩的神经异常所致。

【临床特征】

少见，成人多发，两性发病无差异，偶见家族性发病，呈常染色体显性遗传。常发生于食管下段，临床多无症状，亦可出现吞咽困难、胸痛和呕吐，部分患者可并发糖尿病。

【病理变化】

1. **大体特征**　表现为食管壁显著增厚，可至 1cm（正常约 0.25cm）。

2. **镜下特征**　肌层弥漫性肥厚，通常以环行肌最明显。肌间神经节无异常，可有多少不等的淋巴细胞浸润。

【鉴别诊断】

1. **平滑肌瘤病**　呈结节状，并非弥漫性的平滑肌增生。

2. **贲门失弛缓症**　依据临床表现可进行鉴别。

十、异位皮脂腺

【定义】

异位皮脂腺（ectopic sebaceous glands）为食管壁中出现皮脂腺成分，多位于黏膜内或黏膜下。

【临床特征】

少见，成人尸检发现的概率约为 2%。病因不明，临床表现为上腹部灼热感、腹痛及胃十二指肠消化性溃疡。

【病理变化】

1. **大体特征**　内镜下可见轻微隆起、不规则的黄色结节或斑块，单发或多发，食管各部位均可发生。

2. **镜下特征**　病变多位于食管黏膜固有层，由多角形透明细胞组成，呈小叶状，胞质空亮，病变周围有慢性炎细胞浸润，无毛囊结构，部分可见被覆鳞状上皮的导管结构，故有学者认为是黏膜下腺体化生所致（图 2-1-5）[8]。

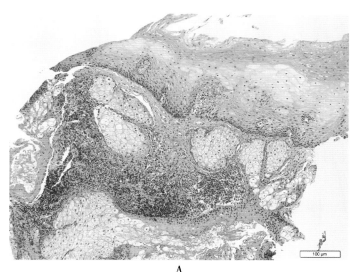
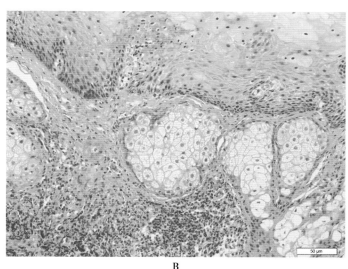

A

B

图 2-1-5　食管黏膜异位皮脂腺

A. 食管黏膜内皮脂腺异位，异位的皮脂腺位于黏膜固有层；B. 异位的皮脂腺周围可见炎症反应

十一、异位胃组织

【定义】

异位胃组织（ectopic gastric tissue）为食管壁中出现的岛状胃黏膜，大多认为是胚胎性胃黏膜残留。因多出现在颈段食管，也称为"入口斑"（inlet patch）。

【临床特征】

是食管中最常见的异位组织，内镜下可见率为 0.1%～10%。无年龄和性别差异。常无症状，如有，则多为胸痛和吞咽困难。

【病理变化】

1. **大体特征**　内镜下为边界清楚的灰红色、椭圆形斑块。

2. **镜下特征**　镜下可见局部胃黏膜替代食管正常鳞状上皮，或位于鳞状上皮下方，典型的异位胃黏膜（98%）由泌酸型黏膜（含壁细胞）组成（图 2-1-6），但也可由贲门黏膜组成。炎症显著时上皮可出现反应性异型改变，少数可癌变[3]。

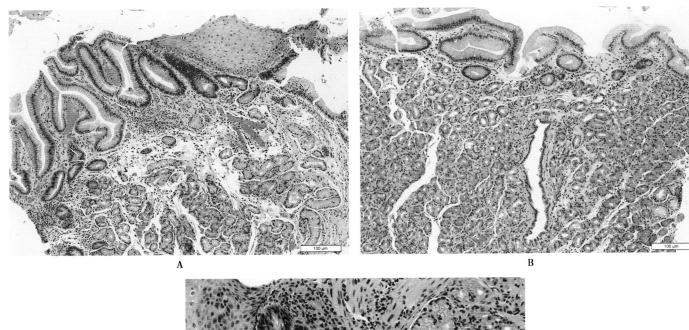

图 2-1-6　胃黏膜异位

A. 食管中段胃黏膜异位，异位黏膜中可见幽门腺和胃底腺；B. 食管上段胃黏膜异位，异位的黏膜为小凹上皮和胃底腺；C. 食管中段胃黏膜异位，异位上皮位于鳞状上皮下方

十二、异位胰腺

【定义】

异位胰腺（ectopic pancreatic tissue）为食管壁中出现胰腺组织，又称迷走胰腺。

【临床特征】

是由于胚胎发育过程中异常所致，多见于儿童和青年[2]，与 Barrett 食管无关。大多无临床意义，少数情况下可加重反流性食管炎的表现，偶见胰腺组织发生炎症或恶变（导管腺癌）。

【病理变化】

1. **大体特征**　多位于胃食管交界处，内镜下多为半球形隆起，表面光滑，中央有脐样凹陷。

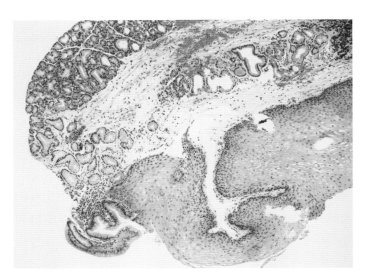

图 2-1-7　食管黏膜异位胰腺

黏膜下可见异位胰腺组织，包括腺泡和导管结构

2. 镜下特征

（1）组织学特征：食管黏膜固有层或肌壁内巢状分布的胰腺腺泡和导管成分，偶可见胰岛[9]（图 2-1-7）。

（2）免疫组化：胰蛋白酶、糜蛋白酶、淀粉酶和脂肪酶阳性。

【鉴别诊断】

胰腺化生 通常为慢性炎症所致，多位于食管下段和胃食管交界处。镜下可见胰腺腺泡成分与其他腺体（胃底腺或贲门腺）混合存在，无小叶状结构、导管结构。

（李增山 李珊珊）

第二章

胃发育及结构异常

一、贲门失弛缓症

【定义】

贲门失弛缓症（achalasia of cardia）是由于贲门部的神经肌肉功能障碍导致食管下端括约肌弛缓不全，食物无法顺利通过而滞留，从而逐渐使食管张力、蠕动减低及食管扩张的一种疾病。又称贲门痉挛、巨食管、贲门弛缓不能。

【临床特征】

1. **流行病学** 本病少见，发病率约 0.5/100 000。亚洲人群发病率和患病率略低于西方国家。可发生于任何年龄，儿童少见，男女均可受累，无明显性别和种族差异。其发病率随着年龄增长而增长，在 50~59 岁和 70 岁以上分别达到两个峰值。其病因尚未完全明了，目前认为主要与三个因素有关，即遗传易感性、环境因素和自身免疫异常[10]。

2. **临床表现** 起病多较缓慢，无痛性下咽困难是本病最常见最早出现的症状。胸骨后及中上腹可出现疼痛不适，有时酷似心绞痛。在体位改变时会出现食物反流。反流食物因未进入过胃腔，故无胃内呕吐物的特点，但可混有大量黏液和唾液。在并发食管炎、食管溃疡时，反流物可含有血液。病程长久者可有体重减轻、营养不良和维生素缺乏等表现。患者常有贫血，偶有因食管炎所致的出血。由于食管下端括约肌张力增高，患者很少发生呃逆，是本病的重要特征。在疾病后期，极度扩张的食管可压迫胸腔内器官而产生干咳、气急、紫绀和声音嘶哑等。

3. **实验室检查** 高分辨率测压法可用于贲门失弛缓的诊断，根据检测结果和病变特征分为三型：Ⅰ型为无收缩性，即典型失迟缓；Ⅱ型为 ≥20% 泛食管增压（panesophageal pressurization，PEP）；Ⅲ型 ≥20% 痉挛（distal latency，DL<4.5s）。

4. **影像学特点** X 线钡剂食管造影典型表现为食管下段狭窄，钡餐通常较难通过贲门而潴留于食管下端，呈鸟嘴样改变，其上段食管呈不同程度的扩张。潴留的食物残渣可在钡餐造影时呈现充盈缺损，故检查前应作食管引流与灌洗。早期病变胸片可无明显异常。随着食管扩张，可在后前位胸片见到纵隔右上边缘膨出。当食管高度扩张、伸延和弯曲时，可见纵隔增宽并超过心脏右缘，此时可被误诊为纵隔肿瘤。当食管潴留大量食物和气体时，食管内可见液-气平面。

5. **治疗及预后** 治疗的目的是保持食管结构和功能、缓解食管流出道梗阻和预防晚期并发症。一般治疗包括少食多餐，细嚼慢咽，忌过快、过冷和刺激性饮食，解除精神紧张，必要时给予心理治疗和镇静剂。

药物治疗用于松弛平滑肌，降低食管下端括约肌压力，解除痉挛，缓解症状，但不能改善食管蠕动，效果有限并有副作用。常用药物有钙通道阻滞剂、硝酸酯类或抗胆碱能药物。

内镜下治疗包括：①肉毒杆菌毒素注射治疗，可阻断贲门括约肌神经肌肉接头处突触前乙酰胆碱的释放而使肌肉松弛以缓解症状；②物理性扩张疗法；③食管镜下置入舒缓型扩张器；④经口内镜下肌切开术（peroral endoscopic myotomy，POEM）。亦可采用外科手术肌切开术治疗。

【病理变化】

1. **大体特征** 可见食管下端括约肌部位痉挛，胃镜通过稍有阻力，亦可见食管裂孔疝、食物潴留和食管扭曲，约 40% 的贲门失弛缓症患者内镜检查可以正常。

2. **镜下特征**

（1）组织学特征：镜下可见食管壁内神经节细胞显著减少，平滑肌显著纤维化，平滑肌细胞有肌病表现，炎细胞浸润，偶见浆细胞和肥大细胞（图 2-2-1）[11,12]。

（2）免疫组化：肌间神经丛周围可见 CD3[+]、CD4[+] 和 CD8[+] T 淋巴细胞及 CD20[+] B 淋巴细胞和嗜酸性粒细胞，肌间神经丛有时可见 HSV-1 阳性细胞[13,14]。

【鉴别诊断】

1. **胃食管反流病** 反流为胃内容物，通常呈酸性。

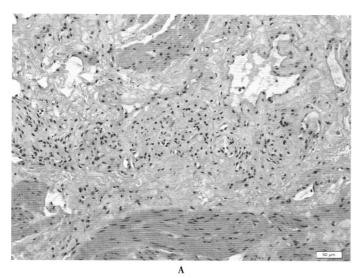 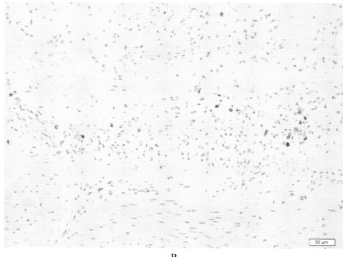

图 2-2-1　贲门失弛缓症

A.肌间神经丛节细胞数量减少,淋巴细胞浸润,平滑肌纤维化;B.肌间神经丛周围 CD3+ T 淋巴细胞浸润

有严重食管炎或食管溃疡时可出现吞咽疼痛。X 线钡剂食管造影无鸟嘴样表现。

2. 机械性梗阻　内镜检查易于发现异物引起的梗阻,对占位引起的梗阻结合内镜表现和病理改变易于鉴别。

3. 食管癌或贲门癌　X 线特征为局部黏膜破坏和紊乱,食管癌狭窄处呈中度扩张,而本病则常致极度扩张。

4. 心绞痛　多由劳累诱发。而本病则为吞咽所诱发,并有咽下困难。

5. 食管神经官能症　大多表现为咽至食管部位有异物阻塞感,但进食并无梗噎症状。

二、淀粉样变性

【定义】

淀粉样变性(amyloidosis)是由多种原因造成非可溶性蛋白在组织中的病理性沉积,从而破坏正常组织和器官功能的疾病。沉积的成分包括淀粉样轻链蛋白(AL,骨髓瘤相关的轻链蛋白)、淀粉样 A 蛋白(AA)、转甲状腺素蛋白(transthyretin,TTR)、β-蛋白、$β_2$-微球蛋白(与透析相关)和多肽激素等。

【临床特征】

1. 临床表现　70% 的 AL 淀粉样变性和 55% 的 AA 淀粉样变性可累及消化道,其中以胃最为常见,多无特异临床表现,大量淀粉样蛋白在胃肠平滑肌沉积可导致自主神经障碍,并引起运动功能障碍,严重时可发生胃瘫。有时可形成肿瘤样改变,并出现消化道梗阻症状。系统性淀粉样变性时可有其他受累器官的异常表现。

2. 实验室检查　原发性淀粉样变性的患者可出现蛋白尿,蛋白电泳中可见单克隆蛋白,免疫电泳显示 M 蛋白,24h 尿轻链排出量增加,部分>3g/24h。

3. 治疗及预后　尚无特效的治疗方法,以对症支持疗法和原发病治疗为主,一般不采用手术切除,因为伤口极难愈合。预后与淀粉样变的进展相关,以原发性和合并骨髓瘤者预后最差。继发性淀粉样变性的预后取决于原发疾病的治疗是否成功。累及胃肠道的淀粉样变性预后比未受累者预后差[15]。

【病理变化】

1. 大体特征　内镜下胃黏膜色泽发黄,常伴有散在性白斑,黏膜皱襞可表现红、肿、肥大,亦可出现黏膜糜烂及溃疡,有时形成瘤样改变,多位于幽门部。

2. 镜下特征

(1) 组织学特征:镜下可见黏膜和黏膜下层间质和血管壁内无定形均质粉染物质沉积,以血管壁表现为主(图 2-2-2)[15]。

(2) 免疫组化和特殊染色:Thioflavin 免疫荧光染色阳性,Kappa、Lambda 免疫组化染色可协助判定骨髓瘤相关的淀粉样变性。刚果红染色后在偏振光下可见苹果绿色双折光,免疫组化可以用来区分不同类型的淀粉样变性。

【鉴别诊断】

1. 胃黏膜慢性炎　有时可出现灶性区域淀粉样物质沉积,没有成片分布的特征,与血管没有明显的关系。

2. 胃肿瘤性病变　大体易混淆,镜下根据组织形态容易鉴别。

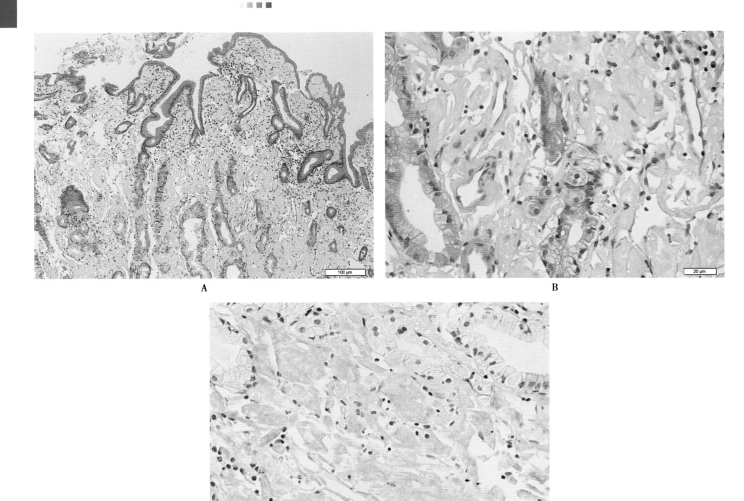

图 2-2-2 胃黏膜淀粉样变性

A. 胃黏膜内见大量粉染物质沉积;B. 粉染物质均质无定形,刚果红染色阳性,可见显著地血管壁沉积;C. 刚果红染色阳性

三、动静脉畸形

【定义】

动静脉畸形(arteriovenous malformation,AVM)主要为先天获得或后天形成的黏膜或黏膜下小血管异常,含有动静脉系统间的异常沟通,主要包括血管发育不良和血管扩张。

【临床特征】

是一种较少见的上消化道出血原因,男女比例大致相等。临床可无明显症状,亦可表现为消化道出血。多采用选择性血管造影、核素检查和超声内镜等手段协助诊断。治疗手段包括内镜下热探头、微波、高频电凝、激光等热治疗以及止血夹、圈套器等器械治疗,亦可采用栓塞治疗和手术治疗,包括电凝、缝扎止血、胃大部切除和局部切除。由于内镜检查的普及和治疗的进步,病死率在逐年下降。

【病理变化】

1. 大体特征 内镜下可见扁平或结节状亮红色病变,黏膜可有浅表糜烂,表面有渗血或喷射样出血,病灶周围黏膜正常。黏膜表面可有血凝块附着,有的病灶表现为突出于胃腔的小动脉,且有活动性出血。

2. 镜下特征 黏膜内或黏膜下可见较大的动脉,动脉壁增厚,黏膜肌层内可见扭曲、增生的动脉,与黏膜肌层动脉伴随的静脉管径增粗,病变表面的黏膜可见糜烂(图 2-2-3)。有时可见广泛的黏膜和黏膜下出血,破裂的动脉壁有轻度炎症反应,管腔内可见纤维血栓,病灶周围黏膜无炎症反应[16,17]。

【鉴别诊断】

贲门黏膜撕裂综合征 可出现大量呕血,但多出现

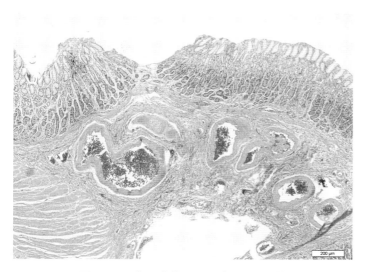

图 2-2-3　贲门黏膜下不规则的厚壁血管

在剧烈呕吐后，在发病后 24h 内行胃镜检查，可见食管贲门结合部黏膜有纵行撕裂。

四、动脉瘤

【定义】

动脉瘤（aneurysm）是由于动脉壁的病变或损伤造成动脉壁局限性或弥漫性扩张或膨出，以膨胀性、搏动性肿块为主要表现。可以发生在动脉系统的任何部位。

【临床特征】

内脏动脉瘤的发生率约 0.01%～2%，胃动脉瘤约占内脏动脉瘤的 4%。多数患者无明显症状，系偶然发现。一旦破裂，会引起急性腹痛和致命性大出血。多发生在 50 岁以上的老年人，常伴有高血压、冠心病等。可同时有 Marfan 综合征和 Ehlers-Danlos 综合征。

CT 血管造影、MRI 血管造影和 DSA 可用于诊断动脉瘤，并能明确瘤体的大小、部位、与周围组织的关系、动脉壁的钙化、瘤内血栓以及动脉瘤破裂后形成的血肿等特征。

手术、动脉瘤腔内修复术及动脉瘤栓塞为主要的治疗手段。

【病理变化】

1. **大体特征**　黏膜表面或胃壁内暗红色膨胀性、搏动性肿物。

2. **镜下特征**　镜下可见不规则的厚壁动脉成分，壁内可见脂质沉积，有时可见到粥样斑块及钙盐沉积。尚可见动脉滋养血管受压后所致的管壁缺血性改变[18,19]。

【鉴别诊断】

1. **假性动脉瘤**　多因损伤所致，动脉壁损伤破裂后，在软组织内形成搏动性血肿，以后周围被纤维组织包围

而形成瘤壁，多呈囊形。

2. **夹层动脉瘤**　动脉中层退行性变或囊性坏死，当内膜受损及高压血流冲击下，造成中层逐渐分离形成积血、扩张，动脉腔变为真腔和假腔的双腔状。

五、Menetrier 病

【定义】

Menetrier 病（Menetrier disease）是以胃体和胃底部小凹上皮弥漫增生为特点的特殊类型肥厚性增生性胃病，伴低蛋白血症等临床表现[20]，又名胃巨大黏膜皱襞症、巨大肥厚性胃炎。

【临床特征】

非常少见，可发生于任何年龄，以 30～60 岁多见，也可见于儿童[21]。男女比为 3∶1。与转化生长因子 α（TGF-α，一种能与表皮生长因子受体结合的配体）过度表达相关[22]。一些儿童患者则可能与巨细胞病毒感染及其他感染性疾病相关[23,24]。临床起病隐匿，实验室检查可提示胃酸分泌减少，血清胃泌素水平正常，因胃黏液分泌增多、大量蛋白质从胃酸中丢失而出现显著的低蛋白血症及不同程度的贫血。尚可出现消化及营养不良、腹痛、腹泻、外周性水肿、体重减轻等。儿童患者常伴有呼吸系统感染、外周血嗜酸性粒细胞增多和巨细胞病毒感染的病史[25]。

X 线钡餐检查可显示黏膜皱襞肥厚，表现为黏膜皱襞呈透亮条状影，增宽、迂曲、走行紊乱。局限型由于肥厚皱襞堆积呈块状充盈缺损，易误诊为肿瘤。CT 影像可见巨大黏膜皱襞向腔内隆起，胃腔变小，浆膜层光整，周围脂肪层清晰，借此可与胃恶性肿瘤壁外侵犯鉴别。超声内镜可显示黏膜层局限性高回声增厚，胃壁层次结构完整。

儿童通常表现为自限性病程，病程仅持续数周。成人多呈慢性病程，预后较差，临床以对症和支持治疗为主，无效者可采用手术切除。胃癌发生率约 0～8%，需定期随访。

【病理变化】

1. **大体特征**　胃体、胃底皱襞粗大、肥厚，扭曲成脑回状，有的呈结节状或形成融合性息肉状隆起。胃腔狭窄，有大量黏液，胃窦部多表现正常[26,27]。

2. **镜下特征**　镜下可见黏膜层增厚，胃小凹增生、延长，可伴有囊性扩张，有时可穿过黏膜肌层。炎症表现不明显，胃底腺成分减少，小凹和固有腺体的厚度比值可达到 4∶1 或更高（图 2-2-4）[22,28]。深部腺体可囊状扩张，并向下延伸至黏膜下层形成深在性囊性胃炎。固有层水肿，但炎症反应通常较轻。继发溃疡和肠化少见。

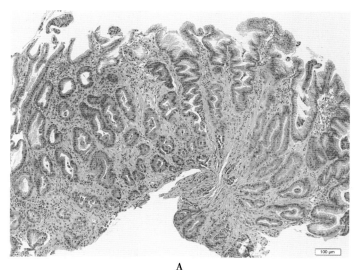 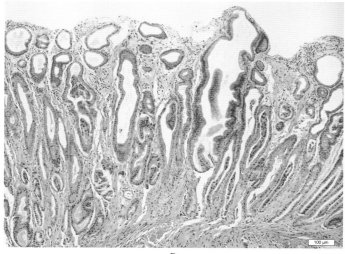

A

B

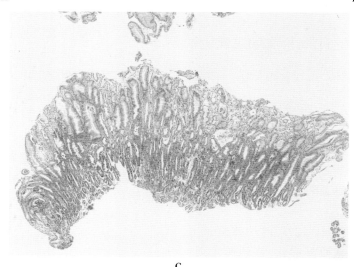

C

图 2-2-4 Menetrier 病

A. 黏膜增厚伴显著小凹增生,腺窝变深、腺体变长,泌酸腺减少(HE×20);B. 小凹上皮显著增生,可有囊状扩张;C. 儿童病例,镜下可见小凹上皮,固有腺体显著减少

【鉴别诊断】

1. **胃淋巴瘤** 内镜下亦可表现为胃黏膜皱襞粗大、肥厚,镜下形态学十分容易鉴别。

2. **胃癌** 内镜下可见胃黏膜广泛增厚、僵硬,蠕动差,镜下可见癌组织。

3. **卓-艾综合征** 内镜下可表现为胃黏膜皱襞粗大、肥厚,但镜下显示肥厚的胃黏膜皱襞是由泌酸腺增生所致,小凹上皮形态正常。临床可有难治性溃疡、血清胃泌素水平增高等表现。

4. **胃淀粉样变性** 大体表现类似,胃窦部亦可有病变。镜下可见胃黏膜腺体周围、间质、血管壁均匀粉染的无定形物质沉积,刚果红染色阳性。

5. **增生性息肉** 活检标本时易与本病相混淆,大体多为胃窦局限性病变,无低蛋白血症等表现。

六、Ⅳ型黏脂质沉积病

【定义】

Ⅳ型黏脂质沉积病(mucolipidosis,type Ⅳ)是因编码 Mucolipin1 蛋白的 MCOLN1 基因突变所致的常染色体隐性遗传性溶酶体贮积性疾病。常表现为多器官、多系统累及。

【临床特征】

约 2/3 的病例为阿什肯纳兹犹太人(Ashkenazi Jews),可并发大脑性麻痹样脑病和严重的神经系统功能异常。累及胃部的患者可出现高胃泌素血症、胃酸缺乏和慢性萎缩性胃炎等表现。无特效治疗手段,多采用对症和支持治疗。因酶缺陷的类型不同,预后不一,患儿多于出生 1 年后发病,10 岁左右死亡,但亦有病例可存活到中年以后[29]。

【病理变化】

1. 镜下特征　镜下最具特征的表现为壁细胞胞质内显著地空泡状改变,亦可见到慢性萎缩性胃炎和肠嗜铬样细胞增生。

2. 电镜　上述壁细胞内空泡为含有层状、靶环状或囊性膜状包涵体的巨大溶酶体成分[30]。

七、异位胰腺/胰腺化生

【定义】

异位胰腺/胰腺化生(pancreatic heterotopia/pancreatic acinar metaplasia)为存在于胃黏膜内的孤立胰腺组织,属于先天性发育异常或炎症所致的继发性改变。

【临床特征】

约90%的异位胰腺位于上消化道,其中发生在胃者占27.5%,十二指肠25.5%,结肠15.9%。胃的异位胰腺以远端胃前、后壁和大弯侧以及幽门前区多见。可发生于各年龄段,中位年龄55岁[31,32],大多数为单发。通常是偶然发现,无明显症状,有时有非特异性消化道症状。直径大于1.5cm的病变可引起上腹痛。疼痛为慢性、复发性,较少为餐后痛,可伴有恶心、呕吐。发生于幽门附近的病变,可引起幽门梗阻。少数发生于胃底腺区的病灶可能继发于自身免疫性胃炎[33,34]。异位胰腺可引起胃黏膜充血、糜烂或溃疡,导致消化道出血和贫血。偶尔异位胰腺组织会发生胰岛素瘤,引起低血糖,亦可发生恶变。

幽门前区的异位胰腺在上消化道钡餐检查中可表现为充盈缺损,表面光滑,界限清楚,基底部较宽、不活动。脐样征和导管征是异位胰腺的特征性表现。所谓脐样征,即在充盈缺损中心见到小钡斑,似溃疡龛影。所谓导管征,是在切位片上,可见充盈缺损中有一细管状致密影伸入其中。超声内镜可显示黏膜下层的均匀、低回声病变,另外17%的病变可位于肌层,10%可出现在浆膜层。大约50%的病变内可见无回声的导管结构。超声引导下的细针穿刺有一定的诊断价值。无症状者无需治疗,出现梗阻、溃疡、出血、肿瘤时需采用手术治疗。

【病理变化】

1. 大体特征　内镜下可见突入腔内的隆起性病变,中央有脐样凹陷,有时伴有溃疡,偶尔可以看到胰管开口。

2. 镜下特征　化生的腺泡细胞与正常胰腺腺泡细胞形态相同,腺泡细胞常呈小巢状或小叶状排列,与周围胃黏膜腺体相延续(图2-2-5),少数情况下可因增生的纤维/平滑肌分隔而与周围胃黏膜分离。缺乏导管、胰岛细胞等成分及相关成分构成的器官样结构。

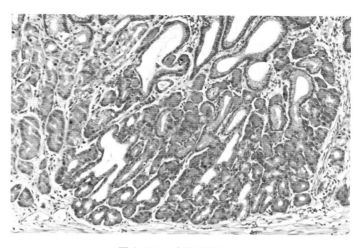

图 2-2-5　胰腺腺泡化生
化生的胰腺腺泡呈小叶状排列,与周围胃黏膜相延续(HE×200)(图片由鼓楼医院樊祥山教授提供)

异位胰腺在胃壁全层均可发生(图2-2-6、图2-2-7),根据形态学特点分为3种类型[35,36]:

Ⅰ型:与正常胰腺组织类似,可以看到胰腺腺泡、导管和胰岛。

Ⅱ型:大量胰腺腺泡,少量导管,缺乏胰岛。

Ⅲ型:多数为导管,可见一些胰腺腺泡,缺乏胰岛。

【鉴别诊断】

1. 肿瘤性病变　大体容易混淆,镜下可见明确的肿瘤成分,而非胰腺成分。

2. 深在性囊性胃炎　易与Ⅲ型异位胰腺混淆,没有胰腺腺泡结构,可见富含黏液的小凹上皮成分,而非典型的胰腺导管结构,脂肪酶、胰蛋白酶原、淀粉酶阴性。

3. 帕内特细胞化生　帕内特细胞内红染颗粒大而具

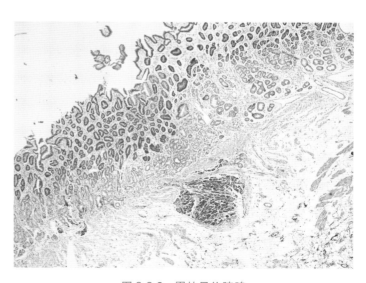

图 2-2-6　胃的异位胰腺
黏膜下层见异位胰腺(×20)

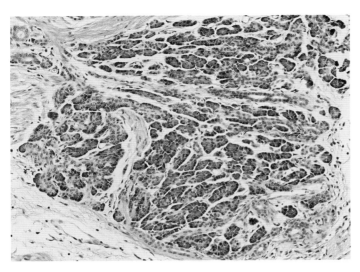

图 2-2-7 异位胰腺
以胰腺腺泡为主(×200)

有折光性,鉴别困难的病例可通过胰蛋白酶原和胰脂肪酶免疫组化染色协助鉴别。

八、胃窦血管扩张症

【定义】

胃窦血管扩张症(gastric antral vascular ectasia)是因胃窦部血管扩张导致的、以红色条纹状沿黏膜皱襞顶部向幽门集中为特征的病理改变,又称幽门血管扩张症。

【临床特征】

老年人中多发,占非静脉曲张上消化道出血的 4%,具体病因目前尚未明确,大部分与肝硬化、慢性肾衰、心脏病、糖尿病和自身免疫性疾病等有关。约 71%不伴有硬化性疾病的幽门血管扩张症患者为老年女性,而 75%伴有硬化性疾病的幽门血管扩张症患者为老年男性。

临床表现以慢性消化道出血多见,可有呕血和黑便。病程可长达数年至数十年,90%以上患者均伴有慢性萎缩性胃炎,部分可出现高胃泌素血症。

影像学改变无特异性,上消化道造影可显示从幽门部延伸的黏膜皱褶,CT 可显示胃窦壁增厚,血管造影可显示胃窦部血管增多,而超声内镜可提示胃窦黏膜增厚,黏膜及黏膜下呈海绵状改变,扩张的血管在黏膜层中显示弱回声血管结构。

内镜治疗是目前最广泛采用的保守疗法,可以完全控制症状并且减少或避免输血依赖,包括硬化剂注射、热探头、激光和氩血浆凝固等方法。对内镜及药物治疗无效者,可采用外科手术切除的方法。

【病理变化】

1. **大体特征** 根据大体特征可分为点状和条状两型,点状型表现为胃窦部弥漫分布均匀一致的红色点状病变,大小由针尖至 5mm 不等,条状型表现为多个类似黏膜皱襞的长条形隆起,自幽门向胃窦部呈辐射状排列,隆起部表面布满鲜红色或深红色圆形或卵圆形红斑,活检钳压迫后迅速褪色,其边界清晰,条纹间黏膜正常、完整,无糜烂,构成独特的西瓜皮样条纹状外观。红斑部取活检后出血较多,亦可见自发性出血或随胃窦部的收缩间歇性出血。个别患者的病变可延伸至十二指肠壶腹部或胃底部。

2. **镜下特征** 特征性病理学表现为黏膜和黏膜下大量扭曲、盘旋呈球形或囊状扩张的毛细血管和小静脉,呈弥漫性或灶性网状分布,血管内可见纤维蛋白和透明血栓,有时伴有小动脉和淋巴管扩张,但无血管畸形或发育不良的证据。固有层内可见明显的纤维肌性增生,伴随结缔组织增生和纤维化,并见有神经内分泌细胞增生。病变集中在胃窦部,黏膜多无明显炎症,或仅为轻度非特异性慢性炎症。切除标本因血液排尽,可见胃窦部红色条纹褪色或消失[37,38]。

【鉴别诊断】

1. **幽门螺杆菌相关性胃炎** 黏膜内可出现不规则的血管扩张现象,同时伴有显著的淋巴细胞、浆细胞和/或中性粒细胞浸润,内镜无条纹状外观或弥漫规则的红色点状结构,呼气试验、快速尿素酶检测或组织学可提示幽门螺杆菌感染。

2. **酒精性胃炎** 大体可出现不规则红斑状结构,没有典型的条纹状外观或弥漫规则的红色点状结构,有相关的临床病史以及上腹痛和呕血。

(苗琪 陈晓宇)

第三章

小肠发育及结构异常

一、脐膨出

【定义】

脐膨出(omphalocele)指脐带根部腹壁缺陷,导致腹腔内脏器膨出至脐带内。

【临床特征】

脐膨出的发生率约 1/5 000~20 000 新生儿。有报道认为其发生与母亲妊娠期吸烟有关[39]。经手术可还纳膨出的脏器回到腹腔。预后取决于合并的其他畸形。常见的并发症为肠坏死导致的短肠综合征。

【病理变化】

腹壁的缺陷大小不等,可仅几厘米,也可能大部分的前腹壁都缺陷。缺陷处腹壁肌肉、筋膜及皮肤都缺陷,膨出的部分多数为小肠肠袢,有时带有部分肝脏,表面被覆腹膜以及脐带羊膜。脐膨出常与 Beckwith-Wiedemann 综合征相关,也见于一些染色体三体或单基因缺陷。

二、腹裂

【定义】

腹裂(gastroschisis)指腹壁局部缺陷,导致内脏膨出腹外。

【临床特征】

因为没有腹壁的保护,胎儿的肠道内环境和羊水直接接触,有物质交换,所以会造成胎儿营养不良和发育迟缓,同时突出的肠管也会水肿和增厚。5%~20% 伴发其他畸形[40]。可经孕期超声检查发现,治疗可通过早期外科手术修复。

【病理变化】

腹裂的腹壁缺口通常较小(<5cm),常见于脐带附着点右侧,突出的内脏多数为小肠和胃,有时带有性腺。

【鉴别诊断】

脐膨出 腹裂与脐膨出的差别在于突出的脏器表面没有囊状包裹,脐带正常。

三、先天性狭窄与闭锁

【定义】

先天性狭窄与闭锁(congenital stenosis and atresia)是发育异常导致的肠腔缩窄或完全中断,是先天性肠梗阻最为常见的原因之一。

【临床特征】

先天性狭窄与闭锁的发生率约 1/1 500~2 000 活产新生儿,其中 75% 的小肠狭窄和 40% 的小肠闭锁发生在十二指肠,并且更集中在球部和降部(前肠区域)[41]。靠近十二指肠空肠交界处为另一个好发部位,并常伴有旋转不良和中肠扭转。

十二指肠闭锁患儿常见羊水过多及早产,出生即开始呕吐,当闭锁在壶腹部之后时,呕吐物内含有胆汁。在子宫内带胆汁的呕吐可能导致脐带溃疡及附近脐血管破坏,从而造成胎儿致死性脐带出血。当发现脐带溃疡时应怀疑有壶腹以远的十二指肠闭锁或狭窄。十二指肠闭锁时,新生儿的上腹部膨隆而下腹平坦;小肠闭锁时,腹部突出。十二指肠闭锁影像学显示典型的"双球征",即扩张的胃和十二指肠球,小肠闭锁时可见多个液-气平面。狭窄不严重时症状和体征较轻,可能导致延迟诊断并难以和继发性狭窄鉴别。超过 50% 的患者伴有其他畸形,常见环状胰腺和旋转不良。5%~24% 的空回肠闭锁患儿伴有囊性纤维化[42]。

通过切除局部闭锁区再将两侧肠管吻合的手术可有效纠正,如大段肠管缺失或无功能,可造成功能上或真正的短肠综合征,预后较差[43]。总体来说,小肠狭窄或闭锁的预后较好,闭锁的死亡率不足 10%[42]。术后并发症包括吻合口瘘、狭窄和感染。持续的肠道功能不恢复与神经支配的继发改变和缺失肠自主神经细胞(Cajal 细胞)有关。远期预后决定于伴发的其他畸形或疾病[43]。伴有囊性纤维化的患儿预后较差,早期识别伴有囊性纤维化有助于改善患儿营养状态和保留更多肺功能[42,43]。

【病理变化】

十二指肠狭窄较多,而空、回肠闭锁更为常见。狭窄、闭锁有不同形态,可视为一个谱系,早期由 Martin 和 Zerella 按照其形态进行分类,并由 Stollman 等进行了改良(图 2-3-1)[42,44]。其中最轻者为肠管黏膜及黏膜下层突入肠腔形成梗阻性的网或膈,但肠管外观无明显狭窄,称之为 0 型,若突起呈网状或膈中间有孔则为狭窄。Ⅰ 型闭锁,两侧肠管彻底中断,但仍连接未分离。Ⅱ 型闭锁,两侧肠管分离,中间由索状组织相连。Ⅲ 型闭锁,两侧肠管盲端无连接,同时相应肠系膜有缺失,又称为

Ⅲa 型,而另有一种较为特殊的类型被称为 Ⅲb 型,又称为"苹果皮"型或"圣诞树"型,两闭锁盲端间有长节段的小肠缺失伴肠系膜大片缺失。近段盲端扩张,远段盲端螺旋状盘绕在退变的肠系膜动脉(回结肠动脉,右结肠动脉或肠系膜下动脉)上,看起来像削下来的苹果皮或圣诞树。这种闭锁仅见于小肠,常为家族性,常染色体隐性遗传,并易伴有其他畸形。Ⅳ 型也仅见于小肠,为多发性闭锁,肉眼观似一串香肠或串珠。这一型也易为家族性,也是常染色体隐性遗传,部分伴有严重的先天性免疫缺陷[41]。

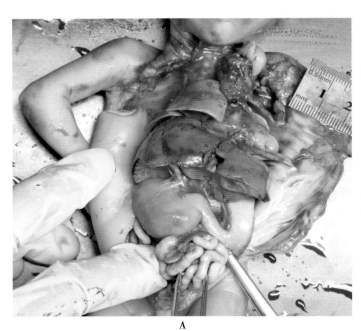

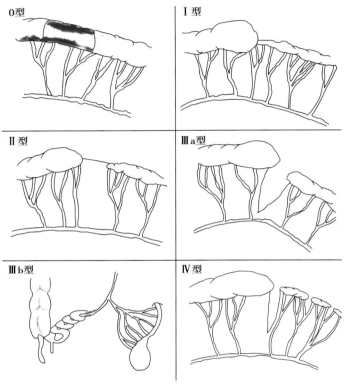

图 2-3-1 小肠狭窄或闭锁
A. 十二指肠闭锁,近端扩张;B. 小肠先天性狭窄或闭锁的类型[45]

四、肠重复

【定义】

肠重复(intestinal duplication)是指因发育异常导致额外的管状或囊状肠壁附着于正常消化道,有时重复段与正常肠管相通[46]。

【临床特征】

男性多见,多数在 1~2 岁内甚至出生前即可发现,但若没有伴发其他畸形,也可隐藏多年而在出现并发症后发现,从而见于各个年龄段患者。

症状依肠重复部位、大小而不同,可无症状,或有呕吐、出血、腹部包块、腹痛及便秘等[47]。肠重复可能导致附近肠管梗阻,或因囊样结构肿胀压迫系膜血管导致出血和坏死。空肠、回肠及结肠的重复可导致肠套叠和肠扭转。治疗为完整切除,预后较好。

【病理变化】

1. **大体特征** 肠重复可发生在肠道任何部位,但最常见于回肠,基本上都在系膜侧。大体呈囊状或管状,可以仅几厘米,也可以较长附着于整段肠段,如全结肠。常见管状重复有两种,一种是管状结构从肠管一侧 Y 字形伸出,并在系膜内走行一段(图 2-3-2),另一种是双管状重复,重复段平行附着于正常段的侧壁,与正常肠段在一

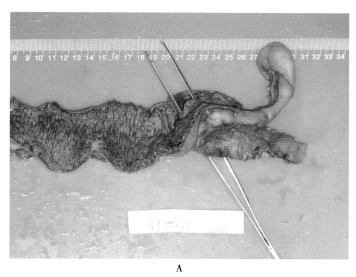
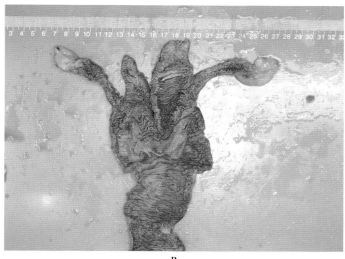

图 2-3-2 肠重复
A.重复肠段呈 Y 字形,于系膜根部融合;B.剖面示重复肠段呈 Y 字形

端或两端相通,甚至多灶相通。囊状重复更多见于壁内,或与正常段共用肌层,腔面与正常段相通。重复段多与正常段共用系膜和血供,有时两段肠壁的肌层融合,重复段肌层成为正常段肠管的一部分。少数有单独的系膜和血供。结肠、直肠和肛管的双管重复和部分/全部泌尿生殖道和外生殖器的重复有关。

2. 镜下特征 组织学特征:重复段管壁通常较厚,通常含有黏膜和肌层,黏膜多数与附着的肠管一致,少数病例部分或全部黏膜为远隔部位消化道的黏膜,甚至可以是呼吸道上皮,并可以有异位胰腺。因内容物积聚,重复

肠管多呈囊状扩张,黏膜结构可破坏或消失,腔内含黏液,有时因出血内容物颜色暗淡(图 2-3-3)。

【鉴别诊断】

1. 肠道憩室 憩室的膨出部分可见与正常肠壁延续的黏膜层和肌层,并非独立的肠壁结构。

2. 肠黏连 肠黏连的手术标本易误认为肠重复,黏连的肠管分别具有完整的解剖结构,在没有瘘管形成的情况下两部分肠管各自独立存在,并无相通的现象,如果形成瘘管,则可以见到显著的肉芽组织和纤维结缔组织增生,术中解剖观察有助于鉴别。

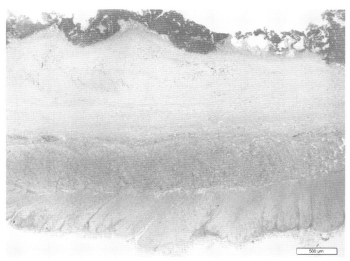
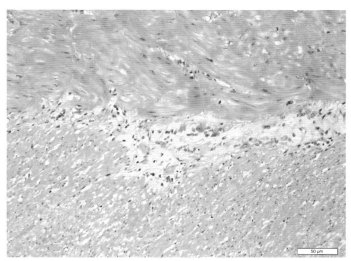

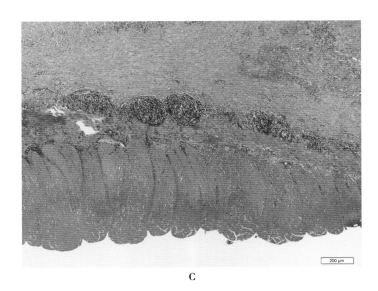

C

图 2-3-3 肠重复镜下特征

A. 肠重复手术切除标本呈囊性病变,黏膜结构消失,可见环行和纵行固
有肌层结构;B. 环行和纵行肌层之间可见肌间神经丛;C. 部分区域肌壁
外可见串珠样淋巴组织增生,类似克罗恩病

五、旋转不良

【定义】

旋转不良(intestinal malrotation)是肠道发育过程中因中肠和后肠围绕系膜扭转异常所致的先天性解剖结构变异。

【临床特征】

旋转不良的发生率大约 3/10 000 新生儿或死胎,60%~90%合并其他畸形[41],常见合并先天性心脏病[48,49]。

旋转不良最常见的临床表现为新生儿含胆汁的呕吐,可伴有腹膨隆或肠道出血。因此新生儿的胆汁性呕吐应警惕旋转不良伴中肠扭转。较大儿童的表现差异较大,可出现胃食管反流,如间断呕吐(通常并无胆汁),复发性腹痛或生长缓慢[53]。确诊依靠消化道造影检查。

旋转不良最严重、最常见的并发症是肠扭转,可发生整个中肠围绕肠系膜上动脉扭转,导致肠梗阻和小肠血管挤压。扭转的肠系膜上动脉内血流部分或完全中断,受累肠管梗死。

有症状的旋转不良应手术处理,但实际上无伴发扭转或缺血的旋转不良本身并无症状,多为体检或因其他疾病偶然发现。这些患者的处理尚存争议,目前的观点支持观察直至症状发生,或等待患者同时存在的心脏缺陷缓解后进行手术[48]。

【病理变化】

胚胎发育过程中,肠管要先伸入脐带基底部分,发育后再回到腹腔。在肠管回到腹腔的过程中,肠袢会环绕肠系膜上动脉逆时针旋转。刚回到腹腔时,末段回肠和结肠在腹部左侧,盲肠在中上部胃的下方,小肠在右侧。旋转继续,盲肠向右及向下,到达右下,带领末段回肠及升结肠到达右侧并固定于腹壁。小肠则由于有较长系膜,相对自由地置于腹腔[46]。在这个过程中,任何阶段的障碍都导致旋转不良,但旋转不良的形态并不一定能够对应正常旋转的中间环节,会有独特的异常之处。

旋转不良常见的几种形式有:无旋转、不完全旋转及完全内脏反位(complete situs inversus)。无旋转时,小肠位于右侧,大肠位于左侧,盲肠在中线部位。更为常见的是不完全旋转时小肠仍在右侧,升结肠部分旋转至十二指肠前方。盲肠可能在上腹部中间或右下腹之间的任何位置。盲肠和升结肠伸出的腹膜韧带附着于后腹壁,称为"Ladd's 韧带",可以从前方绕过十二指肠,导致十二指肠的梗阻和呕吐。完全内脏反位时,阑尾在左下腹,而整个肠道及其他内脏都呈镜像一样位于正常位置的对侧[46]。

六、脐肠导管残迹及相关畸形

【定义】

脐肠导管残迹及相关畸形(omphalomesenteric duct remnant and related malformation)是胚胎发育过程中,肠道和卵黄囊最后连接的脐肠导管在胚胎发育过程中未完全闭锁消失导致的解剖畸形,包括脐肠瘘、卵黄管囊肿、脐窦、Meckel 憩室和脐肠索带等。

【临床特征】

正常情况下脐肠导管（卵黄管）应该在胚胎10周内离断闭锁，闭锁后短期内有纤维条索连接二者，但很快也消失。

脐肠瘘为脐肠导管完全存在并开放，导致小肠与脐带相通，肠内容物可由此进入脐带。

卵黄管囊肿（omphalomesenteric cyst）为脐肠导管两端闭锁，但中间部分存留而形成囊腔，可附于脐带、肠管，或二者均附着[50]。卵黄管囊肿较为少见，男性较为多见（男女比例约4∶1）。多数无症状，也不影响生存，但有一例其被覆黏膜的酸性产物腐蚀了脐静脉导致脐带大出血的报道[51]。

更为常见的是Meckel憩室，即脐肠导管的小肠侧残留开放，形成肠壁局部突出的憩室。约2%~3%的个体有Meckel憩室，占脐肠导管相关畸形的90%以上。Meckel憩室通常无症状，仅有16%~25%的患者出现症状[52,53]，常见出血、腹痛、呕吐和肠梗阻。男性、儿童期更容易出现症状。如憩室内有胃黏膜，会导致周围回肠黏膜的消化性溃疡，从而造成腹痛、消化道出血，甚至可能穿孔引发腹膜炎。Meckel憩室可诱发肠套叠，致肠梗阻。此外，少数情况下在憩室外侧还有索带与腹壁相连，从而可能导致肠管缠绕和绞窄。与其他脐肠导管残余畸形不同，Meckel憩室并不常伴其他畸形，但在克罗恩病患者中有较高的Meckel憩室患病率（约5%~8%），原因尚不清楚[54]。对于无症状患者是否应该切除Meckel憩室尚无定论，当有以下并发症的高危因素时，可考虑切除，包括年龄小于50岁、男性、长度大于2cm以及憩室内有异位组织或其他异常情况[54]。

【病理变化】

脐肠瘘的瘘管内被覆似回肠的小肠黏膜，也可以被覆胃或十二指肠黏膜。

卵黄管囊肿的囊壁被覆立方或柱状上皮黏膜，常为胃肠道分化。最常见为胃黏膜，也可见小肠或结肠黏膜，甚至有时出现胰腺组织。被覆的黏膜可发生溃疡并形成肉芽组织，囊壁可见平滑肌层成分[51]。

Meckel憩室位于回盲瓣上方15~167cm处，通常位于40cm处[41]。多位于肠系膜对侧，可仅为肠壁的宽口囊状突起，也可以长达15cm甚至更长，常见1~2cm。Meckel憩室的室壁含有正常肠管的各层结构，包括完整的固有肌层。被覆黏膜通常与周围回肠一致，但常见其他黏膜的异位，如胃、十二指肠、结肠甚至胆道黏膜。无症状患者约11%有异位的黏膜，而37%的有症状患者被

覆异位黏膜。胃黏膜的异位最为常见，并且绝大多数含胃底腺。异位胃黏膜附近可出现消化性溃疡，有时可在异位胃黏膜处检出幽门螺杆菌。有时室壁有胰腺组织，包括导管、腺泡和胰岛。Meckel憩室可形成憩室炎，有时由异位胰腺组织引发急性胰腺炎而导致。少数情况下可并发肿瘤，包括间叶性肿瘤、神经内分泌肿瘤、腺癌及淋巴瘤等。

不同类型的脐肠导管相关畸形见图2-3-4。

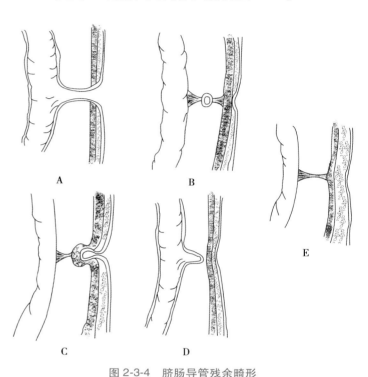

图2-3-4 脐肠导管残余畸形
A.卵黄管形成（persistent vitelline duct），B.卵黄管囊肿（vitelline duct cyst），C.卵黄窦（vitelline sinus），D.Meckel憩室（Meckel's diverticulum），E.卵黄带（vitelline band）

七、Ehlers-Danlos 病

【定义】

Ehlers-Danlos病（Ehlers-Danlos Disease，EDS）是一组累及多系统、具有临床异质性的遗传性结缔组织病，主要累及皮肤、韧带、关节、血管和内脏。

【临床特征】

多数病例是由于编码胶原纤维或胶原合成酶基因突变所致，并涉及其他细胞外基质的生物合成、信号转导及分子间相互作用[55]。其共同临床特征是皮肤脆弱易损伤，皮肤延展性显著增加和关节过度活动。

传统上，根据基因缺陷、遗传方式及临床表型将EDS分为6型：经典型、高度可动型、血管型、脊柱后侧凸型、关节松弛型和皮肤伸展型，其中经典型、高度可动型和血

管型最多见[56]。EDS 累及胃肠道并不多见,主要见于血管型,该型是Ⅲ型胶原(COL3A1)胚系基因杂合性突变导致Ⅲ型胶原合成缺陷所致,表现为细胞外Ⅲ型胶原纤维减少。多数为常染色体显性遗传,也有散发病例。由于Ⅲ型胶原大多分布于血管壁和空腔脏器,因此常见并发症包括血管破裂、肠道穿孔、妊娠子宫破裂等,病死率高达 25%~50%,是所有 EDS 中预后最差的一型。

约 8% 的患者因肠管破裂和败血症死亡。常见消化道穿孔及出血,需手术治疗,但因患者胶原合成障碍,术中易出血、伤口愈合较慢,风险较高[57]。约 1/3 患者有复发性穿孔。

【病理变化】

血管型 EDS 约 25% 的病例累及消化道,乙状结肠为最常见受累部位,小肠、胃、食管也可受累。患者肠管大体和光镜下均可见多灶性固有肌层变薄甚至缺失,常伴多发性憩室形成。憩室处固有肌层中断,该处黏膜及黏膜下层疝入肠周脂肪组织,有时被覆薄层平滑肌或纤维组织,形成憩室状结构(图 2-3-5)[58]。因局部肠壁肌层薄弱,易形成穿孔。黏膜下层可见血管畸形,管壁不规则变薄或增厚,或呈结节状。血管壁外膜可不连续,可导致肌层继发缺血,或伴发消化道出血。

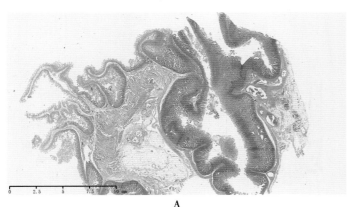 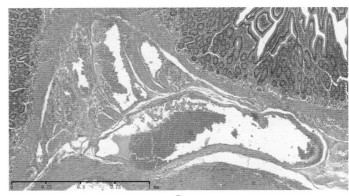

图 2-3-5 血管型 EDS
A. 小肠壁憩室形成;B. 黏膜下可见薄厚不均的不规则血管结构

八、胃黏膜异位

【定义】

胃黏膜异位(heterotopic gastric mucosa)为小肠肠壁内出现胃黏膜成分。

【临床特征】

胃黏膜异位比较常见,特别是在十二指肠球部,此外,还较易见于 Meckel 憩室,也有少数位于直肠或直肠肛管结合部的报道[54]。患者通常没有症状,但偶尔大的异位灶可形成包块,甚至致梗阻。有报道 98% 的十二指肠溃疡附近可见胃黏膜异位灶,因此认为可能是十二指肠溃疡的部分原因[54]。如形成消化性溃疡,可导致消化道出血。除此之外,胃黏膜异位易与胃底腺息肉伴发。

【病理变化】

1. **大体特征** 十二指肠球部的胃黏膜异位最容易被发现,表现为黏膜小的隆起,多不足 1cm,可以多发。

2. **镜下特征** 异位胃黏膜相似于胃底的泌酸黏膜,即含有小凹上皮、主细胞和壁细胞(图 2-3-6)。黏膜有泌酸功能,因此黏膜内常常有炎细胞浸润。此外,即使是异位的胃黏膜,也可以感染幽门螺杆菌,这也是固有层炎细胞浸润的一个原因。分泌的胃酸可以损伤周围肠黏膜形成消化性溃疡。

较大的胃黏膜异位可能导致继发性黏膜脱垂样改变,包括黏膜肌增生、黏膜下纤维组织增生、腺体囊性扩张和表面上皮增生等。

【鉴别诊断】

胃黏膜异位需与化生鉴别。胃黏膜化生常见两种,一种是小凹上皮化生,另一种是假幽门腺化生。小凹上皮化生常见于十二指肠,多在十二指肠慢性炎症的基础上发生。化生的为胃小凹上皮,没有胃的腺体。假幽门腺化生常见于小肠的慢性损伤,特别是溃疡后的黏膜,形态为类似幽门腺的黏液腺,不伴表面的小凹上皮。十二指肠 Brunner 腺形态与幽门腺相似,因此在十二指肠无法判定是否有假幽门腺化生。总之,胃黏膜化生只有一种上皮,无全层黏膜的成分,是与胃黏膜异位的重要鉴别之处。

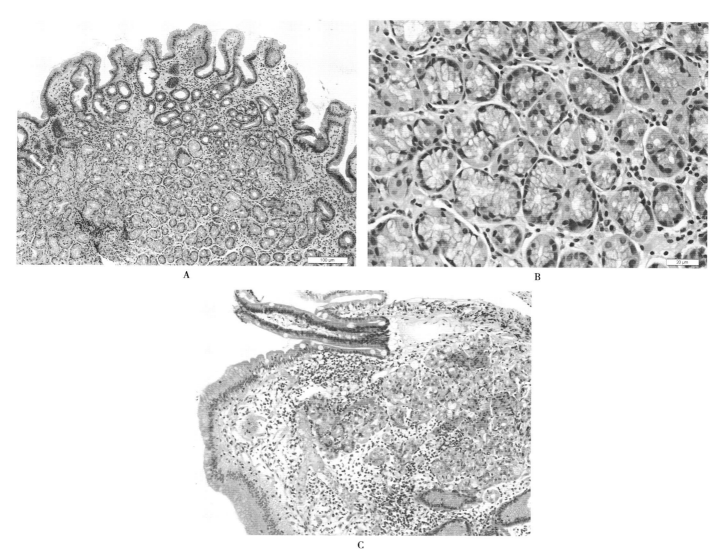

图 2-3-6 胃黏膜异位
A. 十二指肠活检形态类似胃黏膜,表面为小凹上皮,下方为腺体成分;B. 腺体成分由幽门腺
和胃底腺混合而成;C. 表面可见十二指肠黏膜,固有层中可见胃底腺成分

九、异位胰腺

【定义】

异位胰腺(heterotopic pancreas)为肠壁内出现胰腺组织,但不包括十二指肠乳头附近的十二指肠壁。

【临床特征】

异位胰腺在小肠最易见于十二指肠近端。正常情况下十二指肠乳头附近可有胰腺组织,所以在此处不能诊断异位胰腺。多数情况下,异位胰腺无症状,常因其他原因被偶然发现。肠壁内的异位胰腺较大时,可引发肠梗阻或肠套叠,离十二指肠乳头近时可能致壶腹狭窄或堵塞。有时异位胰腺的包块会被误认为是癌或其他恶性肿瘤,从而行手术切除。

【病理变化】

1. **大体特征** 内镜下异位胰腺可表现为局限性黏膜突起,常呈黄色。

2. **镜下特征** 组织学上异位的胰腺含有正常胰腺的各种成分,包括腺泡、导管及胰岛,形同正常胰腺小叶(图2-3-7)。有时会缺少其中成分,如无胰岛。有时仅由导管组成,围以平滑肌组织,又称"腺肌错构瘤"。异位胰腺可位于小肠壁任何位置,黏膜内病变常伴炎症,周围黏膜正常。异位胰腺也可以患各种胰腺疾病,包括急性或慢性炎症。偶尔异位胰腺可发生导管腺癌、黏液肿瘤或神经内分泌肿瘤。

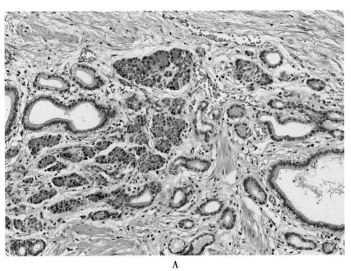

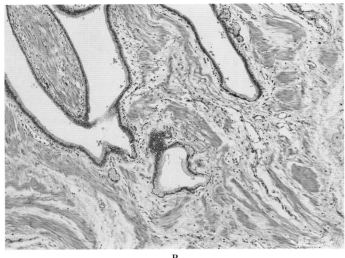

图 2-3-7　异位胰腺
A.肠壁内可见胰腺腺泡和导管结构;B.固有肌层内可见导管结构

十、小肠憩室

【定义】

小肠憩室(small intestine diverticula)为先天或获得性的、以小肠肠壁局部膨出为特征的病变。

【临床特征】

Meckel 憩室为最常见的肠道先天性发育异常,因胚胎时连接肠管和卵黄囊的脐肠系膜导管(omphalomesenteric duct)未退化所致,多位于回盲瓣近端 20cm 处的肠系膜对侧,近 2/3 为男性,大多无临床表现,少数病例可出现溃疡、出血、穿孔、肠套叠、梗阻、肠脐瘘等并发症[59,60]。

非 Meckel 憩室多见于十二指肠,发病率 1%～2%,多为先天性改变,可出现梗阻性黄疸、胰腺炎、瘘管形成、出血和穿孔等继发性改变。空肠少见,大多为获得性,多位于近端空肠,常为多发,可出现梗阻、穿孔、出血、脓肿、吸收不良和维生素 B_{12} 缺乏等继发改变,可能与憩室内细菌过度增殖有关[61]。

【病理变化】

1. **大体特征**　十二指肠憩室多为孤立性病变,常伸入胰腺组织内,亦可突出于肠黏膜呈息肉状。其余部位多表现为肠壁变薄、向外膨出,肠镜下可见憩室腔。

2. **镜下特征**　真性憩室可见肠壁黏膜层、黏膜下层和固有肌层结构,多为小肠黏膜,有时可见异位胰腺和胃黏膜(图 2-3-8)。假性憩室可见肠壁变薄,黏膜层和/或黏膜下层膨出。出现并发症时可见相应的组织学表现。

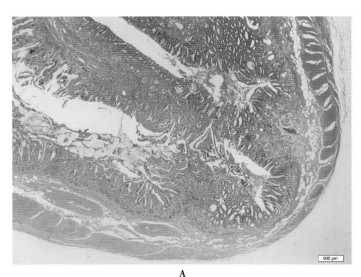

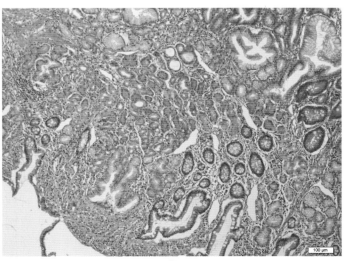

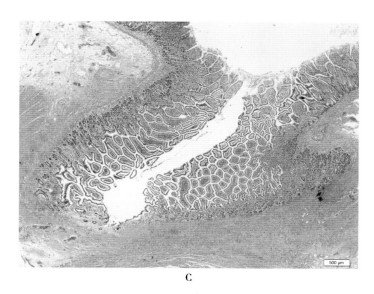

C

图 2-3-8　小肠憩室

A. Meckel 憩室,可见肠壁三层结构;B. 局部可见异位胃黏膜成分;
C. 假性憩室,局部肠壁肌层变薄,黏膜层膨出

（周炜洵）

第四章

结直肠发育及结构异常

一、先天性巨结肠

【定义】

先天性巨结肠(hirschsprung disease)为先天发育异常性肠壁神经节细胞缺乏所致的肠道结构异常和运动功能障碍。

【临床特征】

因胚胎发育时神经嵴衍生的神经节前体细胞在肠壁的正确迁移、定植和存活发生障碍所致,现已经发现了多种基因异常与此有关,包括 RET、EDNRB、NRG1、END3 和 SOX10 等。遗传模式多样,长节段或短节段者为常染色体显性遗传不完全外显,也有一些伴有其他先天性异常的病例表现为常染色体隐性遗传。亦可见到散发病例,但认为有一定的遗传倾向。

先天性巨结肠发病率约 1/5 000 存活新生儿,男性多见,男女比例为 3~4.5∶1。多数为先天性,但也有少数为获得性病例的报道[41]。长节段和全肠神经节缺乏症有家族聚集倾向,但经典的先天性巨结肠常为散发。先天性巨结肠可伴发其他异常,如唐氏综合征、心血管畸形、神经纤维瘤和神经母细胞瘤等。

患者最常见的症状为新生儿延迟(超过 48h)排胎粪。婴儿或儿童可表现为慢性便秘,伴腹膨隆和呕吐。狭窄以上的肠管扩张,可通过影像学检查发现。

活检明确诊断需要较为严格的标本处理和评估体系。最好是全层透壁活检标本,因为可见到比较明确的肌间神经丛。但这种活检操作困难,有导致狭窄和穿孔的风险。黏膜活检需要较大的活检钳,活检标本需要至少直径 3mm,黏膜下层组织至少占标本厚度的 1/3,才能进行评估。

治疗主要是切除病变肠管,需要确定切缘有正常的神经节细胞。多数可以彻底改善症状,获得良好的生活质量,但少数病例术后仍有持续的肠管运动障碍,随时间推移可缓慢改善。

【病理变化】

1. 大体特征 最常见累及远段乙状结肠和直肠,称

为"短节段"或"经典型"。约 10% 病变节段延伸至脾曲,称为"长节段"先天性巨结肠。另有约 5% 的病例全部肠管无神经节细胞,称为"全肠神经节缺乏症"。极少的情况,会出现灶性的缺乏神经节细胞。

手术切除标本评估的主要目的是评估无神经节细胞段的长度及程度,以及切缘是否存在神经节细胞。因此可以从标本近侧断端至远侧断端完整切取一条纵行肠壁,按顺序分块全部包埋,以便评估神经节细胞的变化情况。或每隔 1cm 横向取材一块,按顺序包埋。狭窄段、交界区、扩张段分别取材留冰冻切片有助于 AChE 染色。

2. 镜下特征

(1) 组织学特征:经典的病例节段性肠管无神经节细胞,导致肠管无法扩张,高张力而狭窄,其近端肠管扩张。病变肠管神经丛缺乏神经节细胞,伴神经纤维肥大(图 2-4-1)。

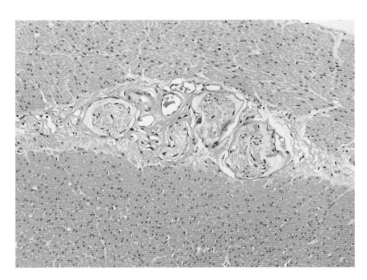

图 2-4-1 肌间神经丛仅见神经纤维,缺乏神经节细胞

多数有经验的实验室还要求连续切片超出 100 个切面进行 HE 染色,完全没有神经节细胞才建立诊断。

(2) 免疫组化和特殊染色:神经节细胞阳性标志物有 Syn、NSE、Bcl-2、PGP9.5、HuC/D 和 NeuN 等。其中

HuC/D、NeuN 较敏感，为比较好的标志物。

黏膜肌层或固有层神经纤维乙酰胆碱酯酶（AChE）染色阳性（正常组织染色阴性，仅适用于冰冻切片），机制在于缺乏神经节细胞时，神经递质 AChE 在神经纤维内无法传递而积聚。新生儿很难见到阳性，阳性率随年龄增长而增加。

固有层、黏膜肌层及黏膜下层的神经纤维及神经节细胞 Calretinin 完全阴性（图 2-4-2）（只要存在 Calretinin 阳性的神经纤维，即使未见到神经节细胞，也可以排除先天性巨结肠）[62,63]。

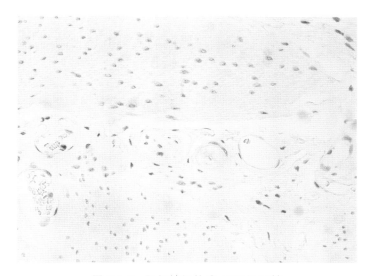

图 2-4-2　肌间神经丛 Calretinin 阴性

【鉴别诊断】

1. **新生儿未发育成熟的节细胞**　新生儿的神经节细胞尚未完全发育成熟，体积较小，核仁和胞质颗粒不明显，有时较难分辨，簇状分布及附近的神经纤维有助于辨认。Calretinin、AChE 等免疫组化染色有助于鉴别。

2. **正常结肠肠壁**　正常时神经节细胞散在成簇分布于黏膜下层，每个细胞 20~30μm，每簇 2~7 个细胞，而齿状线上 1~2.5cm 的黏膜下层缺失神经节细胞，因此活检标本应取自齿状线上 2~2.5cm 以上。在上述恰当位置并充分活检的标本中无神经节细胞，才能诊断先天性巨结肠。

3. **继发性肠壁节细胞减少或消失**　有些患者有灶性无神经节细胞，累及小肠或结肠。这种情况更多见于继发性改变，如病毒性肠炎、溶酶体贮积症、缺血或其他损伤之后。此外，需要注意是否存在黏膜炎症。少数情况下可出现类似急性结肠炎的表现，包括隐窝炎和隐窝脓肿，表现为新生儿坏死性肠炎、缺血性肠炎或伪膜性肠炎。严重病例可出现透壁性坏死性炎症和穿孔。

二、肠神经发育不良

【定义】

肠神经发育不良（intestinal neuronal dysplasia，IND）为先天性肠壁交感神经节或副交感神经节发育异常所致的肠壁神经节细胞数量异常及功能障碍。

【临床特征】

这些异常的临床表现与先天性巨结肠相似，但存在神经节细胞。目前属于有争议的分类，临床诊断需要充分的病理取材和切片（至少 30 张切片）以确认病变性质，且有观点认为该类疾病属于肠神经发育迟缓，大部分病例在 1 年内可恢复正常的肠道运动功能。

根据神经节细胞的病变特征，分为 IND A 型和 B 型[64,65]。

A 型：交感神经节发育不良或障碍，患者男性较多，常见严重的慢性便秘、假性肠梗阻和/或小肠结肠炎。仅 1/3 患者在新生儿期发病，有些患者至成年后才发病。可导致假性肠梗阻。此病中先天性巨结肠相关的多种遗传异常或突变并不存在。临床表现包括发作性肠梗阻、血便、腹泻。临床处理和预后都与先天性巨结肠类似。

B 型：副交感神经节发育不良或增殖异常，以黏膜下神经丛发育异常为主。治疗依受累程度而定。一些患者可以通过保守治疗缓解，严重的患者仍需手术治疗。

部分病例与 NF1 和 MEN2b 综合征相关。

【病理变化】

1. **大体特征**

（1）IND A 型：病变段肠管狭窄，上段肠管扩张。

（2）IND B 型：受累节段可限于直肠，或广泛。小肠受累罕见。

2. **镜下特征**

（1）组织学特征

1）IND A 型：神经丛内神经节细胞减少，每个神经节内神经节细胞减少，神经节体积小。国际工作组并未规定统一的诊断标准，但建议每毫米有 1 个或更少的神经节，或每个神经节有 2 个或更少的神经元细胞（图 2-4-3）。神经节细胞减少可局灶、节段或弥漫发生。

2）IND B 型：主要特征为明显的神经肥大，黏膜下层神经丛的神经元细胞体积增大、数量增多。诊断标准要求有多于 8 个神经元细胞的巨大黏膜下神经节。这些巨大神经节应占所有神经节的 20% 以上。要求至少评估 25 个黏膜下神经节。

（2）免疫组化和特殊染色

1）IND A 型：固有层 AChE 染色弱或阴性。

2）IND B 型：固有层 AChE 染色阳性，与先天性巨结

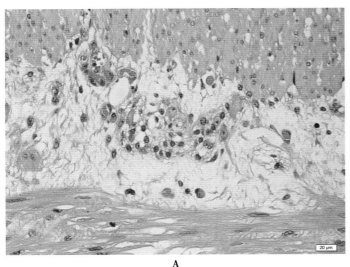
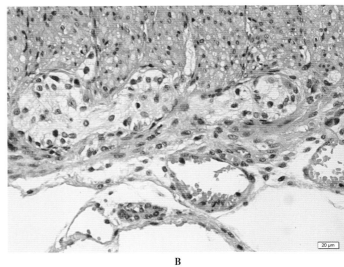

图 2-4-3 IND A 型
A. 病变旁形态正常的肌间神经丛；B. 病变部位肌间神经丛中神经节细胞数量减少，发育不良

肠的表现相同。

【鉴别诊断】

1. **Ladd 韧带致肠梗阻** 可出现继发性神经节细胞减少和肠神经丛退变等表现，通过大体所见可进行鉴别诊断。

2. **婴儿期肠壁** 一岁以内的婴儿神经节中神经元细胞多，因此上述诊断指标仅用于 1~4 岁幼儿。

三、巨膀胱-小结肠-肠蠕动不良综合征

【定义】

巨膀胱-小结肠-肠蠕动不良综合征（megacystis-microcolon-intestinal hypoperistalsis syndrome，MMIHS）为发生于婴儿的膀胱和肠道结构及功能异常性疾病，表现为膀胱膨大、结肠发育不良及肠蠕动功能异常，与神经-肌肉功能异常有关。

【临床特征】

女婴多见，男女比例为 1∶4~5[66,67]，出生后很快出现胆汁性呕吐、腹部显著膨隆、肠鸣音减弱或异常、无排便现象等，影像学表现有时类似肿物。

本病为致命性疾病，如及时行手术治疗，后期可通过静脉营养维持生命[68]。

【病理变化】

1. **大体特征** 膀胱显著扩张，结肠细小，有时可见小肠旋转不良现象[68]。

2. **镜下特征**

（1）组织学特征：膀胱和结肠纵行肌层萎缩或发育不良，有时肌层出现纤维化改变，肌间神经丛表现不一，神经丛肥大、神经节细胞数量增多、减少或发育不良等均可出现，有时形态甚至正常（图 2-4-4）[69]。

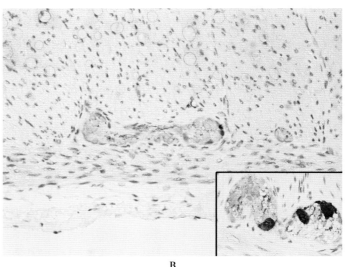

A

B

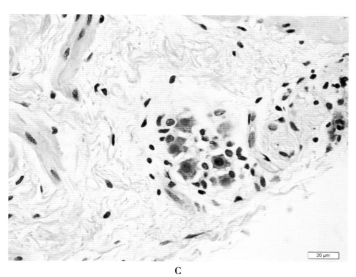
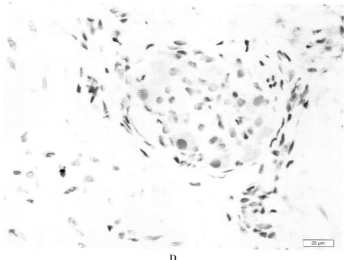

图 2-4-4　MMIHS

A. 肠壁纵行肌层发育不良,肌间神经丛可见节细胞;B. Calretinin 染色明显减弱(右下角为正常神经丛染色);C. 节细胞增多;D. 神经丛周围缺乏 CD117 阳性的 Cajal 细胞

（2）免疫组化:Calretinin 阴性或表达降低有助于判断神经节结构或功能障碍。

3. 分子病理学　α-3 nAChR 原位杂交阴性(正常为阳性)[70]。

四、结肠憩室

【定义】

结肠憩室(colon diverticulum)指结肠壁部分或全部向肠壁外突出,可分为真性和假性两种。真性憩室指突出部分含肠壁全层,假性憩室指仅突出黏膜及黏膜下层,突入到固有肌层。真性憩室多为先天性,而假性憩室更为常见。

【临床特征】

男女发病比例大致相当,多无明显的临床症状,或仅为非特异性消化道症状,40 岁以下患病率低于 10%,但 80 岁的估计患病率可高达 66%[41]。欧美多见,并且更易出现在降结肠和乙状结肠,而右侧结肠憩室更易见于亚洲患者。本病与结肠腔内压力增高和/或局部肠壁薄弱相关,发生憩室炎或憩室相关性肠炎时可出现相应的消化道症状和表现。

【病理变化】

1. 大体特征　憩室多发生在乙状结肠,但也有延续至盲肠的病例。系膜侧和系膜对侧结肠带之间因血管从此处穿入肌层而成为肠壁的薄弱环节,因此也是结肠憩室的好发部位,多发憩室呈 2～4 排纵行平行排列,在系膜侧和系膜对侧结肠带之间。有时在肠周脂肪或肠脂垂内,呈球状或梭形突起,大小不等,但多数在 1cm 左右。

黏膜面观察可见成排的憩室开口,直径多为 3～5mm,有时含有嵌顿的粪石。严重病例可见到突起的黏膜嵴状结构,横向或交错突起。嵴之间肠壁囊状扩张,憩室开口位于此处。肌层增厚,切面呈光亮白色。受累肠管缩短,黏膜皱襞突出,突出皱襞或憩室口可见脱垂样的息肉。

2. 镜下特征　大多数为假性憩室,含有黏膜,包括黏膜肌层、被覆肠周脂肪组织和浆膜,有时可见变薄的纵行肌层,憩室颈部位于肥大的环行肌间,固有肌层常增厚,神经丛也明显增生[54]。

五、直肠肛管畸形

【定义】

直肠肛管畸形(ano-rectal malformation)为直肠和肛管因先天性发育异常导致的解剖畸形和功能障碍。

【临床特征】

直肠肛管畸形多数为先天性,是胚胎发育障碍导致的消化道畸形。发病率约 1/4 000 存活新生儿,约 1/3 单独存在,而 2/3 伴有其他畸形。男性略为多见,约占 60%。

直肠肛管的发育与泌尿生殖系统的发育相联系,是一个复杂的过程。简单讲,早期的后肠为泄殖腔,随发育泄殖腔分隔,成为尿生殖窦和肛门直肠窦,再分别与泌尿生殖系统管道和皮肤相通,位于后方者形成直肠肛管。如尿生殖窦与肛门直肠窦相通,构成高位或中间位畸形,发生肛门直肠发育不全、直肠与阴道、尿道的瘘管。如肛门后移障碍和会阴发育不全,则构成低位畸形,发生肛门皮肤瘘、肛门前庭瘘、肛门狭窄等。病变越高,提示发育障碍发生得越早,畸形更严重[71]。

多数肛门直肠畸形会伴发其他系统畸形,最为常见的是泌尿生殖系统畸形,此外还有心脏畸形、法洛四联症、室间隔缺损等,胃肠道畸形还易出现食管闭锁及肠道旋转不良、肠道闭锁等。

无肛门患儿易于发现。不伴瘘管的患儿表现为无胎粪排出、腹胀、呕吐,瘘口狭小者也不能顺利排出胎粪,很快出现呕吐及腹胀。瘘口较大者可缓慢出现排便困难。治疗主要是手术治疗[72]。

【病理变化】

不同性别中依据畸形的解剖位置和有无瘘管形成进行大体分类。目前广泛接受的是 1984 年世界小儿外科医师会议制定的分类法(图 2-4-5)(表 2-4-1)。

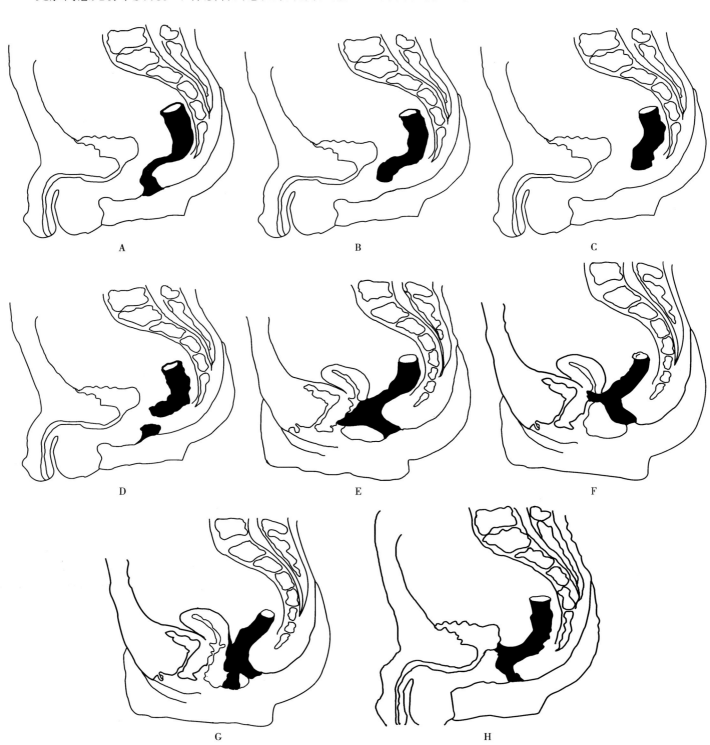

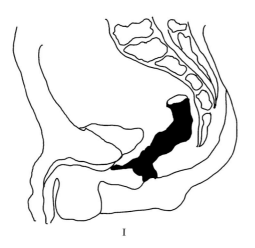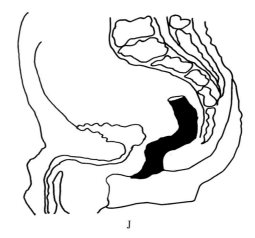

I   J

图 2-4-5 先天性直肠肛管畸形的不同类型
A.肛管狭窄；B.肛管低位闭锁；C.肛管直肠高位闭锁；D.直肠闭锁；E.直肠阴道瘘；F.直肠前庭瘘；G.直肠会阴瘘（女性）；H.直肠膀胱瘘；I.直肠尿道瘘；J.直肠会阴瘘（男性）

表 2-4-1 直肠肛管畸形 Wingspread 分类（1984）[73]

女性	男性
高位	高位
肛管直肠发育不全	肛管直肠发育不全
合并直肠阴道瘘	合并直肠尿道前列腺瘘
无瘘	无瘘
直肠闭锁	直肠闭锁
中间位	中间位
直肠前庭瘘	直肠尿道球部瘘
直肠阴道瘘	无瘘的肛管发育不全
无瘘的肛管发育不全	
低位	低位
肛管前庭瘘	肛管皮肤瘘
肛管皮肤瘘	肛管狭窄
肛管狭窄	
泄殖腔存留	
其他少见畸形	其他少见畸形

常见的畸形包括以下几种情况：

直肠闭锁，表现为直肠在高位闭锁形成盲端，会阴处外形正常，肛管肉眼正常，但盲端与直肠不相通。

肛门直肠发育不全，表现为直肠高位闭锁，肛管未发育，会阴部无肛门。

肛管发育不全，表现为直肠低位闭锁，肛管未发育，会阴部无肛门。

泄殖腔存留，仅见于女性，表现为泄殖腔无分隔，尿道、阴道、直肠共同开口一个腔孔，肉眼无肛门，会阴部只有一个开口。

上述畸形中均有可能出现直肠-阴道瘘、直肠尿道瘘或直肠皮肤瘘。

六、阑尾解剖位置异常

【定义】

阑尾解剖位置异常（abnormal position of appendix）是指胚胎发育过程中因肠道的发育、旋转等异常导致阑尾位于右侧髂窝盲肠末端以外的解剖部位。

【临床特征】

位置异常的阑尾发生阑尾炎时，会导致症状不典型，有时延误诊断，致穿孔或合并严重并发症。此外，可导致手术中定位困难。随盲肠的 3 条结肠带寻找，阑尾附着于交汇处是寻找阑尾的有效方法[74]。

【病理变化】

1. 大体特征 异常的阑尾解剖位置包括右腹部较高的位置、盲肠后的腹膜后区域、盆腔、腹外疝囊内及左腹部。此外，阑尾尚可出现于盲肠壁内或盲肠肠腔内[74]。

2. 镜下特征 组织学无特异表现，发生炎症时与一般的阑尾炎没有差别[75]。

【鉴别诊断】

解剖位置异常的阑尾发生炎症时，须与腹腔和盆腔其他的病变进行鉴别，包括输卵管炎、输卵管妊娠、肠穿孔等。

七、阑尾重复

【定义】

阑尾重复（duplication appendix）为腹腔和盆腔内出现两条各自独立或部分相连的阑尾结构。

【临床特征】

阑尾重复在阑尾炎手术患者中的发生率大约为

1/25 000。患者在阑尾炎手术后可再发生阑尾炎,症状类似于阑尾残端炎,两个阑尾同时发生的阑尾炎也有报道[74,76,77]。

【病理变化】

1. 大体特征　阑尾重复目前比较广泛接受的是 Wallbridge 分类(表 2-4-2),其中第一种情况为不完全重复,其余情况为完全重复[74]。

表 2-4-2　阑尾重复的 Wallbridge 分类

单个阑尾根部,尖端不同程度重复
1 个盲肠,2 条分离的阑尾
"鸟样"——2 条阑尾分别在回盲瓣两侧,类似于鸟类的翅膀排列
"结肠带型"——2 条分离的阑尾,1 条位置正常,另一条在盲肠结肠带上,有一段距离
2 条分离的阑尾,1 条位置正常,另一条在大肠更远位置(如肝曲或脾曲)
2 个盲肠,各自有自己的阑尾

2. 镜下特征　大多数阑尾重复镜下无特异表现,极为罕见的是在正常完整的阑尾固有肌层内出现阑尾黏膜重复,可见两个或更多的阑尾腔,且各自有完整的黏膜和黏膜肌层,亦有反对的观点认为这种现象为炎症后修复或瘘形成后所致的继发性改变[76,77]。

八、阑尾憩室

【定义】

阑尾憩室(diverticulosis of the appendix)为阑尾壁因先天发育异常或其他原因导致的局部膨出型结构异常。

【临床特征】

阑尾憩室可以是先天的,固有肌层为憩室壁;或为获得性的,因腔内压力升高导致黏膜从肌层的薄弱处疝出。发生率大约在 1/50~130 个切除阑尾,或 1 个真正的先天性憩室/25 000 个切除阑尾[78]。

获得性憩室更多见,常见于老年男性。常位于阑尾的远端 1/3,直径小于 5mm。常见多发憩室。患者无症状或有急性或慢性腹痛,似急性阑尾炎。因获得性阑尾憩室缺乏肌层,有急性炎症时,穿孔的概率是普通阑尾炎的 3 倍(33% : 10%)。发病率和死亡率都高于普通的急性阑尾炎[79]。

【病理变化】

1. 大体特征　阑尾局部可见明显或不明显的膨出性改变,当并发炎症时,阑尾水肿或显著的化脓性炎可掩盖憩室的形态。

2. 镜下特征　先天性憩室表现为黏膜层和固有肌层的共同膨出,伴或不伴急性化脓性阑尾炎的表现。获得性憩室大多表现为阑尾黏膜层通过薄弱的固有层向外膨出,有时可见慢性损伤改变,诸如神经纤维或施万细胞增生,亦可见肌纤维肥大、阑尾壁纤维化和淋巴组织萎缩,有时可见纤维组织阻塞腔面,慢性改变多提示既往憩室破裂或炎症(图 2-4-6)[74,79,80]。

【鉴别诊断】

1. 低级别阑尾黏液性肿瘤　阑尾憩室的上皮可出现增生性和反应性改变,破裂后可出现黏液外漏至浆膜表面或阑尾周的现象,偶尔在黏液成分中见到形态温和的上皮碎片成分,类似低级别阑尾黏液性肿瘤的表现。鉴别诊断一方面需要依靠仔细观察大体标本,另一方面为镜下可见憩室腔与阑尾腔的沟通处,憩室的上皮周围可见固有层成分,增生性和反应性改变多局限于表面而非基底部,非肿瘤性隐窝上皮被正常的固有层间质分隔,拥挤现象不明显,固有层施万细胞增生,形成模糊的结节状

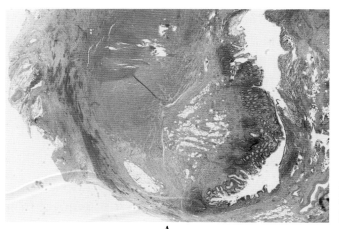
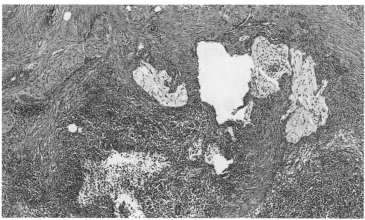

图 2-4-6　阑尾憩室

A. 阑尾壁局部肌壁几近消失,黏膜层向外膨出;B. 黏膜局部可见炎症反应,并可见细胞外黏液成分

结构,周围的黏膜结构正常,有时可见明显的炎症表现,而低级别阑尾黏液性肿瘤的上皮成分多呈"背靠背"、伸长、绒毛状或推挤性生长方式,上皮成分之间没有正常的固有层成分。多灶性病变、肌层肥大等慢性炎性损伤的组织学表现更支持憩室的诊断[80]。

2. 潴留囊肿 并非局限性膨出,黏膜面为挤压和萎缩的上皮成分,无肿瘤性黏液上皮成分,有时甚至无上皮成分,且呈环周型改变。

（李增山 周炜洵）

第三篇

消化道炎症性疾病

一、霉菌性食管炎

【定义】

霉菌性食管炎(aspergillus esophagitis)是食管黏膜因霉菌感染所致的炎症性病变,又称为食管曲霉菌病。

【临床特征】

曲霉菌属于条件致病菌,其感染多见于免疫功能低下的患者,而且常为全身感染的一部分,亦可为食管局部感染或其毗邻组织感染的播散[84,85]。治疗多采用两性霉素B。

【病理变化】

1. 大体特征　内镜下为形态不规则的白斑状结构,严重者可见黏膜溃疡形成。

2. 镜下特征

(1)组织学特征:镜下可见大约呈45°分支的菌丝。曲霉菌易侵犯血管,致血栓形成和/或凝固性坏死,常伴有其他微生物感染,但炎症反应常轻微。

(2)特殊染色:PAS、PAS-D及六氨银染色阳性。

二、念珠菌性食管炎

【定义】

念珠菌性食管炎(candida esophagitis)是由条件致病菌白色念珠菌或热带假丝酵母菌感染所致的食管炎症性病变。

【临床特征】

是最常见的食管感染性疾病,通常发生于免疫抑制个体(应用广谱抗生素或类固醇药物、艾滋病、器官移植、化疗、糖尿病、食管动力性疾病等)和食管恶性肿瘤患者。临床多数表现为急性食管炎,出现吞咽困难、胸骨后疼痛、食管狭窄甚至穿孔,少数为亚急性和慢性食管炎。早期症状隐匿,晚期可致食管狭窄、憩室形成。有时与CMV或HSV感染并发。年龄大者预后较差。

【病理变化】

1. 大体特征　内镜下病变主要累及食管中、下段黏膜,散在或融合的灰白色假膜或红色水肿性斑块、糜烂或溃疡。

2. 镜下特征

(1)组织学特征:镜下可见不同程度的急性炎症,从轻微炎症到脓肿、溃疡、坏死,甚至假膜形成(图3-1-1A～C)。坏死及渗出物中可见念珠菌假菌丝及孢子,在刷片细胞学标本中容易见到,而在HE切片则不易观察到。念

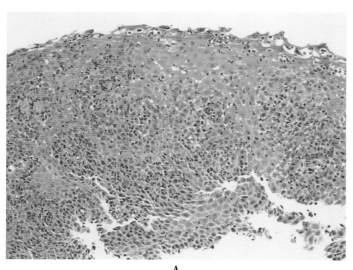

A

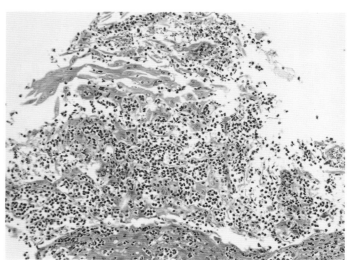

B

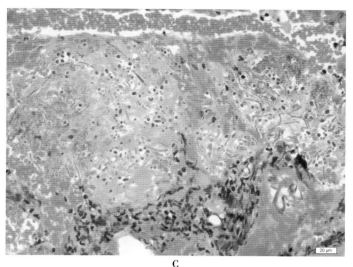
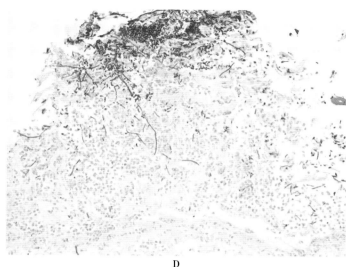

C　　　　　　　　　　　　　　　　　　　　　　　　　　D

图 3-1-1　念珠菌性食管炎

A. 白色念珠菌所致的急性炎症；B. 角化不全、坏死和假膜形成，可见念珠菌假菌丝和孢子；C. 念珠菌假菌丝；D. PAS 染色显示念珠菌无分支的假菌丝和孢子

珠菌假菌丝及孢子常存在于角化不全处或假膜内。假菌丝是诊断依据，因为孢子有可能是来自口腔的污染[3]。HIV 感染患者如并发白色念珠菌感染，可侵犯至固有肌层和外膜。

（2）特殊染色：PAS 和六胺银染色阳性（图 3-1-1D）。

三、细菌性食管炎

【定义】

细菌性食管炎（bacterial esophagitis）为组织病理学证实的食管黏膜层或深层存在细菌侵入，并且排除同时存在真菌性、病毒性或肿瘤性食管疾病且过去无食管手术史[81-83]。

【临床特征】

少见，多与免疫缺陷、Chagas 病、反流性食管炎相关，化脓菌感染可导致蜂窝织性食管炎和坏死性食管炎，预后极差。当自身免疫缺陷患者出现吞咽疼痛时，应考虑细菌性食管炎的可能。细菌性食管炎可能是隐性败血症的诱因之一。

【病理变化】

细菌性食管炎可无炎症反应，但鳞状上皮内可有大量"埋入"的细菌。病变严重者可表现为显著地化脓性炎和/或广泛的组织坏死。

四、巨细胞病毒性食管炎

【定义】

巨细胞病毒性食管炎（cytomegalovirus esophagitis）是由巨细胞病毒感染所致的食管炎性病变。

【临床特征】

发生率在不断增长，可为局部感染，亦可为全身感染的局部表现。好发于有免疫损害的患者，尤其是器官移植或恶性肿瘤化疗后，且易合并单纯疱疹病毒、真菌及细菌感染。如合并念珠菌感染或胃酸反流，则患者常伴持续性胸骨后疼痛。

【病理变化】

1. **大体特征**　内镜下可见类似于单纯疱疹病毒性食管炎的表现，食管黏膜浅溃疡形成。活检应在糜烂/溃疡的底部取材[3]。

2. **镜下特征**

（1）组织学特征：镜下可见不同程度的炎性反应和/或溃疡形成，典型病变为鹰眼样（周围有空晕）巨细胞病毒包涵体，多见于溃疡底部的血管内皮细胞和间质细胞，尤其在有巨噬细胞浸润的血管周围，偶见于上皮细胞内。此包涵体可存在于胞质或细胞核内[84]，细胞学涂片和 HE 染色中均可见到，有时需免疫组化辅助诊断（图 3-1-2）。

（2）免疫组化：CMV 阳性。

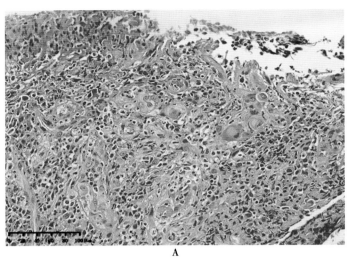
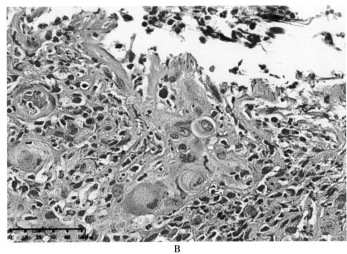

图 3-1-2　巨细胞病毒性食管炎
A.黏膜溃疡形成,间质中可见较多巨核细胞;B.胞质和胞核内均可见巨细胞病毒包涵体,核内包涵体呈鹰眼样(周围有空晕)

五、单纯疱疹病毒性食管炎

【定义】

单纯疱疹病毒性食管炎(herpes simplex esophagitis)是由单纯疱疹病毒感染所致的食管炎症性病变。

【临床特征】

发病率仅次于念珠菌性食管炎,成人多由吞咽而感染食管,婴幼儿则常见于分娩期感染。带状疱疹病毒有70多种,与人食管炎有关的是单纯疱疹病毒Ⅰ型和Ⅱ型。临床多无症状,少数患者吞咽疼痛或吞咽困难,胸骨后疼痛及发热。免疫功能正常的感染者多呈自限性病程,免疫缺陷感染者病变可持续存在,严重者可导致食管狭窄、穿孔及病变的全身播散。常继发真菌或细菌感染。食管X线可提示广泛散在分布的浅溃疡。

【病理变化】

1.　**大体特征**　典型的病变在内镜下表现为"火山口"样溃疡。病变早期,食管中、下段黏膜可见多发性小水疱,之后水疱破溃,形成弥漫、散在性浅溃疡,病变严重者黏膜广泛性剥脱。活检应在糜烂/溃疡的边缘取材[1]。

2.　**镜下特征**

(1)组织学特征:本病的特点是急性炎症和溃疡,炎性渗出物中有脱落细胞。典型病变为细胞核内包涵体,从而使细胞核呈毛玻璃样(图 3-1-3),亦可见 Cowdry A 型包涵体,其形态学表现为胞质和细胞核内嗜酸性结构,周

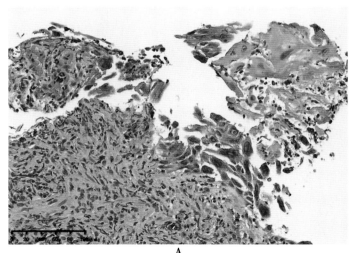
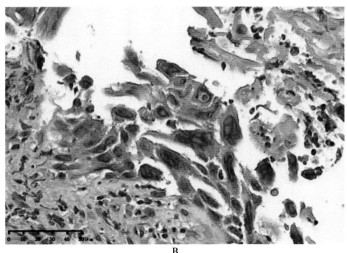

图 3-1-3　单纯疱疹病毒性食管炎
A.黏膜糜烂,上皮脱落;B.单纯疱疹病毒的核内包涵体,从而使细胞核呈毛玻璃样

围有空晕,同时可见核膜增厚。此包涵体多见于溃疡边缘或脱落的鳞状上皮,偶见于结缔组织中;多核巨细胞是另一典型特征,但无特异性,只是对损伤的非特异性修复性反应。炎症性上皮附近出现具有卷曲核的大单核细胞(CD68[+])聚集是一个重要的诊断线索。单纯疱疹病毒的包涵体在活检标本中并非总能看到,且有时不易识别,必要时可做免疫组化、电镜及病毒培养辅助诊断[84]。

如合并 CMV 感染,可在血管内皮细胞和间质细胞内观察到 CMV 包涵体。

(2) 免疫组化:HSV 阳性,CD68 染色可显示卷曲核的大单核细胞。

六、HIV 性食管炎

【定义】

HIV 性食管炎(HIV esophagitis)是由 HIV 感染所引起的食管炎症性病变。

【临床特征】

HIV 血清学检测阳性。

【病理变化】

1. **大体特征**　常见于食管中段,表现为单个或多个境界分明、大(>3cm)而潜行溃疡,但 HIV 本身是否能造成溃疡,尚有争议。

2. **镜下特征**

(1) 组织学特征:镜下特征有四点,包括肉芽组织形成、显著的活动性炎症、可累及肌层、不能有其他的感染源(特殊染色、免疫组化、培养均为阴性)[11]。

(2) 免疫组化:HIV 阳性。

3. **电镜**　溃疡组织内可见 HIV 样颗粒。

七、HPV 性食管炎

【定义】

HPV 性食管炎(HPV esophagitis)由人乳头状瘤病毒(HPV)感染所引起的食管炎症性病变。

【临床特征】

感染率不等,有报道高达 80%。临床多无症状,一般不需要进行治疗。亦有报道显示,HPV 感染与 Barrett 食管及其相关的腺癌相关[88]。

【病理变化】

1. **大体特征**　内镜下可见结节状或疣状改变,亦可表现为红斑或白斑,食管中下段多见。

2. **镜下特征**　镜下可见鳞状上皮呈疣状或乳头状突起,上皮脚延长、增厚或假上皮瘤样增生,表层细胞常有角化不全,基底层细胞增生。固有层内有不同程度的淋巴细胞、浆细胞细胞浸润,棘层可见散在或成群的挖空细胞(图 3-1-4A、B)。

3. **分子病理**　HPV 原位杂交阳性(图 3-1-4C)。

【鉴别诊断】

糖原棘皮症　糖原棘皮症中,食管黏膜鳞状上皮增生,尤其中上层细胞,体积较大,胞质透明,易被误认为挖空细胞,但核小、圆形、规则。PAS 染色和 HPV 原位杂交可协助鉴别。

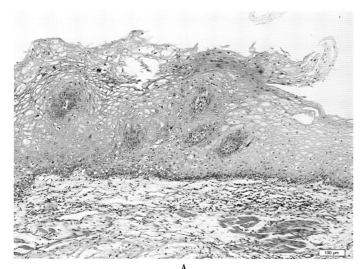

A

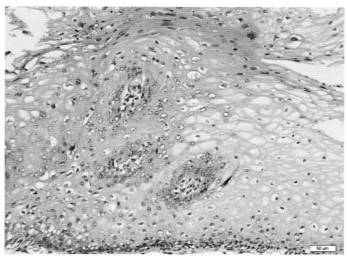

B

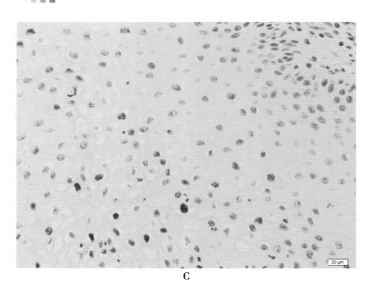

C

图 3-1-4　HPV 性食管炎

A.鳞状上皮呈乳头状增生,表面可见角化不全;B.棘层可见挖空样细胞;C.HPV16/18 原位杂交阳性

（李珊珊）

第二章

食管非感染性疾病

一、扁平苔藓

【定义】

扁平苔藓(lichen planus)是一类病因不明的亚急性至慢性的黏膜皮肤炎性病变。

【临床特征】

病因不明,可能与神经精神障碍、病毒感染或自身免疫有关。男女比例约为2:1,40~50岁为好发年龄。黏膜是扁平苔藓的好发部位,但累及食管少见,且以中上段为主。食管扁平苔藓可引发食管炎和食管狭窄,患者可出现持续性吞咽困难。为防止食管狭窄,临床常进行全身系统性治疗。常用药物包括皮质类固醇、维甲类化合物(Retinoids)、环孢菌素或硫唑嘌呤,停药后易复发[86,87]。

【病理变化】

1. **大体特征** 病变集中于食管上、中段,可见食管黏膜剥脱、充血及黏膜下白斑[90]。

2. **镜下特征** 黏膜鳞状上皮呈不同程度萎缩变薄,同时伴有角化不全和基底细胞变性。可见胶样或Civatte小体,为上皮细胞变性后形成的透明小体。黏膜固有层内可见带状淋巴细胞(以T细胞为主)浸润[86]。

【鉴别诊断】

1. **反流性食管炎** 可根据临床症状、鳞状上皮内嗜酸性粒细胞浸润、病变部位(食管下段)等几个特征进行鉴别。

2. **淋巴细胞性食管炎** 淋巴细胞主要分布在鳞状上皮内,鳞状上皮一般没有萎缩和角化不良现象,固有层没有带状淋巴细胞浸润现象。

二、反流性食管炎

【定义】

反流性食管炎(reflux esophagitis)是由于胃或十二指肠内容物反流至食管所引起的食管下部黏膜的慢性炎症。

【临床特征】

多见于40岁以上成人,儿童亦可偶见。饮酒、药物(诸如氯米帕明)、胃排空延迟、甲状腺功能减退、鼻胃管置入、怀孕、食管裂孔疝、系统硬化性疾病和吸烟等可显著增加患病风险。患者常有反酸、烧心、胸骨后疼痛和吞咽困难,少数情况下可出现溃疡、出血、瘢痕收缩狭窄等并发症。此外,反流性食管炎可诱发Barrett食管,并可能进展为异型增生和腺癌。

【病理变化】

1. **大体特征** 内镜下,食管下段线性糜烂、溃疡伴渗出,亦可见黏膜充血、水肿。严重时可发生食管环状纤维化并狭窄,甚至与周围器官粘连。将近一半有临床症状的患者大体无异常表现。

2. **镜下特征** 反流性食管炎名称有炎,但部分病变炎症表现并不明显,程度轻者仅有充血表现。典型病变镜下有如下几方面特征(图3-2-1):上皮损伤,轻者为气球样变,重者为黏膜脱落导致糜烂和溃疡;基底细胞增生,超过上皮厚度的15%~20%;固有层乳头延伸至上皮上1/3,血管扩张;上皮内淋巴细胞、中性粒细胞和嗜酸性粒细胞浸润。偶可见多核鳞状上皮细胞,类似病毒感染[3,5]。

【鉴别诊断】

1. **扁平苔藓** 可通过患者临床表现、pH探针检查、抗反流药物治疗效果、组织学特征等加以鉴别。

2. **嗜酸性粒细胞性食管炎** 嗜酸性粒细胞性食管炎可见于食管中上段,内镜下可见环状或犁沟状形态,上皮内嗜酸性粒细胞常超过25/HPF,并可见嗜酸性粒细胞微脓肿,临床激素治疗有效,而反流性食管炎常见于食管和胃交界处,多无嗜酸性粒细胞微脓肿,激素治疗无效。

3. **感染性食管炎** 除嗜酸性粒细胞外,上皮内有大量中性粒细胞浸润。还可见黏膜糜烂、溃疡和炎性渗出物,同时可见病原微生物(CMV、HSV和白色念珠菌等)

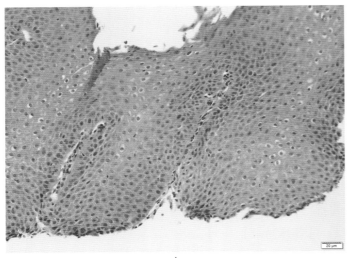
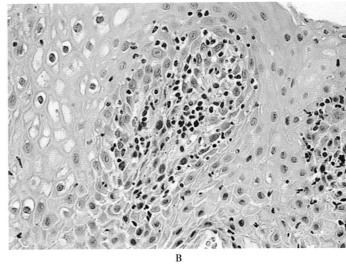
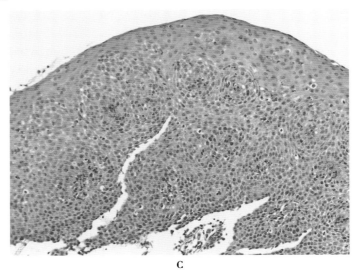

图 3-2-1　反流性食管炎
A. 固有层乳头延伸超过上皮厚度的 2/3；B. 固有层淋巴细胞浸润；C. 基底细胞增生，可见少量的中性和嗜酸性粒细胞浸润

的组织学、免疫组化或特殊染色证据。

4. 药物性食管炎　除大量嗜酸性粒细胞外，还可见海绵层水肿、坏死和/或药物结晶。

5. 放射性食管炎　除大量嗜酸性粒细胞外，还可见黏膜下纤维化、小动脉壁增厚、黏膜下腺体萎缩以及不典型性上皮细胞和纤维母细胞。

三、放射性食管炎

【定义】

放射性食管炎（radiation esophagitis）是由放射线引起的食管损伤。

【临床特征】

食管的鳞状上皮对放射性物质比较敏感，因此，在胸腔纵隔恶性肿瘤放疗过程中有可能发生放射性食管损伤，尤其当放疗与化疗同时进行时，损伤会更加严重。临床表现为吞咽疼痛或胸骨后疼痛。常见于放疗后 1 周或数周内出现，一般症状较轻。严重者可出现胸部剧痛、发热、呛咳、呼吸困难、呕吐、呕血等，甚至出现食管穿孔或食管气管瘘。早期有症状者，食管钡餐检查可见全蠕动波减弱、食管溃疡等，晚期则可见食管狭窄。

【病理变化】

1. 大体特征　食管镜下，食管黏膜充血、水肿、表面糜烂及浅小溃疡，有时可见食管狭窄，内镜通过受阻，严重者可见瘘管形成。

2. 镜下特征　急性损伤包括黏膜和黏膜下水肿、坏死或溃疡。慢性损伤包括黏膜溃疡、黏膜下纤维化、毛细血管扩张，小动脉壁增厚，黏膜下腺体萎缩。不典型性上皮细胞和纤维母细胞为相对特征性的改变，核深染且呈均质化,可见嗜酸性大核仁,核浆比正常,无核分裂象,属反应性改变。

【鉴别诊断】

1. **化脓性食管炎** 以异物所致机械损伤最为常见。细菌在食管壁繁殖,引起局部炎性渗出、不同程度的组织坏死及脓液形成,也可呈较为广泛的蜂窝织炎。

2. **肉瘤样癌/低分化癌** 其不典型性细胞异型性显著,核浆比增大,常见核分裂甚至不典型性核分裂。

3. **巨细胞病毒性食管炎** 其不典型性细胞可见特征性病毒包涵体,CMV 免疫组化染色阳性。

四、移植物抗宿主病

【定义】

移植物抗宿主病(graft-versus-host disease,GVHD)为同种异体干细胞移植后供体来源的免疫活性细胞对受体组织形成的损害性病变,表现为多系统损害(皮肤、食管、胃肠、肝脏等)。

【临床特征】

GVHD 导致的食管病变可引起吞咽困难和疼痛。食管钡餐造影显示食管狭窄呈锥状改变。

【病理变化】

1. **大体特征** 食管镜下可见大疱性改变、食管剥脱性炎症、食管蹼和狭窄。

2. **镜下特征** 黏膜鳞状上皮内淋巴细胞浸润,基底部空泡化,鳞状上皮细胞凋亡和角化不全,病变严重时刻出现坏死,显著的黏膜下纤维化多见于慢性病程者[3]。

病变多呈灶性分布,临床需多点取材。同时,镜下病变的程度与临床症状和表现并不对等。

【鉴别诊断】

硬皮病 亦可见显著纤维化,但一般见不到凋亡的鳞状上皮细胞,临床背景亦有助于鉴别。

五、化学性食管炎

【定义】

化学性食管炎(chemical esophagitis)是由强酸强碱等化学腐蚀剂导致的食管炎症损伤。

【临床特征】

早期症状为流涎、呕吐、发热及吞咽疼痛和困难,胸骨后和剑突下疼痛,约 2 周后上述症状渐消失;后期(约 1 个月后)再度出现吞咽困难,并有逐渐加重的趋势,出现部分或完全性食管梗阻。可并发咳嗽、气急及呼吸道吸入性肺水肿或感染等。食管狭窄性病变可通过内镜下扩张或手术进行治疗。需终身随访,因为患者易罹发食管鳞状细胞癌[3]。

【病理变化】

1. **大体特征** 轻者黏膜纹理尚正常,也可轻度增粗、扭曲,后期可出现瘢痕、狭窄和显著继发性痉挛,有时黏膜纹理不规则呈锯齿状或串珠状。重症者管腔明显缩小,甚至呈鼠尾状。

2. **镜下特征** 食管黏膜充血、水肿、坏死及溃疡形成,继而肉芽组织增生,瘢痕形成(图 3-2-2)。有时可继发细菌感染。

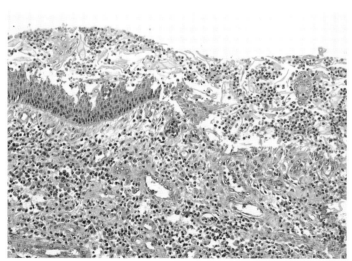
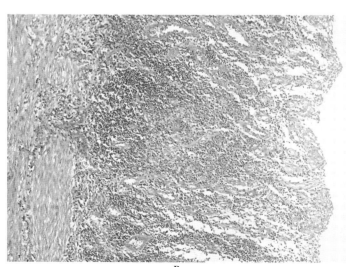

A

B

图 3-2-2 化学性食管炎
A.烧碱所致的食管黏膜损害。食管黏膜坏死、脱落,可见显著的急性炎症反应;B.黏膜上皮消失,肉芽组织增生

六、淋巴细胞性食管炎

【定义】

淋巴细胞性食管炎（lymphocytic esophagitis）是以鳞状上皮内大量淋巴细胞浸润为主要病变的炎症[91]。

【临床特征】

食管活检标本中的发现率约为 0.1%[88]。可能与吸烟有关，临床表现与嗜酸性粒细胞食管炎类似，多为吞咽困难、胸/腹痛、反酸。有研究发现约一半患者对质子泵抑制剂治疗有效，33%的患者需要进行扩张[89,90]。

【病理变化】

1. **大体特征** 内镜所见与嗜酸性粒细胞食管炎类似，但多见于年长白人女性[91]。可见食管狭窄、糜烂性食管炎、食管环与食管裂孔疝。

2. **镜下特征** 上皮内淋巴细胞浸润（>20 个/HPF），尤以固有层乳头周围为著（50~55 个/HPF），海绵层水肿，病灶内少有或没有中性粒细胞和嗜酸性粒细胞（图 3-2-3）[90]。

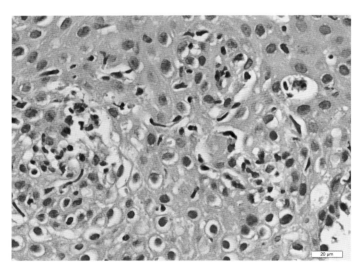

图 3-2-3 鳞状上皮内淋巴细胞浸润

3. **免疫组化** CD3、CD4、CD8 阳性，Granzyme B、TIA 阴性。

【鉴别诊断】

1. **反流性食管炎** 除上皮内淋巴细胞浸润外，还可见中性和嗜酸性粒细胞浸润、上皮损伤、基底细胞增生、固有层乳头显著向上延伸。

2. **扁平苔藓** 淋巴细胞浸润主要不在上皮内而在黏膜固有层，且呈带状分布，可见基底细胞液化变性。

3. **放射性食管炎** 除上皮内淋巴细胞浸润外，还可见急、慢性损伤（黏膜水肿、坏死、溃疡、纤维化、黏膜下腺体萎缩）以及不典型性上皮和纤维母细胞。

七、肉芽肿性食管炎

【定义】

肉芽肿性食管炎（granulomatous esophagitis）是一类累及食管壁的慢性肉芽肿性炎症。

【临床特征】

此病变可见于多种疾病，例如克罗恩病、结核、结节病、食物性肉芽肿、Wegner 肉芽肿等。部分病因不明，可能与免疫系统，尤其是与消化道局部免疫紊乱有关。X线可见食管黏膜粗糙而不规则、溃疡形成、"卵石征"和管腔狭窄，严重时可以形成食管-气管瘘。临床表现常见胸痛、吞咽困难和吞咽疼痛。如果是克罗恩病累及食管，其深部溃疡可引起穿孔、瘘管形成、大出血等严重并发症。

【病理变化】

1. **大体特征** 食管镜下所见无特异性，可表现为从红斑到溃疡过程中的任何一种病变，其数量、大小、深度可为各种形式。克罗恩病累及食管后可表现为多发性、境界清晰的隆起性红斑或溃疡，其邻近黏膜外观可完全正常。随病情进展，在上述病变基础上形成口疮样溃疡，单个或多个，大小不一，直径为 0.1~1.5cm，邻近黏膜外观可完全正常。如病情进一步发展，溃疡增大呈线形，边缘呈挖掘状；有些溃疡覆盖由坏死碎屑组成的膜。由于炎症侵犯黏膜下层，使其表面的黏膜层高低不平，还可见到黏膜桥，同时可伴有食管腔狭窄，甚至穿孔或破裂。

2. **镜下特征** 密集的单核细胞浸润及界限清晰的肉芽肿，尤其是当伴有食管中段溃疡、瘘管或结节型病灶时，应高度怀疑此病（图 3-2-4）。如出现干酪样坏死，应考虑结核。

3. **特殊染色** 抗酸染色可提示结核杆菌，六胺银和PAS-D 染色可提示真菌，偏光显微镜可用于检查异物。

【鉴别诊断】

1. **食管结核** 可通过细菌培养抗酸染色或 TB-DNA 检测予以鉴别。

2. **食管真菌感染** 可通过真菌培养鉴定真菌或PAS、六胺银染色予以鉴别。

3. **食管结节病** 鉴别较困难。结节病偶尔累及食管，可出现食管全壁层非干酪性肉芽肿样病变。结节病肉芽肿在组织切片上可见上皮样细胞聚集，其中有多核巨噬细胞，周围有淋巴细胞，在巨噬细胞的胞质中可见到包涵体，如 Schaumann 小体和星状小体。若能结合临床资料及有关检查综合分析判断，可能有助于诊断。

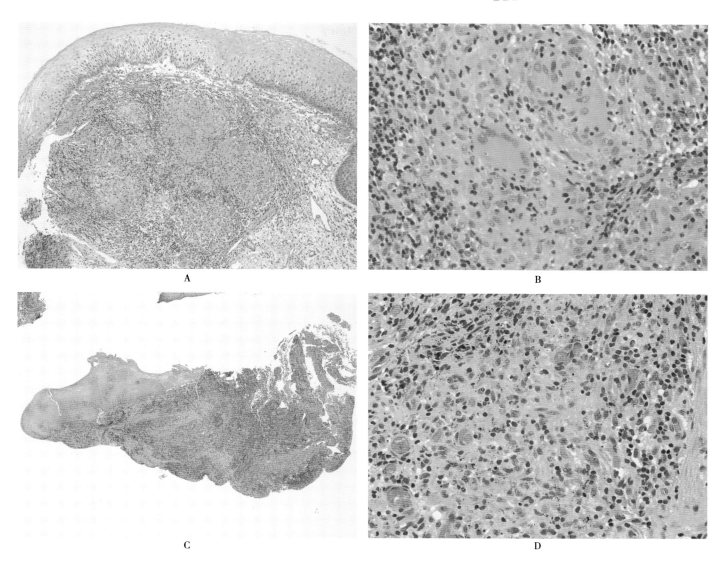

图 3-2-4 肉芽肿性食管炎

A. 食管原因不明的肉芽肿性炎,黏膜下可见多个肉芽肿融合;B. 类上皮细胞及多核巨细胞,周围可见淋巴细胞浸润;C. 食管异物(药物)性肉芽肿,黏膜溃疡形成,肉芽组织增生;D. 界限模糊的肉芽肿结构伴混合性炎细胞浸润

八、嗜酸性粒细胞性食管炎

【定义】

嗜酸性粒细胞性食管炎(eosinophilic esophagitis)是以大量嗜酸性粒细胞浸润食管为主要病变特征的炎症。可独立存在,亦可并发于嗜酸性粒细胞性胃肠炎或系统性嗜酸性粒细胞增多症。

【临床特征】

少见。发病年龄主要为 20~60 岁,以男性为主,15%~20% 的病例发生于儿童。患者可出现吞咽困难、疼痛、呕吐、食管嵌塞以及食管狭窄,并常伴过敏、哮喘、药物过敏史、外周血嗜酸性粒细胞增高和 IgE 水平增高。类固醇药物治疗有效。当炎症累及食管壁全层时,可导致食管壁质脆,易出现内镜并发症,即食管撕裂或破裂,有

报道一些患者可发生自发性食管破裂。

【病理变化】

1. **大体特征** 病变常累及食管中上段,可表现为线性裂隙或犁沟样外观、食管环或食管气管化,有时也可见到白色黏膜斑点或斑块,以及与嗜酸性粒细胞微脓肿相对应的点状渗出。

2. **镜下特征** 突出的特征是嗜酸性粒细胞浸润(图 3-2-5),可出现在食管壁的任何一层,尤其上皮层内,且在食管中上段和下段之间无差别。诊断标准为>15 个/HPF 且 ≥2 个 HPF,或任一 HPF>20~25。上皮表面可形成嗜酸性粒细胞微脓肿并脱落至管腔内,早期可在固有层乳头周围出现嗜酸性粒细胞增多现象。嗜酸性粒细胞计数的方法重复性较差,因此在诊断该病时,建议密切结合临床信息(例如 pH 检测结果、过敏性皮肤红斑和内镜下黏

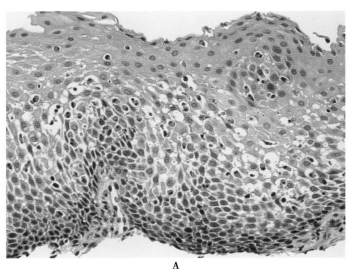
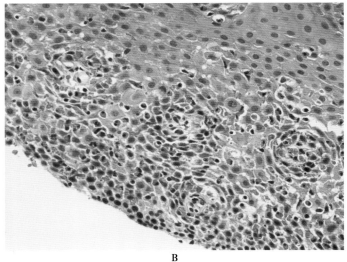

图 3-2-5　嗜酸性粒细胞性食管炎
A. 食管鳞状上皮中较多嗜酸性粒细胞浸润；B. 局部嗜酸性微脓肿形成

膜改变）。尚可见鳞状上皮细胞间水肿（海绵状变性）、基底细胞增生、上皮内 CD8$^+$ T 淋巴细胞增多、固有层纤维化等现象。

3. 免疫组化　Major basic protein（MBP）、eotaxin-3 和 tryptase 阳性细胞增多[94]。

【鉴别诊断】

反流性食管炎　嗜酸性粒细胞数超过 25 个/HPF 时，支持嗜酸性粒细胞性食管炎的诊断，而嗜酸性粒细胞数少于 8 个/HPF 时，则支持反流性食管炎的诊断。此外尚可通过病变部位及药物治疗效果等方面加以鉴别。

九、药物性食管炎

【定义】

药物性食管炎（drug induced esophagitis）是因药物直接黏附所致的食管黏膜损伤。

【临床特征】

常在服药后数小时、数天甚至数周出现胸骨后疼痛，疼痛常呈持续性，进食后疼痛加重，可向颈、背、上肢放射。有些患者出现吞咽疼痛、咽下困难、低热以及呕血、黑粪等，可伴有咽喉部异物感以及紧缩感。少数临床症状不典型的患者在服用某些药物后，仅表现为食管狭窄症状。X 线食管钡餐检查可见溃疡龛影和溃疡周边黏膜水肿形成的晕轮，有时可发现食管狭窄。药物性食管炎可并发食管出血、狭窄、穿孔以及食管念珠菌病感染等。

【病理变化】

1. 大体特征　多见于食管中段，黏膜发红、血管纹理模糊、糜烂、溃疡，多数可见渗出，甚至出血以及狭窄。

2. 镜下特征　食管黏膜充血、水肿、糜烂、溃疡、出血

等，有时可见药物成分（图 3-2-6）。

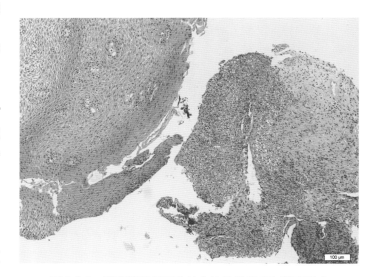

图 3-2-6　胶囊嵌顿后所致的非特异性炎症和溃疡形成

【鉴别诊断】

1. 心肌炎　鉴别点包括长期服药史、内镜检查可见食管病变、普萘洛尔试验阳性等，停用致病药物，食管炎逐渐减轻或消失。

2. 反流性食管炎　鉴别点主要依靠病因以及炎症、溃疡发生的部位（前者常发生在药物淤积处，而后者主要发生在食管下段）。

十、硬皮病或系统性硬化症的食管表现

【定义】

硬皮病或系统性硬化症的食管表现（esophagus in scleroderma or systemic sclerosis）是硬皮病累及食管肌层

发生的动力学异常。

【临床特征】

硬皮病患者中大约 2/3 会出现食管受累,可影响食管蠕动和食管贲门括约肌张力,表现为狭窄、反流、继发感染和 Barrett 食管,临床表现为吞咽困难、烧心,多伴有呕吐,胸骨后或上腹部饱胀感。病程多呈慢性进行性特征,有时可自行缓解,但缓解与加重常交替进行。男性比女性临床过程快,且男性患者预后往往较差。有肾脏、心脏和肺受累者预后差。

胸片可见到充满空气的食管影像,食管松弛,下段括约肌不能闭合。钡餐检查见整个食管扩张和食管下 2/3 蠕动减弱以至消失,而食管下 1/3 处常见有狭窄。

【病理变化】

1. **大体特征** 食管壁僵硬、狭窄,有时可见溃疡和 Barrett 食管改变。

2. **镜下特征** 表浅活检时病变难与反流性食管炎分辨。深层活检可见黏膜下层甚至固有肌层(尤以环行肌层为著)纤维化,以至于平滑肌萎缩,被纤维瘢痕组织替代。小动脉壁弹力纤维变性、内膜纤维化。炎症反应不明显,仅有少量淋巴细胞浸润,有时可见溃疡形成及 Barrett 食管表现。

【鉴别诊断】

包括环咽肌性吞咽困难、原发性内脏肌病、干燥综合征和系统性红斑狼疮,可通过临床特征、血清学、内镜、影像学和病理特征进行鉴别。

(李增山 李珊珊)

第三章

胃非感染性疾病

一、反应性胃病

【定义】

反应性胃病(reactive gastropathy,RG)是胃黏膜因药物、肠液反流、酒精等化学性因素所致的损伤及修复性改变,又称为化学性胃病。

【临床特征】

15.6%的胃镜检查者可出现该病,其发病率的日益增加与人口老龄化和药物使用相关,十二指肠-胰液反流和非甾体抗炎药物(NASID)的使用是该病最主要的病因,其他的病因包括饮酒、铁剂、降钾树脂的使用等。临床表现无特异性,包括上腹痛、消化不良等[92]。

【病理变化】

1. 大体特征 内镜下多表现为黏膜红斑、水肿、糜烂

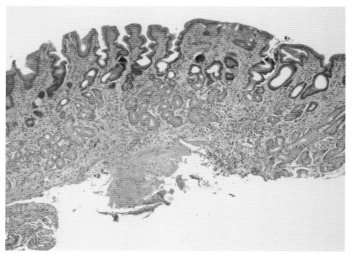

A

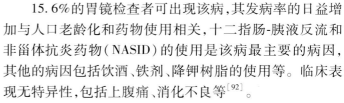
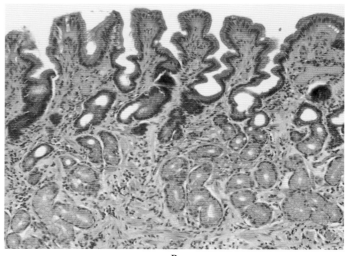

B

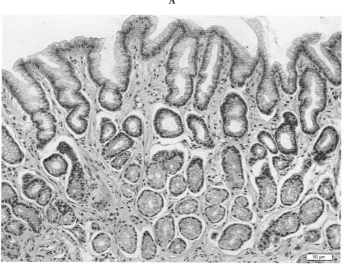

C

图 3-3-1 反应性胃病
A. 反应性胃病组织学表现,胃小凹上皮的延长、扭曲(HE×100);B. 小凹上皮黏液减少伴固有膜出现纤维组织(HE×200);C. 固有层无明显的炎症反应,可见伸入的平滑肌束(HE×200)

或息肉样增生[93]。

2. 镜下特征 最显著的表现为胃小凹上皮增生,表现为小凹延长、扭曲,增生的小凹上皮基底膜呈螺旋状、表面上皮可出现绒毛样或乳头状改变,小凹上皮黏液减少、细胞核增大。固有层在急性期表现为水肿、毛细血管扩张充血,慢性期则表现为纤维肌性改变。固有腺体多无异常表现。固有层没有或仅有极少量炎细胞浸润(图3-3-1)。

【鉴别诊断】

1. 幽门螺杆菌相关胃炎 幽门螺杆菌相关胃炎可出现小凹上皮增生,但大多程度较轻,同时可见明显的淋巴细胞和浆细胞浸润,有时可见淋巴滤泡形成,活动期可见中性粒细胞浸润。大多数情况下在小凹上皮表面可见幽门螺杆菌成分,免疫组化和 Warthin-Starry 特殊染色可协助判断。

2. 胃窦血管扩张症 老年女性常见,临床多表现为上消化道出血,内镜下表现为胃窦部延伸至幽门的纵向裸露的血管,又称"西瓜胃"。组织学上可有小凹上皮增生和固有层纤维化改变,但同时可见明显的血管扩张和透明血栓形成[95-97]。

3. 门高压性胃病 与胃窦血管扩张症相似,大多没有血栓形成。

4. 低级别上皮内瘤变 表面上皮成熟现象消失或不明显,胞质黏液减少和细胞异型性更为明显,核呈杆状,排列拥挤,可见假复层排列,与周围黏膜成分有清晰的界限。Ki-67 阳性细胞可延伸至表面成分,而反应性胃病中 Ki-67 阳性细胞大多局限于黏液颈部或稍向上延伸,表面细胞多无阳性[98]。

5. Menetrier 病 病变多位于胃底和胃体部,内镜下呈脑回样改变,镜下表现为显著的小凹上皮增生,固有腺体成分减少或消失,临床可有低蛋白血症表现[99]。

二、腐蚀性胃炎

【定义】

腐蚀性胃炎(erosive gastritis)是因腐蚀剂摄入引起的胃黏膜损伤。

【临床特征】

多为意外或非正常摄入腐蚀性化学品或药品所致。临床多表现为上腹痛、恶心和呕吐,病变轻者无需特殊治疗,病变程度重者需要及时进行内镜插管灌洗和服用抑酸药物,避免黏膜进一步损伤。病变严重者可导致急性溃疡形成,并可穿孔。

【病理变化】

1. 大体特征 胃镜下表现为广泛的糜烂和充血改变,可有溃疡形成。

2. 镜下特征 黏膜广泛糜烂,上皮坏死、脱落,黏膜表面可见炎性渗出、出血和坏死,可有较多中性粒细胞浸润,黏膜深部多无炎症反应,可见水肿、血管扩张(图3-3-2)[97]。

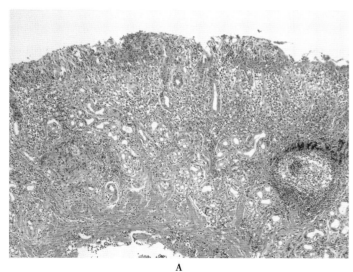
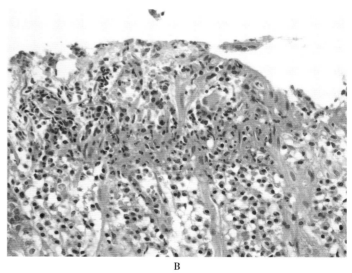

A   B

图 3-3-2 腐蚀性胃炎
A.腐蚀性胃炎组织学表现,黏膜浅层出血坏死、伴有糜烂(HE×100);B.表面糜烂伴中性粒细胞浸润(HE×400)

三、嗜酸性粒细胞性胃炎

【定义】

嗜酸性粒细胞性胃炎(eosinophilic gastritis)是以嗜酸性粒细胞浸润为主要表现的炎症性病变,多与过敏有关,又称为过敏性胃炎。

【临床特征】

该病的发病率为 0.1~2/100 000,任何年龄均可发病,儿童和青少年多见,男性略多于女性。大多与全身或局部变态反应相关,可伴发其他器官或系统的表现。临床表现为恶心、呕吐、腹痛、黑便、腹水、幽门梗阻等。临床治疗主要包括调整饮食、抗过敏和激素治疗,预后良好[98]。

【病理变化】

1. 大体特征 内镜下部分可表现为溃疡、糜烂、甚至幽门梗阻,亦可表现为黏膜皱襞肥厚、隆起,类似肿瘤性改变。

2. 镜下特征 组织学特征为大量嗜酸性粒细胞浸润,黏膜层、黏膜下层、肌层和浆膜层均可出现。黏膜固有层可见灶状、片状或弥漫分布的嗜酸性粒细胞,可形成嗜酸性脓肿。上皮内、黏膜肌层和黏膜下嗜酸性粒细胞浸润更具诊断特异性。对于计数问题,目前尚无统一标准,一般认为需≥25 个/HPF(图 3-3-3)[99]。

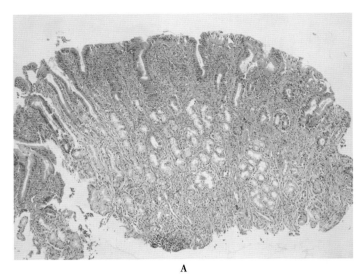
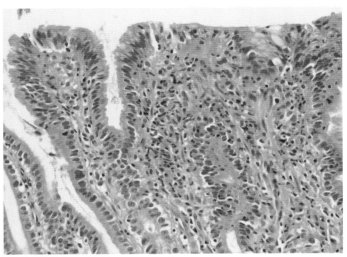

图 3-3-3 嗜酸性粒细胞性胃炎
A. 胃黏膜固有层嗜酸性粒细胞大量浸润(HE×100);B. 嗜酸性粒细胞大量浸润(HE×400)

【鉴别诊断】

1. 寄生虫感染 亦可见到大量嗜酸性粒细胞浸润,可通过寻找虫体或虫卵结构或相关临床病史协助鉴别。

2. 克罗恩病 嗜酸性粒细胞多呈灶状分布,可见非干酪样肉芽肿,可通过肠道表现、相应的临床背景和影像学表现进行鉴别。

3. 血管炎 血管炎的嗜酸性粒细胞浸润主要在小血管内及其周围,并可见组织的缺血性病变。

四、移植物抗宿主病

【定义】

移植物抗宿主病(graft-versus-host disease,GVHD)是异体移植后供体淋巴细胞攻击宿主胃黏膜上皮导致的炎症性病变。

【临床特征】

大多发生于造血干细胞移植后,少数情况下小肠移植后亦可发生,根据发病距离移植的时间分为急性(<100 天)和慢性(≥100 天)。急性期可表现为恶心、呕吐、腹泻、腹痛、出血等,慢性期可表现为消化不良、腹痛等[100]。

【病理变化】

1. 大体特征 消化系统的 GVHD 多位于小肠,其次为食管、胃、结肠和肝脏。大体可无异常改变或出现黏膜红斑、糜烂等非特异性表现。

2. 镜下特征 以上皮损害表现为主,尤其是上皮细胞凋亡,从单个上皮细胞的凋亡到整个小凹上皮和腺体细胞的凋亡均可见[101],固有层炎症表现多不明显,可见少量淋巴细胞和嗜酸性粒细胞浸润,急性 GVHD 的诊断需在每块活检组织中找到 1 个以上的凋亡细胞,慢性GVHD 多为腺体破坏、溃疡、黏膜下纤维化等长期损害所致的表现,但均非特异性病理改变。病变严重者可出现黏膜部分或全部脱失[102]。

【鉴别诊断】

1. 可出现凋亡的病变 上皮细胞凋亡可见于多种情况,包括化疗药物、免疫抑制剂(如吗替麦考酚酯)、感染(如巨细胞病毒、腺病毒、隐孢子虫等)等,需通过形态学和相关的临床病史进行鉴别。

2. 低分化腺癌 内分泌细胞因对 GVHD 有较好的耐受性而残存于固有层中,类似低分化腺癌,需通过大体改变、形态学和免疫组化进行鉴别。

五、化脓性胃炎

【定义】

化脓性胃炎(purulent gastritis)是由细菌感染所致的胃壁化脓性炎症。

【临床特征】

罕见,常见致病菌包括链球菌、葡萄球菌、大肠杆菌、流感嗜血杆菌和变形杆菌等,部分为系统性感染累及胃部所致,HIV、糖尿病、淋巴瘤患者多见。少数病例与内镜污染或大量饮酒相关。临床表现包括上腹疼、恶心、食欲不振、呕吐及呕血。该病的治疗包括抗生素和胃切除[103]。临床预后差,死亡率高。

【病理变化】

1. **大体特征**　黏膜因水肿显著增厚,胃腔扩张。

2. **镜下特征**　黏膜下层表现最为显著,可见水肿、充血、出血,胃壁全层可见大量中性粒细胞浸润,有时黏膜层甚至无明显病变(图 3-3-4)。

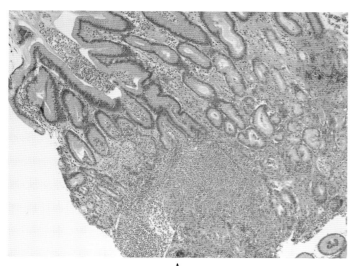
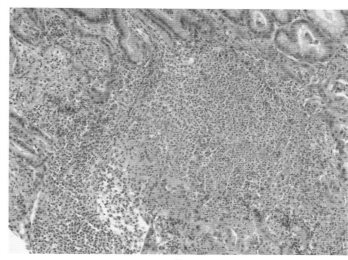

图 3-3-4　化脓性胃炎
A. 胃壁见大量中性粒细胞浸润伴脓肿形成(HE×100);B. 胃壁见大量中性粒细胞浸润伴脓肿形成(×200)

【鉴别诊断】

幽门螺杆菌感染　病变严重者亦可见到大量中性粒细胞浸润,但局限于黏膜层,没有化脓性胃炎黏膜下所出现的改变。

六、胶原性胃炎

【定义】

胶原性胃炎(collagenous gastritis)是一种病因不明的胃炎类型,以黏膜上皮下出现增厚的胶原带为特征。

【临床特征】

罕见,女性居多,儿童和青少年患者可出现严重的贫血。成人则与胶原性肠炎或乳糜泄相关,亦可伴发其他自身免疫性疾病,临床表现为贫血、上腹不适、慢性水样泻或体重减轻[104,105]。部分患者予以无麸质饮食、硫糖铝或激素治疗有效。

【病理变化】

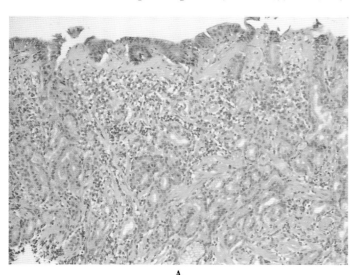
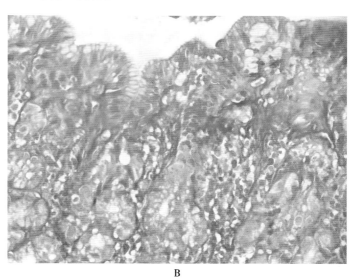

图 3-3-5　胶原性胃炎
A. 胃黏膜上皮下出现增厚的胶原带(HE×200);B. Masson 染色显示增厚的胶原带(×400)

1. 大体特征　儿童和青少年患者内镜下可见糜烂、出血及黏膜结节状隆起等表现,成人患者可无特异性表现。

2. 镜下特征　黏膜表面上皮下出现增厚的胶原带(正常约 $1\mu m$),厚度至少达到 $10\mu m$,平均为 $30\mu m$,下缘参差不齐,胶原带内可见陷入的红细胞、纤维母细胞、炎细胞及毛细血管,可伴有上皮内淋巴细胞增多现象。固有层可见多少不等的炎细胞浸润,表面上皮可出现糜烂、退变或反应性增生改变(图 3-3-5)[104,106-108]。

【鉴别诊断】

1. 放射性胃炎　亦可出现类似的胶原带改变,但固有层也有相同的改变,并可见相对特征性的怪异间质细胞和血管壁硬化性改变,临床病史可协助鉴别。

2. 硬皮病　结合临床病史和系统表现可行鉴别。

七、淋巴细胞性胃炎

【定义】

淋巴细胞性胃炎(lymphocytic gastritis)是以胃黏膜表面上皮和胃小凹上皮内成熟淋巴细胞浸润为特征的炎症性病变。

【临床特征】

少见,欧美地区占胃镜活检病例的 $1\% \sim 3\%$,我国更少[109]。临床主要表现为体重减轻、食欲减退、低蛋白血症等。目前的观点认为该病只是一种组织损伤形式,而非一个诊断名称,其往往和幽门螺杆菌感染、乳糜泻、疣状胃炎、显微镜下结肠炎等疾病相关[110]。

【病理变化】

1. 大体特征　胃体和胃窦都可累及,多见于胃体黏膜。胃镜下表现为黏膜增厚及多发小结节,结节中央凹陷,呈丘疹样,根据大体表现可分为三型:①痘疹样胃炎;②肥厚性淋巴细胞性胃炎;③内镜下基本正常或仅轻度炎症。

2. 镜下特征　确诊需要依靠胃黏膜活检,组织学诊断标准是表面上皮和小凹上皮内淋巴细胞浸润,淋巴细胞数量 $\geq 25/100$ 个上皮细胞[111],90% 为 CD8 阳性的 T 细胞(图 3-3-6)。

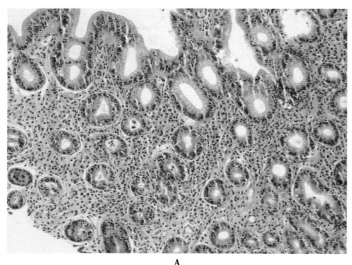
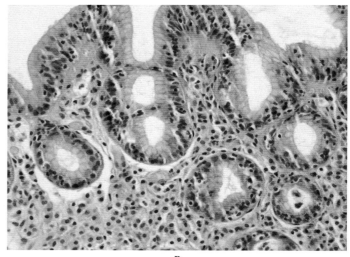

A

B

图 3-3-6　淋巴细胞性胃炎
A. 淋巴细胞性胃炎,表面上皮和小凹上皮细胞内淋巴细胞浸润(HE×200);B. 表面上皮和小凹上皮细胞内淋巴细胞浸润(HE×400)

【鉴别诊断】

幽门螺杆菌相关性胃炎　上皮内也可见淋巴细胞浸润,但一般不超过 5/100 个上皮细胞,光镜、免疫组化或特殊染色确认菌体成分可协助鉴别诊断。

八、缺血性胃炎

【定义】

缺血性胃炎(ischemic gastritis)是由于缺血而导致的胃黏膜不同程度的损伤。

【临床特征】

胃缺血性损伤比较少见[112,113],临床表现取决于缺血发作是否急性及程度。急性缺血表现为上腹痛、恶心、呕吐和消化道出血[112]。慢性以体重减轻为主要表现。病因学因素包括介入治疗后栓塞、腹腔动脉狭窄、血管炎、低血压等。治疗包括药物、介入治疗、镜下治疗、手术治疗等。急性缺血的患者 30 天和 1 年的死亡率分别为 33% 和 42%。

【病理变化】

1. 大体特征　内镜下可见胃黏膜苍白、红斑形成、糜烂或溃疡。

2. 镜下特征　组织学上低流量急性缺血的特征性表现为胃黏膜坏死(凝固性),与正常组织间有明显的分界。

活检标本中可见浅表黏膜出现坏死和糜烂,周边黏膜基本正常。持续进行性缺血损伤表现为黏膜大量出血坏死,仅有邻近黏膜肌层附近部分腺体保留[114]。

九、肉芽肿性胃炎

【定义】

肉芽肿性胃炎(granulomatous gastritis)是各种原因引起的、以慢性肉芽肿性炎为特征的胃黏膜炎症性病变,可以是系统性疾病的一部分(如克罗恩病、结节病、结核、梅毒、真菌感染等),亦可是胃黏膜对异物的反应。病因不明的称之为非特异性肉芽肿性胃炎。

【临床特征】

少见,约占所有胃炎的 0.3%[115]。临床表现为上腹不适、恶心、呕吐等[116],常见疾病包括克罗恩病、结节病、感染性疾病、异物反应、恶性肿瘤和血管炎等。

【病理变化】

1. **大体特征**　内镜下病变多见于胃窦,表现为黏膜糜烂和溃疡、水肿,皱襞粗糙不规则、结节状、卵石状。

2. **镜下特征**　可见慢性肉芽肿性炎成分(图 3-3-7),同时可见相应的病因学证据,如结核杆菌、霉菌、螺旋体菌或其他病原体感染的证据。深挖活检对于寻找病因学因素十分有帮助。

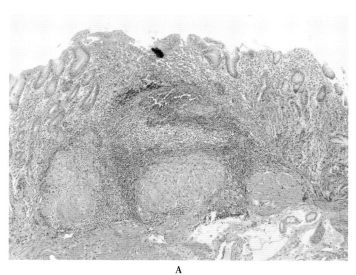
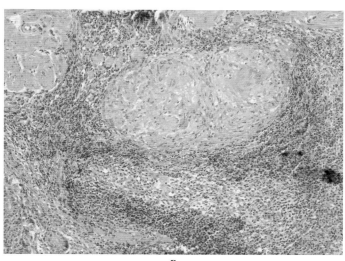

图 3-3-7　肉芽肿性胃炎
A. 肉芽肿性胃炎,胃黏膜间质见多个肉芽肿(HE×100);B. 胃黏膜间质见多个肉芽肿(HE×200)

【鉴别诊断】

本病的鉴别诊断关键在于鉴别病因。一般情况下需要考虑以下三类:

1. **感染性**　结核、梅毒、真菌、寄生虫等。
2. **异物**　缝线、食物残渣、滑石粉、中药等。
3. **肉芽肿性疾病**　克罗恩病、Wegner 肉芽肿、结节病等。

十、炎症性肠病在胃部的表现

【定义】

炎症性肠病在胃部的表现(gastric lesion in IBD)为炎症性肠病累及胃部后所致的炎症性病变。

【临床特征】

克罗恩病患者约 25%~33% 可累及胃黏膜。部分溃疡性结肠炎患者行全结肠切除术后会出现胃和十二指肠弥漫性炎症。

【病理变化】

克罗恩病累及胃部后通常表现为显微镜下多灶性的慢性炎症伴急性活动,而周围黏膜相对正常,这种现象称之为局灶增强性胃炎(focally enhanced gastritis, FEG)[117]。组织学特征为炎细胞(如淋巴细胞、浆细胞、组织细胞)围绕单个腺体或一小簇腺体,并可出现中性粒细胞及腺体破坏,上皮样肉芽肿有时也可见(图 3-3-8)。

溃疡性结肠炎累及胃部后表现为非特异性的慢性炎症伴急性活动[118]。

【鉴别诊断】

幽门螺杆菌感染相关胃炎　幽门螺杆菌感染引起的慢性活动性胃炎也可有中性粒细胞浸润,但病变往往比较弥漫,光镜下识别菌体成分或免疫组化、特殊染色有助于鉴别[119]。

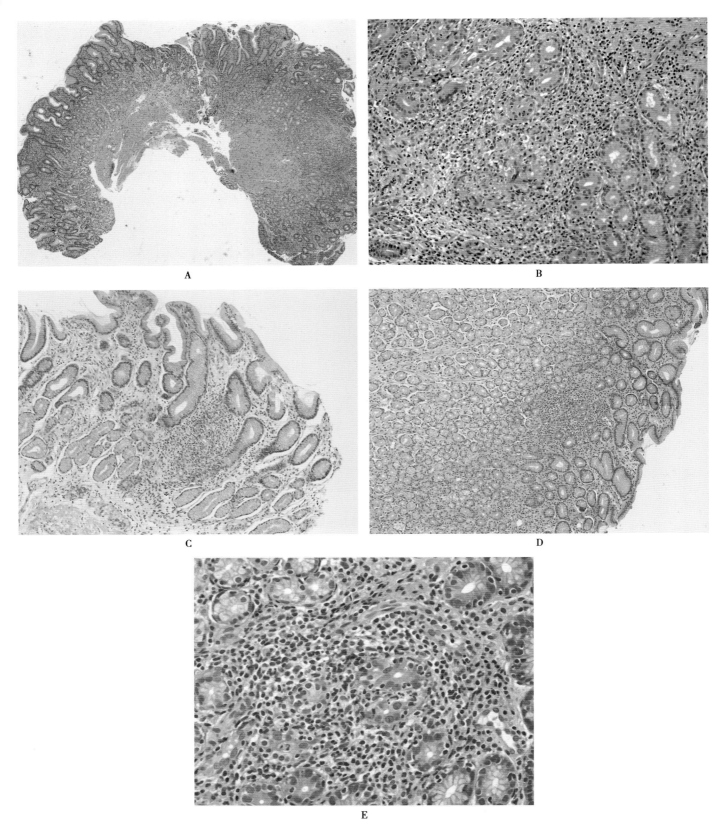

图 3-3-8　炎症性肠病在胃部的表现

A. 克罗恩病的胃黏膜,黏膜全层非特异性慢性炎症改变(HE×40);B. 非干酪样坏死性肉芽肿(HE×200);C. 局灶增强性胃炎,黏膜灶性区域炎细胞浸润(HE×100);D. 局灶增强性胃炎,黏膜灶性区域炎细胞浸润(HE×100);E. 局灶增强性胃炎,可见急性活动和腺上皮破坏(HE×200)(图 C、D、E 由浙江邵逸夫医院病理科姜支农教授提供)

十一、药物性胃炎

【定义】

药物性胃炎(drug induced gastritis)是因药物毒性所致的胃黏膜损害或炎症病变。

【临床特征】

有明确的药物服用史,但多无特异性临床表现,常见的临床表现为上腹部不适、疼痛、灼热感、食欲下降、恶心、呕吐、反酸,严重者亦出现呕血、便血、失血性休克,甚至发生胃肠穿孔,并发生腹膜炎,如治疗不及时,可危及患者的生命。

【病理变化】

1. **非甾体抗炎药**　这类药物主要通过抑制环氧化酶(COX)进而减少前列腺素的分泌发挥作用。短期使用可造成胃黏膜出血、糜烂和少量中性粒细胞浸润。长期使用会出现小凹上皮增生等反应性胃病的表现(图3-3-9)[120]。

2. **酒精**　酒精引起的胃黏膜急性损伤表现为小凹区域的出血、周边胃黏膜水肿和小凹增生,可见少量炎症细胞浸润,慢性损伤亦可出现反应性胃病改变[121]。

3. **铁剂**　组织学上可见棕褐色晶体铁沉积于黏膜固有层内,表面上皮完整;也可在浅表黏膜糜烂的下方或肉芽组织中,在巨噬细胞中和血管壁也可见。普鲁士蓝染色有助于明确诊断。需要注意的是铁剂引起的胃黏膜损伤会导致上皮细胞出现不典型性改变,但主要发生在黏膜浅层[122]。

4. **降钾树脂**　可导致胃黏膜糜烂、溃疡形成。镜下可见特征性的强嗜碱性折光结构,多位于溃疡底部[123]。

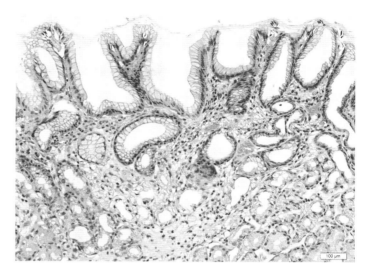

图3-3-9　小凹上皮增生
固有层缺乏炎症表现

AB/PAS及抗酸染色呈红色,Diff-Quik染色呈蓝色。

5. **秋水仙碱**　镜下可见大量处于中期的核分裂象,呈环状结构,同时可见上皮呈假复层状排列,细胞极性消失,小凹上皮中凋亡小体增多,多位于胃窦部和十二指肠,胃体部相对少见[124]。

6. **吗替麦考酚酯(MMF)和化疗药**　组织学表现为黏膜上皮和腺体内凋亡小体增多。正常情况下胃黏膜上皮中仅见极少量凋亡小体,当凋亡小体超过3/100个腺体时要考虑该药物中毒可能。此外胃黏膜可表现为糜烂、反应性胃炎或慢性活动性胃炎表现[125]。

7. **中药**　无特异性组织学表现,有时可见药物或药物降解后的成分(图3-3-10)。

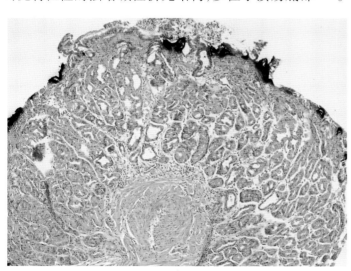

A

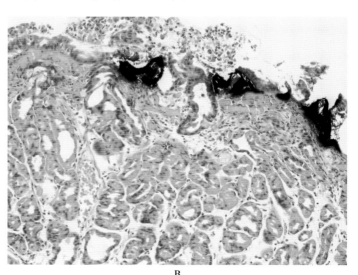

B

图3-3-10　中药性胃炎
A.服用中药后导致患者胃黏膜表面异常色素沉积(HE×100);B.色素沉积伴糜烂(HE×200)

十二、自身免疫性胃炎

【定义】

自身免疫性胃炎(autoimmune gastritis)是胃黏膜发生的自身免疫性损害,多表现为局限于胃体的慢性萎缩性胃炎。

【临床特征】

欧美国家多见,我国较为少见,其发病率小于1%[126]。漏诊率较高。临床表现为低胃酸或无胃酸、血清胃泌素水平升高,胃蛋白酶及蛋白酶原减少或完全丧失,铁和维生素 B_{12} 缺乏,患者可出现恶性贫血表现(如舌炎、神经炎等)。患者血清中可检测到抗壁细胞抗体(PCA)及抗内因子抗体(IFA)。

【病理变化】

1. **大体特征**　病变主要位于胃底和胃体,而胃窦部基本正常,胃镜下表现为程度不等的萎缩性胃炎。

2. **镜下特征**

(1) 组织学特征:组织学活检对诊断自身免疫性胃炎十分重要,同时取胃体和胃窦的活检有助于该病的诊断。

胃体和胃底标本镜下可见壁细胞减少或缺失、肠上皮化生、假幽门腺化生、胰腺腺泡化生、神经内分泌细胞呈结节状或线性增生(图 3-3-11)[127,128]。胃窦部组织学多无异常表现,除非合并有幽门螺杆菌感染或其他疾病。

(2) 免疫组化:神经内分泌标志物免疫组化染色可协助判定神经内分泌细胞增生;胃泌素免疫组化染色可协助判定不同部位的标本,胃底和胃体部标本胃泌素阴性,胃窦部标本胃泌素阳性。

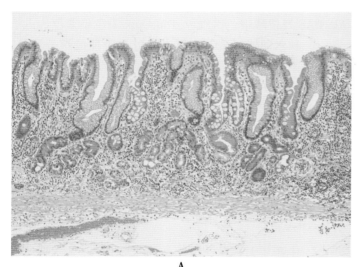

A

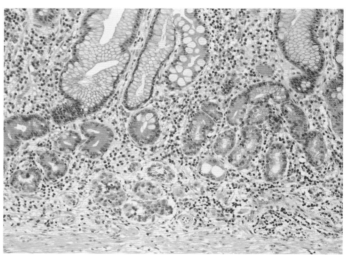

B

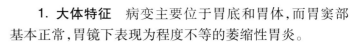

C

图 3-3-11　自身免疫性胃炎
A. 自身免疫性胃炎,胃体固有腺体缺失,肠上皮及假幽门腺化生,黏膜基底部可见神经内分泌细胞增生(HE×100);B. 高倍镜示神经内分泌细胞增生(HE×200);C. 胃窦部大致正常(HE×100)

十三、消化性溃疡

【定义】

消化性溃疡（peptic ulcer）是消化道黏膜在特定情况下被胃酸/胃蛋白酶消化而造成的、至少累及黏膜下层的组织破坏和缺损。

【临床特征】

所有导致消化道黏膜损害的因素均可诱发溃疡，幽门螺杆菌感染和非甾体消炎药的使用是造成该病的最主要病因。男性多见，十二指肠溃疡多于胃溃疡。该病可表现为上腹痛、嗳气、恶心、消化不良等，可并发上消化道出血、穿孔、梗阻及癌变。治疗上以根除幽门螺杆菌及抑制胃酸分泌为主。

【病理变化】

1. **大体特征**　胃和十二指肠溃疡最常见，单发或多发，胃溃疡好发于胃小弯侧或胃窦部，特别是胃角处。十二指肠溃疡好发于球部，其组织形态与胃溃疡相似，胃和十二指肠可同时发生溃疡，称复合性溃疡。此外尚可见于食管下段、胃肠吻合口及含有胃黏膜的 Meckel 憩室内。

溃疡外观一般为圆形或卵圆形，特殊者呈线状，且多与小弯长轴垂直。溃疡直径常在 0.5～2.5cm 之间，少数可>2.5cm。溃疡边缘整齐、锐利，溃疡底部常有少量坏死组织或炎性渗出物覆盖而呈灰褐色或灰黄色，有时在溃疡底部可见鱼口状的小动脉断面。周围黏膜皱襞呈放射状向溃疡中心集中。溃疡深浅不一，常穿透黏膜下层达肌层甚至浆膜层，此时浆膜面可见纤维蛋白渗出或因机化而增厚，或与附近的网膜和其他脏器粘连。切面可见溃疡基底部为灰白色的纤维瘢痕组织，溃疡边缘的黏膜

肌层与肌层融合，呈斜行方向，如将溃疡沿小弯切开，可见其略呈漏斗状，其轴斜贯胃壁[129]。

2. **镜下特征**　典型的消化性溃疡有四层结构。由浅至深依次为：①渗出层，主要为中性粒细胞和纤维蛋白；②坏死层；③肉芽组织层，含丰富的毛细血管和大量炎细胞，其中毛细血管常与溃疡面呈垂直排列；④纤维瘢痕层，为较多致密的胶原纤维，与溃疡面呈平行排列，常发生玻璃样变性。活动性溃疡的渗出层和坏死层较厚，长期迁延不愈的溃疡底部常有大量纤维瘢痕组织。溃疡基底部及瘢痕组织中的小动脉常因发生闭塞性动脉内膜炎而致管壁增厚、管腔狭窄。溃疡及其周边胃壁的神经纤维及神经丛多有退变。溃疡周围的黏膜有不同程度的炎症、腺体萎缩、肠上皮化生或假幽门腺化生。愈合时溃疡边缘的黏膜上皮增生并向溃疡底表面匍行，逐渐覆盖溃疡面。

活检标本大多只能看到炎性渗出、坏死组织、肉芽组织和溃疡边缘的再生黏膜等，这些变化并非溃疡的特异性病变，往往又不在同一组织块内，需结合大体所见综合判断（图 3-3-12）。如果出现以下表现应考虑溃疡：①明确的黏膜肌层缺损，并与其下的纤维化黏膜下层融合；②再生的黏膜组织，黏膜上皮呈不规则的（岛状）或舌状突出，间质疏松或富含毛细血管；有时新生的黏膜较平坦，黏膜内不见固有腺体；③黏膜中或再生黏膜下可见炎性肉芽组织；④可见明显的成片坏死组织，而不是少量炎性渗出物；⑤内窥镜或 X 线检查显示有溃疡存在。上述 5 项中，如具备第 1 项即可明确诊断胃溃疡；如同时具备 2 或 3、4、5 则可诊断"符合胃溃疡"。

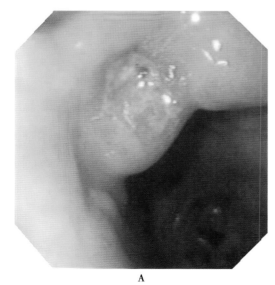
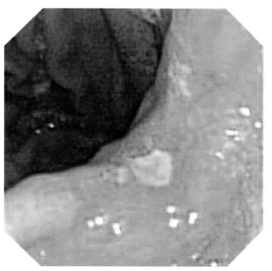

A　　　　　　　　B

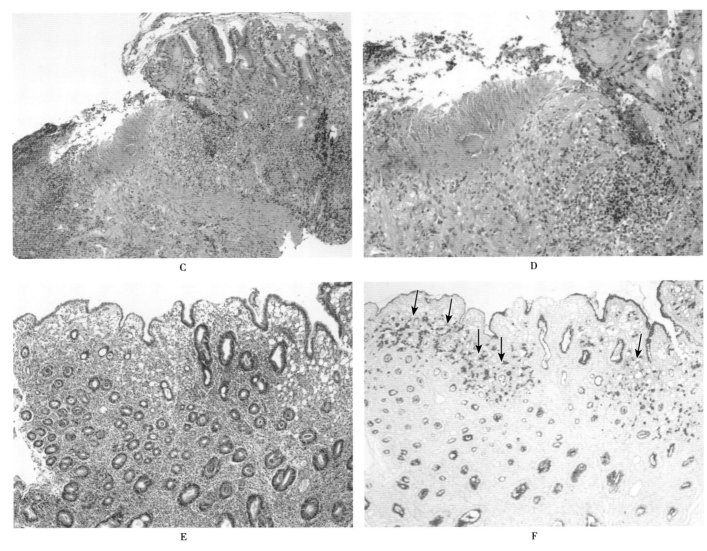

图 3-3-12　消化性溃疡

A. 良性溃疡；B. 恶性溃疡；C. 良性胃溃疡表现为渗出层、坏死层、肉芽层和瘢痕层（×100）；D. 良性胃溃疡表现为渗出层、坏死层、肉芽层和瘢痕层（×200）；E. 溃疡型胃癌，黏膜浅层见小堆富含黏液的肿瘤细胞（×100）；F. 溃疡型胃癌，黏膜浅层见小堆富含黏液的肿瘤细胞，AB/PAS 染色阳性（×100，箭头）

【鉴别诊断】

1. **胃黏膜糜烂**　糜烂通常指局限于黏膜层的组织炎性损害和组织缺损，病变表层往往只见少许炎性渗出物，无大片坏死组织和瘢痕组织。可以将其理解为浅表的"溃疡"。

2. **炎性息肉**　镜下可见明显增生的胃小凹上皮或增生的腺体；间质毛细血管较丰富，纤维组织增生亦较旺盛，部分息肉表面可见糜烂或坏死。上述表现与胃溃疡的活检病理表现极为相似，但在息肉间质中可见黏膜肌断续地呈束状伸入增生的腺体间。结合大体所见十分容易鉴别。

3. **恶性溃疡（溃疡型胃癌）**　胃癌也有形成糜烂和溃疡的倾向，称"恶性溃疡周期"，典型的溃疡性胃癌与消化性溃疡无论从大体还是镜下均十分容易鉴别。

凹陷型（如Ⅱc型或Ⅱa+Ⅱc型）早期胃癌与消化性溃疡需要进行鉴别，前者溃疡周边大多可见不规则的隆起，抬举征阳性。部分早期凹陷型胃癌患者经过常规抗幽门螺杆菌治疗后，癌性溃疡可一度缩小甚至愈合，这种情况下胃镜诊断比较困难，需要依赖于活检诊断。

（苗琪　王晓青　陈晓宇）

第四章

胃感染性疾病

一、幽门螺杆菌感染性胃炎

【定义】

幽门螺杆菌感染性胃炎（H. pylori gastritis）是由幽门螺杆菌（一种特殊的有鞭毛的革兰氏阴性棒状杆菌）感染所致的胃黏膜炎症性疾病。

【临床特征】

幽门螺杆菌是最常见的人类胃内定植细菌，全球自然人群感染率超过 50%，主要通过消化道传播。幽门螺杆菌的感染和许多胃肠道疾病相关，包括慢性胃炎、萎缩性胃炎、消化性溃疡、胃腺癌、MALT 淋巴瘤。

幽门螺杆菌相关性胃炎与地域、人口种族及经济条件有关，在儿童时期可导致以胃体为主的慢性胃炎，而在成人则以胃窦为主[130]。感染后发生慢性萎缩性胃炎概率与菌株的毒力、环境因素和人群的遗传背景有关。胃癌高发区慢性萎缩性胃炎的患病率高于胃癌低发区[131,132]。

幽门螺杆菌相关性胃炎患者的临床症状并不特异，包括消化不良、上腹痛、恶心、呕吐、出血等，也可无症状。

治疗以 PPI、铋剂和两种抗生素联合应用的四联方案为主，治疗后需要通过尿素呼气试验（C^{13}/C^{14}）评估根除治疗效果。

【病理变化】

1. 大体特征　内镜下胃黏膜改变是非特异性的，胃黏膜糜烂（平坦、隆起）和萎缩是最容易识别的改变，内镜下特征与病理学特征之间没有明显联系。慢性非萎缩性胃炎内镜下可见黏膜红斑、黏膜出血点或斑块、黏膜粗糙伴或不伴水肿、充血渗出等基本表现。慢性萎缩性胃炎内镜下可见黏膜红白相间，以白相为主，皱襞变平甚至消失，部分

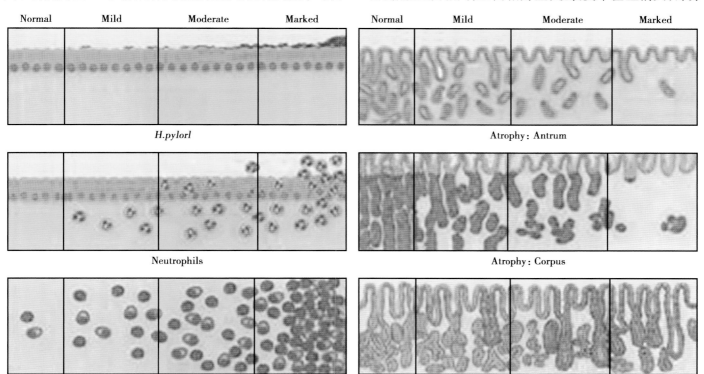

图 3-4-1　悉尼系统直观模拟评分图

黏膜血管显露,可伴有黏膜颗粒或结节状等表现[133]。

2. 镜下特征

(1) 组织学特征:慢性胃炎组织学表现采用悉尼系统直观模拟评分法(Visual analogue scale),对 *Hp*、慢性炎症、活动性、萎缩和肠化 5 个指标进行评分,分轻、中、重度予以报告[134](图 3-4-1、表 3-4-1)。

表 3-4-1 慢性胃炎悉尼系统分级标准表

组织病理学	分级根据
慢性炎症	正常:单个核细胞每高倍视野不超过 5 个,如数量略超过正常而内镜下无明显异常,病理可诊断为无明显异常。 轻度:慢性炎症细胞较少并局限于黏膜浅层,不超过黏膜层的 1/3。 中度:慢性炎症细胞较密集,超过黏膜层的 1/3,达到 2/3。 重度:慢性炎症细胞密集,占据黏膜全层。(图 3-4-2)计算密度程度时要避开淋巴滤泡及其周围的小淋巴细胞区。
急性活动	中性粒细胞<1/3 隐窝和限于黏膜表面为轻度;1/3～2/3 为中度;>2/3 为重度(图 3-4-3)
萎缩	根据固有腺体减少的程度分为轻、中、重度(图 3-4-4～图 3-4-6)。 组织学上有两种类型:①化生性萎缩,胃黏膜固有腺被肠化或假幽门腺化生的腺体替代(图 3-4-7);②非化生性萎缩,胃黏膜固有腺被纤维组织或纤维肌性组织替代,或炎性细胞浸润引起的固有腺体数量减少(图 3-4-8)。
肠上皮化生	黏膜累及<1/3 为轻度;1/3～2/3 为中度;>2/3 为重度(图 3-4-1)
Hp	散在分布或累及<1/3 的黏膜表面为轻度;簇状或连续累及>2/3 黏膜表面为重度(图 3-4-9);中度为介于两者之间者

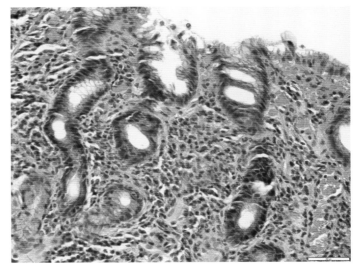

图 3-4-3 活动性(HE×400)

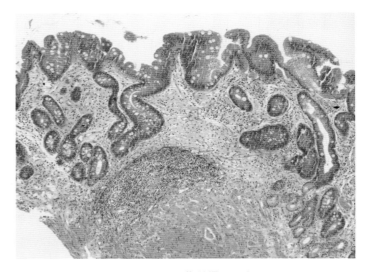

图 3-4-4 肠化(HE×100)

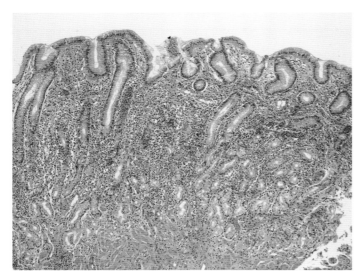

图 3-4-2 慢性炎症(HE×200)

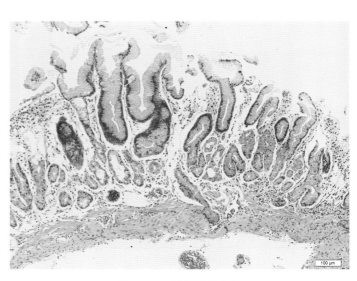

图 3-4-5 胃体黏膜萎缩

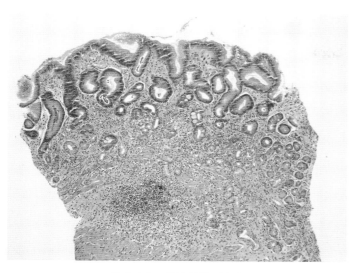

图 3-4-6　萎缩（HE×100）

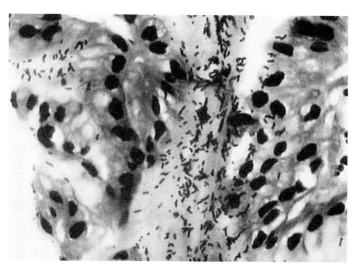

图 3-4-9　幽门螺杆菌（W-S 染色×1 000）

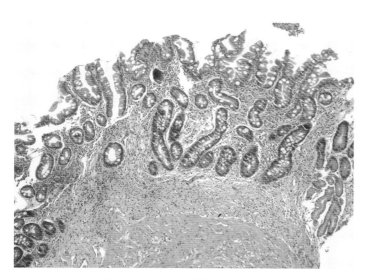

图 3-4-7　化生性萎缩（HE×100）

镜下评估还需要注意以下问题：①肠化黏膜表面通常无 *Hp* 定植，宜在非肠化处寻找；②慢性炎症程度评估时，根据淋巴细胞和浆细胞的密集程度和浸润深度分级，两可时以前者为主；③淋巴滤泡是 *Hp* 感染性胃炎常见的病理表现（图 3-4-10），出现淋巴滤泡的部位不能评估萎缩程度，*Hp* 根治后，慢性炎症消失很缓慢，需 1 年或更长时间；④局限于胃小凹区域的肠化不算萎缩；⑤溃疡边缘的活检不能评估萎缩程度；⑥没有黏膜肌层的标本不能评估萎缩程度；⑦对于癌变风险的评估，肠上皮化生的程度比萎缩的程度更具有意义，在不同类型的肠上皮化生中，大肠型比小肠型癌变的风险更高[135]，但实际病例中大多是不同类型混合存在，因此上述区分的临床意义十分有限（图 3-4-11、图 3-4-12）。

除了上述组织学特征外，尚可见到其他表现，包括小凹上皮增生、胰腺化生、肉芽肿、嗜酸性粒细胞浸润、上皮

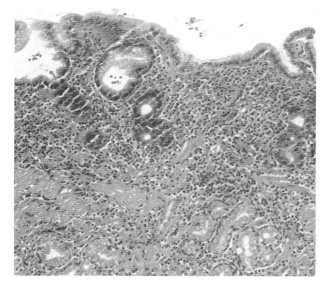

图 3-4-8　非化生性萎缩（HE×200）

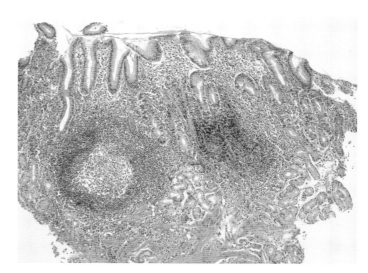

图 3-4-10　淋巴滤泡（HE×100）

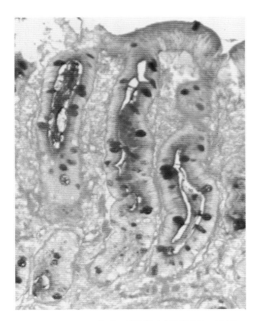

图 3-4-11 不完全型肠化（AB-PAS×400）

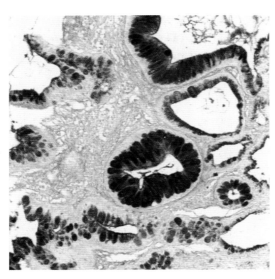

图 3-4-12 大肠型肠化（HID-AB×400）

内淋巴细胞浸润等。

（2）免疫组化和特殊染色：免疫组化和 Giemsa、Warthin-Starry、Steiner、Diff-Quik 等特殊染色可协助判断 *Hp* 菌体结构。AB-PAS 染色和 HID-AB 染色可用于区分是否为肠上皮化生和肠上皮化生的类型。

【鉴别诊断】

1. **海尔曼螺杆菌（Helicobacter heilmannii, Hh）** 十分少见[136]，呈细长螺丝钉样外观，长 3.5~7.5μm，直径 0.9μm，其所导致的病理改变和临床治疗与 *Hp* 无本质差别，相对而言 Hh 感染所致的胃炎中淋巴组织聚集程度较轻[137]。

2. **克罗恩病** 克罗恩病累及胃后多表现为局灶增强性胃炎，病变呈灶性分布，被相对正常的黏膜所分隔，HE、

免疫组化和特殊染色均无 *Hp* 感染的证据。

3. **自身免疫性胃炎** 女性相对多见，胃体和胃底活检表现为广泛的壁细胞减少、缺失及化生（肠型或假幽门腺样），胃窦组织中一般见不到明显的炎症。可检测到抗壁细胞抗体和/或抗内因子抗体，严重者因维生素 B$_{12}$ 缺乏而有恶性贫血表现。

二、海尔曼螺杆菌性胃炎

【定义】

海尔曼螺杆菌（Helicobacter heilmannii）是由海尔曼螺杆菌（一种特殊的直线型螺丝钉样外观的革兰氏阴性杆菌）感染所致的胃黏膜炎症性病变。

【临床特征】

继幽门螺杆菌之后人类胃内发现的第二种致病菌，属于胃螺旋菌属，长 3.5~7.5μm，有 4~10 个紧密缠绕的螺旋。发病率远低于幽门螺杆菌，文献报道不同国家的检出率为 0.01%~7%[138,139]。临床表现及治疗与幽门螺杆菌类似[140]。

【病理变化】

1. **大体特征** 病变多位于胃窦部。

2. **镜下特征**

（1）组织学特征：镜下可见菌体成分散在或聚集于胃小凹、腺腔内或上皮表面黏液层中，伴有轻度单核细胞浸润及轻微局灶中性粒细胞浸润，炎症程度和活动性均较幽门螺杆菌感染者轻，少见肠上皮化生，无上皮细胞损伤[141]。

（2）免疫组化和特殊染色：海尔曼螺杆菌和幽门螺杆菌多克隆抗体在免疫组化染色上具有交叉反应，Giemsa、Warthin-Starry、Steiner、Diff-Quik 等特殊染色可协助判断 Hh 菌体结构。

【鉴别诊断】

幽门螺杆菌 较海尔曼螺杆菌短，菌体长度 2.5~4μm，宽 0.5~1μm，多呈弯曲状、棒样或短螺旋形态。

三、胃结核

【定义】

胃结核（mycobacterium tuberculosis）是由结核分枝杆菌感染所致的、以慢性肉芽肿性炎为特征的炎症性病变。

【临床特征】

结核病在中国、印度等发展中国家仍然很普遍[142]，在西方国家亦有明显上升的趋势，很大一部分归因于庞大的 AIDS 人群和外来移民。消化道结核病感染的途径包括吞咽带有结核杆菌的痰和唾液、进食受感染的牛奶以及通过肺的血行传播和邻近脏器的直接扩散。也有文

献报道,使用英夫利昔 IBD 患者感染结核杆菌[143]。消化道症状(而不是肺)可能是疾病的起始表现,结核病的肺外特征在 AIDS 人群中更常见。胃受累罕见,临床表现包括体重减轻、发热、恶心呕吐、腹痛、腹泻、盗汗、厌食和消化道出血等,实验室检查可提示血沉加快和轻度贫血,结核杆菌培养和 T-spot 试验阳性。治疗采用常规的抗结核药物,包括异烟肼、利福平、对氨基水杨酸等。

【病理变化】

1. 大体特征 病变常先发生于黏膜下组织,表面黏膜可充血水肿或形成大小深浅不一的溃疡,甚至形成息肉样病变。当病变广泛时可使胃壁僵硬、胃腔狭窄。

2. 镜下特征

(1) 组织学特征:可见干酪样坏死和典型的结核性肉芽肿,周围有淋巴细胞浸润(图 3-4-13)。

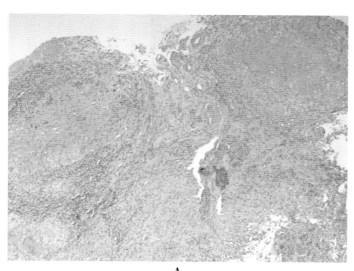
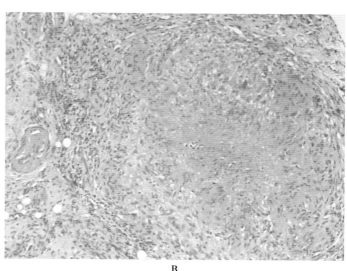

图 3-4-13 胃结核
A. 结核性肉芽肿伴中央干酪样坏死(HE×100);B. 结核性肉芽肿伴中央干酪样坏死(HE×200)

(2) 特殊染色:抗酸染色阳性(图 3-4-14)。

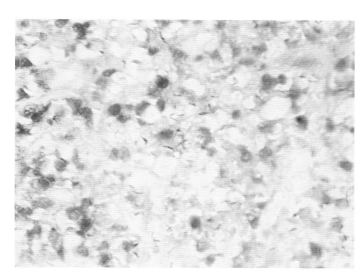

图 3-4-14 结核杆菌(抗酸染色×1 000)

3. 分子病理 结核杆菌 PCR 实验阳性。

【鉴别诊断】

1. 克罗恩病 克罗恩病累及胃后多表现为局灶增强性胃炎,极少见肉芽肿改变,即便出现肉芽肿,也没有干酪样坏死[144]。结核杆菌病原学检测阴性。

2. 耶尔森氏菌感染 胃的耶尔森氏菌感染罕见,所形成的肉芽肿中央可见化脓性炎改变,结核杆菌病原学检测阴性。

3. 异物性肉芽肿 可见细胞外及组织细胞内吞噬的异物成分,无干酪样坏死,结核杆菌病原学检测阴性。

四、胞内鸟型分枝杆菌性胃炎

胞内鸟型分枝杆菌(mycobacterium avium-intracellulare)感染在胃部少见,小肠和大肠相对多见,详见结肠炎性疾病章节。

五、胃梅毒

【定义】

胃梅毒(syphilis)是由梅毒螺旋体引起的胃部炎症性病变。

【临床特征】

胃梅毒很罕见,在梅毒感染的早期和晚期均可出现。大部分新发病例为男性同性恋和 AIDS 患者,但偶有散发病例,平均发病年龄为 39 岁[145]。临床症状无特异性,血清学检测阳性。

临床需强调早诊断、早治疗、疗程规则、剂量足够。

青霉素为首选药物。对青霉素过敏者可选四环素、红霉素等。性伴侣要同查同治,治疗后定期进行临床和实验室随访。

【病理变化】

1. 大体特征　胃窦部最常受累,内镜下表现多样,可见胃黏膜皱襞增厚伴有水肿糜烂、不规则多发溃疡及轻度狭窄,有时类似革囊胃。

2. 镜下特征

（1）组织学特征:组织学表现也是多种多样,可见程度较重的慢性活动性炎症,黏膜固有层可见致密的淋巴-浆细胞浸润,伴有胃腺体破坏和脓肿形成,亦可见血管炎和血管周围淋巴套。疾病晚期胃壁纤维化,伴有广泛的动脉内膜炎和树胶肿(硬化性的结节,中央为坏死,周围由巨噬细胞、成纤维细胞、淋巴细胞和浆细胞围绕)形成[146]。

（2）免疫组化和特殊染色:抗螺旋体抗体免疫组化染色和 Warthin-Starry 染色阳性。

3. 分子病理　梅毒螺旋体基因特异性 PCR 可协助检测病原体。

【鉴别诊断】

1. 幽门螺杆菌相关性胃炎　一般没有血管炎和树胶肿,形态学、免疫组化和特殊染色可见幽门螺杆菌,无梅毒螺旋体的病原学证据。

2. 黏膜相关淋巴组织淋巴瘤　淋巴组织单克隆增生伴有异型性、可见淋巴上皮病变[147]。结合免疫组化结果和基因重排可协助鉴别。

3. 胃结核　可见干酪样坏死,而非硬化性改变,抗酸染色或 T-spot 检测阳性,无梅毒螺旋体的病原学证据。

六、念珠菌性胃炎

【定义】

念珠菌(candida)感染所致的胃黏膜炎症性病变。

【临床特征】

念珠菌是一种卵圆形、有芽孢及细胞发芽伸长而形成假菌丝的真菌,是最常见的条件致病菌,常寄生于人的皮肤、口腔、阴道和肠黏膜等处。常见于免疫功能缺陷和使用化疗药物及皮质类固醇药物的患者中,可侵入血管播散至其他脏器,亦可生长于消化性溃疡表面的炎性渗出及坏死组织中,对于免疫功能正常的患者来说没有临床意义,也不影响溃疡的愈合[148]。

【病理变化】

1. 大体特征　胃黏膜表面有黄白色斑块,常伴随食管念珠菌病而发生,亦可表现为溃疡、假膜和炎性肿块。

2. 镜下特征

（1）组织学特征:病变可侵犯胃壁的任何一层,在免疫缺陷的患者中,炎症反应可以很轻微,在免疫功能正常的患者中,可以看到大量的炎症细胞浸润、脓肿形成、上皮糜烂脱落、坏死和溃疡。表面可见由菌体、坏死碎屑和纤维素组成的假膜(图 3-4-15)。偶尔可见到肉芽肿成分。黏膜和黏膜下层血管侵犯提示感染。因为念珠菌是胃肠道普通存在的共生体,所以为明确诊断需要发现真菌侵入组织或溃疡脱落物中的征象。

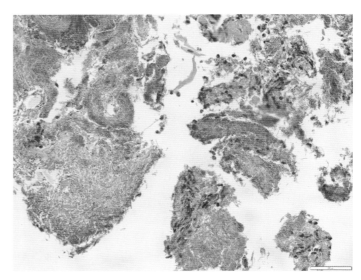

图 3-4-15　念珠菌菌丝和孢子(HE×400)

（2）特殊染色:PAS、六氨银染色阳性(图 3-4-16)。

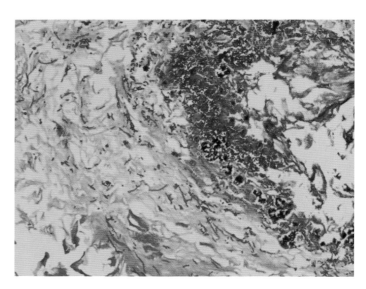

图 3-4-16　PAS 染色阳性的菌丝和孢子(PAS×400)

七、新生隐球菌性胃炎

新生隐球菌(crypococcus neoformans)感染以肠道和食管累及为主,详见小肠炎性疾病章节。

八、组织胞浆菌性胃炎

组织胞浆菌（histoplasm）胃部感染少见，详见结肠炎性疾病章节。

九、贾第鞭毛虫病

贾第鞭毛虫病（giardia lamblia）胃部感染偶见，详见小肠炎性疾病章节。

十、弓形虫病

【定义】

弓形虫病（toxoplasmosis）是一种由刚地弓形虫（toxoplasma gondil）引起的感染性疾病。

【临床特征】

人和许多动物都能感染，多数隐性感染者，一旦宿主的免疫功能降低，则会导致机会性感染而引起疾病恶化。消化道弓形虫病累及胃和结肠最常见，其次为小肠，食管少见。患者常同时伴发眼底、中枢神经系统、心脏或者肺部疾病。

临床表现为非特异性消化道症状，血清学检测阳性。治疗药物包括螺旋霉素、磺胺和乙胺嘧啶等。

【病理变化】

大体多为溃疡性病变，镜下可能在溃疡底部找到新月形的弓形虫滋养体[149]。

弓形虫免疫组化和弓形虫基因特异性 PCR 可协助诊断。

十一、巨细胞病毒性胃炎

【临床特征】

巨细胞病毒（cytomegalovirus，CMV）是一种疱疹病毒科 DNA 病毒，初次感染通常发生在儿童期和青少年期，在美国成年人中血清阳性率可高达 30% ~ 100%[150]。其感染宿主细胞后在多数情况下为不显性感染，一旦宿主处于免疫功能下降状态（如老年、器官移植、化疗或艾滋病患者），则会导致机会性感染而引起危重器官功能障碍。本病在小肠和结肠常见且严重，但也可以累及胃[151]。临床无特异性表现，血清学可检测到 IgM 和 IgG。

【病理变化】

1. **大体特征** 内镜下表现多样，胃黏膜完全正常或糜烂、溃疡、出血，少数有粗大结节状黏膜，易误认为肿瘤性病变。儿童可发展成肥厚性胃炎，类似于 Ménétrier 病[25]。

2. **镜下特征**

（1）组织学特征：据患者免疫反应不同可有多种组织病理学表现。CD4+ T 细胞计数非常低的病例，在上皮

细胞、内皮细胞和吞噬细胞内可见大量病毒包涵体，其周围组织炎症反应很轻微或无。反之可见显著的炎症反应，受感染细胞的细胞核和胞质体积增大，可以看到类似"鹰眼"的嗜酸性核内包涵体以及胞质内嗜碱性颗粒包涵体。最初，包涵体位于小凹下部和腺体上部的上皮细胞。在疾病的较后阶段，出现溃疡时，包涵体较常见于间叶细胞，通常为血管内皮细胞，其次为巨噬细胞，罕见于腺上皮细胞（图 3-4-17）。巨细胞病毒包涵体多局限于溃疡底肉芽组织深层，而不是溃疡边缘或者浅表胃黏膜，在活检标本中由于取材受限，较易漏诊。当巨噬细胞分布于肉芽组织的血管周围，则提示我们寻找巨细胞病毒[152]。

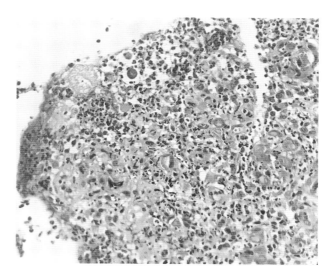

图 3-4-17 巨细胞病毒核内包涵体（HE×400）
固有层可见显著的炎症反应和较多巨细胞

（2）免疫组化：CMV 免疫组化阳性。

【鉴别诊断】

1. **淋巴瘤** 巨细胞病毒引起的单核细胞反应有可能被误诊为淋巴瘤。淋巴瘤多为淋巴组织单克隆增生，可见淋巴上皮病变。

2. **移植物抗宿主病** 两者组织学特征和临床特征比较相似，免疫组化和原位杂交技术可以协助排除 CMV 感染。

十二、EB 病毒性胃炎

【临床特征】

EB 病毒（Epstein-Barr virus），又称人类疱疹病毒 4型。Epstein 和 Barr 于 1964 年首次成功地将非洲儿童 Burkitt 淋巴瘤细胞通过体外悬浮培养而建株，并在建株细胞涂片中用电镜观察到疱疹病毒颗粒，故得名。EB 病毒在人群中广泛感染，全世界超过 90% 的人群曾感染过该病毒[153]。消化道 EB 病毒感染常与一系列肿瘤性疾病

相伴随,比如淋巴瘤、移植后淋巴组织增生性疾病和腺癌,在免疫缺陷的患者中尤其重要,但单纯的炎症性疾病较罕见[154]。临床无特异表现,血清学可检测到 EBV 抗体。治疗多采用无环鸟苷和丙氧鸟苷。

【病理变化】

内镜下表现可见胃黏膜糜烂、出血和溃疡。组织学表现亦无特异性改变,可见黏膜固有层弥漫性淋巴细胞浸润,或伴有表面黏膜糜烂和坏死。EBER 原位杂交可协助诊断。

【鉴别诊断】

淋巴瘤 EB 病毒性胃炎的表现与大细胞性淋巴瘤相似,当拟诊断为大细胞性淋巴瘤但伴有活动性炎症的背景时,应加做 EBV 检测。

十三、单纯疱疹病毒性胃炎

【临床特征】

单纯疱疹病毒(herpes simplex virus,HSV)属于疱疹病毒科,是一种具有包膜的 DNA 病毒。根据抗原性分为

1 型和 2 型。1 型主要由口唇病灶获得,2 型可从生殖器病灶分离。通常作为一种机会感染见于免疫抑制患者,但也可发生于健康的儿童和成人。病变很少发生于胃,而是常见于食管、直肠肛周,小肠也少有发生。

【病理变化】

大体无特征性改变,表现多样,从糜烂、浅表溃疡到息肉样隆起均可见到。

典型的组织学表现:急慢性胃炎、溃疡,炎性渗出物,固有层可见显著单核细胞浸润。有时在胃上皮细胞内可找到嗜酸性毛玻璃样核内包涵体[155]。如果在 HE 切片上怀疑 HSV 感染,但又不能确定,可以应用生物素标记的 DNA 探针进行原位杂交以证实病毒感染的存在。

【鉴别诊断】

其他病毒感染(巨细胞病毒、带状疱疹病毒) 利用病毒培养、免疫组化、原位杂交探针、血清学病毒抗体检测等手段可协助鉴别。

（苗琪 王晓青 陈晓宇）

第五章

小肠感染性疾病

一、小肠细菌过度生长

【定义】

小肠细菌过度生长（small intestinal bacterial overgrowth）是因小肠内细菌过度增殖所致的，以腹泻、营养不良、腹胀、腹痛和系统症状为主要表现的临床疾病。

【临床特征】

1. **流行病学** 小肠细菌过度生长有时又称盲袢综合征，老年人多见，常有胃肠手术史、胃肠运动障碍（如糖尿病、肠易激综合征患者）、小肠憩室、空肠结肠瘘或回盲瓣异常反流[156-158]。

2. **临床表现** 主要表现为吸收不良、体重下降和腹泻。诊断本病主要依据以下三条标准：①肠容积增加；②实验室检查证实细菌浓度增加；③抗生素治疗有效。诊断的金标准是近端空肠液细菌培养克隆形成单位 $\geq 10^5/ml$，有人认为结肠液细菌培养克隆形成单位 $\geq 10^3/ml$ 也可诊断[157]。

不同的细菌致病方式决定了所造成的病理改变和临床表现的差异。产毒素的细菌感染主要引起发热、腹痛和黏液血便，便次多但数量少。侵袭性细菌感染主要引起结肠感染和腹泻，黏膜中性粒细胞浸润明显。少数细菌感染常在病程的早期出现便秘。确诊需在粪便或肠组织中培养出微生物或检出细菌 DNA，血清中微生物特异性抗体升高[159]。

最常见的急性特异性小肠细菌感染性疾病及其主要临床表现见表 3-5-1。

3. **实验室检查** 常用的实验室检查方法包括小肠液细菌培养、乳果糖或葡萄糖呼气氢试验、对氨基苯甲酸尿排泌试验测定等。

【病理变化】

组织学改变并不是本病的主要诊断手段。由于病变轻微、斑片状分布，单一随机活检容易漏诊。大多数活检表现正常，严重的病例可见斑片状绒毛增宽、变扁平甚至完全萎缩，隐窝增生或形成不良，固有层淋巴单核细胞数量增多，上皮内淋巴细胞增多，上皮表面黏液层中可见大

表 3-5-1 常见的急性特异性小肠细菌感染性疾病及其主要临床表现

微生物	主要临床表现
霍乱弧菌	毒素介导，分泌性腹泻
大肠杆菌（肠毒性）	毒素介导，分泌性腹泻（旅行者腹泻）
鼠伤寒沙门氏菌	伤寒热
肠炎沙门氏菌	腹泻，小肠结肠炎（发热、腹痛）
小肠结肠炎耶尔森菌	腹泻，急性回肠炎，回肠结肠炎（发热、腹痛、腹泻）
空肠弯曲菌	腹泻，小肠结肠炎（发热、腹痛）
嗜水气单胞菌	腹泻，小肠结肠炎

量细菌（图 3-5-1）。抗生素治疗后绒毛改变可迅速恢复[160]。

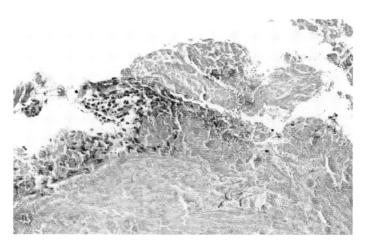

图 3-5-1 小肠细菌过度生长
小肠表面炎性渗出及坏死组织中可见大量细菌

【鉴别诊断】

本病需要与其他导致小肠绒毛萎缩的吸收不良性疾病，如乳糜泻、热带性腹泻等鉴别。

二、空肠弯曲菌性肠炎

【定义】

空肠弯曲菌（campylobacter）感染引起的以发热、腹

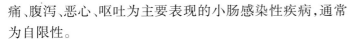

痛、腹泻、恶心、呕吐为主要表现的小肠感染性疾病,通常为自限性。

【临床特征】

1. **流行病学**　弯曲菌被认为是最常见的细菌性胃肠炎致病菌。在发达国家通常为散发病例,无症状感染的发生率低,而且有明显的季节性。而在发展中国家,弯曲菌感染常无症状且季节性不明显。弯曲菌感染所致的腹泻可见于各年龄段,以儿童和青年人为主,多在摄入污染的水源或食物后发生。本病可以在人与人之间传播,也可在动物(包括宠物)与人之间传播[161,162]。

2. **临床表现**　空肠弯曲菌为革兰氏阴性杆菌,感染后的潜伏期为1~7天,典型病例表现为发热、恶性、呕吐、腹痛和腹泻,腹泻常为肉眼血便。可有头痛及肌肉痛症状。本病通常为自限性,但也可发生毒血症、中毒性巨结肠、胃肠出血、心内膜炎、关节炎以及泌尿生殖系统感染等严重的并发症[162]。

3. **实验室检查**　粪便菌培养、酶联免疫法检测细菌抗原或PCR检测细菌DNA均可用于确诊[157]。

4. **治疗及预后**　大多数患者可自愈或经抗生素治疗后痊愈,20%可以复发,免疫抑制患者更易发生严重并发症[162]。

【病理变化】

1. **大体特征**　内镜下可见肠黏膜水肿、出血,质脆易碎,病变呈斑片状、节段性,可有多发回肠溃疡,类似于炎症性肠病[156,157]。

2. **镜下特征**　组织学主要呈急性自限性肠炎表现(参见"结直肠感染性疾病"一节),小肠绒毛增宽变平,可见隐窝炎及隐窝脓肿,固有层中性粒细胞浸润,可见灶状出血。偶尔局灶可见轻微的隐窝结构破坏,但总体结构基本保持完好。伴溃疡形成的病例溃疡底可见肉芽组织和明显的血管,但缺乏纤维化。偶尔可见黏液肉芽肿形成,但肉芽肿内的化脓灶有助于将其与克罗恩病区分开。但总体上,组织学改变多为非特异性,确诊还需实验室病原学检查结果[156,157,163]。

【鉴别诊断】

1. **克罗恩病**　空肠弯曲杆菌感染有时病变呈节段性分布,并可见轻微的结构变形和黏液肉芽肿形成,需与克罗恩病鉴别。空肠弯曲菌感染总体呈急性炎症改变,结构变形轻微,肉芽肿多与破坏的隐窝相关,或肉芽肿中央可见中性粒细胞,均有助于鉴别。

2. **其他细菌感染**　其他细菌,如沙门氏菌、志贺菌和气单胞菌感染引起的肠道病变可有类似的形态学改变,鉴别诊断主要依靠病原学检查结果。

三、难辨梭状芽孢杆菌相关性肠炎

难辨梭状芽孢杆菌相关性肠炎(clostridial difficile mediated enteritis)以结肠受累多见,偶尔可累及小肠。详见"结直肠感染性疾病"一节。

四、沙门氏菌性肠炎

【定义】

沙门氏菌(Salmonella)感染所致的小肠感染性疾病。

【临床特征】

沙门氏菌属革兰氏阴性杆菌,一般分为伤寒类和非伤寒类。临床表现与细菌的致病力、摄入微生物的数量、细菌生存复制的能力、肠道正常菌群的情况以及宿主的状态有关。通常仅引起轻度的自限性疾病,婴幼儿、老人和免疫功能受损的患者可发生严重的并发症,甚至死亡[156,157,163]。

非伤寒类沙门氏菌主要导致较轻微的自限性肠炎(参见"大肠感染性疾病"一节),可有恶心、呕吐、发热和水样腹泻。

伤寒沙门氏菌通过污染的水源或食物传播,人类是唯一已知宿主,经粪-口途径传播,也有报道在同性恋者中可以通过性传播。伤寒热是慢性系统性疾病,通常感染后经过2~3周的潜伏期,之后出现发热、头痛、腹痛、皮疹、肝脾肿大和白细胞减少,腹泻为水样或血性,可并发出血、穿孔和麻痹性肠梗阻,死亡患者中约1/4由穿孔导致。恢复期通常需要数月,恢复期的患者排菌可持续约2~6周,少数患者排菌可达1年以上,是本病主要的传染源。患者血培养见伤寒杆菌生长可确诊。用已知伤寒菌的H(鞭毛)和O(菌体)以及甲型(A)与乙型(B)副伤寒沙门氏菌的标准液与患者血清做凝集试验,即肥达氏反应可用于伤寒副伤寒的辅助诊断或用于流行病学调查[156,157,163]。

少数无症状携带者细菌长期寄居在胆囊内,可增加胆囊癌的发生风险。

【病理变化】

1. **大体特征**　肠伤寒病变主要累及集合淋巴结和孤立淋巴结,以回肠末端淋巴组织的病变最为突出。病变分为四期:髓样肿胀期、坏死期、溃疡期和愈合期。在溃疡期出现肠溃疡,溃疡常呈长椭圆形,与肠管长轴平行,坏死期和溃疡期是穿孔易发生的阶段。

2. **镜下特征**　小肠绒毛短缩,隐窝增生,但排列整齐,部分较重的病例可见隐窝脓肿。上皮细胞不同程度变性,间质血管充血,可见淋巴细胞、浆细胞和中性粒细胞浸润。淋巴组织增生导致黏膜层变厚,局灶大量胞质丰富的组织细胞聚集,形成所谓"伤寒肉芽肿",肉芽肿境界模糊,组织细胞内可见大量吞噬的细胞碎片、红细胞和淋巴细胞,即"伤寒细胞"(图3-5-2)[164]。黏膜内和黏膜下层小血管内可有微血栓形成,并引起急性缺血样改变。相应引流区域的淋巴结内可呈坏死性淋巴结炎改变。

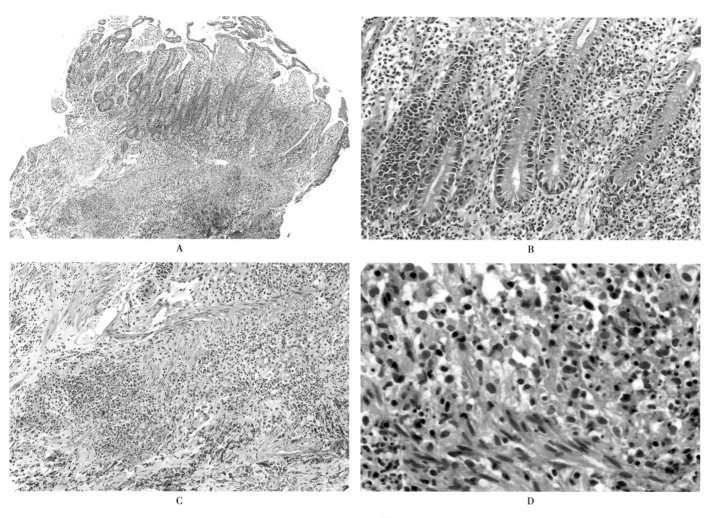

图 3-5-2 沙门氏菌性肠炎

A.肠伤寒,低倍镜示小肠黏膜绒毛短缩,隐窝排列规则,固有膜及黏膜下层可见大量炎细胞浸润;B.高倍镜示固有膜内浸润的中性粒细胞和淋巴单核细胞;C.黏膜层下部及黏膜下层可见组织细胞聚集形成的境界模糊的"伤寒肉芽肿";D.高倍镜示组织细胞内可见吞噬的细胞碎片、红细胞和淋巴细胞

五、霍乱弧菌性肠炎

【定义】

霍乱弧菌(vibrio cholerae)感染所致的小肠感染性疾病。

【临床特征】

霍乱弧菌是革兰氏阴性杆菌,略弯曲。细菌生活在含盐的水中,对干燥、日光、热、酸及一般消毒剂均敏感。在外部环境差时以孢子样结构存在,重新暴露于有利生长的环境时则恢复到感染状态[165]。

霍乱弧菌通过污染的食物和水源传染。正常胃酸可杀死弧菌,当胃酸暂时低下或入侵病毒菌数量增多时,未被胃酸杀死的弧菌进入小肠,在碱性肠液内迅速繁殖,并产生大量外毒素,导致细胞大量钠离子和水持续外流,造成分泌性腹泻,即使禁食也会腹泻不止,严重时可达1L/h,洗米水样便是霍乱的特征。感染霍乱弧菌后通常有24~48h的潜伏期,可能出现轻微症状,也可以出现剧烈泻吐,严重脱水,致使周围循环衰竭,发生休克及急性肾衰竭。未经治疗的重症患者死亡率曾高达50%~75%,现经采用口服或静脉补液为主的治疗后,重症患者的死亡率降至不足1%[166,167]。

粪便涂片、便培养或PCR检查阳性可确诊,血清凝集试验适用于病后追溯诊断,但对早期确诊帮助有限。轻型霍乱一般仅有轻度腹泻,病程短,于三两天内自行痊愈。暴发型霍乱或干性霍乱少见,起病后未见吐泻或脱水即迅速转入休克状态,病死率极高。霍乱属国家法定的甲类传染病,处理原则是严格隔离,迅速补充水及电解质,纠正酸中毒,辅以抗菌治疗及对症处理[157,165]。

【病理变化】

霍乱的致病机制是细菌黏膜在绒毛表面释放毒素,因此虽然临床症状严重,但其造成的组织病理学改变并不明显。通常大体上肠黏膜完整,仅有轻度水肿。显微镜下黏膜结构保持完整,可有黏液缺失和隐窝扩张,固有层轻度水肿、血管扩张,炎细胞虽可见但数量稀少。绒毛上皮之间间隙增宽[165]。

六、Whipple 病

【定义】

Whipple 病(Whipple disease)是由 Tropheryma whippelii 感染引起的全身性系统性疾病,小肠是最常受累的部位。

【临床特征】

本病最初被报道时病因不详,曾被称为"肠原性脂肪代谢障碍",直至 1992 年才证实是由 Tropheryma whippelii 感染导致。有研究认为感染者可能存在免疫功能异常,如 T 细胞功能缺陷,但也有认为免疫功能低下是营养不良导致的继发性改变。全球各地均可见,可发生在各年龄段,但以中年白人男性最多见。本病是全身性系统性疾病,除消化道外,还可累及脑、心、肺、肾、脾脏、淋巴结、骨髓、肌肉等多器官。疾病前驱阶段多表现为游走性关节痛,稳定阶段患者出现腹泻,以水样腹泻为主,可出现脂肪泻。其他表现包括体重减轻、吸收不良、淋巴结肿大、肝脾肿大、心瓣膜狭窄或关闭不全等,部分患者还可发生神经和精神症状。近年也有仅累及胃肠道外器官的报道。如不治疗,本病为致死性。大部分患者对抗生素治疗反应好,但常复发,因此推荐抗生素治疗应持续 1 年以上[157,163,166-168]。

【病理变化】

1. 大体特征　内镜下可见黏膜皱襞水肿增厚,粗糙颗粒状伴黄白色斑块,仔细观察可见黄白色斑块实际是呈蒜头样肿胀的绒毛。斑块周围黏膜红肿、质脆。小肠近端通常弥漫受累,但也可能呈斑片状,活检需注意钳取

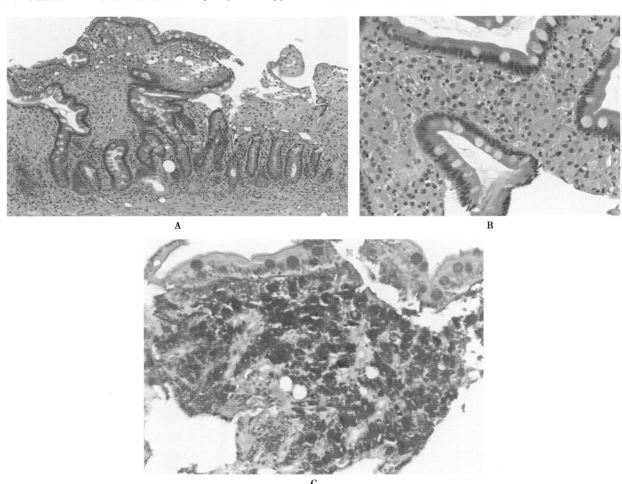

A

B

C

图 3-5-3　Whipple 病

A. 十二指肠活检示绒毛增宽变平,间质显著增宽,其内充满大量宽胞质泡沫样组织细胞;B. 高倍镜示泡沫样组织细胞,胞质略呈蓝灰色;C. PAS 染色示泡沫细胞内充满粗大的紫红色杆菌(图片由芝加哥大学医学院肖书渊教授惠赠)

斑块区[168]。

2. 镜下特征

（1）组织学特征：显微镜下的特征性病变为固有层内大量泡沫样组织细胞浸润，导致绒毛增宽变钝甚至完全变平。黏膜下也可见泡沫细胞，但数量相对稀少，极少数情况下，泡沫细胞可仅见于黏膜下层。典型的泡沫细胞在 HE 切片中胞质呈蓝灰色，内含 Whipple 菌和其他吞噬物（图 3-5-3A、B）。泡沫细胞间可见中性粒细胞和嗜酸性粒细胞，单核细胞少见，少数情况下可见坏死和纤维化。由于固有层淋巴瘀滞和区域淋巴结受累导致脂肪不能正常转运，黏膜表面的吸收细胞可因脂类聚集胞质呈空泡状，固有层内也可见由扩张的淋巴管或积聚的脂滴所形成的空泡。受累的消化道外器官也可见到形态相同

的泡沫细胞团[168,169]。

（2）免疫组化和特殊染色：PAS 染色可显示泡沫细胞内充满粗大的杆菌（图 3-5-3C），此菌抗酸染色阴性，可与鸟型-胞内分枝杆菌感染鉴别。PAS 阳性杆菌也可见于上皮细胞间、平滑肌、内皮细胞和成纤维细胞内。现在也有抗 Whipple 菌的免疫组化抗体和 PCR 检查可以进一步证实诊断[169]。

【鉴别诊断】

1. 鸟型胞内分枝杆菌（MAI）感染 MAI 属条件致病菌，通常正常人感染不会发生活动性疾病，但在免疫缺陷患者可致病。与 Whipple 病相似之处在于两者均可导致固有层大量泡沫细胞聚集且细菌 PAS 染色均呈阳性，主要鉴别点见表 3-5-2。

表 3-5-2 Whipple 病与 MAI 感染的主要鉴别点

特征	Whipple 病	MAI 感染
易感人群	中年白人男性	免疫缺陷人群
胃肠道最常受累部位	近端小肠	十二指肠
内镜下改变	病变相对弥漫 皱襞水肿增厚，黄白色斑块	病变相对局限，斑片状 水肿糜烂，红白色细小结节
结构	绒毛萎缩	大致正常
泡沫细胞特点	胞质淡蓝灰色	胞质略致密，嗜酸
固有层间质脂肪空泡	可见	缺乏
PAS 染色	强阳性	弱阳性
抗酸染色	阴性	阳性

2. 组织胞浆菌病 PAS 染色胞质内病原体形态呈点状、颗粒状，与杆状的 Whipple 菌不同。

3. 吞噬黏液的组织细胞 PAS 染色阳性，但同时阿辛蓝染色也呈阳性，提示胞质内吞噬的为黏液而不是病原体。

4. 黄色瘤 胞质内吞噬的为脂类物质，PAS 染色阴性。

七、坏死性肠炎

【定义】

坏死性肠炎（enteritis necroticans）是一种主要由 C 型产气荚膜梭状芽孢杆菌（clostridium perfringens）导致的以小肠节段性坏死为特征的感染性肠炎，又称坏死性空肠炎、Darmbrand 肠炎、Pig Bel。

【临床特征】

坏死性肠炎是一种危及生命的感染性疾病，病原体 C型产气荚膜梭状芽孢杆菌是一种革兰氏阳性杆菌，广泛分布于环境和食物中，并且是人类和动物体内正常肠道

菌群中的一种。临床表现为腹痛、呕吐、腹泻和进行性脱水。早期死亡率高达 60%，随着治疗的进步和外科手术的实施，死亡率降至 33%。在 20 世纪 40 年代第二次世界大战结束初期曾有较大范围的暴发流行，多见于屠宰场工人和突然摄入大量肉类的营养不良人群。屠宰环境不卫生、烹饪不熟以及存储肉类均可导致正常存在于猪肠道内的 C perfringens 过度繁殖并产生大量 β 毒素，而平时摄入低蛋白饮食者肠道内蛋白酶水平低，导致 β 毒素易于在被灭活前即进入小肠。与营养不良、食物污染无关的病例也见于使用抗生素后、老年住院患者和糖尿病患者[157,163,170,171]。

【病理变化】

1. 大体特征 本病的特征是肠管急性节段性坏死，以近端空肠为著，向远端蔓延至回肠，有些可达盲肠。大体可见受累肠管扩张，暗红色，浆膜面大量纤维素性渗出物，并导致肠袢相互粘连，肠腔内含大量血性液体。黏膜面充血、水肿，导致皱襞增厚，使黏膜面外观呈洗衣板样，坏死黏膜脱落则形成广泛的溃疡[163]。

2. 镜下特征 受累肠管黏膜广泛坏死伴出血,坏死始于绒毛顶部,逐渐向基底部进展,坏死可达黏膜下层和肌层,坏死组织内可见多量杆状细菌。肠壁全层可见出血[170]。

八、肠结核

【定义】

结核分枝杆菌(mycobacterium tuberculosis)感染引起的肠道慢性传染性疾病。

【临床特征】

本病主要由人型结核分枝杆菌引起,极少数因饮用未经消毒的带菌牛奶或乳制品而感染牛型结核分枝杆菌。结核菌可侵入人体全身各种器官,但主要侵犯肺脏,绝大多数肠结核继发于肺结核,少数为原发[84,156,157]。

1. 流行病学 结核病是我国的重大传染病之一,是全球22个结核病高负担国家之一,发病率约为59/100 000,占全球发病人数的11%,位居全球第二位[172]。

2. 临床表现 本病一般见于中青年,女性稍多于男性。结核菌侵入肠道内首先累及肠壁淋巴组织,可引起肠炎、出血、穿孔、梗阻、瘘管形成、狭窄、吸收障碍和分泌性腹泻。腹泻主要见于溃疡型肠结核,有时腹泻与便秘交替出现,与病变引起的胃肠功能紊乱有关。增生型肠结核多以便秘为主要表现,右下腹或脐周有时可触及肿块,伴有腹胀、肠鸣音亢进、肠型与蠕动波。除局部症状外,患者还常出现发热、盗汗、倦怠、消瘦、贫血等全身症状,病史较长者可发生营养不良[173]。

3. 实验室检查 多种实验室检查手段可用于结核杆菌感染的检测。

(1)细菌学检查方法:主要有涂片染色镜检和分离培养,前者经济简便但敏感性低且不能区分非结核分枝杆菌,后者操作复杂且耗时较长。

(2)免疫学检查方法:体液免疫学检测主要有结核抗体测定、抗原测定、循环免疫复合物测定等,但总体灵敏度和特异度都较低,只能作为辅助诊断方法。细胞免疫检查方法主要有结核菌素皮肤试验(PPD试验)和γ干扰素释放试验(又称T细胞斑点试验,T-spot试验)。前者结果受卡介苗接种和其他分枝杆菌感染影响可出现假阳性结果,免疫功能低下时可出现假阴性结果,因此特异性和敏感性均较低,后者特异性明显高于PPD试验,是近年应用较为广泛的检测方法。

(3)分子生物学检查方法:主要通过PCR扩增、DNA测序、DNA探针等检测结核杆菌DNA,检测相对耗时较短,且能进行菌种鉴定,灵敏度和特异性较高。

4. 影像学特点 小肠造影常可见黏膜皱襞紊乱消失,钡剂充盈不良导致的"跳跃征",以及末端回肠、盲肠和升结肠狭窄、缩短和僵直。CT或MRI可发现肠管壁明显增厚,有分层强化现象("靶征")。并发腹腔淋巴结结核者,可见淋巴结肿大、圈状增强或钙化。

5. 治疗及预后 抗结核药在临床广泛应用以后,使肠结核的预后大为改观。早期诊断、及时治疗,预后良好。合理选用抗结核药物,保证充分剂量与足够疗程,是决定预后的关键。常见的并发症包括穿孔,可导致结核扩散入腹腔发生结核性腹膜炎。增殖性肠结核则常因纤维组织增生造成肠狭窄引起肠梗阻。

【病理变化】

1. 大体特征 结核菌侵入肠道内最先累及肠壁淋巴组织,以淋巴组织丰富的回盲部最为多见(约占90%),其次为升结肠(约占43%),其他肠段受累相对少见。大多数肠结核为溃疡型,早期病变溃疡可呈阿弗他样,单发或多发。随病变进展,典型的溃疡长轴多与肠管长轴垂直,可累及肠管全周形成环行溃疡。溃疡大小不等,深浅不一,呈潜掘伏,底部附有干酪性坏死物,边缘不规则("鼠咬征"),常见红肿隆起。病程较长的患者,因反复的炎症和纤维化修复可导致肠管狭窄。溃疡底部对应的浆膜面常可见到纤维素渗出及粟粒大小的灰白色结核结节,也可因炎症纤维化致浆膜面粗糙,并与周围组织粘连。增殖型肠结核肠壁明显增厚,肠腔狭窄,黏膜皱襞粗大、消失或不规则,有时外观呈鹅卵石样或假息肉样。

2. 镜下特征

(1)组织学特征:组织学上,干酪样坏死性上皮样肉芽肿是肠结核的特征性诊断形态(图3-5-4A),相对而言,溃疡型结核黏膜缺损和溃疡明显,干酪样坏死较多见,可见类上皮细胞和朗格汉斯巨细胞聚集。增殖型结核以及肉芽组织和纤维组织增生为主,肉芽肿结节内以类上皮细胞为主,干酪样坏死少见[173]。

总体上,手术切除标本诊断相对容易,可见肉芽肿多分布于整个肠壁,包括肠系膜淋巴结,多数病例肉芽肿中可找到多少不等的干酪样坏死。其他如黏膜糜烂、溃疡、淋巴组织增生、炎症累及肠壁全层、溃疡周围幽门腺化生等在克罗恩病中常见的组织学改变在结核病中亦可见到(图3-5-4B)。但结核病溃疡相对宽大,通常没有深凿状的裂隙溃疡,全层炎仅见于溃疡部位,远离溃疡处多缺乏炎症改变。

通常结核病活检标本中,肉芽肿多位于黏膜下层,表面黏膜结构改变轻微,肉芽肿数量较多、体积较大,可相互融合,肉芽肿周围可见淋巴细胞套(图3-5-4C～E)。如未能取到肉芽肿或肉芽肿缺乏中心干酪样坏死时,鉴别诊断非常困难。因此,经常需要对临床怀疑的病例进行

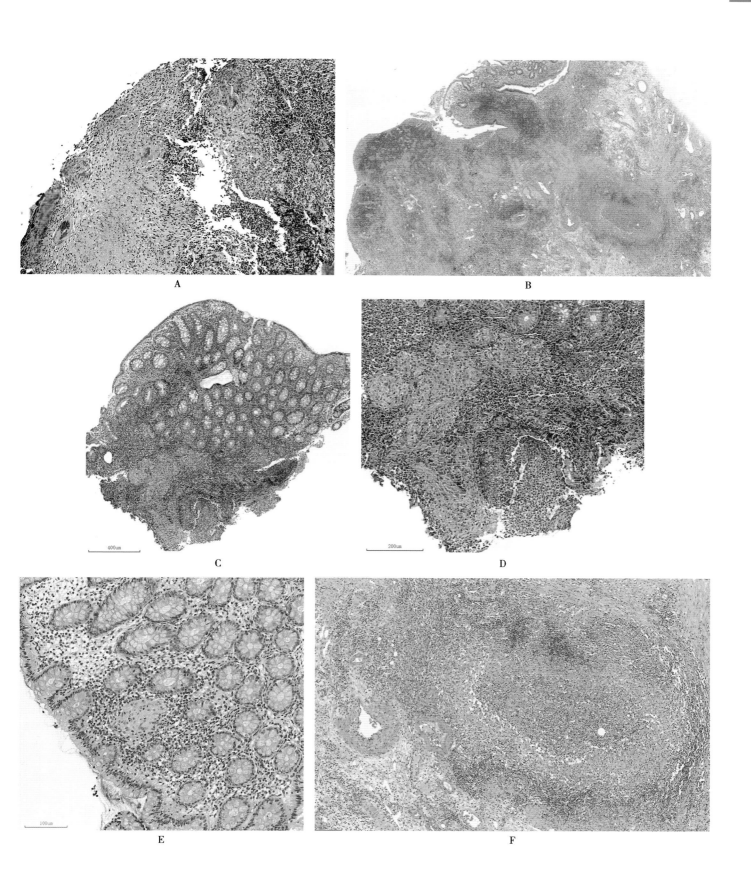

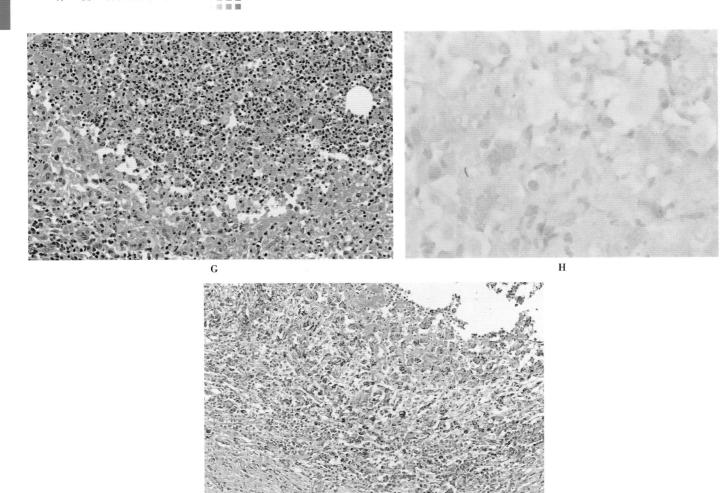

图 3-5-4 肠结核

A.肠结核,干酪样坏死性上皮样肉芽肿是肠结核的特征性诊断形态;B.肠结核手术切除标本可见溃疡、淋巴组织增生,炎症累及肠壁全层,通常没有深凿状的裂隙溃疡;C.结肠活检可见肉芽肿位于黏膜下层,表面黏膜结构改变轻微,尽管缺乏干酪样坏死,但肉芽肿体积较大并相互融合;D.高倍镜示融合的肉芽肿结构;E.与结核肉芽肿相比,克罗恩病肉芽肿体积小,数量少,散在;F.结核肉芽肿可能因继发感染出现中心化脓性炎,掩盖了干酪样坏死物;G.高倍镜示肉芽肿中央可见中性粒细胞及核碎片,仅在边缘见少量粉染干酪样坏死物;H.多数病例抗酸染色仅可见少量抗酸杆菌,需用高倍镜(油镜)仔细寻找;I.免疫抑制患者因免疫功能低下,结核杆菌可大量繁殖,抗酸染色中易见

连续切片,努力寻找肉芽肿,同时进行抗酸染色和结核杆菌 PCR 检测寻找病原学证据。另外,需要注意的是,由于肠道内细菌丰富,可能因继发感染导致结核肉芽肿的中央出现中性粒细胞浸润,掩盖了干酪样坏死物,不可据此即除外结核病(图 3-5-4F、G)[174,175]。

(2)特殊染色:抗酸染色可显示结核杆菌,特异性较好但检出率通常不高,特别是多数患者活检前或多或少接受过抗生素治疗,因此切片中细菌数量稀少,需要用油镜仔细寻找。少数免疫抑制患者细菌可大量繁殖,抗酸染色常见大量阳性杆菌(图 3-5-4H、I)

(3)分子病理:采用石蜡标本进行 PCR 检测结核杆菌 DNA 敏感性和特异性较好,且能够区分结核杆菌与非结核分枝杆菌,但需注意严格控制试验流程,避免样本交叉污染。

【鉴别诊断】

1.克罗恩病 尽管干酪样坏死是鉴别结核病肉芽肿与克罗恩肉芽肿的重要线索,但活检标本中并不是总能出现。如肉芽肿数量多、体积大并相互融合,更支持是结核病而不是克罗恩病(表 3-5-3)。有些经过治疗的肠结核由于肠管狭窄梗阻无法缓解而行手术切除时,可仅有治疗后残余的纤维瘢痕组织,切除标本内肉芽肿稀少甚至缺如,病原学检查往往也呈阴性,诊断时需结合病史,不要误诊为克罗恩病。

2.耶尔森菌感染 本病也常导致肉芽肿性炎,但有较明显的地域性和季节性。在西欧和北欧相对多见,寒冷季节高发。主要因食用污染的食物导致,多数感染为

表 3-5-3　活检标本结核病肉芽肿与克罗恩病肉芽肿
鉴别的参考要点

肉芽肿特点	TB	CD
位置及分布	多位于黏膜下或上皮样细胞在肉芽组织周边栅栏样排列可相互融合	多位于隐窝间多孤立,散在
大小	较大,多>400μm	较小,多<200μm,可见微小肉芽肿
每节段活检中的数量	多,常>5个	少,常<5个
干酪样坏死	可有	无
抗酸染色/PCR	+	-

自限性,体弱和免疫功能低下者病情较严重。病变亦以累及回盲部和阑尾区域为主,大体表现为肠壁增厚、充血、溃疡和水肿,但溃疡相对表浅。组织学上炎症成分多样,可见透壁性炎,具有诊断特征的是伴有中心坏死的化脓性肉芽肿,多位于黏膜层和黏膜下层,也可出现在浆膜。小肠绒毛可以发生萎缩但缺乏隐窝变形等慢性炎症改变。如上所述,肠结核肉芽肿可因继发感染而发生化脓性炎症,形成类似耶尔森肠炎的化脓性肉芽肿,需加以鉴别,通常耶尔森肉芽肿的坏死呈星芒状。细菌培养、血清学检查和细菌基因PCR检测等病原学检查可帮助确诊。

九、耶尔森菌性肠炎

【定义】

耶尔森菌(Yersinia)感染所致的肠道炎症性疾病。

【临床特征】

耶尔森菌是一种兼性厌氧的革兰阴性球杆菌。耶尔森菌属有11个菌种,其中小肠结肠耶尔森菌和假结核耶尔森菌可致胃肠道感染,表现为胃肠炎、急性末端回肠炎、肠系膜淋巴结炎、阑尾炎。肠道感染以小肠结肠耶尔森菌最常见。初期,小肠结肠耶尔森菌和假结核耶尔森菌常感染回肠末端黏膜淋巴滤泡上方的 M 细胞,并在淋巴滤泡处繁殖,在淋巴滤泡上方引起阿弗他溃疡。耶尔森菌感染多为自限性疾病,除菌血症外抗生素往往不能改变病程。

小肠结肠耶尔森菌多感染 20 岁以下的年轻人,可致回肠末端炎伴黏膜出血坏死,也可致普通的胃肠炎。多数病例症状很轻。据称可能有 50%~80% 的急性末端回肠炎可能由耶尔森菌感染导致[176]。假结核耶尔森菌主要感染 5~15 岁的男孩,主要表现为阑尾炎症状,可有颈部淋巴结肿大和肠系膜淋巴结炎。

【病理变化】

1. **大体特征**　回肠末端肠壁增厚水肿,黏膜出血,可有溃疡形成,甚至纵行溃疡。内镜下可见散在分布口疮样溃疡,位于乙状结肠或回肠末端,也可位于肠黏膜其他部位。

2. **镜下特征**　小肠结肠耶尔森菌感染常在肠黏膜见到溃疡,部分为阿弗他溃疡,溃疡边缘可见中性粒细胞和上皮样组织细胞,浆细胞不明显,一般不会见到典型肉芽肿和多核巨细胞。黏膜明显水肿。

假结核耶尔森菌感染较少见,其特征是见到肉芽肿,部分肉芽肿中央为星状脓肿,围以类上皮细胞和多核巨细胞,常有明显淋巴滤泡套,类似猫抓病。肉芽肿数量可以很多,以黏膜下层明显(图 3-5-5)[177]。肉芽肿内可见散在淋巴细胞,多数为 T 淋巴细胞,B 淋巴细胞很少[178]。

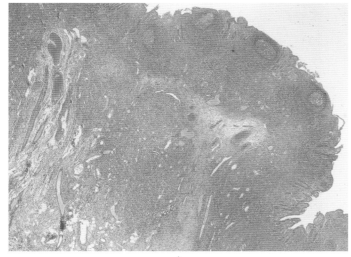
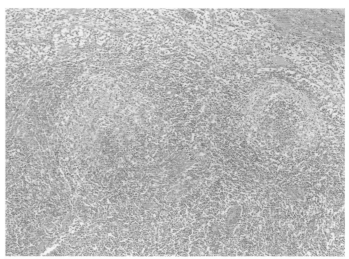

图 3-5-5　耶尔森菌性肠炎

A. 末端回肠炎症,淋巴滤泡增生;B. 淋巴滤泡中可见类上皮细胞构成的肉芽肿,肉芽肿中央可见脓肿

淋巴滤泡增生,可在肠壁全层见到淋巴滤泡。可见隐窝炎和隐窝脓肿,局灶隐窝扭曲。

耶尔森菌容易感染阑尾,阑尾黏膜淋巴滤泡增生,生发中心扩大,部分可见肉芽肿性阑尾炎。

【鉴别诊断】

1. 肠结核 假结核耶尔森菌感染和肠结核病理表现相似,均为肉芽肿性炎症,肠结核肉芽肿中央坏死灶多为干酪样坏死,假结核耶尔森菌感染肉芽肿中央常为脓肿,抗酸染色和临床结核相关检查有助于鉴别。

2. 克罗恩病 耶尔森菌感染和克罗恩病病理形态相似,均可见肉芽肿、阿弗他溃疡等改变,出现明显慢性炎症结构改变如神经增生、脂肪缠绕等支持克罗恩病的诊断。

十、隐球菌性肠炎

【定义】

隐球菌(cryptococcus)感染所致的肠道炎症性疾病,属于机会性感染。

【临床特征】

隐球菌有30余种,但仅新型隐球菌(crytococcus neofonmans)具有致病性,属条件致病菌,常与HIV感染、淋巴造血系统恶性肿瘤、激素治疗等导致的免疫功能低下伴发。新型隐球菌存在于土壤、鸟粪、腐败的水果中,也可存在于人的口腔中。大多经呼吸道感染,亦可由破损皮肤及肠道感染。当机体免疫功能下降时可向全身播散。单独累及胃肠道者少见。本病通常表现为中枢神经系统和肺部感染,少数病例可仅累及结直肠,引起顽固性腹泻。可以形成与克罗恩病相似的肉芽肿,诊断以发现确定的病原体为依据[179-182]。

肠道受累可见于各年龄段,男性多见。结肠多于小肠。患者可出现腹痛、腹泻、便血、黑便等消化道症状,以及发热、出汗、乏力、体重减轻等全身症状。严重者甚至发生肠穿孔。播散性隐球菌感染累及胃肠道者预后差,

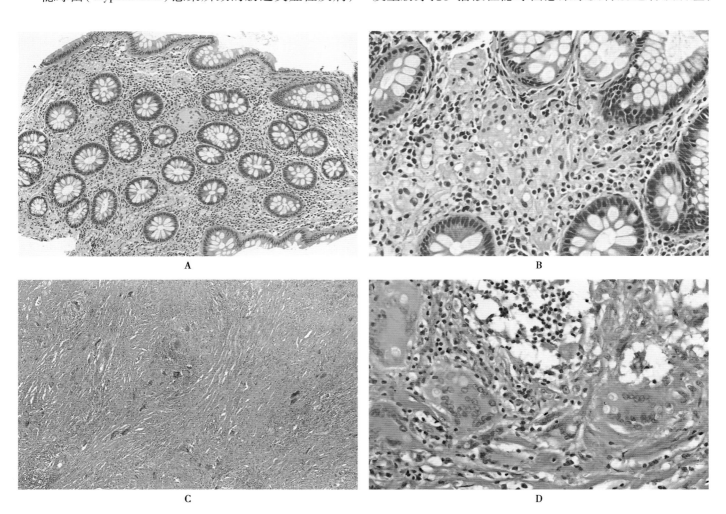

A

B

C

D

图 3-5-6 隐球菌性肠炎

A. 隐球菌感染,结肠黏膜活检可见隐窝排列不规则,固有膜内散在多核巨细胞和肉芽肿;B. 高倍镜示多核巨细胞胞质内多个具有透明荚膜的隐球菌;C. 播散性隐球菌感染累及肠系膜,低倍镜示结缔组织中的肉芽肿;D. 高倍镜示隐球菌呈圆形或卵圆形,菌体周围有厚的透明荚膜,具折光性(图 A、B 由芝加哥大学医学院肖书渊教授惠赠)

局限性感染者通过药物和内镜或手术切除病灶多数可治愈[183,184]。

【病理变化】

1. **大体特征**　小肠、结肠均可受累，可表现为肠道多发红斑、息肉、肿块、狭窄或溃疡，有时可见白色分泌物，严重者可以发生肠穿孔，部分病例报道内镜下表面黏膜正常[186,187]。

2. **镜下特征**

（1）组织学特征：炎症反应取决于宿主的免疫功能，有免疫功能的患者多为肉芽肿性炎和少量病原体，而免疫功能缺陷的患者炎症反应轻微伴有大量病原体。受累肠壁可见溃疡形成，部分呈裂隙样，隐窝破坏变形，可见隐窝脓肿和幽门腺化生以及大量急慢性炎细胞浸润，病灶内常见含多核巨细胞的上皮样肉芽肿，肉芽肿内及周围可见隐球菌，炎症可累及肠壁全层。隐球菌呈圆形或卵圆形，直径 $5\sim20\mu m$，菌体周围有厚的透明荚膜，具折光性，常规 HE 染色不着色，镜下可以看到类似"肥皂泡"表现，有时易被忽略（图 3-5-6）[163,184]。

（2）特殊染色：GMS、PAS 或黏液卡红染色可以突出显示病原体。

【鉴别诊断】

1. **结核或克罗恩病**　隐球菌感染可引起肠壁增厚、肠道狭窄，病变节段分布，组织学可见重度的急慢性炎症、裂隙样溃疡及上皮样肉芽肿，上述特点易与结核病或克罗恩病混淆，临床背景和特殊染色可协助鉴别。

2. **组织胞浆菌病**　病原体更小，黏蛋白卡红染色阴性。

十一、组织胞浆菌性肠炎

组织胞浆菌（histoplasma）感染常局限于肺，也可全身播散，多数全身播散病例累及胃肠道。消化道的任何部位均可累及，以回肠末端和盲肠多见，详见结直肠感染性疾病章节。

十二、贾第鞭毛虫病

【定义】

贾第鞭毛虫病（giardiasis）是由蓝氏贾第鞭毛虫寄生在人体小肠引起的，临床上以伴有恶臭的水样腹泻为主要症状的肠道感染性疾病。

【临床特征】

贾第鞭毛虫感染是全球性疾病，主要由接触污染的水源导致，饮用未经处理的水、流行地区旅行史是感染的危险因素，儿童和免疫抑制患者是本病的易感人群。临床主要表现为伴有恶臭的水样腹泻，伴腹部胀痛、发热、恶心呕吐，可因长期慢性腹泻出现吸收不良、体重下降、贫血等症状，极少数患者可出现荨麻疹和外周血嗜酸性粒细胞升高，也有不少感染者无明显临床症状。贾第鞭毛虫的生活史包括滋养体和包囊两个阶段，包囊是具有传染性的阶段，能在水中存活数月，而且不能被通常消毒自来水的氯气杀灭。对甲硝唑治疗反应好，部分患者也可自愈，免疫缺陷患者可发展为慢性[157,163,186]。

【病理变化】

1. **大体特征**　贾第鞭毛虫主要累及近端小肠，极少有累及胃或结肠的报道，内镜下通常可见淋巴滤泡增生所致的黄白色小隆起、口疮样溃疡、黏膜粗糙等，有时无明显异常表现[163,187]。

2. **镜下特征**　贾第鞭毛虫滋养体寄生在小肠黏膜上皮细胞表面，不侵入上皮内，因此大多数不引起明显的肠黏膜形态改变，加上寄生虫呈局灶性分布，低倍镜下容易忽略，需仔细观察，必要时连续切片。内镜刷片也有助于发现滋养体。

感染部位的黏膜形态可以完全正常，也可有轻度的小肠绒毛变钝、隐窝增生、刷状缘缺失和固有层炎细胞增多，如炎细胞中缺乏浆细胞提示可能为免疫缺陷患者[188,189]。少数患者黏膜活检可见黏膜淋巴小结增大、数量增多，需注意与淋巴瘤鉴别。镜下滋养体似飘落的树叶位于小肠黏膜表面与隐窝中，体积 $4\sim10\mu m$，呈蓝灰色、泪滴状或梨形，尾部逐渐变细，中央有纵行沟，两个核呈猫头鹰眼状和成对的正中柱。滋养体具四对鞭毛，但一般 HE 切片中不易看清（图 3-5-7）[157]。少数文献报道，在胃或结肠活检中可见到滋养体。

【鉴别诊断】

在组织切片中，表面黏膜碎片可以酷似蓝氏贾第鞭毛虫滋养体的形状，注意鉴别。

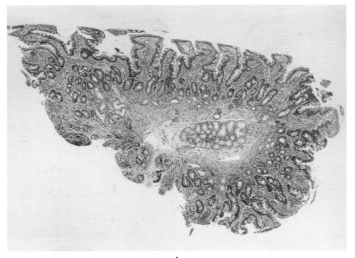

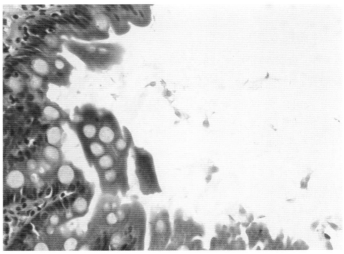

A　　　　　　　　　　　　　　　　　　　　　　　　B

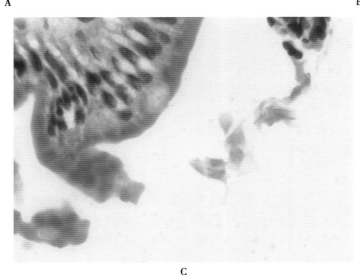

C

图 3-5-7　贾第鞭毛虫病

A. 低倍镜示小肠黏膜结构大致正常,固有膜炎细胞增多,黏膜表面散在蓝灰色滋养体,易被忽略;B. 中倍镜示黏膜表面"落叶样"的虫体;C. 高倍镜示滋养体呈梨形或泪滴状,体积 4~10μm,中央有纵行沟,两个核呈猫头鹰眼状,隐约可见鞭毛

十三、微孢子虫性肠炎

【定义】

微孢子虫(microsporidia)感染所致的肠道炎症性疾病,多为肠道微孢子虫(enterocytozoon bieneusi)和脑肠炎微孢子虫(encephalitozoon intestinalis)。

【临床特征】

微孢子虫是一类细胞内寄生虫,以往曾被认为属原虫,但近年的遗传学分析显示其与真菌具有更近的亲缘关系,应归入真菌。微孢子虫分布广泛,可感染多种宿主,包括节肢动物、鱼类、鸟类和哺乳动物,主要通过污染的水源或食物传播,也可以在人与人之间传播。微孢子虫病在人类主要见于严重免疫缺陷的患者,特别是 CD4 细胞计数低的 AIDS 患者,但在免疫正常者中也有感染的报道[74]。

消化道微孢子虫感染主要引起慢性腹泻、脱水、吸收障碍和体重下降,通常不出现血便或黏液便。严重时可全身播散,累及肝、肾、脑和肌肉。免疫正常者临床症状通常不明显,可以自愈。实验室粪便涂片可检测出包囊,但电镜或 PCR 检测准确性和敏感性更高,被认为是最可靠的诊断方法。免疫抑制患者感染微孢子虫很难根除,治疗以支持疗法为主,有报道阿苯达唑可改善临床症状[74]。

【病理变化】

1. **大体特征**　微孢子虫主要感染小肠,以空肠和十二指肠远端为著,内镜下通常无明显异常[159]。

2. **镜下特征**

(1)组织学特征:低倍镜下,感染部位的小肠绒毛可变钝或呈球形,隐窝增生,上皮内淋巴细胞增多。较高倍数可见肠上皮细胞核不规则深染,胞质空泡状。严重的病例上皮细胞变性坏死与微生物一起脱落至肠腔中。固有层可有不同程度的淋巴细胞浸润,但通常缺乏中性粒细胞。微孢子虫寄生在细胞内,可位于吸收细胞、杯状细胞和固有层巨噬细胞胞质内,孢子体积微小,约 1~3μm,淡蓝色,常成簇聚集在肠上皮细胞,靠近腔缘的胞质内,HE 染色不易辨认[74]。

（2）特殊染色:抗酸染色、改良 Masson 三色染色、Giemsa 染色均可着染孢子,PAS 染色可显示孢子一端 PAS 阳性的极帽,革兰氏染色则通过深蓝色的孢子与背景的棕黄色形成对比,均有助于发现孢子[157,190]。

3. 超微结构　电镜可以辨认微孢子虫生活周期的不同阶段并根据超微结构的特征、分裂方式等区分微孢子虫的种类,对于感染数量较少患者的诊断有帮助。

十四、HIV 感染性肠炎

【定义】

HIV 感染性肠炎（human immunodeficiency virus）为 HIV 感染后出现的肠道炎症性疾病。

【临床特征】

HIV 病毒主要累犯肠黏膜 M 细胞和其下方的淋巴组织,其靶细胞为 CD4 阳性的辅助 T 细胞,导致辅助 T 细胞数量减少,免疫功能降低,容易感染原虫、细菌和病毒等,也可导致肿瘤发生。其主要症状是慢性腹泻,可能由机会性感染所致[191]。

【病理变化】

1. 大体特征　黏膜水肿,触之出血,可伴有溃疡。

2. 镜下特征　小肠黏膜可以完全正常,也可见到绒毛萎缩,可有隐窝增生。早期淋巴细胞数量可正常,晚期淋巴细胞减少消失,嗜酸性粒细胞浸润,组织细胞增多[191]。

肠黏膜上皮细胞凋亡增多伴有上皮内淋巴细胞浸润,特别是以隐窝基底部明显,表现与 GVHD 类似。有时可见 HIV 血管病,即血管壁钙化伴内膜纤维化,中膜纤维化,管腔狭窄。

HIV 患者肠黏膜常可伴有原虫、细菌（包括分枝杆菌）、病毒感染,HE 染色对识别病原体最有价值[192]。黏膜浅层偶尔可见黄色瘤,可能和感染有关,需要特殊染色排除组织胞浆菌或分枝杆菌感染。

（姜支农　石雪迎）

第六章

小肠非感染性疾病

一、十二指肠炎

【定义】

十二指肠炎(duodenitis)是由各种致病因引起的、局限于十二指肠的炎症性疾病。

【临床特征】

多种小肠炎症性疾病均可以累及十二指肠,但十二指肠炎通常指局限于十二指肠球部的炎症,常见于十二指肠溃疡的患者,特别是溃疡愈合阶段。最常见的病因为幽门螺杆菌感染、药物或应激性损伤,其次为克罗恩病。临床表现通常不典型,可有消化不良、上腹痛,也可见于没有上消化道症状或溃疡病史的患者。大多数症状系由并发症引起,如出血、穿孔、狭窄、梗阻等[74,157]。

十二指肠活检的目的是除外乳糜泻、感染,但最主要的原因还是因为十二指肠病变与胃病变密切相关,因此,十二指肠活检通常与常规的5点胃活检同时送检。当发

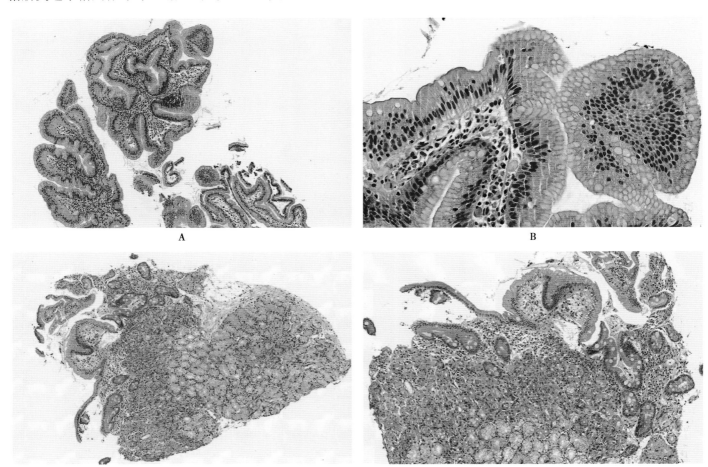

A   B

C   D

图 3-6-1 十二指肠炎

A. 十二指肠炎修复过程中,常可见表面被覆上皮伴胃小凹上皮化生;B. 高倍镜示左侧小肠上皮可见清晰的刷状缘和散在的杯状细胞,右侧为化生的高柱状胃小凹型上皮;C. 十二指肠胃体腺异位;D. 高倍镜示异位的胃体腺

现十二指肠病变时,首先需要关注的就是是否存在胃部病变,是否存在幽门螺杆菌感染,以及是否存在 NSAIDs 相关损伤。

【病理变化】

1. 大体特征　内镜下,十二指肠球部黏膜水肿、充血、糜烂,有时可见点状红斑("椒盐样"改变),部分呈结节状增生。如有溃疡,黏膜炎症多局限于溃疡旁 0.5～1cm 范围内,如果病变向远端蔓延至十二指肠降部,则需考虑其他原发疾病,如胃泌素瘤、克罗恩病等。

2. 镜下特征

(1) 组织学特征:可见黏膜水肿、出血,上皮内一定数量的中性粒细胞浸润,固有层内淋巴细胞、浆细胞数量增多,导致隐窝间隔增宽。表面上皮变性,隐窝反应性增生,常见表面胃小凹上皮化生(图 3-6-1A、B),化生程度往往与炎症的程度平行[193]。幽门螺杆菌感染是导致十二指肠炎的常见原因,可导致绒毛上皮内淋巴细胞增多,往往与胃部感染同时存在,但文献报道在幽门螺杆菌阳性的非溃疡性消化不良患者中胃小凹上皮化生的发生率低。NSAIDs 导致的十二指肠炎常有特征性的粉染无细胞带,仅有很少量甚至没有慢性炎细胞浸润,同时多伴有胃部的反应性胃病。相反,克罗恩病累及十二指肠常有明显的慢性炎细胞浸润,缺乏粉染无细胞带[194]。

内镜下所见的结节状增生对应的组织学变化可以是胃体腺异位(图 3-6-1C、D)、淋巴滤泡增生和十二指肠 Brunner 腺增生。增生的 Brunner 腺与正常 Brunner 腺相同,由具有导管和间质成分的小叶状结构构成,但小叶大小不一,纤维间隔明显。

十二指肠近端正常情况下绒毛即较为短钝,甚至可以局灶平坦,因此镜下观察时注意不要过度解读为绒毛萎缩。

(2) 特殊染色:PAS 染色可以突出显示胃小凹上皮化生。

二、乳糜泻

【定义】

乳糜泻(celiac disease)是以患者不能耐受麦胶蛋白而引起小肠黏膜病变的一种原发性吸收不良综合征,又称麦胶过敏性肠病、非热带口炎性腹泻。

【临床特征】

1. 流行病学　本病在西方人群发病率较高,约为 0.3%～1%,我国则少见[195]。即使在本病高发的西方国家,目前也公认在普通人群中还有相当数量的未诊断病例,因此,本病的实际发病率可能是确诊病例的 10 倍。而在我国,乳糜泻更有可能只是显露了冰山一角。本病

有一定的遗传倾向,一级亲属的发病率 4%～12%,1 型糖尿病患者中的发生率达 3%～8%[74,163]。

2. 发病机制　乳糜泻的发病机制复杂,被认为是具有遗传易感性的人员暴露于麦胶蛋白后,激活了细胞和体液免疫反应的结果。HLA-DQ2 和 HLA-DQ8 是最主要的乳糜泻易感基因。患者具有 DQ2+ 或 DQ8+ 的抗原呈递细胞能捕获和呈递脱酰胺的麦胶蛋白肽,导致对麦胶蛋白具有反应性的 T 细胞活化。活化的 T 细胞激活 B 淋巴细胞和浆细胞,分泌自身抗体,并激活产生细胞因子的 T 淋巴细胞,造成肠黏膜损伤。损伤造成肠黏膜萎缩,吸收面积减少,同时,由于肠黏膜细胞的各种酶类,以及肠液、肠道激素分泌减少,导致糖、蛋白质、脂肪、水和盐类的吸收功能减弱,最终造成吸收功能障碍[74,180]。

乳糜泻患者黏膜内聚集的浆细胞产生的抗体包括抗麦胶蛋白抗体、抗转谷氨酰胺酶抗体、抗肌内膜抗体、抗网状蛋白抗体和抗肠上皮细胞肌动蛋白抗体,血清学检查上述抗体对诊断乳糜泻有帮助。

3. 临床表现　本病可见于任何年龄人群,20～40 岁者多见,女性略多于男性。患者症状与进食面粉制品有关,停止进食含麦胶蛋白的食物(如小麦、大麦、黑麦等)则症状缓解。成人主要表现为慢性腹泻、吸收不良、脂肪泻、体重减轻、缺铁性贫血、腹胀、疲乏和不适,儿童除上述症状外,还可出现生长停滞、身材矮小、低蛋白血症、易激惹和抑郁等[156,161]。

乳糜泻患者发生肿瘤的风险增加,淋巴组织异常增生和淋巴瘤是最常见的恶性并发症,多数为肠病相关 T 细胞淋巴瘤(enteropathy-associated T-cell lymphoma),肿瘤弥漫累及小肠,引起溃疡、狭窄、穿孔,进展快,预后差(详见"消化道淋巴造血系统肿瘤"篇)。其他如口咽癌、小肠腺癌(空肠最常见)、食管癌、直肠癌和肝癌的危险也增加[74]。慢性非特异性溃疡性空肠回肠炎是乳糜泻少见而严重的合并症。

4. 实验室检查　血清学检查 IgA 肌内膜抗体(IgA EMA)、IgA 组织转谷氨酰胺酶抗体(IgA tTG)、抗麦胶蛋白 IgA 抗体(IgA AGA)及抗麦胶蛋白 IgG 抗体(IgG AGA)等是诊断本病的重要参考指标(表 3-6-1)[177]。

HLA-DQ2 和 HLA-DQ8 基因型检测对诊断乳糜泻有帮助,虽然不是所有的携带者均会发病,但基因检查阴性者可以排除乳糜泻。

5. 治疗及预后　目前对乳糜泻的处理是严格的终生无麦胶饮食。多数患者在停止摄入麦胶蛋白饮食后 48h 内症状明显改善,数周至数月后可完全恢复正常。如果乳糜泻未能及时诊断或症状未被良好控制,则发生并发症的风险增加,如 T 细胞淋巴瘤、小肠腺癌、头颈部肿瘤、

表 3-6-1 血清学检测指标的敏感性和特异性

检测抗体	敏感性	特异性	备注
IgA EMA	85%~90%	97%~100%	检测步骤相对复杂,<2 岁敏感性低
IgA tTG	95%~98%	94%~95%	<2 岁敏感性低
IgA AGA	75%~90%	82%~95%	在婴幼儿敏感性好于 EMA,常用于监测对无麦胶蛋白饮食的反应
IgG AGA	69%~75%	73%~90%	在婴幼儿敏感性好于 EMA,IgA 缺乏患者推荐检测

不孕、骨质疏松症、发育障碍、自身免疫性疾病等[74]。

如果乳糜泻患者症状持续存在,小肠绒毛萎缩,且对无麦胶饮食没有反应时,应考虑为顽固性乳糜泻。顽固性乳糜泻发生 T 细胞淋巴瘤的危险性明显增高。

【病理变化】

1. 大体特征 乳糜泻病变多累及近端小肠黏膜,随着向远端小肠延伸病变逐渐减轻。内镜下,十二指肠和小肠黏膜皱襞减少,绒毛短缩使黏膜外观扁平、扇贝样,或严重萎缩如马赛克样,缺乏正常绒毛且绒毛毛细血管不规则扩张。但内镜下所见既不特异也不敏感,最终的诊断还需依靠组织学检查。如将活检的黏膜组织块置于固定液中,可见正常黏膜纤细的绒毛漂浮在液体中似海葵的触手,而乳糜泻患者的黏膜表面粗糙平坦[156,157]。

2. 镜下特征

(1)组织学特征:显微镜下乳糜泻最典型的形态改变可以概括为以下几点(图 3-6-2)[156,157,196]:

1)小肠绒毛萎缩,甚至完全消失扁平,隐窝增生,核分裂象增多。绒毛:隐窝比<3:1。由于十二指肠球部有较为丰富的 Brunner 腺,表面的绒毛高度变化较大,因此推荐活检时从十二指肠第二段取材。

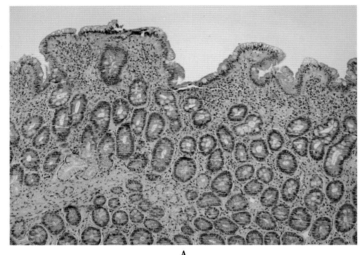

A

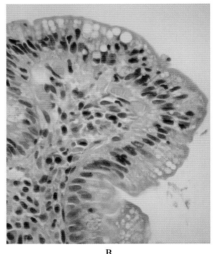

B

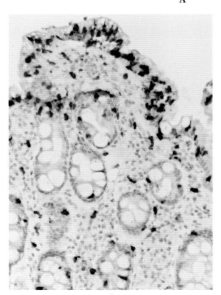

C

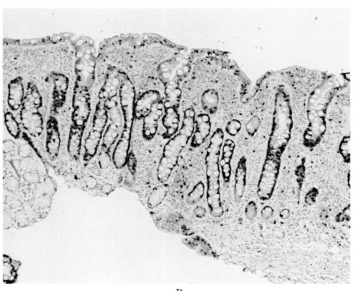

D

图 3-6-2 乳糜泻患者十二指肠活检
A. 低倍镜示绒毛显著萎缩,隐窝增生,固有膜淋巴细胞、浆细胞浸润;B. 高倍镜示上皮内淋巴细胞增多,以绒毛顶端为著,部分上皮细胞空泡变性;C. CD8 免疫组化染色显示上皮内浸润的淋巴细胞以 CD8+ 的 T 细胞为主;D. Ki-67 染色显示隐窝显著增生

2）上皮内淋巴细胞（IELs）数量增加，早期文献认为IELs应超过40个/100肠上皮细胞，近年观点认为正常IELs不应超过25个/100肠上皮细胞，25~29个/100肠上皮细胞属交界性病变，≥30个/100肠上皮细胞则明确为异常。作为全身免疫系统的重要组成部分，小肠上皮内正常即存在淋巴细胞，且分布有一定的正常极向，即绒毛顶端IELs较少，向下逐渐增多。乳糜泻时，IELs增多，尤以绒毛顶端为著，因此有文献推荐当绒毛结构无明显变化时，绒毛顶端IELs>6个/20个上皮细胞即有病理意义。

3）上皮细胞由柱状变为立方状或扁平，微绒毛模糊不清，胞质内可见空泡，杯状细胞减少。

4）固有层慢性炎细胞浸润，包括淋巴细胞、浆细胞及嗜酸性粒细胞，偶见中性粒细胞浸润或隐窝脓肿形成。

广泛采用的 Marsh 分类系统根据主要形态特点的变化程度不同，将疾病分为不同等级（表3-6-2）。需要注意的是，乳糜泻的组织学表现为非特异性，与之类似的疾病包括热带性腹泻、食物过敏、自身免疫性肠病、普通变异型免疫缺陷病等，必须结合相关临床表现和辅助检查才能确诊。

表 3-6-2　乳糜泻的修订 Oberhuber-Marsh 分级系统

级别	IELs/100 个肠上皮细胞	隐窝	绒毛
0	<0	正常	正常
1	>30	正常	正常
2	>30	增生	正常
3a	>30	增生	轻度萎缩
3b	>30	增生	明显萎缩
3c	>30	增生	消失

（2）免疫组化：免疫组化检查 IELs 的表型变化对诊断有一定帮助，但日常诊断通常不需要。正常小肠黏膜 IELs 多数为 CD3+、CD8+ T 细胞，主要为 TCR-αβ+ 淋巴细胞，而乳糜泻患者小肠黏膜 IELs 中 TCR-γδ+ 的 T 细胞比例增高。

【鉴别诊断】

1. **热带性腹泻**　小肠病变与乳糜泻类似，但是以明显的热带地方性和对抗生素治疗反应敏感为特点，且典型者主要累及回肠末端，绒毛萎缩的程度也相对较轻。

2. **胶原性腹泻**　以固有层内玻璃样物质沉积为特点，有些病例可能是淋巴组织增生性疾病。

3. **自身免疫性肠病**　同样可有小肠绒毛显著萎缩，但本病通常缺乏显著的 IELs 增多，特别是绒毛顶部或表层上皮的 IELs 不增多，隐窝底部可见上皮细胞凋亡。严重的病例杯状细胞和帕内特细胞完全消失。

4. **普通变异型免疫缺陷**　同样可有小肠绒毛显著萎缩，但其特征性改变为固有层中浆细胞显著减少或缺乏。

5. **细菌过度生长**　同样可有小肠绒毛显著萎缩，但如固有层内浸润的中性粒细胞较明显，需考虑细菌过度生长，这是导致患者对无麦胶蛋白饮食无反应的常见原因。

三、疱疹性皮炎相关肠病

【定义】

疱疹性皮炎相关肠病（dermatitis herpetiformis associated enteropathy）是与疱疹性皮炎相关的亚临床型乳糜泻。

【临床特征】

约25%的疱疹性皮炎病例伴有脂肪泻，与乳糜泄具有共同的遗传易感基因。采用无谷蛋白饮食可同时改善皮肤和肠道症状。如果没有肠道症状不一定需要限制饮食，可使用氨苯砜或磺胺吡啶改善皮肤症状[74,197,198]。

【病理变化】

约2/3的患者有严重的小肠绒毛萎缩，主要累及十二指肠和空肠近端，其余病例绒毛萎缩轻重不等。小部分病例小肠绒毛形态正常，但如给予高谷蛋白饮食则可发生绒毛萎缩，恢复正常饮食后绒毛恢复正常[74]。

皮肤活检免疫荧光检测提示疱疹性皮炎有两种不同类型的病变，真皮表皮交界处颗粒状 IgA 沉积见于约85%~90%的患者，这些患者伴有小肠黏膜的改变；10%~15% IgA 呈线性沉积的患者则不伴有黏膜病变[74]。

四、肠病性肢端皮炎

【定义】

肠病性肢端皮炎（acrodermatitis enteropathica）是原发或继发性锌缺乏导致的以肢端皮炎、脱发、腹泻为特征的疾病。

【临床特征】

肠病性肢端皮炎分为原发与继发两大类，前者是一种罕见的常染色体隐性遗传性代谢缺陷病，因一种锌转运基因 SLC39A 功能异常导致严重的锌缺乏。已知该基因位于染色体 8q24.3，隶属可溶性物质载体 39A 超家族。由于锌是 100 多种酶的正常成分，锌缺乏可导致广泛的核酸代谢、蛋白质和氨基酸合成障碍，引起婴幼儿生长停滞。临床表现主要是腹泻、厌食、生长迟缓、脱发、体重减轻和反复感染，如不经治疗可导致死亡。后者常继发于克罗恩病，也有继发于吸收不良、乳糜泻、自身免疫性肠病的报道。补锌治疗对两种类型均有效[74,157]。

【病理变化】

本病普通光镜下组织学改变不特异，主要表现为小肠绒毛灶状短缩，隐窝轻度增生和炎细胞浸润略增多。

电镜下帕内特细胞内出现特征性的多形性胞质包涵体是本病的特异性诊断线索,补锌治疗后超微结构异常消失[74,157]。

五、难治性腹泻

【定义】

难治性腹泻(refractory sprue)是病因不明的以小肠绒毛萎缩及其所致的相关临床表现为特征的疾病。

【临床特征】

患者具有腹泻和吸收不良的临床表现,且经过至少6个月的严格无麦胶蛋白饮食后,症状仍无改善。对于最初对无麦胶蛋白饮食有反应,随后发生复发的病例,需严格除外无意中摄入麦胶蛋白或其他因素导致的绒毛萎缩,如牛奶、鸡蛋过敏、双糖酶缺乏、自身免疫性肠炎等。有研究表明,约82%~90%的复发性乳糜泻患者是因摄入麦胶蛋白饮食或误诊所致[74,163,199]。

严格排除上述因素后确诊的难治性腹泻患者可以根据上皮内T细胞亚群正常与否分为两型。Ⅰ型上皮内淋巴细胞表型正常,为多克隆性,共表达CD3和CD8,对糖皮质激素或其他免疫抑制剂治疗有反应,很少发展成肠病相关性T细胞淋巴瘤(EATL)。Ⅱ型上皮内淋巴细胞表型异常,CD8阳性细胞明显少于CD3阳性细胞,血清学检查乳糜泻相关抗体通常为阴性,约半数患者在5年内进展为EATL,因此此型被认为是肿瘤前驱病变。免疫组化和T细胞受体克隆性重排分析对诊断有所帮助,但存在假阴性或假阳性的可能,并且部分普通的乳糜泻患者也可存在相同的异常表型,因此解释结果时需谨慎。本病对激素治疗通常无反应,近来有抗TNF治疗和干细胞移植成功的报道[74,163,200,201]。

【病理变化】

Ⅰ型难治性腹泻通常呈Marsh 3型形态,上皮内淋巴细胞表型与普通乳糜泻相同,表达CD3、CD7、CD8、CD103和TCR-β,CD8阳性细胞数量基本与CD3阳性细胞数量相等。TCR重排检测为多克隆,极少数情况下优势克隆的存在可导致假阳性结果[157,202]。

Ⅱ治性腹泻的组织学改变与普通乳糜泻无差别,上皮内浸润的淋巴细胞无异型性但表型异常,表现为多种T细胞表面标记的丢失,包括CD7和CD8,CD103通常保留,CD3膜表达丢失但胞质表达存在。如流式细胞检测20%的IELs表面标记表达丢失(有文献认为应达40%)以及免疫组化检测50%的细胞CD8表达丢失,提示为Ⅱ型难治性腹泻。TCR重排检测均为单克隆性增生。2/3的难治性腹泻病例胃及结肠活检也可检出异常表型的T细胞。近半数病例在5年内进展为EATL,且免疫抑制剂可加速EATL的发生,因此区分两型病变非常必要[159,163,202]。

【鉴别诊断】

1. **热带性腹泻**　以明显的热带地方性和对抗生素治疗反应敏感为特点,且典型者主要累及回肠末端,绒毛萎缩的程度也相对较轻。

2. **胶原性腹泻**　以固有层内玻璃样物质沉积为特点,有些病例可能是淋巴组织增生性疾病。

3. **自身免疫性肠病**　同样可有小肠绒毛的显著萎缩,但本病通常缺乏显著的IELs增多,特别是绒毛顶部或表层上皮的IELs不增多,隐窝底部可见上皮细胞凋亡。严重的病例杯状细胞和帕内特细胞完全消失。

4. **普通变异型免疫缺陷**　同样可有小肠绒毛的显著萎缩,但其特征性改变为固有层内浆细胞显著减少或缺乏。

5. **乳糜泄**　严格控制麦胶蛋白摄入后临床症状可改善。血清学相关抗体的检测可协助鉴别。

六、热带性腹泻

【定义】

热带性腹泻(tropical sprue)是病因不明,但具有明显热带地域发病特征、以吸收不良和腹泻为主要临床表现的小肠炎症性疾病。

【临床特征】

热带性腹泻与乳糜泻不同,具有明显的地域分布特点,多发生于热带,以波多黎各、委内瑞拉、哥伦比亚、墨西哥、印度和东南亚最为多见。本病病因不明,目前认为可能与营养不良、小肠需氧菌感染、微生物或饮食中毒素作用有关,而与麦胶蛋白无关[74,163,203,204]。

临床主要表现为营养缺乏、食欲不振、腹胀和长期腹泻,患者可因严重的吸收障碍继发巨细胞性贫血、舌炎、口角炎、角膜干燥和夜盲。如诊断正确,需四环素加叶酸治疗6个月,通常疗效显著,但如患者仍生活在热带流行地区,50%可复发[74,163]。

【病理变化】

1. **大体特征**　病变主要累及空肠和回肠,可直至回肠末端。内镜下,小肠黏膜绒毛不规则、粗大、卷曲、变平,皱襞消失或呈扇贝样[74]。

2. **镜下特征**　镜下,小肠黏膜的绒毛不同程度萎缩,但很少完全变平坦,上皮内淋巴细胞明显增多。隐窝增生,固有层可见以淋巴细胞、浆细胞、组织细胞和嗜酸性粒细胞为主的炎细胞浸润[74,204]。

【鉴别诊断】

1. **乳糜泻**　热带性腹泻的组织学形态可以与乳糜泻完全相同,主要的区别在于:①乳糜泻的绒毛萎缩更为显著,因此前者更类似于部分治疗后或潜伏型乳糜泻的形态;②乳糜泻常累及十二指肠而不累及末端回肠;③乳糜泻患者对无麦胶蛋白饮食有反应。

2. 细菌过度生长 两者组织形态基本一致,但细菌过度生长在表面上皮除可见淋巴细胞外,还常见中性粒细胞。临床上,患者有肠运动障碍及瘀滞等诱发因素且缺乏热带地区旅行史。

3. 微孢子虫病 均可引起绒毛萎缩和上皮内淋巴细胞增多,但微孢子虫病通常仅见于 AIDS 患者,革兰氏染色或 Giemsa 染色可见病原体,实验室粪便检查也有助于发现病原体。

七、伴正常绒毛结构的上皮内淋巴细胞增多

【定义】

伴正常绒毛结构的上皮内淋巴细胞增多(intraepithelial lymphocytosis with normal villous architecture,IELNVA)为绒毛结构保持,但绒毛上皮内淋巴细胞增多的一种小肠黏膜形态改变。

【临床特征】

约 11% 的十二指肠 IELNVA 患者存在抗肌内膜抗体或组织转谷氨酰胺酶 IgA 阳性,因此过去被认为是一种隐匿型的乳糜泻,但随后的文献研究发现,IELNVA 可见于多种疾病,包括幽门螺杆菌感染、克罗恩病、细菌过度生

长、自身免疫病、寄生虫感染、服用 NSAIDs,以及对非麦胶蛋白类食物过敏等[205]。

IELNVA 的临床表现不特异,主要症状包括腹泻、体重下降、贫血、恶心呕吐、腹痛、便秘、腹胀等,其中约 10% 的病例经血清学检查证实为乳糜泻,且均对无麦胶蛋白饮食有反应,提示应对此类患者进行进一步的血清学检查或试验性饮食治疗,以发现隐匿的乳糜泻患者。桥本甲状腺炎、甲亢、类风湿关节炎、银屑病、多发性硬化等自身免疫病患者约占 14%,服用 NSAIDs 者约占 14%,约 12% 为克罗恩病患者[206,207]。

【病理变化】

顾名思义,IELNVA 的形态学表现为绒毛结构基本正常,但上皮内淋巴细胞增多(图 3-6-3)。有关 IELs 的正常上限不同文献采用的标准不一,从 20~40 个/100 个上皮细胞不等。IELs 的分布对于区分病因虽不绝对,但可能有一定帮助。乳糜泻患者的 IELs 通常在绒毛顶部更密集或在整个绒毛上皮内均匀分布,而非乳糜泻患者的 IELs 分布通常从隐窝底部至绒毛顶部逐渐减少。有研究表明,幽门螺杆菌感染亦可导致约 40% 的患者出现十二指肠上皮 IELs 增多,但仅有 4% 的患者 IELs>40/HPF[205,207,208]。

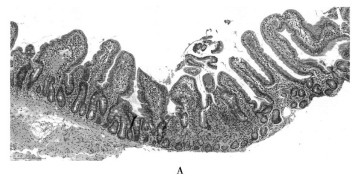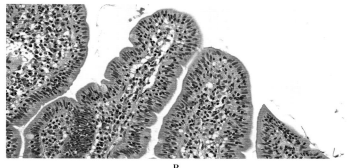

图 3-6-3 十二指肠活检

A. 低倍镜示绒毛基本正常;B. 高倍镜显示上皮内淋巴细胞显著增多(图片由耶鲁大学医学院张旭晨副教授惠赠)

由于 IELNVA 仅仅是一个形态学描述而非诊断性病名,因此病理诊断 IELNVA 时应注明该形态改变与乳糜泻、自身免疫病、NSAIDs、克罗恩病等多种病因有关[209]。

八、溃疡性空肠回肠炎

【定义】

溃疡性空肠回肠炎(ulcerative jejunoileitis)是以小肠多发溃疡和腹泻为特征的炎症性疾病。

【临床特征】

溃疡主要累及空肠近端,伴出血、穿孔或梗阻。多数为顽固性乳糜泻的合并症,患者伴有腹痛和发热,多数病例为肠病相关 T 细胞淋巴瘤的早期。通常认为 II 型难治性腹泻、溃疡性空肠回肠炎和肠病相关性 T 细胞淋巴瘤

是一个连续的 T 细胞肿瘤性病变的谱系[210]。

【病理变化】

溃疡多数仅达黏膜下层,有的略深,同时伴有急慢性炎症反应、纤维化和假幽门腺化生。周围黏膜呈乳糜泻改变,有时可呈胶原性肠炎的形态。上皮内淋巴细胞表型与 II 型难治性腹泻相似,TCR 检测多为单克隆性。有时需多取材,仔细寻找溃疡底部可能残存的异常 T 细胞[74,163]。

九、淋巴细胞性小肠炎

【定义】

淋巴细胞性小肠炎(lymphocytic enteritis)是以小肠黏膜上皮内淋巴细胞增多为特征的炎症性病变,特别是十

二指肠黏膜上皮内淋巴细胞增多（淋巴细胞性十二指肠炎）。

【临床特征】

多种原因可以引起小肠黏膜上皮内淋巴细胞增多，最多见的是非甾体消炎药、克罗恩病和幽门螺杆菌感染等，乳糜泻也常见小肠上皮内淋巴细胞增多，但该病在我国少见[211,212]。部分作者仅将不明原因的小肠黏膜上皮内淋巴细胞增多称为淋巴细胞性小肠炎/十二指肠炎，此类病变可与淋巴细胞结肠炎同时发生（淋巴细胞性小肠结肠炎）[213]。

【病理变化】

上皮内淋巴细胞数量增多，多为细胞毒性 T 淋巴细胞表型，免疫组化显示 CD3 阳性，CD8 阳性，CD4 阴性。如果上皮内淋巴细胞 CD8 阴性或 CD56 阳性提示存在肠病相关 T 细胞淋巴瘤的可能，而非淋巴细胞性小肠炎[213]。

十、胶原性小肠炎

【定义】

胶原性小肠炎（collagenous enteritis）是以水样泻、小肠黏膜下胶原纤维层增厚为特征的一种疾病，又称为胶原性口炎性腹泻。

【临床特征】

胶原性小肠炎以反复腹泻为主要表现，常伴低蛋白血症、中度贫血、低血钾等症状。与乳糜泻不同，胶原性小肠炎对限制谷类摄入治疗无效[214,215]。

【病理变化】

1. 大体特征　内镜下可显示小肠黏膜非特异性改变，比如黏膜片状苍白。

2. 镜下特征　①小肠绒毛明显萎缩；②黏膜全层炎

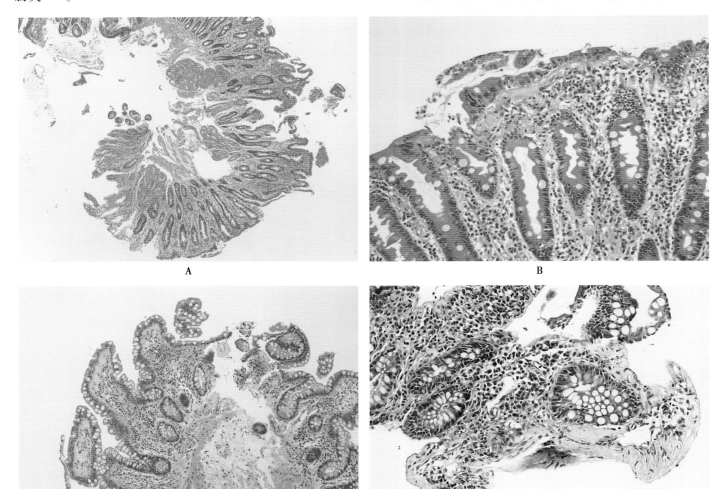

A

B

C

D

图 3-6-4　胶原性小肠炎

A. 十二指肠黏膜萎缩，黏膜全层炎症细胞浸润；B. 黏膜上皮下胶原带增厚，胶原内可见内陷的毛细血管，部分上皮脱落；C. 回肠黏膜上皮下方也可见增厚的胶原，胶原带厚薄不一，基底不平整；D. Masson 三色染色显示增厚的胶原带

症细胞浸润,淋巴细胞、浆细胞浸润,嗜酸性粒细胞增多;③小肠黏膜贴邻表层上皮细胞之下观察到明显增厚的胶原带,沉积的胶原延伸至邻近黏膜固有层,沉积的胶原内陷入有毛细血管,胶原带不同区域厚薄不一,三色染色显示绿色胶原(图3-6-4);④表面上皮内淋巴细胞增多,免疫组化显示上皮内淋巴细胞 CD8 阳性[216]。

【鉴别诊断】

1. 乳糜泻　胶原性小肠炎腹泻症状明显,小肠黏膜绒毛萎缩,临床和病理形态均与乳糜泻相似,但乳糜泻不会有黏膜上皮下明显的胶原带。

2. 肠道淀粉样物质沉积症　部分肠道淀粉样物质沉积症也可见到表面上皮下或隐窝旁红染物,类似胶原性结肠炎,炎症细胞浸润较明显,一般可见浆细胞。刚果红染色和 Masson 三色染色可以区别两者。

十一、空肠炎

【定义】

空肠炎(jejunitis)为病因不明的空肠炎症性疾病,又称为急性蜂窝织炎性空肠炎,有可能并非独立的疾病类型。

【临床特征】

罕见,仅有少量个例报道[217]。中老年易患。

【病理变化】

大体可见界限清晰的黏膜炎症改变,浆膜面可有脓性渗出物附着。肠壁水肿,肠系膜质地变硬。可见肿大的肠系膜淋巴结。

镜下可见空肠黏膜非特异性炎症改变,病变以黏膜层和黏膜下层最为显著,可见淋巴管炎和淋巴结炎,肠系膜可见中性粒细胞浸润。

十二、小肠慢性肉芽肿性疾病

小肠慢性肉芽肿性疾病(chronic granulomatous dis-

ease of small intestine)是一种免疫缺陷性疾病,巨噬细胞功能缺陷导致反复感染,以多量肉芽肿形成为特征。大部分病例 5 岁前发病。小肠慢性肉芽肿性疾病较结肠少见,可引起肠梗阻表现。大体上表现为肠腔狭窄、瘘管、纵行溃疡等,肛周瘘管也比较常见,导致与克罗恩病混淆。镜下表现与结肠慢性肉芽肿性疾病类似(详见结肠慢性肉芽肿性疾病章节)。

十三、结节病

【定义】

结节病(sarcoidosis)是一种病因不明的多系统多器官受累的肉芽肿性疾病。

【临床特征】

几乎全身每个器官均可受累,最常侵犯肺、双侧肺门淋巴结,其次是皮肤和眼,累及消化系统者少见,其中以胃受累最常见,其次为结肠,食管和小肠受累最少见。患者血清血管紧张素转换酶活性增高[218]。

本病为一种自限性疾病,大多预后良好,有自然缓解的趋势,如无明显症状无需治疗。大多数结节病累及胃肠道时不引起明显的临床症状,仅不足 1% 的病例出现腹泻、吸收不良、腹痛、便血等症状[218]。

【病理变化】

内镜检查可见黏膜溃疡、出血,显微镜下可见由上皮样细胞组成的非干酪样坏死性肉芽肿,周围有淋巴细胞围绕,结节中的巨细胞内可见 Schaumann 小体、星状小体等,肉芽肿可出现在肠壁各层(图3-6-5)[219,220]。

【鉴别诊断】

结节病累及肠道时需与其他肉芽肿性病变鉴别,特别是克罗恩病和结核病。一般情况下,肠壁内结节病样肉芽肿合并肠系膜淋巴结结节病样肉芽肿,首先应考虑克罗恩病,而结节病除肉芽肿外,不具备克罗恩病的其他

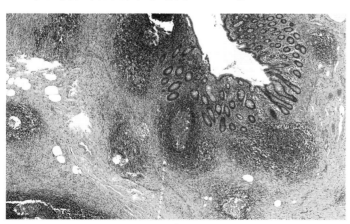

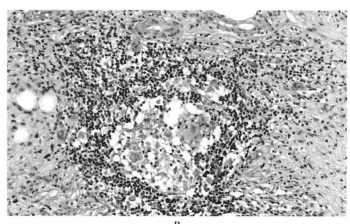

A

B

图 3-6-5　结节病累及阑尾

A. 低倍镜下,阑尾壁内可见多个非干酪样坏死性肉芽肿;B. 高倍镜示肉芽肿由组织细胞和多核巨细胞构成,中央无坏死,肉芽肿周围有淋巴细胞围绕

特征。肉芽肿中央缺乏干酪样坏死以及病原学检查阴性可与结核病鉴别。

十四、回肠贮袋炎

【定义】

回肠贮袋炎（ileal pouch/pouchitis）是全结肠切除术后回肠贮袋因与粪便接触以及伴发的细菌感染所导致的非特异性炎症。

【临床特征】

因溃疡性结肠炎或家族性腺瘤性息肉病等原因行全结肠切除术后,回肠贮袋肛管吻合术已成年轻患者重建肠道的首选术式[221]。

回肠贮袋炎术后2年内发生率较高,以溃疡性结肠炎患者较多见（60%左右）,家族性腺瘤性息肉病少见（<10%）。症状有腹泻、血便、腹痛,也可有发热、里急后重等症状。急性回肠贮袋炎多由细菌感染所致,对抗生素治疗有效,5%~10%的患者转变成慢性回肠贮袋炎,慢性回肠贮袋炎一般对抗生素治疗无效,需要激素或免疫抑制剂治疗。药物治疗无效的病例需要手术切除贮袋。

【病理变化】

1. **大体特征**　内镜下表现为黏膜血管纹理消失,水肿,颗粒状,质脆,易出血,可有糜烂和浅表溃疡形成。

2. **镜下特征**　回肠贮袋炎的黏膜改变类似溃疡性结肠炎,有以下一些改变:①炎症细胞浸润,包括淋巴细胞、浆细胞、嗜酸性粒细胞和组织细胞浸润;②中性粒细胞浸润伴隐窝脓肿。中性粒细胞浸润是诊断回肠贮袋炎所必须的。正常的回肠黏膜在粪便的刺激下也可有炎症细胞增多,在没有中性粒细胞的情况下不能诊断贮袋炎;③小肠绒毛变钝,隐窝萎缩,隐窝增生;④结肠黏膜化生,黏膜形态及上皮细胞内黏液成分类似大肠黏膜,主要见于重度回肠贮袋炎[222]（图3-6-6）;⑤幽门腺化生,黏膜肌增厚,黏膜下纤维化;⑥裂隙状溃疡,肠壁全层淋巴滤泡增生和肉芽肿等克罗恩病样改变,但多数肉芽肿是由于隐窝破裂所致的黏液肉芽肿或异物肉芽肿。

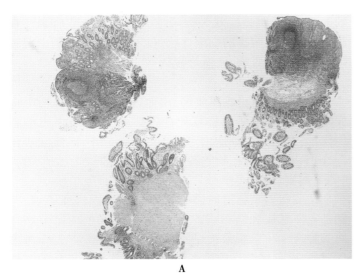
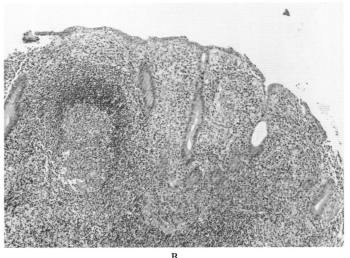

A　　　　　　　　　　　　　　B

图3-6-6　全结肠溃疡性结肠炎术后回肠贮袋炎
A.回肠黏膜萎缩,绒毛缩短,局部似大肠黏膜;B.黏膜全层慢性炎症细胞浸润,黏膜基底部浆细胞增多,上皮内中性粒细胞浸润

贮袋的后部和下方黏膜病变最明显,此处活检容易有阳性结果。对于难治性贮袋炎需要检测是否存在特殊感染,如巨细胞病毒感染[223]。

【鉴别诊断】

1. **正常回肠贮袋黏膜**　正常回肠贮袋黏膜绒毛萎缩和慢性炎症细胞增多,但罕见中性粒细胞浸润,存在中性粒细胞浸润提示回肠贮袋炎[224]。

2. **克罗恩病**　回肠贮袋炎少数情况下在组织学上与克罗恩病有重叠,回肠贮袋标本诊断克罗恩病需要非常慎重,对可疑病例需要复习手术切除的肠段切片和近端回肠是否存在克罗恩病的依据。

十五、溃疡性结肠炎小肠受累

【定义】

溃疡性结肠炎小肠受累（ulcerative colitis in the small intestine）为溃疡性结肠炎累及小肠后所致的非特异性炎症性病变,大多为累及回肠末端的倒灌性肠炎。

【临床特征】

倒灌性回肠炎可见于17%的溃疡性结肠炎患者,多见于重度全结肠溃疡性结肠炎患者,提示该病变可能是由于回盲瓣功能不良结肠内容物回流至回肠末端所致,也可能是炎症致肠壁动力减弱或结肠炎症连续性波及所致。溃疡性结肠炎手术标本中存在倒灌性回肠炎并没有增加贮袋并发症的风险。少数情况下溃疡性结肠炎可以累及十二指肠和空肠,特别是儿童患者。有些弥漫性的十二指肠炎发生于溃疡性结肠炎切除后病例[225]。

【病理变化】

1. 大体特征　大多表现为回肠末端弥漫性炎症,多数病例炎症限于回肠末端数厘米以内,少数情况下可累及十二指肠和空肠,表现为黏膜红斑、溃疡。

2. 镜下特征　回肠末端黏膜固有层中性粒细胞浸润,灶性隐窝炎或隐窝脓肿,绒毛结构正常,有时可见到轻度隐窝结构扭曲,罕见溃疡和幽门腺化生,但目前仍缺乏倒灌性回肠炎广泛被接受的诊断标准(图 3-6-7)[226]。需要注意的是,少数情况下全结肠溃疡性结肠炎可以伴有弥漫性的回肠末端黏膜萎缩。

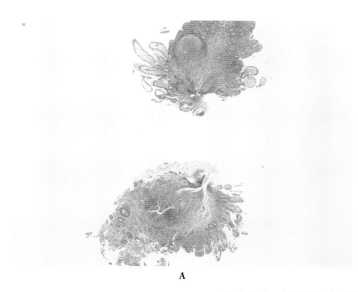
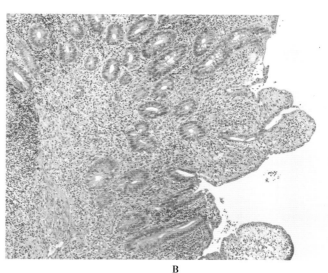

图 3-6-7　全结肠溃疡性结肠炎病例的倒灌性回肠炎
A. 回肠黏膜绒毛结构存在,黏膜全层淋巴细胞、浆细胞浸润;B. 活动性炎症伴隐窝炎

少数情况下溃疡性结肠炎可以累及十二指肠和空肠,特别是儿童患者。十二指肠和空肠黏膜可见弥漫性慢性炎症细胞浸润伴隐窝结构扭曲,类似大肠溃疡性结肠炎表现。有些弥漫性的十二指肠炎发生于溃疡性结肠炎切除后病例(图 3-6-8)[227]。

【鉴别诊断】

克罗恩病　明显隐窝结构扭曲、裂隙状溃疡、黏膜下层炎症、肉芽肿、较长段的回肠累及均提示克罗恩病的可能,直肠少有受累。

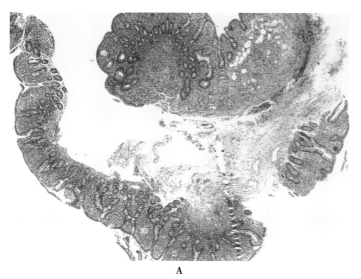
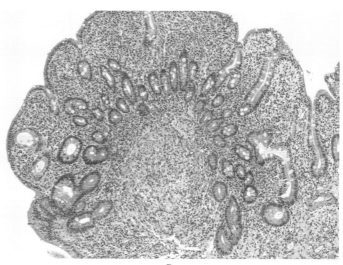

图 3-6-8　溃疡性结肠炎结肠切除术后
A. 弥漫性十二指肠炎;B. 十二指肠绒毛萎缩

十六、梗阻性肠炎

【定义】

梗阻性肠炎（obstructive enteritis）指肠梗阻近端炎性溃疡性病变，病变与梗阻肠段间相隔一段长短不一的正常肠黏膜。

【临床特征】

梗阻性肠炎的病因可能是肠梗阻致肠内压增高肠壁缺血，继发感染也有可能加重病情。可见于肿瘤、嵌顿疝、憩室、肠狭窄等情况，临床上表现为腹痛、便血、恶心、呕吐等症状[228]。

【病理变化】

1. 大体特征　大体上，梗阻近端肠管扩张，肠壁增厚，可见地图状、匍行性、纵行或横行等多种形状溃疡，黏膜可呈颗粒状外观，也可有鹅卵石样改变，可见假息肉[229]。

2. 镜下特征　梗阻性肠炎可类似缺血性肠炎的表现，特别是修复期的缺血性肠炎。黏膜上皮脱落，溃疡形成，溃疡多限于黏膜及黏膜下层，但裂隙状溃疡可深达肌层、浆膜层，偶尔可以穿孔。炎症多局限在溃疡附近，可有隐窝脓肿，溃疡间黏膜炎症常仅表现为轻度炎症[230,231]。除裂隙状溃疡周围外，多数病例缺乏全壁炎。肠壁肌层部分肌纤维消失可形成肌层红白束状交替分布的图像（图3-6-9）[228]。

【鉴别诊断】

1. 缺血性肠炎　梗阻性肠炎存在缺血改变，病理形态上与缺血性肠炎有重叠。梗阻性肠炎黏膜炎症细胞浸润更多见，上皮下玻璃样变物质较缺血性肠炎少见，肠梗

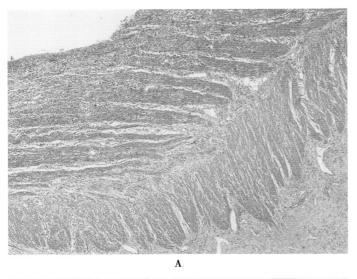

A

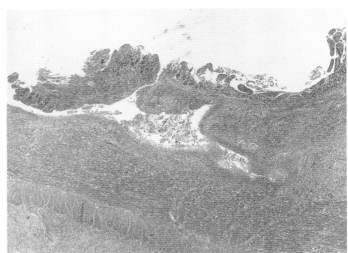

B

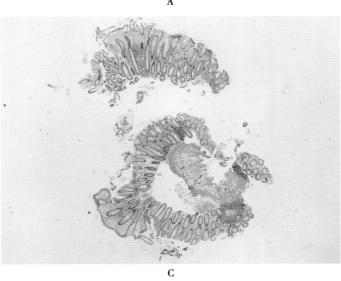

C

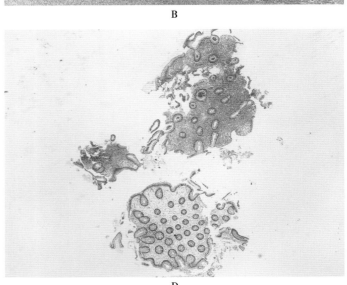

D

图 3-6-9　梗阻性肠炎

A. 部分肌层破坏；B. 可见裂隙状溃疡；C. 梗阻性肠炎的活检标本，黏膜结构保存；D. 梗阻性肠炎的活检标本，局部可见慢性结肠炎改变，似炎症性肠病

阻的病史有助于鉴别诊断。

2. 克罗恩病 梗阻性肠炎可有线状纵行溃疡、裂隙状溃疡以及卵石样改变,可能会与克罗恩病混淆,但梗阻性肠炎缺乏隐窝结构异常、淋巴滤泡增生和肉芽肿等改变,可鉴别。

十七、横膈病

【定义】

横膈病(diaphragm disease)是因非甾体抗炎药(NSAIDs)、抗凝药等导致的小肠节段性狭窄性疾病,受累肠管黏膜形成短而高的横膈样环状隆起,造成小肠管腔向心性狭窄。

【临床特征】

本病多见于老年人,多数有长期服用NSAIDs或抗凝药的病史。临床主要表现为腹痛、贫血,以远端小肠为多见,影像学检查可见小肠狭窄和肠壁局部增厚[74,156,232]。

部分患者行胶囊内镜检查时,可能因内镜嵌顿而行手术治疗,术后近40%的患者可复发。需注意的是,PPI抑制剂不仅不能减轻NSAIDs造成的肠道损伤,反而可能因造成肠道菌群改变而加重肠道损伤[233,234]。

【病理变化】

1. 大体特征 小肠肠腔内可见多发环状狭窄或短节段环周狭窄,绒毛顶端可见表浅溃疡,横膈处黏膜下纤维化,固有肌层完好(图3-6-10A)[234]。

2. 镜下特征 经横膈的横断面切片可见横膈由疏松、轻度纤维化的黏膜下层结缔组织组成,内含下插至黏膜肌层的疏松肌纤维束,表面被覆黏膜的绒毛顶端有浅表溃疡,绒毛萎缩变钝,隐窝增生,排列不规则,上皮核分裂象增多,提示存在修复性改变。间质少量淋巴单核细胞浸润,可见嗜酸性粒细胞(图3-6-10B~D)。横膈之间的黏膜结构基本正常。部分横膈内的黏膜下肌纤维、胶原束收缩,使横膈变矮,横切面呈半球状,有些横膈有可

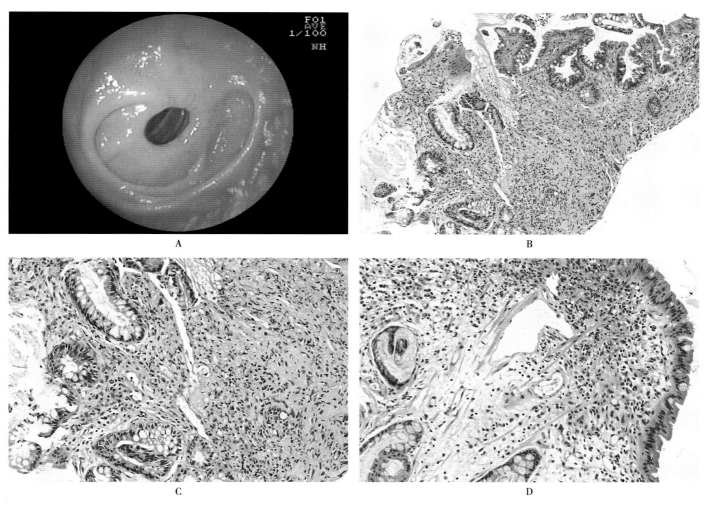

图 3-6-10 横膈病
A. 内镜下可见多发环形狭窄,图示为其中一处(图片由北京大学第三医院消化科李军医师惠赠);B. 狭窄表面活检显示局灶表面糜烂,绒毛短缩,隐窝萎缩,排列不规则,上皮反应性增生;C. 高倍镜示固有膜间质纤维化,可见少量淋巴细胞、浆细胞及嗜酸性粒细胞浸润;D. 另一块活检示固有膜间质内浸润的嗜酸性粒细胞及疏松上插的肌纤维束

能最后完全收缩变为黏膜下层致密的胶原瘢痕[234]。

【鉴别诊断】

隐源性多发溃疡狭窄性肠炎(CMUSE)同样可表现为小肠的多发狭窄、溃疡,虽然病因不明,但目前推测是由不典型的血管炎导致。与横膈病不同,本病多见于中青年人,手术治疗后可复发,激素治疗可缓解症状。

十八、隐源性多灶溃疡狭窄性肠炎

【定义】

隐源性多灶溃疡狭窄性肠炎(cryptogenic multifocal ulcerous stenosing enteritis,CMUSE)是一种病因不明的小肠多发慢性溃疡性疾病。

【临床特征】

临床罕见,目前病因尚不明确,以反复发作的小肠不全性梗阻为主要表现,常伴随腹痛、黑便、缺铁性贫血、低蛋白血症、水肿、生长发育迟缓等症状[163]。

【病理变化】

1. **大体特征**　CMUSE病变部位位于小肠,大体肉眼及内镜下可见多灶性的浅表溃疡。特征性的小肠病变包括1~25cm空肠或近端回肠部位的不同程度的狭窄,其余部位小肠正常[235]。

2. **镜下特征**　①一般溃疡仅仅累及黏膜和黏膜下层,无肌层炎症细胞浸润;②黏膜纤维组织增生,炎症细胞浸润以中性粒细胞及淋巴细胞、浆细胞为主,无肉芽肿,炎症为非特异性,部分病例可见较多嗜酸性粒细胞浸润(图3-6-11);③多数病例隐窝结构保存,或仅局灶性小肠绒毛和隐窝萎缩;④偶见动脉内膜炎[235,236]。

【鉴别诊断】

1. **药物性肠炎**　CMUSE的大体和镜下表现与非甾体消炎药所致的肠道改变很相似,从病理形态上很难鉴

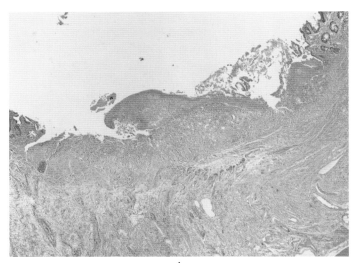

A

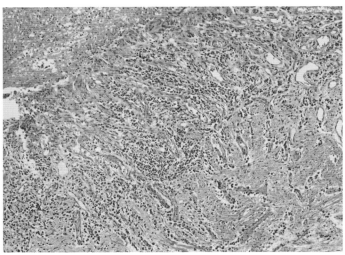

B

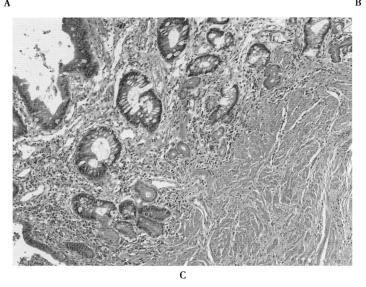

C

图3-6-11　隐源性多灶溃疡狭窄性肠炎
A.小肠黏膜可见浅表溃疡形成;B.溃疡底部见非特异性炎症细胞浸润;C.局灶黏膜可见幽门腺化生

别。在诊断 CMUSE 前需仔细询问病史,排除药物特别是非甾体消炎药、中药所致的肠道炎症改变,并结合临床病史综合判断。

2. **白塞病** 多数白塞病溃疡较深,不限于黏膜和黏膜下层,手术标本上容易鉴别,活检标本无法区分,白塞病的口腔和皮肤病变有助于鉴别。

3. **克罗恩病** 活检标本上见到肉芽肿、明显慢性回肠炎支持克罗恩病的诊断,手术标本鉴别两者较容易。

十九、白塞病

小肠白塞病(Behcet disease)多发生于回肠末端淋巴滤泡较多的区域。与大肠病变类似,表现为多发或单发深凿溃疡,溃疡周围呈水肿样肿胀,形成衣领样外观,穿孔较常见,镜下主要表现为血管周围单个核细胞浸润,淋巴细胞性血管炎(主要是淋巴细胞静脉炎),一般缺乏肉芽肿。参见大肠炎症性疾病章节。

二十、小肠结肠淋巴细胞性静脉炎

【定义】

小肠结肠淋巴细胞性静脉炎(enterocolic lymphocytic phlebitis,ELP)是病因不明且累及肠道小静脉的炎症性病变,又称炎症性肠系膜静脉闭塞性疾病(mesenteric inflammatory venous occlusive disease)。

【临床特征】

小肠结肠淋巴细胞性静脉炎属于罕见疾病,男性发病率约为女性的两倍,可见于从青年到老年的各年龄段,老年人常有高血压病史。病变由累及肠系膜静脉和肠壁内分支的孤立性血管炎引发肠缺血,产生类似于炎症性肠病的改变,亦可导致肠梗死。临床表现为突然发作的腹痛、血性或非血性腹泻、恶心呕吐和包块。病因不明,有研究推测可能与芦丁和氟硝丁酰胺等药物有关,最近也有个别报道认为是 IgG4 相关疾病的一种表现。患者

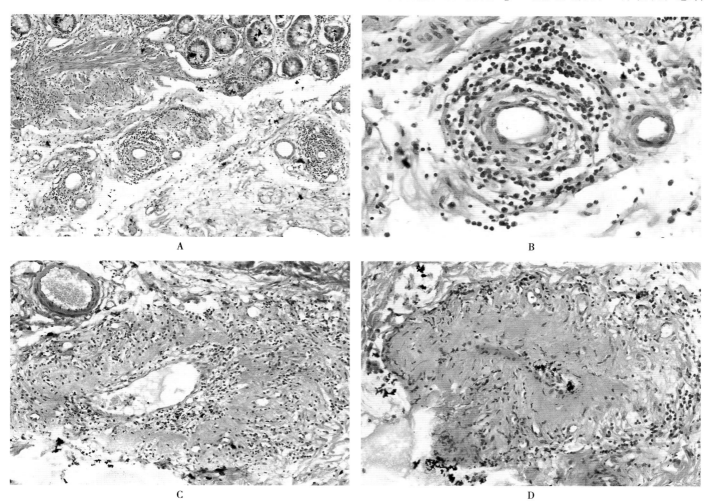

图 3-6-12 小肠结肠淋巴细胞性静脉炎
A. 图示为结肠病例,结肠黏膜结构正常,黏膜下层小静脉可见炎细胞浸润,与之伴行的小动脉未受累;B. 高倍镜示小静脉壁内淋巴细胞、浆细胞浸润,内膜增厚;C. 部分小静脉壁全层可见淋巴细胞浸润,局灶内膜增生,内膜下纤维化,管腔狭窄;D. 部分小静脉内膜下纤维增生,管腔闭塞

缺乏系统性血管炎表现,手术切除预后良好[237,238]。

【病理变化】

1. 大体特征 病变主要累及结肠,回肠远端和阑尾也可受累。内镜下可见黏膜呈缺血样改变,黏膜颗粒样,水肿,易碎伴溃疡形成。

2. 镜下特征 受累血管相关的肠段发生节段性缺血坏死,大体呈缺血样改变的区域和大体正常的区域均可见血管病变[237]。病变选择性累及黏膜下、浆膜下层和肠周组织的静脉及小静脉,动脉完全不受累。有些静脉管壁周围淋巴细胞袖套状浸润,偶可见巨细胞,管腔无狭窄;有些静脉全层可见密集的淋巴细胞浸润,伴内膜下局灶性纤维增生闭塞和管腔内血栓;有些则可见再通现象,这些病变可能代表了疾病进展的不同阶段(图 3-6-12)[157]。一般认为血管内膜肌层增生是继发于慢性血管炎的反应性病变,可能与血液高凝状态、创伤、败血症所引起的肠系膜血栓形成有关,内膜下纤维增生性病变中有时可见局灶性坏死和孤立的巨细胞。由于病变累及黏膜下层及更深部的肠壁血管,因此,黏膜活检通常不能证实或排除诊断。

肠系膜静脉内膜肌层增生、坏死性肉芽肿性静脉炎(仅累及肠系膜血管)和小肠结肠淋巴细胞性静脉炎究竟是相互独立但有一定关联的疾病,还是同一疾病的不同时期,现在还不清楚[166]。

【鉴别诊断】

1. 药物过敏 药物导致的血管炎形态可与 ELP 类似,需了解患者是否曾服用过可导致血管炎的药物,如卡比马唑、丙硫氧嘧啶等。

2. 克罗恩病 克罗恩病的血管炎同时累及动脉和静脉,可见从淋巴细胞为主的血管炎到肉芽肿性血管炎以不同的比例组合,同时伴有慢性肠炎改变。

3. 系统性红斑狼疮 表现为纤维素性坏死性血管炎,主要累及小至中等大的动脉。

4. 白塞病 白塞病血管炎以淋巴细胞性静脉炎为主,浸润的炎细胞包括淋巴单核细胞和中性粒细胞,也可累及小动脉形成白细胞破碎性血管炎,受累肠道可见不同阶段的溃疡。

二十一、缺血性肠炎

【定义】

缺血性肠炎(ischemic enteritis)是因血供不足所致的肠黏膜损伤及继发的炎症性病变。

【临床特征】

引起肠缺血的原因复杂多样,表 3-6-3 所列为常见的病因[157,166]。

表 3-6-3 引起肠缺血的主要病因

肠系膜动脉闭塞
动脉粥样硬化狭窄
血栓或栓子栓塞
主动脉瘤、主动脉夹层形成或肿瘤外压
肠系膜静脉血栓形成
血液高凝状态
局部手术损伤
不明原因(原发性)
机械性血管闭塞
肠扭转/套叠
疝
低血流状态
心力衰竭
低血压
休克
血管炎累及肠系膜血管
血管结缔组织病
感染性(如,病毒、真菌)
医源性(如,放射损伤)
药物
口服避孕药、可卡因、氯化钾、血管加压药等

临床表现多种多样。急性缺血导致弥漫性、透壁性肠坏死时,患者表现为突然发作的定位不清的腹部绞痛,继而发生腹泻、血便,如出现腹部反跳痛、白细胞计数升高、发热以及外周循环衰竭的症状时,提示肠管可能不能恢复,需手术切除。

一过性缺血或灌注不足仅导致黏膜层损伤者,血流恢复后黏膜损伤迅速修复,可不遗留明显病变。累及黏膜下层和固有肌层的缺血坏死可在修复后继发瘢痕或狭窄形成。严重的累及肠壁全层的缺血坏死如未能及时切除坏死肠段,可继发严重的腹膜炎和感染中毒性休克而致患者死亡。

【病理变化】

1. 大体特征 因缺血的病因、侧支循环状况以及缺血的时间不同,小肠缺血病灶可以为单个、多灶或弥漫性,但总体上表现出节段性特征,病变肠管与正常肠管界限相对清晰。缺血早期病变肠管水肿、苍白,可伴有出血和灶状黏膜脱落;随着疾病进展,病变肠管变为暗黑或紫红色,肠腔内可有大量出血,可继发穿孔(图 3-6-13A)[157]。慢性缺血性损伤患者肠壁出现纤维化、增厚、狭窄,易与克罗恩病混淆。

2. 镜下特征 黏膜是肠壁血供的末梢,也是最易受到缺血缺氧损伤的部位。当缺血发生时,上皮细胞空泡变性从绒毛顶端最先开始,逐渐进展至隐窝基底部,随着缺血加重或持续,绒毛顶部上皮细胞逐渐脱落,隐窝扩

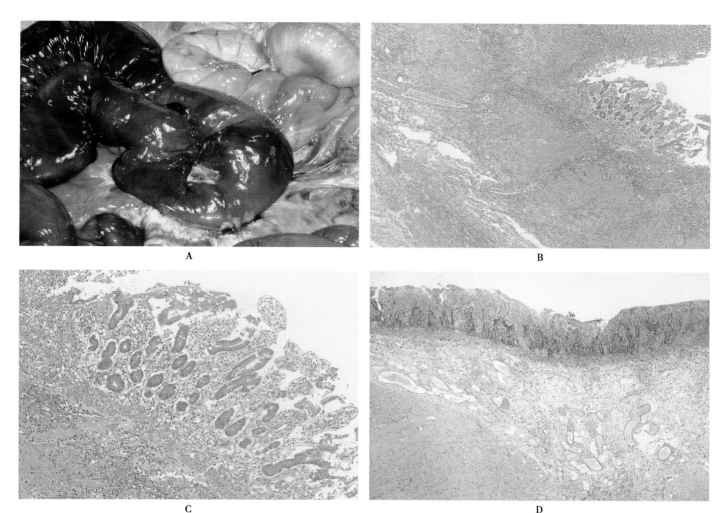

图 3-6-13　小肠系膜扭转导致的广泛小肠缺血梗死

A. 梗死肠段呈暗红色,与右侧粉红色的正常肠管形成鲜明对比;B. 低倍镜下可见小肠全层高度水肿伴出血;C. 高倍镜示残存黏膜绒毛上皮脱落,隐窝底部保留;D. 另一例慢性肠梗阻手术切除标本,可见小肠绒毛顶端上皮脱落,固有膜间质玻璃样变,大部分隐窝基底部仍保留,黏膜下层血管高度扩张淤血

张,上皮变扁平,隐窝基底部细胞通常保留(图 3-6-13B~D)。固有层水肿、出血,但缺乏中性粒细胞浸润。黏膜毛细血管内出现纤维素性血栓有助于缺血的诊断,但并不是诊断的必要条件。如果血流没有完全中断,则可在缺血性损伤的基础上发生再灌注损伤,中性粒细胞游出,随着时间延长,可与坏死脱落的上皮细胞、渗出的纤维素混合覆盖在损伤部位,形成伪膜样结构,此时与伪膜性肠炎区分较为困难。较严重、较长时间的缺血最终可损伤隐窝基底部和更深部位的肠壁组织,引起肠壁组织的凝固性坏死,并继发溃疡和穿孔[166]。

手术或活检标本中并不总是能发现引起肠缺血的病因。需要注意的是,必须鉴别缺血或溃疡引起的继发性损伤与原发性血管疾病,只有在远离溃疡或仅有轻微缺血改变的区域发现血管炎和血栓时才具有诊断意义。

小肠黏膜的修复能力极强,如果绒毛轴心和隐窝基底部保留,血流恢复后 12h 上皮即可覆盖缺损部位,约 8 天左右,再生黏膜的形态即基本接近正常小肠黏膜。再生修复过程中隐窝上皮增生活跃,增殖带延长,核增大,排列拥挤,需注意不要诊断为异型增生[239]。如损伤累及黏膜下层和更深的肠壁组织,愈合过程中可发生纤维化和瘢痕形成,严重者可导致肠管狭窄或邻近肠管之间的粘连。

二十二、放射性肠炎

【定义】

放射性肠炎(radiation enteritis)是因放射性物质照射导致的肠道损伤,主要见于接受放射治疗的患者。可分为急性和慢性两大类,血管病变是导致放射性肠道损伤的主要原因。

【临床特征】

放射性损伤与放疗剂量和持续时间有关。有报道肠道接受总照射剂量<8 000cGy 时,发生严重并发症的比例<4%;照射剂量 8 000~9 500cGy 时,严重并发症发生率为 7%~8%;>9 500cGy 时,发生率达 13%。根据发病的时间可以将放射损伤分为急性损伤和慢性损伤两大类。

急性放射性损伤通常发生在放射治疗后数天至数周,一般出现在放疗第二周的中间,大约 75%~80% 的患者有临床症状,包括腹泻、黏液便、里急后重、腹胀和腹痛,损伤主要发生在黏膜,少数严重的病例可以因损伤严重导致肠壁坏死,发生穿孔。同时服用增加放疗敏感性药物的患者更易受到放疗损伤,因为这些药物对肠黏膜有直接毒性效应[156]。

慢性放射性损伤发生在接受放射治疗后 6 个月以上,甚至可长达 30 年后发生。文献报道小肠慢性放射性损伤的发生率为 0.5%~15%,多数发生在放疗后 1~2

年。主要表现为腹泻、腹痛、吸收障碍、出血和假性梗阻,梗阻多为神经肌肉损伤、血管闭塞和肠壁纤维化所致[156]。

急性损伤多为自限性,部分需对症治疗。慢性损伤缺乏有效的治疗手段,常持续加重,约 1/3 的病例需要外科手术干预[166]。

【病理变化】

1. **大体特征**　小肠被固定的部分往往接受恒定的放射剂量,因此十二指肠、近端空肠和回肠末端最容易出现严重损伤。急性期病变部位黏膜水肿、灰暗,失去正常的血管分布,皱襞消失,可见不规则浅表溃疡,严重者可见瘘管、脓肿及腹膜纤维素性渗出。慢性放射性损伤常表现为肠壁明显增厚、纤维化伴狭窄,狭窄肠段可长可短,往往逐渐变细,边缘平滑,与正常肠管间界限不清。内镜

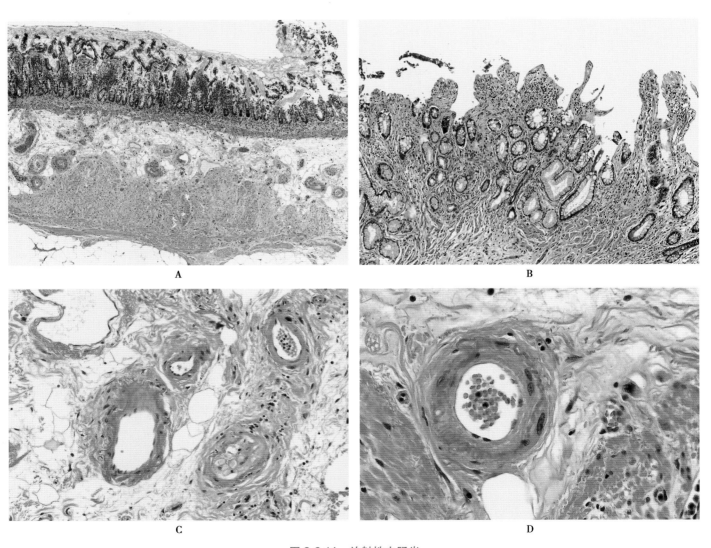

图 3-6-14　放射性小肠炎

A. 图示患者为放疗后 10 年,因不全梗阻切除小肠。低倍镜示部分区域小肠黏膜结构正常,黏膜下层小血管壁增厚玻璃样,固有肌层纤维化;B. 部分区域黏膜结构紊乱,隐窝排列不规则,伴幽门腺化生,间质纤维化,少量炎细胞浸润;C. 黏膜下层部分小动脉内膜增厚玻璃样变,部分内皮下泡沫细胞聚集,间质可见核大深染的非典型间质细胞;D. 高倍镜示玻璃样变的小动脉和非典型间质细胞

下可见典型的斑片状、显著扩张的毛细血管,有些病例腹腔镜下在浆膜面也可见类似改变[159]。

2. **镜下特征**　急性损伤期病变往往局限于黏膜,包括黏膜水肿,上皮细胞变性、脱落,黏液缺失,隐窝腔呈裂隙样或者腺腔扩张,被覆扁平的上皮细胞,类似于化疗引起的损伤。隐窝基底部凋亡细胞增多,上皮和间质均可见奇异的核增大细胞,可相似于异型增生,但缺乏核分裂象。固有层炎细胞浸润,嗜酸性粒细胞往往较显著,嗜酸性粒细胞性隐窝脓肿高度提示放射性损伤。上述改变大多在一个月内自行缓解,通常很少活检。轻度的隐窝萎缩和炎症细胞浸润可能持续至放疗结束后三个月,但是最终会消退[166]。

慢性损伤期黏膜可见慢性炎症改变,表现为绒毛变形,隐窝短缩、分支,可见幽门腺化生,固有层毛细血管显著扩张,局灶伴溃疡形成。内镜活检可能难以获得黏膜下组织,这时固有层显著的毛细血管扩张、间质奇异核的放射性纤维母细胞有助于诊断。深部的肠壁可见黏膜下层、固有肌层间质和浆膜结缔组织纤维化伴玻璃样变,固有肌层肌纤维变性,黏膜下层的神经组织也可发生增生。血管的改变包括毛细血管扩张、小血管玻璃样变和管腔闭塞,内皮下可见泡沫细胞聚集(图3-6-14)[157,166]。不同程度的肠壁扭曲可使腺体陷入肠壁引起深在性囊性结肠炎,腺体的非典型细胞核可被误认为浸润性癌。

有时可收到氩针插入组织进行局部放疗的标本。此类病例在氩针插入处形成一个空腔,周围呈脓肿样炎症浸润。脓肿附近的血管伴变性和纤维素样坏死。

【鉴别诊断】

1. **缺血性肠病**　放射性肠炎本质上主要是血管损伤导致,因此组织学形态上缺血性肠病的改变有许多重叠之处。因此鉴别的要点在于寻找放射损伤的证据,如血管病变和非典型的纤维母细胞。

2. **细菌过度生长**　放射治疗可导致小肠细菌过度生长,同样需要寻找放射损伤的形态学线索加以鉴别。

3. **炎症性肠病**　慢性损伤改变的大体表现类似于克罗恩病,但是缺乏裂隙状溃疡和肠系膜脂肪缠绕等现象,组织学上,放射性损伤的炎细胞浸润通常较轻,类似于消退期的炎症性肠病。慢性放射损伤手术标本中,肠壁纤维化和狭窄区域玻璃样变明显,炎细胞比较稀少,同时具有克罗恩病中缺乏的特征性的血管病变[242]。

二十三、药物性肠炎

【定义】

药物性肠炎(drug induced enteritis)是药物通过抑制黏膜的酶活性、干扰转运泡的形成、改变饮食或其他药物的理化状态、诱发缺血、干扰神经传导改变肠运动功能等方式导致的小肠黏膜或小肠壁炎症性病变。

【临床特征】

最常见的药物损伤相关症状是腹泻和便秘。吸收障碍、出血、呕吐、腹痛、肠梗阻、溃疡和缺血也有报道。

【病理变化】

由于小肠镜应用的限制,对药物引起的小肠损伤的了解往往不如胃肠道其他部位充分。非甾体抗炎药(NSAIDs)应用广泛,是最常见的导致消化道损伤的药物,可以引起小肠溃疡、穿孔、出血、吸收障碍等,在幽门螺杆菌感染者可促进或加重十二指肠溃疡。最特殊的大体形态改变是出现小肠多发隔膜状环形狭窄,称横膈病。

表3-6-4简要列出了导致小肠病变的药物及损伤机制[156,157,166,240-243]。药物有关的肠道损伤请参见"大肠炎症性疾病"一节。

表3-6-4　导致小肠损伤或功能异常的药物及
其主要病理表现

药物及损伤机制	病理改变
引起转运或吸收障碍	
新霉素	绒毛呈杵状,刷状缘断裂,微绒毛丢失,固有层炎细胞浸润
某些促孕剂	隐窝萎缩、发育不良,肠上皮细胞不成熟
酒精	直接损伤绒毛和隐窝,破坏微血管
环己氨磺酸盐	隐窝发育不良,绒毛轻度萎缩,杯状细胞缺失
红霉素	加快肠蠕动,抑制肠吸收
L-色氨酸	胃肠弥漫性嗜酸性粒细胞浸润,伴运动异常和腹泻
引起血管炎或抑制血流	
环孢霉素	泛发性微血管病
高浓度钾盐、氢氯噻嗪	引起静脉平滑肌痉挛,形成缺血性溃疡和纤维化狭窄
口服避孕药	引起肠系膜静脉血栓形成
可卡因	阻断去甲肾上腺素引起肠道血管狭窄和血流减少
CTLA-4单抗	引起自身免疫性全身性动脉炎
抑制上皮细胞增生或促进凋亡	
抗肿瘤药	绒毛萎缩,上皮细胞黏液减少,隐窝底细胞凋亡,固有层淋巴细胞及嗜酸性粒细胞浸润
秋水仙碱	上皮有丝分裂阻滞,出现环状染色体
抑制黏膜免疫功能	
皮质类固醇	固有层淋巴细胞减少,淋巴滤泡表面上皮糜烂变性
消炎痛	抑制黏膜产生碳酸盐,引起局部溃疡和嗜酸性粒细胞增多
镉	帕内特细胞空泡变性,数量减少

115

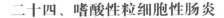

二十四、嗜酸性粒细胞性肠炎

【定义】

嗜酸性粒细胞性肠炎（eosinophilic enteritis）是病因不明的以嗜酸性粒细胞增多为特征的胃肠道炎症，又称特发性嗜酸性粒细胞性胃肠炎。

【临床特征】

1. 流行病学 嗜酸性粒细胞性胃肠炎少见，可能与过敏反应、免疫功能障碍等有关。目前报道的发病率2.5~30/100 000不等，且有一定的地区差异。嗜酸性粒细胞性胃肠炎可发生于任何年龄，儿童多见，男性略多于女性[244]。

2. 临床表现 临床表现多种多样，其中以腹痛和恶心呕吐最为常见，严重者可以发生梗阻、穿孔，儿童和青少年病例还可出现生长发育迟缓、性成熟延迟等表现[245]。多数患者有过敏病史，包括哮喘、过敏性关节炎、变应性皮炎和食物、药物或花粉过敏史。消化道症状根据嗜酸性粒细胞累及的消化道部位和层次不同而异[157,246,247]。1970年Klein等根据嗜酸性粒细胞浸润肠壁的部位将该病的临床表现分为3型[197,248]：

（1）黏膜病变型：临床上主要表现为腹泻、出血、吸收不良及蛋白丢失。

（2）肌层病变型：临床主要表现为肠梗阻和腹痛。

（3）浆膜病变型：临床主要表现为肠系膜淋巴结增大和腹水形成。此型最少见。

3. 实验室检查 约50%的病例可出现外周血嗜酸性粒细胞增多，但外周血嗜酸性粒细胞增高程度与疾病活动程度无关。有报道粪便或血清嗜酸性粒细胞阳离子蛋白水平在嗜酸性粒细胞性胃肠炎患者中高于炎症性肠病患者。

4. 影像学特点 影像学检查不特异，黏膜病变型可有非特异的黏膜皱襞增厚，肌层病变型者可有肠壁弥漫增厚、肠腔狭窄或梗阻，浆膜病变型者可见腹水。

5. 治疗及预后 大部分嗜酸性粒细胞性肠炎患者的临床症状可以自发缓解，对短期类固醇治疗的反应良好。三种类型中，浆膜病变型预后最好，而黏膜病变型病程常呈慢性持续性，肌层病变型则易复发[249,250]。

【病理变化】

1. 大体特征 嗜酸性粒细胞性胃肠炎病变可累及任何一段消化道，但胃和小肠受累最为常见，尤其是胃窦和近端空肠，结肠病变少见，如累及结肠，则多见于右半结肠。也可累及食管、肝脏和胆道系统。内镜下近半数患者无异常所见，其余可见胃肠道黏膜皱襞粗大、红斑、充血、水肿、糜烂、溃疡或结节，病变呈多发斑片状，可为局灶性或弥散性。内镜活检适用于黏膜和/或黏膜下层病

变为主的嗜酸性粒细胞性胃肠炎，对于以肌层以下受累为主者价值不大。如果受累的消化道较长，可出现肠壁弥漫增厚和肠管僵硬[249]。

2. 镜下特征 嗜酸性粒细胞性胃肠炎时，黏膜结构变化可不明显，嗜酸性粒细胞的异常则可以概括为两方面：①数量的异常，简单实用的原则是至少局部的嗜酸性粒细胞数量明显超过间质中其他炎细胞的数量，也有文献推荐了胃肠道不同部位的嗜酸性粒细胞计数参考阈值（表3-6-5）。需注意的是，如临床其他表现符合，黏膜嗜酸性粒细胞计数低于阈值不能成为排除诊断的依据。②部位的异常，正常情况下，胃肠黏膜固有层可有嗜酸性粒细胞浸润，少数情况下，隐窝上皮内也可偶见单个嗜酸性粒细胞，除此之外的部位出现嗜酸性粒细胞浸润即属异常。手术切除标本中肌层、浆膜大量嗜酸性粒细胞浸润，或者腹水中见大量嗜酸性粒细胞可以作为重要的诊断依据（图3-6-15）。黏膜活检标本中，嗜酸性粒细胞性隐窝炎和隐窝脓肿、黏膜肌层和黏膜下层较多嗜酸性粒细胞浸润伴脱颗粒现象，也有较大的提示意义[246,249]。

表3-6-5 胃肠道不同部位嗜酸性粒细胞性胃肠炎的诊断参考阈值

部位	阈值（≥/HPF）
胃	30
十二指肠	52
回肠	56
右半结肠	100
横结肠和降结肠	84
直肠和乙状结肠	64

依据嗜酸性粒细胞浸润部位的不同，分为黏膜病变型、肌层病变型及浆膜病变型[248]。黏膜病变型除了嗜酸性粒细胞主要位于黏膜固有层这一特征外，尚可出现上皮细胞退变、坏死，小肠病变甚至出现不同程度的绒毛萎缩。肌层病变型中嗜酸性粒细胞要浸润固有肌层，可导致肠壁增厚，肠腔狭窄。浆膜病变型可出现浆膜增厚、纤维素渗出，腹水中含有多量嗜酸性粒细胞。

【鉴别诊断】

目前尚缺乏公认的黏膜活检诊断嗜酸性粒细胞性胃肠炎的标准，且很多疾病可出现嗜酸性粒细胞增多的现象，有时在形态学上亦可重叠，因此必须在排除了其他疾病的诊断后才能做出嗜酸性粒细胞性胃肠炎的诊断。

1. 炎症性肠病 克罗恩和溃疡性结肠炎的活动期和非活动期均可见较明显的黏膜固有层嗜酸性粒细胞浸润，但多不成片，也缺乏明显的上皮内嗜酸性粒细胞浸润，同时，炎症性肠病还可见黏膜结构变形、化生等慢性

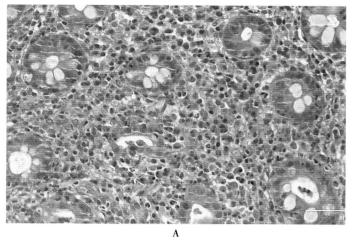

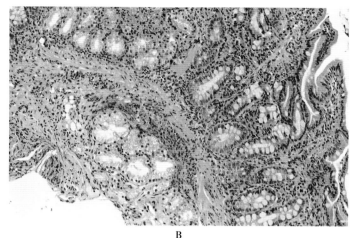

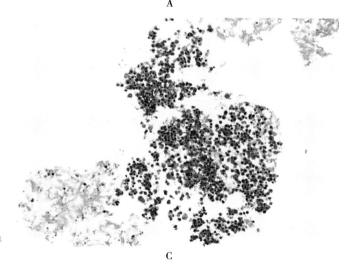

图 3-6-15 嗜酸性粒细胞性胃肠炎

A. 固有膜嗜酸性粒细胞增多伴嗜酸性粒细胞隐窝脓肿形成；B. 以累及黏膜下层、肌层或浆膜为主的嗜酸性粒细胞性胃肠炎黏膜固有层嗜酸性粒细胞增多不明显，但有时活检发现黏膜下嗜酸性粒细胞浸润；C. 浆膜受累为主者，腹水离心沉淀细胞块切片中见大量嗜酸性粒细胞

炎症改变。

2. **过敏性胃肠炎**　多见于婴幼儿，主要由食物过敏导致，最常见的过敏原是牛奶和大豆，其他如小麦、玉米、鸡蛋、海鲜、坚果等也可导致，甚至有对母乳过敏的报道。嗜酸性粒细胞可浸润肠壁各层，单纯形态改变与嗜酸性粒细胞性胃肠炎无法区分，鉴别诊断依靠明确胃肠道症状与过敏原的关系。

3. **药物性肠炎**　多种药物可导致黏膜嗜酸性粒细胞增多，包括阿司匹林、氯氮平、卡马西平、双氯芬酸、依那普利、吉非罗齐、布洛芬等，如患者有相关用药史或患有可能需服用相关药物的疾病，以及出现隐窝底部上皮细胞凋亡、上皮内淋巴细胞增多现象时，应提醒临床注意鉴别诊断。

4. **感染性肠炎**　有些寄生虫感染，如类圆线虫、血吸虫、鞭虫等可引起明显的嗜酸性粒细胞反应，如浸润嗜酸性粒细胞非常密集且局灶，需考虑寄生虫感染的可能，连续切片发现虫体或建议临床进行血清学和粪便检查，有助于确诊。

5. **正常黏膜**　健康人群肠黏膜固有层内即存在嗜酸性粒细胞，且数量因人而异、因部位而异、因季节而异，因此必须结合临床背景进行鉴别。

二十五、移植物抗宿主病

【定义】

移植物抗宿主病（graft-versus-host disease，GVHD）是免疫功能健全的供体免疫细胞对受体组织的免疫性损伤，最常见于同种异体造血干细胞移植后，实体器官移植后也可发生，少数情况可继发于免疫缺陷患儿的母婴传输或输入未经照射过的细胞或血制品。

【临床特征】

1. **流行病学**　急性 GVHD 在接受 HLA 配型完全吻合的兄妹供体移植患者中的发生率为 35%~45%，而在接受一个 HLA 配型不吻合的非亲属供体移植患者中的发生率达 60%~80%。供者和受者的 HLA 不匹配是 GVHD 发生的主要原因。其他因素包括供、受者的年龄、性别差异（女性供者与男性受者）、HLA 匹配但次要组织相容性抗原不匹配的移植、移植的造血干细胞的来源和数量、预处理的强度，以及移植物中 T 细胞的清除等[251]。肠道急性 GVHD 在异体造血干细胞移植者中的发生率约为 10%~40%，在自体干细胞移植者中发生率为 13%，在实体器官移植者中发生率<1%，以肝移植者多见[252]。

GVHD 可以由病毒、细菌感染触发。

2. 临床表现 GVHD 可累及多种器官,但胃肠道 GVHD 的发生率、严重性和对患者全身状态的影响使其更引人注目。文献报道仅累及上消化道者占 6%,仅累及下消化道者占 19%,上下消化道同时受累者占 75%,下消化道受累的比例及病变程度均高于上消化道[253,254]。GVHD 患者的胃肠道症状主要表现为食欲不振、恶心、呕吐、腹痛,以及分泌性腹泻,腹泻的量与胃肠道损伤的程度相关,严重的病例可发生胃肠道出血、蛋白丢失性肠病和麻痹性肠梗阻。接受造血干细胞移植者难辨梭状芽孢杆菌感染率明显升高,且感染者发生胃肠道 GVHD 的概率明显高于未感染者,有人推测细菌产生的毒素可能加重了 GVHD[255]。

3. 治疗及预后 急性 GVHD 通常先经低剂量激素治疗数周,如症状不能控制则需要加大激素剂量。对激素治疗无反应的患者需要加用环孢霉素、他克莫司和麦考酚酸酯等二线药物,但仅有不足 50% 的急性 GVHD 患者经上述治疗后可完全康复,对治疗无反应的患者死亡率高达 49%~75%[256]。

【病理变化】

1. 大体特征 小肠和结肠是急性 GVHD 最常累及的部位,小肠受累程度更重。内镜下表现各异,多数病例内镜下大致正常,或有水肿、红斑,严重者出现溃疡、结节不平、黏膜质脆易碎、弥漫出血,甚至黏膜剥脱。偶尔患者可排出黏腻的棕色物质,似条索状脱落的黏膜组织,称黏膜管型,该物质的成分尚不清楚,一般含有纤维素、中性粒细胞、细胞碎片、细菌或真菌,以及很少量可辨识的组织[243]。

2. 镜下特征 黏膜活检是监测 GVHD 的敏感方法,但在移植的最初三周内不宜活检,因为所有患者均会存在一些炎症反应。

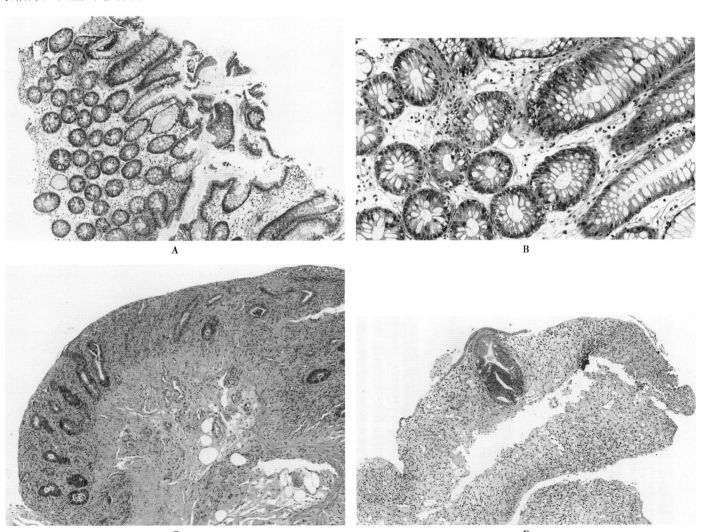

图 3-6-16 GVHD

A. 低倍镜示肠黏膜结构大致正常,间质炎细胞稀少,隐窝上皮轻度增生;B. 为 A 图高倍镜,示多个隐窝底可见凋亡小体;C. 较重的病例可见隐窝缺失,间质中性粒细胞浸润,隐窝脓肿形成;D. 严重的病例仅见一个残余隐窝伴上皮反应性增生,邻近区域仅见肉芽组织

（1）诊断 GVHD 最重要的组织学依据是存在上皮细胞凋亡，在有些轻度的 GVHD 病例中甚至是唯一可见的组织学异常。细胞凋亡发生在肠隐窝基底部增殖区，表现为隐窝底部细胞空泡变，以及凋亡形成核碎片位于原有细胞的空缺处，典型者形成"爆米花样"外观。多量细胞凋亡可使隐窝底部扩张，凋亡细胞碎片聚集在隐窝腔内。固有层可见相对稀疏的单核细胞浸润(图 3-6-16)[241,257]。

（2）随着病变发展，整个隐窝可逐渐脱落，造成隐窝缺失，此时凋亡现象反而不易观察到。同时出现中性粒细胞浸润、隐窝脓肿形成、隐窝结构破坏，以及溃疡形成。最严重的病例隐窝可以完全丢失，小肠绒毛萎缩，甚至黏膜广泛剥蚀，仅见肉芽组织，黏膜下层水肿(图 3-6-16)[241]。急性 GVHD 的组织学分级见表 3-6-6。

表 3-6-6　急性移植物抗宿主病的组织学分级

分级	组织学特征
I	少量凋亡细胞,无隐窝缺失
II	单个隐窝缺失
III	连续 2 个或以上的隐窝缺失
IV	无隐窝(黏膜溃疡)

（3）上皮可有再生现象，再生细胞呈立方状，有的病例上皮似单层扁平细胞。

（4）慢性 GVHD 可见黏膜萎缩，隐窝变形但缺乏黏膜基底部浆细胞增多现象。此外，可见非特异性的节段性黏膜和黏膜下层纤维化，甚至延伸至浆膜，这种病变可累及上至食管、下至结肠的胃肠道各个部位，但以上消化道多见。

【鉴别诊断】

接受移植的患者可因免疫抑制或药物毒性作用导致与 GVHD 类似的肠道病变，由于治疗方案截然不同，因此将其与 GVHD 鉴别开来非常重要。

1. **CMV 感染**　CMV 感染是造血干细胞移植最常见的并发症。CMV 导致肠道病变的形态与 GVHD 有相似之处，也存在上皮细胞凋亡增多，而具有诊断特异性的核内包涵体又相对稀少，免疫组化染色有助于诊断。

2. **隐孢子虫感染**　同样可引起小肠上皮细胞凋亡，应仔细寻找小肠黏膜的微绒毛表面有无病原体。必要时可进行六胺银染色辅助。

3. **麦考酚酸酯不良反应**　移植后常用的药物也可引起与 GVHD 相似的组织学改变，特别是麦考酚酸酯，后者常在实体器官移植后用于降低急性移植排斥反应，可以导致恶心、呕吐和腹泻等与 GVHD 相似的临床症状。组织学可见隐窝排列不规则或绒毛变钝，黏膜水肿和上皮

细胞凋亡增多。固有层中嗜酸性粒细胞增多(每 10 个高倍镜视野中>15 个)，以及缺乏内分泌细胞聚集和凋亡微脓肿，有助于区分 GVHD 和麦考酚酸酯相关的损伤。最近有文献报道，固有层免疫组化染色 CD123 表达通常与 GVHD 相关，并且有助于区分 GVHD 与感染性和霉酚酸酯相关的损伤。麦考酚酸酯引起的胃肠道症状在停药或减量后迅速减轻。

4. **炎症性肠病**　GVHD 黏膜可有轻至中度的结构破坏，主要是黏膜表面呈绒毛状伴隐窝分支和萎缩，这些变化需与炎症性肠病鉴别。与炎症性肠病富于淋巴细胞、浆细胞浸润的炎症背景不同，典型的 GVHD 黏膜固有层细胞密度低且小血管显著，可有局灶固有层纤维化。

二十六、自身免疫性肠炎

【定义】

自身免疫性肠炎(autoimmune enterocolitis，AIEC)是以血清中存在抗肠上皮细胞抗体(anti-enterocyte antibody，AEA)或抗杯状细胞抗体(anti-goblet cell antibody，AGA)为特点的小肠黏膜自身免疫性损害，又称自身免疫性肠病。

【临床特征】

1. **病因和流行病学**　AIEC 可以分为婴幼儿发病和成人发病两大类。婴幼儿发病者男性多见，特别是遗传综合征相关者。成年发病者罕见，发病年龄 19～82 岁，男女比例大致相等，病因不明，有继发于胸腺瘤的报道[258-260]。

目前已知与 AIEC 有关的遗传综合征包括 FOXP3 基因突变导致的 IPEX 综合征(immune dysregulation，polyendocrinopathy，autoimmuneenteropathy，X-linked syndrome)和 AIRE 基因突变导致的 APECED(autoimmune polyendocrinopathy-candidiasis-ectodermal dystrophy)综合征。两者均参与 T 细胞的发育和功能调节[261,262]。

2. **临床表现**　临床表现为对无谷蛋白饮食无反应的难治性腹泻、重度营养吸收不良、小肠绒毛萎缩，常伴发其他自身免疫性疾病，如 1 型糖尿病、膜性肾小球肾炎、自身免疫性肝炎、硬化性胆管炎等，常可危及患儿生命。儿童 AIEC 的诊断标准包括[260]：①严重的小肠绒毛萎缩；②饮食调节治疗无效；③循环中存在抗肠上皮细胞抗体和/或相关的自身免疫性疾病；④无严重的免疫缺陷。成人 AIEC 的诊断标准，包括了临床和组织学内容：①慢性腹泻 6 周以上；②吸收不良；③小肠绒毛部分或完全变钝，深部隐窝淋巴细胞增多，隐窝凋亡小体增多，表面上皮内淋巴细胞增多不明显；④除外其他原因引起的绒毛萎缩(乳糜泻、难治性乳糜泻、淋巴瘤等)；⑤抗肠上皮细胞或抗杯状细胞抗体阳性。其中第 1～4 条为必需条件，

而第 5 条非必需。

3. 实验室检查 多数患者循环血中可检测到 AEA 和/或 AGA,抗体类型主要为 IgG 型,偶尔为 IgA 或 IgM 型。但这些抗体可见于其他炎症性小肠疾病,因而致病意义尚不明确。少数患者血中可检出抗核抗体或其他类型的自身免疫抗体。

4. 治疗及预后 AIEC 治疗首选激素,也有用免疫抑制剂或生物制剂 Infliximab 治疗获得成功的报道。预后取决于消化道症状和体征的严重程度、胃肠组织学病变的范围和严重程度、是否存在肠外受累。死亡原因主要为免疫抑制治疗后引起的严重感染。

【病理变化】

1. 大体特征 整个胃肠道均可受累,但主要累及小肠,以近段小肠为著。

2. 镜下特征 组织学改变并无绝对特异性,其诊断必须结合病史、临床症状、内镜下改变、组织学及血清学检查。

肠道组织学改变轻重不一,形态多样,可表现为慢性活动性肠炎、乳糜泻样、移植物抗宿主病样或杯状细胞缺失型,各种类型常混合出现。

在小肠,病变表现为绒毛变钝、萎缩,隐窝增生,隐窝上皮内淋巴细胞数量增多,类似乳糜泻,但表面上皮内淋巴细胞数量相对少,隐窝上皮底部可见凋亡小体,杯状细胞及帕内特细胞减少。黏膜固有层内可见多量淋巴细胞、单核细胞及浆细胞浸润,部分有明显的中性粒细胞浸润,可出现隐窝脓肿[263]。

结肠黏膜表面结构变形不明显,可有隐窝分支等轻度的慢性炎症改变,杯状细胞减少程度不一,上皮内淋巴细胞数量增多,有时类似淋巴细胞性肠炎或胶原性肠炎,但常伴有隐窝细胞凋亡,甚至导致隐窝凋零、丢失,常见中性粒细胞浸润等活动性肠炎改变(图 3-6-17)[263]。

胃黏膜是除小肠外最常受累的部位,约占 86%。胃黏膜受累可表现为慢性非特异性炎症、淋巴细胞性胃炎、胶原性胃炎或萎缩性胃炎。固有层内淋巴细胞、浆细胞

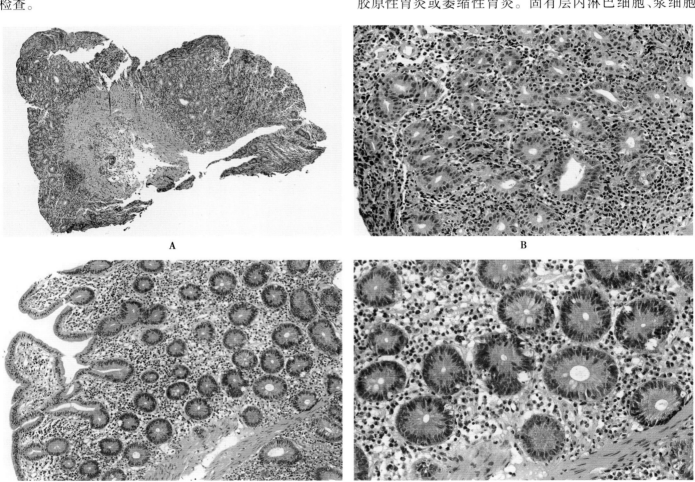

图 3-6-17 自身免疫性肠炎

A. 空肠黏膜绒毛显著萎缩变平,局灶表面糜烂;B. 为 A 图高倍镜,示杯状细胞及帕内特细胞消失,偶见隐窝基底部上皮凋亡,间质淋巴细胞、浆细胞、嗜酸性粒细胞及中性粒细胞浸润;C. 同一病例回肠黏膜活检可见绒毛萎缩,隐窝增生;D. 为 C 图高倍镜,示杯状细胞及帕内特细胞显著减少,上皮内淋巴细胞增多,多个隐窝底部可见上皮凋亡,间质淋巴细胞、浆细胞及嗜酸性粒细胞

浸润,少数可有活动性炎症,偶见微脓肿形成。个别患者可出现自身免疫性胃炎。28% 的 AIEC 可累及食管,最常见的表现为鳞状上皮内嗜酸性粒细胞浸润,也可出现上皮内淋巴细胞数量增多,中性粒细胞浸润较少见,偶尔可在黏膜基底部见角化凋亡细胞。

【鉴别诊断】

一系列常见病可有类似的临床表现,因此诊断 AIEC 应该是充分除外其他常见疾病后做出,尤其是对于成年患者。

AIEC 与乳糜泻临床上均表现为严重的腹泻,组织学均可出现明显的绒毛萎缩、隐窝增生和间质炎细胞浸润,但 AIEC 上皮内特别是表面上皮内淋巴细胞浸润增多不如乳糜泻显著,隐窝底部上皮常可见凋亡现象。同时,临床上 AIEC 患者严格限制饮食不能改善症状,通常需要免疫抑制治疗。

二十七、普通变异型免疫缺陷

【定义】

普通变异型免疫缺陷(common variable immunodeficiency,CVID)是一组异质性的免疫球蛋白缺陷性疾病,其共同特点是 B 细胞发育障碍不能合成免疫球蛋白,导致血清免疫球蛋白水平低下,患者常反复发生感染,特别是上呼吸道感染、腹泻以及吸收不良。

【临床特征】

1. **流行病学**　本病是发病率仅次于 IgA 缺乏症的免疫缺陷病,可见于任何年龄,以 10 ~ 30 岁人群最为多见。通常为散发,但约 20% 的病例有家族聚集性[168,266]。

2. **临床表现**　胃肠道症状主要表现为腹泻和吸收不良,可累及消化道各部位。呼吸道感染主要表现为反复发生鼻窦炎或肺部感染[264,265]。

3. **实验室检查**　血清 IgG 水平低于正常,可伴有 IgA 和 IgM 水平低下[264]。

4. **影像学特点**　钡餐造影可见结节状淋巴组织增生[166]。

5. **治疗及预后**　主要依靠长期静脉注射免疫球蛋白,需终生治疗。可引起明显的慢性呼吸道和胃肠道损伤,患者发生胃癌和小肠淋巴瘤的风险升高[266]。

【病理变化】

1. **大体特征**　内镜下可见不同程度的绒毛萎缩和结节样淋巴组织增生[166]。

2. **镜下特征**　可表现为乳糜泻样、GVHD 样或淋巴细胞性肠炎样改变。绒毛萎缩变平,上皮内淋巴细胞增多,肠上皮细胞凋亡。有些病例可类似 GVHD,出现隐窝丢失。具有诊断性的特征表现是黏膜内浆细胞显著减少或缺乏,常伴有黏膜淋巴组织结节状增生(图 3-6-18),有时可见大量组织细胞浸润,引起类似 Whipple 病样改变。本病常合并寄生虫感染,个别文献报道可见肉芽肿,有可能由隐匿的感染导致[157,166,265,267]。

上述黏膜变化常因合并感染而严重程度不一。绒毛萎缩可在抗感染治疗后迅速改善,但结节状淋巴组织增生即使经过各种针对感染的治疗也多不消退。需要注意的是,虽然显著的浆细胞减少或丢失是本病的特征,但也有文献报道浆细胞的变化差别很大,有的患者甚至没有明显的浆细胞减少,这些患者的黏膜免疫组化染色可发现大部分浆细胞表达 IgG,部分表达 IgM,极少甚至不表达 IgA[250,268,269]。

【鉴别诊断】

1. **淋巴瘤**　如果小肠出现弥漫的淋巴组织结节状增生而不伴有 CVID 时,需考虑淋巴瘤。

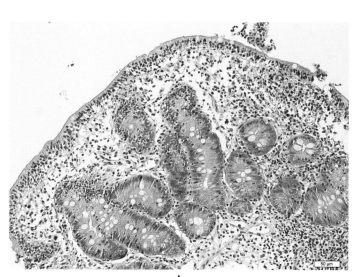
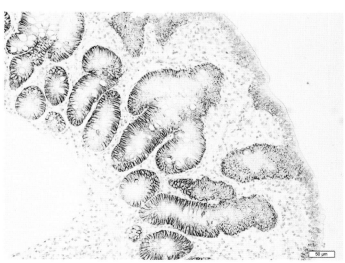

A　　　　　　　　　　　　　　B

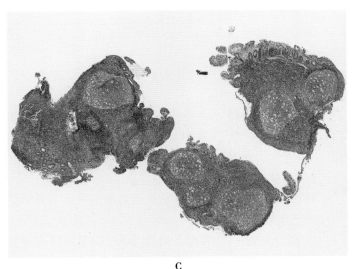
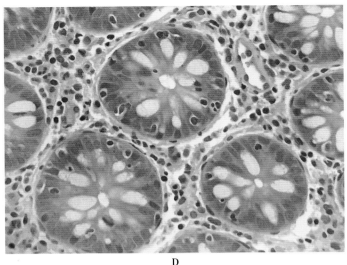

C　　　　　　　　　　　　　　　　　　　　　　　　D

图 3-6-18　CVID

A. 小肠绒毛重度萎缩,上皮内淋巴细胞数量增多;B. CD138 染色显示固有层浆细胞缺失;C. 低倍镜示小肠绒毛萎缩和显著的结节样淋巴组织增生(芝加哥大学医学院肖书渊教授惠赠);D. 高倍镜示上皮内淋巴细胞增多,固有层内缺乏浆细胞(芝加哥大学医学院肖书渊教授惠赠)

2. 自身免疫性肠病　通常可见浆细胞,血清可检出自身抗体。但存在两者重叠的情况,两种疾病间的关系尚不明确。

3. 炎症性肠病　固有层浆细胞存在,慢性炎症改变更为明显。

二十八、选择性 IgA 缺陷

【定义】

选择性 IgA 缺陷(selective IgA deficiency)是以血清和分泌型 IgA 缺陷为特征的原发性免疫缺陷。

【临床特征】

是西方人群最常见的先天性免疫缺陷,白人普通人群中的发病率为 1/400～700,而日本报道发病率仅为 1/18 000。IgA 缺陷在乳糜泻患者中尤其多见,发病率是普通人群的 10～15 倍。大多数病例为散发,偶有遗传性病例报道。多数患者因 IgM 代偿性增多,无明显临床症状,少数合并 IgG 亚类或 IgE 缺陷者可出现肺部感染、吸收不良、过敏、系统性红斑狼疮、炎症性肠病和肿瘤等[270,271]。吸收不良多因合并感染或与乳糜泻相关。患者血清 IgA 水平明显降低,通常低于 70mg/L[157,166]。

【病理变化】

1. 大体特征　多数患者胃肠道无明显异常,有时可见小肠绒毛萎缩,似乳糜泻[252]。

2. 镜下特征　由于产生 IgG 或 IgM 的浆细胞代偿性增多,常规切片固有层内浆细胞数量并无明显减少,但免疫组化显示 IgA 阳性细胞数量明显减少[166]。

儿童免疫缺陷综合征根据缺陷的类型不同,组织学表现略有差别,如 X 连锁无 γ 球蛋白血症者绒毛结构通常正常,但有明显的浆细胞减少,毛细血管扩张症者浆细胞存在但免疫组化显示只有表达 IgG 或 IgM 的细胞。伴有 T 细胞缺陷者常既可见内部因素导致的胃肠道改变,也可见外部感染所导致的改变[157]。

【鉴别诊断】

乳糜泻　约 2% 的乳糜泻患者可合并 IgA 缺乏,镜下可见小肠绒毛萎缩,但与单纯乳糜泻患者相比,固有层内缺乏 IgA 细胞,且血清 IgA 水平明显降低。两者间的关系目前尚不清楚。

二十九、无 γ 球蛋白血症

【定义】

无 γ 球蛋白血症(agammaglobulinemia)是 B 细胞成熟障碍所致的循环 γ 球蛋白缺乏及相关的临床综合征。

【临床特征】

多数病例婴儿起病,患者体内成熟 B 细胞很少或缺如,无法产生抗体,缺乏所有类型的循环免疫球蛋白,导致对细菌和病毒易感。胃肠道症状不多见,主要是腹泻和肛周脓肿,部分胃肠道症状可能和继发感染有关[272]。

【病理变化】

1. 大体特征　无特异性的肠道改变,可有溃疡,少数病例也可出现肠腔狭窄。

2. 镜下特征　①隐窝结构保存,部分病例可有小肠绒毛萎缩;②淋巴细胞浸润,缺乏浆细胞和肉芽肿,部分病例缺乏淋巴滤泡(图 3-6-19)。可有中性粒细胞浸润和隐窝脓肿;③溃疡形成;④少数病例可继发淋巴瘤和白血

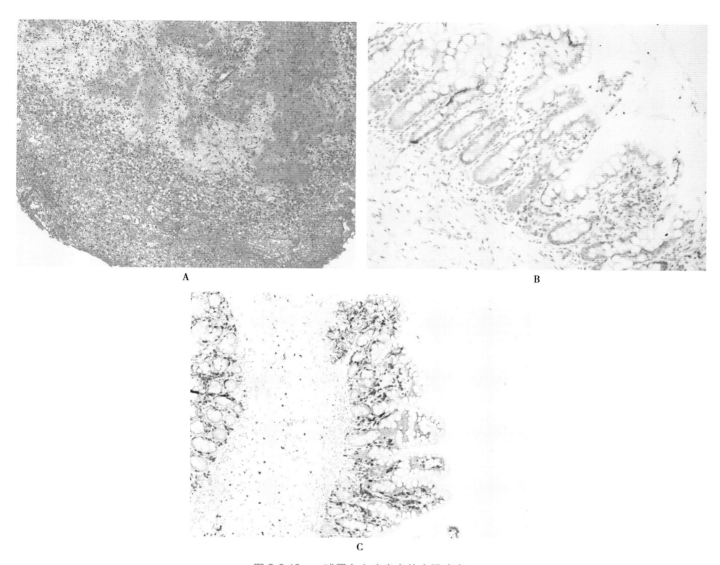

图 3-6-19　γ 球蛋白血症患者的小肠病变

A. 小肠溃疡面仅见少量淋巴细胞；B. CD20 免疫组化染色显示小肠黏膜内未见 B 淋巴细胞；C. CD3
免疫组化染色显示小肠黏膜内仅见 T 淋巴细胞

病。部分病例可合并感染，特别是病毒感染[272,273]。

【鉴别诊断】

1. **普通变异型免疫缺陷症（CVID）**　发病年龄较大，多数在 10~30 岁发病，小肠黏膜萎缩更明显，上皮内淋巴细胞浸润，可有淋巴滤泡增生[275]。

2. **感染性肠炎**　不同类型炎症细胞浸润，可见浆细胞。

三十、双糖酶缺乏

双糖酶缺乏（disaccharidase deficiency），又称双糖不耐受症，系指各种先天性或后天性疾病使小肠黏膜刷状缘双糖酶缺乏，导致双糖的消化、吸收发生障碍，进食含有双糖的食物时发生腹胀、腹痛、腹泻等一系列症状和体征。根据发生原因可以分为原发性和继发性双糖酶缺乏

症，其中包括乳糖酶、蔗糖酶、麦芽糖酶、海藻糖酶等缺乏，以乳糖酶缺乏症最常见。本病形态学缺乏特异性改变，十二指肠球后部位活检新鲜组织用于双糖酶活性检测有助于诊断[75,274-276]。

三十一、无 β 脂蛋白血症

【定义】

无 β 脂蛋白血症（abetalipoproteinemia）是一种常染色体隐性遗传病，系因内质网微粒体的甘油三酯转换蛋白基因突变，导致肠上皮细胞乳糜微粒合成缺陷。患者血浆中缺乏载脂蛋白 B 和含有载脂蛋白 B 的脂蛋白。

【临床特征】

1. **临床表现**　本病为常染色体隐性遗传，男女发病比例为 1:1，患病婴儿出生时无症状，出生数月开始摄入

富于脂质的饮食后开始出现腹泻、腹胀、呕吐、贫血、体重减轻和生长迟缓。脂溶性维生素的缺乏可导致脊髓小脑变性、外周神经病和色素性视网膜炎[74,157]。

2. 实验室检查 血清学检查存在低脂血症,伴有胆固醇、甘油三酯、低密度脂蛋白和乳糜微粒减少,缺乏载脂蛋白 B 和含有载脂 B 的脂蛋白,维生素 E 水平极度低下。外周血中可见特征性的棘红细胞[157,277]。

3. 治疗及预后 饮食中避免脂肪摄入可改善胃肠道症状。

【病理变化】

1. 大体特征 内镜下小肠黏膜苍白,但绒毛结构无明显异常[156]。

2. 镜下特征

(1) 组织学特征:小肠活检示小肠绒毛结构正常,但绒毛上部被覆的肠上皮细胞内因含有大量甘油三酯,常规制片时被溶解而形成明显的胞质空泡,高倍镜下细胞核上下可见由大量小而透明的空泡聚集。固有层可见含有奇异形包涵体的巨噬细胞,毛细血管内可见棘红细胞,乳糜管内无脂质小滴。其他部位,如胃腺体、肝脏、横纹肌和粒细胞内亦可见脂类积聚。需要注意,胞质内空泡并非本病所特有,亦可见于糖尿病、牛奶过敏、乳糜泻、热带性腹泻和 NSAIDs 损伤。此外,喂食富含脂类的饮食也可导致绒毛上皮内出现脂滴,如怀疑本病应注意活检前 6h 内避免喂食[74,157,278]。

(2) 特殊染色:冰冻切片油红 O 染色可显示绒毛上皮内的脂滴[278]。

3. 超微结构 电镜下可见肠绒毛上皮细胞胞质内充满大小不等的脂滴[156]。

三十二、Tufting 肠病

【定义】

Tufting 肠病(Tufting enteropathy)是常染色体隐性遗传性小肠上皮细胞发育不良。

【临床特征】

Tufting 肠病罕见,在西欧国家新生儿中发病率约为 1/50 000~100 000。本病与上皮细胞黏附分子(EpCAM)及 Kunitz 2 型跨膜丝氨酸蛋白酶抑制剂(SPINT2)基因突变有关。EpCAM 突变导致细胞-基质、细胞-细胞间连接发生异常,使黏膜上皮堆积呈簇状;SPINT2 基因突变导致临床出现 Tufting 肠病症状,但机制尚不清楚[157,277,279,280]。本病婴儿期发病(通常在出生后数月内),有个别青春期发病的报道[281]。临床表现为严重的水样腹泻,少数病例伴有慢性关节炎[282]。治疗需要全胃肠外营养或小肠移植[166]。

【病理变化】

1. 大体特征 内镜下可见小肠绒毛萎缩,低平。

2. 镜下特征 显微镜下可见小肠绒毛全部或部分萎缩,隐窝增生,固有层炎细胞数量正常,无上皮内淋巴细胞增多。特征性的组织学改变是由于上皮失去与基底膜的连接,导致局灶的小肠上皮排列拥挤、堆积呈簇状,堆积的上皮细胞顶端呈圆形,形成"泪滴样"形态(图 3-6-20)[159,281]。隐窝上皮也可出现局灶拥挤、囊性扩张及再生分支。结肠形态改变与小肠类似。研究发现,本病与乳糜泻和自身免疫性肠病不同的是基底膜有层粘连蛋白和硫酸乙酰肝素蛋白聚糖的异常沉积[156,166]。

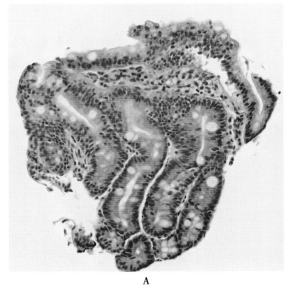
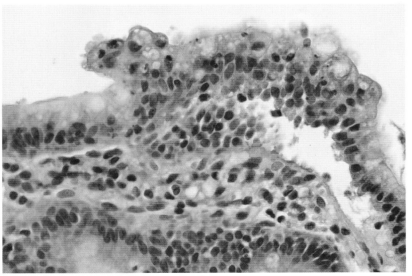

A   B

图 3-6-20 Tufting 肠病
A. 低倍镜示小肠绒毛萎缩,隐窝增生;B. 小肠上皮排列拥挤、堆积呈簇状,堆积的上皮细胞顶端呈圆形,形似"泪滴"

3. **超微结构**　电镜下可见上皮细胞桥粒拉长,数量增多[156]。

三十三、微绒毛包涵体病

【定义】

微绒毛包涵体病(microvillous inclusion disease)是小肠黏膜上皮细胞胞质内包涵体形成并导致严重吸收不良综合征的常染色隐性遗传病。

【临床特征】

绝大多数病例为出生即发病,偶有2~3月大婴幼儿发病的报道。患儿表现为严重的水样腹泻,腹泻严重者甚至会被误认为是尿液,均伴有吸收不良及生长迟缓。总体预后极差,通常在18月内死于肝衰竭、脓血症和脱水[283]。唯一有效的治疗方法是小肠或多器官移植。近年来的遗传学研究显示本病与参与调节肠上皮细胞表面空泡转运和内体回收的 MYO5B、STXBP2 和 STX3 基因突变有关[277,284]。

【病理变化】

1. **大体特征**　肠壁菲薄透明,绒毛中-重度萎缩。

2. **镜下特征**

(1)组织学特征:显微镜下小肠绒毛显著变薄,隐窝短缩,不伴有隐窝核分裂增多或固有层内炎细胞增多。特征性改变是肠上皮细胞近肠腔侧的胞质内包涵体(即内衬微绒毛的胞质内空泡)形成。肠腺的其他上皮成分,如杯状细胞、帕内特细胞内分泌细胞无异常。胃肠道其他具有微绒毛的区域,如胃、结直肠,也可发生类似变化[285]。

(2)特殊染色和免疫组化:PAS 或多克隆 CEA、CD10 染色可显示上皮表面刷状缘着色变浅或间断,而包涵体内染色呈阳性[286]。

3. **超微结构**　电镜显示肠上皮细胞表面微绒毛内翻形成的胞质内微绒毛包涵体,包涵体腔内含小泡和絮状物[287]。

三十四、孤立回肠末端溃疡

【定义】

孤立回肠末端溃疡(isolated ulcer of the terminal ileum)为病变局限于回肠末端,以小溃疡或口疮样溃疡为特征的疾病,不累及结肠和回盲瓣。

【临床特征】

病因不清,可能与感染性肠炎、药物性肠炎、克罗恩病等疾病相关。可表现为腹痛、腹泻、便血,可伴有发热、体重下降、贫血等,但大部分症状轻微或无症状。系统随访研究发现大部分无明显远期危害[288]。

【病理变化】

肠镜活检标本病理形态表现多样,常表现为非特异性活动性炎症,即小肠黏膜上皮内中性粒细胞浸润,伴隐窝脓肿,黏膜上皮脱落伴炎性渗出,固有层水肿,淋巴细胞、浆细胞及中性粒细胞浸润,有时会有较多嗜酸性粒细胞浸润(图3-6-21)。

【鉴别诊断】

有明显临床症状的慢性回肠炎鉴别诊断包括克罗恩病、结核等慢性感染性疾病、药物性肠炎等。

回肠末端是克罗恩病的好发部位,孤立回肠末端溃疡病变可能会是轻度早期的克罗恩病或是克罗恩病的前期改变,约有30%的病例在随访过程中诊断为克罗恩病。据报道,无症状的孤立回肠末端溃疡病变很少进展为克罗恩病,部分溃疡未经任何治疗在随访过程中消失,部分溃疡虽然存在,但没有进展或引起症状[289,290]。有症状的

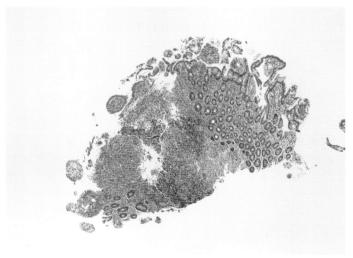

A

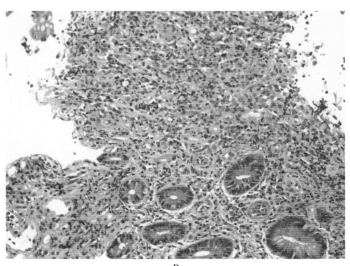

B

图 3-6-21　孤立回肠末端溃疡
A.活检标本示溃疡形成;B.非特异性炎症改变

回肠末端溃疡,存在以下一项或多项慢性黏膜改变的病例进展为克罗恩病的概率较大,包括隐窝杂乱排列,隐窝缩短或消失,黏膜基底部淋巴细胞、浆细胞增多,肉芽肿,幽门腺化生,但这些组织学表现并不具有诊断特异性[289]。回肠末端溃疡患者如果同时存在慢性回肠炎和胃黏膜局灶增强性炎症,则克罗恩病的可能性很大[291]。

三十五、软斑病

软斑病(malakoplakia)是一种少见的肉芽肿性病变,与组织细胞降解细菌的功能障碍有关。最常见于泌尿生殖道,胃肠道亦可发生,但多数发生在大肠。大体呈单发或多发的息肉或结节,少数形成瘤样肿块。组织细胞胞质内或胞质外发现Michaelis-Gutmann小体是诊断本病的依据。详见"大肠非感染性疾病"。

三十六、特发性缩窄性肠系膜炎

【定义】

特发性缩窄性肠系膜炎(idiopathic retractile mesenteritis)是以慢性炎症、硬化性改变和血管炎改变为特征的

病因不明的肠系膜炎症性疾病,又称为硬化性肠系膜炎(sclerosing mesenteritis)、肠系膜脂膜炎(mesenteric panniculitis)、肠系膜脂肪萎缩(mesenteric lipodystrophy)、肠系膜Weber-Christian病,不同的名词可能只是代表了疾病的不同阶段。亦有观点认为以脂肪组织病变为主者为肠系膜脂膜炎,而以纤维化为主的病变为缩窄性肠系膜炎,后者可能是与特发性腹膜后纤维化相似的疾病,是免疫介导的纤维化增生性病变[292]。

【临床特征】

本病主要见于中老年人,男女比例约为2~3:1。症状主要表现为腹痛、腹胀、缺血、梗阻以及蛋白丢失性腹泻,查体可触及腹部包块。也有患者无临床症状,只是影像学检查时偶然发现。本病多数预后良好,部分呈自限性,部分患者病情长期稳定,也有部分病例会持续进展。无症状患者可观察随访,治疗首选激素,也有文献尝试采用免疫抑制剂或TNF抑制剂治疗[293,294]。

【病理变化】

1. 大体特征　病变主要累及小肠系膜,偶尔累及结肠系膜,导致肠系膜肿块形成,可呈单结节或多结节状,

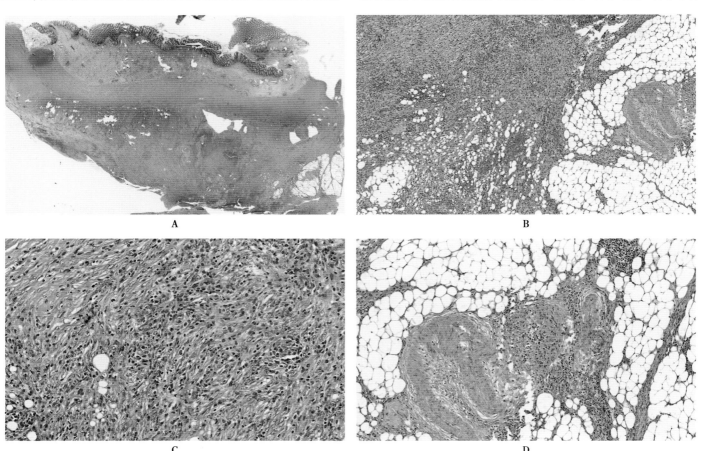

图 3-6-22　缩窄性肠系膜炎

A. 全貌切片示肠系膜纤维组织增生,炎细胞浸润;B. 中倍镜示致密的纤维化带分割脂肪小叶,伴有不同程度的淋巴浆细胞浸润;
C. 高倍镜示增生的梭形细胞呈束状或席纹样排列,但缺乏异型性;D. 肠系膜小血管壁增厚闭塞,管壁慢性炎细胞浸润

少数表现为肠系膜弥漫增厚。可造成相关肠段肠管短缩狭窄、黏膜糜烂和溃疡,严重者可导致肠梗阻或尿路梗阻[295]。

2. 镜下特征 主要特点是肠系膜以淋巴细胞、浆细胞为主的慢性炎细胞浸润,可有淋巴滤泡形成、脂肪坏死及钙化、明显的纤维增生硬化和动脉、静脉增生闭塞性炎。可见致密的纤维化带分割脂肪小叶,常见脂肪细胞变性和脂肪坏死,吞噬脂质的泡沫细胞呈宽窄不一的带状或散在分布,部分病变表现为广泛的玻璃样变,偶见钙化。富于细胞的病变常表现为增生的梭形细胞呈束状或席纹样排列,但缺乏异型性(图 3-6-22)[292]。有些病例可见显著的 IgG4 阳性浆细胞浸润,提示这些病例可能与 IgG4 相关自身免疫性疾病有关。

【鉴别诊断】

1. 肠系膜纤维瘤病 多呈浸润性生长,常累及肠壁肌层,而硬化性肠系膜炎仅累及肠系膜。肠系膜纤维瘤病 β-catenin 免疫组化染色核阳性有助于诊断。

2. 炎性肌成纤维细胞瘤 本病青年人多见,大体境界较清楚,细胞成分常更丰富,部分可硬化,淋巴细胞、浆细胞浸润更明显,近半数病例表达 ALK。

三十七、特发性腹膜后纤维化

【定义】

特发性腹膜后纤维化(idiopathic retroperitoneal fibrosis),又称为 Ormond 病及腹膜后硬化性纤维化(retroperitoneal sclerosing fibrosis)及硬化性后腹膜炎(sclerosing retroperitonitis)。

【临床特征】

本病多为特发性,部分继发于药物(特别是麦角及其衍生物)、恶性肿瘤、感染(如结核病)、既往手术或放射治疗。特发性病变病因不明,推测与自身免疫相关,约 15% 的病例伴有其他部位的纤维化、硬化性疾病,如 Reidel 甲状腺炎、硬化性纵隔炎、硬化性胆管炎和眼眶炎性假瘤。近年研究显示,约 60% 的病例存在大量 IgG4 阳性浆细胞,属 IgG4 相关硬化性疾病谱中的一个成员[296]。

1. 临床症状 主要表现为下腹部或后腰部肿胀、疼痛、腹膜后肿块,以及尿道受压和肾功能衰竭症状。常因肾盂积水以及肾功能不全而就诊。

2. 影像学特点 主要表现为腹膜后中线部位界限不清的包块,包绕腹主动脉下部,不同于大部分腹膜后肿物是将输尿管推向外侧,本病输尿管向中线移位是对放射科医师来说具有鉴别诊断意义的特征。

3. 实验室检查 IgG4 相关的腹膜后纤维化病例常有血清 IgG4 水平显著增高,血清总 IgG 水平无明显变化。

4. 治疗及预后 通常对激素治疗有反应,总体预后良好。

【病理变化】

1. 大体特征 病变主要发生在下腹部,包围腹主动脉和髂动脉,并在腹膜后蔓延,包绕输尿管,少数情况下可发生在十二指肠、胰腺或盆腔。主要表现为界限不清的纤维性包块,包块大小不一,最大直径十几厘米到几十厘米,灰白质硬。继发于恶性病变者界限往往更不清楚且发生部位常不典型[297]。

2. 镜下特征

(1)组织学特征:本病的特征是纤维组织增生伴有混合性炎细胞浸润。早期病变水肿及炎细胞浸润明显,血管丰富,可见淋巴细胞、浆细胞、组织细胞和嗜酸性粒细胞浸润,并可伴灶状脂肪坏死。随病变进展,炎症细胞逐渐减少,纤维母细胞增生和胶原纤维逐渐增多,可形成席纹样结构。病变晚期细胞成分稀少,纤维化玻璃样变明显,可有散在钙化灶。病灶内血管通常呈增生闭塞性改变,以静脉受累为主,这种闭塞性静脉炎是诊断该病的一条重要线索(图 3-6-23)[297]。少数病例病变可累及主动脉及大静脉,不引起血管壁坏死。一般而言,病灶中央部位病变多呈晚期改变,而边缘部位常呈早期或进展期表现。

(2)免疫组化:约 60% 的特发性腹膜后纤维化病例 IgG4 免疫组化染色可见大量阳性细胞,属于 IgG4 相关硬化性疾病的成员之一。推荐的诊断标准为:①组织学具备致密的淋巴细胞、浆细胞浸润,或伴有席纹状特征的纤维化,或闭塞性静脉炎三条中的任意一条;②IgG4 阳性细胞>30 个/HPF;③IgG4/IgG 阳性浆细胞比例>40%[298,299]。

【鉴别诊断】

1. 纤维瘤病(fibromatosis) 特发性腹膜后纤维化中可见纤维母细胞增生伴玻璃样变的胶原,并可向周围脂肪组织内浸润性生长,导致其易与本病混淆。但本病变常较局限,病灶内无炎细胞浸润,缺乏闭塞性静脉炎,且多数病例免疫组化显示 β-catenin 核阳性。

2. 炎性肌成纤维细胞瘤(inflammatory myofibroblastic tumor,IMT) IMT 病灶多局限,形成较明显的肿块,病变边界相对清楚,以肌纤维母细胞增生为主,病灶内炎症更为显著,炎症明显时即可出现纤维化和硬化,可见核增大、空泡状节细胞样细胞。半数病例 ALK 免疫组化染色阳性。

3. 腹膜后恶性肿瘤继发慢性炎及纤维化 腹膜后转移癌、脂肪肉瘤及恶性淋巴瘤等可继发慢性炎症及纤维化,纤维化病灶内常夹杂着肿瘤细胞,应仔细寻找,避免漏诊。

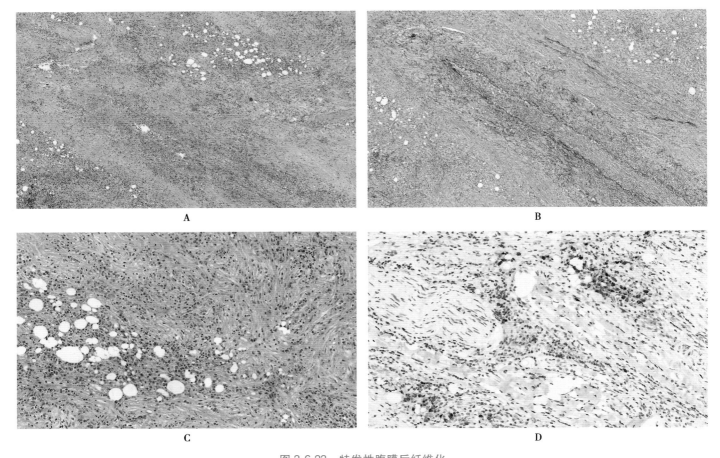

图 3-6-23　特发性腹膜后纤维化

A. 腹膜后纤维结缔组织增生硬化,伴有混合性炎细胞浸润,视野中央可见一纤维化闭塞的静脉;B. 弹力纤维染色勾勒出静脉壁轮廓;C. 高倍镜示浸润的炎细胞以淋巴细胞、浆细胞为主,增生的纤维母细胞局灶形成席纹样结构;D. IgG4 免疫组化染色局灶可见密集的阳性细胞

三十八、特发性硬化性腹膜炎

【定义】

特发性硬化性腹膜炎(idiopathic sclerosing peritonitis)是一种间皮下间质细胞反应性增生导致的腹膜纤维化硬化性疾病,又称为纤维化性腹膜炎(fibrosing peritonitis)、硬化性包裹性腹膜炎(sclerosing encapsulated peritonitis)。

【临床特征】

硬化性腹膜炎与长期腹膜透析、应用 β 受体阻滞剂、肝硬化以及某些卵泡膜细胞瘤等有关,但也有病因不明者,被称为特发性硬化性腹膜炎(idiopathic sclerosing peritonitis),后者多见于青年女性,老年人和男性也可发生,但近年有文献报道本病在热带和亚热带地区多见,男性多于女性[300,301]。临床主要表现为小肠梗阻或腹部包块。治疗手段包括手术剥除增厚的腹膜或松解粘连,有时需同时切除受累节段的小肠[302]。

【病理变化】

1. **大体特征**　大体可见小肠节段被致密的纤维化组织包裹,有时也可包裹其他腹腔器官,如肝、胃、结肠等,形成所谓的"腹膜茧"[300]。

2. **镜下特征**　组织学上,特发性硬化性腹膜炎表现为腹膜纤维化、增厚,局灶伴慢性炎细胞浸润,可有纤维素沉积和反应性间皮增生。增生的梭形纤维母细胞可排列呈束状或席纹状,但缺乏异型性[300,301]。

【鉴别诊断】

腹膜包裹　本病属先天发育异常,是胚胎发育期间肠祥返回腹腔时结肠系膜形成副腹膜,或卵黄囊腹膜随肠管返回腹腔形成副腹膜造成。大体呈薄的膜状包裹整个小肠,不与肠系膜、壁层腹膜或其他腹腔脏器粘连。临床通常无症状,偶可发生痉挛、梗阻、腹痛、腹泻、便秘等。镜下为纤维结缔组织带,被包裹的器官形态正常。

(姜支农　石雪迎)

第七章

结直肠感染性疾病

一、急性感染性（自限性）结肠炎

【定义】

急性感染性（自限性）结肠炎［acute infectious（self-limited）colitis］指病原体或其毒性产物所导致的结直肠急性炎症性改变，细菌感染是最常见的病因。仅少数病原体能引起特征性的诊断性组织学改变，大多数急性细菌感染仅表现为非特异的急性结肠炎模式或局灶性活动性结肠炎模式，且临床常呈自限性过程。

【临床特征】

1. 流行病学 多数胃肠感染都是因为饮食不洁导致，其发病率和常见感染细菌类型受地域、环境和经济水平影响而差别较大。在经济不发达地区，居住和卫生条件较差，易发生肠道细菌感染，而经济发达地区，工业化的食物加工、销售环节问题也可能导致肠道细菌感染暴发流行[303,304]。

2. 临床表现 大多数细菌感染引起的腹泻表现为急性起病，腹痛、水样或血性腹泻，可有发热等全身症状，病程通常不超过6周[305]。

3. 实验室检查 便常规检查可见红细胞、白细胞，血常规检查可见白细胞计数及中性粒细胞比例升高。细菌培养有助于诊断，但很多难以获得阳性结果。致病菌多种多样，包括弯曲菌、沙门氏菌、志贺菌、大肠杆菌、分枝杆菌、金黄色葡萄球菌、淋球菌、耶尔森菌等。

4. 治疗及预后 多数具有自限性，部分迁延时间稍长，需要治疗干预。

【病理变化】

1. 大体特征 内镜下多表现为结肠黏膜弥漫或斑片状充血、水肿、糜烂，可有浅溃疡形成。

2. 镜下特征 病理改变也多种多样，但大致可以归为3类：①不引起或仅导致轻微组织学改变（如霍乱）；②引起急性自限性结肠炎或局灶性活动性肠炎（如弯曲菌、志贺菌感染）；③引起诊断性组织学改变（如伪膜性肠炎、肉芽肿性炎）[305]。通常产生毒素的病原菌比直接侵入肠黏膜的病原菌引起的形态学改变更轻微。其中急性自限性结肠炎在显微镜下的表现轻重不一，但最主要的特征是黏膜固有的结构基本保持，以急性肠炎模式和局灶性活动性肠炎模式为主，而缺乏隐窝分支、短缩、化生及基底部淋巴细胞、浆细胞增多等慢性肠炎特征，且临床常呈自限性过程，故又被称为急性自限性结肠炎[306,307]。

（1）急性肠炎模式：感染早期的活检往往可见黏膜固有层水肿，间质增宽，斑片状炎细胞浸润和新鲜出血，表面上皮和隐窝上皮可伴变性。随着疾病进展，炎细胞密度增加、范围扩大，在固有层内呈连续、弥漫分布，主要累及黏膜上层和中层，缺乏基底部淋巴细胞、浆细胞增多现象。浸润的炎细胞包括中性粒细胞和淋巴细胞、浆细胞，中性粒细胞常围绕毛细血管和隐窝周围，也可浸润上皮，引起隐窝炎和隐窝脓肿，但隐窝脓肿与溃疡性结肠炎相比较少见，且多不伴有隐窝形状的改变。黏膜表面仍保持原有结构或略有变形，隐窝上皮黏液缺失、变扁平或呈反应性修复性改变。隐窝仍保持平行排列，上部可有扩张（图3-7-1A、B）。

（2）局灶性活动性肠炎模式：局灶性活动性肠炎是一个病理学描述性名词，而非临床病名。指黏膜活检标本中单个或多个散在分布的中性粒细胞浸润灶，而不伴有慢性炎症改变。黏膜大部分区域保持基本正常的结构，局部区域炎症细胞增多、中性粒细胞浸润，可形成隐窝炎、隐窝脓肿[308]（图3-7-1C）。此种黏膜炎症模式可见于克罗恩病、局部缺血、NSAIDs相关肠炎、肠易激综合征，甚至肠道准备所造成的反应，但更多见于急性感染性肠炎。

【鉴别诊断】

急性感染性肠炎与慢性炎症性肠病的鉴别是此类病变临床送病理活检最主要的目的。呈急性肠炎模式者，由于炎症连续弥漫分布，存在隐窝炎、隐窝脓肿等，常需要与溃疡性结肠炎鉴别。而表现为局灶性活动性肠炎模式者由于炎症呈间断、灶状分布，需要与克罗恩病或治疗后的溃疡性结肠炎鉴别[305,309,310]（表3-7-1）。

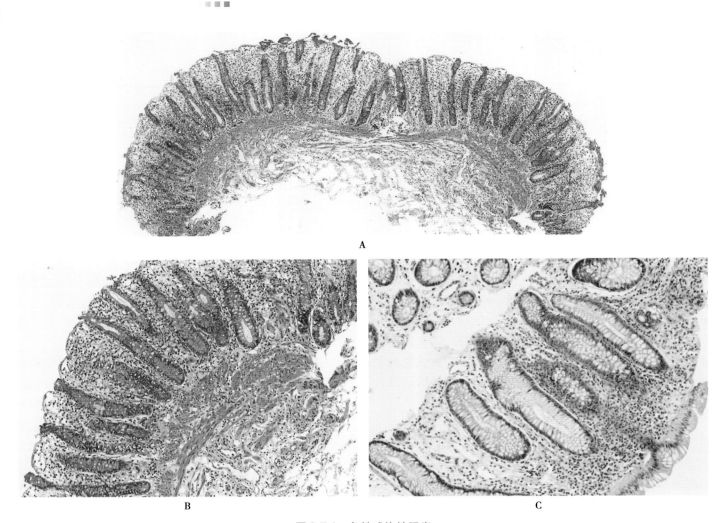

图 3-7-1　急性感染性肠炎

A. 急性肠炎模式,黏膜局灶糜烂,但结构基本保存,隐窝平行排列,无变形。黏膜间质水肿,炎细胞浸润增多但无基底淋巴细胞、浆细胞增多现象;B. 表面上皮变性脱落,炎细胞浸润以表层为主,无基底淋巴细胞、浆细胞增多;C. 局灶性活动性肠炎模式,黏膜大部分区域保持基本正常的结构,局部区域的炎症细胞增多、中性粒细胞浸润,可见隐窝炎

表 3-7-1　急性感染(自限)性肠炎与炎症性肠病的组织学鉴别

病变特征	炎症性肠病	急性感染(自限)性肠炎
黏膜和隐窝结构变化		
黏膜表面绒毛状	常见	无
隐窝扭曲变形	常见	无
腺体短缩、减少	常见	无
间质水肿、出血	常无	常见
炎细胞浸润		
中性粒细胞浸润为主	无	常见
急慢性炎细胞混合存在	常见	可见
基底淋巴细胞聚集	常见	无
基底浆细胞增多	常见	无
肉芽肿	可见	常无
化生	可见	无

二、巨细胞病毒性结直肠炎

【定义】

巨细胞病毒(cytomegalovirus,CMV)感染所致的肠道炎症性病变。

【临床特征】

原发性巨细胞病毒感染多数病例为自限性,无症状或仅表现为感冒样症状,以小孩和年轻人多见。原发性巨细胞病毒感染可引起自限性浅表结直肠炎症,内镜下表现为弥漫性的黏膜发红,质脆。艾滋病、器官移植、炎症性肠病特别是溃疡性结肠炎等免疫功能抑制状态可引起潜伏巨细胞病毒激活,造成继发性感染。少数情况下没有明显免疫缺陷病史的老年人也可发生继发性巨细胞病毒感染,造成肠道明显溃疡。常见的症状是腹泻、腹痛、发热等。炎症性肠病患者合并巨细胞病毒感染可造成原有疾病加重、激素耐药、中毒性巨结肠和更高的死亡率。

【病理变化】

1. 大体特征　最常见的改变是黏膜溃疡形成,单个或多个,深浅不一,可有大的不规则的匍行性溃疡或深凿样边界清楚的深溃疡伴溃疡边缘水肿,部分病例可见纵行溃疡。溃疡性结肠炎肠黏膜见纵行溃疡提示可能存在巨细胞病毒感染[311]。也可以出现黏膜发红、出血、假膜或炎性肿块。

2. 镜下特征

(1) 组织学特征:活检组织常见溃疡面的肉芽组织和炎性坏死渗出物,缺乏特异性(图3-7-2A)。肠黏膜表现为黏膜全层淋巴细胞浸润,也可有浆细胞及中性粒细胞浸润,有时可见隐窝炎和隐窝脓肿。多数病例隐窝结构保存,可有隐窝萎缩、减少(图3-7-2B)。有时可见上皮细胞凋亡。有时可见血管炎表现,血管壁中性粒细胞浸润,伴有纤维素性血栓。亦可出现缺血改变,表现为黏膜出血和缺血性坏死。

巨细胞病毒感染的细胞胞体和胞核增大,细胞核和胞质内均可出现包涵体,胞核内的包涵体有时可形成鹰眼样外观(图3-7-2C、D)。包涵体最常出现在内皮细胞、间质细胞和巨噬细胞,上皮细胞内很少出现[312]。炎症显著和溃疡底部及周边组织内最容易检出巨细胞包涵体。部分病例HE切片上找不到典型的包涵体,CMV免疫组化可以帮助诊断[313]。

(2) 免疫组化:CMV阳性(图3-7-2E、F),CMV早期膜抗原(early membrane antigens,EMA)和晚期膜抗原(late membrane antigens,LMA)亦可阳性。

【鉴别诊断】

1. 炎症性肠病　巨细胞病毒感染性肠炎可见黏膜全层炎症,隐窝脓肿,有时候还可见到隐窝萎缩等改变,在活检标本上容易与炎症性肠病混淆。巨细胞病毒感染一般缺乏明显的隐窝结构扭曲,黏膜基底部浆细胞增多不明显,有助于和炎症性肠病鉴别。

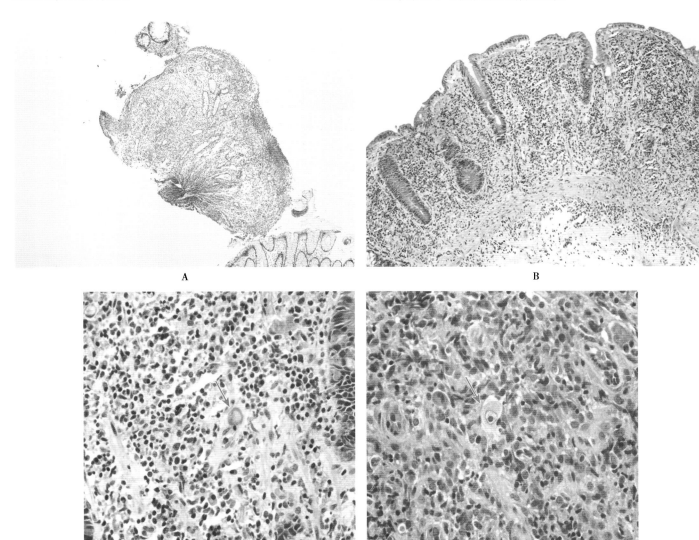

A

B

C

D

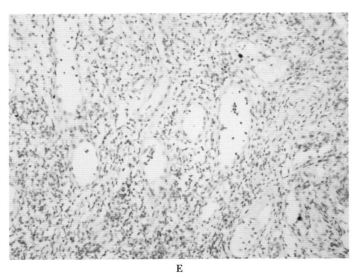
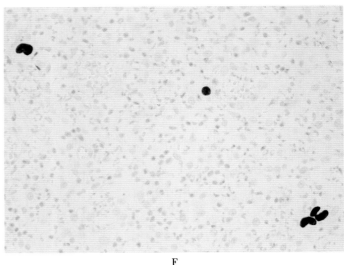

图 3-7-2　CMV 感染病例

A. 老年女性,溃疡面组织为肉芽组织,没有特异性;B. 黏膜全层炎症,隐窝萎缩,但隐窝结构改变不明显;C. 可见巨细胞;D. 可见核内病毒包涵体;E. 免疫组化显示少数血管内皮细胞阳性;F. 免疫组化显示散在间质细胞阳性

2. 腺病毒感染　腺病毒感染的包涵体多在黏膜上皮细胞,均在核内,呈新月形。

三、EB 病毒性肠炎

【定义】

EB 病毒(Epstein-Barr virus)感染所致的肠道炎症性疾病。

【临床特征】

EB 病毒(Epstein-Barr virus,EBV),又称人类疱疹病毒4型,在人群中广泛传播,感染率高达 90%。EB 病毒为嗜B 淋巴细胞的 DNA 病毒,主要潜伏感染 B 淋巴细胞,近年发现它亦可感染 T 淋巴细胞、上皮细胞及自然杀伤细胞(NK 细胞)等,并引发相关疾病。EB 病毒感染引起的疾病包括传染性单核细胞增多症(急性 EBV 感染)、EB 病毒相关噬血细胞综合征、慢性活动性 EB 病毒感染、免疫缺陷患者发生的 EB 病毒相关疾病、EB 病毒相关恶性肿瘤。临床上较常见的肠道 EB 病毒感染性疾病主要为后三种。

慢性活动性 EB 病毒感染主要发生于儿童,近年来发现成人也不少见。肠道慢性活动性 EB 病毒感染性疾病死亡率很高(可以达到 50% 左右),应该引起我们的重视。慢性活动性 EB 病毒感染的临床诊断条件如下:①传单症状(发热、淋巴结肿大和肝脾肿大)持续 3 个月以上;②EBV 感染及引起组织病理损害的证据(包括血液化验或组织学检查异常);③排除目前已知自身免疫性疾病、肿瘤性疾病以及免疫缺陷性疾病所致的上述临床表现[314]。要诊断慢性活动性 EB 病毒感染累及肠道,需要有肠道损害和肠道 EBV 感染的组织学依据。

炎症性肠病等肠道疾病也可以合并 EB 病毒感染,并不一定是系统性慢性活动性感染,其诊断标准和临床治疗还不清楚。

EB 病毒相关胃肠道恶性肿瘤主要是 EB 病毒相关的淋巴瘤和胃肠道上皮性肿瘤,在国内以 NK/T 细胞淋巴瘤多见(详见消化道淋巴造血系统肿瘤章节部分)。

【病理变化】

1. 大体特征　EB 病毒引起的肠道感染性疾病常见多发溃疡,可以累及肠道多个节段。内镜下形态多样,可以类似克罗恩病(可以有深的裂隙状溃疡),也可以类似溃疡性结肠炎(表现弥漫性黏膜改变)。淋巴瘤病例表现为肿块或深凹溃疡。

2. 镜下特征

(1)组织学特征:慢性活动性 EB 病毒感染性肠炎可有以下一些病理表现:①肠黏膜全层炎症,浸润细胞以淋巴细胞为主,常可见到淋巴组织增生,有时淋巴细胞浸润至黏膜下,部分淋巴细胞浸润至隐窝上皮内(图 3-7-3A~C);②偶尔可以见到胞质透亮的组织细胞增多,或形成肉芽肿样结构;③有时可见到淋巴细胞性血管炎;④也可有中性粒细胞和浆细胞浸润;⑤多数病例肠黏膜隐窝结构保存,少数病例隐窝萎缩,隐窝结构改变[315]。手术标本还可以见到裂隙状溃疡和肠壁全层淋巴细胞浸润(图 3-7-3D~F)。

炎症性肠病可以合并 EB 病毒感染,多数没有类似慢性活动性 EB 病毒感染的全身症状。EB 病毒在炎症性肠病发生发展中的作用还不清楚。部分文献报道,溃疡性结肠炎 EB 病毒的感染率在 25%~60%[316,317]。根据我们的临床病理研究,EB 病毒在溃疡性结肠炎中的感染多数为潜伏感染(个别细胞阳性),仅少数病例可以见到较多 EB

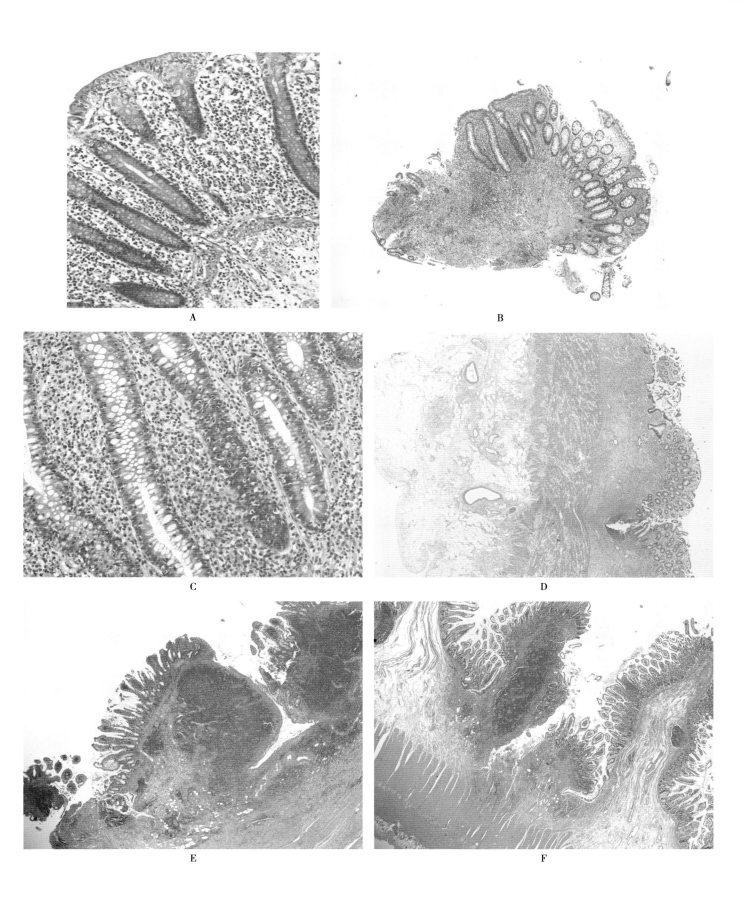

A

B

C

D

E

F

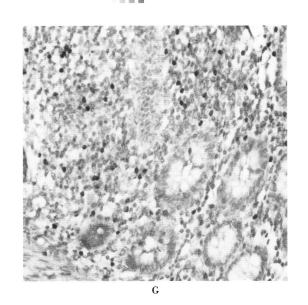

G

图 3-7-3　EBV 感染病例
A. 黏膜全层淋巴细胞为主的炎细胞浸润；B. 一例 EBV 感染病例，黏膜内及黏膜下大量淋巴细胞浸润，黏膜结构未见明显异常；C. 隐窝上皮内淋巴细胞浸润；D. EB 病毒感染性肠炎的手术切除标本，可见肠壁全层淋巴细胞浸润；E. 淋巴细胞密集分布，可见溃疡形成；F. 淋巴组织增生，裂隙状溃疡形成；G. EBER 原位杂交阳性

病毒阳性细胞。

（2）免疫组化：LMP1 免疫组化染色少数病例可阳性。

3. 分子病理　EBER 原位杂交阳性，阳性细胞一般为淋巴细胞（图 3-7-3G）。

【鉴别诊断】

1. 克罗恩病　EB 病毒感染性肠炎在临床上常被误诊为克罗恩病，病理上也有相似性，如可以见到肉芽肿样结构、多量淋巴细胞浸润伴淋巴滤泡形成、裂隙状溃疡等，鉴别诊断的关键是 EB 病毒感染性肠炎常缺乏典型肉芽肿、纵行溃疡等改变，肠黏膜隐窝改变相对较少见。

2. 细菌感染　EB 病毒感染也可有中性粒细胞浸润伴有隐窝炎，浆细胞浸润，溃疡形成，类似细菌感染。鉴别点是 EB 病毒感染常引起较明显的淋巴细胞浸润，可以累及黏膜全层和黏膜下，多数为 T 淋巴细胞。

3. NK/T 细胞淋巴瘤　与 EB 病毒感染相关，因反应性细胞较多，很容易误诊为炎症。EBER 弥漫阳性、CD56 免疫组化染色阳性等特征可协助鉴别。

四、单纯疱疹病毒性直肠炎

【定义】

单纯疱疹病毒（herpes simplex virus）感染所致的肠道感染性疾病。

【临床特征】

肠道单纯疱疹病毒主要见于直肠，结肠很少见。单纯疱疹病毒直肠炎是一种性传播疾病，主要见于同性恋和免疫缺陷患者，发生于距肛门 10cm 以内直肠。多数病例为 2 型单纯疱疹病毒，少数为 1 型病毒感染。临床上表现为肛门直肠疼痛，伴有肛门下坠感、便秘、便血等症状。

【病理变化】

1. 大体特征　直肠黏膜质脆，可有糜烂、溃疡形成，

溃疡可以很大，甚至融合。

2. 镜下特征　急性期可有多量中性粒细胞浸润，局灶溃疡形成。小血管旁可有明显淋巴细胞浸润，对单纯疱疹病毒性直肠炎的诊断有一定价值[318]。一半病例可以见到包涵体，局限于核内，呈毛玻璃样，或嗜酸性伴有核周空晕。包涵体一般见于上皮细胞，可见到多核细胞。免疫组化等辅助检测可以证实单纯疱疹病毒感染。

【鉴别诊断】

1. 巨细胞病毒　巨细胞病毒可见鹰眼状的包涵体，而且不同于单纯疱疹病毒，多见于间质细胞和内皮细胞。

2. 腺病毒　两者鉴别较困难，腺病毒感染很少有溃疡形成，免疫组化有助于鉴别。

五、麻疹性肠炎

肠道麻疹（measles）感染很少见报道，可表现阑尾炎、肠炎和肠系膜淋巴结炎。阑尾麻疹病毒感染可表现为淋巴滤泡增生，可见多核巨细胞（Warthin-Finkeldey 巨细胞）。免疫组化染色或病毒血清学检测有助于麻疹病毒的诊断。多项早期临床研究检测到克罗恩病肠黏膜标本中存在麻疹病毒，但后期研究并未证实炎症性肠病中存在麻疹病毒感染[319]。

六、结核病性肠炎

详见小肠炎症性疾病章节。

结核（tuberculosis）常累及回盲部，但整个结肠和直肠均可累及，常为节段性病变，偶尔可见整个结肠连续性病变。肠结核易与克罗恩病混淆，肉芽肿内出现坏死、肉芽肿融合、肉芽肿体积大等支持肠结核的诊断，抗酸染色有助于结核的诊断（图 3-7-4A、B）。少数活检标本的肉芽肿内可以见到干酪样坏死，对肠结核的诊断特异性很高，

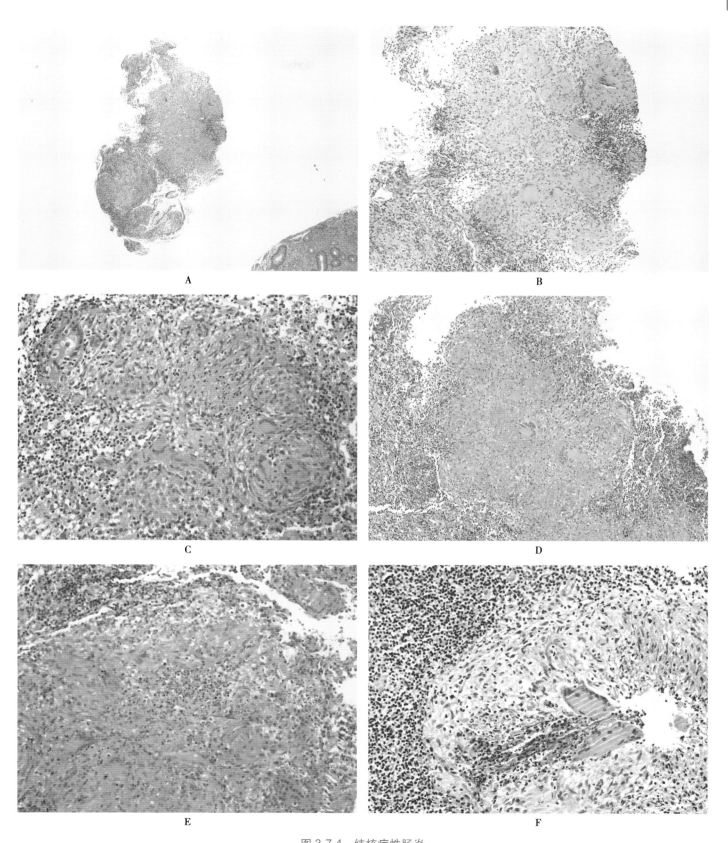

图 3-7-4 结核病性肠炎
A. 溃疡及肉芽肿;B. 肉芽肿相互融合,可见朗格汉斯巨细胞;C. 肉芽肿内小灶性坏死,容易被忽视;D. 肉芽肿内纤维素样坏死;
E. 肉芽肿内可见中性粒细胞及淋巴细胞聚集;F. 肉芽肿内见微小脓肿

但有些病例肉芽肿内仅见到微小坏死灶或微小脓肿,也支持结核等感染性疾病的诊断(图 3-7-4C~F)。少数肠结核也可出现肛瘘改变,容易误诊为克罗恩病。

七、胞内鸟型分枝杆菌性肠炎

【定义】

胞内鸟型分枝杆菌(mycobacterium avium-intracellulare)是由鸟型分枝杆菌感染所致的肠道炎症性病变,属于机会性感染。

【临床特征】

主要见于免疫缺陷患者,特别是艾滋病患者。可侵犯多种组织器官包括肺、骨髓和淋巴结等,播散性感染常累及消化道,以小肠多见,主要表现为腹泻,也可有发热、恶心、呕吐、体重下降等症状[320,321]。从粪便甚至从血中

均容易培养出病原体。克拉霉素和阿奇霉素是预防感染的首选药物。

【病理变化】

1. 大体特征 内镜表现可以正常,也可表现为颗粒状或 2~4mm 大小的黄白色黏膜隆起型斑块、结节,或小的溃疡,无明显渗出(提示局部机体免疫反应力低下)。

2. 镜下特征

(1) 组织学特征:黏膜固有层内巨噬细胞弥漫性浸润,胞质红染,颗粒状或泡沫状,胞质内含有病原体(图 3-7-5A)。其他炎症细胞很少,可有不典型肉芽肿形成。在小肠黏膜,巨噬细胞的浸润导致绒毛增宽缩短。多数病例巨噬细胞局限在肠黏膜内,少数病例也可累及肠壁深层[322]。

(2) 特殊染色:抗酸染色显示巨噬细胞内充满阳性杆菌成分,PAS 和 GMS 染色亦可阳性(图 3-7-5B)。

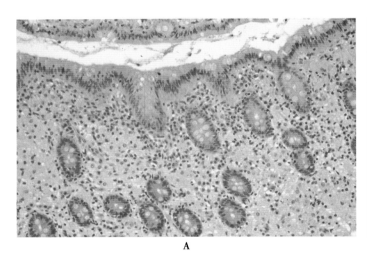
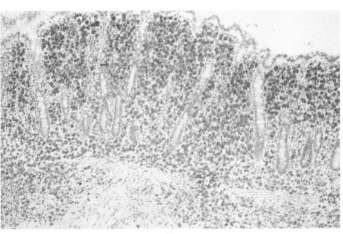

图 3-7-5 胞内鸟型分枝杆菌性肠炎
A. 黏膜内大量巨噬细胞聚集;B. 抗酸染色阳性

【鉴别诊断】

1. 马红球菌感染 马红球菌革兰氏染色阳性,PAS染色显示细胞内病原体呈颗粒状,而不是杆状。

2. Whipple 病 Whipple 病和鸟型分枝杆菌感染均可见 PAS 染色阳性的巨噬细胞,但 Whipple 病易见脂肪空泡,缺乏抗酸染色阳性杆菌。

八、梅毒性肠炎

【定义】

梅毒性肠炎(syphilitic colitis)为梅毒螺旋体感染肠道后所致的炎症性病变或系统性梅毒累及肠道后所致的炎症性病变。

【临床特征】

梅毒感染引起的肠炎多为肛管直肠炎,其他部位的梅毒性肠炎少见。梅毒性直肠炎较多见于男性同性恋或艾滋病患者,一般在梅毒感染后 2~8 周发病。患者大多

没有症状,部分病例表现为不适、轻度疼痛、便秘、直肠出血和黏液便。

【病理变化】

1. 大体特征 大体形态上可以类似癌、孤立性溃疡综合征、息肉或窦道,容易漏诊[323]。

2. 镜下特征

(1) 组织学特点:梅毒性直肠炎的病理形态也常不具有特征性,较难和其他感染性疾病鉴别[324]。梅毒性直肠炎有可以下一些组织学表现:①以浆细胞为主的多量慢性炎症细胞浸润,伴中性粒细胞浸润;②多数病例隐窝结构保存;③血管内皮细胞肿胀伴有血管周围明显浆细胞浸润(图 3-7-6A~C);④有时可见小血管堵塞;⑤少数病例可见形成不良的肉芽肿。部分病例仅表现为急性感染的组织学特点。部分梅毒性直肠炎无法与其他感染区别(图 3-7-6D~F),在怀疑病例需要询问病史,并行免疫组化、特殊染色或分子检测。

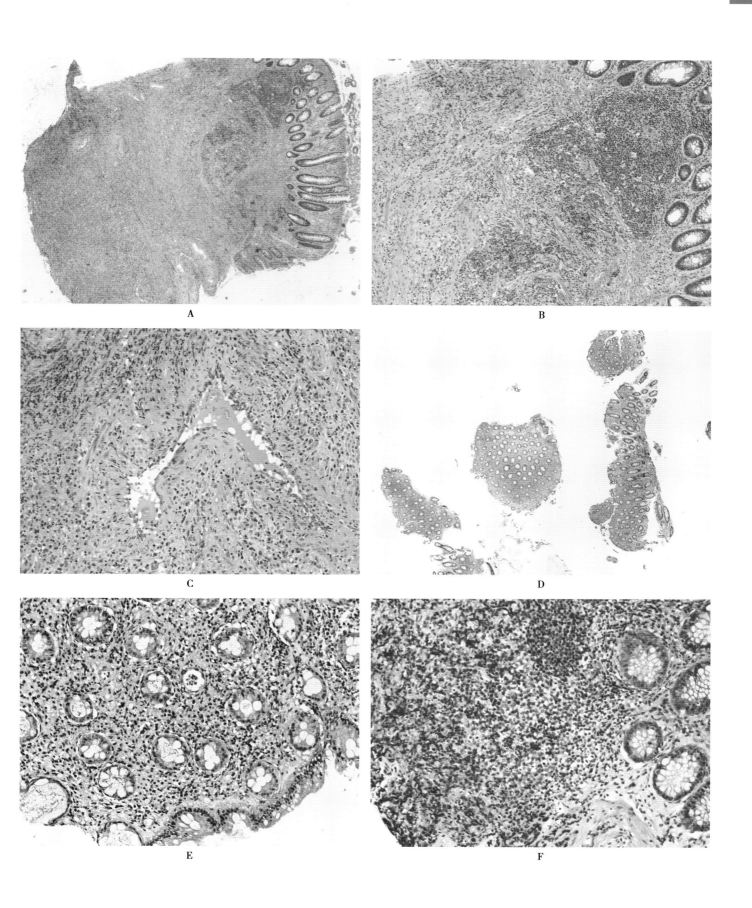

A

B

C

D

E

F

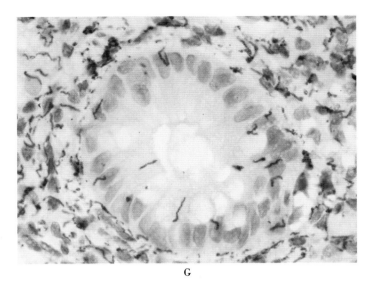

G

图 3-7-6　直肠梅毒感染

A. 黏膜及黏膜下层慢性炎症细胞浸润；B. 淋巴组织聚集；C. 黏膜下层血管周围多量浆细胞浸润；D. 肠黏膜隐窝结构保存；E. 淋巴细胞、浆细胞及中性粒细胞浸润，伴隐窝脓肿，与其他细菌感染难以区分；F. 可见一淋巴滤泡伴有明显生发中心；G. 梅毒螺旋体免疫组化染色阳性

（2）免疫组化和特殊染色：Warthin-Starry 染色阳性，梅毒螺旋体抗体（anti-treponema pallidum antibody）免疫组化染色阳性（图 3-7-6G）。梅毒螺旋体数量可以很多，多位于黏膜固有层内。

3. 分子病理　针对梅毒螺旋体的特异性 PCR 阳性[325,326]。

【鉴别诊断】

1. **炎症性肠病**　梅毒感染可以出现黏膜全层的慢性炎症细胞浸润，黏膜基底部也可出现浆细胞，易与溃疡性直肠炎混淆。梅毒性直肠炎隐窝扭曲不明显，怀疑病例需要询问病史，并行 Warthin-Starry 染色或免疫组化证实

2. **其他细菌感染**　梅毒与其他细菌感染在病理形态上较难鉴别，多量浆细胞浸润、血管改变对梅毒感染有提示价值。特殊染色和免疫组化有助于鉴别。

九、念珠菌性结直肠炎

【定义】

念珠菌（candida）感染所致的结直肠炎症性病变。

【临床特征】

引起肠道感染的主要是白色念珠菌，其他类型念珠菌偶尔也可引起肠道感染。免疫抑制或白血病、淋巴瘤等可诱发肠道念珠菌感染，可致腹痛、腹泻症状，但很难确定念珠菌是否是肠道病变的原发致病菌。多数念珠菌感染是由其他原因引起肠黏膜损伤后的继发性感染。

【病理变化】

1. **大体特征**　大体上表现为溃疡、假膜形成，亦可表现为肿块。

2. **镜下特征**　念珠菌是出芽酵母，显微镜下可见孢子和假菌丝，偶尔可见真菌丝。假菌丝没有分支，直径 3~4μm。念珠菌感染可引起中性粒细胞浸润、黏膜坏死、溃疡形成，罕见肉芽肿（图 3-7-7）。部分病例念珠菌仅仅附着于原有溃疡表面，没有临床意义[327]。念珠菌可以浸润血管引起血管炎，伴血栓形成及梗死[328]。

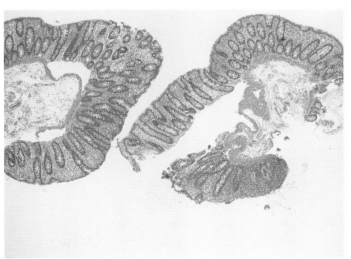

A

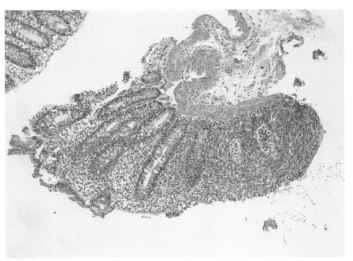

B

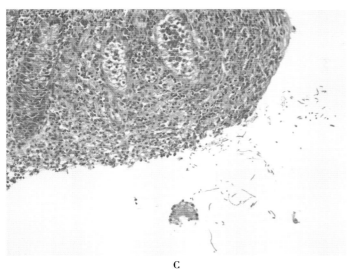
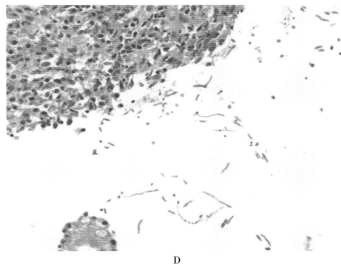

C   D

图 3-7-7 念珠菌性结直肠炎

A.结肠黏膜结构正常,局部糜烂;B.糜烂表面可见杆状结构;C.高倍镜示为白色念珠菌结构;D.白色念珠菌结构

【鉴别诊断】

1. **曲霉菌** 曲霉菌的真菌丝较粗,有锐角分支。

2. **组织胞浆菌** 组织胞浆菌胞体小,位于细胞内,胞体周围可见空晕。

十、隐球菌性肠炎

隐球菌(crytococcus)属条件致病菌,常与 HIV 感染、淋巴造血系统恶性肿瘤、激素治疗等导致的免疫功能低下伴发,单独累及胃肠道者少见。本病通常表现为中枢神经系统和肺部感染,少数病例可仅累及结直肠,引起顽固性腹泻。可以形成与克罗恩病相似的肉芽肿,诊断以发现确定的病原体为依据。详见"小肠炎症性疾病"一节。

十一、弓形虫病

肠道弓形虫病(toxoplasmosis)一般为全身播散性疾病的一部分,主要见于免疫缺陷患者。虫体可见于肠壁平滑肌间。

十二、组织胞浆菌性肠炎

【定义】

组织胞浆菌(histoplasma)感染所致的以大量组织细胞聚集为特征的肠道炎症性病变。

【临床特征】

播散性组织胞浆菌病可累及消化道,以末端回肠和盲肠多见,好发于免疫缺陷患者[329]。肠道很少单独组织胞浆菌感染,往往是系统性感染的一部分,可有发热、腹泻、腹痛、便血等症状,积极治疗后预后较好[330]。不少肠道组织胞浆菌病例存在肺部病变[329]。有文献报道,与西那伊普相比,使用肿瘤坏死因子拮抗剂英利普单抗(Infliximab)增加了 3 倍肉芽肿感染性疾病如结核病和组织胞浆菌病的危险。回肠最常受累。

【病理变化】

1. **大体特征** 大体上表现为溃疡,通常多发,边缘隆起。也可表现为息肉,肿块,肠腔狭窄,肠壁增厚、僵硬。

2. **镜下特征**

(1)组织学特点:组织胞浆菌通常较小,2~5μm,圆形或椭圆形,轻度嗜碱,周围有一圈透明空隙(细胞壁无法着色所致),偶尔可见到出芽。组织胞浆菌在细胞内生长,一个巨噬细胞内可有多个菌体(图 3-7-8A、B)。

黏膜和黏膜下层淋巴细胞和组织细胞浸润,也可有嗜酸性粒细胞和中性粒细胞浸润,炎症可累及肠壁全层。淋巴小结上方黏膜炎症较明显,并可伴溃疡形成(图 3-7-8C、D)。免疫功能缺陷的病例可没有明显炎症细胞浸润。少数病例有肉芽肿形成,特别是免疫功能正常的患者[331]。部分病例可见淋巴结累及,可有坏死性肉芽肿形成。有些病例组织胞浆菌散在分布,很难在 HE 切片上找到病原体,需要用 PAS 或 GMS 染色显示。

(2)特殊染色:PAS-D 和六氨银染色阳性(图 3-7-8E、F)。

【鉴别诊断】

1. **隐球菌** 隐球菌多分布于细胞外和间质中,病原体更大,且大小不一,黏液卡红染色阳性。

2. **克罗恩病** 两者都可以有较多组织细胞或肉芽肿,PAS 或 GMS 染色可显示病原体[331]。

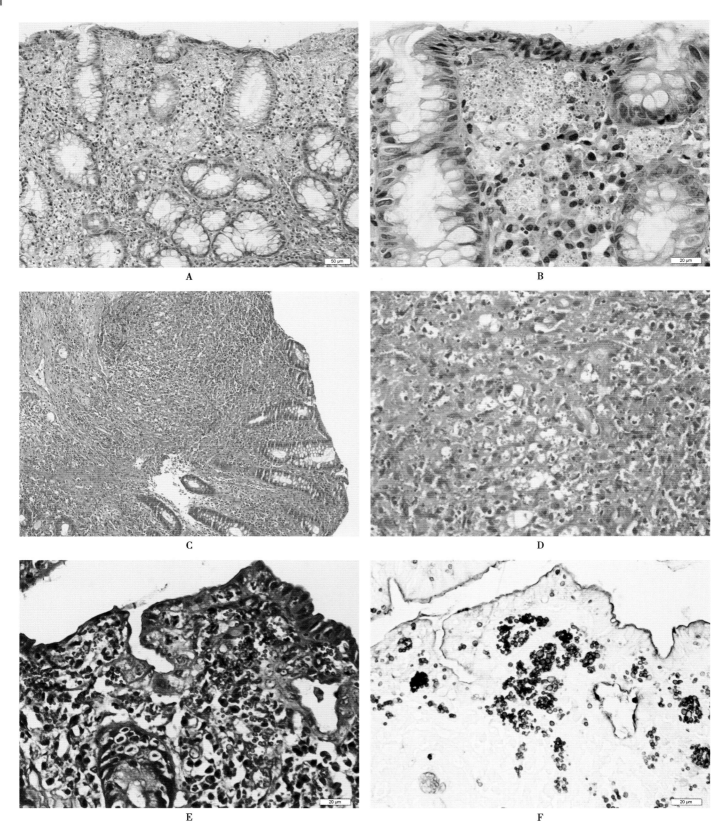

图 3-7-8　组织胞浆菌性肠炎

A.结肠隐窝结构欠规则,固有层中较多组织细胞聚集;B.高倍镜下可见组织细胞内大量组织胞浆菌成分;C.结肠黏膜组织胞浆菌
感染,黏膜隐窝结构保存,局部溃疡形成,淋巴细胞及组织细胞浸润;D.高倍镜下可见多量组织胞浆菌,胞体小,密集分布;E.组织
胞浆菌 PAS 染色阳性;F.GMS 染色阳性

十三、阿米巴病

【定义】

阿米巴病(Amebiasis)是感染溶组织阿米巴的包囊所致的肠道炎症性疾病。

【临床特征】

1. 流行病学 阿米巴病分布于世界各地,以热带地区更多见。可因摄入被包囊污染的食物或水感染,也可因灌肠、肛交等感染,阿米巴可感染各年龄段人群,但婴幼儿和老年人感染后病情可较重[332,333]。

2. 阿米巴的生活史 在4种可寄生在人体内的阿米巴属原虫中,只有溶组织阿米巴具有致病性。溶组织阿米巴有包囊和滋养体两种生活型[157]。

包囊对外界环境有较强的抵抗力,能抵抗胃酸、污水处理系统中的氯等,在体外潮湿环境中可生存数周至数月,包囊被摄入后在回盲瓣区域囊壁溶解,释放出滋养体。

滋养体可穿过肠上皮,破坏并溶解组织,被破坏的组织释放出红细胞供滋养体摄食。滋养体又分为大滋养体和小滋养体两型。大滋养体具有致病性,常伸出伪足作定向的阿米巴运动,多见于急性阿米巴痢疾患者的粪便和病灶中。小滋养体为肠腔共栖性囊形滋养体,以细菌及肠内容物为营养,运动缓慢,不吞噬红细胞,可转变为包囊,在条件合适时也可侵入肠壁,转变为大滋养体。小滋养体常见于无症状携带者或轻型患者。

3. 临床表现 感染可长期局限在胃肠道内,也可蔓延至肝、肺、皮肤、脑等器官。胃肠道阿米巴性肠炎通常慢性起病,表现主要为恶心呕吐、间断性血性腹泻和腹部绞痛,并呈周期性缓解,也可有间断性便秘。症状可持续数周、数月甚至数年。严重者可类似溃疡性结肠炎或出现中毒性巨结肠。少数情况下可形成阿米巴瘤,导致肠梗阻,影像和临床表现类似结肠癌。

4. 实验室检查 通过粪便诊断溶组织阿米巴是敏感而特异的检测方法,大便检查和直肠刮片中可见包囊和滋养体。大便检查还常见嗜酸性粒细胞释放出的颗粒聚集所形成的Charcot-Leyden结晶。检测粪便中的阿米巴抗原或免疫荧光技术检测血清中的抗体也可协助诊断,敏感性高于活检。患者可有轻度贫血和轻度白细胞升高。

5. 治疗及预后 多数人感染阿米巴原虫不出现症状即可自行清除。发展为阿米巴肠炎者通常对甲硝唑类药物治疗反应良好,无症状携带者也应进行清除治疗。阿米巴性肝炎或阿米巴肝脓肿是最常见的并发症,药物治疗同样有效,通常不建议外科引流。

【病理变化】

1. 大体特征 病变通常累及结肠近端,但结肠的其他部分,包括直肠、肛管甚至回肠末端亦可受累。早期的阿米巴病灶为含坏死组织和原虫的小的黄色黏液样隆起,随着病变进展,形成散在溃疡,溃疡开口呈卵圆形,不隆起,无硬化,常与肠管长轴平行,边缘充血,底部凹凸不平,上覆黄白色膜,溃疡向侧方潜掘状破坏黏膜下组织,使周边黏膜悬空,形成特征性的烧瓶状溃疡。广泛的潜掘性破坏可导致穿孔。长期的慢性炎症可以造成狭窄和假息肉形成,严重者可发生肿瘤样瘢痕性团块,称阿米巴瘤,后者好发于盲肠、阑尾、直乙状结肠及降结肠,病变大小各异。

2. 镜下特征

(1) 组织学特征:阿米巴病的病理诊断依据是找到阿米巴滋养体。典型的大滋养体呈圆形或卵圆形,直径$20\sim40\mu m$,胞质粉紫色,泡沫状或颗粒状,可见被吞噬的红细胞(图3-7-9A、B)。核为单个,周边染色质纤细,核仁位于核中央,点状,小而深染,通常难以看到,铁苏木素染色可更好地显示。偶尔可见滋养体胞质指状突起,形成伪足。小滋养体直径$10\sim20\mu m$,不吞噬红细胞,包囊呈球形,直径为$5\sim20\mu m$,囊壁透明,内含$1\sim4$个核。

需注意的是,一次活检未必能发现滋养体,活检标本的组织学检查可能因为仅取到炎症、溃疡和纤维素渗出而无法诊断。通常滋养体最常位于溃疡边缘,所以活检应从此取材,此外,活检前应尽量避免灌肠,否则可能会使滋养体随肠腔内黏液和渗出物被清除掉。

除了滋养体外,阿米巴病黏膜的组织学改变无其他特异之处。主要表现为固有膜轻重不等的慢性炎症,包括淋巴单核细胞、浆细胞和嗜酸性粒细胞,可有明显的淋巴滤泡形成。溃疡旁黏膜隐窝杯状细胞减少,可有隐窝脓肿形成。

手术切除标本可见黏膜和肠壁受累,有时大体表现类似克罗恩病。阿米巴瘤表现为局灶性肠管全周增厚,黏膜溃疡和肉芽组织形成,伴有明显的纤维组织增生和炎细胞浸润。阿米巴瘤可蔓延至邻近的肠系膜,滋养体可穿透肠壁游离于腹腔中或进入浆膜脂肪组织。

(2) 特殊染色:滋养体的胞质PAS染色阳性(图3-7-9C)。铁苏木素染色可将核染成蓝黑色,能更清晰的显示球形核的核膜内缘有大小均匀、排列整齐的染色质颗粒,核仁小而圆,多位于核中央。

【鉴别诊断】

1. 非致病性阿米巴 溶组织阿米巴与非致病性阿米巴最重要的差别是胞质内含有被吞噬的红细胞,应仔细观察寻找,铁苏木素染色有助于识别这种噬红细胞现象。

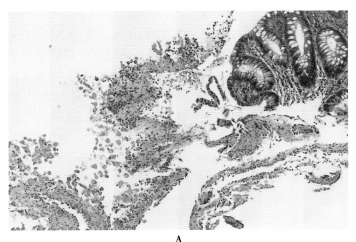
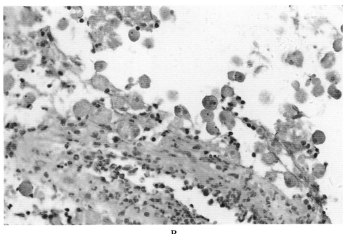

A

B

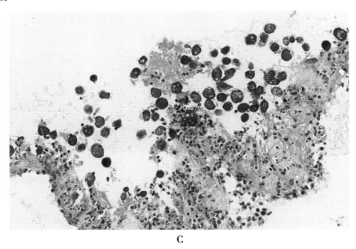

C

图 3-7-9　结肠阿米巴病

A. 炎性渗出物中可见滋养体,呈圆形或卵圆形,直径约 20 μm,胞质粉紫色,泡沫状或颗粒状。周围结
肠黏膜无明显结构改变;B. 高倍镜示滋养体胞质内吞噬的红细胞;C. 滋养体胞质 PAS 染色阳性

2. 巨噬细胞　滋养体泡沫状的宽胞质容易与巨噬细胞混淆,后者体积较小,核通常比滋养体的核大且结构清晰易辨,同时 PAS 染色着色较弱,免疫组化 CD68 染色可鉴别。

十四、抗生素相关性肠炎

【定义】

抗生素相关性肠炎(antibiotic associated colitis)是以肠黏膜表面附着由炎性渗出物、坏死组织等成分构成的假膜为特征的急性肠炎,多因广谱抗生素应用后难辨梭状芽孢杆菌(clostridium difficile)过度增殖后产生的毒素所致[334,335]。

【临床特征】

服用广谱抗生素、既往慢性胃肠疾病史、移植术后或接受放化疗均是难辨梭状芽孢杆菌感染的危险因素,该细菌也是最常见的医源性胃肠道致病菌。亦可见到其他致病菌,包括产气荚膜梭菌、金黄色葡萄球菌、产酸克雷伯氏菌、念珠菌和沙门氏菌[336,337]。抗生素本身的毒性或其对肠道动力的影响也有可能是致病因素。

老年人多见,临床表现为急慢性腹泻,严重者出现中毒性巨结肠和肠穿孔[338,339]。

粪便难辨梭状芽孢杆菌毒素检测有助于诊断,大多数情况为毒素 A,少数情况下为毒素 B[340,341],但毒素的检测结果必须结合临床病史和特征进行判断[342]。儿童粪便中检测到难辨梭状芽孢杆菌毒素 A 与肠道疾病并无良好的对应关系[343]。

治疗可采用万古霉素或甲硝唑,复发病例可使用毒素疫苗[344]。

【病理变化】

1. 大体特征　以结肠受累多见,偶尔可累及小肠。黏膜表面可见黄白色假膜样物。

2. 镜下特征　黏膜表面隐窝上皮破坏,脱落的坏死组织和炎性渗出附着于黏膜表面形成假膜样物质,形似蘑菇状,同时可见表面隐窝扩张(图 3-7-10)。病变后期整个隐窝坏死,形似缺血性肠炎,偶可见类似印戒细胞样改变。邻近黏膜形态正常,有时表面被覆假膜样物质。黏膜浅层固有层内可见中性粒细胞浸润和毛细血管内纤维素性血栓形成[345]。

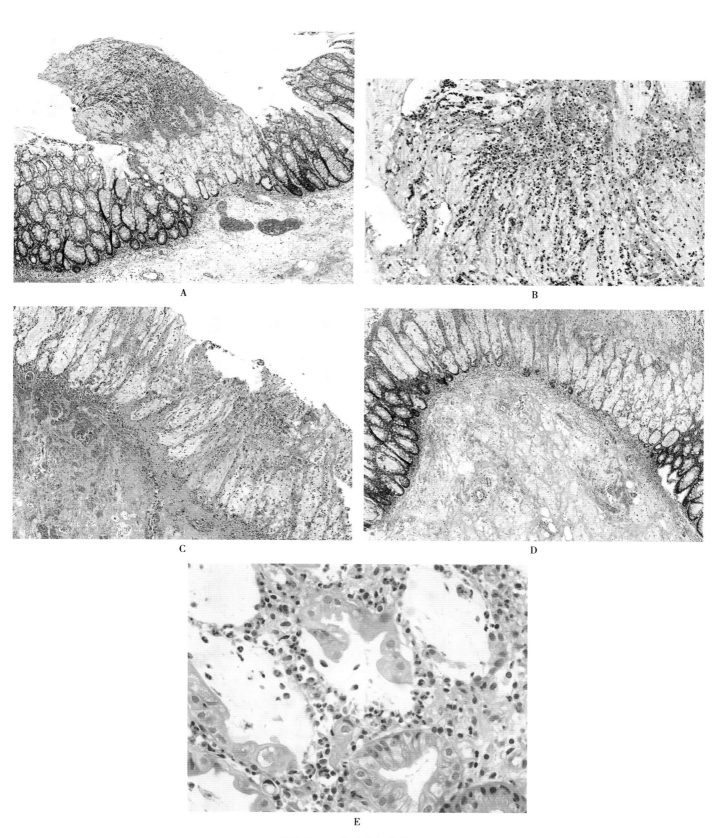

图 3-7-10 抗生素相关性肠炎
A. 隐窝上皮破坏,坏死脱落的组织与炎性渗出物混合形成假膜样物质;B. 线状排列的细胞碎片;C. 隐窝坏死,仅残留隐窝轮廓;
D. 黏膜下层充血水肿;E. 部分变性上皮细胞形态不规则,核增大

（石雪迎 姜支农）

第八章

炎症性肠病

一、溃疡性结肠炎

【定义】

溃疡性结肠炎(ulcerative colitis, UC)是一种反复发作和缓解交替的结肠慢性炎症性疾病,大多累及远端结肠和直肠,病变局限于黏膜和黏膜下层,连续性分布,并向近端不同程度蔓延。

【临床特征】

1. 流行病学 北美和欧洲的发病率较高,4~20/100 000,我国是本病的低发区,但近年来发病率逐年增加。30岁左右是发病高峰,以青年和中年人为主,各年龄段均可发病,但75岁以上很少见。男性发病率略高于女性。

2. 临床表现 溃疡性结肠炎表现为腹泻伴黏液脓血便和里急后重,也可表现为腹痛、腹胀、乏力、消瘦、发热等。腹痛常较克罗恩病程度轻。本病可同时伴有肠外表现,如关节病变、肝胆病变(原发性硬化性胆管炎等)、皮肤、口、眼病变等。

3. 实验室检查 pANCA在70%的病例中阳性,阳性率高于克罗恩病。

4. 影像学特点 肠壁增厚,结肠袋消失、病变连续分布,典型病变呈"铅管征"改变。

5. 治疗 目前以水杨酸类药物、激素为一线治疗药物,难治病例可使用免疫抑制剂和靶向治疗药物如TNF单抗,亦可采用外科手术治疗。

6. 预后 呈慢性病程,多数反复发作,难以彻底治愈。

【病理变化】

1. 大体特征 溃疡性结肠炎的手术标本往往累及直肠和左半结肠,并向近端肠管蔓延。活动性UC肠黏膜红色,颜色均匀一致,颗粒状,质脆,有浅表溃疡形成,病变黏膜与正常黏膜分界清楚(图3-8-1A)。大部分病例黏膜病变呈连续性分布,但部分病例,特别是儿童和治疗后的病例病变可表现为片状不连续分布。少数手术标本,特别是使用激素灌肠治疗后的标本大体表现为直肠未受累,即直肠豁免。重症病例广泛溃疡形成,溃疡间黏膜形成炎性假息肉,主要见于乙状结肠和降结肠(图3-8-1B)。部分标本肠管狭窄,这种狭窄常由肠壁黏膜和黏膜下层纤维化所致。

2. 镜下特征 溃疡性结肠炎可分为活动期、恢复期

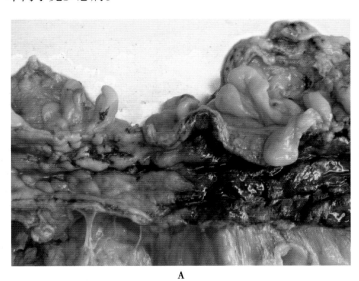

| A | B |

图 3-8-1 溃疡性结肠炎手术标本
A. 黏膜暗红色,病变与正常黏膜分界清;B. 广泛溃疡形成,溃疡间黏膜形成炎性假息肉

和静止期。活动期溃疡性结肠炎主要有以下两个特点：

上皮的改变(图 3-8-2A～H)，一方面是隐窝结构改变，失去正常时规则排列的特征，表现为隐窝扭曲、分支、形态不规则或扩张、大小不一等，有时黏膜可呈绒毛状外观；同时可见隐窝萎缩改变，表现为隐窝数量减少，隐窝间距离增宽，隐窝缩短并导致隐窝底部与黏膜肌的间距增宽。另一方面是细胞的改变，包括杯状细胞减少以及脾区以远左半结肠出现帕内特细胞化生，但不具有特异性[346]。

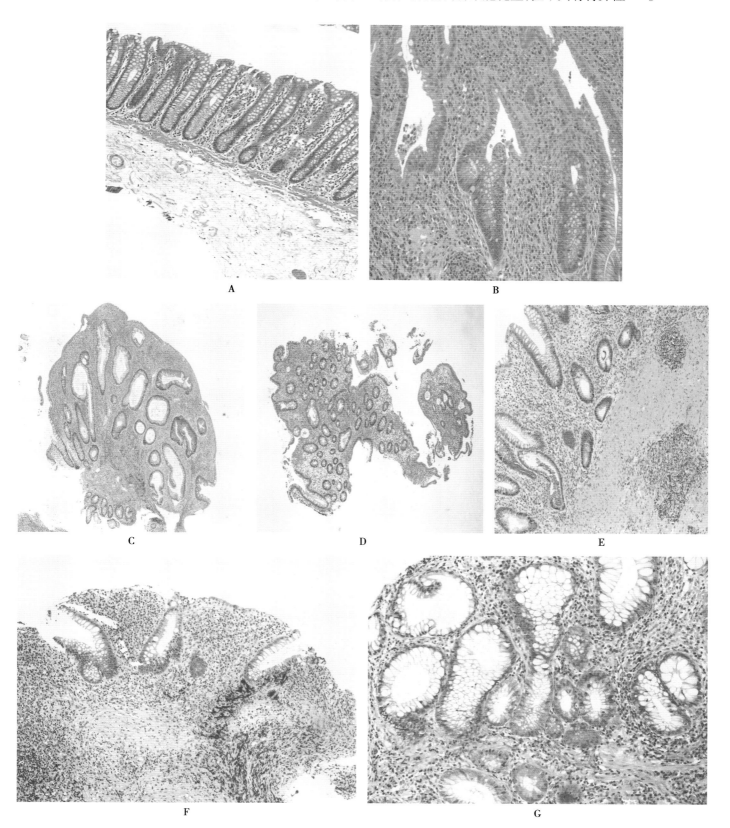

A

B

C

D

E

F

G

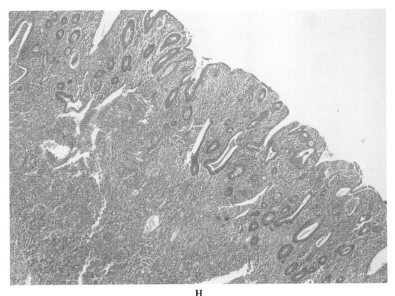

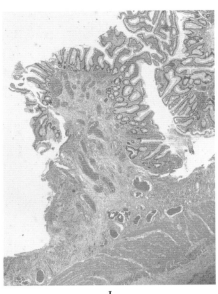

H　　　　　　　　　　　　　　　　I

图 3-8-2　溃疡性结肠炎上皮改变

A. 正常结肠黏膜,隐窝大小形态一致,平行排列;B. 隐窝分支,不规则;C. 隐窝扩张;D. 隐窝型态大小不一致;E. 隐窝极性消失,不再平行排列;F. 隐窝萎缩,表现为隐窝数量减少,隐窝基底部与黏膜肌层间距增宽;G. 乙状结肠见帕内特细胞化生;H. 弥漫隐窝上皮杯状细胞减少;I. 炎性息肉

部分溃疡性结肠炎可见多少不等的炎性假息肉形成,形态多样,可以互相粘连形成黏膜桥,较多见于乙状结肠和降结肠,直肠相对少见(图 3-8-2I)。

黏膜全层以浆细胞为主的弥漫性混合炎细胞浸润,活动性病变可见隐窝炎及隐窝脓肿(图 3-8-3A)。黏膜基底部浆细胞增多是诊断溃疡性结肠炎较为可靠的指标(图 3-8-3B、C),在溃疡性结肠炎早期隐窝结构改变出现之前即可出现[305,347]。除非爆发性溃疡性结肠炎,一般淋巴细胞浆细胞增多仅出现在黏膜及黏膜肌层稍下方。

病变呈弥漫连续分布,病变近端与正常交界处肠黏膜隐窝结构改变可不明显,炎细胞可呈局灶性、片状分布。镜下改变必须结合特征性的内镜和临床表现方能确诊[349]。隐窝结构保存以及没有黏膜全层炎症时并不能排除早期 UC[348]。

静止期溃疡性结肠炎表现为炎细胞数量减少,黏膜基底部浆细胞增多现象消失,缺乏活动性炎症,黏膜结构可恢复正常,或仍可见隐窝结构异常和萎缩。

部分左半结肠溃疡性结肠炎在阑尾、盲肠和升结肠可见慢性活动性炎症,但与左半结肠炎之间间隔内镜和组织学上完全正常的肠黏膜,此种改变可能会被误诊为克罗恩病的节段改变(图 3-8-4A~C)。

【鉴别诊断】

1. 克罗恩病　回肠末端病变、节段性分布、非弥漫性隐窝结构异常、非弥漫性杯状细胞减少、透壁性炎症、非

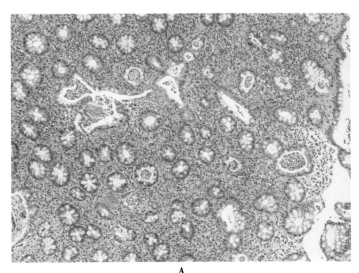

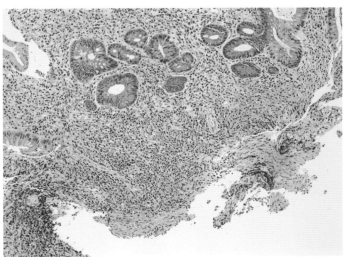

A　　　　　　　　　　　　　　　　B

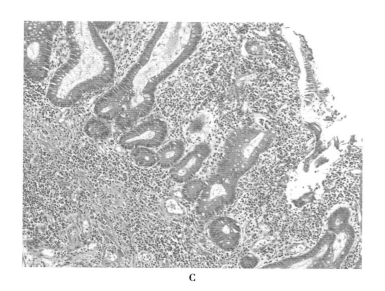

图 3-8-3 溃疡性结肠炎黏膜层改变
A.广泛隐窝脓肿;B.隐窝结构紊乱,黏膜基底部淋巴细胞浆细胞片状增生;C.黏膜基底部、黏膜肌层及黏膜下层淋巴细胞浆细胞浸润

C

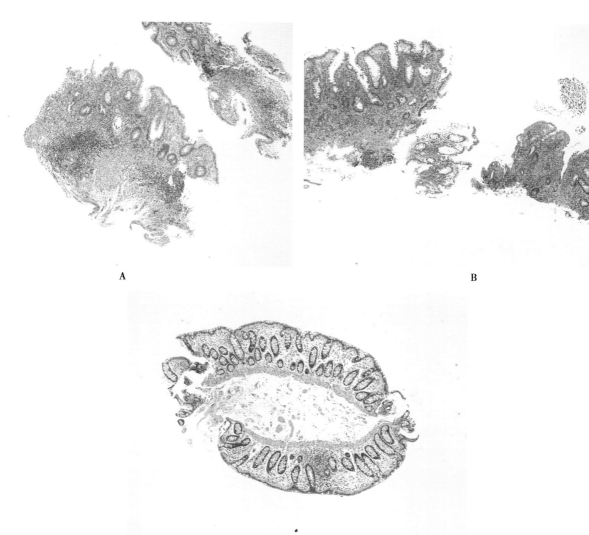

A

B

C

图 3-8-4 左半结肠溃疡性结肠炎
A.乙状结肠、直肠溃疡性结肠炎伴盲肠慢性炎,盲肠呈活动性慢性;B.乙状结肠、直肠溃疡性结肠炎伴盲肠慢性炎,直肠活检呈慢性活动性肠炎改变;C.乙状结肠、直肠溃疡性结肠炎伴盲肠慢性炎,横结肠活检为正常黏膜

弥漫性隐窝炎或隐窝脓肿以及非干酪性肉芽肿等特征均支持克罗恩病的诊断[349]。

克罗恩病也可出现黏膜基底部淋巴细胞浆细胞增多,但通常是局灶性(图3-8-5)。

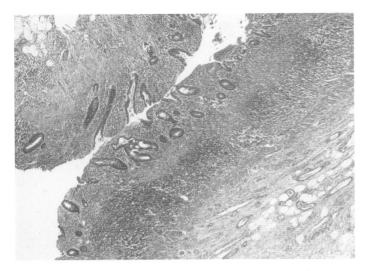

图3-8-5　克罗恩病亦可见黏膜基底部淋巴细胞浆细胞增多

2. 感染性肠炎　大部分感染性肠炎为急性炎症,可出现隐窝炎和隐窝脓肿,但大多没有隐窝结构异常等慢性炎性损害依据。少数慢性感染可有活动性慢性结肠炎改变,但大部分此类病例仍缺乏典型的炎症性肠病的特征性组织学改变。临床病史、大便培养和血清学检查有助于进一步鉴别。

3. UC样亚型憩室病相关结肠炎　UC样亚型憩室病相关结肠炎病变较严重,表现为隐窝消失,溃疡形成,肠黏膜基底部明显淋巴滤泡形成,也可有隐窝破裂所致的黏液肉芽肿。与UC鉴别的关键是憩室病相关结肠炎仅表现为憩室所在肠段的慢性炎症,一般不累及直肠。憩室相关性肠炎很少会有黏膜表面绒毛状改变。

4. 显微镜下肠炎　胶原性结肠炎或淋巴细胞结肠炎可表现为肠黏膜全层炎症,浆细胞增多,黏膜上皮内淋巴细胞增多,可与炎症性肠病混淆,但一般无隐窝结构扭曲,常无溃疡和明显隐窝脓肿(合并感染时可有隐窝脓肿)。

二、克罗恩病

【定义】

克罗恩病(Crohn disease,CD)是一种可累及消化道不同部位的慢性非特异性炎症性肠病,病因不明,以回肠末端受累最为常见,大多以节段性、透壁性改变为特点,可出现非特异性慢性炎性损害、肉芽肿、裂隙状溃疡等病变特征,常伴有肠外表现病变,又称为节段性肠炎、肉芽肿性肠炎和回肠末端炎。

【临床特征】

1. 流行病学　西方发达国家多见,两性发病无差别,文献报道发病率3/100 000,可分别在20岁左右和50岁左右出现两次发病高峰,我国发病率呈现逐年上升趋势,经济发达地区尤为显著[163]。

2. 临床表现　临床症状及表现多样,轻重不等,可出现腹泻、发热、腹痛、肠梗阻、肠瘘、营养不良等,亦可出现维生素B_{12}缺乏、胆盐吸收障碍,约20%的病例表现为急性起病,类似急性阑尾炎或急性肠穿孔。可同时伴有肠外表现,包括关节炎、强直性脊柱炎、结节性红斑等[163]。

3. 实验室检查　可检测到ASCA、ANCA、OMPC、CBir1、Anti I2等自身抗体。血沉、C反应蛋白等指标亦可出现异常[350]。

4. 影像学特点　小肠CT可提示肠壁增厚、黏膜强化、周围血管增多(梳状征)等表现,如出现肠腔狭窄和肠瘘,影像学亦可出现相关征象[351]。

5. 治疗　目前以水杨酸类药物、免疫抑制剂、激素和TNF-α单抗相关生物制剂等药物为主,亦可采用营养支持、粪菌移植等辅助治疗手段,外科手术治疗适用于完全性肠梗阻、肠瘘与脓肿形成、急性穿孔或不能控制的大出血等并发症患者[163,352]。

6. 预后　无法治愈,需终身服药治疗。

【病理变化】

1. 大体特征　可累及消化道的任何部位,约有40%的病例小肠和结肠均累及,30%的病例仅局限于小肠,特别是末端回肠,15%~30%的病例局限于结肠。克罗恩病是一种节段性肠道疾病,常累及回肠和近端结肠。黏膜面最早期的改变是阿弗他溃疡,随着病程进展,溃疡会逐渐增大,相互融合,形成匍行或线状溃疡,最终可融合形成深而狭长的纵行溃疡(图3-8-6A)。克罗恩病的另一种黏膜改变是黏膜下炎性水肿或纤维组织增生导致的鹅卵石样改变,此外尚可见炎性息肉和假息肉形成。肠壁广泛纤维化,导致肠壁明显增厚、僵硬、肠腔狭窄。回肠表面可见脂肪组织包绕肠管至肠系膜对侧缘,形成脂肪缠绕(fat wrapping)(图3-8-6B),部分病例可见瘘管形成[157]。

2. 镜下特征

(1)活检标本的组织学特征:肉芽肿是克罗恩病的相对特征性病理改变,但比较少见,伴或不伴有多核巨细胞(图3-8-7A~C)。有观点认为五个或五个以上排列紧密的类上皮细胞构成的结节即可被认定为肉芽肿。有文献报道,病变早期及口疮样溃疡处相对多见,自回肠起,肉芽肿数量持续增加,在直肠数量达最多[353]。活检标本

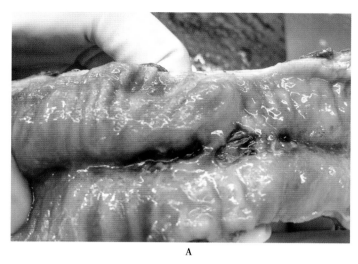
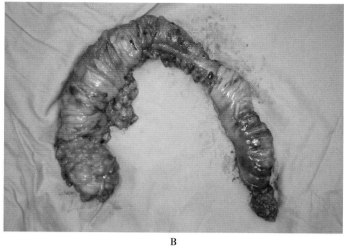

图 3-8-6　克罗恩病大体特征
A. 系膜侧纵行溃疡；B. 脂肪缠绕

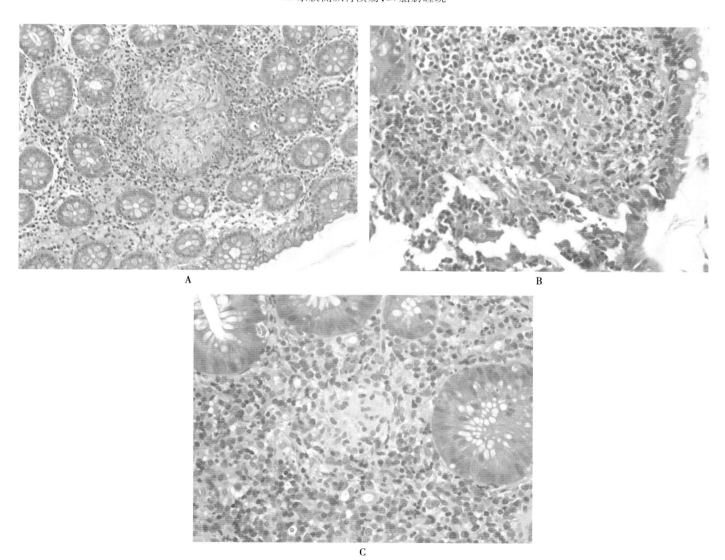

图 3-8-7　克罗恩病肠黏膜
A. 可见肉芽肿，类上皮细胞排列紧密，边界清楚，对克罗恩病诊断价值较大；B. 部分肉芽肿边界不清，肉芽肿内见较多淋巴细胞，诊断克罗恩病时需谨慎对待此类肉芽肿，可以称此类肉芽肿为可疑肉芽肿；C. 克罗恩病肠黏膜内的微小肉芽肿，容易被漏诊

肉芽肿的发现率各家报道不一，多数在50%以下，但儿童病例肉芽肿的发现率可高一些[354,355]。活检数量增加及连续切片可以提高肉芽肿的检出率[356]。

慢性炎症改变是克罗恩病的恒定表现，伴或不伴有活动性炎症。浸润的炎细胞以淋巴细胞、浆细胞为主，有时嗜酸性粒细胞可以很多。炎症多累及黏膜全层和黏膜下层（图3-8-8A）。有时可见局灶活动性炎症，表现为中性粒细胞局灶或片状浸润、隐窝炎或隐窝脓肿，但并不具有诊断特异性[357,358]。黏膜基底部浆细胞增多是提示慢性炎症的重要组织学征象，尤其是在病变早期（图3-8-8B）。其他典型的慢性炎性损害组织学特征包括隐窝萎缩、隐窝扭曲、隐窝形态及分布不规则、绒毛萎缩或消失、幽门腺化生、帕内特细胞增生或化生等，可广泛分布，亦可为局灶性改变，其中幽门腺化生多与溃疡形成相关（图3-8-8C～F）。

活检标本中经常可以见到溃疡成分，但一般不见克罗恩病典型的裂隙状溃疡。有时可见阿弗他溃疡，多位于淋巴滤泡上方，溃疡处黏膜上皮破坏、缺失，可见炎性渗出物，溃疡两侧的上皮呈再生性改变（图3-8-9）。阿弗他溃疡对克罗恩病的诊断不具有特异性，感染也常见此类改变。

上消化道亦可出现慢性炎症改变、非干酪样肉芽肿、局灶增强性炎等改变。胃活检标本常出现局灶增强性胃炎，特别是伴有胞质丰富的组织细胞或胃小凹中性粒细胞浸润时，对诊断克罗恩病有一定价值。克罗恩病累及食管的病理改变多数无明显特异性，表现为慢性炎症伴有多量淋巴细胞和浆细胞浸润。

（2）手术标本的组织学特征：除了上述表现外，在手术标本中尚可见到以下组织学特征：

1）累及肠壁全层的淋巴细胞、浆细胞浸润，淋巴滤泡形成，以黏膜下层和固有肌层外最为明显，常可见淋巴细胞聚集灶在肌层外呈串珠状排列（图3-8-10）。极少数情况下可见浅表型克罗恩病，即病变仅累及黏膜和黏膜下层，但其他特征与典型的克罗恩病相同。

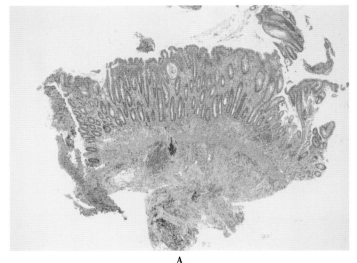

A

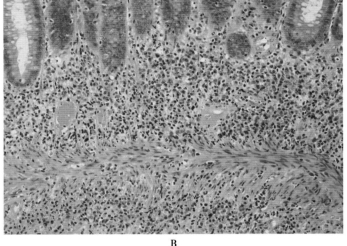

B

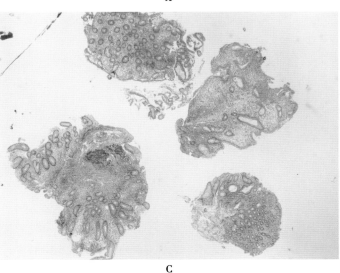

C

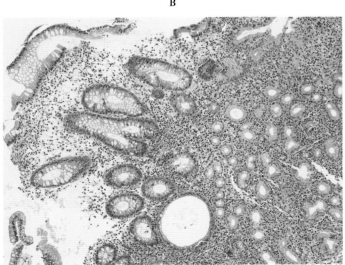

D

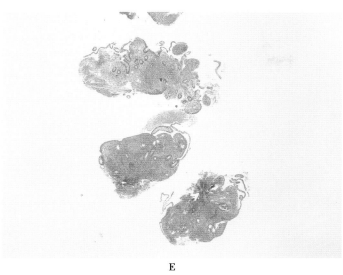
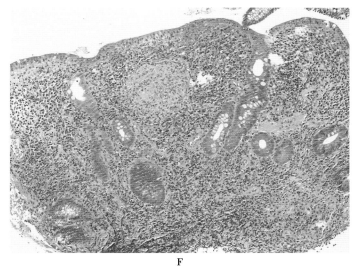

E　　　　　　　　　　　　　　　　　　　　　　F

图 3-8-8　克罗恩病慢性炎症改变

A.黏膜下炎症明显;B.黏膜基底部浆细胞增多;C.回肠末端黏膜隐窝慢性改变范围较广,伴绒毛萎缩;D.回肠末端黏膜见幽门腺化生;E.结肠黏膜结构紊乱,淋巴组织增生;F.黏膜内可见肉芽肿结构

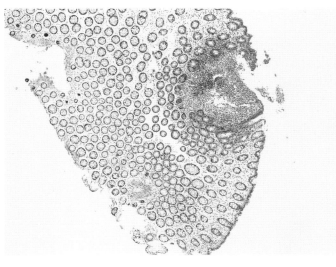

图 3-8-9　阿弗他溃疡

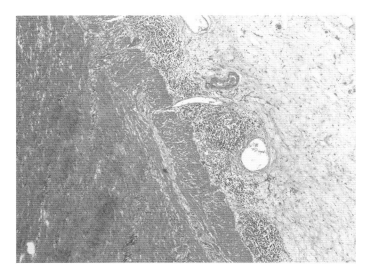

图 3-8-10　浆膜面紧贴固有肌层串珠状排列的淋巴细胞聚集灶

2）深浅不等的裂隙状溃疡,可呈刀劈状或烧瓶状,可穿透肠壁形成窦道、瘘管,裂隙状溃疡、窦道、瘘管可以衬覆结肠黏膜形成憩室样改变(图 3-8-11)。部分溃疡较大,向黏膜表面扩张,而不呈裂隙状。

3）黏膜肌层消失,黏膜下层纤维化,有时可见黏膜肌层增生现象(图 3-8-12A、B)。黏膜下淋巴管扩张,黏膜下、肌层及肌层外可见神经纤维增生肥大和节细胞增生现象,部分病例可以在黏膜下神经丛或肌间神经丛见到神经周围炎(图 3-8-12C),手术标本切缘存在神经周围炎可以增加克罗恩病的术后复发率[359,360]。

4）炎性息肉,息肉的轴心常可见淋巴滤泡(图 3-8-13A、B),浆膜下纤维组织增生,增生的纤维组织可以穿入脂肪组织内分隔脂肪组织,并伴有淋巴细胞、浆细胞浸润,有时可见血管内膜增厚纤维化,部分血管闭塞(图 3-8-13C、D)。

综上所述,克罗恩病常见的组织病理特点包括:①炎症累及肠壁全层;②聚集性炎症分布,肠壁全层淋巴组织增生;③黏膜下层增厚(由于纤维化-纤维肌性闭塞和炎症所致);④裂隙状溃疡;⑤非干酪样肉芽肿(包括淋巴结内出现肉芽肿);⑥肠道神经组织异常(黏膜下神经纤维增生和神经节炎);⑦相对比较正常的上皮-黏液分泌保存(杯状细胞通常正常)。手术标本克罗恩病的病理诊断可参考如下标准[361]:在缺乏非干酪样肉芽肿时,具备上述三个其他病理特点才能考虑诊断 CD。而在肉芽肿存在时,仅再需要一个特点,就可考虑诊断 CD。但确诊 CD前必须排除结核等感染性疾病。

总之,目前尚无统一的克罗恩病诊断标准,一般认为存在肉芽肿(非感染性、非异物、非隐窝破坏所致)、慢性

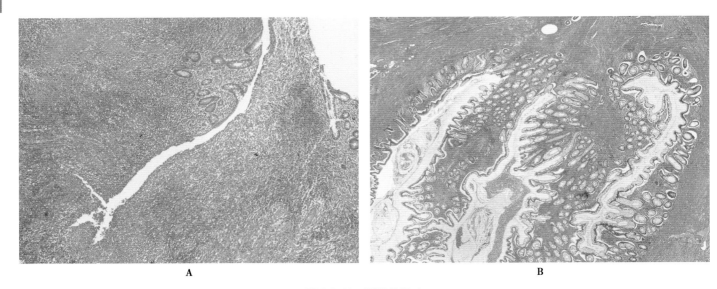

图 3-8-11　裂隙状溃疡
A.裂隙状溃疡;B.憩室样结构

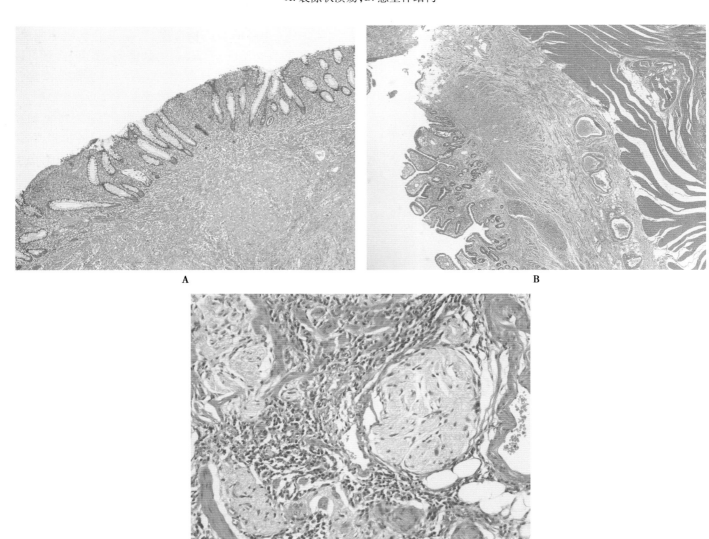

图 3-8-12　肠壁黏膜改变
A.肠壁黏膜肌层结构消失,黏膜下层纤维化;B.肠壁黏膜肌层增生;C.神经纤维增生,神经周围可见浆细胞浸润

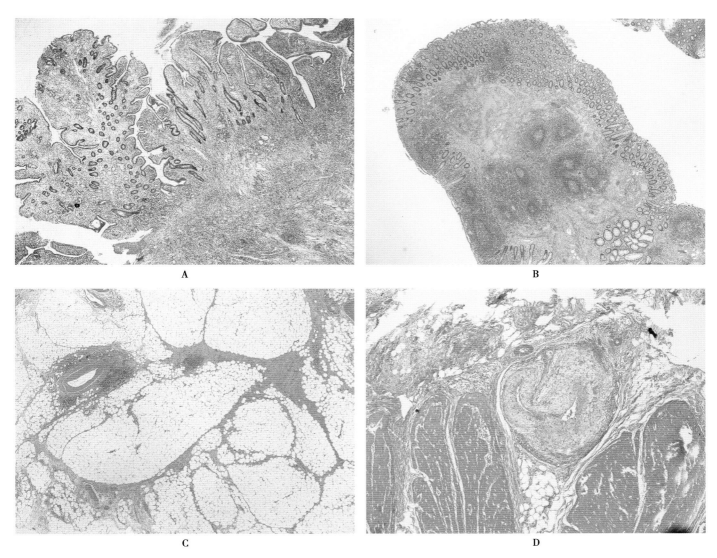

图 3-8-13 炎性息肉及血管改变
A. 炎性息肉;B. 息肉的轴心可见淋巴滤泡;C. 浆膜面纤维组织增生,分隔脂肪组织;D. 畸形血管,血管壁增厚纤维化

炎症、不同活检组织呈节段性累及特征等表现,且没有其他疾病的组织学证据时,可以提示克罗恩病的诊断[349]。克罗恩病的诊断是结合临床、影像、病理的综合诊断,活检病理即使满足克罗恩病的条件,我们也不宜直接诊断,应出可能性诊断,并注明请结合临床、内镜和影像学综合考虑。而手术标本在没有大体标本描写的情况下,诊断克罗恩病需要慎重。严格意义上讲,克罗恩病的诊断属于排他性诊断,很多疾病可出现与克罗恩病类似的组织学表现,容易造成误诊(图 3-8-14),尤其是在活检标本中,更是如此。

【鉴别诊断】

1. **肠结核** 肠结核与克罗恩病的组织学表现几乎可以完全重叠,支持肠结核的指标包括干酪样肉芽肿、肉芽肿数量多、体积大,或相互融合,溃疡底部出现类上皮细胞聚集带。此外,肉芽肿周围淋巴细胞套、黏膜下层肉芽

肿、朗格汉斯巨细胞等组织学特征也更提示为结核[361],但都非绝对可靠。而透壁性炎症、裂隙状溃疡、窦道形成、淋巴滤泡增生等表现则更提示为克罗恩病。抗酸染色、T-spot 和结核杆菌特异性 PCR 等手段可协助鉴别。

2. **其他可形成肉芽肿的感染性疾病** 耶尔森菌、真菌、寄生虫等感染性疾病和异物均可引起肠道肉芽肿,一方面可通过病原学检测的手段进行鉴别,另一方面,隐窝结构异常、透壁性炎症、广泛淋巴滤泡增生等特点则更多见于克罗恩病。

3. **异物及隐窝破坏所致肉芽肿** 需与克罗恩病常见的肠黏膜隐窝间微小肉芽肿进行鉴别,异物肉芽肿大多可见异物,而隐窝破坏所致的肉芽肿大多残存隐窝结构关系密切,组织细胞内可见吞噬的黏液成分,同时两者均无克罗恩病其他的组织学表现。

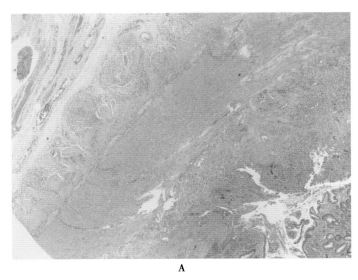
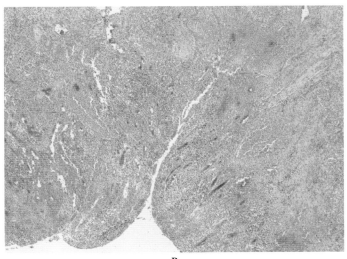

图 3-8-14　克罗恩病手术切除标本
A. 透壁性炎症；B. 裂隙状溃疡

4. 肠道慢性肉芽肿性疾病　在婴幼儿和儿童，肠道慢性肉芽肿性疾病可存在明显肉芽肿以及肛瘘等改变，容易与克罗恩病混淆，而肠道慢性肉芽肿性疾病常伴有呼吸系统等其他脏器感染，还原型辅酶Ⅱ（NAPDH）氧化酶基因缺陷检测可鉴别。

5. 淋巴瘤　肠病相关 T 细胞淋巴瘤、单形性噬上皮性肠道 T 细胞淋巴瘤（即以往的 2 型肠病相关 T 细胞淋巴瘤或 CD56 阳性单形性 T 细胞淋巴瘤）、NK/T 细胞淋巴瘤和肠道惰性 T 细胞淋巴瘤表现为多个节段肠道溃疡或增生时，需与克罗恩病进行鉴别。长时间发热、出血、内镜下形态不规则的浅溃疡等表现需警惕淋巴瘤。相对而言，上述淋巴瘤镜下隐窝结构的改变相对较轻，没有克罗恩病中显著的淋巴滤泡增生现象，而是呈弥漫浸润的特征，尤其是在固有肌层与肌束平行排列的串珠样异型淋巴样细胞极具鉴别意义。事实上最为重要的依旧是通过组织形态学所提示的异型性改变以及免疫组化染色、基因重排检测和/或 EBER 原位杂交协助诊断。部分病例需要多次重复活检方可获取肿瘤组织。

6. 溃疡性结肠炎　部分溃疡性结肠炎在镜下可与克罗恩病表现极为类似，但病变初始于直肠或远端结肠、炎症局限于黏膜层及黏膜下层、弥漫分布的隐窝炎或隐窝脓肿、上皮杯状细胞减少、回肠末端缺乏炎症等表现更提示为溃疡性结肠炎[349]。

少数克罗恩病活检标本可见弥漫性淋巴细胞、浆细胞浸润，容易和溃疡性结肠炎混淆，但隐窝结构的改变常不呈弥漫性。

爆发性溃疡性结肠炎可以有肠壁全层炎症、裂隙状溃疡，手术标本很容易误诊为克罗恩病。鉴别诊断的关键是克罗恩病一般不会有连续性弥漫性肠黏膜隐窝结构改变，而溃疡性结肠炎大多没有肠壁全层淋巴滤泡增生和非隐窝破坏所致的肉芽肿。

7. 非炎症性肠病所致的慢性溃疡　其他原因所致的慢性溃疡也可有黏膜下层闭塞，但多数是溃疡修复性改变，没有明显的黏膜肌增生，只是黏膜与肌层发生粘连。

8. 白塞病　肠道白塞病与克罗恩病均为回肠末端和回盲部常见的炎症性疾病，两者的区分更主要的是依赖于临床表现、实验室检查和物理检查，组织学除了典型的静脉炎外，很难区分两者。相对而言，白塞病具有以下特征：无直肠病变、溃疡位于肠系膜对侧[362]、溃疡而非狭窄性病变、无肠壁增厚，无纵行溃疡和肉芽肿，病变早期即可出现肠穿孔[363]。需要注意的是肠白塞病也可没有血管炎，而克罗恩病有时也可见到血管炎改变，两者在活检标本中几乎无法区分。

9. 憩室相关性肠炎　可出现隐窝结构紊乱、肠壁全层淋巴滤泡增生等类似克罗恩病的表现，病变多与憩室相邻，活检标本镜下形态难以区分，需依赖于大体所见进行鉴别，如病变累及回肠、右半结肠，距憩室较远部位或憩室所在肠段之外存在病变，均支持 CD 的诊断。

（石雪迎　姜支农）

第九章

一、过敏性肠炎

【定义】

过敏性肠炎（allergic enteritis）是外源性抗原诱发的肠道超敏反应以及其所导致的相关临床表现。

【临床特征】

食物过敏引起的胃肠道症状非常常见,在婴幼儿尤其多见,80%的过敏性肠炎患儿在出生 0~3 个月内发病,且存在随年龄增长发病率呈下降趋势,其发生机制被认为与黏膜发育不成熟导致通透性增加以及胃肠道免疫系统发育不成熟有关。对食物的过敏反应可由 IgE 或非 IgE 途径介导。引发此病的食品包括谷类、蛋类、海产品、乳类等,其中以对牛奶和大豆过敏最为常见[157,364]。

临床症状随受累胃肠道节段的不同而异,其中以过敏性直肠炎和过敏性结直肠炎最为多见。主要表现为腹痛、腹胀、腹泻、便秘、黏液便等,以腹痛和慢性腹泻最多见。累及结肠远端的患儿生长发育通常不受影响,累及小肠者可出现慢性腹泻、便血、餐后呕吐以及发育迟缓。影像学常缺乏异常发现,实验室检查可有外周血嗜酸性粒细胞计数增高[365]。

确诊食物过敏需在摄入特定食物后出现确切的临床症状且在停止该食物摄入后各种症状消失。正确识别本病非常重要,因为患儿的过敏性肠炎症状通过改变饮食可迅速得到改善。

【病理变化】

1. 大体特征 过敏性肠炎可累及肠道各部位,但以直肠乙状结肠受累最多见。内镜下病变呈间断分布,表现为局灶红斑、黏膜易破碎和黏膜呈结节状,病变区域间黏膜完全正常。严重的病例黏膜血管减少,可有多发性表浅糜烂或溃疡形成,表面覆盖渗出物。

2. 镜下特征 结直肠黏膜结构基本保持正常,缺乏隐窝分支或萎缩、帕内特细胞化生、黏膜基底部淋巴细胞、浆细胞聚集等慢性肠炎表现。可见黏膜间质水肿,上皮内、固有层和黏膜肌层嗜酸性粒细胞局灶增多,通常嗜酸性粒细胞聚集灶多靠近淋巴小结,可见嗜酸性粒细胞脱颗粒现象(图 3-9-1)。固有层内嗜酸性粒细胞数量变化较大,平均约 15 个/HPF,但不仅不同部位的活检标本,甚至同一部位不同活检组织块间浸润的嗜酸性粒细胞数量也存在较大差别。由于病变呈灶状分布,内镜检查时应取多块黏膜活检并做多水平连续切片检查。相比固有

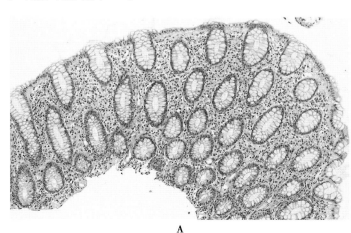

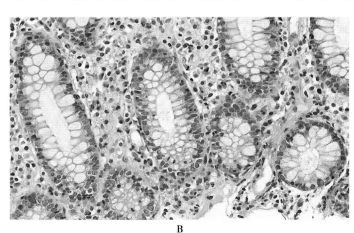

图 3-9-1 过敏性肠炎

A.结肠活检见固有膜内嗜酸性粒细胞增多,但隐窝排列整齐,无结构异常;B.高倍镜下可见上皮内嗜酸性粒细胞浸润,并可见嗜酸性粒细胞脱颗粒现象

层内的嗜酸性粒细胞数量而言,存在嗜酸性粒细胞造成的上皮损伤现象,如嗜酸性粒细胞性隐窝炎和隐窝脓肿,或嗜酸性粒细胞浸润黏膜肌层和黏膜下层,对诊断的价值可能更大。尽管嗜酸性粒细胞被认为是导致组织损伤的主要原因,但研究表明,黏膜内嗜酸性粒细胞的数量与患者年龄、疾病的病程、内镜表现或激发因素的类型均无关。需注意的是,上述形态特征并非过敏性肠炎所特有,需结合病史与其他导致嗜酸性粒细胞增多的疾病鉴别。

【鉴别诊断】

肠道黏膜固有层正常即存在嗜酸性粒细胞,但嗜酸性粒细胞的数量差别很大,而且随部位和季节不同而变化[366]。与远端肠道相比,儿童的盲肠和阑尾的嗜酸性粒细胞密度更高,因此,单纯的嗜酸性粒细胞计数对诊断的价值有限。

活检标本嗜酸性粒细胞显著增多可见于过敏、药物、寄生虫感染、炎症性肠病、特发性嗜酸性粒细胞性胃肠炎等。对此类病变的鉴别,形态学的特异性不强,必须结合临床病史、症状和内镜所见。相对而言,下列特征对鉴别诊断可能有一定帮助:药物引起的嗜酸性粒细胞浸润可伴有隐窝底部上皮细胞凋亡及上皮内淋巴细胞增多现象;寄生虫感染在内镜下、实验室检查或组织切片中检见寄生虫体;炎症性肠病患者的肠黏膜浸润的炎细胞以淋巴细胞、浆细胞为主,且具有黏膜结构变形、帕内特细胞化生等慢性炎症改变。

二、药物性肠炎

【定义】

药物性肠炎(drug induced enteritis)是因药物所致的肠道炎症性病变,临床表现和病理学改变各异。

【临床特征】

已知能够导致胃肠道病变的药物多种多样,药物的成分、剂量、用药时间、既往病史、患者体质、与其他药物的反应等都可能与病变相关。一方面,由于各种药物引起肠炎的机制及个体的反应各不相同,临床症状可以变化多端,有的在用药后出现急性症状,也有在用药后较长时间才出现症状,组织学改变也是从几乎正常到爆发性坏死性结肠炎均可出现,而且同一药物也可能造成多种不同的损伤形态。另一方面,由于胃肠道对损伤的反应形式有限,不同药物造成的损伤形态间有很大重叠,与其他非药物导致的肠道病变形态也可有很多相似之处,导致了大多数药物介导的胃肠道损伤形态无特异性。尽管有些组织学改变被认为是药物性损伤的线索,如凋亡小体、胞质空泡化、上皮内淋巴细胞增多和黏膜嗜酸性粒细胞增多等,但这些也并不是药物性损伤所特有。

由于可能导致肠道损伤的药物种类繁多,仅以表3-9-1简要列出部分药物及其所致的肠道损伤类型,表3-9-2列出部分常规切片中可能见到的药物晶体形态。

表 3-9-1 部分可引起肠道损伤的药物及其损伤类型[124,242,243,367-381]

引起缺血性改变的药物
可卡因、口服避孕药、麦角胺、安非他明、血管加压素、二甲麦角新碱、环孢霉素、降钾树脂(聚苯乙烯磺酸钠)、非甾体抗炎药(NSAIDs)、贝伐单抗、麻黄、苦橙、洋地黄、青黛

引起假性肠梗阻的药物
抗胆碱能药、吩噻嗪、盐酸阿密曲替林(抗抑郁药)、抗肿瘤药(如长春新碱)、镇静剂、氯压定(一种降压药)、神经节阻断剂、麻醉药、甲氰咪胍

引起伪膜性或坏死性小肠结肠炎的药物或试剂
抗生素、化疗药、酪梨/大豆提取物(Piascledine)、过氧化氢、戊二醛、去铁胺(Deferoxamine)、洛派丁胺(Loperamide)、类固醇激素、免疫抑制剂

引起炎症性肠病样损伤的药物
NSAIDs、氨甲蝶呤、利妥昔单抗(Rituximab)、英夫利昔单抗(Inflixmab)、麦考酚酸酯(Mycophenolate Mofetil)

引起移植物抗宿主病(GVHD)样或自身免疫性肠炎样改变的药物
麦考酚酸酯、奥美沙坦(Olmesartan)、伊匹单抗(Ipilimumab)、抗PD-1单抗

引起胶原性或淋巴细胞性肠炎样改变的药物
NSAIDs、奥美沙坦、质子泵抑制剂、雷尼替丁、α-糖苷酶抑制剂(阿卡波糖)、辛伐他丁、双氯灭痛、伊匹单抗、抗PD-1单抗

引起嗜酸性粒细胞性肠炎样改变的药物
氯氮平、卡马西平、利福平、NSAIDs、他克莫司、金盐、环孢霉素、柳氮磺胺吡啶、吉非罗齐、甲强龙、吩噻嗪、增效磺胺、避孕药、抗血小板聚集类药物

引起乳糜泻样或小肠绒毛萎缩的药物
硫唑嘌呤、秋水仙碱、伊匹单抗、麦考酚酸酯、甲芬那酸、舒林酸、奥美沙坦

引起有丝分裂阻滞（环状染色体）的药物

秋水仙碱、紫杉醇

引起肠气囊肿的药物

阿卡波糖（拜糖平）、乳果糖、山梨醇、贝伐单抗、索拉菲尼、舒尼替尼、多烯紫杉醇

引起黏膜色素沉积的药物

鼠李皮、芦荟、番泻叶、大黄等含蒽醌的导泻剂（图 3-9-2）、氯苯吩嗪、口服补铁或多次输血、钡剂

表 3-9-2 常规切片中可见的几种不溶性药物结晶的形态

药物名称	晶体外形	晶体内部特点	颜色
降钾树脂	成角，碎玻璃状	鱼鳞状	紫色
消胆胺	成角透明玻璃状	质地均匀	深粉色-红色
司维拉姆	树皮状	树皮样龟裂纹、大块鱼鳞状	嗜酸，周边呈铁锈色，可呈双色调
考来维仑	成角透明玻璃状	少数有搓衣板样裂纹	红棕色，自中央向周边颜色逐渐变浅

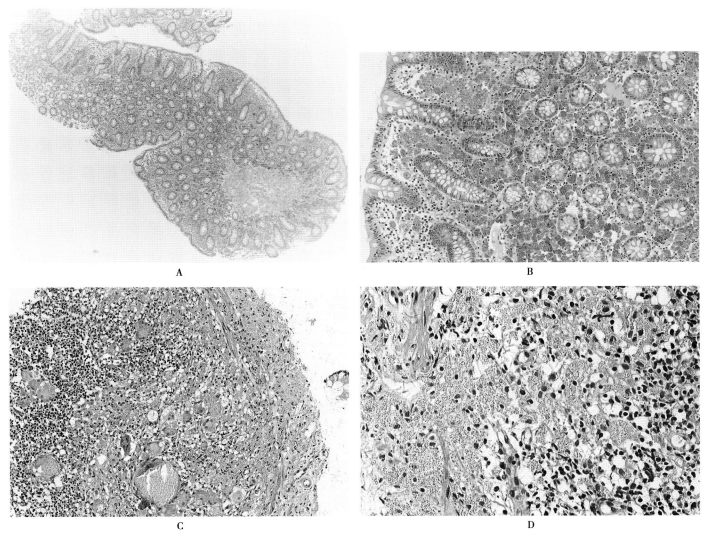

图 3-9-2 黏膜色素沉积的表现

A. 低倍镜示黏膜内大量色素细胞聚集；B. 高倍镜示富含色素颗粒的组织细胞；C. 钡剂肉芽肿，大量吞噬钡剂颗粒的组织细胞聚集，可见多核巨细胞；D. 组织细胞内可见大量淡棕色折光颗粒

三、非甾体抗炎药所致的药物性肠炎

【定义】

非甾体抗炎药所致的药物性肠炎（NSAID associated colitis）是因服用非甾体抗炎药所致的肠道炎症性病变。

【临床特征】

1. **流行病学**　NSAIDs 可有多种胃肠道副作用,准确发病率不详[157]。来自英国的报道显示,因药物不良反应而住院的患者中近30%与 NSAIDs 有关,而在因药物不良反应死亡的患者中,与 NSAIDs 有关的更是占到61%[242,243]。

2. **发病机制**　NSAIDs 引起肠道病变的机制与 NSAIDs 引起胃病变的机制不同,主要与 NSAIDs 经回肠重吸收进入肝肠循环后经胆道再分泌,以及 NSAIDs 导致的肠道菌群变化有关,这也解释了为什么广谱抗生素对 NSAIDs 相关肠炎有改善作用[376]。

3. **临床表现**　溃疡和出血是 NSAIDS 相关肠炎最常见的表现,部分患者还可表现为横膈病。肠溶剂型的应用使得服药与症状出现的时间间隔更长。年龄较大或长期、大剂量使用 NSAIDs 的患者,更易发生 NSAIDs 相关结肠合并症,包括溃疡、出血和穿孔。NSAIDs 还可使原有

疾病如炎症性肠病和肠憩室加重。多数患者停药后症状消失,少部分造成肠狭窄者需手术治疗。

【病理变化】

1. **大体特征**　NSAIDs 相关肠炎多表现为糜烂和溃疡,糜烂和溃疡可遍布肠道各处,但以十二指肠球部和回肠末端最常见。NSAIDs 溃疡多境界清楚,钻孔样或阿弗他样,周围背景黏膜无炎症。部分病例可在小肠形成多发横膈隆起,造成小肠环行狭窄,即"横膈病"。横膈向肠腔内隆起,横断面似帐篷样,造成小段的肠腔狭窄,肠腔直径可缩至数毫米。少数位于横膈顶缘的溃疡可以环绕全周,横膈处的纤维化可造成浆膜面收缩下陷,形成"餐巾环"样形态。需要说明的是,横膈病与长期使用 NSAIDs 有关,但并非仅见于 NSAIDs。使用含 NSAID 成分栓剂的患者可发生肛门直肠糜烂、溃疡和狭窄。

2. **镜下特征**　NSAIDs 的损伤组织学形态多样,可出现上皮内淋巴细胞增多、上皮下胶原沉积或缺血样改变,亦可见幽门腺化生、帕内特细胞化生以及隐窝炎伴隐窝结构变形等慢性炎症改变。但总体炎症和结构变形程度较轻,黏膜结构的异常仅见于紧邻溃疡处的肠黏膜,固有膜内浸润炎细胞数量较少,可见嗜酸性粒细胞浸润,但缺

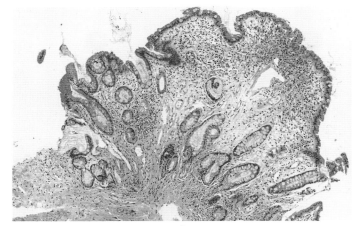

A

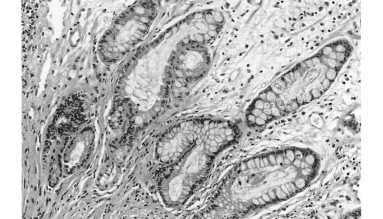

C

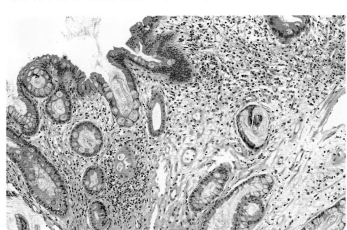

B

图 3-9-3　NSAIDs 相关肠炎

A. 回肠末端活检,小肠黏膜结构变形,绒毛萎缩,隐窝排列不规则,可见隐窝分支;B. 固有膜内浸润炎细胞数量较少,可见嗜酸性粒细胞浸润,偶见个别上皮变性的隐窝,可能为局部缺血所致;C. 高倍镜示隐窝分支,间质纤维组织轻度增生,偶见幽门腺化生

乏嗜酸性粒细胞隐窝炎和隐窝脓肿(图 3-9-3)。在小肠,NSAIDs 可引起小肠绒毛萎缩。

横膈病的横膈由黏膜下硬化的纤维结缔组织与混杂排列的增生平滑肌、神经纤维和血管组成,可混有节细胞。幽门腺化生可见于横膈病糜烂处黏膜的口侧端。

【鉴别诊断】

1. 炎症性肠病 与炎症性肠病相比,NSAIDs 损伤更多累及小肠,组织学上通常无肉芽肿,缺乏裂隙溃疡、窦道及肠壁深层串珠样排列的淋巴细胞聚集灶。固有膜炎细胞数量相对稀少,缺乏密集浸润的浆细胞,隐窝结构变形程度较轻,仅见于紧邻溃疡处的肠黏膜。

2. 白塞病 与白塞病的鉴别主要依靠临床病史和其他相关检查结果。

四、胶原性结肠炎

【定义】

胶原性结肠炎(collagenous colitis)是以结肠黏膜上皮下胶原物质异常沉积为特征的显微镜下肠炎。

【临床特征】

胶原性结肠炎可发生于任何年龄,但以中老年女性多见,其主要症状是慢性水样腹泻,可伴腹痛和体重下降。

【病理变化】

1. 大体特征 病变多位于乙状结肠近端,肠镜下黏膜表现正常,或有轻微异常,如血管纹理改变、轻度黏膜质脆、黏膜红斑、水肿、黏膜疤痕等[382]。

2. 镜下特征

(1)组织学特征:胶原性结肠炎的特征性病理表现是肠黏膜上皮下增厚的胶原带。正常结直肠黏膜上皮下的胶原层由基底膜构成,厚度多数小于 $4\mu m$,右半结肠可轻度增厚,但一般小于 $7\mu m$ [383]。胶原性结肠炎上皮下胶原带厚度在 $10\mu m$ 以上。在其他组织学表现典型的情况下,$4\sim9\mu m$ 也不能排除胶原性结肠炎的诊断,但此时很难鉴别是胶原性结肠炎还是淋巴细胞性结肠炎[384,385]。

以下形态学特征可提示胶原性结肠炎:①胶原带往往厚度不均匀,基底部不平整,胶原可以围绕毛细血管和成纤维细胞,炎症细胞也可以陷在胶原带中;②非破坏性的慢性结肠炎,多数病例存在黏膜淋巴细胞、浆细胞增多,可以有帕内特细胞化生,但除少数病例隐窝轻度扭曲外,隐窝结构一般正常(图 3-9-4);③上皮内淋巴细胞增多,但一般不如淋巴细胞结肠炎明显,增多的淋巴细胞一般为 CD8 阳性的 T 淋巴细胞;④黏膜表面上皮经常有或多或少的脱落;⑤可有嗜酸性粒细胞增多,有时甚至很明显。

(2)特殊染色:增厚的胶原带 Masson 三色染色呈蓝色,刚果红染色阴性,而 PAS 染色呈红色。

【鉴别诊断】

1. 伴有上皮下基底膜增厚的肠道疾病 憩室病、巨结肠、增生性息肉等疾病有时候可以见到黏膜上皮下基底膜增厚,需要和胶原性结肠炎鉴别。这些疾病多数缺乏结肠炎的改变,黏膜慢性炎症细胞增多不明显,上皮内淋巴细胞少,基底膜增厚的范围也较为局限。

2. 溃疡性结肠炎 胶原性结肠炎可以有慢性结肠炎的表现,并发感染时可有隐窝炎和隐窝脓肿,而溃疡性结肠炎有时候黏膜上皮下可见到明显的红染水肿带,两者

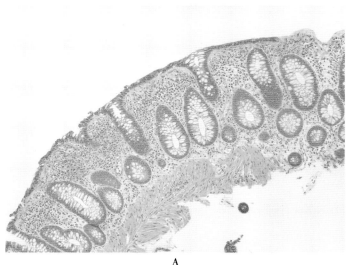
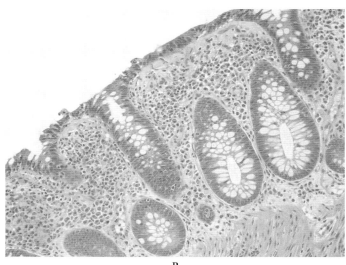

| A | B |

图 3-9-4 胶原性结肠炎

A.胶原带增厚,厚度不均,胶原内可见毛细血管和少量成纤维细胞、淋巴细胞,黏膜固有层内浆细胞增多;B.结肠黏膜隐窝结构轻度改变

有时候容易混淆。溃疡性结肠炎常有较明显隐窝扭曲，隐窝炎和隐窝脓肿较胶原性结肠炎多见，内镜下溃疡性结肠炎可见到炎症性肠病的特征，而胶原性结肠炎内镜表现正常，病理结合内镜表现可区别两者。

3. **肠道淀粉样物质沉积症** 部分肠道淀粉样物质沉积症也可见到表面上皮下或隐窝旁红染物，类似胶原性结肠炎，刚果红染色和 Masson 三色染色可以区别两者。

4. **淋巴细胞性结肠炎** 部分胶原性结肠炎黏膜上皮内淋巴细胞增多，而部分淋巴细胞性结肠炎可有灶性轻度增厚的上皮下胶原带（一般小于 $10\mu m$），两者有时候不容易区分。一般而言，存在明确增厚的上皮下胶原带，即使上皮内淋巴细胞增多我们也应该诊断胶原性结肠炎，而不是淋巴细胞结肠炎。但对胶原性结肠炎和淋巴细胞性结肠炎鉴别的临床意义尚不清楚。

5. **标本斜切** 斜切可出现基底膜增厚的表现，质地均一，基底部平整，无炎细胞和血管成分。

五、淋巴细胞性结肠炎

【定义】

淋巴细胞性结肠炎（lymphocytic colitis）是显微镜下肠炎的一种，其特征是肠黏膜上皮内淋巴细胞增多，上皮下未见异常胶原沉积，肠镜未见异常。

【临床特征】

淋巴细胞结肠炎可能和之前服用药物有关，这些药物包括非甾体消炎药、高血压药奥美沙坦、PPI 抑制剂、抗血小板药等。临床上表现为慢性水样腹泻，伴轻度间断腹痛、乏力、体重下降。腹泻可突然发生，类似感染。大部分淋巴细胞性结肠炎呈自限性经过，平均 38 个月后大部分病例腹泻缓解，组织学形态恢复正常[386]。

【病理变化】

1. **大体特征** 内镜下肠黏膜几乎都是正常的，也可有水肿、红斑、血管纹理异常等表现。

2. **镜下特征** 淋巴细胞性结肠炎的特征性病理表现是肠黏膜上皮内淋巴细胞数量增多。正常结肠黏膜上皮内淋巴细胞的数量是每一百个表面上皮细胞内的淋巴细胞数量为 4 个，淋巴细胞性结肠炎上皮内淋巴细胞的数量在 10~20 个以上，一般认为 20 个上皮内淋巴细胞是诊断淋巴细胞结肠炎的标准。

除了上皮内淋巴细胞计数外，淋巴细胞结肠炎还具有以下一些特点：①上皮淋巴细胞多数呈弥漫性增多，而不是局灶性见到上皮内淋巴细胞，同时病变也弥漫性累及整个结肠（有 8% 的病例直肠可以不累及）。CD3 染色可以显示上皮内淋巴细胞，可能有助于淋巴细胞结肠炎的诊断[387]；②非破坏性的慢性结肠炎。多数病例存在黏膜固有层浆细胞增多，黏膜浆细胞梯度消失，也有一些病例浆细胞仅轻度增多，可以有帕内特细胞化生，隐窝结构一般正常，偶尔可见隐窝分支；③黏膜表面上皮细胞常为立方形或低柱状，可见到上皮脱落。黏膜固有层内可以见到少量中性粒细胞，但很少见到隐窝炎（图 3-9-5）。

但也有少见亚型与上述典型病例不同，有的病例上皮内淋巴细胞增多明显，但缺乏黏膜固有层内淋巴细胞、浆细胞增多，有的病例临床典型，但显微镜下仅仅显示黏膜固有层内淋巴细胞、浆细胞明显浸润，而没有上皮内淋巴细胞增多。最近有人描述了一种"少细胞型淋巴细胞结肠炎"，此型淋巴细胞结肠炎的诊断标准是上皮淋巴细胞数量为 7~20 每百个上皮细胞，或淋巴细胞数量超过

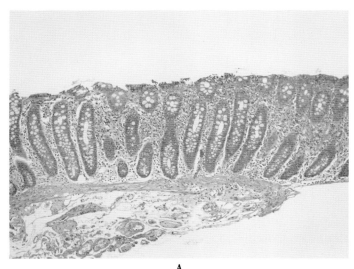
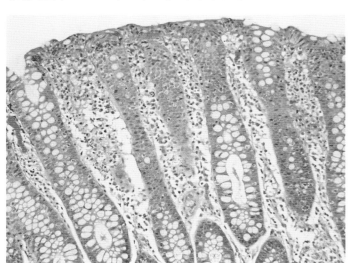

图 3-9-5 淋巴细胞结肠炎
A.隐窝结构改变不明显，黏膜全层可见炎症细胞浸润，部分黏膜上皮脱落；B.上皮内淋巴细胞增多

20个,但呈片状而非弥漫性分布,间质淋巴细胞、浆细胞增多,这类疾病的临床意义尚不清楚,因为部分病例最终被确诊为克罗恩病或与细菌感染相关[388,389]。

【鉴别诊断】

克罗恩病、憩室炎、感染恢复期腹泻、药物性肠炎均可见到上皮内淋巴细胞增多,这些疾病上皮内淋巴细胞增多往往呈片状、局灶性分布。需注意的是,诊断时需要结合临床病史和内镜表现,且尽量不要在其他组织学特点不符合的情况下诊断。

六、旷置性肠炎

【定义】

旷置性肠炎(diversion colitis)是肠造瘘术后远端闭置肠管发生的慢性炎症性病变。

【临床特征】

炎症可能与旷置肠管缺乏营养和细菌微环境改变有关。多数病例无症状,部分患者可表现为腹痛、血便、黏液便、里急后重等[390]。

【病理变化】

1. 大体特征　内镜下可见黏膜水肿、红斑、质脆,也可见结节和溃疡形成[390]。

2. 镜下特征　镜下从轻度结肠炎到类似溃疡性结肠炎的改变均可见到。肠黏膜内多量淋巴细胞、浆细胞浸润,淋巴滤泡增生,伴隐窝炎和隐窝脓肿,部分病例可有隐窝萎缩,隐窝扭曲,甚至黏膜表面绒毛状改变(图3-9-6)。在不知道病史的情况下,部分旷置性肠炎在组织学上无法和溃疡性结肠炎鉴别。少数旷置性肠炎可有肠壁全层的淋巴滤泡、裂隙状溃疡以及肉芽肿,类似克罗恩病改变[391]。因溃疡性结肠炎手术而引起的旷置性肠炎,在出现上述克罗恩病样表现时,病理医生可能会将原来溃

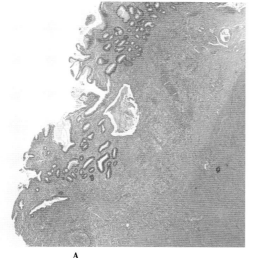

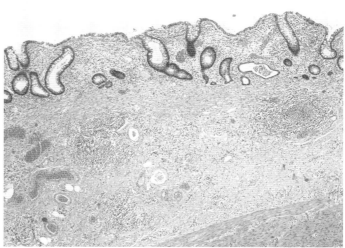

A
B

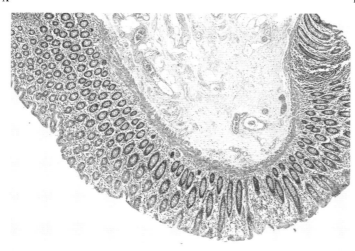

C

图 3-9-6　旷置性肠炎
A.黏膜结构紊乱,黏膜下淋巴滤泡增生,似溃疡性结肠炎;B.隐窝扭曲、萎缩;C.部分黏膜形态正常

痃性结肠炎的诊断改变成克罗恩病。

肠道连续性恢复后 3~6 个月炎症可消退,临床症状减轻或消失,但仍有一部分病例肠道连续性恢复后存在内镜和肠黏膜病理组织学改变[392]。

【鉴别诊断】

1. **溃疡性结肠炎**　多处肠镜活检病变的严重程度不一以及近端未旷置肠管无明显炎症表现支持旷置性肠炎,了解病史更有助于旷置性肠炎的诊断。

2. **克罗恩病**　旷置肠管存在肠壁全层的淋巴滤泡和肉芽肿时不要轻易诊断为克罗恩病,只有在近端小肠存在克罗恩病表现且经过随访后才能考虑克罗恩病的可能性。

3. **急性感染性肠炎**　隐窝萎缩和淋巴滤泡增生扩大支持旷置性肠炎而非急性感染性肠炎。

4. **缺血性肠炎**　旷置性肠炎慢性炎症细胞更多,一般不会出现缺血性肠炎中常见的黏膜固有层玻璃样变改变。

七、憩室相关性结肠炎

【定义】

憩室相关性结肠炎(diverticular-associated colitis)是与憩室相关的肠道慢性炎症,也称为憩室病相关性慢性结肠炎、憩室病相关节段性结肠炎、憩室性结肠炎等[393,394]。

【临床特征】

占憩室炎患者的 0.3%~1.3%,老年男性好发,表现为便血,可伴有腹泻、腹痛、便秘、黏液便、里急后重等,可能是大便瘀滞、黏膜缺血、黏膜脱垂等多种因素所致。内镜下表现为黏膜充血、水肿,黏膜质脆,溃疡形成等,累及

憩室所在肠段黏膜,有的病例可见新月型黏膜皱襞。部分憩室相关性肠炎抗生素治疗有效,部分需要与抗 IBD 类似的治疗,也有一些病例需要手术切除受累肠段[395]。

【病理变化】

1. **大体特征**　肠壁增厚,局部肠腔狭窄,肠黏膜充血、水肿、糜烂,可见肠黏膜脱垂、新月型和息肉样黏膜皱襞,偶可见鹅卵石样黏膜。

2. **镜下特征**　与炎症性肠病很相似,可有慢性结肠炎的表现,如黏膜固有层多量慢性炎症细胞浸润、黏膜基底部浆细胞增多、隐窝炎和隐窝脓肿、隐窝扭曲、帕内特细胞化生等。病变在憩室口边缘最为明显。憩室相关性结肠炎有两种病理亚型,即溃疡性结肠炎样亚型和克罗恩病样亚型[396]。

溃疡性结肠炎样亚型病变主要位于黏膜层,可以有明显隐窝消失和溃疡形成,黏膜基底部可见淋巴滤泡增生,部分可伴有生发中心,也可以见到隐窝破坏所致的肉芽肿(图 3-9-7)。少数憩室相关性结肠炎可能会发展成为真正的溃疡性结肠炎。

克罗恩病样亚型主要见于手术标本,肉眼可以见到肠壁节段性增厚伴脂肪缠绕、黏膜呈鹅卵石样外观,镜下可以见到肠壁全层淋巴滤泡增生,肉芽肿形成,裂隙状深溃疡、窦道等克罗恩病样病理表现(图 3-9-8)[397]。

【鉴别诊断】

1. **溃疡性结肠炎**　如仅在憩室旁活检,憩室相关性结肠炎有时候在组织学学上无法与溃疡性结肠炎鉴别。鉴别诊断的关键是憩室相关性结肠炎病变局限在憩室所在的肠段,并且憩室相关性结肠炎一般不累及直肠。内镜下除了憩室周围黏膜还需对远离憩室处以及直肠进行活检,这样可以避免误诊。

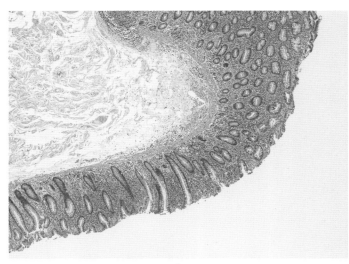

A

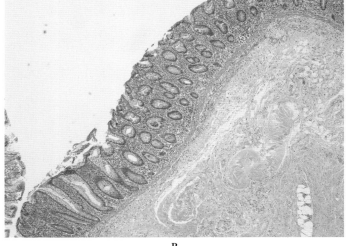

B

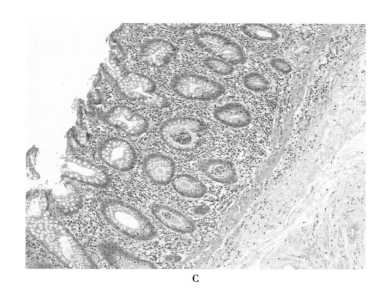

图 3-9-7 憩室相关性结肠炎
A. 部分区域黏膜结构欠规则,炎症累及黏膜全层;B. 黏膜结构欠规则,可见隐窝萎缩;C. 黏膜全层弥漫性淋巴细胞、浆细胞浸润,可见隐窝萎缩、隐窝脓肿,类似溃疡性结肠炎

C

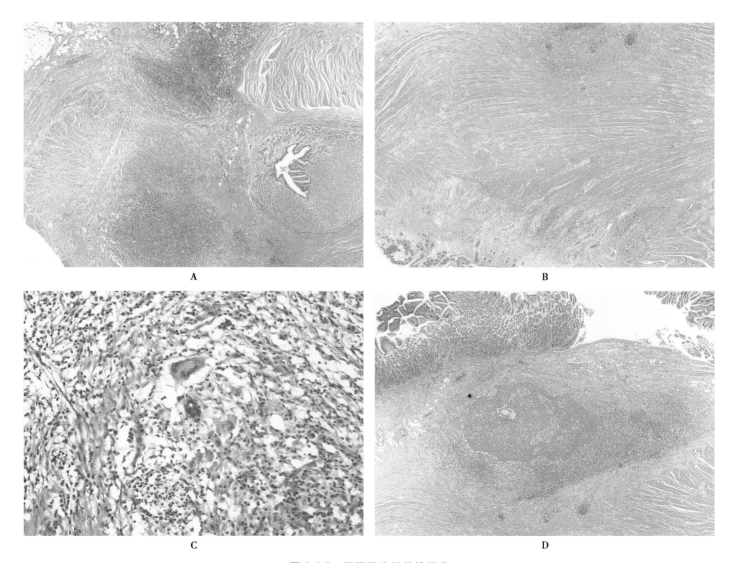

A

B

C

D

图 3-9-8 回肠憩室相关性肠炎
A. 肠壁全层炎症,形态类似克罗恩病;B. 浆膜面见淋巴滤泡呈串珠状排列;C. 局灶可见肉芽肿结构;D. 肠壁内可见脓肿

2. 克罗恩病 几乎所有克罗恩病的特点都可以在憩室相关性肠炎中见到,克罗恩病也常伴有憩室样改变,两者很容易混淆。神经增生和幽门腺化生很少见于憩室相关性肠炎。憩室相关性结肠炎的克罗恩病样表现一般位于憩室旁,在远离憩室肠壁出现克罗恩病样病理改变支持克罗恩病的诊断。存在憩室时诊断克罗恩病一定要谨慎。临床上见到远离憩室的肠段存在或回肠存在病变支持克罗恩病的诊断。

3. 感染性自限性结肠炎 活动性憩室炎时可出现隐窝炎、隐窝脓肿,黏膜结构没有改变,类似于感染性自限性结肠炎,需结合实验室检查和肠镜所见进行鉴别。

4. 肠系膜肿瘤性病变 憩室发生微小穿孔或瘘时可导致浆膜层炎症反应和脂肪坏死,病变通常比较局限,局部包裹可粘连成团,易与肿瘤性病变混淆。

八、嗜酸性粒细胞性胃肠炎

嗜酸性粒细胞性胃肠炎(eosinophilic gastroenteritis)是一种病因不明的、以胃肠道大量的嗜酸性粒细胞浸润为特点的临床综合征。本病罕见,病因不明,虽然多数患者有过敏史,但大多数病例缺乏诱发疾病的特异性过敏原,部分患者伴有结缔组织病。组织学特征为胃肠道有弥漫或局限性嗜酸性粒细胞浸润,常同时伴有外周血的嗜酸性粒细胞增多。临床必须在排除其他导致胃肠道嗜酸性粒细胞增多的病因后,才能做出诊断。详见"小肠非感染性疾病"一节。

九、移植物抗宿主病

移植物抗宿主病(graft-versus-host disease)是具有免疫活性的供体细胞通过与受体的组织相容性抗原发生免疫反应导致的受体组织损伤。主要靶器官包括皮肤、胃肠道、胆管、骨髓和淋巴组织。胃肠道损伤常见,黏膜活检是监测 GVHD 的敏感方法,凋亡小体虽然不特异,却是诊断 GVHD 的必要条件,详见"小肠炎症性疾病"一节。

十、肠道慢性肉芽肿性疾病

【定义】

慢性肉芽肿病(chronic granulomatous disease,CGD)是一种少见的原发性吞噬细胞功能缺陷病,由于基因突变引起吞噬细胞还原型辅酶Ⅱ(NAPDH)氧化酶缺陷,导致吞噬细胞不能杀伤过氧化物酶阳性细菌与真菌,引起反复、严重的多部位感染及脏器肉芽肿形成。

【临床特征】

婴幼儿期起病,常以反复发作严重的细菌或真菌感染为突出表现,感染主要发生在肺、皮下组织、肝、淋巴结和胃肠道等,肉芽肿的形成为其典型表现,常见于皮肤、胃肠道及泌尿道等。绝大部分慢性肉芽肿病在 5 岁以前诊断,但也有少数病例为成人。有文献报道了 11 例成人慢性肉芽肿病,平均年龄 22 岁[398]。

1/3~1/2 的慢性肉芽肿病存在胃肠道累及,可出现腹痛、腹泻、恶心、呕吐、便血、便秘、排空延迟等临床表现[399,400]。中性粒细胞呼吸爆发试验可确诊本病。

据推测,原发性吞噬功能障碍或对病原体的异常吞噬反应是肉芽肿形成的原因,但据报道,胃肠道黏膜的炎症改变并没有因抗生素和抗真菌药物的使用而消失,而激素可使炎症消退,而且绝大部分的胃肠道肉芽肿没有发现存在真菌等病原体感染,提示胃肠道肉芽肿不是感染所致,而是异常免疫反应的结果[401]。

【病理变化】

1. 大体特征 病变可表现为结肠炎、脓肿、肠动力障碍、肠梗阻或狭窄、窦道形成等。大部分累及肠道的慢性肉芽肿病可有肛门直肠病变,少数可有瘘管形成[402,403]。

2. 镜下特征 在近 2/3 的病例中可发现肉芽肿,通常为由 5~10 个类上皮细胞构成的微小肉芽肿。偶尔可有异物巨细胞、朗格汉斯巨细胞,肉芽肿周围可见淋巴细胞套。肉芽肿融合和坏死性肉芽肿罕见(图 3-9-9)[402]。

除肉芽肿外,富含色素巨噬细胞也是胃肠道慢性肉芽肿病的特征,可散在分布,也可聚集成簇,巨噬细胞胞质内可见棕色色素。

少部分黏膜活检可有中性粒细胞浸润伴隐窝炎和隐窝脓肿、溃疡形成。部分慢性肉芽肿病可有黏膜慢性改变,包括隐窝结构改变、帕内特细胞化生、黏膜基底部浆细胞增多等。

【鉴别诊断】

1. 克罗恩病 肉芽肿数量少,没有富含色素巨噬细胞,中性粒细胞和淋巴滤泡多见,纤维化改变明显。

2. 结核 可见坏死和肉芽肿融合等表现,抗酸染色和结核相关化验检查阳性。

3. 肠道真菌感染 肉芽肿少见,局限,HE、PAS 和 GMS 等染色可提示真菌成分。

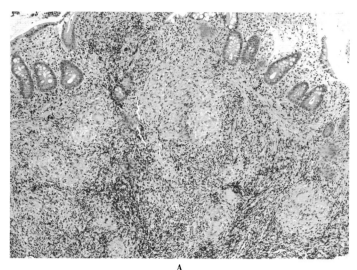
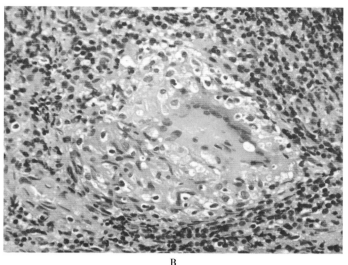

图 3-9-9 结肠慢性肉芽肿性疾病

A.黏膜及黏膜下层可见多量肉芽肿,为非干酪样;B.肉芽肿由类上皮细胞和多核巨细胞构成,部分类上皮细胞胞质淡染,可内见淡紫色物质

十一、出血性肠炎

【定义】

出血性肠炎(haemorrhagic colitis)是因肠出血性大肠杆菌感染所致的肠黏膜出血和炎症病变。

【临床特征】

肠出血性大肠杆菌是一种革兰阴性杆菌,仅黏附肠黏膜表面上皮,但不侵入黏膜,产生志贺毒素并导致黏膜上皮和血管内皮细胞损伤,引起临床症状。

典型病例以腹泻起病,起初为水样便,之后为血性腹泻,可有腹部绞痛和低热。少数严重病例可合并溶血尿毒综合征和血栓性血小板减少性紫癜。

【病理变化】

1. **大体特征** 黏膜红斑、肿胀,严重病例可有浅表溃疡,伴黄色渗出物,黏膜肿胀明显者可出现肠梗阻。病变主要累及右半结肠,也可不同程度累及远端结肠,甚至全结肠,特别是儿童病例。回肠末端通常正常,但严重病例也可有明显小肠炎,包括回肠末端[404,405]。

2. **镜下特征** 组织学上兼具缺血性肠炎和感染性肠炎的表现。黏膜水肿,黏膜固有层出血,纤维素沉积,间质玻璃样变,隐窝上皮脱落,小血管内纤维素性血栓形成。严重病例黏膜上半部分坏死,溃疡形成,基底部隐窝保存(图 3-9-10)。同时可见中性粒细胞及淋巴细胞、浆细胞浸润及隐窝炎,偶见隐窝脓肿。镜下可见伪膜形成,内镜下伪膜不明显而组织学有提示的病例出血性肠炎的可能较大。

【鉴别诊断】

1. **难辨梭状芽孢杆菌肠炎** 两者在组织学上类似,难辨梭状芽孢杆菌肠炎常有抗生素使用病史,难辨梭状芽孢杆菌毒素检测有助于鉴别两者。

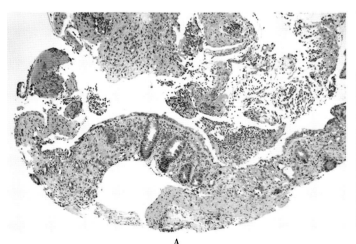
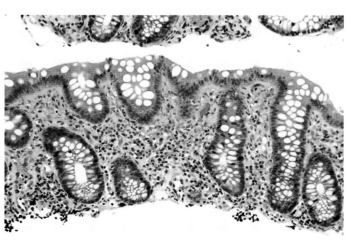

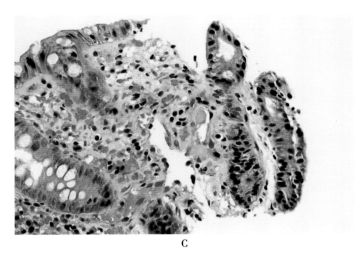

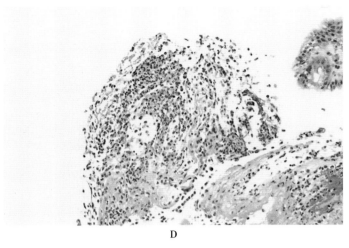

C

D

图 3-9-10　出血性肠炎
结肠黏膜出血,黏膜上皮脱落,间质玻璃样变,局灶可见黏液及炎性渗出(镜下伪膜)(感谢肖书渊教授提供本病例图片)

2. 缺血性肠炎　肠出血性大肠杆菌感染引起的出血性肠炎与缺血性肠炎在组织学上很难鉴别,但出血性肠炎患者往往更年轻,发生于右半结肠,结合临床病史可与缺血性肠炎鉴别。

十二、缺血性结肠炎

【定义】

缺血性结肠炎(ischemic colitis)是因血供障碍致肠壁缺血缺氧引起的肠壁损伤性病变。

【临床特征】

缺血性结肠炎可以发生在结肠的任何部位,脾曲周围最易累及[406]。主要症状是腹痛、便血、腹泻。

【病理变化】

1. 大体特征　缺血初期表现为肠黏膜针尖大小的出血点,充血区和苍白区交替分布,后期黏膜变为紫蓝色,可有接触性出血,可出现大小不等的溃疡。

2. 镜下特征　最早期的黏膜改变是毛细血管扩张充血、出血。缺血最先累及黏膜表层,黏膜表面上皮和基底膜之间可发生水肿致使黏膜上皮抬高。黏膜表面上皮和隐窝上皮脱落,可见到无上皮衬覆的隐窝(鬼影样改变)。有时候隐窝上皮脱落并散开可形成印戒细胞样改变[407]。黏膜发生坏死,坏死组织、纤维素性渗出物与血混合可形成伪膜(图 3-9-11A、B)。缺血所致损伤往往黏膜上半部分较重,黏膜下半部分的隐窝可保持完整,但隐窝上皮可发生萎缩性改变,隐窝腔缩小。黏膜基底部的隐窝上皮可有反应性不典型,细胞核增大(图 3-9-11C)。

间质炎症细胞通常很少,但在缺血再灌注时可有中性粒细胞浸润,伴发细菌感染时也可有混合性炎症细胞浸润。部分病例黏膜全层可发生坏死,溃疡形成。有时候黏膜和黏膜下层可以看到毛细血管内血栓。严重病例肠壁全层可见缺血改变,黏膜下层明显水肿,肌层坏死,嗜酸性粒细胞和中性粒细胞浸润(图 3-9-12A~C)。缺血

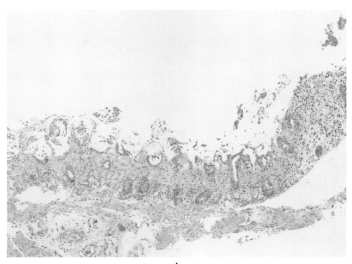

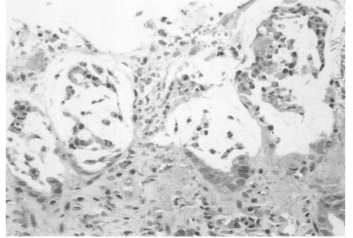

A

B

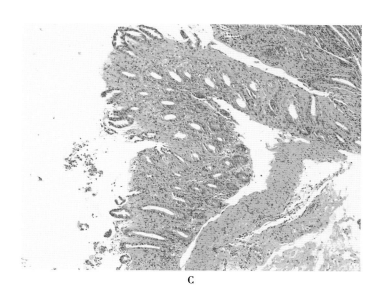

图 3-9-11　缺血性结肠炎
A. 缺血性结肠炎,肠黏膜出血,间质玻璃样变,隐窝上皮脱落,黏液分泌亢进,中性粒细胞渗出;B. 分泌的黏液、炎症细胞及脱落的上皮形成伪膜样结构;C. 隐窝上皮坏死以黏膜上半部分明显,间质出血,玻璃样变

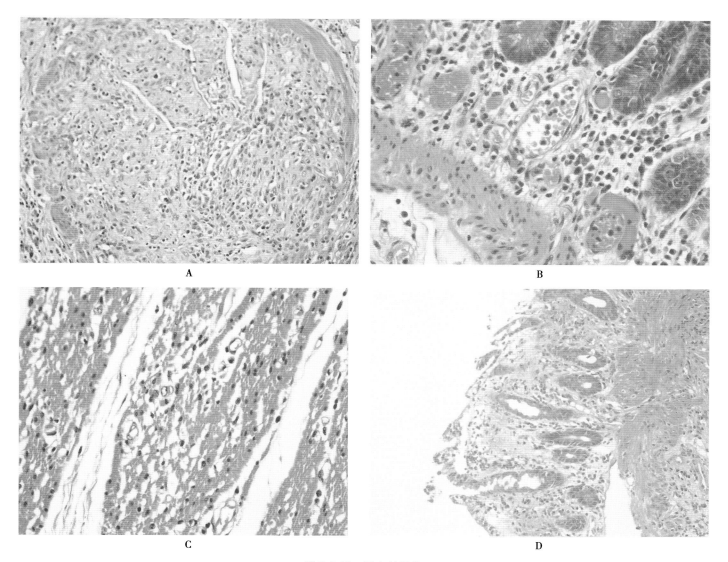

图 3-9-12　缺血性肠炎
A. 缺血性肠炎手术标本,肠系膜血管血栓伴机化;B. 肠黏膜毛细血管内可见透明血栓,嗜酸性粒细胞浸润;C. 固有肌层平滑肌细胞水肿变性;D. 黏膜固有层间质玻璃样变

性结肠炎的另外一个较为特征性的改变是黏膜固有层间质发生透明变性或玻璃样变性,伴有淋巴细胞、浆细胞浸润的疏松结缔组织被致密的红染物质所取代(图 3-9-12D)。

在愈合期黏膜内肉芽组织增生,隐窝上皮再生。隐窝可缩短,扭曲,间质炎症细胞浸润,有时候可出现类似炎症性肠病的表现。偶尔可以见到含铁血黄素,提示存在慢性缺血改变[408]。

部分病例可以看到小血管壁玻璃样变,可能与高血压、糖尿病等疾病有关。黏膜活检标本中很难见到真正的血管炎。毛细血管内出现血栓并不提示存在血栓性疾病或血管炎,而仅仅可能是缺血的表现而已(图 3-9-13)。

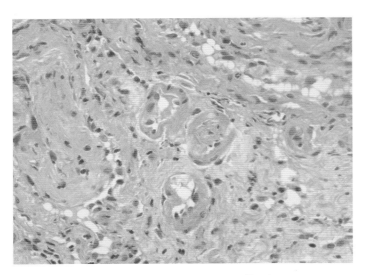

图 3-9-13　黏膜下层部分小血管硬化

在诊断缺血性结肠炎的时候应该结合病史,如是否为老年人,是否有高血压、糖尿病等,如果没有这些病史诊断应更加慎重。

【鉴别诊断】

1. 难辨梭状芽孢杆菌肠炎　与缺血性肠炎均可出现伪膜结构,在内镜下,难辨梭状芽孢杆菌肠炎伪膜更为弥漫。间质玻璃样变、呈萎缩样外观的微小隐窝、间质出血、黏膜全层坏死常提示缺血性肠炎。难辨梭状芽孢杆菌肠炎中性粒细胞等炎症细胞更多见,黏膜上半部分的隐窝扩张、坏死也主要在黏膜上半部分[410]。

2. 出血性大肠杆菌感染　出血性大肠杆菌感染在组织学上与缺血性肠炎很相似,两者较难区分。出血性大肠杆菌感染毛细血管内血栓更多见些,但毛细血管内血栓也可见于缺血性结肠炎。出血性大肠杆菌感染多发生在右半结肠,可能会有食不洁食物的病史,有助于和缺血性结肠炎鉴别。

3. 克罗恩病　缺血性结肠炎也可有肠腔狭窄、黏膜

鹅卵石样改变等,慢性缺血可以见到隐窝萎缩和隐窝扭曲等改变,易与克罗恩病混淆。但缺血性结肠炎一般不会有肉芽肿、瘘管等改变,较少有隐窝脓肿和隐窝炎,固有膜玻璃样变支持缺血性结肠炎。

4. 黏膜脱垂　黏膜脱垂可以有缺血改变,如果出现黏膜肌增生,平滑肌向上升入隐窝之间则支持黏膜脱垂的诊断。

十三、坏死性小肠结肠炎

【定义】

坏死性小肠结肠炎(necrotizing enterocolitis)是因缺血所致的小肠结肠急性炎症及坏死,又称缺血性小肠结肠炎和伪膜性小肠结肠炎。

【临床特征】

本病通常并不能发现血栓,提示缺血可能只是本病一个病理过程的表现,具体的发病机制目前尚不清楚,是新生儿最常见的致死性疾病,其他年龄人群亦可发生。患者往往产生大面积的小肠和结肠坏死,有些患者可以进展为中毒性巨结肠。在低体重早产儿中的发生率为6%,通常在出生后数周内发病,发病迅速,死亡率达20%~40%。出生体重过低、围产期窒息缺氧、经肠喂食高渗性食物等被认为是本病的危险因素。肠穿孔、腹膜炎、败血症等并发症可造成患者的高死亡率。病变的严重程度取决于缺血的严重程度、肠内微生物菌群的毒力以及患者发病时身体的基本状况[157,409]。

【病理变化】

1. 大体特征　由于回盲部是肠道血供的分水岭,是本病最常累及的部位,但有 25% 的新生儿仅累及回肠或结肠。半数病例病变呈连续弥漫分布,另一半则呈间断分布。受累肠管扩张,颜色暗红或紫蓝色,肠壁变薄,易碎,有些病例可见肠壁积气。康复的患者可发生肠狭窄。

2. 镜下特征　在急性期,梗死区域内可见黏膜凝固性坏死,固有层内炎细胞稀少,黏膜下出血、水肿、毛细血管淤血甚至纤维素性血栓形成。黏膜脱落产生溃疡,溃疡底部覆盖坏死、纤维素性渗出物,溃疡周围和基底部边缘血管淤血。纤维素和坏死细胞碎片也可覆盖于附近无溃疡的黏膜表面形成假膜。黏膜完整性破坏,使细菌和真菌易于侵犯肠壁,微生物过度生长可导致肠壁囊样积气,切片中表现为大小不等的空泡。随病程进展,浸润的炎细胞数量增多,以淋巴细胞、浆细胞和巨噬细胞为主浸润,坏死肠壁和正常肠壁之间可有中性粒细胞浸润带。间质毛细血管增生,内皮细胞肿胀,神经和平滑肌细胞变性,胞质空泡化。患者如能恢复,则可能发生显著的黏膜下纤维化,引发短肠综合征或肠狭窄,黏膜层可见隐窝结构破坏等慢性炎症改变(图 3-9-14)[241]。

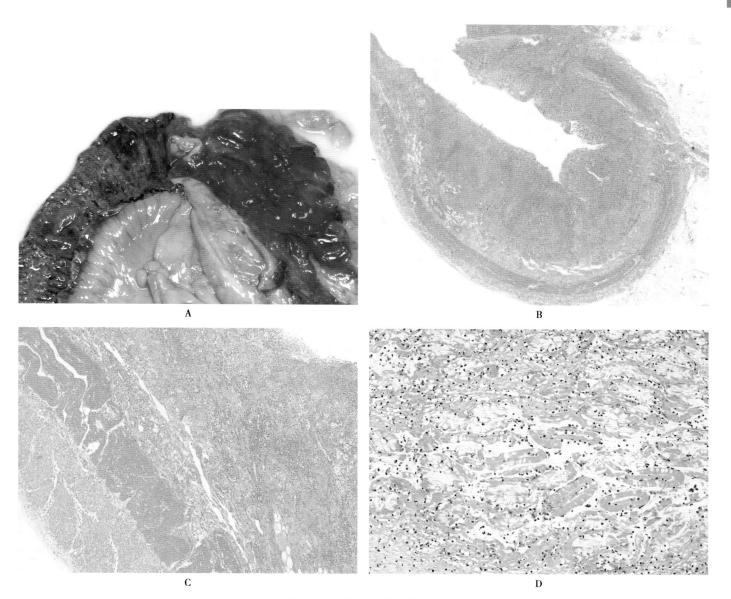

图 3-9-14　坏死性小肠结肠炎

A. 尸检病例大体示小肠及结肠黏膜广泛坏死,色暗红;B. 低倍镜示黏膜变性坏死,仅残留少数隐窝,肌层尚完好;C. 黏膜下层玻璃样变、成纤维细胞增生;D. 另一坏死性小肠结肠炎病例,高倍镜示小肠绒毛凝固性坏死

【鉴别诊断】

与之名称相近的坏死性肠炎(enteritis necroticans),又称坏死性空肠炎、Pig-Bel,是一种危及生命的感染性疾病,主要由 C 型产气荚膜梭状芽孢杆菌(clostridium perfringens)导致,以空肠受累为主,少数可波及盲肠。详见"小肠感染性炎症性疾病"一节。

十四、软斑病

【定义】

软斑病(malakoplakia)是由巨噬细胞溶酶体功能缺陷无法处理吞噬的细菌而引起的一种以胞质红染巨噬细胞密集分布为特征的罕见炎症性疾病。

【临床特征】

相比最常见的部位泌尿系统而言,消化道软斑病少见,以乙状结肠和直肠居多[410,411]。病因尚不明确,可能与机体免疫力低下、巨噬细胞吞噬细菌后无法将其完全溶解消化,进而蓄积形成软斑小体(Michaelis-Gutmann body,M-G 小体)。无特征性的临床表现及体征[412]。肠癌和免疫缺陷性疾病容易合并本病[413,414]。可有腹泻、便血、腹痛、发热等症状。

【病理变化】

1. **大体特征**　内镜下表现为灰黄色或灰褐色浅斑片状,中央为脐样凹陷,质地软,界限不清,切面呈灰白或灰黄色。1~2cm 大小,多数单发,也可多发,有时可以形成大的肿块。斑块可以平坦,也可呈结节状或息肉状。

2. 镜下特征

(1)组织学特征:淋巴细胞、浆细胞和中性粒细胞等

混杂炎症细胞背景上见密集巨噬细胞浸润,胞质红染,颗粒状。胞质内 Michaelis-Gutmann 小体是本病的特征性诊断依据,2~10μm,被苏木素着色呈蓝色,呈同心圆或靶环状(图3-9-15)[411]。

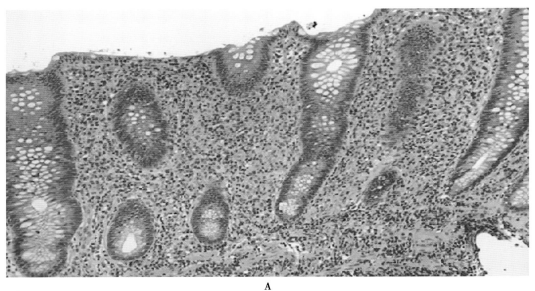 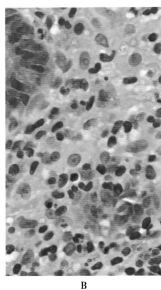

图 3-9-15　软斑病

A. 结肠黏膜内见多量淋巴细胞及组织细胞;B. 部分组织细胞内见 Michaelis-Gutmann 小体,呈靶心样(感谢美国佛罗里达州大学病理系刘秀丽教授提供本病例图片)

(2)特殊染色:Michaelis-Gutmann 小体 von Kossa 染色、铁染色和 PAS 染色阳性[416]。

3. 超微结构　胞质内包涵体表现为由同心圆状结构包绕的致密钙化小体。

【鉴别诊断】

1. 肠道黄色肉芽肿性炎　肠道黄色肉芽肿性炎的组织细胞无溶酶体功能缺陷,胞质泡沫状,淡染,缺乏 Michaelis-Gutmann 小体。

2. 鸟型分枝杆菌感染　鸟型分枝杆菌感染可有多量胞质红染的组织细胞,但缺乏 Michaelis-Gutmann 小体,抗酸染色阳性。

3. 马红球菌　马红球菌感染也可有多量胞质红染的组织细胞,但组织细胞缺乏 Michaelis-Gutmann 小体,可见 PAS 染色阳性的球菌,细胞内的红色颗粒(马红球菌)更明显。

4. Whipple 病　Whipple 病缺乏 Michaelis-Gutmann 小体,黏膜固有层可有脂质空泡,PAS 阳性。

5. 低分化腺癌　富含黏液的细胞聚集成团,类似软斑病,通过上皮标志物免疫组化染色和 AB/PAS 黏液染色可行鉴别,von Kossa 染色阴性。

6. 克罗恩病　病变多见于回肠末端、呈节段性,可见非坏死性干酪样肉芽肿形成,无 Michaelis-Gutmann 小体,且克罗恩病常有肠道表现。

7. 结核　可有发热、盗汗、咳嗽、咳痰等肠外表现,病理上可见坏死性干酪样肉芽肿形成,抗酸染色可见结核杆菌。

十五、白塞病

【定义】

白塞病(Behcet disease)是以复发性口腔溃疡、外生殖器溃疡和眼葡萄膜炎三联征为特征的系统性疾病,部分病例可累及肠道,形成血管炎和溃疡性病变。

【临床特征】

10%的白塞病患者有肠道受累,且较少出现眼部病变和生殖器溃疡[415,416]。主要症状为右下腹痛、腹部包块、腹部胀满、嗳气、呕吐、腹泻、便血等。严重者表现为肠出血、肠麻痹、肠穿孔。

【病理变化】

1. 大体特征　绝大多数表现为溃疡,累及的部位以回盲部和回肠末端最多见,也可累及升结肠。溃疡多呈圆形,深而呈穿凿状,周围黏膜略隆起,回肠溃疡多较回盲部溃疡小而浅,常多发,黏膜向溃疡集中。有时溃疡侵犯肌层血管,因而引发出血。最常见的内镜表现是回盲部局限性或多发溃疡,溃疡周围呈水肿样肿胀形成衣领样外观,较大溃疡周围可见小的阿弗他溃疡,溃疡边界清楚,溃疡间黏膜常正常。仅极少数白塞病表现为弥漫性病变[417]。

2. **镜下特征**　白塞病表现为小静脉炎及静脉周围炎症,可伴有动脉炎[418]。血管的炎性浸润可为淋巴细胞或中性粒细胞,偶尔可有血管壁纤维素样坏死,部分血管壁可闭塞。血管腔闭塞或血栓形成可致肠壁缺血性改变,血管的不全梗阻引起肠壁缺血缺氧,使得肠壁小血管代偿性扩张。有时肠壁可见裂隙状溃疡。局部可有淋巴组织增生,黏膜隐窝结构正常,也可以见到隐窝萎缩或隐窝结构异常改变(图 3-9-16)。

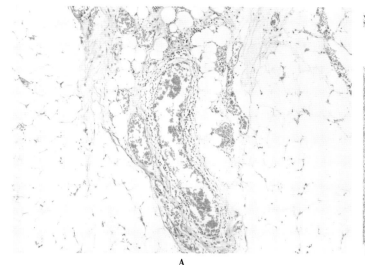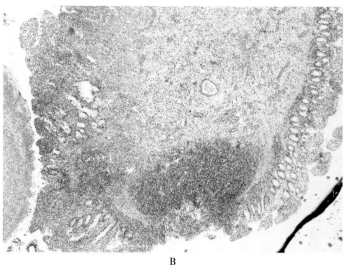

图 3-9-16　回盲部白塞病
A.肠壁浆膜面可见淋巴细胞静脉炎;B.局灶溃疡形成,隐窝结构改变,淋巴组织增生

黏膜活检常为非特异性炎症,可表现为血管内皮细胞肿胀,较多淋巴细胞或中性粒细胞浸润,很难看到血管炎表现。白塞病的溃疡可与淋巴滤泡和 Peyer's 环相关,表现为阿弗他溃疡。

【鉴别诊断】

1. **克罗恩病**　两者均可有口腔溃疡、外阴炎、动脉炎等改变,常累及回肠末端和回盲部,直肠很少累及,病理形态上可见透壁性炎症、裂隙状溃疡等改变。但多数白塞病的肠道溃疡常位于肠系膜对侧[362],缺乏肠腔狭窄,肠壁往往不增厚,很少见纵行溃疡和肉芽肿,淋巴滤泡一般位于溃疡处,少见与溃疡无关的肠壁全层淋巴滤泡增生。与克罗恩病相比,白塞病早期即可出现肠穿孔。游离穿孔在克罗恩病罕见,而可见于白塞病[363]。与克罗恩病鉴别时,如果肠壁内见到血管炎而没有肉芽肿,则倾向白塞病的诊断,如见到肉芽肿而没有血管炎,则倾向克罗恩病。需要注意的是,肠白塞病也可见不到血管炎,其黏膜萎缩的范围常不如克罗恩病广泛。

2. **肠结核**　虽然有少数文献报道肠道白塞病偶尔可以见到肉芽肿,但绝大多数白塞病没有肉芽肿,见到肉芽肿支持结核的诊断[419]。

十六、放射性肠炎

【定义】

放射性肠炎(radiation enteritis)是由电离辐射导致的肠壁炎症性损伤。

【临床特征】

放射性肠炎常出现在放射后 3 个月到 2 年内,也可在放射治疗后更长时间后发生,甚至 20~30 年后[420,421]。迟发的改变往往和放射致血管改变所引起的缺血有关。放射性肠炎最常见的部位是远端结肠、直肠、回盲部、十二指肠及近端空肠(固定的肠管更容易发生放射性肠炎)[422]。放射治疗可引起肠溃疡伴肠梗阻、肠瘘、肠穿孔、出血和肠黏膜炎症。

【病理变化】

1. **大体特征**　黏膜出血,颗粒状,可有多个溃疡,覆黄白色苔。肠腔常见狭窄,浆膜面纤维化、粘连,可有穿孔[423]。

2. **镜下特征**　早期放射性肠炎有以下一些组织学特点:①表面上皮脱落或变薄,黏膜糜烂或溃疡形成,小肠绒毛萎缩;②上皮杯状细胞减少,隐窝上皮内可见凋亡细胞;③隐窝上皮脱落,部分隐窝上皮细胞修复性增生,核增大,不规则(图 3-9-17A);④间质淋巴细胞、嗜酸性粒细胞、浆细胞等混合性炎症细胞浸润;⑤黏膜间质毛细血管扩张,血栓形成,扩张的毛细血管可能是放射性肠炎肠道出血的原因[424]。

放射治疗 6~12 个月后,出现放射性肠炎的晚期改变[425]。放射性肠炎的晚期改变包括以下一些:①黏膜隐窝萎缩、扭曲,隐窝上皮杯状细胞减少,上皮细胞核增大,

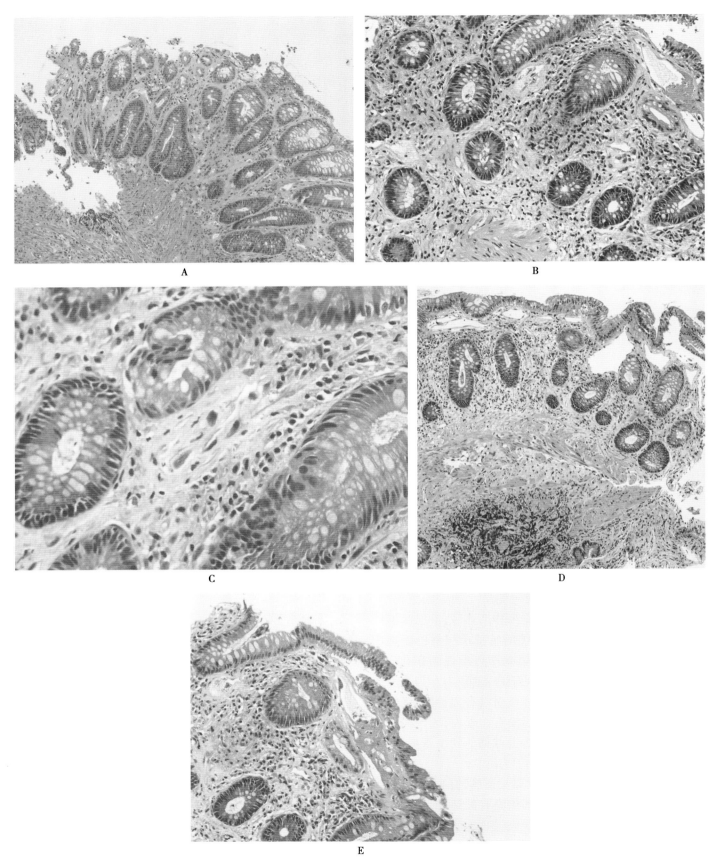

图 3-9-17 放射性肠炎

A. 直肠活检标本,部分表面上皮脱落,隐窝上皮修复性增生,间质炎症细胞浸润;B. 隐窝上皮杯状细胞减少,修复性增生,间质纤维化;C. 间质部分纤维母细胞核增大;D. 黏膜下层纤维化;E. 黏膜上皮下毛细血管扩张明显伴血栓形成

可呈假复排列；②黏膜溃疡，炎症细胞可多可少；③黏膜及黏膜下层间质纤维化，胶原增多，纤维母细胞核增大，呈星状；④小动脉内膜纤维化，玻璃样变，血栓形成机化，有时内膜可见泡沫细胞。毛细血管扩张充血（图 3-9-17B~E）；⑤有时可见深在性囊性肠炎。

【鉴别诊断】

1. 缺血性肠炎　放射性肠炎有时存在一些毒性缺血改变，与缺血性肠炎容易混淆，特别是病变部位在乙状结肠的病例。但缺血性肠炎黏膜间质玻璃样变更明显一些，了解放射治疗的病史有助于鉴别诊断。

2. 炎症性肠病　放射性肠炎也可出现隐窝结构异常等慢性炎症改变，但慢性炎症细胞相对较少，黏膜基底部浆细胞增多不明显，了解放射治疗的病史有助于和炎症性肠病鉴别。

十七、中性粒细胞减少性结肠炎

【定义】

中性粒细胞减少性结肠炎（neutropenic colitis）是以肠壁坏死但缺乏中性粒细胞反应为特征的一种特殊类型治疗相关性坏死性结肠炎，又称为盲肠炎（typhlitis）。

【临床特征】

主要发生于使用化疗药、骨髓抑制剂等引起中性粒细胞减少的患者[426]。大部分患者中性粒细胞明显减少，可有腹泻、便血，甚至部分患者肠道出血过多而死亡，也可有发热、腹痛等症状。本病死亡率较高，可死于肠穿孔、肠坏死等[426]。

【病理变化】

1. 大体特征　病变主要位于盲肠，也可延伸至升结肠或更远。内镜下改变类似伪膜性肠炎，也可有深在性溃疡或穿孔。

2. 镜下特征　黏膜明显水肿，溃疡形成，溃疡可以深达黏膜下层、肌层甚至浆膜层。隐窝分泌黏液，与坏死细胞、细菌一起在黏膜表面形成伪膜，似伪膜性肠炎。部分病例可见到肠壁坏死，呈现梗死样外观（图 3-9-18）。化疗药物或细菌毒素致血管损伤可引起肠壁和肠腔明显出血，血管内可见纤维素性血栓。炎症细胞少，中性粒细胞很少见到[427]。

渗出物和肠腔内可以见到病原体，主要是革兰氏染色阳性杆菌，也可以是其他病原体，部分病例可有巨细胞病毒感染或真菌感染[428]。化疗药物、细菌感染、缺血共同导致了盲肠炎的病理表现[429]。

【鉴别诊断】

1. 难辨梭状芽孢杆菌肠炎　两者均可表现为伪膜性肠炎，盲肠炎常缺乏中性粒细胞，而难辨梭状芽孢杆菌肠炎渗出物中常有较多中性粒细胞。

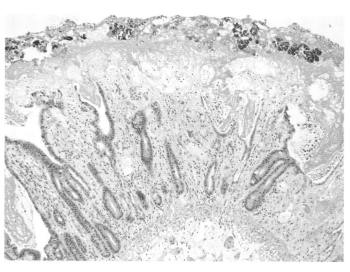

图 3-9-18　中性粒细胞减少性肠炎
黏膜隐窝分泌黏液，与坏死细胞、细菌一起在黏膜表面形成伪膜，似伪膜性肠炎，中性粒细胞少见

2. 缺血性肠炎　黏膜固有层玻璃样变支持缺血性肠炎，而中性粒细胞缺乏支持盲肠炎的诊断。

十八、系统性疾病相关的血管炎

【定义】

系统性疾病相关的血管炎（systemic disease associated vasculitis）是系统性疾病累及肠道血管的炎症性病变，伴有血管的损伤和/或出血。

【临床特征】

根据累及血管的大小和病因分类（表 3-9-3）[430,431]。

表 3-9-3　血管炎分类

累犯大中血管的血管炎
Takayasu 动脉炎
巨细胞动脉炎
闭塞性血栓血管炎
累犯中小血管的血管炎
结节性多动脉炎
Kawasaki 病
ANCA 相关性血管炎
Churg-Strauss 综合征
Wegener 肉芽肿
显微镜下多血管炎
风湿性疾病（结缔组织病）相关血管炎
类风湿关节炎
系统性红斑狼疮
系统性硬化症
感染性疾病相关血管炎
药物相关血管炎
小血管血管炎
过敏性紫癜

血管炎可引起肠道溃疡、出血、穿孔和肠梗阻。最常见的症状是腹痛，也可有便血和腹泻[432]。

【病理变化】

1. 大体特征 血管炎可致肠黏膜水肿、出血、坏死，溃疡形成，内镜下可见肠黏膜紫癜和瘀斑[433]。

2. 镜下特征 除了过敏性紫癜中常见的小血管血管炎外，肠镜活检标本一般很难看到血管病变，而仅仅看到缺血性改变，肠切除手术标本对血管炎的诊断很重要[435]。

（1）Takayasu 动脉炎：年轻女性多见，淋巴细胞、浆细胞和巨噬细胞浸润，主要累及血管外膜和中膜，可伴有血管壁结构破坏，活动期病变可有多核巨细胞和肉芽肿。

（2）巨细胞动脉炎：仅在手术标本中可以见到，炎症细胞主要为淋巴细胞、单核细胞，也可以有中性粒细胞，累及血管壁全层，可伴有多核巨细胞和肉芽肿。

（3）闭塞性血栓血管炎：发生于吸烟男性，有反复发作的、累及肢体的血栓静脉炎病史。镜下可见血栓形成伴有微脓肿，血栓内可见淋巴细胞和纤维母细胞，血栓内出现巨细胞是本病的特征性改变，无血管壁纤维素样坏死。

（4）结节性多动脉炎：血管壁纤维素样坏死，累及中等大小的动脉和小静脉，中性粒细胞、嗜酸性粒细胞浸润，晚期淋巴细胞、浆细胞及巨噬细胞浸润，伴血栓形成，病变节段性累及血管。

（5）Wegener 肉芽肿：小动脉壁纤维素样坏死，血管周围中性粒细胞和单核细胞浸润，可见坏死性肉芽肿。

（6）Churg-Strauss 综合征：血中嗜酸性粒细胞增高，可有哮喘症状。镜下表现为血管壁纤维素样坏死伴嗜酸性粒细胞浸润，有时可见肉芽肿结构，肠黏膜可表现为慢性肠炎或缺血性改变，肠壁全层可见较多嗜酸性粒细胞浸润，但以血管周围为著（图 3-9-19）[434]。

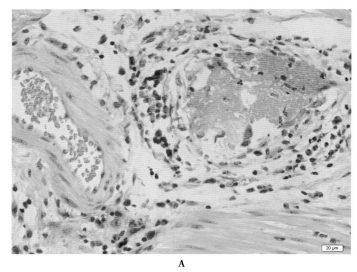
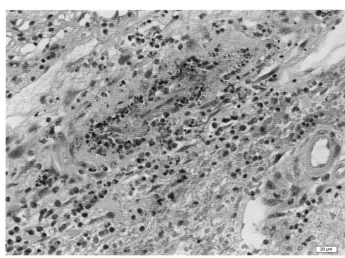

图 3-9-19 Churg-Strauss 综合征
A. 小静脉炎，血管周围可见显著的嗜酸性粒细胞浸润；B. 小静脉周围可见显著的嗜酸性粒细胞浸润，同时可见白细胞碎裂性血管炎改变和纤维素样坏死

（7）显微镜下多血管炎：病理形态与结节性多动脉炎类似，存在节段性坏死性血管炎，但主要累及小血管。此类血管炎累及胃肠道的比例较高[435]。

（8）类风湿关节炎：累犯小动脉的坏死性血管炎，邻近软组织内见坏死性肉芽肿。

（9）系统性红斑狼疮：可见血管壁纤维素样坏死和淋巴细胞碎裂性血管炎，血管壁可见淋巴细胞和中性粒细胞浸润，累及毛细血管和动静脉。

（10）皮肌炎：活动期可见淋巴细胞碎裂性血管炎，静止期可见较大的血管内膜和/或中膜增厚，管腔狭窄或闭塞，散在泡沫细胞累及小到中等大小的动静脉。

（11）过敏性紫癜：在活检标本中最常见的血管炎，累及小血管。活检病理多表现为白细胞碎裂性血管炎导致急性缺血改变。低倍镜下常见红染组织学图像，主要由出血和多量中性粒细胞浸润所致。其他可见黏膜坏死、上皮脱落和小血管壁纤维素样坏死（图 3-9-20）。除过敏性紫癜外，其他白细胞碎裂性血管炎也可累及胃肠道[436]。

【鉴别诊断】

1. 克罗恩病 克罗恩病也可有血管炎，表现为淋巴细胞性或肉芽肿性血管炎，但克罗恩病存在肠壁的慢性改变和明显的肉芽肿。

2. 嗜酸性粒细胞胃肠炎 部分血管炎，特别是 Churg-Strauss 综合征也可表现为肠黏膜明显嗜酸性粒细

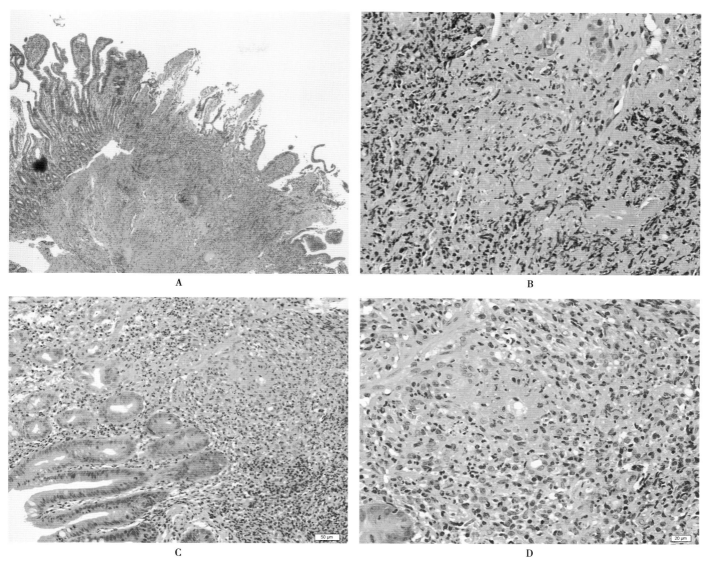

图 3-9-20　过敏性紫癜

A. 十二指肠黏膜坏死伴出血,呈缺血表现;B. 多量中性粒细胞伴核碎裂,小血管壁纤维素样坏死;C. 过敏性紫癜的结肠活检标本,可见显著的活动性炎;D. 高倍镜示小血管壁纤维素样坏死

胞浸润,但嗜酸性粒细胞胃肠炎缺乏血管炎表现。

3. 其他原因所致的肠黏膜改变　血管炎可引起急慢性缺血,导致肠黏膜溃疡、隐窝结构改变,但临床上一些肠黏膜病变并不是由血管炎所致,而是由治疗血管炎的药物如激素、免疫抑制剂或继发的感染所致。鉴别两者有时候还是比较困难的,需要结合病史和寻找病原体。

十九、肠淋巴细胞性静脉炎

【定义】

肠淋巴细胞性静脉炎(enterocolic lymphocytic phlebi-tis)为特发于肠道的、以淋巴细胞浸润为主的静脉炎,无系统疾病。又称为坏死性静脉炎、肉芽肿性静脉炎、静脉内皮和肌内膜增生[437,438]。

【临床特征】

临床表现为肠道缺血或坏死,无系统性血管炎表现,部分病例与药物(Hydroxyethylrutoside 等)相关。病变切除后不复发[437,438]。

【病理变化】

肠壁内淋巴细胞性静脉炎,累及肠系膜静脉在肠壁内的分支静脉,动脉不受累(图 3-9-21)[439,440]。

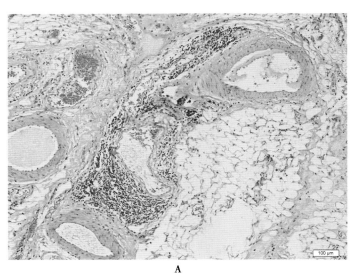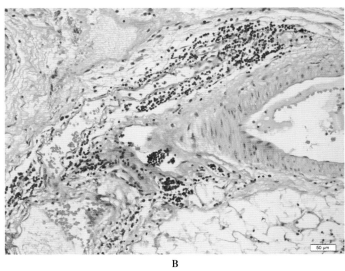

图 3-9-21　肠淋巴细胞性静脉炎
A. 动脉未受累;B. 淋巴细胞局限于静脉壁及周围

二十、黄色瘤

黄色瘤(xanthomas)是结肠黏膜内泡沫细胞聚集形成的局限性包块。

【临床特征】

黏膜上皮的轻微损伤可能是黄色瘤的发病原因之一,病变如累及肠壁深层或广泛分布时可导致肠梗阻。

【病理变化】

1. 大体特征　以乙状结肠和直肠居多,表现为结肠远端黄白色或红色息肉,息肉可呈扁平、无蒂或带蒂。

2. 镜下特征

(1) 组织学特征:肠黏膜内泡沫细胞聚集,一般在黏膜固有层内聚集,很少累及黏膜肌层或黏膜下层,部分病例可见到黏膜上皮增生性改变和隐窝变形(图 3-9-22)[441,442]。

(2) 免疫组化和特殊染色:CD68、CD163 阳性,PAS-D、AB 和黏液卡红染色阴性[443,445]。

【鉴别诊断】

1. 吞噬黏液的巨噬细胞　大约 40% 的直肠活检标本中可见到吞噬黏液的巨噬细胞,因上皮损害黏液释放所致,黏液染色阳性。

2. 印戒细胞癌　具有明显的异型性,胞质透亮而非泡沫状,角蛋白免疫组化染色可协助鉴别。

二十一、静脉硬化性结肠炎

【定义】

静脉硬化性结肠炎(phlebosclerotic colitis)是一种由于静脉回流障碍引起的以肠系膜及其静脉分支硬化、结肠肠壁广泛纤维化、玻璃样变为特征的慢性缺血性结

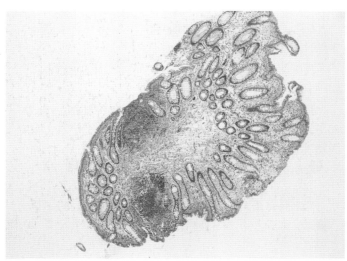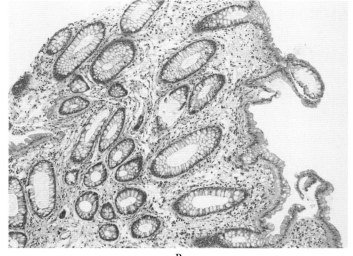

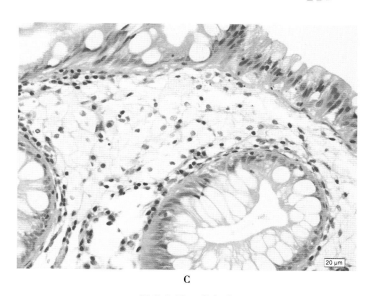

C

图 3-9-22 黄色瘤
A.结肠黏膜浅层可见斑片状淡染区,提示泡沫细胞聚集,部分黏膜上皮增生,隐窝结构改变;B.黏膜浅层片状泡沫细胞聚集;C.泡沫细胞聚集

肠炎。

【临床特征】

静脉硬化性结肠炎好发于亚洲人群,可能和中药(如雷公藤)、乙醇、化学药物引起小静脉硬化有关,临床表现缺乏特异性,以慢性腹痛、慢性腹泻或肠梗阻表现最为常见,也可表现为恶心、呕吐、便秘、粪便隐血试验阳性、消瘦、腹部包块或肠穿孔等[444,445]。影像学及内镜表现最具特征性,腹部 X 线片可发现沿右半结肠长轴的血管线样钙化,腹部 CT 平扫可显示肠系膜小静脉,尤其是右半结肠所属的直小静脉及边缘静脉多发钙化、结肠肠壁增厚同时伴肠壁钙化[446]。

【病理变化】

1. 大体特征 结肠黏膜暗紫色,可见迂曲静脉,伴溃疡形成。

2. 镜下特征 肠镜活检组织内可见黏膜明显纤维化、玻璃样变,病变位于隐窝下方或隐窝之间,纤维化以小血管为中心,血管壁玻璃样变。病变在黏膜下半部分最为明显(图 3-9-23A、B)。隐窝保存,部分隐窝轻度扭曲。部分黏膜上皮脱落,炎症细胞浸润,可有溃疡形成。

手术标本可见肠壁全层纤维化,以黏膜下层纤维化最为明显。血管壁纤维化、玻璃样变、钙化,肠系膜静脉也可发生玻璃样变(图 3-9-23C、D)。部分硬化的血管壁内也可见泡沫细胞和多核巨细胞。

【鉴别诊断】

1. 高血压所致缺血性肠病 黏膜及黏膜下层也可见到小血管壁硬化,与静脉硬化性结肠炎所见血管改变相

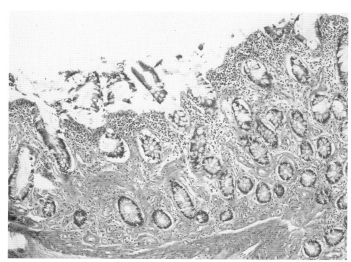

A

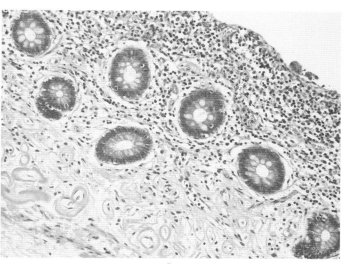

B

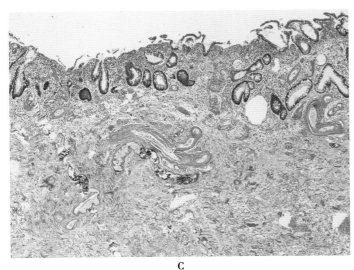
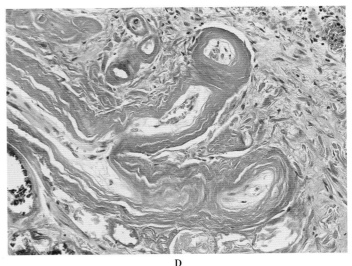

图 3-9-23　静脉硬化性结肠炎

A.结肠黏膜固有层纤维化明显,血管壁玻璃样变;B.黏膜表面糜烂,硬化性改变主要集中在黏膜的下半部分,可见血管硬化性改变;C.静脉硬化性结肠炎的手术标本,黏膜下纤维化,血管壁纤维化、玻璃样变;D.高倍镜示玻璃样变性的血管壁

似,但高血压病变一般为小动脉硬化,仅血管壁硬化,很少累及血管周围黏膜。

2. **肠道淀粉样变性**　两者有相似的组织学表现,但刚果红染色可鉴别。

3. **胶原性结肠炎**　胶原性结肠炎在上皮下方见增厚的胶原带,一般不累及黏膜深部,且胶原一般不会在血管及血管旁沉积。

二十二、PD1/PDL1 相关性肠炎

【定义】

PD1/PDL1 相关性肠炎(PD1/PDL1 associated colitis)是因抗 PD1 或 PDL1 治疗引起的肠黏膜免疫相关性损害。

【临床特征】

接受抗 PD1 或 PDL1 治疗的患者约 10%可出现消化道受累,肠黏膜损害相对常见,临床多表现为腹痛和轻微腹泻,偶见穿孔[374,447-449]。

影像学可提示肠壁增厚,可见肠壁强化和肠系膜血管充血现象[450]。

治疗可采用糖皮质激素和 TNFα 单抗。

【病理变化】

1. **大体特征**　结肠黏膜暗紫色,可见迂曲静脉,伴溃疡形成。

2. **镜下特征**　多表现为两种组织学形态,一种为活动性肠炎,可见隐窝炎和隐窝脓肿,隐窝上皮可见凋亡,病变严重者隐窝上皮坏死脱落,另一种为类似淋巴细胞性肠炎,黏膜表面上皮变性坏死[373]。偶见类似胶原性肠炎的表现。

【鉴别诊断】

1. **CMV 感染**　可出现隐窝上皮凋亡现象,可见病毒包涵体,CMV 免疫组化染色阳性。

2. **急性移植物抗宿主反应**　可见隐窝上皮凋亡,可结合临床背景进行鉴别。

3. **炎症性肠病**　凋亡少见,可见黏膜基底部淋巴浆细胞聚集等提示慢性损害的组织学证据。

4. **其他药物所致的肠炎**　骁悉、易普利姆玛(Ipilimumab)、艾代拉里斯(Idelalisib)等药物均可导致类似的组织学改变,需结合临床用药史进行鉴别[451]。

（石雪迎　姜支农）

第四篇

消化道上皮性良性肿瘤及瘤样病变

第一章

食管上皮性良性肿瘤及瘤样病变

一、潴留囊肿及食管壁内假性憩室

【定义】

潴留囊肿(retension cyst)是由食管黏膜下腺体导管扩张、内容物潴留而形成的囊肿性病变,内容物为黏液、炎症细胞和/或蛋白样物。潴留囊肿与食管炎或其他损害有关,当病变为多灶且主要位于黏膜下层时,放射线造影特点显著,这种情况被称为食管壁内假性憩室(esophageal intramural diverticulum)。

【临床特征】

1. 流行病学 食管潴留囊肿较常见,而食管壁内假性憩室相对较少[452],据报道15%~17%尸检病例中可发现该病变[453]。患者年龄分布广(8~83岁)[454],老年人、男性多见。食管潴留囊肿及壁内假性憩室与一些疾病有关,包括嗜酒、胃食管反流病、念珠菌病、疱疹性食管炎、动力障碍性疾病及鳞状细胞癌。

2. 临床表现 约有75%的患者伴有食管狭窄,可出现吞咽困难和梗阻。

3. 影像学特点 食管X线片(钡餐)显示食管壁内难以计数的小憩室(1~3mm),有小开口与食管腔相通,其中近端最多,呈烧瓶状,线性排列。

4. 治疗 治疗主要针对原发疾病,以阻止或延缓其进展。如果病变较大,可行内镜下切除。

5. 预后 良性病变,伴发疾病可影响患者预后。

【病理变化】

1. 大体特征 食管壁内假性憩室在内镜下表现为许多导管开口,红色,高于周围黏膜。尸检病例中,食管壁内可见弥漫性的黏膜下小结节,结节中央有开口与食管腔相通[455]。

2. 镜下特征 囊肿多位于黏膜下层,被覆鳞状上皮或单层上皮(图4-1-1),囊内可见上皮细胞碎屑及炎细胞。在少部分病例中囊内可见细菌、真菌或寄生虫。黏膜下腺体及导管周围可见急、慢性炎症细胞浸润,继而引发黏膜下层纤维及食管狭窄。所谓假性憩室是由黏膜下

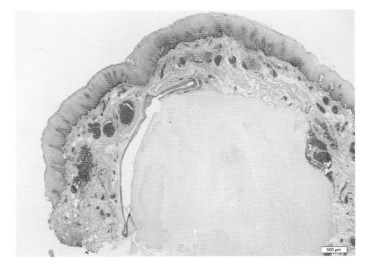

图 4-1-1 食管黏膜下潴留性囊肿
可见部分扩张的导管上皮

腺体导管扩张形成。

二、食管鳞状上皮乳头状瘤及乳头状瘤病

【定义】

食管鳞状上皮乳头状瘤(esophagus squamous papilloma)是由乳头状增生的鳞状上皮和中心纤维血管轴心构成的良性肿瘤。根据人乳头瘤病毒(HPV)感染情况分为湿疣(有感染)和鳞状上皮乳头状瘤(无感染)。鳞状上皮乳头状瘤病(papillomatosis)由多发细小的乳头状瘤构成。

【临床特征】

1. 流行病学 国外报道该病患病率为0.01%~1%[456,457],患者年龄2~86岁,男女比例24:9。部分与HPV感染有关[458,459],其中HPV16最多,其次为HPV18、6b和11。国内的荟萃分析显示患病率为0.037%~0.856%,患者年龄14~79岁(平均年龄50岁),多位于食管中、远段,女性多于男性[5]。国内报道的HPV感染类型也不一样,食管乳头状瘤感染以低危的HPV6/11感染为主,不同于食管鳞状细胞癌的HPV16/18感染为

主[460]。食管乳头状瘤病会出现在患有咽乳头状瘤病的儿童,常常有 HPV 感染[461]。

2. 临床表现　食管乳头状瘤患者可无症状,也可以表现为吞咽困难、烧心或呕血[453]。

3. 治疗　内镜下切除为首选治疗手段。对于直径小于 0.5cm 的肿瘤可采用热活检钳或电凝灼除。直径0.5cm 以上者,可采用内镜下圈套电切、微波、氩气等手段。

4. 预后　仅有个别恶变的病例报道,且均为体积巨大的病例。大部分病例切除后不易复发,预后较好。也有少量病例治疗后自然消退[462-466]。

【病理变化】

1. 大体特征　常位于远端食管后壁,体积通常在 1.0cm³ 以下。形状多样,以球形、半球形、乳头状为主。白色、灰白色或浅粉色,大部分病灶表面光滑、质软。极少部分患者有多发成簇、成串广泛密集分布的病灶,即食管乳头状瘤病。

2. 镜下特征　良性鳞状上皮乳头状增生,有从基底部到表面的成熟现象,无异型性改变,乳头中央为纤维血管轴心,间质稀少,血管壁薄。远端食管的病例中,鳞状上皮可表现为反流性食管炎的组织学特征。组织学上可分为三种类型:外生型、内生型和峰型,以外生型最多见(图 4-1-2),内生型次之,峰型最少。峰型的食管乳头状瘤内见鳞状上皮角化过度,另外两型不常见。这 3种组织学表现可单独出现,也可混合出现在同一病

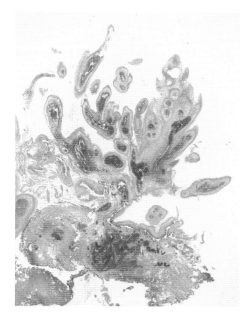

图 4-1-2　食管乳头状瘤
由良性乳头状增生的复层鳞状上皮被覆,乳头中央
为纤维血管组成的中心轴,间质稀少

例中。

【鉴别诊断】

食管乳头状瘤要与疣状癌鉴别。尽管食管乳头状瘤有恶变可能,但大部分病例由良性乳头状增生的复层鳞状上皮被覆。食管疣状癌病变温和,鳞状上皮颗粒层增厚,可见宽的推挤性乳头。浅表活检组织二者鉴别诊断困难,但颗粒层增厚则提示需进一步检查。

三、食管黏膜下腺导管腺瘤

【定义】

食管黏膜下腺导管腺瘤(esophageal submucosal gland duct adenoma)为起源于食管黏膜下腺导管上皮的良性肿瘤。

【临床特征】

食管黏膜下腺导管腺瘤是罕见肿瘤,目前仅有十余例报道[467]。患者多为老年人、男性,病变最大径 0.3~1.5cm。患者无症状或有腹部不适、烧心、吞咽困难等症状,可伴发其他恶性肿瘤[468,469]。肿瘤一般较小,可在内镜下经 EMR 或 ESD 切除,如伴有其他恶性肿瘤则需外科手术。预后好,已知的病例随访 6 个月至 4.5 年均未见进展和复发。

【病理变化】

1. 大体特征　肿瘤为半球形或息肉样突出的黏膜下隆起,表面黏膜光滑(图 4-1-3A)。

2. 镜下特征

(1)组织学特征:肿瘤一般位于黏膜深层及黏膜下层,表面鳞状上皮无异常。镜下由多个扩张的导管构成,病变周围有淋巴细胞浸润和聚集(图 4-1-3B)。导管内衬双层细胞,即内侧的腺上皮细胞和外侧的基底细胞(图 4-1-3C)。腺上皮为立方形或柱状,有时乳头状排列,细胞核呈圆形、卵圆形,也可拉长,无或具有轻度异型,细胞质嗜酸性、颗粒状。基底细胞细胞核小、梭形,细胞质轻度嗜酸性。部分导管内可见基底细胞增生和鳞状分化,但一般无角化。

(2)免疫组化:导管或囊肿内衬腺上皮表达 CK7、CK17、CK18、CK19、MUC5b 和 HMWCK,基底细胞表达p63、S-100、CK5/6、SMA 和 HMWCK。

【鉴别诊断】

食管黏膜下腺导管腺瘤要与其他黏膜下肿瘤鉴别,如平滑肌瘤、颗粒细胞瘤、胃肠道间质肿瘤和神经鞘瘤。这些肿瘤为间叶源性肿瘤,无上皮成分。食管黏膜下腺导管腺瘤还要与食管腺癌鉴别,后者表现为浸润性生长,且有明显细胞异型性。

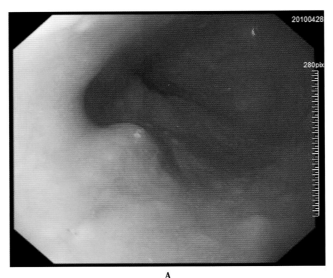

A

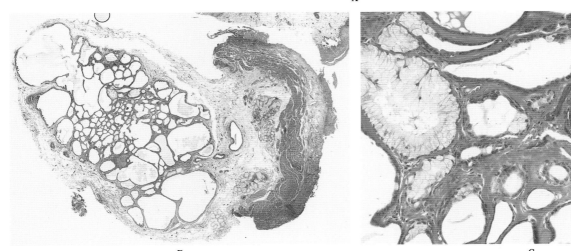

B   C

图 4-1-3 食管黏膜下腺导管腺瘤

A. 内镜下肿瘤为球形或息肉样突出的黏膜下隆起,表面黏膜光滑;B. 肿瘤镜下由多个扩张的导管或囊肿构成,呈腺管样、乳头状排列,病变周围有淋巴细胞浸润和聚集;C. 扩张的导管或囊肿内衬两种细胞,即内侧的腺上皮细胞和外侧的基底细胞,向腔内增生形成小突起

四、炎症性息肉

【定义】

炎症性息肉(inflammatory polyp)为食管黏膜对损伤的反应性改变,由过度增生的鳞状上皮和炎症性的黏膜固有层构成。

【临床特征】

炎症性息肉是食管最常见的良性息肉,主要发生于男性远端食管,常常与胃食管反流相关。无特殊临床表现,患者可能会有胃食管反流、食管溃疡等疾病相关症状。临床无特殊治疗,内镜发现可摘除,同时需治疗伴发疾病(如胃食管反流)。无恶变风险,预后良好[241]。

【病理变化】

1. **大体特征** 病变呈轮廓分明的息肉样隆起,表面光滑,位于溃疡愈合处或黏膜损伤处,可达胃食管交界近端。

2. **镜下特征** 病变通常表面呈圆形、光滑,不规则增生的鳞状上皮伸入炎症性间质中。

【鉴别诊断】

疣状癌 细胞形态温和,鳞状上皮颗粒层增厚,可见宽的推挤性乳头,但一般无明显炎症性间质。

(聂岭 樊祥山)

第二章

胃上皮性良性肿瘤及瘤样病变

一、增生性息肉

【定义】

胃增生性息肉(gastric hyperplastic polyps,GHP)是指以胃小凹上皮细胞增生以及胃小凹拉长并扩张的良性增生性病变,同时伴有间质水肿和慢性炎症反应,又称再生性息肉。

【临床特征】

1. 流行病学 发病年龄广泛,最常见于老年人,平均年龄65岁,发病率随年龄增长呈上升趋势,无性别差异。文献报道GHP是胃内仅次于胃底腺息肉的第二常见息肉,约占全部胃息肉性病变的14%[470]。约25%~75%的病例与H. pylori感染相关,此外还与胃黏膜损伤及再生相关性损伤相关,如自身免疫性胃炎、黏膜糜烂、溃疡、胃肠吻合术及胃食管反流病等[471]。

2. 临床表现 大多数GHP无临床症状,90%以上为内镜检查中偶然发现。罕见情况下可出现贫血或息肉梗阻远端胃出口造成梗阻性症状,引发腹痛、恶心、呕吐、体重减轻等。

3. 治疗 以内镜下切除治疗为主,如病理证实继发恶变或其他肿瘤则根据实际情况进行相应治疗。

4. 预后 部分GHP可在根除H. pylori后发生自然转归。约1%~20%的GHP可发生异型增生,其中1.5%~3%的GHP可经异型增生-癌途径发生恶性转化。虽然尚未达成普遍共识,但认为GHP发生异型增生的风险与息肉大小相关,直径小于1.5cm的息肉很少发生异型增生,而在直径超过2cm的息肉中异型增生风险逐渐增加。此外,年龄也是一个危险因素[472,473]。

【病理变化】

1. 大体特征 约24%~60%的GHP发生于胃窦部,多呈孤立性无蒂隆起性病变(约75%),形态学分型以山田Ⅰ型和Ⅱ型为主,较大息肉则可形成明显的头端隆起和蒂部两部分[472]。表面可伴发浅表溃疡。病变大小从几毫米至几厘米不等,90%病变小于2cm。

2. 镜下特征 胃小凹上皮显著增生,小凹变长、扭曲、扩张并向深部间质延伸,呈锯齿状结构,部分小凹腺体可形成内折、分支状结构,细胞分化成熟,富含黏液成分,固有层间质常高度水肿伴炎细胞浸润(图4-2-1)。有时可出现反应性/修复性再生上皮,通常与黏膜糜烂相关。周围背景黏膜常见肠上皮化生。

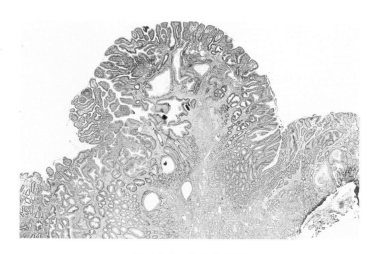

图 4-2-1 增生性息肉

胃小凹上皮显著增生,小凹变长、扭曲、扩张并向深部延伸,部分小凹腺体可形成内折、分支状结构,间质水肿伴炎症细胞浸润(HE×20)

【鉴别诊断】

1. 息肉样胃小凹增生 多发生于胃窦部,直径较小(1~2mm),镜下胃小凹增生、拉长明显,但缺乏GHP小凹腺体囊状扩张和分支状结构。

2. 胃黏膜脱垂性息肉 主要发生于胃窦部,镜下病变基底部可见固有腺体,间质水肿不明显,常与H. pylori感染无关。

3. Ménétrier病 病变局限于胃底和胃体黏膜,镜下表现为显著的胃小凹上皮增生,固有层内无明显炎症细胞浸润,固有腺体成分减少或消失。临床表现为低蛋白血症、营养不良、贫血等。

4. Cronkhite-Canada综合征 内镜下表现为大小

不等的无蒂息肉,组织学改变与GHP相似,临床表现对鉴别诊断帮助大,如出现皮肤色素沉着、脱发、指(趾)甲营养不良等。

5. **Cowden病**　与PTEN基因突变相关的错构瘤性息肉,镜下除胃小凹增生、扩张外,亦可见腺体间增生的纤维、平滑肌、脂肪或神经性成分,临床常同时发生面部外毛根鞘瘤、甲状腺病变(如甲状腺肿、腺瘤)、骨病变(如骨囊肿、指/趾畸形)等。

二、息肉样胃小凹增生

【定义】

息肉样胃小凹增生(polypoid foveolar hyperplasia,PFH)为胃小凹上皮增生并形成息肉样病变,但没有增生性息肉时,小凹扩张和显著的炎症背景等特征,被认为是增生性息肉(GHP)的前驱病变。

【临床特征】

流行病学特点与GHP相似,亦与慢性胃炎、黏膜损伤等病因相关,常发生于糜烂表面、溃疡及肿瘤边缘或邻近胃肠吻合口,也可继发于非甾体抗炎药、胆汁反流、酒精或巨细胞病毒感染后[23,474,475]。通常无临床症状,可以发生进展或消退,但这些病变最终进展为GHP的比例尚不清楚。

【病理变化】

1. **大体特征**　病变多见于胃窦部,呈直径1～2mm的小隆起,可单发或多发。

2. **镜下特征**　镜下表现为胃小凹增生、拉长呈绒毛状改变,胃小凹增生内折可呈螺旋状,但缺乏囊状扩张、显著的固有层水肿和炎症细胞浸润(图4-2-2)。增生的

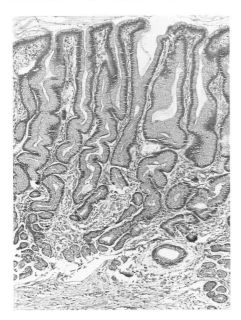

图4-2-2　息肉样胃小凹增生
镜下胃小凹增生、拉长呈绒毛状(HE×100)

小凹上皮常常黏液分泌不明显,并可出现核深染、核仁突出等反应性改变。背景黏膜可见不同程度的肠上皮化生。

【鉴别诊断】

增生性息肉　缺乏胃小凹增生的分支状结构及囊状扩张,固有层无明显间质水肿和炎症细胞浸润。

三、胃小凹性息肉

【定义】

胃小凹性息肉(gastric foveolar polyps,GFP)是以胃小凹密集增生、分支呈网状为特征的息肉状病变,目前并未确立为独立的息肉类型,可能与黏膜再生修复导致的胃小凹增生有关[476]。

【临床特征】

由Goldman和Appelman于1972年首先描述,常见于老年患者,发病较增生性息肉(GHP)晚10～15年。多无明显临床症状,内镜下多表现为胃窦部单发带蒂或无蒂息肉。治疗以内镜下切除治疗为主。极少数病例发生恶变或伴有其他系统的恶性肿瘤,但整体而言不认为GFP与恶性肿瘤具有相关性[476,477]。

【病理变化】

1. **大体特征**　可为带蒂或无蒂息肉,直径0.5～7cm。

2. **镜下特征**　表现为胃小凹增生紧密排列导致深部隐窝结构呈网格状(图4-2-3)。胃小凹增生明显导致周围间质缺乏,增生小凹扩张并充满黏液。间质内水肿和炎症细胞浸润少见。约1/3病例背景黏膜可检出肠上皮化生。

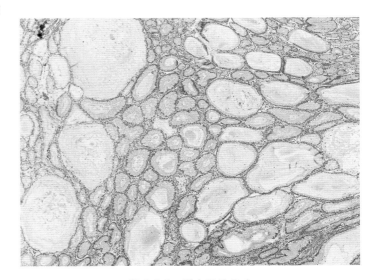

图4-2-3　胃小凹性息肉
镜下见密集增生、网格状排列的胃小凹(HE×40)

【鉴别诊断】

1. **增生性息肉**　镜下表现为胃小凹增生延长,并形

成分支状结构及囊状扩张,固有层间质水肿明显伴炎症细胞浸润。

2. **Ménétrier 病**　病变局限于胃底和胃体黏膜,镜下表现为胃小凹上皮增生,临床表现为低蛋白血症、营养不良、贫血等。

3. **Cronkhite-Canada 综合征**　内镜下表现为无蒂的息肉,组织学改变与 GHP 相似,临床表现对鉴别诊断帮助大,如出现皮肤色素沉着、脱发、指(趾)甲营养不良等。

4. **Cowden 病**　与 PTEN 基因突变相关的错构瘤性息肉,镜下除胃小凹增生、扩张外,亦可见腺体间增生的纤维、平滑肌、脂肪或神经性成分,临床常同时发生面部外毛根鞘瘤、甲状腺病变(如甲状腺肿、腺瘤)、骨病变(如骨囊肿、指/趾畸形)等。

四、息肉状/深在性囊性胃炎

【定义】

息肉状/深在性囊性胃炎(gastric cystica polyposa/profunda,GCP)为胃黏膜腺体(小凹腺/固有腺体)错位于黏膜肌层、黏膜下层、或更深的固有肌层、浆膜层所形成的病变。当病变呈息肉状时称为息肉状囊性胃炎,反之称之为深在性囊性胃炎,这两种病变形式均可导致胃出血[478-480]。

【临床特征】

各年龄段均可发病,但大多数发生于既往接受过胃部手术(包括内镜手术)、胃溃疡和慢性胆汁反流的患者。在因溃疡或肿瘤行外科手术切除的标本中,GCP 的检出率为 4.0% ~ 20.1%。因此推测 GCP 的形成源于先天性异位或继发于炎症、缺血、损伤等因素作用下,导致原位于黏膜固有层的胃腺穿过黏膜肌层向黏膜下层及更深层次移行异位[481-487]。超声内镜下可显示黏膜下层或深层多个低回声囊腔[478-480]。

临床症状常不特异,包括腹痛、腹胀、消化不良、体重减轻、消化道出血、贫血等,但也有部分患者无明显症状。绝大多数经内镜下病灶剥除即可治愈,极少数需进一步外科手术治疗。目前该病被为是良性病变,但近年来有研究指出其有可能是癌前病变,但尚未达成共识[488]。

【病理变化】

1. **大体特征**　与增生性息肉相似,呈球形或半球形隆起,表面黏膜通常色泽正常,类似黏膜下肿瘤样改变。黏膜层增厚,黏膜下层及深层切面常可见微囊腔形成。

2. **镜下特征**　黏膜下层或更深部位异位腺体常与黏膜层腺体相延续,病灶境界较清晰,病灶内见不同程度增生、扩张的胃小凹腺体、胃体腺、幽门腺或化生性腺体(图

4-2-4),腺体排列较规则、腺腔完整、衬覆单层腺上皮,细胞无异型,病灶内间质类似黏膜固有层,周围间质内可见含铁血黄素沉积、淋巴细胞聚集。病灶表面腺体呈再生性改变,可伴发肠化、糜烂、溃疡、甚至异型增生,黏膜肌层紊乱、不规则排列。

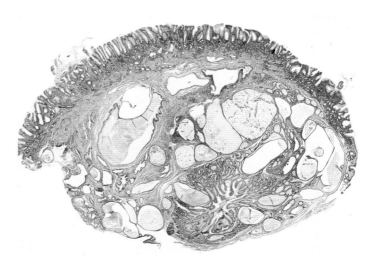

图 4-2-4　息肉状/深在性囊性胃炎
患者胃大部切除术后在吻合口周围发生的深在性囊性胃炎(HE×20)

【鉴别诊断】

需与浸润性高分化腺癌鉴别,腺癌周围常见促纤维间质反应,腺体大小、形状不规则且边界欠清,可查见细胞异型性、核分裂象活跃。GCP 常与黏膜层腺体相延续,边界清楚,间质常类似固有层疏松水肿,异位腺体无明显异型性且增殖不活跃,病灶周围常见含铁血黄素沉积、淋巴细胞聚集等损伤后继发性反应。

五、炎性息肉

【定义】

炎性息肉(inflammatory polyps,IP)为胃小凹或腺体在炎症损害的情况下阻塞并形成潴留,大体呈息肉状外观。

【临床特征】

常发生在 H. pylori 感染相关的胃炎中,某些病例也可与高胃泌素血症相关[489]。临床表现不特异,与其他炎症性息肉相似,在胃炎治疗后 IP 可消退[490,491]。

【病理变化】

1. **大体特征**　通常为无蒂、表面光滑的隆起。

2. **镜下特征**　小凹显著囊状扩张,囊内充以黏液和多量的中性粒细胞。间质水肿,可见显著炎症细胞浸润。息肉深部通常缺乏上皮,代之以特征性的水肿间质,局部区域可见增生的小血管疏松排列(图 4-2-5)。在某些病

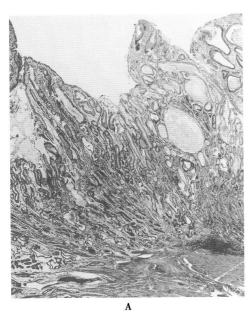
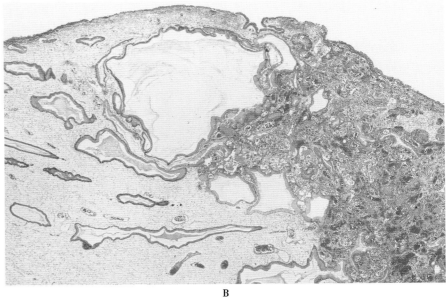

A　　　　　　　　　　　　　　　　　　　　　　　**B**

图 4-2-5　炎性息肉

A. 胃小凹囊性扩张,间质可见显著的炎症反应;B. 炎症性潴留性息肉,胃小凹明显囊状扩张,囊内充满黏液,间质水肿明显(HE×20)

例中,息肉深部腺上皮可出现反应性异型改变。

【鉴别诊断】

上皮内瘤变和高分化腺癌　组织和细胞的异型性明显,缺乏表面上皮成熟现象,可见促纤维性间质反应。

六、息肉样胃炎

【定义】

息肉样胃炎(polypoid gastritis,PG)为局部黏膜固有层因炎细胞浸润和淋巴组织聚集而膨胀形成的息肉状病变,多继发于重度慢性胃炎[492]。

【临床特征】

PG 发病年龄较增生性息肉(GHP)年轻,这支持 PG 是 GHP 前驱病变的观点。PG 的主要风险亦是 H. pylori 感染,少数继发于慢性萎缩性胃炎。在接受上消化道内镜检查的人群中,PG 的发生率接近 1%。

【病理变化】

1. **大体特征**　常表现为边界清楚的息肉状隆起,直径通常小于 0.5cm,可发生在胃的任何部位,但胃窦部多见[492]。

2. **镜下特征**　胃黏膜固有层内可见显著的炎细胞浸润,包括中性粒细胞、淋巴细胞和浆细胞),同时可见淋巴细胞聚集结节状(图 4-2-6),表面再生性上皮常增殖活跃。淋巴细胞缺乏一致性和非典型性,且无明显淋巴上皮病变。

【鉴别诊断】

黏膜相关淋巴组织淋巴瘤　淋巴细胞具有一致性和非典型性的特点,可见淋巴上皮病变,通过 CD20、CD21、

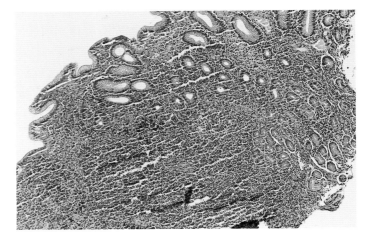

图 4-2-6　息肉样胃炎
固有层内多量急、慢性炎症细胞浸润伴淋巴小结形成(HE×40)

CD43 等免疫组化可协助鉴别。

七、胃底腺息肉

【定义】

胃底腺息肉(fundic gland polyp,FGP)是胃底腺(泌酸腺)局灶性增生或囊性扩张形成的息肉状病变,是胃最常见的息肉样病变。

【临床特征】

1. **流行病学**　女性多见,平均发病年龄 50~60 岁,常见于应用质子泵抑制剂及 H. pylori 感染的患者,也可见于家族性腺瘤性息肉病(FAP)、Zollinger-Ellison 综合征及胃腺癌-近端息肉病(gastric adenocarcinoma and proximal polyposis of the stomach,GAPPS)患者[493,494]。

2. 治疗 内镜下息肉摘除既是治疗又是有效的监测手段,不需要外科手术治疗。

3. 预后 散发性 FGP 伴发异型增生的风险很低(<6%),但 FAP 相关 FGP 则具有较高发生异型增生的风险(可高达 48%),绝大多数为轻度异型增生,仅有 0～12.5% 的病例进展为重度异型增生,进展为癌的综合征相关性 FGP 非常罕见[495-498]。

【病理变化】

1. 大体特征 息肉局限于胃体或胃底,呈单个或多发无蒂、半球状圆顶隆起,大多数小于 5mm(很少大于1cm)。在散发性 FGP 中,约 60% 表现为孤立性病变,1/3

患者存在多发息肉。而 FAP 相关性 FGP 病例中,42%～80% 的患者可出现数百甚至上千个 FGPs(通常超过 100个)[499-501]。

2. 镜下特征 息肉主要由增生、微囊状扩张的胃底腺(泌酸腺)构成(图 4-2-7A),表面小凹变短或缺如,增生的腺体包括混合性存在的壁细胞、主细胞和颈黏液细胞,上皮细胞缺乏核分裂象和异型性,间质和炎症细胞均稀少,背景胃黏膜通常无明显异常。少数 FGP 可伴发异型增生,其中散发性 FGP 伴发异型增生罕见,大多数发生异型增生的病例源于 FAP 患者(图 4-2-7B),其异型增生常常累及息肉表面胃小凹黏膜[502,503]。

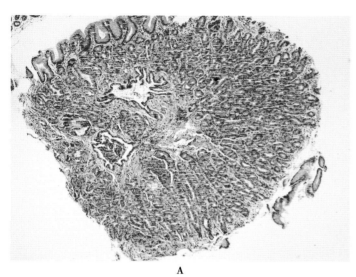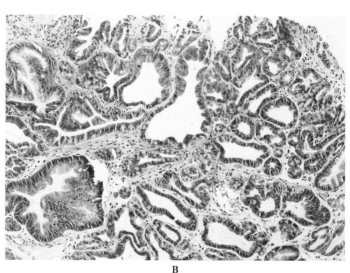

图 4-2-7 胃底腺息肉

A. 泌酸腺增生伴局部微囊状扩张,间质和炎症细胞均稀少(HE×40);B. 胃底腺息肉伴异型增生,FAP 患者胃多发胃底腺息肉伴部分区轻度异型增生(HE×200)

3. 分子病理 大多数散发性 FGP 病变存在活化性 β-catenin 基因突变,而 FAP 相关性息肉则与 APC 基因双等位突变有关[504-506]。

【鉴别诊断】

泌酸性腺瘤 与非肿瘤性的胃底腺相比,表现出或多或少的异型性特征,包括腺体排列紧密、细胞复层化,但核异型和多形程度均较轻,胞质并非单纯的嗜酸性,而是混杂有不同程度的嗜碱性改变或嫌色性改变,有时可见腺体结构紊乱,呈不规则分支、扩张、相互吻合。

八、Peutz-Jeghers 息肉

【定义】

Peutz-Jeghers 息肉(Peutz-Jeghers polyp)为 Peutz-Jeghers 综合征时发生的胃肠道错构瘤性息肉(以下简称PJ 息肉)。

【临床特征】

1. 流行病学 PJ 息肉多发生于儿童或青年人,平均年龄 20 岁,男女比例相当。

2. 临床表现 典型的 PJ 息肉患者在其口周皮肤常可见色素斑,也可见于其他部位如颊黏膜、手足皮肤等[507]。PJ 息肉最常发生于小肠,亦可见于胃和大肠,引起的消化道症状包括腹痛、消化道出血、贫血、肠梗阻以及肠套叠等。若 PJ 息肉位于十二指肠乳头部,则可导致局部胰管梗阻,引起急性胰腺炎或黄疸症状[508,509]。

3. 治疗 通常内镜下摘除息肉即可,当伴发肠梗阻、肠套叠等并发症时,宜行手术干预。

4. 预后 PJ 息肉患者其肠道和肠外恶性肿瘤的发病率比普通人群高 10～18 倍,肠道外肿瘤常累及生殖器官和乳腺。

【病理变化】

1. 大体特征 大部分息肉直径在 0.5～5cm 之间,表

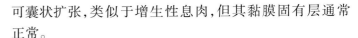

面光滑、分叶状，可有蒂或广基。

2. **镜下特征** PJ 息肉典型组织学特征是其中心平滑肌呈树枝状增生，肌束一直延伸至息肉的顶端，越接近息肉表面肌束越细。每一个分支表面都有黏膜被覆，故低倍镜下形成树枝或绒毛状结构（图 4-2-8）。少数腺体

可囊状扩张，类似于增生性息肉，但其黏膜固有层通常正常。

3. **分子病理** 约 80%～94% 的 PJ 息肉患者具有编码丝氨酸/苏氨酸激酶 LKB1/STK11 基因突变或缺失，该基因位于染色体 19p13.3[510-513]。

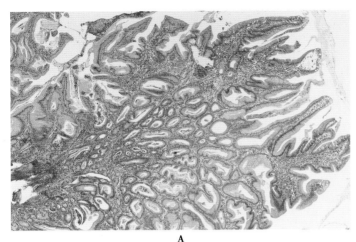
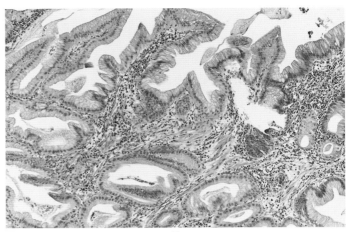

图 4-2-8 Peutz-Jeghers 息肉
A. 黏膜腺体增生，表面呈绒毛状，间质内见树枝状增生的平滑肌（HE×20）；B. 上图局部放大，注意间质内增生的平滑肌（HE×100）

【鉴别诊断】

1. **腺癌** PJ 息肉伴发肠套叠或肠梗阻时，由于肠腔压力增加，黏膜上皮内陷，表现为假浸润，类似腺癌，仔细观察是否有异型性改变及浸润性证据是鉴别要点[514]。

2. **幼年性息肉** 黏膜固有层水肿及炎细胞浸润现象明显，腺体常见囊状扩张，囊腔内含有多量炎症细胞碎片，而 PJ 息肉黏膜固有层通常正常。

3. **黏膜脱垂性息肉** 常见于胃窦和幽门，好发于老年人。组织学上黏膜脱垂性息肉可见纤细的平滑肌束从较厚的黏膜肌层向黏膜表面延伸、相互交错，伴有间质不同程度的炎症、水肿和坏死，表面胃小凹增生、变形、分支状。

九、幼年性息肉

【定义】

幼年性息肉（juvenile polyps，JP）为好发于儿童的错构瘤性息肉，以突出的炎症背景和增生的隐窝上皮为特征，可为散发性或家族性[515]。

【临床特征】

1. **流行病学** JP 发病率约 0.5～1/100 000，好发于儿童（平均年龄 10 岁），成人亦可发生，患者男性多于女性，主要发生在左半结肠（乙状结肠和直肠），亦可累及胃和小肠，约 20%～50% 发生于胃的 JP 患者可追溯到息肉家族史[516]。

2. **临床表现** 无特异性临床表现及症状。消化道外表现包括杵状指、发育迟缓、眼距过宽、巨颅症及多种先天性发育畸形。

3. **治疗** 首选内镜下切除，息肉较大或伴异型增生/癌变时需外科手术治疗。

4. **预后** 散发病例患癌风险无增加，而家族性幼年性息肉病患者罹患结直肠癌、胃癌、十二指肠癌和胰胆管癌的风险均增高[517]。

【病理变化】

1. **大体特征** JP 大多有蒂，表面光滑、圆形隆起伴糜烂。较大息肉常呈分叶状伴溃疡形成，切面质软、凝胶状，因其内多量囊腔且内含黏液。

2. **镜下特征** 镜下见显著囊性扩张、分支、扭曲增生的腺管，内衬胃小凹上皮，扩张腺管内充满黏液、脱落坏死的细胞碎片或形成脓肿（图 4-2-9），部分腺体破裂导致黏液和炎症细胞溢入间质，固有层间质疏松水肿，伴不同程度的中性粒细胞、淋巴细胞和浆细胞浸润。表面常见糜烂性改变。

3. **分子病理** 幼年性息肉病为常染色体显性遗传病，患者常携带 DPC4/SMAD4 基因（位于染色体 18q21）或 BMPR1A 基因（位于染色体 10q23）两者之一的胚系突变，上述突变涉及 TGF-β 信号通路[515-518]。

【鉴别诊断】

JP 与增生性息肉（GHP）、Cronkhite-Canada 综合征相

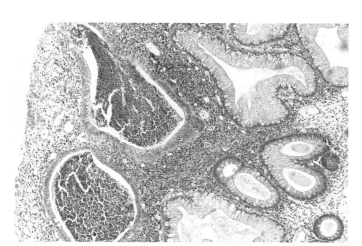

图 4-2-9 幼年性息肉
息肉表面糜烂，腺体囊性扩张，腔内充满黏液和脓肿（HE×100）

关息肉组织学相似，鉴别需密切结合临床表现，如家族史、年龄、息肉分布、相关消化道外症状等。

十、Cronkhite-Canada 综合征相关息肉

【定义】

Cronkhite-Canada 综合征（Cronkhite-Canada syndrome，CCS）是一种罕见的非遗传性错构瘤性息肉病综合征，主要表现为外胚层异常和胃肠道息肉病。外胚层异常表现包括脱发、指（趾）甲营养不良、皮肤色素沉着等[519,520]。

【临床特征】

1. 流行病学　CCS 较罕见，迄今仅 500 例左右报道，欧洲人和亚洲人多见，男女比为 3∶2，平均发病年龄 60 岁。

2. 临床表现　最常见的症状包括腹泻、体重减轻、恶心、呕吐、味觉减退及厌食。感觉异常、惊厥、手足搐搦也有报道，这些症状明显与电解质紊乱有关。黏液性腹泻会导致患者的蛋白质储备耗尽、脱发和指甲异常。典型的指甲变化包括指甲营养不良伴指甲变薄、开裂，并与甲床分离。同时有头发和身体毛发脱落。皮肤的弥漫性色素沉着表现为由浅到深褐色的黄斑性病变，最常见于四肢、面部、手掌、足底和颈部。皮肤活检发现黑色素沉积异常增加，伴或不伴黑色素细胞增生[521-523]。

3. 治疗　主要采用支持治疗，包括维持水电解质平衡、充足的营养供给；有时需要给予激素和免疫调节治疗。如果伴发梗阻、出血或恶变，则需外科干预。

4. 预后　该病临床病程复杂、病死率较高，除可并发严重的胃肠道出血、肠套叠、营养不良、感染及直肠脱垂外，约 10%~20% 的患者可继发胃肠道恶性肿瘤[524]。

【病理变化】

1. 大体特征　典型特征为广基无蒂息肉，可以是弥漫分布的黏膜微小结节，亦可为胶冻样息肉。

2. 镜下特征　CSS 相关胃息肉常发生于胃窦部，形态学类似增生性息肉，表现为腺体显著囊性扩张、被覆柱状/扁平上皮（图 4-2-10），固有层水肿、平滑肌纤维延伸至黏膜层、炎症多少不等，亦可形成肥大皱襞类似肥厚性胃病，少数情况下可伴发异型增生[525]。

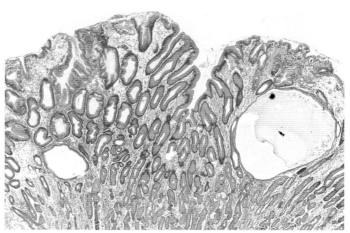

图 4-2-10 Cronkhite-Canada 综合征相关息肉
本例 46 岁女性患者，临床表现为脱发、指甲萎缩、颈背部皮肤褐色斑，确诊 CCS 后于其胃内发现息肉，组织学示胃小凹增生、腺体囊状扩张，形态学类似增生性息肉（HE×40）

3. 分子病理　迄今为止尚未发现与 CCS 相关的体细胞突变或遗传因素。

【鉴别诊断】

CCS 相关息肉与幼年性息肉（JP）、增生性息肉（GHP）的组织学改变可完全相同。大体形态上，JP 息肉常有蒂，而 CCS 多为宽基状，然而密切结合患者的临床信息对于鉴别诊断更重要。

十一、异位胰腺性息肉

【定义】

异位胰腺性息肉（pancreatic heterotopia）即异位胰腺或迷走胰腺，指存在于正常胰腺位置之外、且与正常胰腺无解剖和血管联系的胰腺组织，多位于上消化道黏膜和黏膜下层，由于其在内镜下常表现为黏膜下隆起的息肉样外观故而得名。

【临床特征】

1. 流行病学　异位胰腺的发生与胚胎发育异常有关，文献报道在常规尸检中的发现率为 0.55%~13.7%，男女比约为 3∶1[526]。

2. 临床表现　消化道异位胰腺最常见的发病部位为胃（25%~60%）、十二指肠（30%）和近端空肠（15%），胃部病变通常位于胃窦大弯侧。大多数患者无临床症状，

少数可出现异位胰腺炎、出血和胃流出道梗阻等[527,528]。

3. 影像学特点　超声内镜下病灶可位于黏膜层、黏膜下层和肌层等。

4. 治疗　无症状的异位胰腺可随访观察,有症状的根据肿瘤发生及累及部位选择内镜黏膜下剥离或局部手术切除治疗,如病变位于黏膜层、黏膜下层或浅肌层可行内镜下治疗,位于深肌层或浆膜层宜选择手术治疗。

5. 预后　术后预后良好,少部分未经手术的病例可发生癌变。

【病理变化】

1. 大体特征　白光内镜下异位胰腺常表现为表面光滑的黏膜下隆起性病灶,部分可见隆起中央脐样凹陷,为腺管开口(图 4-2-11A)。

2. 镜下特征　异位胰腺按其异位成分分为 3 种类型[529]:Ⅰ型类似正常胰腺,出现导管、腺泡和胰岛细胞;Ⅱ型最常见,缺乏胰岛细胞,仅有大量腺泡和导管混合(图 4-2-11B、C);Ⅲ型亦被称为腺肌瘤(adenomyoma),以胰腺导管和平滑肌为主要成分,有少量或无腺泡,没有胰岛细胞成分。病变常位于黏膜下层,呈器官样或小叶状生长,故浅表被覆胃黏膜活检常无法诊断。异位胰腺恶变极其罕见,文献报道其发生率在 0.7% ~ 1.8%,组织学类型与胰腺肿瘤相同,常见类型为导管腺癌[530,531]。

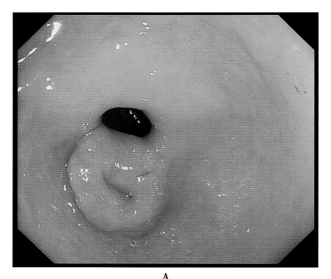

A

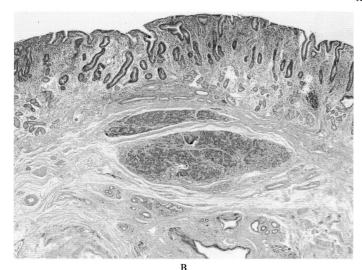

B

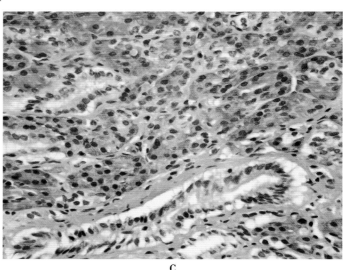

C

图 4-2-11　胃异位胰腺性息肉

A. 白光内镜下发生于幽门前区的异位胰腺性息肉,典型的隆起型病灶伴中央型脐凹;B. 黏膜下层异位胰腺(Ⅱ型)导致局部隆起,黏膜下层可见小叶状分布的异位胰腺组织,小叶之间间隔以增生的纤维/平滑肌组织(HE×20);C. 图 B 局部区域放大,病灶由大量腺泡和导管混合构成(HE×400)

【鉴别诊断】

Ⅰ和Ⅱ型异位胰腺或多或少含有类似正常的胰腺组织,诊断不难,有时需与胰腺腺泡化生鉴别,后者无导管、胰岛细胞以及增生的平滑肌成分;Ⅲ型通常仅见导管和增生的平滑肌束,需与胃黏膜来源病变鉴别,如异位胃腺/深在性囊性胃炎,免疫组化 CK7$^+$/CK20$^-$ 支持胰腺导管异位,同时亦需广泛取材,仔细查找有无胰腺腺泡成分。

十二、Brunner 腺增生结节

【定义】

Brunner 腺增生结节(Brunner gland nodules)为胃幽门前区黏膜内或黏膜下 Brunner 腺增生呈结节状结构。

【临床特征】

可能代表一种错构瘤性病变,也可能是十二指肠增生的 Brunner 腺向幽门管延伸的结果,又或许继发于慢性 H. pylori 感染[532-536]。

【病理改变】

黏膜下密集增生、细胞形态温和的良性 Brunner 腺体形成结节状结构(图 4-2-12),极罕见的情况可导致幽门梗阻[537,538]。

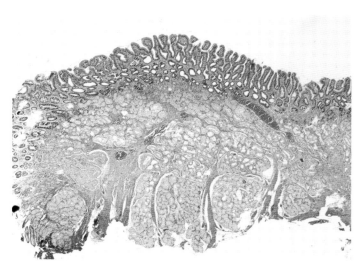

图 4-2-12 幽门管 Brunner 腺增生结节
幽门管黏膜下层结节状增生的 Brunner 腺(HE×20)

(孙琦 樊祥山)

第三章

小肠上皮性良性肿瘤及瘤样病变

一、Brunner 腺错构瘤/增生

【定义】

Brunner 腺错构瘤/增生（Brunner gland hamartoma/hyperplasia，BGH）是以 Brunner 腺息肉样或结节性增生为特征的良性病变，又称为 Brunner 腺腺瘤、十二指肠腺瘤、Brunner 瘤[539]。

【临床特征】

1. 流行病学　难以确定其真正的发生率，因为 BGH 易与十二指肠腺体增生混淆。因该病较罕见，文献报道有限，其发病机制不明。

2. 临床表现　一般见于 30～60 岁老年人，男性多于女性。患者可出现呕吐、腹痛、腹胀、黑便、餐后不适、不全性肠梗阻、梗阻性黄疸、便秘等症状。最常发生在十二指肠的后壁，可单发或多发。在罕见的情况下，可以引起上消化道大量出血。

3. 影像学特点　钡餐造影显示为边缘光滑的充盈缺损。内镜超声显示为十二指肠黏膜下均质或不均质回声结节。CT 对比增强显示为边界清楚的均质或不均质增强占位。

4. 治疗及预后　多数学者认为 BGH 是良性病变，有症状者可手术切除，预后较好，偶有癌变的报道[540-544]。

【病理变化】

1. 大体特征　内镜下表现为黏膜下肿块。大体呈灰白色、淡红或灰褐色息肉状肿块，有或无蒂，大小 0.5～10cm，表面光滑、细颗粒状、结节状，可有充血、溃疡。质地中等。切面灰白色实性或囊性，富含黏液。

2. 镜下特征

（1）组织学特征：黏膜下大小不等的 Brunner 腺增生，呈小叶结构，并可见纤维性间隔，有时可见平滑肌、脂肪及异位的胰腺腺泡和导管[545-547]。

（2）免疫组化：MUC6 阳性，MUC5AC 阴性，借此和幽门腺腺瘤鉴别。

【鉴别诊断】

1. 小肠腺瘤　呈腺管状、绒毛、乳头状结构，上皮有异形性，形态与结直肠的腺瘤类似。

2. PJ 息肉病　常多发，伴有皮肤黏膜黑斑等症状，息肉可发生在胃肠各部，典型的树枝样分支状结构，由粗大的、与腺体交错排列的平滑肌束支撑，分支被覆所在部位的黏膜上皮及腺体。而 BGH 只发生在十二指肠，由增生的 Brunner 腺、平滑肌、扩张导管、淋巴细胞等组成。

3. 良性淋巴细胞增生性息肉　大体表现类似，镜下为增生的淋巴滤泡。

二、胃黏膜异位

【定义】

胃黏膜异位（gastric heterotopia）是胃以外的消化管黏膜的任何部位或内胚层分化形成的器官中出现胃黏膜成分。分为先天性异位和后天性异位，前者为胚胎发育障碍所致，后者则由正常上皮受炎症或刺激化生成另一种组织。

【临床特征】

1. 流行病学　先天性异位病变多见于婴幼儿、青少年，成年以后减少，多为偶然发现。后天性异位病变发病年龄多在成年或更高年者，空回肠为其好发部位[548]。约 2% 的美国人群有十二指肠胃黏膜异位，德国的研究显示，行上消化道内镜检查的人群中，胃黏膜异位占 6.3%。

2. 临床表现　消化道微小的异位灶可不产生症状，对健康无明显影响。有症状的病变表现为肠梗阻和肠套叠。异位组织可以表现为实性或者囊性。发生在胆囊者，可以诱发胆囊炎。另外，由于壁细胞和主细胞不断分泌胃酸和胃蛋白酶，可消化邻近抗酸性消化液能力差的肠黏膜，从而引起该处溃疡、出血或穿孔等严重并发症，少数可发生增生和肿瘤[549-551]。

3. 治疗　大多数无需治疗。有症状者以手术治疗为首选，针对溃疡性病变需使用 H_2 受体阻滞剂和质子泵抑制剂。

【病理变化】

1. 大体特征　通常是十二指肠球部小结节，很少形成大的息肉样病变。伴有中心凹陷的较大病变可类似于浅表溃疡性十二指肠癌。

2. 镜下特征　先天性异位病变结构完整,由表层小凹上皮和腺体组成,主要构成为主细胞和壁细胞(图4-3-1)。可单独存在或合并其他先天性异常,例如Meckel憩室、肠重复和异位胰腺。后天性异位病变组织学上既有胃底腺,也有黏液腺(幽门腺)。常伴有消化性十二指肠炎或其他慢性炎症性疾病[552]。

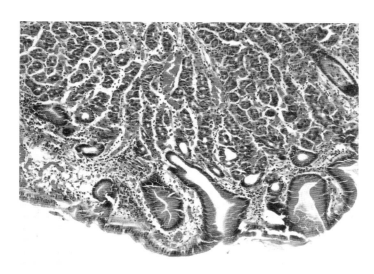

图4-3-1　胃黏膜异位
送检十二指肠黏膜,镜下为胃型黏膜,可符合胃黏膜异位(HE×100)

亦可见好发于胃黏膜的病变,诸如小凹增生、增生性息肉和泌酸腺体黏膜囊肿。

【鉴别诊断】

1. 胃黏膜化生　消化性损伤可导致十二指肠球部出现黏液细胞化生,缺乏壁细胞和主细胞(表4-3-1)。

表4-3-1　胃黏膜异位与胃黏膜化生比较

	胃黏膜异位	胃黏膜化生
临床表现	偶然发现	上腹痛
内镜特点	结节状黏膜	十二指肠炎
组织学特征	泌酸黏膜	胃小凹黏液细胞
	正常十二指肠黏膜	绒毛损伤及急性炎症
		布氏腺为主
临床意义	无	消化性损伤

2. 幽门腺化生　幽门腺化生也是继发于慢性黏膜炎性损伤,可见于克罗恩病和其他小肠慢性炎症性疾病,缺乏壁细胞和主细胞。

3. 增生性息肉　增生性息肉由增生的黏液上皮构成,无胃底腺成分。

4. 腺癌　胃黏膜异位时部分腺体包埋在肿物深部增生的黏膜肌内,形成假浸润现象,可能导致误诊为腺癌。细胞和组织的异型性及促纤维性间质等特征有助于鉴别。

三、异位胰腺

【定义】

异位胰腺(heterotopic pancreas)是因发育异常导致胰腺组织以外出现胰腺腺泡、导管和/或胰岛成分,与胰腺组织不直接相连。

【临床特征】

1. 流行病学　异位胰腺可发生于任何年龄。尸检中查见异位胰腺的发病率为0.55%~15%,亦有研究表明发病率在1%~2%。异位胰腺组织发生于0.55%~13.7%的十二指肠或空肠狭窄、肠重复以及Meckel憩室。

2. 临床表现　大多数无症状,偶然发现,或存在上腹疼痛、梗阻或出血等现象[553-555]。超声内镜显示为黏膜下占位,MRI在T_1WI像表现类似胰头,小病灶通常难以在CT中发现。外科切除有症状的病变,对于偶然发现的病例可以随访观察。异位胰腺可同样发生炎症或恶性肿瘤,在慢性胰腺炎的情况下,可形成囊肿并被平滑肌和增生的纤维组织包绕,并可能导致十二指肠狭窄[556-559]。

【病理变化】

1. 大体特征　内镜下呈现黏膜下肿物,病变中央呈脐状凹陷伴黏膜糜烂。病变通常界限清楚,切面实性、褐色或囊性、分叶状表现,取决于胰腺导管是否扩张。黏膜中心可见凹陷,通常相当于胰腺导管进入肠腔的部位。

2. 镜下特征　异位胰腺多位于黏膜下层(图4-3-2),其次为肌层和浆膜层,少数可侵及全层,可与异位十二指肠腺体和胃组织并存。依据成分分为三型:Ⅰ型,有腺泡、导管和胰岛;Ⅱ型,大量的腺泡和导管,缺乏胰岛;Ⅲ型,罕见腺泡,甚至没有腺泡,仅见导管结构,常伴平滑肌增生。

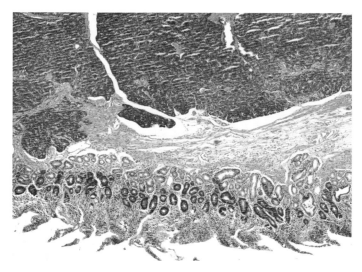

图4-3-2　异位胰腺
送检十二指肠黏膜,肌层内见异位的胰腺组织(HE×40)

3. 分子病理　可见于常染色体三体,特别是累及 13 和 18 号染色体。

【鉴别诊断】

1. **其他黏膜下肿物**　大体可能与胃肠道间质瘤、平滑肌瘤、脂肪瘤和神经内分泌肿瘤混淆,镜下鉴别十分容易。

2. **腺肌瘤**　当病变仅仅含有被环行或纵行肌纤维围绕的导管时,有时被错误地称为腺肌瘤,但腺肌瘤中的平滑肌成分杂乱无章,属于肿瘤性成分,而异位胰腺导管成分周围的平滑肌为有序排列的正常平滑肌成分。

四、克罗恩病相关性炎症性假息肉

【定义】

克罗恩病相关性炎症性假息肉(Crohn disease associated inflammatory pseudopolyp)是克罗恩病患者小肠黏膜由于炎症反应或上皮再生形成的息肉样增生。

【病理变化】

1. **大体特征**　大多体积较小,部分为扁平状,可呈密集息肉样斑片状分布。

2. **镜下特征**　息肉由增生的上皮、隐窝和不同程度的炎症成分构成,固有层水肿,可见纤维化或平滑肌增生等现象。

【鉴别诊断】

其他炎性或错构性息肉　息肉之外的肠黏膜没有克罗恩病中的慢性炎症改变,同时具有不同的临床背景。

五、Peutz-Jeghers 息肉

【定义】

Peutz-Jeghers 息肉(Peutz-Jeghers polyp),又称 PJ 息肉是 Peutz-Jeghers 综合征患者出现的胃肠道错构瘤性息肉。

【临床特征】

1. **流行病学**　PJ 息肉多发生于儿童或年轻成人,平均年龄为 20 岁,男女比例相当[509]。

2. **临床表现**　典型的 PJ 息肉患者,在口周可见皮肤色素沉积。色素也可见于其他部位如手、足、颊黏膜等[493,507]。患者常有腹痛、肠道出血、贫血、肠梗阻以及肠套叠等症状或体征。若 PJ 息肉位于十二指肠乳头部,则可导致胰管梗阻,引起急性胰腺炎或黄疸症状[508]。

3. **治疗及预后**　通常需在内镜下摘除息肉,当伴发肠梗阻、肠套叠及出血等并发症时,宜行手术干预。肠道和肠外癌症的发病率比普通人群增加 10~18 倍。

【病理变化】

1. **大体特征**　小肠是最常见的发生部位。息肉直径通常为 5~50mm,分叶状,头部常呈黑色,类似腺瘤。息肉蒂部短、宽或缺乏。

2. **镜下特征**　PJ 息肉的典型特征是其中心由平滑肌构成,呈树枝状,肌束一直延伸至息肉的顶部,越接近息肉的表面肌束越细。每一个分支表面都有黏膜被覆,并堆积形成树枝或绒毛状结构。一些腺隐窝呈囊性扩张,而另一些腺隐窝上皮呈乳头状向腔内突起,形成锯齿样结构,与增生性息肉或锯齿状腺瘤相似。

PJ 息肉是错构瘤性息肉,具有发病部位所被覆的黏膜。因此,PJ 息肉在胃被覆胃黏膜,在小肠被覆小肠黏膜。当活检取材过于表浅或因溃疡造成组织变形时可能无法诊断。

3. **分子病理**　80%~94%的 PJ 综合征患者中发现有相关基因 LKB/STK11 的突变或缺失,位于染色体 13p13.3[510-513]。

【鉴别诊断】

1. **腺癌**　PJ 息肉伴发肠套叠或肠梗阻时,由于肠腔压力增加,黏膜上皮内陷,表现为假浸润,类似腺癌,异型性、促纤维性间质等特征有助于鉴别。

2. **幼年性息肉**　幼年性息肉患者大多年龄更小,组织学上,幼年性息肉黏膜固有层扩张,腺体常见囊性扩张,腔内含有细胞碎片,而 PJ 息肉的黏膜固有层相对是正常的。

3. **黏膜脱垂性息肉**　黏膜脱垂性息肉常见于直肠和年龄较大的成人患者。组织学上,黏膜脱垂性息肉也可见黏膜表面糜烂和反应性增生改变,纤细的平滑肌束从较厚的黏膜肌层向黏膜表面延伸,相互交叉,但黏膜固有层血管充血和纤维化,隐窝变形拉长和增生,隐窝周围可见薄层平滑肌包绕。

六、幼年性息肉

【定义】

幼年性息肉(juvenile polyp,JP)为常发生于儿童的、具有显著炎症背景的错构瘤性息肉,是儿童最常见的结直肠息肉[515]。

【临床特征】

1. **流行病学**　JP 发病率为 0.5~1/100 000,好发生于儿童(平均年龄 10 岁),成人亦可发生,患者男性多于女性,主要发生在左半结肠、乙状结肠和直肠[516]。

2. **临床表现**　常见的临床表现为便血、腹痛、腹泻等。

3. **治疗**　大部分可内镜下切除,息肉较大或者伴异型增生/癌的息肉需要外科手术切除。伴发贫血和腹泻时需相应的支持治疗。

4. **预后**　散发病例患癌风险无增加,而幼年性息肉

病患者患结直肠癌、胃癌、十二指肠癌、胰胆管癌的风险增高[517]。

【病理变化】

1. 大体特征 常见于结肠,多在 1cm 左右。大多有蒂,表面光滑,大息肉常分叶伴溃疡形成,散发性幼年性息肉表面通常呈圆形分叶状,有时伴有表面糜烂。体积大者切面软且呈凝胶状,因为其内出现多量囊腔,内含黏液。

2. 镜下特征 可见明显扩张的囊腔结构,被覆上皮扁平状,其内充满黏液或隐窝脓肿。固有层扩张、间质疏松水肿,不同程度的中性粒细胞和淋巴细胞、浆细胞浸润以及淋巴滤泡形成。间质有不同程度的炎症细胞浸润。

3. 分子病理 部分为常染色体显性遗传性疾病,染色体 18q21 上的 DPC4/SMAD4 和 10q23 上出现 BMPR1A 基因胚系突变,上述突变涉及 TGFB1 信号通路[515-518]。

【鉴别诊断】

1. Cronkhite-Canada 综合征息肉(Cronkhite-Canada syndrome polyp,CCSP) 组织学表现可与幼年性息肉完全相同,但前者息肉之间的平坦黏膜为正常黏膜,而后者息肉之间的平坦黏膜有异常。此外,大多数 CCSP 患者有多种外胚层异常(如脱发、癌症、角化不全以及四肢、面部、掌跖和颈部皮肤色素过度沉着)和实验室检查结果异常(低蛋白血症、低钙血症、低镁血症、贫血和钠/钾离子异常等)等。

2. 炎性假息肉 与幼年性息肉形态类似,但周围黏膜亦可见慢性炎症改变,结合肠镜所见有助于鉴别。

七、Cronkhite-Canada 综合征

【定义】

Cronkhite-Canada 综合征(Cronkhite-Canada syndrome,CCS)是以胃肠道错构瘤性息肉病和外胚层病变为特征的非遗传性临床综合征,外胚层表现包括脱发、指(趾)甲营养不良(表现为指甲开裂)、皮肤色素沉着等[519,520]。

【临床特征】

1. 流行病学 CCS 较罕见,迄今仅 500 例左右报道,大部分报道见于日本。欧洲人和亚洲人多见,男女比例为 3:2。平均发病年龄为 60 岁。

2. 临床表现 最常见的症状包括腹泻、体重减轻、恶心、呕吐、味觉减退及厌食。感觉异常、惊厥、手足搐搦也有报道,这些症状明显与电解质紊乱有关。黏液性腹泻会导致患者的蛋白质储备耗尽、脱发和指甲异常。典型的指(趾)甲变化包括指(趾)甲营养不良伴指甲变薄、开裂,并与甲床分离,同时有头发和身体毛发脱落。皮肤的弥漫性色素沉着表现为由浅到深褐色的黄斑性

病变,最常见于四肢、面部、手掌、足底和颈部。皮肤活检镜检发现黑色素沉积异常增加,伴或不伴黑色素细胞增生[521-523]。

3. 治疗 主要采用支持治疗,包括维持水电解质平衡、充足的营养供给,有时需要给予激素和免疫调节治疗。如果伴发梗阻、出血或恶变,则需外科干预。

4. 预后 该病病死率高,临床病程复杂,可并发严重的胃肠道出血、肠套叠、营养不良、感染及直肠脱垂。患者胃肠道恶性肿瘤发生率约 10%~20%,多为肠癌[524]。

【病理变化】

1. 大体特征 整个胃肠道均可见到,多累及胃和结直肠,其次是十二指肠、回肠和空肠。胃的息肉多发生于胃窦部,形成肥大的皱襞,有时颇似肥厚性胃炎的外观。大体多为广基无蒂息肉,灰黄或灰红色。可以是弥漫分布的黏膜微小结节或颗粒,也可以是胶冻样的带蒂息肉。息肉的切面由于囊性改变而呈现凝胶状。

2. 镜下特征 类似幼年性息肉或炎性潴留性息肉,可见腺体囊性扩张,被覆扁平上皮,固有层水肿,炎症背景明显,亦可见平滑肌束延伸至黏膜层[525],息肉邻近的黏膜也有囊状扩张。肠道病变中炎细胞浸润和水肿的程度较胃更明显。极少数情况下可见腺瘤样改变,也可以伴发结直肠腺癌。

【鉴别诊断】

1. 幼年性息肉 形态学几乎与 Cronkhite-Canada 息肉完全相同,但息肉以外的黏膜形态正常,而后者息肉之间的平坦黏膜有异常表现,同时需结合临床表现进行鉴别。

2. 炎性假息肉 除了息肉外,同时伴有诸如炎症性肠病或其他慢性炎性疾病的表现,临床表现也有很大差别。

八、Cowden 综合征相关性息肉

【定义】

Cowden 综合征(Cowden syndrome)患者发生的胃肠道错构瘤性息肉。呈常染色体显性遗传,与 PTEN 基因胚系突变相关[560,561]。

【临床特征】

详见"遗传性疾病及临床综合征的消化道表现"章节内容。

【病理变化】

1. 大体特征 在食管常表现为多灶性白色隆起性结节性病变,在胃和结直肠则为多灶不连续的无蒂息肉状病变。

2. 镜下特征 息肉可含有多种成分,包括上皮、成纤

维细胞和脂肪组织等。隐窝上皮围成不规则囊腔,囊腔内充满黏液,被覆细胞无异型性。固有层轻度水肿伴不同程度的纤维化,浸润的炎细胞包括浆细胞、淋巴细胞及嗜酸性粒细胞。

3. 分子病理　可检测到 PTEN(10q22-23 缺失的磷酸酶和张力蛋白同源的基因)胚系突变[562,563]。

【鉴别诊断】

主要与胃肠道其他错构瘤性息肉相鉴别,尽管形态学类似,但临床表现和基因学特征具有明显的差别。

（李琳　樊祥山）

第四章

结直肠上皮性良性肿瘤及瘤样病变

一、炎性假息肉

【定义】

炎性假息肉(inflammatory pseudopolyp)为结肠炎性病变(如克罗恩病及溃疡性结肠炎等)时黏膜反应性增生形成的息肉样病变。

如形态为纤细的指状突起,又称之为丝状息肉/息肉病(filiform polyp/polyposis),是炎性假息肉的一种特殊类型。

【病理变化】

1. 大体特征 炎性假息肉无蒂或带蒂,大多小于2cm,表面光滑[564,565]。丝状息肉可长达2~3cm,表现为细长的柱状突起,内镜下可见大量蠕虫样、紧密排列、绒毛样结肠息肉,肉眼类似于绒毛状腺瘤。

2. 镜下特征 被覆正常的肠黏膜上皮,由富含炎细胞的固有层及扭曲的隐窝构成,可见隐窝扩张、分支、增生,有时可见隐窝脓肿。表面可有糜烂,并可见多少不等的肉芽组织。在病变相对静止阶段,可见许多指状突起[566-568]。

丝状息肉由黏膜下组织形成表面被覆黏膜的指状突起构成。黏膜与黏膜相黏附,两层黏膜中间仅一层或没有黏膜肌层,其突出的特点是形成分支。

【鉴别诊断】

1. 腺癌 两个相邻息肉表面发生溃疡后,成纤维细胞长入息肉表面间的肉芽组织中,从而形成融合性息肉,可见迷路样外观和黏膜桥,同时再生的上皮核大深染,类似腺癌,但表面成熟、无显著的异型性等表现,可与腺癌进行鉴别。

2. 肉瘤 炎性假息肉的间质细胞可呈奇异状,核增大或多核,这些梭形或上皮样的细胞常聚集在溃疡或肉芽组织的下方,具有带状分布的特征,可与肉瘤进行鉴别。

3. 幼年性息肉 炎性假息肉和幼年性息肉可以很似,主要依据临床背景(年龄、肠镜表现等)进行鉴别。

二、黏膜脱垂综合征/孤立性直肠黏膜溃疡综合征

【定义】

黏膜脱垂综合征/孤立性直肠黏膜溃疡综合征(mucosal prolapse syndrome, MPS/solitary rectal ulcer syndrome, SRUS)是局限在直肠末端(距离肛缘4~10cm)由黏膜脱垂导致的黏膜溃疡和/或息肉状病变,是一种慢性的非肿瘤性病变,具有排便障碍伴肛门直肠症状和黏膜脱垂组织学特征[569]。

【临床特征】

发病机制是由排便时肛门括约肌异常收缩致黏膜受牵拉、扭曲,导致血管扭转、组织损伤及局部缺血,并以固有层纤维化的形式修复,可能存在盆腔神经肌肉缺陷。

1. 流行病学 发病率约1~3.6/100 000,任何年龄均可发生,高峰年龄为20~50岁[570]。

2. 临床表现 典型表现为年轻女性排便时下坠感。可以表现为便血、黏液便、疼痛、里急后重、排便无力或有"异物"感[571-575]。

3. 治疗及预后 保守治疗包括液体和纤维摄入,药物治疗包括大便软化剂、泻药、类固醇、硫糖铝灌肠等,难治性直肠脱垂或溃疡肿块患者可采取手术切除治疗。大多数患者对治疗反应良好,无复发。未有转化为肿瘤的报道。

【病理变化】

1. 大体特征 孤立性直肠溃疡虽然名称中有孤立两字,但实际上并不一定表现为单个溃疡,也可以是肠黏膜的多个溃疡,有时候内镜下可以没有溃疡而仅表现为红斑、糜烂或息肉[574,576]。典型病例病变位于直肠中段,可以延伸至直肠肛门交界处(表现为肛缘性息肉)。病变也累及乙状结肠,而并不仅仅局限于直肠。可见黏膜脱垂改变,部分可形成界限清晰的溃疡,部分病例脱垂的黏膜或增生性病变大体类似腺瘤。

2. 镜下特征 孤立性直肠溃疡较为特征性的改变是

黏膜肌增厚，平滑肌增生并向上升入隐窝之间。黏膜固有层可有弥漫性纤维组织增生，与增生的平滑肌一起代替原有的慢性炎症细胞浸润的固有层，低倍镜下因炎症细胞较少而颜色较浅[574]。表面上皮下经常可以见到增生的毛细血管。隐窝可扩张、扭曲，隐窝上皮增生，细胞核增大，可伴有反应性不典型性，呈腺瘤样外观，有时甚至会误诊为癌变（图 4-4-1）。溃疡旁的黏膜上皮和隐窝上皮可呈锯齿状外观伴轻度嗜酸性改变，容易误诊为增生性息肉[576,577]。上皮增生呈绒毛状，隐窝异常，如伸长、扩张、结构扭曲及锯齿状，有时可见假膜样成分，晚期改变类似于深在性囊性肠炎[578-583]。部分病例在黏膜表面见到黏液，黏液多的时候与黏液腺癌类似。

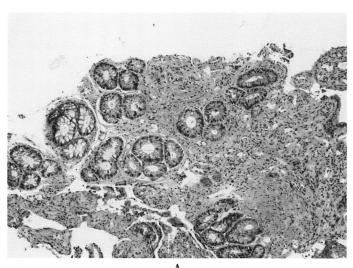

A

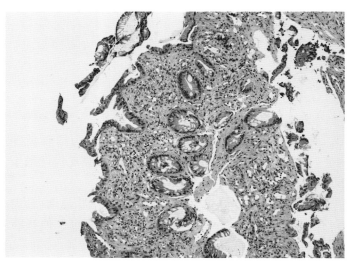

B

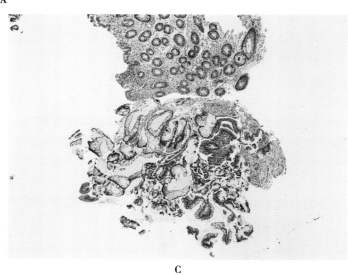

C

图 4-4-1　孤立性直肠溃疡
A. 直肠黏膜隐窝间见平滑肌束穿插；B. 黏膜固有层内见毛细血管增生；C. 隐窝扩张扭曲

【鉴别诊断】

1. **Cowden 综合征息肉**　组织形态类似，临床特征迥异。

2. **克罗恩病**　肠道其他部位可见病变，并非局限于直肠。

3. **增生性息肉、腺瘤、黏液腺癌**　孤立性直肠溃疡常被病理医生误诊为增生性息肉或腺瘤。多数增生性息肉或腺瘤缺乏黏膜固有层明显的纤维和平滑肌增生。孤立性直肠溃疡病灶旁反应性增生的上皮，其不典型性一般不累及整个隐窝，存在表面成熟现象，且常可见到表面糜烂。孤立性直肠溃疡的黏膜上皮常分泌过多黏液，可形成黏液湖，有时与脱落的上皮混合，在上皮细胞存在不典型时容易误诊为黏液腺癌，与黏液腺癌不同的是黏液湖中无漂浮的异型上皮成分，可见陈旧性出血改变，而黏液腺癌的特征是具有复杂的腺体结构、细胞和组织的异型性改变和促纤维间质。

4. 直肠子宫内膜异位　上皮内多无黏液成分,可见多少不等的子宫内膜间质成分,CD10、ER、PR等免疫组化指标可协助鉴别[584]。

5. 溃疡型直肠炎　病变为弥漫性分布,镜下可见广泛且显著的炎症反应,而非修复性改变,缺乏黏膜隐窝间平滑肌组织增生以及黏膜固有层明显纤维化。此外,在临床上黏液脓血便的表现与黏膜脱垂综合征不同。

6. 麦角胺栓剂所致直肠黏膜溃疡　炎症反应明显,有时可见肉芽肿反应。临床有用药史。

7. 憩室相关黏膜脱垂性息肉　憩室周围可以发生多种息肉,最常见的是黏膜脱垂型息肉,多位于憩室口,此类息肉兼具炎性息肉和黏膜脱垂的病理学特点,可以见到黏膜固有层平滑肌和纤维组织增生,与孤立性直肠溃疡基础上发生的息肉较难鉴别,弄清楚发生部位和是否在憩室旁有助于鉴别。部分乙状结肠发生的孤立性直肠溃疡可能是憩室相关黏膜脱垂性息肉。

8. 缺血性结肠炎　孤立性直肠溃疡有时候局部可以见到缺血改变,如果出现黏膜肌增生,平滑肌向上升入隐窝之间,以及黏膜弥漫性纤维化则支持孤立性直肠溃疡的诊断。

三、炎性帽状息肉

【定义】

炎性帽状息肉(inflammatory cap polyp)是表面附着白色斑点样膜状物的炎性息肉,病因不明,多发生于乙状结肠。

【临床特征】

1985年首次报道,可能与黏膜脱垂有关[572,585],多表现为黏液或血性腹泻及低蛋白血症。

【病理变化】

1. 大体特征　多位于乙状结肠,结肠其他部位亦可发生[573]。内镜下表现为多发广基息肉,界限清晰,表面可见斑点状白色物质与正常黏膜交替分布[579]。治疗多采用局部切除,病变广泛者可行生物治疗[581,586]。

2. 镜下特征　隐窝扭曲、伸长,黏膜表面上皮退变,类似缺血性改变,固有层可见显著的炎症反应,黏膜表面可见由炎性渗出、肉芽组织构成的特征性帽状结构。

【鉴别诊断】

1. 抗生素相关肠炎　组织形态类似,结肠各个部位均可发生,有抗生素使用的病史,粪便中可检测到艰难梭菌毒素。

2. 炎症性肠病　通常没有黏膜表面的帽状结构,可通过临床病史和肠镜表现协助鉴别。

四、炎症性肌腺性息肉

【定义】

炎症性肌腺性息肉(inflammatory myoglandular polyp,IMG)是由隐窝上皮和平滑肌成分混合形成的炎性息肉,无炎症性肠病或其他结肠炎病史[587]。

【临床特征】

各年龄段均可见,男性居多。多数息肉无症状,仅在结肠镜筛查时发现,有的可出现便血。息肉数量过多或体积过大者,或引起出血或梗阻病变,需行手术切除。属于良性病变,通常良好。

【病理变化】

1. 大体特征　大小通常为0.4～2.5cm。内镜检查可见孤立、色红、表面光滑的有蒂息肉,表面可有糜烂,切面可见充满黏液的囊腔[588,589]。

2. 镜下特征　息肉表面及周边经常见炎性渗出及肉芽组织。隐窝增生、扩张,表面上皮呈反应性改变,出现锯齿状。固有层中央放射状排列的平滑肌是其显著特点(图4-4-2),并可见含铁血黄素沉积伴扩张充盈的毛细血管。

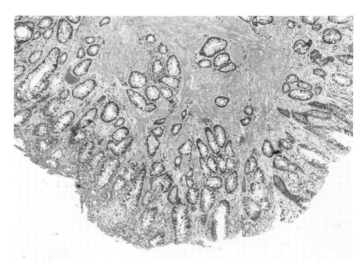

图4-4-2　肌腺性息肉
固有层中央放射状排列的平滑肌是其显著特点(HE×40)

【鉴别诊断】

1. 幼年性息肉　大多年龄较小,固有层内没有或仅有少量平滑肌成分。

2. PJ息肉　PJ息肉通常没有表面糜烂和肉芽组织,且少见炎症和囊性扩张的腺体。

五、幼年性息肉/幼年性息肉病

【定义】

幼年性息肉(juvenile polyp)是好发于儿童的、由增生的隐窝上皮和炎性间质构成的错构瘤性息肉[515]。

幼年性息肉病(juvenile polyposis)是指结直肠 5 个以上幼年性息肉,或胃肠道多发幼年性息肉,或伴有家族史的任何数量幼年性息肉,属于常染色体显性遗传。

【临床特征】

1. 流行病学 发病率为 0.5~1/100 000,好发生于儿童(平均年龄 10 岁),是儿童最常见的结直肠息肉,成人亦可发生,男性多于女性[516,590]。

2. 临床表现 便血是最常见的临床表现,尚可出现腹痛、腹泻等表现。

3. 治疗 大多通过内镜下切除,伴异型增生/癌的息肉需要外科手术切除。

4. 预后 散发病例患癌风险无增加,而幼年性息肉病患者患结直肠癌、胃癌、十二指肠癌、胰胆管癌的风险增高[517]。

【病理变化】

1. 大体特征 主要发生在左半结肠和直肠,0.5~5cm 不等,有蒂或广基,表面光滑,大息肉常呈分叶状伴溃疡或糜烂形成。体积大者因其内多量含黏液囊腔,切面软且呈凝胶状。

2. 镜下特征 可见明显扩张的囊腔结构,被覆上皮扁平状,其内充满黏液或隐窝脓肿(图 4-4-3)。固有层扩张、间质疏松水肿,不同程度的混合性炎细胞浸润,有时可见淋巴滤泡形成。

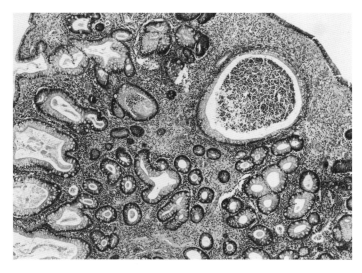

图 4-4-3 幼年性息肉
可见明显扩张的囊腔结构,被覆上皮扁平或柱状,其内充满黏液或隐窝脓肿(HE×50)

3. 分子病理 幼年性息肉病可检测到 18q21 上的 DPC4/SMAD4 和 10q23 上的 BMPR1A 基因胚系突变,上述突变涉及 TGFB1 信号通路[515-518]。

【鉴别诊断】

1. Cronkhite-Canada 息肉 JP 和 CCP 组织学可以完全相同,但前者息肉之间的平坦黏膜为正常黏膜,而后者息肉之间的平坦黏膜有异常。此外,大多数 CCP 患者有多种外胚层异常(如脱发、角化不全以及四肢、面部、掌跖和颈部皮肤色素过度沉着)和实验室检查结果异常(低蛋白血症、低钙血症、低镁血症、贫血和钠/钾离子异常等)等。

2. 其他炎症性肠病 JPS 固有层炎症明显,与溃疡性结肠炎或克罗恩病的炎性息肉相似,需结合临床和实验室检查结果等来综合鉴别。

六、Peutz-Jeghers 息肉

【定义】

Peutz-Jeghers 息肉(Peutz-Jeghers polyp)是 Peutz-Jeghers 综合征时发生的胃肠道错构瘤性息肉(以下简称 PJ 息肉)。

【临床特征】

1. 流行病学 PJ 息肉多发生于儿童或年轻成人,平均年龄为 20 岁;男女比例相当。

2. 临床表现 典型的 PJ 息肉患者,在口周可见皮肤黑色素沉积。色素也可见于其他部位如手、足、颊黏膜等[518]。患者常有腹痛、肠道出血、贫血、肠梗阻以及肠套叠等症状或体征。若 PJ 息肉位于十二指肠乳头部,则可导致胰管梗阻,引起急性胰腺炎或黄胆症状[508]。

3. 治疗 通常内镜下摘除息肉即可,当伴发肠梗阻、肠套叠及出血等并发症时,宜行手术干预。

4. 预后 PJ 息肉患者其肠道和肠外恶性肿瘤的发病率比普通人群高 10~18 倍,肠道外肿瘤常累及生殖器官和乳腺。

【病理变化】

1. 大体特征 息肉直径通常为 0.5~5cm,表面光滑、分叶状,头部常呈黑色,类似腺瘤。可有蒂或广基。

2. 镜下特征 PJ 息肉的典型特征是腺体间增生的平滑肌呈树枝状形态,肌束一直延伸至息肉的顶部,越接近息肉的表面肌束越细(图 4-4-4)。每一个分支表面都有黏膜被覆,并堆积形成树枝或绒毛状结构[493]。一些腺隐窝呈囊性扩张,而另一些腺隐窝上皮呈乳头状向腔内突起,形成锯齿样结构,与增生性息肉或锯齿状腺瘤相似。

PJ 息肉是错构瘤性息肉,具有发病部位所被覆的黏膜。因此,PJ 息肉在胃被覆胃黏膜,在小肠被覆小肠黏膜。当活检取材过于表浅或因溃疡造成组织变形时可能无法诊断。

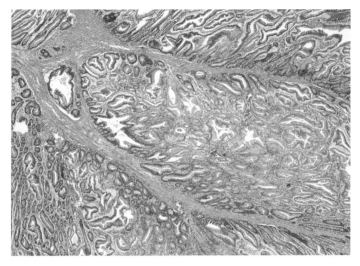

图 4-4-4 PJ 息肉

PJ 息肉的典型特征是其中心由平滑肌构成,呈树枝状(HE×25)

3. **分子病理** 80%~94%的 PJ 综合征患者中发现有相关基因 LKB/STK11 的突变或缺失,位于染色体 19p13. 3[510-513]。

【鉴别诊断】

1. **腺癌** PJ 息肉伴发肠套叠或肠梗阻时,由于肠腔压力增加,黏膜上皮内陷,表现为假浸润,类似腺癌,仔细观察是否有异型性改变及浸润性证据是鉴别要点。

2. **幼年性息肉** 黏膜固有层水肿及炎细胞浸润现象明显,腺体常见囊状扩张,囊腔内含有多量炎症细胞碎片,而 PJ 息肉黏膜固有层通常正常。

3. **黏膜脱垂性息肉** 黏膜脱垂性息肉常见于直肠和年龄较大的成人患者。组织学上,黏膜脱垂性息肉也可见黏膜表面糜烂和反应性增生改变,纤细的平滑肌束从较厚的黏膜肌层向上黏膜表面延伸,相互交叉;黏膜固有层血管充血和纤维化,隐窝变形拉长和增生,隐窝周围可见薄层平滑肌包绕。

七、Cowden 综合征相关性息肉

【定义】

Cowden 综合征(Cowden syndrome)患者发生的胃肠道错构瘤性息肉。呈常染色体显性遗传,与 PTEN 基因胚系突变相关[560,561]。

【临床特征】

1. **流行病学** 该病发病率 1/200 000,10%~50%的病例是家族性的,90%患者约 20 岁左右发病。男女发病率相等。

2. **临床表现** Cowden 病的特点是发生在外胚层、中胚层和内胚层源性的错构瘤性肿瘤。典型者出现皮肤外毛根鞘瘤、角化病和口腔乳头状瘤[591,592]。胃肠道息肉包

括节细胞神经瘤、脂肪瘤样病变和炎性息肉。面部病变一般在 20~30 岁出现。甲状腺病变是最常见的皮肤外病变。1/3 患者有骨骼病变,如骨囊肿及并指(趾)畸形等。

3. **实验室检查** 消化道检查可见大量息肉(>50个),这些息肉可长在从食管到肛门之间的任何部位,但是远端结肠是最好发部位,而在食管则表现为糖原棘皮症。

4. **治疗** 无需特殊处理,但是需检测肠外肿瘤的发生,最常见的是乳腺浸润性导管癌和甲状腺癌。

5. **预后** 乳腺癌是 Cowden 病患者最常发生的恶性肿瘤,累及 1/3~1/2 的女性。同时,也需要注意监测和筛查甲状腺癌的发生。罹患子宫内膜癌的危险性亦有升高[593-595]。但该群体中消化道恶性肿瘤的发生率是否出现明显升高,目前还不明确。

【病理变化】

1. **大体特征** 在食管常表现为多灶性白色隆起性结节性病变,在胃和大肠则为多灶不连续的无蒂息肉状病变。

2. **镜下特征** 息肉可含有多种成分,包括上皮、成纤维细胞和脂肪组织等。隐窝上皮围成不规则囊腔,囊腔内充满黏液,被覆细胞无异型性。固有层轻度水肿伴不同程度的纤维化,浸润的炎细胞包括浆细胞、淋巴细胞及嗜酸性粒细胞。

3. **分子病理** 可检测到 PTEN(10q22-23 缺失的磷酸酶和张力蛋白同源的基因)胚系突变[562,563]。

【鉴别诊断】

主要与胃肠道其他错构瘤性息肉相鉴别,尽管形态学类似,但临床表现和基因学特征具有明显差别。

八、Cronkhite-Canada 综合征相关息肉

【定义】

Cronkhite-Canada 综合征(Cronkhite-Canada syndrome, CCS)是一种罕见的非遗传性错构瘤性息肉病综合征,主要表现为外胚层异常和胃肠道息肉病。外胚层异常表现包括脱发、指(趾)甲营养不良、皮肤色素沉着等[519,520]。

【临床特征】

1. **流行病学** CCS 较罕见,迄今仅 500 例左右报道,大部分报道见于日本。欧洲人和亚洲人相对多见,男女比例为 3:2。平均发病年龄为 60 岁。

2. **临床表现** 最常见的症状包括腹泻、体重减轻、恶心、呕吐、味觉减退及厌食。感觉异常、惊厥、手足搐搦也有报道,这些症状明显与电解质紊乱有关。黏液性腹泻会导致患者的蛋白质储备耗尽、脱发和指(趾)甲异常。典型的指(趾)甲变化包括指(趾)甲营养不良伴指甲变

薄、开裂,并与甲床分离。同时有头发和身体毛发脱落。皮肤的弥漫性色素沉着表现为由浅到深褐色的黄斑性病变,最常见于四肢、面部、手掌、足底和颈部。皮肤活检镜检发现黑色素沉积异常增加,伴或不伴黑色素细胞增生[521-523]。

3. 治疗　主要采用支持治疗,包括维持水电解质平衡、充足的营养供给;有时需要给予激素和免疫调节治疗。如果伴发梗阻、出血或恶变,则需外科干预。

4. 预后　该病临床病程复杂、病死率较高,除可并发严重的胃肠道出血、肠套叠、营养不良、感染及直肠脱垂外,约10%~20%的患者可继发胃肠道恶性肿瘤[524]。

【病理变化】

1. 大体特征　可累及食管之外的整个胃肠道,多累及胃和大肠,其次是十二指肠、回肠和空肠。胃的息肉多发生于胃窦部,形成肥大的皱襞,有时颇似肥厚性胃炎的外观。典型特征为宽基无蒂息肉,灰黄或灰红色。可以是弥漫分布的黏膜微小结节或颗粒,也可以是胶冻样的带蒂息肉。息肉的切面呈现由于囊性改变而导致的凝胶状。

2. 镜下特征　类似幼年性息肉,腺体可有囊性扩张、被覆扁平上皮,固有层水肿、平滑肌纤维延伸至黏膜层、炎症多少不等[525](图4-4-5)。息肉邻近的黏膜也有囊状扩张,可见腺瘤样改变,也可以伴发结直肠癌。肠道的病变炎细胞浸润和水肿的程度较胃的病变更重。

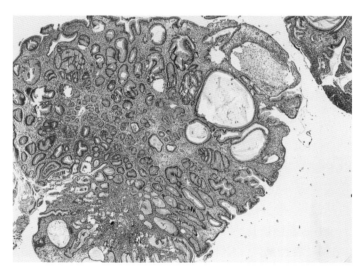

图4-4-5　Cronkhite-Canada综合征相关性息肉
隐窝囊状扩张伴显著炎症,固有层水肿伴炎性浸润(HE×25)

【鉴别诊断】

幼年性息肉　幼年性息肉的形态学表现几乎与Cronkhite-Canada息肉完全相同,但前者息肉之间的平坦黏膜为正常黏膜,而后者息肉之间的平坦黏膜有异常。

CCS相关性息肉需要结合患者的临床信息才能给予明确诊断。

九、子宫内膜异位症

【定义】

子宫内膜异位症(endometriosis)为肠壁内出现子宫内膜腺体和间质成分[596]。

【临床特征】

1. 流行病学　子宫内膜异位的患者中约15%~37%累及肠道。育龄期女性均可发生,高发年龄在40岁左右[597]。

2. 临床表现　最常见的部位是乙状结肠[598,599]。可以是无症状患者偶然发现,也可以表现为腹痛、便血、肠梗阻、肠穿孔及深部包块。

3. 影像学特点　表现为肠管增厚或狭窄,双重钡餐造影显示外压效应。

4. 治疗　出现肠梗阻或穿孔时,需行手术治疗。药物治疗同常规的子宫内膜异位。

5. 预后　可能导致不孕。子宫内膜腺体有恶性转化可能,通常为子宫内膜样腺癌或米勒管腺肉瘤[600]。

【病理变化】

1. 大体特征　最常见于直肠、乙状结肠,大体表现依受累部位、大小而有所不同,多表现为实性区内包含充满褐色液体的囊腔,浆膜下异位灶可见明显的纤维反应及粘连。肌壁内异位灶可导致平滑肌组织增生,形成局部包块似胃肠道间质瘤,或可致肠管狭窄,位于黏膜者则形成息肉样隆起[601]。

2. 镜下特征

(1)组织学特征:大多数子宫内膜异位症累及浆膜层或肌层,伴多量纤维化并有粘连,但黏膜下的病例也有报道。异位子宫内膜腺体细胞核杆状或卵圆形,类似管状腺瘤或腺癌形态,但上皮细胞有纤毛,腺体周围有子宫内膜间质,常可以见到陈旧出血改变和纤维性间质(图4-4-6)[602,603]。子宫内膜型上皮随着月经周期而改变。妊娠女性的子宫内膜异位灶中可发现间质蜕膜反应。

异位子宫内膜邻近的肠黏膜可出现慢性活动性肠炎改变,包括炎细胞浸润、隐窝结构不规则、隐窝炎及隐窝脓肿。

少数异位子宫内膜可发生恶性转化[600],多为宫内膜样癌及透明细胞癌,罕见有恶性中胚叶混合瘤和子宫内膜间质肉瘤的报道[41]。在肿瘤旁见到子宫内膜异位灶或不典型子宫内膜异位可明确提示来源。

(2)免疫组化:异位子宫内膜ER、PR、PAX-8、CK阳性,CDX-2、SATB2、CK20阴性;间质细胞CD10阳性。

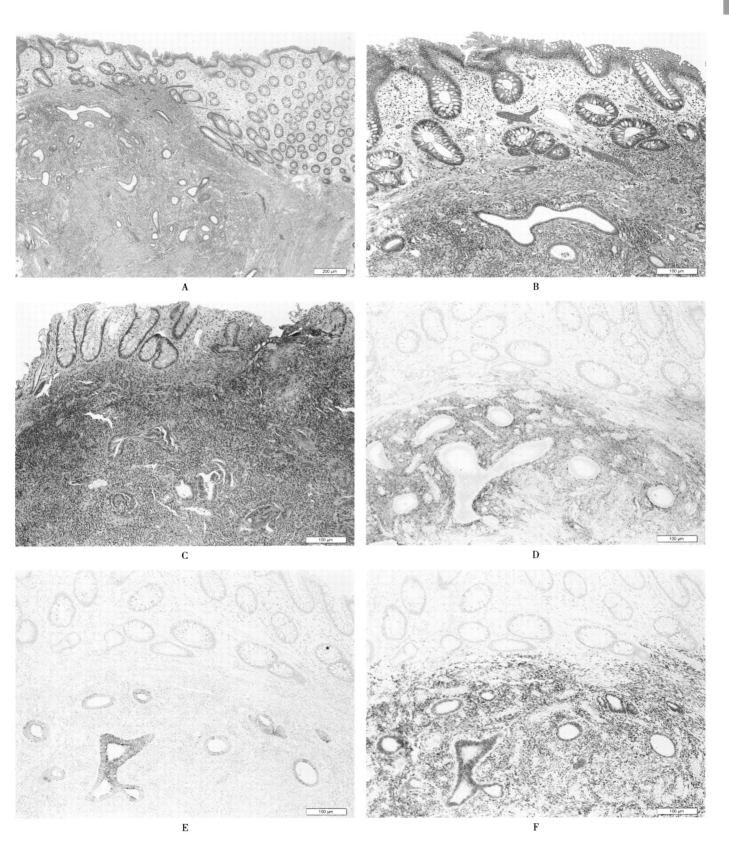

图 4-4-6 子宫内膜异位症

A. 结肠黏膜下可见异位子宫内膜组织；B. 内膜样腺体周围可见子宫内膜间质成分；C. 可见组织挤压现象，形态与腺癌容易混淆；
D. 子宫内膜间质 CD10 阳性；E. 异位子宫内膜腺体 CK7 阳性；F. 腺体和间质成分 ER 阳性

【鉴别诊断】

1. **结直肠腺癌** 异型明显,坏死和凋亡易见,可见促纤维性间质,没有子宫内膜间质成分,CK7 阴性,CK20、CEA、CDX-2、SATB-2 阳性,ER、PR、PAX-8 等女性生殖系统标记阴性。

2. **转移性子宫内膜样腺癌** 细胞异型明显,腺体结构异常,没有子宫内膜间质成分。

3. **深在性囊性肠炎和异位腺体** 上皮形态温和,囊性扩张,多位于黏膜下,腺体周围可见固有层成分,没有子宫内膜间质成分,结合形态学和免疫组化结果可鉴别诊断。

4. **肠黏膜炎症性病变** 异位子宫内膜邻近的肠黏膜可出现非特异性炎症改变,需要和炎症性肠病或其他类型的肠道炎症进行鉴别。

5. **Kaposi 肉瘤** 子宫内膜异位症仅有间质而没有腺体时需与 Kaposi 肉瘤鉴别,ER、PR、CD10 染色阳性可以除外 Kaposi 肉瘤。

（李琳　樊祥山）

第五章

肛管上皮性良性肿瘤及瘤样病变

一、痔疮

【定义】

痔疮(hemorrhoid)是直肠末端黏膜下或肛管皮肤静脉丛发生扩张和迂曲,使表面被覆的肛管黏膜呈结节状隆起。

【临床特征】

1. 流行病学 发病率高达50%,成人多见,随年龄增大发病率逐渐升高,男女患病比例相近。遗传及环境因素、个人生活习惯、任何增加腹腔压力的因素如排便用力、纤维素摄入不足、便秘、腹泻以及怀孕、腹水、盆腔占位等情况均会致肛门静息压增加,血管垫充血。仅有门静脉高压并不会引发痔疮形成;门静脉高压合并痔疮出血则可能源于肝衰竭所引起的凝血功能障碍[604]。

2. 临床表现 一般症状包括肛门肿胀、排便困难。外痔通常无症状,无便血;如果形成了血栓则会引起急性疼痛、蓝紫色肛周团块。内痔最常见的症状为无痛性鲜红色出血(擦拭的卫生纸或粪便表面见血迹),肠管蠕动还会引起直肠不适感;当痔疮形成血栓或绞窄时可能会伴疼痛;伴充血时会出现脱垂症状,可表现为肿物、遗粪、黏液排出、瘙痒。痔疮很少引起贫血,因此如果患者有贫血表现,需探查其他潜在原因[605]。

3. 治疗及预后 治疗手段包括坐浴、镇痛药、增加粗纤维饮食、粪便软化、硬化剂治疗、胶圈套扎术、冷冻疗法或外科手术治疗。痔疮的并发症大多数与治疗相关。轻度并发症包括疼痛、尿潴留和便秘;严重并发症包括瘘管形成、直肠脱垂和尿失禁。预后取决于并发症和治疗方式[606]。

【病理变化】

1. 大体特征 痔组织位于肛管的左侧、右前侧和右后侧(截石位时的4、7、11点)。根据起源部位的不同分为内痔和外痔,齿状线是解剖学和组织学分界线。外痔位于齿状线以下,起源于直肠下静脉丛;内痔位于齿状线以上,起源于直肠上静脉丛;混合痔起源于直肠上静脉丛和直肠下静脉丛。肛周皮肤可见外痔,外观类似于皮赘。

2. 镜下特征 切除标本显示黏膜下扩张的厚壁血管,亦可见一些更小的脉管,常伴周围结缔组织增生、血栓形成和出血(图4-5-1);血管内乳头突起表面有单层内

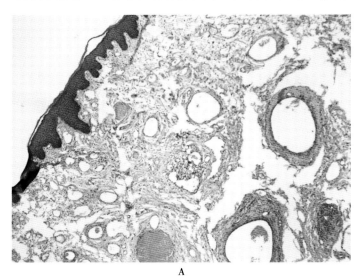
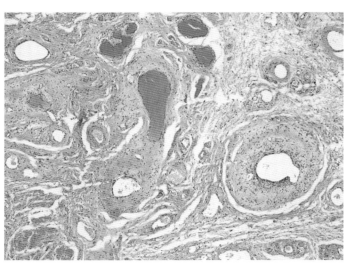

A   B

图 4-5-1 痔疮

A.表面被覆成熟的鳞状上皮,黏膜下可见扩张的厚壁血管,亦可见一些更小的脉管,常伴周围结缔组织增生、血栓形成和出血(HE×100);B.黏膜下可见扩张的厚壁血管(HE×200)

皮细胞覆盖且细胞具有轻度多形性,核分裂偶见,且局限于先前存在的血管区域。表面被覆黏膜可能溃烂或有炎症反应,直肠腺上皮有时可见鳞状上皮化生,肛管鳞状上皮可见棘皮症、基底细胞增生、轻度异型以及 Paget 样角化不良(大的多角形细胞,细胞质淡染)。有时可见黏膜肌层增厚,并延伸到黏膜下层。

【鉴别诊断】

1. 孤立性直肠溃疡综合征/黏膜脱垂 慢性黏膜脱垂会引起缺血性和反应性改变;表层上皮可见炎症细胞浸润、糜烂、溃疡形成,可能有伪膜性结肠炎表现;隐窝和表面上皮细胞增生,常呈绒毛状;固有层毛细血管扩张/增生;黏膜肌层增厚,可伸入固有层,有时可形成深在性囊性直肠炎。

2. 炎症性泄殖腔源性息肉(inflammatory cloacogenic polyp,ICP) 多表现为肛管内单个或多发、无蒂、1~2cm 的息肉,没有血管扩张、血栓形成等表现。

3. 肛管/肛周皮赘 又称为纤维上皮性息肉,表面被覆成熟的鳞状上皮;有疏松纤维血管结缔组织核心,没有扩张或厚壁栓塞血管,有时可见大的、多核的反应性间质细胞。

4. 肛裂 大多为肛管黏膜撕裂造成的外伤性病变,沿后正中线从齿状线延伸到肛缘且覆盖了肛门内括约肌的靠下部分。病变通常较为表浅,恢复快而容易。镜下主要表现为急、慢性炎症细胞浸润伴肉芽组织形成。

5. 肛直肠静脉曲张 黏膜下血管丛扩张(浅静脉扭曲延伸、扩张等);与门脉高压有关,可能会合并痔疮,组织学特点类似于食管静脉曲张。

6. Dieulafoy's 病 又称为胃恒径动脉综合征,肛门罕见发生,病变由黏膜下层恒径小动脉引起。此种迂曲扩张的血管压迫局部黏膜,使受压黏膜发生血液循环障碍,导致该处黏膜糜烂、缺损。随着年龄增加,血管硬化弹性减退,动脉受外压易致血管破裂出血。

二、纤维上皮性息肉

【定义】

肛管纤维上皮性息肉(fibroepithelial polyp),又被称为"肛乳头肥大",是由肛管鳞状上皮和上皮下结缔组织构成的良性息肉样病变,即肛管鳞状上皮黏膜的息肉样皱襞伴纤维性间质。

【临床特征】

1. 流行病学 约 45% 经直肠镜检查的患者可见肛管纤维上皮性息肉,被认为是一种获得性的病变结构。男女患者比例约为 2:1。

2. 临床表现 可无临床症状,多因直肠指诊发现,可

出现瘙痒、肛溢、肛门不适等表现,亦可因并发肠道激惹、感染、瘘管和肛裂而出现相应的临床症状[607]。

3. 治疗及预后 手术切除常可以缓解患者症状。当肛纤维上皮性息肉合并潜在的慢性病变时,治疗目标通常为纠正原发病因,同时摘除肥大的肛乳头。

【病理变化】

1. 大体特征 由肛乳头(位于肛柱/Morgagni 柱基底部,呈肉眼几乎不可见的三角形突起)肥大引起,呈息肉样突入肛管。常见于肛门溃疡上方、肛裂或瘘管边缘区,有时为痔核中血栓修复后的后遗状态。病变大小一般约 0.3~1.9cm,平均直径约 1cm。

2. 镜下特征

(1) 组织学特征:息肉表面黏膜为成熟的鳞状上皮,黏膜下组织由疏松的纤维血管结缔组织构成(图 4-5-2)。部分息肉可能包含大的、多核或星形间质细胞,或是伴有间质血管玻璃样变性,这些均被视为间质的反应性改变,注意避免误诊为间质的恶性肿瘤。

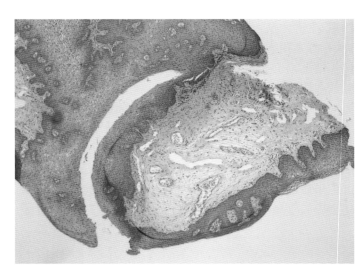

图 4-5-2 肛管纤维上皮性息肉
息肉表面黏膜为典型鳞状上皮,黏膜下组织由疏松的纤维血管结缔组织构成(HE×100)

(2) 免疫组化:多核或异型的间质细胞 CD34 阳性。

【鉴别诊断】

1. 痔疮 黏膜表面被覆成熟的鳞状上皮,黏膜下可见扩张的厚壁血管,亦可见一些更小的脉管,常伴周围结缔组织血栓形成和出血;而肛管纤维上皮性息肉有疏松纤维血管结缔组织核心,没有厚壁栓塞血管,可见大的、多核的反应性间质细胞。

2. 感染/脓肿 结合临床症状、血象、B 超、直肠指检、肛门镜检查、组织学特点等易鉴别。

3. 肛管黑色素瘤 肛管黑色素瘤罕见,病变可为息肉状,常见明显色素沉着。与皮肤恶性黑色素瘤类似,表

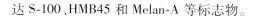

达 S-100、HMB45 和 Melan-A 等标志物。

三、炎症性泄殖腔源性息肉

【定义】

炎症性泄殖腔源性息肉(inflammatory cloacogenic polyp)是肛管中段黏膜(泄殖腔源性上皮)上皮增生形成的息肉样病变,可伴继发性炎性改变。

【临床特征】

主要发生于中年人,患病率无性别差异。发病机理被认为与其他类型的黏膜脱垂疾病类似,最常见的症状是直肠出血或黏液分泌物排出。主诉排便障碍的患者后期发展成炎症性泄殖腔源性息肉的风险增加。治疗主要采用手术切除,复发不常见。

【病理变化】

1. **大体特征** 息肉位于肛管前壁,可能单个或多发,通常无蒂。外观大小不一,最大径约 1~2cm[241,608]。

2. **镜下特征** 组织学特点包括固有层纤维化、黏膜腺体增生(常伴有绒毛状结构),可形成锯齿状结构,黏膜表面毛细血管扩张,伴或不伴纤维素性血栓(微血栓/透明血栓)。黏膜肌层通常增厚且不规则,常伴平滑肌纤维向固有层内延伸插入,造成“钻石形状”的隐窝和黏膜的弹性蛋白沉积。鉴于弹性蛋白不会见于正常直肠,因此它的出现具有显著独特性。表面上皮特征性地由结直肠区、肛管移行区、鳞状上皮区的上皮混合构成,常可见缺血性糜烂,邻近黏膜常显示再生修复或增生性改变[609,610]。

隐窝上皮可延伸至黏膜下,形态不规则,类似深在性囊性结肠炎改变,无异型、无促纤维反应。

【鉴别诊断】

1. **结直肠腺瘤** 炎症性泄殖腔源性息肉外观类似于结直肠的绒毛状腺瘤或者锯齿状腺瘤,但形态学则提示为非肿瘤性或再生性改变,绒毛状结构表面可有糜烂改变,无异型性,典型的 ICPs 通常具有移行区上皮和鳞状上皮。

2. **黏液腺癌** 炎症性泄殖腔源性息肉有时在纤维间质内可见异位的反应性上皮合并平滑肌增生,亦被称为“深在性囊性直肠炎”,有时可形成黏液湖,但黏液湖周围为非肿瘤性上皮,而黏液腺癌的特征是肿瘤性上皮漂浮于黏液湖中。个别情况下,黏液癌表面被覆具有脱垂特征的非肿瘤性黏膜成分,需结合大体所见及超声内镜进行鉴别。

3. **结直肠其他类型息肉** 任何类型的结直肠息肉都可能发生继发性的脱垂改变,低倍镜下观察息肉有助于区分炎症性泄殖腔源性息肉黏膜脱垂和其他息肉性病变

所致的继发性损伤改变。前者固有层机化现象十分常见,而其他息肉,诸如幼年性息肉、炎症性息肉,则通常没有这个特点。此外,发生于炎症性肠病的炎症性息肉可见到邻近黏膜慢性炎症表现。

四、尖锐湿疣

【定义】

尖锐湿疣(condyloma acuminatum)是由 HPV 感染所致的、以肛门生殖器部位鳞状上皮乳头状增生为主要特征的病变,属于性传播疾病。

【临床特征】

18~50 岁的中青年人多见,主要通过性接触传播,平均潜伏期 3 个月。也存在非性接触传播,特别是儿童。治疗手段包括药物治疗(鬼臼毒素、三氯乙酸、咪喹莫特等)、冷冻疗法、局部切除、电灼和激光治疗[241]。

尖锐湿疣多为低危型 HPV 感染所致,是否具有潜在恶性这一问题目前尚有争议。有证据显示高危型 HPV 感染者恶变的风险升高。

【病理变化】

1. **大体特征** 尖锐湿疣病变初起为细小淡红色丘疹,以后逐渐增大增多,单个或群集分布,湿润柔软,表面凹凸不平,呈乳头状或菜花样突起,红色、褐色或污灰色。

2. **镜下特征** 低倍镜下可见乳头状结构,鳞状上皮层棘层增厚、角质层增多程度不一,常见表面角化不全(图4-5-3A)。网嵴可能沿着基底拉长。高倍镜下,表面上皮由鳞状上皮组成,核增大、皱缩不规则葡萄干样、深染,伴核周空晕,这类细胞即为“挖空细胞”(图4-5-3B),是 HPV 感染的组织学标志。角化不良的细胞和多核细胞均易见,也是 HPV 感染的标志。基底细胞异型增生一般与上皮有序而渐进的成熟现象有关。鳞状上皮与下方的间质界限清晰,间质常见慢性炎症细胞浸润和脉管扩张[611]。

【鉴别诊断】

1. **疣状癌** 尖锐湿疣有时难以与疣状癌相鉴别,尤其在活检标本中更是如此。疣状癌病灶一般比尖锐湿疣大,且呈现内生性生长和外生性生长模式,基底部呈宽大的推挤性浸润生长方式,而尖锐湿疣通常仅表现为外生性生长。

2. **其他肛门或肛周良性病变** 脂溢性角化病、纤维上皮性息肉、脱垂型息肉等有时在大体上与尖锐湿疣形态类似,鉴别点在于尖锐湿疣的鳞状上皮多有 HPV 感染后所致挖空细胞、反应性异型等改变,免疫组化或 HPV 原位杂交技术有助于鉴别诊断。

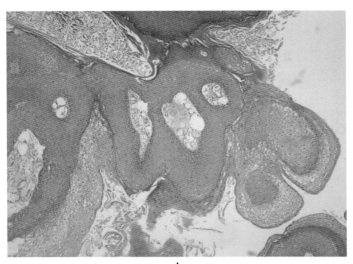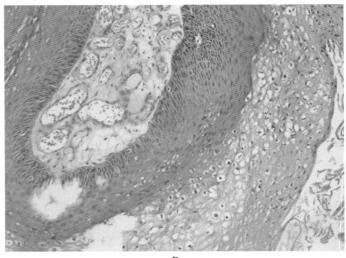

A　　　　　　　　　　　　　　　　　　　**B**

图 4-5-3　尖锐湿疣

A. 低倍镜下可见鳞状上皮乳头状增生,常见表面角化不全(HE×100);B. 表面被覆鳞状上皮,并可见挖空细胞(核增大、皱缩不规则葡萄干样、深染,伴核周空晕)(HE×200)

五、乳头状汗腺瘤

【定义】

乳头状汗腺瘤(papillary hidradenoma)为具有顶浆分泌腺或汗腺分化特征的囊性或乳头状良性肿瘤。

【临床特征】

本病最多见于女性会阴部,肛周皮肤亦可发生,女性多见,不同年龄均可发病。大多数患者表现为孤立性无痛肿块,有时表面被覆皮肤可有溃疡形成。治疗主要采用手术切除[612]。

【病理变化】

1. 大体特征　表现为孤立的表皮下结节,境界清楚,表面皮肤红褐色,表面皮肤有时可见溃疡形成。

2. 镜下特征　镜下可见复杂的乳头状腺样结构,乳头由双层上皮细胞组成,显著的肌上皮层是其特点,有时上皮细胞可有轻度多形性改变[613,614]。

【鉴别诊断】

1. 基底细胞癌　乳头状汗腺瘤和基底细胞癌均由增生的基底样细胞构成。复杂的乳头结构是乳头状汗腺瘤的典型特征,而癌巢周围细胞核呈栅栏样排列及癌巢与间质之间形成裂隙则是基底细胞癌的重要特征。

2. 乳头状腺癌　细胞异型性明显,无双层上皮结构,可见明确的浸润现象。活检标本如仅有表面成分时,难以观察到浸润现象。

（何璐　樊祥山）

第五篇

消化道上皮性恶性肿瘤及前驱病变

第一章

食管上皮性恶性肿瘤及前驱病变

一、鳞状上皮异型增生/上皮内瘤变

【定义】

鳞状上皮异型增生/上皮内瘤变(squamous dysplasia/intraepithelial neoplasia)是鳞状上皮发生的癌前病变,表现为不同程度的细胞和组织异型性。

【临床特征】

中老年男性多见。无特异性临床症状,部分患者可出现吞咽不适感。实验室和影像学无特异表现,临床可采用手术、ESD 等治疗方式。高级别异型增生/上皮内瘤变的癌变风险显著增高,局部切除后预后良好,但同时具有异时性病变发生的风险增加。

【病理变化】

1. 大体特征 内镜下黏膜可表现正常,亦可表现为黏膜发红、斑块或结节状,碘染色可出现淡染或不着色区域。

2. 镜下特征

(1)组织学特征:食管鳞状上皮的癌前病变按照传统的观点分为低级别异型增生/上皮内瘤变和高级别异型增

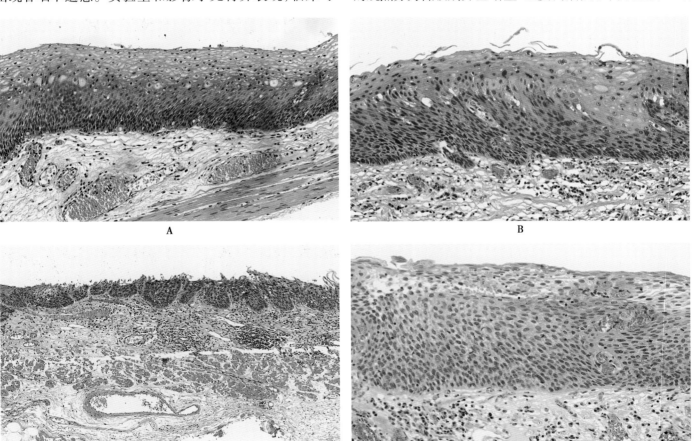

图 5-1-1　食管鳞状上皮癌前病变
A.低级别异型增生/上皮内瘤变,异型细胞局限于鳞状上皮下 1/2 层;B.高级别异型增生/上皮内瘤变,异型细胞超过上皮 1/2 层;
C.高级别异型增生/上皮内瘤变,基底部可见异型上皮角向下延伸;D.原位癌,异型细胞累及上皮全层

生/上皮内瘤变,其中高级别异型增生/高级别上皮内瘤变如累及全层,则等同于原位癌。组织学表现为核增大、染色深、多形性改变和极向紊乱,核分裂象增多,上述表现局限于鳞状上皮下 1/2 时为低级别异型增生/上皮内瘤变,超过 1/2 为高级别异型增生,累及全层时等同于原位癌(图 5-1-1)。

如果异型细胞局限于鳞状上皮的下 1/2 或 2/3,但细胞的异型性和多形性较前述的低级别异型增生更为明显,称之为食管基底鳞状细胞异型增生。基底部有时可见异型上皮角向下延伸,并根据其形态特征分为三级(图 5-1-2)[615],1 级为异型上皮角形态规则、大小一致,2 级为异型上皮角形态规则、大小不一,3 级为异型上皮角形态及轮廓不规则,大小不一。也有观点赞成两级分类,即 1 级为低级别,2 级和 3 级为高级别。

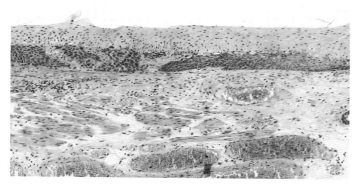

图 5-1-2　食管基底鳞状细胞异型增生
病变局限于下 1/2 层,可见到从基底到表面逐渐分化成熟的表现

上述概念在日本食管协会最新的报道中有较大变化,提出不再区分低级别上皮内瘤变和高级别上皮内瘤变,统称为上皮内瘤变,因为既往的低级别上皮内瘤变可能包括之前所述的基底鳞状细胞异型增生(日本观点称之为基底型鳞状细胞癌),表现为异型细胞局限于鳞状上皮下 1/2,细胞密度增高,基底细胞消失,而上 1/2 的细胞形态相对正常。而上皮内瘤变和原位癌的区别在于前者的细胞异型性不足以诊断恶性,多表现为面积较小的拒染或淡染区域,且表现为多灶性病变,而当细胞和组织的异型性足够提示恶性,且范围较大时,诊断为原位癌[616]。

食管异型上皮可沿导管向下累及,部分病例可延伸至黏膜下腺体,形态类似黏膜内或黏膜下浸润,亦可出现导管内的派杰样播散。炎症背景较重难以甄别异型增生和反应性改变时,可诊断不确定的异型增生,并在治疗后复查,但在日常工作中应尽量避免使用这一诊断名词。

食管还可见到异型表现轻微的鳞状上皮异型增生/上皮内瘤变,其特征为鳞状上皮的异型性轻微,可见到从基底到表面类似逐渐分化成熟的表现,但细胞核与正常鳞状上皮细胞相比体积增大、深染,核浆比增大,在一些早期浸润性病变的表面鳞状上皮亦可见到类似改变(图 5-1-3)。该现象也提示日本食管癌协会为什么不再区分低级别上皮内瘤变和高级别上皮内瘤变的原因所在。

(2) 免疫组化和特殊染色:Ki-67 和 p53 有助于高级别异型增生/上皮内瘤变的诊断。

【鉴别诊断】

1. 反应性异型　多有显著的炎症背景,表面分化成熟,多无异常角化现象,不存在上皮内瘤变时肿瘤性上皮与非肿瘤性上皮之间的分界现象。

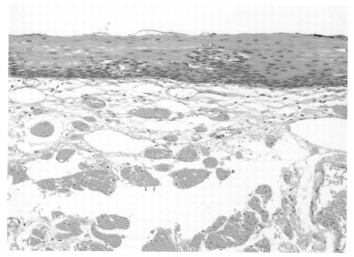
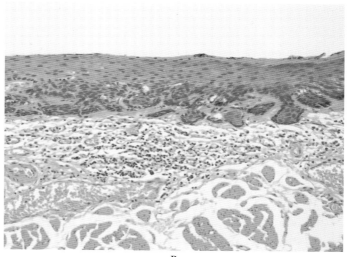

A　　　　　　　　　　　　　　　　　　B

图 5-1-3　鳞状上皮细胞轻微异型性改变
A. 表面似有分化成熟现象;B. 上述病变周围可见早期浸润改变

2. 早期浸润癌 基底部可见异常角化细胞,较异型增生的异型性和多形性更明显,向下延伸的异型上皮角轮廓粗糙、不规则,形态各异,或可见形态明确的间质浸润。D2-40 免疫组化染色有时可协助鉴别是否存在基底膜成分。

二、鳞状细胞癌

【定义】

鳞状细胞癌(squamous cell carcinoma)是具有鳞状上皮分化特征的恶性上皮性肿瘤,镜下以角化和细胞间桥为基本特征。

【临床特征】

食管鳞状细胞癌是我国高发的恶性肿瘤之一,占食管恶性肿瘤的 90%,中老年多见。早期食管鳞状细胞癌临床可无特异性症状,进展期病变可出现吞咽不适或吞咽困难,晚期患者可出现食管-气管瘘、食管-主动脉瘘,也可在纵隔或心包形成瘘。食管上段病变多转移至颈部淋巴结,中段病变可转移至纵隔、气管旁淋巴结,而下段病变则多转移至腹腔淋巴结。远处转移可至肺、肝、骨、肾上腺和肾脏。食管钡餐影像可表现为充盈缺损。部分早期癌(黏膜内癌)可通过 ESD 切除,其余则需通过手术切除术或放化疗。预后取决于肿瘤的分期和分级,早期病变 5 年生存率可提高至 75%,而进展期癌根治术后的 5 年生存率仅为 25%。基底细胞亚型的预后更差[617]。

【病理变化】

1. 大体特征 分为蕈伞型、溃疡型、髓质型和弥漫浸润型等几种类型,大多数情况下大体特征与组织学类型无关。

2. 镜下特征

(1) 组织学特征:肿瘤细胞呈不规则的片状或巢团状结构,角化和细胞间桥是诊断鳞状细胞癌的必要组织学表现,并依据其分为高、中、低分化,其中高分化者可见明显的角化珠和细胞间桥形成,肿瘤细胞形态类似鳞状上皮表层的细胞,而低分化者则近似基底层细胞,有时可见细胞内角化,核浆比显著增大,核分裂象多见。偶尔可以形成假腺样结构。周围黏膜常可以见到高级别上皮内瘤变/原位癌改变,早期浸润的表现为异型上皮角向下延伸,边界不规则或锐利,常表现为推挤性浸润和损毁性浸润,前者可与表面上皮相连,后者固有层间质可见游离的异型细胞巢,可呈"蜡滴"样改变,促纤维反应不明显(图 5-1-4A ~ D)。

基底样鳞状细胞癌为食管鳞状细胞癌的一种特殊组织学亚型,肿瘤细胞的细胞学和组织学特征与正常鳞状上皮基底细胞有类似的特征,肿瘤细胞排列成实性巢团状,癌巢局部有时可见到筛状或微囊样结构,亦可表现为条带或梁索状,经常可见癌巢与表面鳞状上皮相连的现象,核圆形或卵圆形、深染,核浆比大,核分裂象多见,癌巢周围瘤细胞排列成栅栏状,中央可见粉刺样坏死,微囊结构内可见嗜碱性物质(图 5-1-4E,F)。上述坏死和微囊结构均可表现为腺样结构,但并非真正的腺腔。可见透明样变的间质成分,该亚型通常与经典的鳞状细胞癌混合存在。

食管早期鳞状细胞癌界定为黏膜内癌,而不包括黏膜下癌(区别于胃肠道),由于 ESD 技术的进步,部分黏膜下癌也有可能经内镜行黏膜下剥离,但必须符合相应的适应证。

(2) 免疫组化和特殊染色:大多数情况下不需要免疫组化协助诊断,如需与其他肿瘤进行鉴别,可采用高分子 CK、p63、p40 等指标协助判定其鳞状上皮分化特征。

【鉴别诊断】

1. 反应性异型 需与早期浸润癌进行鉴别,反应性异型大多具有显著的炎症背景,细胞多表现为所谓的"一致性"异型,异型细胞成分与周围黏膜上皮成分无明显界限,部分细胞有退变性改变,没有真正的间质浸润,而早期浸润癌多无显著的炎症背景,与周围黏膜组织界限分明,必要时可利用 Ki-67、p53、CD44 等免疫组化指标协助判断。

放疗后的反应性改变多表现为形态一致的异型改变,背景可见肉芽组织和炎症背景,其中可见散在异型间质细胞。

2. 原位癌累及导管及黏膜下腺体 需与黏膜下浸润进行鉴别,鉴别要点包括轮廓光滑、规则,异型上皮内可见残存的导管上皮成分(CK7 染色可协助判断)或腺体成分。

3. 假上皮瘤样增生 无异型改变,无角化现象,无促纤维性间质反应。

4. 溃疡表面反应性间质细胞 食管溃疡表面经常可以见到异型的间质细胞,呈显著的多形性改变,核大深染,染色质结构不清,胞质丰富,核分裂象少见,散在分布,不形成巢团状或片状结构,角蛋白、p40、p63、Ki-67 等免疫组化染色可协助鉴别。

5. 腺样囊性癌 女性多见,没有相应的鳞状上皮原位癌表现,没有经典的鳞状细胞癌区域,免疫组化可提示有上皮和肌上皮两种成分。

6. 小细胞癌 细胞排列拥挤,活检标本中易见挤压现象,染色质细腻或呈椒盐样改变,Syn、CgA、TTF-1 和 CD56 等免疫组化染色可协助诊断。

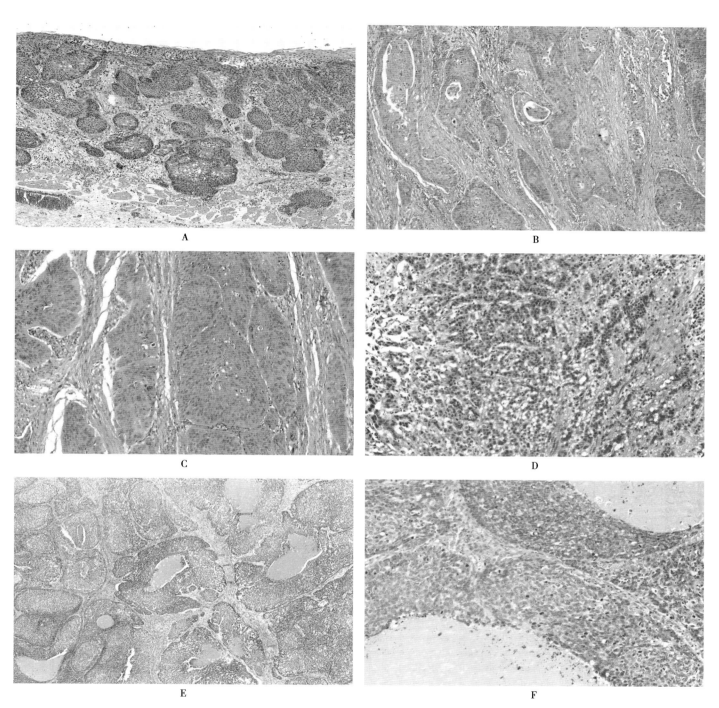

图 5-1-4　鳞状细胞癌

A. 早期浸润,浸润黏膜肌层;B. 高分化鳞状细胞癌,可见角化珠和细胞间桥;C. 中分化鳞状细胞癌,角化珠和细胞间桥不明显;
D. 低分化鳞状细胞癌,形态学鳞状细胞分化不明显,核浆比显著增大,核分裂象多见;E. 基底样鳞状细胞癌,肿瘤细胞排列成实性
巢团状,中央可见粉刺样坏死;F. 基底样鳞状细胞癌,肿瘤细胞与正常鳞状上皮基底细胞类似,核圆形或卵圆形,深染,核浆比大,核
分裂象多见

三、淋巴上皮瘤样癌

【定义】

淋巴上皮瘤样癌（lymphoepithelioma-like carcinoma）为发生于食管的类似鼻咽部未分化型非角化性癌的恶性上皮性肿瘤。

【病理变化】

镜下特征

（1）组织学特征：分化原始的细胞呈模糊的巢团状排列，细胞界限不清，核呈空泡状，核分裂象易见，间质富于淋巴细胞和多少不等的浆细胞（图5-1-5）。

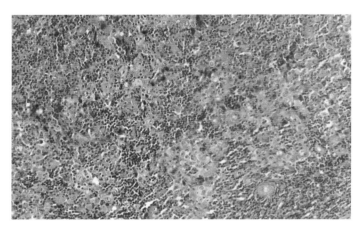

图 5-1-5　淋巴上皮瘤样癌
细胞呈模糊的巢团状排列，细胞界限不清，核呈空泡状，间质富于淋巴细胞

（2）免疫组化和特殊染色：CK 阳性，少部分病例 EBV 阳性（EBER、LMP1、PCR）。

【鉴别诊断】

1. **淋巴瘤**　细胞黏附性差，免疫组化可协助鉴别诊断。

2. **低分化鳞状细胞癌**　p40、p63 阳性。

四、多形性巨细胞癌

【定义】

多形性巨细胞癌（pleomorphic giant cell carcinoma）是由显著多形的上皮样细胞和瘤巨细胞构成的上皮性恶性肿瘤。

【临床特征】

临床呈高度侵袭性生物学行为。

【病理变化】

1. **大体特征**　无特异改变。

2. **镜下特征**

（1）组织学特征：上皮样瘤细胞呈显著的多形性改变，可见多少不等的瘤巨细胞，细胞黏附性差，瘤细胞内可见吞噬现象[618,619]。

（2）免疫组化和特殊染色：CK 和 Vimentin 阳性，少数病例可表达 CD68 和 Syn。

【鉴别诊断】

1. **肉瘤样癌**　可见梭形细胞成分或明确分化特征的肉瘤成分。

2. **恶性黑色素瘤**　HMB45、Pan-Mel、S-100、SOX10 阳性。

3. **转移性病变**　可结合临床病史和相应的免疫表型进行鉴别。

五、肉瘤样癌

【定义】

肉瘤样癌（sarcomatoid carcinoma）是伴有梭形细胞成分的鳞状细胞癌，又称为梭形细胞癌。

【临床特征】

少见，老年患者多见。总体生存好于一般的鳞状细胞癌，临床分期较早。

【病理变化】

1. **大体特征**　多表现为巨大的外生性肿物或息肉状形态，根部为宽窄不等的蒂，周围黏膜表现正常。

2. **镜下特征**

（1）组织学特征：肿瘤由比例不等的上皮性成分和梭形细胞成分构成，大多以梭形细胞成分为主，形态类似纤维肉瘤或多形性未分化肉瘤，异型性明显，核分裂象易见，可见怪异的瘤巨细胞（图5-1-6），亦可见骨、软骨等异源性成分，间质可表现为水肿、黏液变性或多少不等的纤维胶原成分，上皮样成分多为鳞状细胞癌或基底样鳞状细胞癌，极少数情况下为腺癌成分，且大多位于表浅部位，甚至部分仅可见原位癌成分。部分病例可见神经内

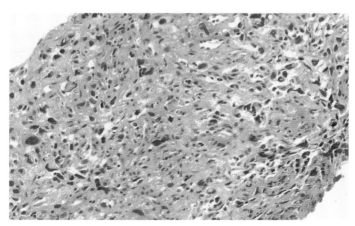

图 5-1-6　肉瘤样癌
细胞略呈梭形，呈肉瘤样，细胞异型性明显

分泌分化特征。转移性病灶中上述两种成分均可见到。

（2）免疫组化和特殊染色：上皮性成分及部分梭形细胞成分可表达 CK，梭形细胞成分 Vimentin 阳性，肿瘤细胞 p63 阳性，网织纤维染色显示网织纤维围绕单个肿瘤细胞。

【鉴别诊断】

1. **胃肠道间质瘤**　肿瘤细胞的多形性不显著，CD117、DOG-1 和 CD34 等免疫组化可协助鉴别。

2. **平滑肌肉瘤**　SMA、Desmin 阳性。

3. **恶性黑色素瘤**　可见嗜酸性核仁和/或黑色素成分，HMB45、Pan-Mel、SOX10 等指标阳性。

六、疣状癌

【定义】

疣状癌（veruccous carcinoma）为鳞状细胞癌的高分化亚型，多呈推挤性浸润，与其他部位的疣状癌形态类似。

【临床特征】

罕见，中老年男性多发，个别病例与 HPV 感染相关[620]。生长缓慢，淋巴结转移和远处转移少见，局部病变导致的瘘等并发症是死亡的主要原因[621-623]。

【病理变化】

1. **大体特征**　巨大的外生性或息肉状包块，界限清晰。可出现环周生长方式，部分病例可见溃疡形成及食管局部狭窄。

2. **镜下特征**

（1）组织学特征：组织学表现与其他解剖部位的疣状癌相似，表面为高分化的鳞状上皮，呈乳头状结构，细胞异型性不明显，可见角化过度和角化不全现象，肿瘤前沿呈宽厚的推挤性生长方式（图 5-1-7）[624-626]。

（2）免疫组化和特殊染色：免疫表型同鳞状细胞癌。

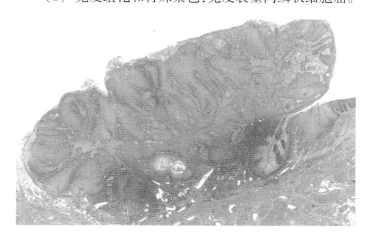

图 5-1-7　疣状癌
高分化的鳞状上皮呈乳头状生长，细胞异型性不明显，肿瘤呈推挤性生长方式

【鉴别诊断】

1. **鳞状上皮乳头状瘤**　表浅取材时需要与鳞状上皮乳头状瘤鉴别，轻度异型、角化过度及角化不全多见于疣状癌，鳞状上皮乳头肿瘤多小于 2cm，不会出现环周生长方式，没有溃疡形成，没有局部狭窄改变，超声内镜显示无黏膜下或更深层次的浸润。

2. **隧道型癌**（carcinoma cuniculatum）　深部浸润，缩窄式生长方式[624]。

七、Barrett 食管

【定义】

Barrett 食管（Barret esophagus）为食管下端鳞状上皮发生的柱状上皮化生，通常为获得性病变，是胃食管反流病的并发症，并有发生腺癌的可能。

一般认为食管胃结合部至少有 3cm 以上的柱状上皮覆盖，才能称 Barrett 食管。有的规范把胃食管结合部 1cm 以上的正常复层鳞状上皮被化生的柱状上皮所取代称为 Barrett 食管。柱状上皮化生可为胃底黏膜上皮样化生、贲门上皮黏膜上皮化生以及肠上皮化生，其中伴有肠上皮化生的 Barrett 食管是 Barrett 食管腺癌的癌前病变。

也有人认为少部分 Barrett 食管是先天性的，因胎儿发育时期，食管的柱状上皮逐渐被鳞状上皮替代，而柱状上皮残留会进一步演变为 Barrett 食管。

【临床特征】

Barrett 食管本身并无特异性临床表现，患者的临床表现主要由于反流性食管炎及其伴随病变引起，包括反酸、烧心、胸骨后疼痛、上腹痛、吞咽困难等，常见的相关并发症包括食管狭窄、溃疡、穿孔、瘘管形成、出血和吸入性肺炎等。

食管动力检测 BE 患者食管下括约肌功能不全，食管下段压力减低，容易形成胃食管反流，且对反流性酸性物质的清除能力下降，因此通过对患者食管内压力及 pH 进行监测，对提示 BE 的存在有一定参考意义。一般认为食管下括约肌压力低于 1.33kPa 为功能不全。当内镜不能确定食管下段边界时，还可在测压指导下进行活检。

影像学对于 Barrett 食管的诊断没有帮助。

【病理变化】

1. **大体特征**　BE 的主要病理特点是柱状上皮从胃向上延伸到食管下段 1/3～1/2，多限于食管下段 6cm 以内，内镜下较易确认 Barrett 黏膜，正常食管黏膜为粉红带灰白，而柱状上皮似胃黏膜为橘红色，两者有显著差异，Barrett 食管内镜下分型如下：

（1）按化生的柱状上皮长度分型：①长段 BE，化生的柱状上皮累及食管全周且长度≥3cm；②短段 BE，化生的柱状上皮未累及食管全周或虽累及全周但长度≥1cm且<3cm。

（2）按内镜下形态分型：全周型、舌型及岛型。

（3）Prague CM 分型：C 代表全周型化生黏膜的长度，M 代表化生黏膜最大的长度。如 C2-M4，表示食管全周柱状上皮为 2cm，非全周的柱状上皮最大直径为 4cm；C0-M4 则表示无全周柱状上皮化生，化生柱状上皮黏膜呈舌状伸展，长径为 4cm。

2. 镜下特征

（1）组织学特征：各个国家和地区对 Barrett 食管的病理学诊断标准并不相同，在美国和德国，食管下段肠上皮化生才能诊断 Barrett 食管，而在英国和日本，不论是何种类型的食管下段柱状上皮化生均称之为 Barrett 食管。食管黏膜下层及肌层结构正常。

病理学上，其柱状上皮有 3 种组织学类型（图 5-1-8）：

1）胃底腺型：类似胃底胃体黏膜上皮，含有小凹上皮和胃底腺，但与正常黏膜相比，这些腺体稀少且短小。

2）胃贲门交界型：以贲门黏液腺为特征，表面有小凹和绒毛，小凹及腺体表面由分泌黏液的细胞所覆盖，其中缺乏主细胞和壁细胞。

3）肠型柱状上皮：类似于小肠上皮，表面有绒毛及隐窝，由柱状细胞和杯状细胞组成。柱状细胞与正常小肠吸收细胞不同，无明确的刷状缘，胞质顶端含有糖蛋白分泌颗粒，不具备脂肪吸收功能，因此相当于不全性肠化生上皮，此型最常见。

亦可出现胰腺化生，固有层纤维化，淋巴细胞浆细胞浸润，黏膜肌层增厚或分层，有时可见腺体囊性扩张，可见活动性炎症、糜烂或溃疡形成。

有时可见复层上皮，4~8 层，基底部为鳞状上皮样细胞，表面为柱状上皮细胞，形态、免疫表型及分子遗传学

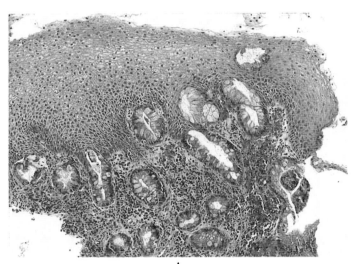

A

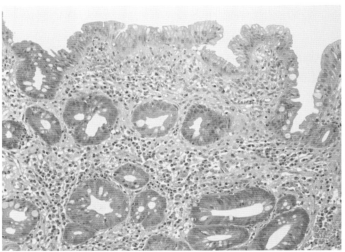

B

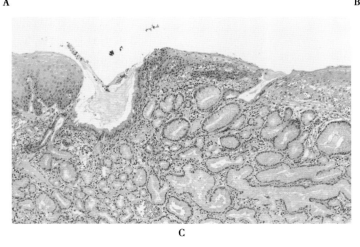

C

图 5-1-8　Barrett 食管

A. 鳞状上皮下可见肠上皮化生腺体（哈佛医学院黄琴教授提供）；B. 鳞状上皮完全被肠上皮化生的柱状上皮替代；C. 可见鳞状上皮岛，中央柱状上皮有杯状细胞

改变均与 Barrett 食管相似。部分治疗后的病例可出现部分区域化生的柱状上皮表面重新被覆鳞状上皮,其下方可见残存的柱状上皮成分,称之为位于鳞状上皮岛下方的 Barrett(BE that is situated underneath squamous islands,BUSI)。

参照日本食管癌分类,活检组织被覆的柱状上皮下见食管腺体或腺管、柱状上皮间见鳞状上皮岛、柱状上皮下见双黏膜肌层等组织学改变均有助于 Barrett 食管的病理学诊断。

（2）免疫组化和特殊染色:黏液染色杯状细胞 AB pH2.5 阳性,柱状细胞 PAS 阳性,肠上皮化生上皮 CK7$^+$/CK20$^-$或仅在上皮表浅部位 CK20$^+$,CDX-2 阳性。

【鉴别诊断】

1. **胃食管交界处的肠上皮化生**　内镜下 Z 线结构正常。

2. **富含黏液的假杯状细胞**　排列密集,AB pH2.5 弱阳性或阴性。

3. **异位胃黏膜**　临床无反流表现,腺体结构正常,多无炎症反应。

4. **异位皮脂腺**　胞质内可见脂质空泡结构。

5. **婴儿的胚胎组织残留**　多为纤毛柱状上皮。

八、Barrett 食管相关异型增生

【定义】

Barrett 食管相关异型增生(Barrett associated dysplasia)是发生在 Barrett 食管基础上的异型增生/上皮内瘤变,包括低级别上皮内瘤变、高级别上皮内瘤变/原位癌。

早期文献中所谓的"食管腺瘤"就是指 Barrett 食管息肉样异型增生,事实上这种异型增生可表现为息肉样或平坦型病变,所以现推荐用"Barrett 食管相关异型增生"这样的术语[627]。

【临床特征】

Barrett 食管的腺癌发生率为 5%~20%,有研究显示,有肠上皮化生的 Barrett 食管的癌变风险要比没有肠上皮化生的 Barrett 食管高 3 倍以上,并且内镜诊断长度≥1cm 的 Barrett 食管的可靠系数为 0.72,而长度<1cm 的 Barrett 食管可靠系数为 0.22。诊断 Barrett 食管时一定要标注病变长度以及是否有肠上皮化生和异型增生。经息肉摘除术和部分食管切除术后大部分患者长期随访预后好,仅有个别复发和死亡病例的报道[628]。

【病理变化】

1. **大体特征**　食管中、下段多见,可以与 Barrett 食管表现相同,也可表现为结节状隆起、黏膜粗糙、糜烂或轮廓分明的息肉样隆起,最大径 0.5~1.5cm[241]。

2. **镜下特征**

（1）组织学特征:Barrett 食管相关异型增生形态学与结肠腺瘤相似,腺上皮黏液成分减少,胞质呈嗜碱性改变,根据腺体结构和细胞学的异型性分为低级别异型增生和高级别异型增生。低级别异型增生表现为腺体或上皮结构正常或轻度扭曲,细胞排列拥挤,核深染、杆状、假复层排列,位于腺体或上皮的下 1/2,与周围非肿瘤性上皮界限清晰。肿瘤上皮通常为肠型,与周围 Barrett 食管背景一致,但也有可能是胃小凹型和混合型上皮。高级别异型增生则表现为更为显著的异型性,腺体拥挤,结构复杂,可见腺体出芽、分枝、形状不规则、腔内乳头状突起。表面呈乳头状结构,核深染,多形性明显,复层排列,细胞核可出现于上皮的上 1/2,大多数情况下细胞核为圆形或卵圆形,核仁明显,核分裂象易见(图 5-1-9)。少

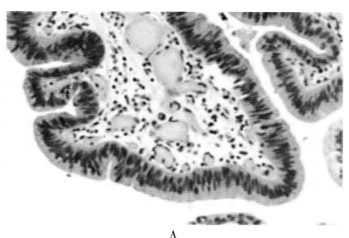
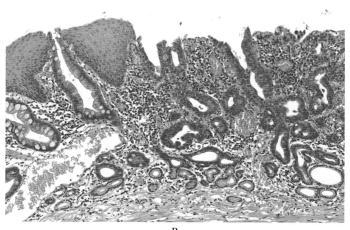

图 5-1-9　Barrett 食管相关异型增生
A. 低级别异型增生,此病例为 Barrett 食管基础上柱状细胞呈假复层增生,细胞大小较一致,细胞核多呈杆状;B. 高级别异型增生,腺体结构紊乱,细胞高度异型,染色质增粗,核圆形,极向消失

数情况下异型上皮仅局限于隐窝基底部,表面分化成熟,称之为隐窝型异型增生,通常与普通的异型增生并存。

根据腺体结构和细胞学的异型性将 Barrett 食管相关异型增生分类(表 5-1-1)。

表 5-1-1　Barrett 食管相关异型增生的鉴别

	结构异型性	细胞学异型性	表面成熟	炎症
反应性增生	无	无	有	程度不等
不确定异型增生	轻微	轻度	有	常见
低级别异型增生	轻度	中度	无	轻微
高级别异型增生	明显	重度(核极向消失)	无	轻微

(2) 免疫组化和特殊染色:高级别异型增生可出现 p53 和 AMACR 阳性表达。

3. **分子病理**　可出现 APC 和 TP53 基因杂合性丢失[629]。

【鉴别诊断】

1. **早期浸润癌**　高级别异型增生和黏膜固有层内浸润的早期腺癌不易鉴别,早期腺癌的黏膜固有层内浸润的组织学表现包括黏膜固有层内见单个细胞浸润、小簇状呈背靠背致密排列的腺体、筛状或实性生长的腺体、高度扭曲或不规则增生的腺体、腺腔内出现坏死或促纤维组织增生反应等。

2. **反应性异型**　黏膜基底部隐窝上皮细胞核增大、深染,可出现假复层排列和核分裂象增多,但表面上皮分化成熟。伴有活动性炎症时,细胞可出现显著不典型改变,但多形性表现不明显,核浆比增高不明显,核圆形,外形规则,核位于上皮基底部。

3. **食管异位胃黏膜增生性息肉**　小凹上皮增生,上皮细胞无异型性改变。

九、Paget 病

【定义】

Paget 病(Paget's disease)是以食管鳞状上皮内出现恶性腺上皮细胞成分为特征的恶性肿瘤。

【临床特征】

Paget 病又称湿疹样癌,发生于食管者非常少见。与乳腺的 Paget 病不同,几乎所有的食管 Paget 病均与其下方的腺癌、腺鳞癌和黏液表皮样癌等恶性肿瘤相关,因此称之为鳞状上皮内 Paget 样播散或浸润更为合适。

【病理变化】

1. **大体特征**　黏膜发红或无特殊改变。

2. **镜下特征**

(1) 组织学特征:鳞状上皮内可见具有腺上皮细胞分化特征或含有黏液成分的恶性肿瘤细胞(图 5-1-10)。

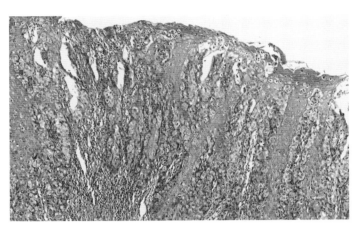

图 5-1-10　Paget 病

鳞状上皮内可见大量恶性肿瘤细胞,胞质略透亮,核仁明显,核分裂象多见

(2) 免疫组化和特殊染色:CK7、CAM5.2、CEA 阳性,黏液染色阳性(AB、PAS-D、黏液卡红)。

【鉴别诊断】

1. **恶性黑色素瘤**　恶性黑色素瘤出现鳞状上皮内播散时可与本病相似,需利用免疫组化进行鉴别。

2. **鳞状细胞癌的 Paget 样播散**　鳞状细胞癌亦可在周围正常鳞状上皮内出现 Paget 样播散,形态学没有腺上皮特征,p40 和 p63 阳性,CEA 阴性,AB、PAS-D 阴性。

十、食管腺癌

【定义】

食管腺癌(adenocarcinoma)是原发于食管的具有腺上皮分化特征的恶性肿瘤,部分与 Barrett 食管相关。

【临床特征】

据报告,我国食管原发腺癌约占 5%,发病率仅次于食管鳞状细胞癌,其组织学来源可以是食管固有腺体、食管贲门腺、异位的胃黏膜、胚胎残留和化生的柱状上皮(Barrett 上皮),其中大约有 50% 来自 Barrett 食管。食管腺癌存在多种危险因素:胃食管反流疾病、吸烟、肥胖、瘦素水平以及饮食习惯等。相反,*Hp* 感染是食管腺癌的保护因素。此外,不同药物对食管腺癌所起的作用各不相同,质子泵抑制剂及阿司匹林等药物可能对食管腺癌具有保护作用,而一些疏松食管下端括约肌的药物则是食管腺癌的危险因素。

食管腺癌的经典症状为数月内出现进行性吞咽困难,此外,还可出现体重减轻、乏力及缺铁性贫血等症状。在怀疑食管腺癌的患者中,CT 不能准确的定位肿瘤位置,食管钡餐造影可以确定不规则的狭窄或肿块,但内镜及内镜活检才是诊断食管腺癌的金标准。

【病理变化】

1. 大体特征 食管腺癌在内镜下的表现多样,包括狭窄、肿块、凸起的小结、溃疡及黏膜不规整等。在进行内镜检查时,记录肿瘤累及的范围以及肿瘤与胃食管连接部的关系对于手术治疗具有重要意义。例如,若肿瘤部位距贲门距离较远,则患者在食管部分切除后应该行结肠代食管术。当肿瘤累及食管腔全周长,且胃食管连接处的正常解剖结构彻底破坏,则肿瘤位置的记录可能不准确。在少数情况下,较小的肿瘤可使用内镜治疗。因此,肿瘤的大小、位置以及形态对于疾病的治疗具有重要意义。

2. 镜下特征

(1)组织学特征:食管腺癌的组织学形态与胃肠道其他部位的腺癌形态类似,根据腺管所占的比例分为高、中、低分化腺癌,少数情况下为黏液癌、印戒细胞癌。当腺癌组织周围可见 Barrett 黏膜时称为 Barrett 腺癌。Barrett 腺癌多为分化型腺癌,组织学表现可以是不同分化的管状腺癌或乳头状腺癌,偶见印戒细胞癌。早期食管腺癌(early esophageal adenocarcinoma)是指局限于食管黏膜层的腺癌,很少发生淋巴结和远处转移,而当肿瘤侵及黏膜下层时发生转移的概率明显提高,在食管腺癌为 5% ~ 56%。可根据肿瘤侵及的深度将早期食管腺癌进行分期,肿瘤局限于黏膜层者称为 M 期癌,浸润至黏膜下层者称为 SM 期癌。M 期癌根据肿瘤浸润深度的不同又可分为几种亚型,肿瘤侵及食管黏膜上皮层者为 M1 期癌(即原位癌),侵及黏膜固有层者为 M2 期癌,侵及黏膜肌层者为 M3 期癌;在 Barrett 食管腺癌中,肿瘤侵及新生黏膜肌层者为 M2 期癌,侵及原有黏膜固有层者为 M3 期癌,侵及原有黏膜肌层者为 M4 期癌。SM 期癌根据肿瘤浸润深度将浸润至黏膜下层的上、中、下 1/3 者分别称为 SM1 期癌、SM2 期癌以及 SM3 期癌,其中 SM1 <200μm(图 5-1-11)。

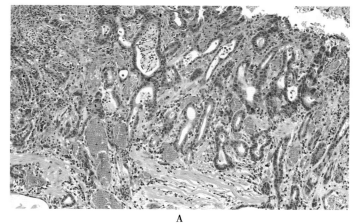

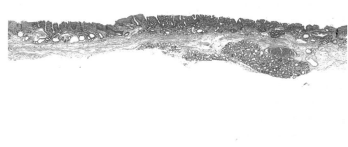

A

B

图 5-1-11 食管腺癌

A. 食管中分化腺癌,浸润黏膜肌层;B. Barrett 腺癌,侵犯黏膜固有层,癌周可见鳞状上皮包绕,符合 Barrett 腺癌的诊断标准

少数情况下食管腺癌也可发生于异位胃黏膜组织、黏膜或黏膜下腺体,可出现于食管上 1/3,其中大部分与食管入口斑(inlet patch)相关。

(2)免疫组化和特殊染色:CK7 和 CK19 通常为阳性,AMACR 阳性,CK20 阴性,黏液染色(AB、PAS、黏液卡红)阳性。

【鉴别诊断】

1. 高级别异型增生 无单个或簇状细胞浸润,无黏膜肌层浸润。

2. 贲门癌 肿瘤中心位于齿状线以下,没有 Barrett 食管的表现,印戒细胞的出现更多提示为贲门癌。

十一、食管腺鳞癌

【定义】

食管腺鳞癌(adenosquamous carcinoma)是兼有鳞状细胞癌和腺癌成分的恶性肿瘤,两种成分均可清晰的识别,并以不同的比例混合存在。广义上讲,由腺癌和鳞状细胞癌构成的碰撞瘤也属于腺鳞癌的范畴。

【临床特征】

临床特征和生物学行为与一般的鳞状细胞癌或腺癌没有差别。

【病理变化】

1. 大体特征 与一般的鳞状细胞癌无差别。

2. 镜下特征

（1）组织学特征：可同时见到鳞状细胞癌和腺癌成分，各自比例不低于10%～20%，腺鳞癌中呈管状结构的腺癌成分常常显示黏液分化（图5-1-12）。

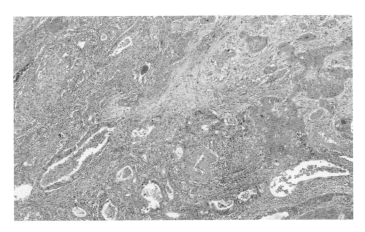

图 5-1-12　腺鳞癌
左侧为腺癌成分，右上为鳞状细胞癌成分

（2）免疫组化和特殊染色：鳞状细胞癌成分 p40、p63、CD44 阳性，腺癌成分 CK7、CK19、CEA 阳性，黏液染色（AB、PAS-D、黏液卡红）阳性。

【鉴别诊断】

1. 黏液表皮样癌　鳞状细胞癌样成分与分化良好的腺上皮成分呈一体化形式存在，难以明确分辨两者的界限，同时伴有中间型细胞，没有角化现象。

2. 鳞状细胞癌伴有少量腺癌成分或腺癌伴有少量鳞状细胞癌成分　次要成分所占比例不足10%。

十二、食管黏液表皮样癌

【定义】

食管黏液表皮样癌（mucoepidermoid carcinoma）是起源于食管黏膜下腺体的上皮性恶性肿瘤，由表皮样成分、中间型细胞和黏液上皮构成。

【临床特征】

食管黏液表皮样癌罕见，较涎腺的黏液表皮样癌的预后差。

【病理变化】

1. 大体特征　食管黏液表皮样癌的大体形态可为息肉状、结节状或弥漫浸润型，后者是由于食管壁内显著的纤维化改变所致，表面黏膜多正常。

2. 镜下特征

（1）组织学特征：镜下可见表皮样成分、中间型细胞和黏液上皮三种成分，几种成分的比例多少不等，且相互之间无明显的界限，可见多少不等的囊性变成分，囊性成

分多被覆黏液上皮，可混杂多少不等的基底样或立方状中间型细胞，偶尔可以被覆表皮样细胞，但一般见不到角化现象。黏液细胞体积大，胞质淡染，核位于细胞外侧，所占比例一般不超过10%，亦可见到透明细胞和嗜酸性细胞成分（图5-1-13）。

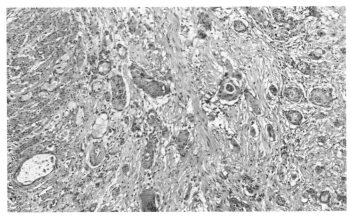

图 5-1-13　黏液表皮样癌
本视野可见黏液上皮、中间型细胞和表皮样成分

（2）免疫组化和特殊染色：表皮样成分和中间型细胞 p63、p40 阳性，黏液上皮 CK7 和 CK19 阳性，黏液染色 AB 和黏液卡红阳性，透明细胞 PAS 阳性。

【鉴别诊断】

1. 腺鳞癌　腺癌和鳞状细胞癌两种成分可明确的辨别，无典型的中间型细胞，鳞状细胞癌成分中可见角化现象。

2. 鳞状细胞癌伴有假腺样成分　可见角化现象，假腺样成分并非真正的腺上皮，p40 和 p63 阳性，没有黏液上皮成分。

十三、食管腺样囊性癌

【定义】

食管腺样囊性癌（adenoid cystic carcinoma）为原发于食管的、由肌上皮细胞和导管上皮细胞构成的具有腺样和囊性结构的上皮性恶性肿瘤，其组织形态和免疫表型均类似于涎腺腺样囊性癌，起源于食管黏膜下固有腺体。

【临床特征】

非常少见，女性多见。预后较一般的鳞状细胞癌和腺癌好。

【病理变化】

1. 大体特征　多表现为黏膜下界限清楚的结节状病灶。

2. 镜下特征

（1）组织学特征：内层的导管型上皮细胞和外层的

肌上皮成分构成实性或筛状结构,肿瘤细胞异型性明显,核分裂和坏死多见。肿瘤细胞胞质少。偶尔可见到明显的导管结构,其中肌上皮细胞位于导管上皮和基底膜之间,胞质相对透明。筛状结构中的腺样孔隙含有基底膜样物质(图 5-1-14)。

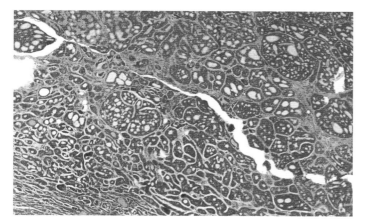

图 5-1-14　腺样囊性癌
肿瘤细胞排列呈筛状结构,筛状结构中的腺样孔隙含有基底膜样物质

（2）免疫组化和特殊染色:导管上皮成分 CEA 阳性,肌上皮成分角蛋白呈弱阳性表达,S-100、Actin 和 Vimentin 呈强阳性表达。筛状结构中的腺样孔隙含有 AB-PAS 阳性基底膜样物质。

【鉴别诊断】

1. 基底样鳞状细胞癌　腺样囊性癌由导管上皮和肌上皮两种成分构成,基底样鳞状细胞癌仅有一种细胞成分,异型性更明显,核分裂象多见,没有真正的腺腔形成,CEA 染色阴性,肌上皮标志、p40 和 p63 等免疫组化染色可协助鉴别。

2. 腺癌　形态学和免疫表型均无肌上皮分化的特征。

十四、食管绒癌

【定义】

食管绒癌(choriocarcinoma)为原发于食管的、具有滋养细胞分化特征的非生殖道恶性生殖细胞上皮性肿瘤。可与其他恶性肿瘤合并存在。

【临床特征】

食管绒癌罕见,文献报道不足 30 例。食管远端多见,呈高度侵袭性生物学行为。血清 hCG 水平可升高。

【病理变化】

1. 大体特征　肿瘤体积较大,多呈环周外生性生长,可见显著的出血和坏死。

2. 镜下特征

（1）组织学特征:由深染的合体滋养叶细胞和透亮胞质、核淡染的细胞滋养叶细胞构成,中间型滋养叶细胞也可见,有显著坏死和出血,有时可见灶性鳞状细胞癌或腺癌的区域(图 5-1-15)。

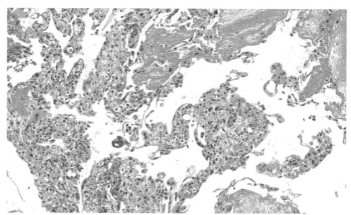

图 5-1-15　绒癌
可见合体滋养叶细胞、细胞滋养叶细胞和中间型滋养叶细胞,可见显著出血

（2）免疫组化和特殊染色:hCG 阳性。

【鉴别诊断】

1. 转移性绒癌或纵隔绒癌直接侵犯　可根据临床背景、影像学表现进行鉴别。

2. 伴有多形性瘤巨细胞的鳞状细胞癌　可见角化或细胞间桥,p40、p63 阳性,hCG 阴性。

十五、转移性恶性肿瘤

【定义】

其他器官恶性肿瘤转移至食管。

【临床特征】

食管的转移性肿瘤不多见。一组尸检的统计资料显示,肺癌、乳腺癌和恶性黑色素瘤最为多见,此外,甲状腺癌、宫颈癌、卵巢癌、前列腺癌、肾细胞癌和子宫内膜癌转移至食管均有报告,肺癌和乳腺癌多经淋巴道转移至食管,其余部位则与血道播散相关。事实上,肺、胃、喉、甲状腺和纵隔恶性上皮性肿瘤直接侵犯至食管更为常见。

【病理变化】

1. 大体特征　食管中段多见,大体无特征性表现,有时黏膜无异常表现,表现为黏膜下或更深层次的弥漫浸润性或隆起性病变。

2. 镜下特征

（1）组织学特征:与原发病变相同或相似(图 5-1-16)。

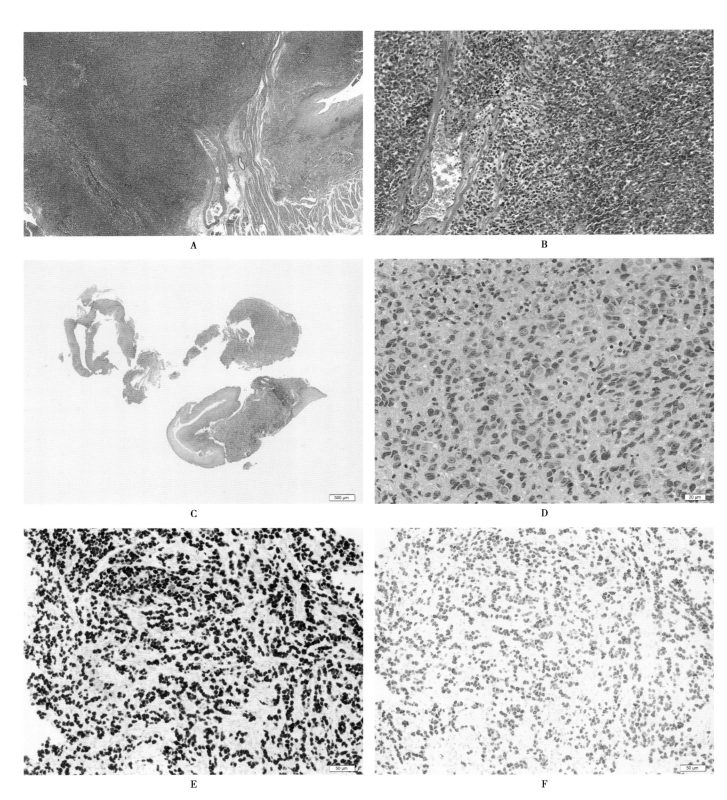

图 5-1-16　转移性恶性肿瘤

A. 转移性恶性黑色素瘤,低倍镜示肿瘤浸润食管固有肌层,可见周围鳞状上皮;B. 高倍镜示肿瘤细胞无明显结构,细胞形态单一、异型,可见核仁,核分裂象丰富;C. 转移性乳腺浸润性癌,低倍镜示食管黏膜内肿瘤细胞片状增生;D. 癌细胞弥漫片状排列;E. ER阳性;F. GATA3 阳性

（2）免疫组化和特殊染色：免疫表型因不同转移部位而异。

【鉴别诊断】

1. 食管原发性肿瘤鳞状细胞癌和腺癌　可结合临床病史、内镜表现和免疫组化结果进行鉴别。

2. 邻近器官恶性肿瘤直接侵犯　大多可见正常黏膜结构，同时需结合临床病史、影像学和免疫组化结果进行鉴别。

（李增山　陈光勇）

第二章

胃上皮性恶性肿瘤及前驱病变

一、上皮内瘤变/异型增生

【定义】

上皮内瘤变/异型增生（intraepithelial neoplasia/dysplasia）是胃黏膜上皮或腺上皮异型增生构成的上皮内肿瘤性病变，未突破基底膜，属于癌前病变。根据细胞和组织的异型性分为低级别上皮内瘤变（低级别异型增生）和高级别上皮内瘤变（高级别异型增生）。如外观为息肉状，则称之为腺瘤性息肉（adenomatoid polyp）[630,631]。

【临床特征】

异型增生的临床意义在于其癌变的危险性。有文献报道，轻度异型增生经适当治疗后约89%的病例可完全消退，发展为高级别异型增生者为0~19%，有0~5%的患者最初诊断为轻度异型增生，但最终发展为胃腺癌；中度异型增生者消退率亦可达27%~87%，12%~32%患者病变可长期稳定，4%~40%经随访确定发展至重度异型增生，而4%~38%者最终发展成癌；重度异型增生约30%可消退，0~28%稳定，有60%~81%者最终进展为癌[632]。

发生在家族性腺瘤性息肉病（familial adenomatous polyposis，FAP）和胃腺癌和近端息肉病（gastric adenocarcinoma and proximal polyposis of the stomach，GAPPS）综合征的胃底腺息肉具有一定的恶性潜能，被认为是癌前病变[506,633-635]。

小凹型腺瘤罕见，但在家族性腺瘤性息肉病（familial adenomatous polyposis）患者较为常见。有研究表明，胃小凹型腺瘤不易发生高级别异型增生或浸润性癌[636]。而发生在 H. pylori 感染慢性胃炎基础上的肠型腺瘤更容易发生癌变。乳头状/绒毛状结构为主的腺瘤常出现高级别异型增生（如结构异型性和更严重的细胞异型性）[637,638]。分子病理学研究发现肠型腺瘤比胃小凹型腺瘤更容易检出 KRAS、APC 或 CTNNB1 基因突变[636]。

幽门腺型腺瘤（pyloric gland adenoma，PGA）少见，约占全部胃息肉性病变的3%，常常发生于慢性萎缩性胃炎和肠上皮化生的背景[639-641]。老年人多见，高发年龄在70~80岁，其中女性患者约占60%[640]。目前认为 PGA 发展为浸润性癌的风险较高，因此建议发现即完整切除[642]。

【病理变化】

1. 大体特征　可表现为息肉状、隆起型或平坦型病变，与周围组织界限清晰。胃窦部和贲门部多见[636,643]。80%为单发，边界清楚，病灶直径多数小于2cm，乳头状腺瘤（即绒毛状管状或绒毛状腺瘤）较大，平均直径约4cm。需要说明的是，在欧美，腺瘤的大体形态对应独立的隆起性良性上皮性肿瘤；而在日本，腺瘤可表现为所有大体形态，包括隆起型、扁平型和凹陷型[644]。

2. 镜下特征

（1）组织学特征：异型增生的上皮可呈管状、绒毛状（乳头状）或两者兼有的形态[644]。根据形态学和免疫表型可分为肠型、胃型（包括胃小凹型、幽门腺型和胃底腺型）以及混合型[645,646]。

根据 WHO 的两级分类法，将胃上皮内瘤变（异型增生）分为低级别上皮内瘤变（轻度异型增生）和高级别上皮内瘤变（重度异型增生）。低级别上皮内瘤变以细胞异型性改变为主，表现为细胞排列拥挤，胞质黏液成分减少，嗜碱性，核呈杆状，基本位于上皮下1/2，核浆比增大，核分裂象少见，组织异型性不显著，上皮或腺体形态与正常类似或稍不规则或排列稍紊乱，低级别上皮内瘤变从形态和概念上等同于腺瘤（图5-2-1）。高级别上皮内瘤变则同时出现显著地细胞和组织异型性改变，细胞黏液成分减少，核呈圆形或卵圆形，可位于上皮全层，排列和极向紊乱，核浆比增大，核圆形或卵圆形，核仁明显，核分裂象易见，腺体形态不规则，排列紧密，可见分支和出芽现象（图5-2-2）[647]。

发生于胃的上皮内瘤变大多来源于肠上皮化生，即所谓的肠型，一方面表现为细胞的异型性，即细胞核增大，拉长呈杆状或雪茄烟样，核重叠假复层排列，核仁明显，核分裂增多，胞质内黏液成分减少，胞质嗜碱性增强，缺乏表面成熟现象。可见肠型分化特点（如出现吸收上

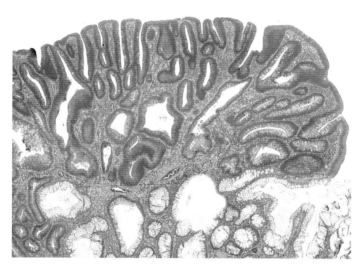

图 5-2-1 胃黏膜腺瘤/低级别上皮内瘤变
肠型上皮,高柱状细胞排列成密集的小管状,细胞核呈杆状位于基底部,缺乏成熟现象,可见散在杯状细胞分化

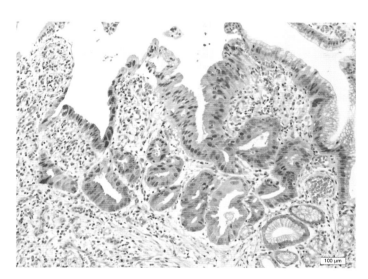

图 5-2-2 胃黏膜高级别上皮内瘤变
细胞极向紊乱,腺体结构复杂

皮、杯状细胞、帕内特细胞或内分泌细胞),上皮表面出现类似小肠表面的刷状缘结构亦可明确是肠型腺瘤。另一方面表现为上皮或腺体结构异常,即细胞排列拥挤、腺体结构异常,腺体的大小、形态不规则,可出现腺体扩张、分支或融合等现象。

家族性腺瘤性息肉病(FAP)患者发生的腺瘤周围常缺乏慢性炎症改变,相反,大部分散发性腺瘤和平坦型异型增生病变都是在 H. pylori 感染慢性萎缩性胃炎和肠上皮化生的背景下发展起来的[126,494]。

其他特殊的上皮内瘤变包括胃黏膜固有上皮和腺体来源的异型增生或腺瘤,包括幽门腺腺瘤、小凹上皮型腺瘤和泌酸腺腺瘤。

幽门腺腺瘤(pyloric gland adenoma,PGA)表现为排列拥挤的异型幽门腺,细胞多为单层立方或低柱状,形态温和,胞质淡染,核圆形,位于上皮基底部(图 5-2-3)[640,643,648]。

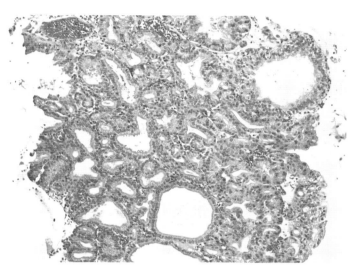

图 5-2-3 幽门腺腺瘤/低级别上皮内瘤变
肿瘤细胞核小圆形、位于上皮基底部,细胞质嗜酸性"毛玻璃"样

小凹上皮异型增生出现在表面和小凹上皮,又称为胃小凹型腺瘤,组织学表现为上皮富含黏液,核圆形或伸长,深染,核浆比例增大,可出现核假复层排列,小凹颈部到表面上皮呈一致性改变,没有分化成熟的特征[649,650](图 5-2-4)。

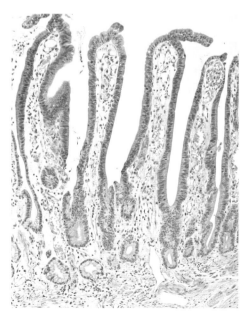

图 5-2-4 小凹上皮低级别上皮内瘤变
异型增生细胞呈立方形/柱状,核浓染、短梭形或椭圆形,可见腺体扩张和分支

泌酸腺腺瘤(oxyntic gland adenoma)表现为异型胃底腺样腺体密集排列,细胞形态温和,胞质嗜酸或弱嗜碱性,取决于其具有壁细胞分化特征或主细胞分化特征[651]。核圆形、单层排列,核浆比增大,有时可见明显核仁(图 5-2-5)。腺体结构紊乱、呈不规则分支、扩张、相互吻合,肿瘤周围通常不伴慢性胃炎或肠上皮化生背景[651-653]。

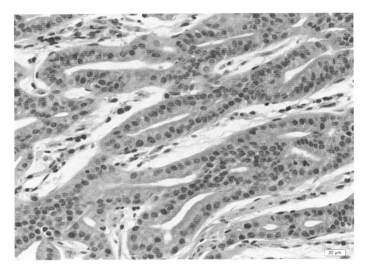

图 5-2-5　泌酸腺腺瘤
显示主细胞和壁细胞混合性增生,腺体排列拥挤、不规则分支,细胞复层化,但无明显异型(HE×200)

(2) 免疫组化:来源于肠上皮化生的上皮内瘤变可表达 CDX-2、MUC2 和 CD10[630,649,650]。来源于小凹上皮的上皮内瘤变可表达 MUC5AC。来源于幽门腺或贲门腺的上皮内瘤变可表达 MUC6。来源于胃底腺的上皮内瘤变可表达 MUC6(图 5-2-6),其中主细胞可表达胃蛋白酶

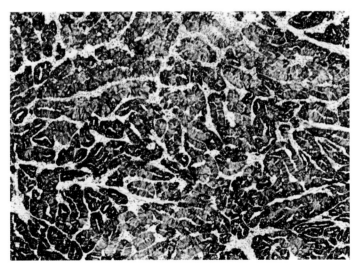

图 5-2-6　泌酸腺腺瘤
免疫组化肿瘤细胞弥漫强阳性表达 MUC6(Envison 二步法×100)(鼓楼医院樊祥山提供)

原和 MIST1,壁细胞可表达 H⁺/K⁺-ATP 酶。

【鉴别诊断】

1. 反应性异型　反应性异型可出现细胞假复层排列、细胞核增大、极向紊乱、明显的核仁、活跃的核分裂等表现,但往往伴有显著的活动性炎症背景,细胞的多形性改变不明显,没有病理性核分裂象,表面上皮可见成熟分化的现象,与周围组织没有清晰的界限,腺体结构大多正常。

2. 黏膜内高分化腺癌　与高级别上皮内瘤变的鉴别比较困难,腺腔内坏死、流产型腺体、筛状结构、腺体相互融合以及腺体结构异常复杂(诸如 W 型、Y 型或隧道样结构)等表现均提示为高分化腺癌(图 5-2-7)。

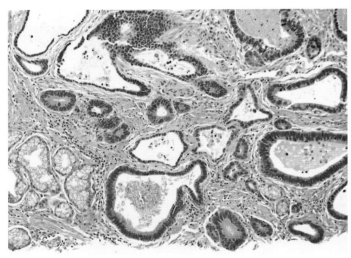

图 5-2-7　黏膜内高分化腺癌
可见腺腔内坏死、流产型腺体及腺体结构复杂等表现

二、管状腺癌

【定义】

管状腺癌(tubular adenocarcinoma)为胃黏膜上皮来源的、具有腺管状特征的恶性肿瘤,分为早期癌和进展期癌。早期癌是指癌组织浸润固有层或黏膜下,未侵及固有肌层,进展期癌是指侵及固有肌层或更深的部位,或出现局部淋巴结或远处转移。

【临床特征】

胃癌在我国所有的恶性肿瘤中发病率居第一位,具有明显的地域差别,西北与东部沿海地区胃癌发病率高,且与饮食习惯、水土特性、幽门螺杆菌感染和遗传易感性相关。好发年龄在 45 岁以上,男女发病率之比为 2∶1。早期往往没有临床表现,中晚期可出现非特异性的消化道症状以及贫血、消瘦、营养不良等表现,可通过 X 线钡餐、内镜、CT 和 MRI 等手段协助诊断,上消化道

内镜的广泛使用使早期胃癌的发现率极大提高,在西方,早期胃癌发现率为15%~21%,而日本则达到了50%[654-657]。治疗手段包括手术切除(包括内镜下切除)、放疗、化疗和分子靶向治疗。内镜黏膜下剥离术(endoscopic submucosal dissection,ESD)和内镜下黏膜切除术(endoscopic mucosal resection,EMR)已是消化道早期癌包括早期胃癌的治疗手段之一,治疗适应症如下[658-660]:

绝对适应症(AI)包括分化良好的黏膜内癌,病变范围<30mm,无溃疡(瘢痕)、脉管侵犯、瘤芽<5;扩大适应症包括30mm以上的非溃疡型黏膜内癌,黏膜下癌(浸润深度<500μM),溃疡形成但小于30mm。

胃癌的预后与胃癌的病理分期、部位、组织类型、生物学行为以及治疗措施有关,早期胃癌的预后非常好,5年生存率超过90%。弥漫型胃癌在女性患者可发生卵巢转移(Krukenberg tumors)[661-666]。

【病理变化】

1. 大体特征　早期胃癌一般在2~5cm,贲门部、胃小弯和胃角区域多见,大约有3%~13%的患者有多个原发病灶。早期胃癌根据大体形态分为隆起型(Ⅰ型)、表浅型(Ⅱ型)和凹陷性(Ⅲ型)(图5-2-8)[667],Ⅱ型早期胃癌占比最大,大概占了早期胃癌的80%,又被分为浅表隆起型(Ⅱa型)、浅表平坦型(Ⅱb型)和浅表凹陷型(Ⅱc型),以Ⅱc型为最常见。Ⅱa型是指癌灶较周围黏膜稍隆起,但不超过黏膜厚度2倍;Ⅱb型有58%的病例病灶小于5mm。虽然大部分病例肿瘤都局限于黏膜层,但有大约15%的病例可检测到黏膜下层浸润。Ⅱc型相似于良性溃疡,内镜很难检测到,常常需要多点取活检才能满足诊断需要。自发性出血和与周围黏膜交界处呈不规则改变是常见的大体特征。内镜所提示的Ⅰ型和Ⅱa型早期胃癌伴淋巴结转移率是最低的[668]。浅表扩散的早期胃癌特点是有比较大的潜掘型溃疡存在。

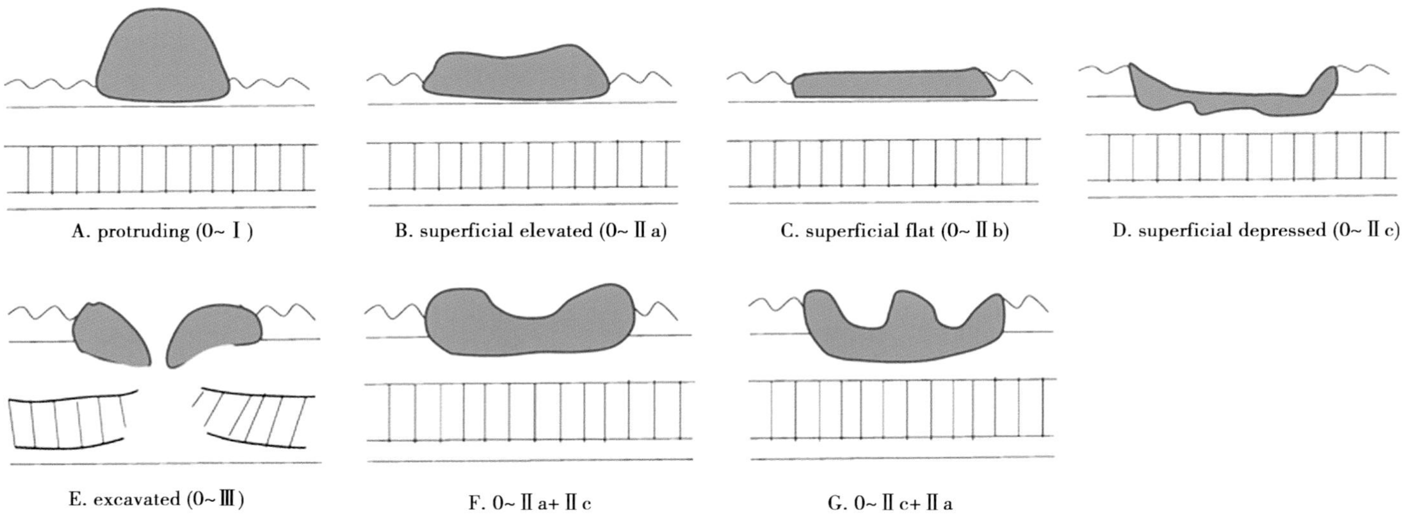

A. protruding (0~Ⅰ)　　B. superficial elevated (0~Ⅱa)　　C. superficial flat (0~Ⅱb)　　D. superficial depressed (0~Ⅱc)

E. excavated (0~Ⅲ)　　F. 0~Ⅱa+Ⅱc　　G. 0~Ⅱc+Ⅱa

图 5-2-8　早期胃癌的大体分型

进展期胃癌根据大体形态分为外生型、扁平型、溃疡型、弥漫型和混合型。Borrmann分型是最广泛应用的分型系统,其将胃癌分为四种类型:Ⅰ型为结节或息肉型(protruded);Ⅱ型为局部溃疡型(蕈样型fungating);Ⅲ型为浸润溃疡型(图5-2-9);Ⅳ型为弥漫浸润型,若肿瘤累及大部分胃时又称为革囊胃(linitis plastica)。Ⅱ型占所有胃癌的36%,常发生于胃小弯和胃窦部,Ⅰ型和Ⅲ型各占25%,常发生于胃体和胃大弯。

2. 镜下特征

(1)组织学特征:镜下大多数表现为分化型癌和未分化型癌,前者包括传统意义上高分化腺癌和中分化腺癌,后者包括低分化腺癌、低黏附性癌(包括印戒细胞癌)和黏液癌。此外尚可见到乳头状癌、富于淋巴间质的癌、肝样腺癌等特殊组织学类型(图5-2-10)。

经典的胃癌Laurén分型目前依旧有部分临床医生和病理医生在使用[665]。该分级系统将胃癌分为肠型、弥漫型和未能分类型,三种类型分别占50%~67%、29%~35%和3%~21%[669]。但这种分类系统仅仅是根据形态学进行分类,与免疫表型并不完全一致。

管状腺癌是胃癌最常见的组织学类型。由腺腔大小不等、形态不规则的或呈裂隙状的异型腺体组成,根据腺体和细胞的形态特征分为高分化、中分化和低分化,高分化腺癌具有分化良好的腺体结构,细胞异型性不明显,腺体可有扩张表现,腺腔内可见坏死。中分化腺癌则表现为腺体形态不一及复杂的腺体结构,包括筛孔状腺体、显著分支、出芽或相互融合的腺体,癌细胞异型明显,核大

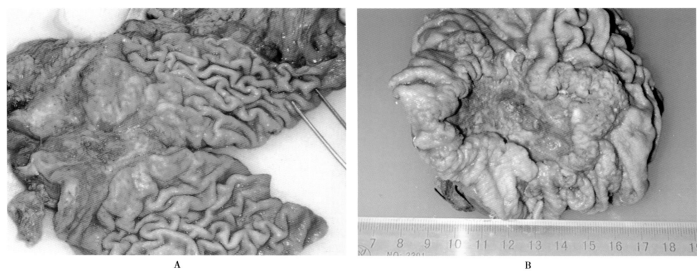

A

B

图 5-2-9　进展期胃癌
A. 溃疡型胃癌；B. 溃疡型胃癌病灶大，溃疡边缘围堤状隆起

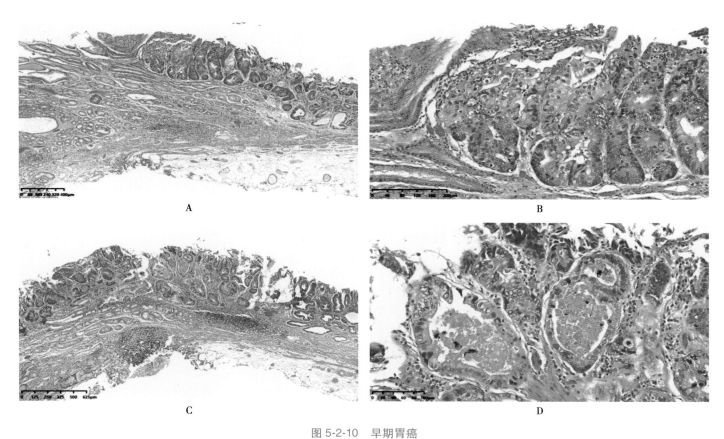

A

B

C

D

图 5-2-10　早期胃癌
A. ESD 标本中的早期胃癌（×40）；B. 高倍镜示 ESD 标本中的早期胃癌；C. ESD 标本中的早期胃癌（×40）；D. 高倍镜示 ESD 标本中的早期胃癌

小不一、深染、核仁明显、核分裂多见，低分化腺癌的腺体结构少见，癌细胞则呈散在、条索状、巢团状、片状或实性生长（图5-2-11～图5-2-15）。传统的腺癌分化程度则是根据腺性成分所占比例判断，占95%以上为高分化腺癌，50%～95%为中分化腺癌，低于50%为低分化腺癌，但这种分级方法有一定的弊端，因为肿瘤中分化低的成分即使所占比例很少，但往往是决定其生物学行为的关键所在。

腺癌间质纤维化程度和淋巴细胞反应程度不一，也可明显纤维硬化而无淋巴细胞反应。

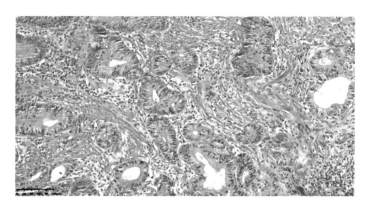

图5-2-11　胃高分化管状腺癌

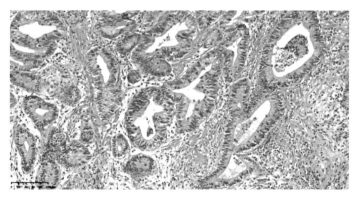

图5-2-12　胃高分化管状腺癌

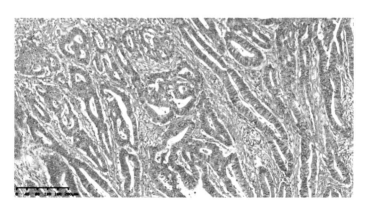

图5-2-13　胃中分化管状腺癌

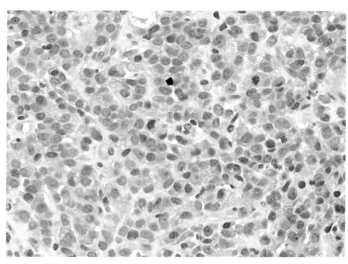

图5-2-14　低分化腺癌

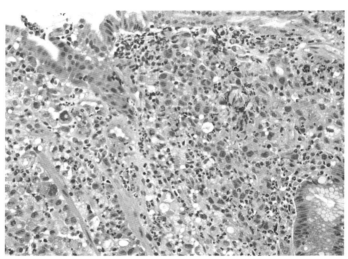

图5-2-15　低分化腺癌

（2）免疫组化和特殊染色：AE1/AE3、EMA、MOC31、CK8/18、CK19阳性，部分病例CK7、CK20可呈阳性表达。来源于肠上皮化生的腺癌可表达CDX-2、MUC2和CD10。来源于小凹上皮的腺癌可表达MUC5AC。来源于幽门腺或贲门腺的腺癌可表达MUC6。来源于胃底腺的腺癌可表达Ⅱ型胃蛋白酶原（Pepsinogen Ⅱ）和氢-钾ATP酶（H^+/K^+-ATPase）。

低黏附性癌（包括印戒细胞癌）E-Cadherin表达降低或消失。

实际上基于黏液免疫组化结果，一种新的胃癌表型分类已经被提出，它将胃癌分为四种表型[670-672]：①G型，胃型，$MUC5AC^+$和/或$MUC6^+$，MUC2和$CD10^-$；②I型，肠型，$MUC2^+$和/或$CD10^+$，$MUC5AC^-$和$MUC6^-$；③GI型，胃肠型；④N型，Null型。

【鉴别诊断】

1. **消化性溃疡** 消化性溃疡边缘较整齐,溃疡漏斗样,底部较平整,周围黏膜皱襞放射状排列,溃疡型胃癌边缘不规则,呈堤围状隆起,组织质硬,周围黏膜皱襞中断,溃疡底部坏死、粗糙不平。

2. **嗜酸性粒细胞性胃炎** 内镜下可类似胃癌表现。

3. **胃黏膜肥厚性疾病** 内镜下可类似胃癌表现。

4. **高级别上皮内瘤变** 无提示浸润的组织学表现,诸如单个或簇状细胞成分、流产型腺体、腺腔内坏死、筛状或其他类型的复杂腺体结构和促纤维性间质反应等。

三、乳头状腺癌

【定义】

乳头状腺癌(papillary adenocarcinoma)是以乳头状结构为特征的特殊类型腺癌。

【临床特征】

乳头状亚型大概占全部胃癌的 6%～11%,多发生于老年人和近端胃,与慢性 *Hp* 感染、萎缩性胃炎以及肠化生密切相关,常发生肝转移,相对于其他肠型胃癌来说,乳头状腺癌的淋巴结转移率亦较高。

【病理变化】

1. **大体特征** 近端胃多见,Ⅰ 和 Ⅱa 型病变多见。

2. **镜下特征** 乳头状腺癌(papillary adenocarcinoma)是一种具有外生性特点的特殊类型腺癌,形态学表现为具有纤维血管轴心的纤细乳头或指状结构,表面被覆异型柱状或立方状腺上皮细胞,细胞异型程度大小不一,核分裂多少不一,细胞基本维持其极性(图 5-2-16)。可与管状腺癌混合存在,称为乳头状管状腺癌。偶尔出现微乳头结构,但罕见。肿瘤浸润的边缘与组织的分界十分清楚。

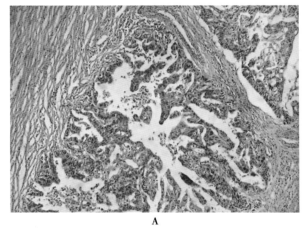

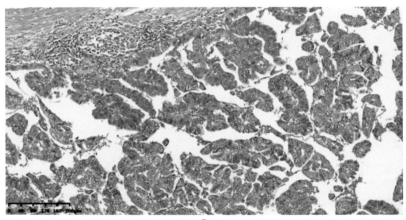

A   B

图 5-2-16　乳头状腺癌

四、黏液腺癌

【定义】

黏液腺癌(mucinous adenocarcinoma)是富含细胞外黏液的特殊类型腺癌,其中细胞外黏液比例大于 50%。

【临床特征】

这种亚型大概占全部胃癌的 10%。

【病理变化】

1. **大体特征** 肿瘤切面呈胶冻状,多呈弥漫浸润性生长。

2. **镜下特征**

(1)组织学特征:肿瘤组织中有大量细胞外黏液,可形成黏液湖,其中可见腺样或巢团状排列的癌细胞成分,有时可见散在的印戒细胞(图 5-2-17)。

(2)免疫组化和特殊染色:全角蛋白和低分子角蛋

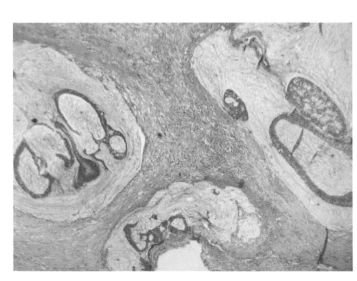

图 5-2-17　不规则的腺体和大量细胞外黏液

白阳性,AB、PAS-D 阳性[673,674]。

五、黏附差的癌

【定义】

黏附差的癌(poorly cohesive carcinomas)为癌细胞呈散在或簇状分布的高度侵袭性恶性上皮性肿瘤,包括印戒细胞癌和其他亚型。

【临床特征】

这种类型的胃癌常发生于胃体,年轻人多见。虽然该类型也与 Hp 感染有关,但是其致癌过程尚不清楚。

遗传性弥漫性胃癌(hereditary diffuse gastric cancer, HDGC)是常染色体显性癌易感综合征,主要发生胃弥漫性印戒细胞癌和乳腺小叶癌。该综合征的遗传基础是 CDH1 基因胚系突变,并导致该基因编码的 E-cadherin 表达下降或缺失。

【病理变化】

1. 大体特征　多呈弥漫浸润性生长,胃壁增厚、僵硬,大体可呈"革囊胃"改变。

2. 镜下特征

(1) 组织学特征:印戒细胞癌(signet ring cell carcinoma)属于黏附性差的癌,其特点是单个浸润的癌细胞,细胞含有丰富的胞质并将细胞核压至细胞的一侧,呈新月状。单纯的印戒细胞癌无腺管形成,癌细胞呈散在、簇状或实性片状排列(图 5-2-18)。50%的癌细胞为印戒细胞则可诊断为印戒细胞癌。有时可见印戒细胞在黏液中排列呈蕾丝状腺体或微梁状,胃壁深部的印戒细胞周围可有明显硬化的间质纤维,浸润在明显硬化间质纤维中的癌细胞边界清楚,甚至相互分离,细胞间缺乏黏附,有时胞质内不一定含丰富的黏液。核分裂较管状腺癌少见。临床上还可遇到一些病例,印戒细胞癌仅有一小灶,位于黏膜内,由胃镜发现及钳出送检,病理诊断后,在全切除的胃中无其他癌灶发现,这种病灶称为"一点癌"。

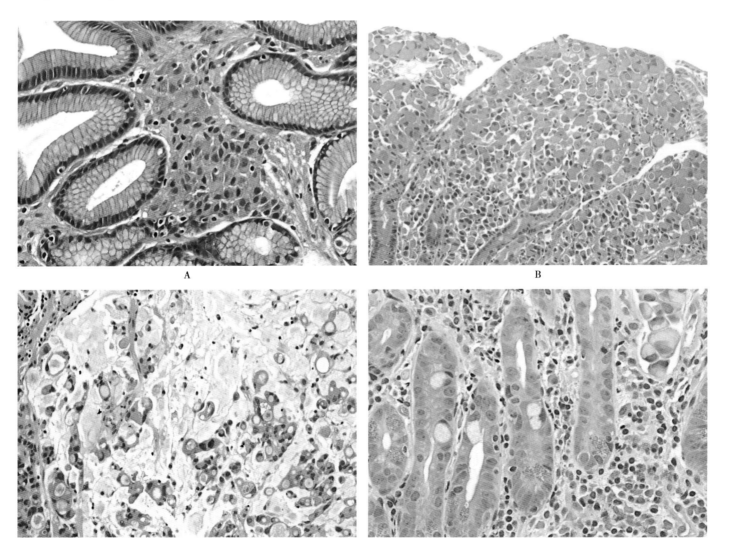

A

B

C

D

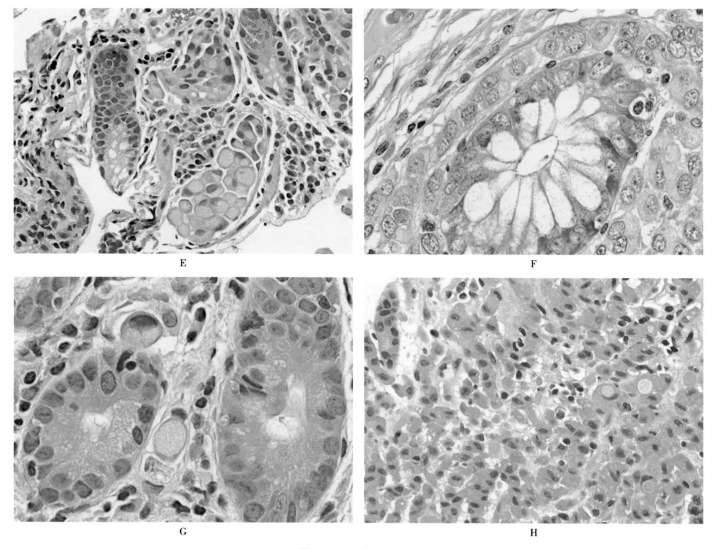

E

F

G

H

图 5-2-18 黏附差的癌

A. 病变早期黏膜内小灶状印戒细胞癌成分；B. 弥漫性胃癌中印戒细胞癌位于黏膜浅层（注意图下层的小细胞为浆细胞）；C. 印戒细胞癌；D. 遗传性弥漫性胃癌中的印戒细胞原位癌和 Paget 样播散；E. 遗传性弥漫性胃癌中的印戒细胞原位癌；F. 遗传性弥漫性胃癌中的印戒细胞原位癌和浸润癌；G. 遗传性弥漫性胃癌中的单个印戒细胞浸润间质；H. 黏附差的癌由相似于组织细胞的癌细胞组成，胞质深红染，含有中性黏液

黏附性差的癌尚可表现为类似于组织细胞或淋巴细胞的形态、胞质深红染且含有中性黏液成分，亦可见到细胞黏附差、核形态不规则或怪异的瘤细胞，或上述几种不同的细胞学形态混合而成，这些类型有可能是印戒细胞癌的特殊细胞学表现。

（2）免疫组化和特殊染色：CEA、EMA、Keratin、Villin 为阳性表达；黏液卡红、AB、PAS 阳性；E-Cadherin 表达下降或缺失，TTF1、p53 为阴性。

3. 分子病理 可检出 CDH1 基因突变，但该基因突变发生并无单一热点，而是平均分散在多个外显子。

【鉴别诊断】

1. 淋巴瘤 淋巴瘤含有透亮胞质或伴有制片人工现象时，形态可类似印戒细胞癌，免疫组化可协助鉴别。

2. 转移癌 肺的黏液细胞癌和乳腺小叶癌转移至胃时容易和印戒细胞癌相混淆，临床背景和免疫组化可协助鉴别诊断。

3. 恶性黑色素瘤 可见大的嗜酸性核仁，偶尔可见色素成分，HMB45、Melan-A、S-100 阳性。

4. 化疗或其他情况所致的反应性异型上皮细胞 化疗或其他炎症可导致固有层内出现散在异型上皮样细胞，一般没有成片或成簇排列的特点，细胞内没有黏液成分，需结合临床背景和形态学进行鉴别。

5. 黄色瘤 成片分布的泡沫细胞有时形态可与印戒细胞癌类似，甚至可以出现黏液染色和角蛋白染色阳性，但细胞形态温和，胞质呈泡沫状，核居中，CD68 和 CD163 等免疫组化标记有助于鉴别[674,675]。

六、混合性癌

【定义】

混合性癌（mixed carcinoma）是由不同的组织学亚型构成的胃上皮性恶性肿瘤。

【病理变化】

可见管状腺癌、乳头状腺癌、黏附性差的癌或其他组织学亚型以不同的比例混合存在。在病理报告中，要描述所见到的不同的组织学类型及各自所占的比例。

七、未分化癌

【定义】

未分化癌（undifferentiated carcinoma）是细胞学和组织结构上均缺乏腺上皮分化的恶性上皮性肿瘤。

【病理变化】

（1）组织学特征：癌细胞多为梭形或圆形，片状或束状排列，形态上更相似于淋巴瘤或肉瘤，免疫组化特征为CK、Vimentin 均阳性，提示细胞处于未分化状态（图 5-2-19）。

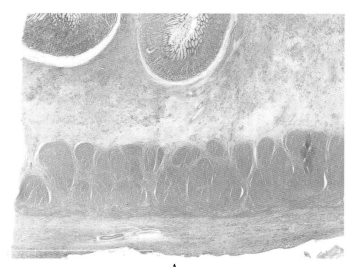

A

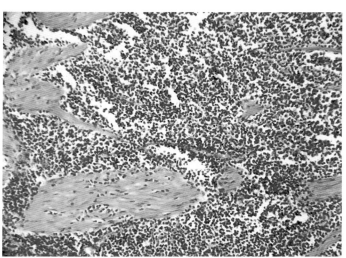

B

C

图 5-2-19　胃的未分化癌
A.癌细胞弥漫浸润胃壁全层；B.癌细胞大小一致，圆形，似淋巴细胞；C.免疫组化显示 CK 阳性癌细胞浸润胃壁全层

（2）免疫组化：Keratin、Vimentin 均阳性。

【鉴别诊断】

1. 淋巴瘤　通过相关免疫组化染色进行鉴别。

2. 恶性黑色素瘤　瘤细胞可见显著地嗜酸性大核仁,有时可见色素颗粒,HMB45、Pan-Mel 和 SOX10 等指标阳性。

八、伴有淋巴样间质的胃癌

【定义】

伴有淋巴样间质的胃癌（gastric carcinoma with lymphoid stroma,GCLS)是一种伴有丰富淋巴样间质、缺乏腺样结构的癌,又称髓样癌伴淋巴样间质(medullary carcinoma with lymphoid stroma)或淋巴上皮瘤样癌。其特点是肿瘤间质内有明显的淋巴细胞浸润。

【临床特征】

超过80%的GCLS与EB病毒感染有关,但EB病毒在肿瘤发生中的作用还不清楚。GCLS大约占全部胃癌的8%左右[676,677],男性多于女性。这种肿瘤在靠近近端胃和进行过胃大部切除(次全切)手术的残胃更常见[678,679]。

EBV是直接的致癌作用或仅仅是继发感染一直有争论[680]。但已证实感染是发生在致癌过程的早期,因为EBV也存在于非浸润性(异型增生)上皮内[681]。染色体4p、11p和18q的频繁缺失似乎表明其发病机制不同于那些常见的胃癌类型[677]。EBV阳性的GCLS显示CpG岛的甲基子伴有高频的多基因甲基化表型[682]。GCLS的预后好于一般的腺癌,5年生存率接近77%,虽然这组数据有时也有争论[678,683]。

【病理变化】

1. **大体特征** 无特异改变,请参考管状腺癌部分内容。

2. **镜下特征**

(1)组织学特征:GCLS通常显示推挤式生长的肿瘤边界,典型病例肿瘤细胞呈不规则的巢状,瘤细胞为合体细胞样或小的多角形细胞,伴有明显的淋巴细胞浸润,偶有淋巴样滤泡形成(图5-2-20)[680],少数病例可有瘤巨细胞[676]。炎症细胞中虽然也可以有B淋巴细胞和浆细胞,但主要是CD8[+] T淋巴细胞。

(2)免疫组化:角蛋白和EMA阳性。

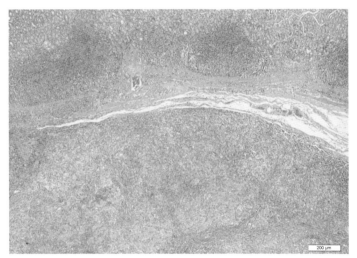
A

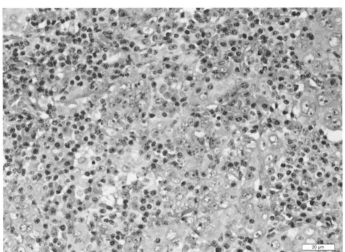
B

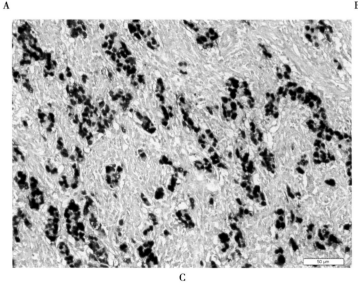
C

图5-2-20 伴有淋巴样间质的胃癌
A. 伴有淋巴样间质的胃癌,推挤性边界;B. 肿瘤细胞呈合体状,泡状核,间质富含淋巴细胞;C. EBER 阳性

3. **分子病理**　80% 的病例 EBV 原位杂交阳性[684]。

【鉴别诊断】

1. **淋巴瘤**　结合肿瘤形态和免疫组化结果等鉴别。伴有淋巴样间质的胃癌癌细胞表达上皮标记而不表达淋巴细胞标记。

2. **淋巴组织反应性增生**　未见癌细胞，而伴有淋巴样间质的胃癌在丰富的淋巴细胞背景中辨认出并用免疫组化和 EBER 原位杂交显示癌细胞，有助于鉴别诊断。

九、肝样腺癌和 AFP 阳性的癌

【定义】

肝样腺癌（hepatoid adenocarcinoma）和 AFP 阳性的癌（AFP producing carcinoma）是具有肝细胞癌样分化特征和免疫表型的低分化腺癌。

【临床特征】

肝样腺癌（hepatoid adenocarcinoma）和 AFP 阳性的癌（AFP producing carcinoma）占全部胃癌的 1.3% ~ 15%，预后较差。患者血清中有高水平的 AFP，胃癌的这种亚型侵袭性很强，5 年生存率仅有 12%[672]。

需要强调的是，不是所有产生 AFP 的胃癌都有肝样分化，如还有其他一些肿瘤也可以产生 AFP，包括高分化乳头状癌、胞质透明的管状腺癌和卵黄囊瘤样癌。也不是所有的胃肝样腺癌都产生 AFP[685]。

【病理变化】

1. **大体特征**　结节状或巨大包块，可见广泛血管侵犯。

2. **镜下特征**

（1）组织学特征：肝样腺癌是由大的、胞质丰富嗜酸的多角形细胞构成，富含糖原，并可见透明小体，其癌细胞形态学和免疫组化特征均相似于肝细胞癌（图 5-2-21）[686]，常可见胆汁和消化后仍呈 PAS 染色阳性胞质内嗜酸颗粒。多数肝样腺癌其肝样区域常常散在于典型的腺癌之中，这些腺癌为产生肠型黏液的管状腺癌。

AFP 阳性的癌由胞质透亮的、分化好的乳头状或管状腺癌构成[687]。一些区域可见两种成分混合在一起，肿瘤细胞可有胆汁产生[672]。

（2）免疫组化：AFP、GPC3、p53、SALL4、Hepatocyte、多克隆 CEA（毛细胆管样着色方式）阳性，Ki-67 染色显示高增殖指数。

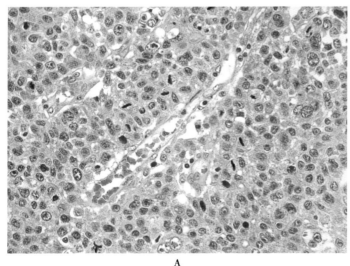

A

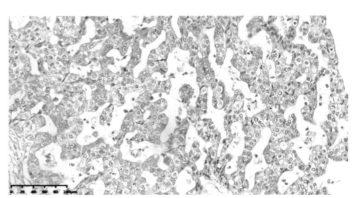

B

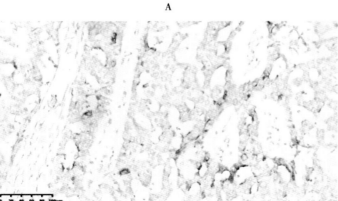

C

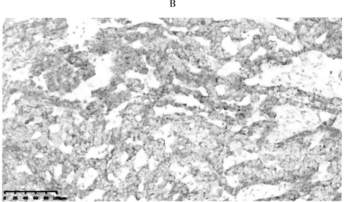

D

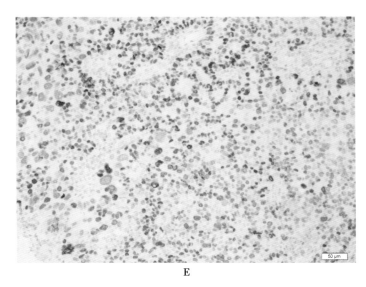

E

图 5-2-21　肝样腺癌

A. 肝样腺癌的癌细胞形态和排列结构均相似于肝细胞癌；B. 胃肝样腺癌；C. 肝样腺癌免疫组化 AFP
阳性；D. 肝样腺癌免疫组化 Hepatocyte 阳性；E. 肝样腺癌免疫组化 SALL4 阳性

3. 分子病理　白蛋白 mRNA 原位杂交阳性。

【鉴别诊断】

1. 低分化腺癌　AFP、GPC3、SALL4、Hepatocyte
阴性。

2. 转移性肝细胞癌　需结合临床背景进行鉴别。

3. 鳞状细胞癌　可见角化和细胞间桥，低分化者形
态难以鉴别，p40 和 p63 阳性。

十、腺鳞癌

【定义】

腺鳞癌（adenosquamous carcinoma）是兼有腺癌和鳞
状细胞癌分化特征的恶性上皮性肿瘤。

【临床特征】

腺鳞癌为少见肿瘤，占所有胃癌的 0.5% 左右。腺鳞
癌往往有深层浸润和淋巴道转移，其预后较腺癌差[688]，
可能是由于这些癌诊断时一般处于晚期，并出现血管浸
润。但是也有文献报道，少数病例肿瘤局限于黏膜和黏
膜下层，并对化疗敏感[689]。

【病理变化】

1. 大体特征　无特异性改变。

2. 镜下特征

（1）组织学特征：腺癌和鳞状成分并存，且肿瘤中至
少有 25% 的鳞癌成分。两种成分之间可见过渡，淋巴管
侵犯常见。

（2）免疫组化：鳞癌成分 p63、p40 和 CK5/6 阳性。

【鉴别诊断】

1. 腺棘癌　含有散在良性鳞状化生表现的肿瘤。

2. 鳞状细胞癌　无腺癌成分，但可出现假腺样结构，
可通过 p40 和 p63 免疫组化染色协助鉴别。

十一、鳞状细胞癌

【定义】

鳞状细胞癌（squamous cell carcinoma）是具有角化和
细胞间桥特征的恶性上皮性肿瘤。

【临床特征】

多见于胃贲门，但这种癌多被认为是食管原发性鳞
癌延伸至贲门所致。因此，对于贲门部的鳞癌，需排除原
发性食管癌累及的可能。胃起源的鳞癌罕见，在全部胃
癌中仅有 0.04% ~ 0.09%，男性发生率四倍于女性[690]。
癌细胞的分化程度可从中等分化到低分化。鳞癌在诊断
时常常已是晚期，尽管对化疗有效，但预后一般比较差。

鳞癌的发生原因尚不明。鳞状成分可由腺癌细胞的
鳞状化生、异位鳞状细胞巢或者干细胞多潜能分化引起。
有报道，腺鳞癌伴有 EBV 感染[691]。单纯性鳞癌的发生
与三期梅毒、环磷酰胺治疗后有关[692]，并可见于残胃癌。

【病理变化】

1. 大体特征　肿瘤完全位于胃黏膜部位，否则需考
虑食管鳞状细胞癌的累及。

2. 镜下特征

（1）组织学特征：镜下形态同其他部位的鳞状细胞
癌，呈巢团状或片状分布，分化好的肿瘤可见到细胞内角
化和细胞间桥，低分化的鳞状细胞癌单纯从形态难以识
别，需要依靠免疫组化协助诊断。

（2）免疫组化：p63 和 p40 阳性。

【鉴别诊断】

1. **低分化腺癌**　无角化及细胞间桥,p40 阴性。

2. **恶性黑色素瘤**　无角化及细胞间桥,HMB45、S-100、Melan-A 阳性。

3. **黏液表皮样癌**　无真正的角化现象,可见表皮样细胞、中间型细胞和黏液细胞三种成分。

4. **未分化癌**　无角化及细胞间桥,p40 阴性。

十二、绒毛膜癌

【定义】

绒毛膜癌(choriocarcinoma)是具有绒毛膜上皮分化特征的高度恶性上皮性肿瘤。

【临床特征】

单纯的胃绒毛膜癌非常罕见,大多数病例都是由合体滋养层细胞、细胞滋养层细胞以及不同分化程度的腺癌混合构成[693],也可以有卵黄囊瘤和肝样癌成分[694]。血清 hCG 升高,并可以作为该肿瘤的预后指征。关于发病学比较认同的观点是这类肿瘤呈现了绒癌分化或典型的腺癌转化[695]。该肿瘤恶性程度高,血道和淋巴道转移常见,预后较差。

【病理变化】

1. **大体特征**　多呈外生性生长方式。

2. **镜下特征**

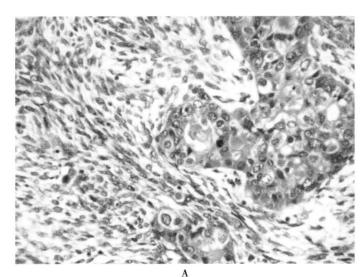

(1) 组织学特征:形态同生殖系统发生的绒毛膜上皮癌,有明显的坏死出血。

(2) 免疫组化:hCG 阳性。

【鉴别诊断】

多形性癌　hCG 阴性。

十三、肉瘤样癌

【定义】

肉瘤样癌(sarcomatoid carcinoma)为含有梭形细胞成分的高度恶性上皮性肿瘤,可同时伴有腺癌成分,又称为癌肉瘤。

【临床特征】

胃肉瘤样癌罕见,一般见于老年男性。

【病理变化】

1. **大体特征**　体积大,部分呈息肉样。

2. **镜下特征**

(1) 组织学特征:镜下可见一般的腺癌和肉瘤成分,腺癌的分化程度不等,而肉瘤成分可以是软骨肉瘤、骨肉瘤、横纹肌肉瘤或平滑肌肉瘤等,这些肉瘤可以是形态上具有相应的特点或仅仅是免疫组化显示有相应的分化(图 5-2-22)[646,696-698]。肿瘤还可以有腺鳞癌和神经内分泌成分[699-701]。腺肉瘤仅有个案报告,是指在典型的平滑肌肉瘤的间质中包绕着良性的管状囊性腺体[702]。

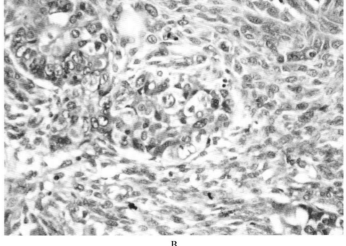

A

B

图 5-2-22　胃肉瘤样癌

(2) 免疫组化:肉瘤部分 Vimentin 阳性,同时可表达相应的组织分化标志物。

十四、胃底腺型胃腺癌和壁细胞癌

【定义】

胃底腺型胃腺癌(gastric adenocarcinoma of fundic-gland type)是具有胃底腺分化特征的恶性上皮性肿瘤。壁细胞癌(parietal cell carcinoma)是具有胃底腺壁细胞分化特征的恶性上皮性肿瘤。

【临床特征】

胃底腺型胃腺癌可能来源于泌酸腺腺瘤,占所有胃早癌内镜黏膜下剥离术标本的 1% 左右[703],壁细胞癌罕见,仅有个例报告,且有可能与胃底腺型胃腺癌属于同一类型。有观点认为这两种组织学类型的预后比一般的胃腺癌要好[704],亦有报道认为肿瘤出现浸润性播散[705]。

【病理变化】

1. **大体特征** 可表现为浅表隆起的息肉状。

2. **镜下特征**

（1）组织学特征：肿瘤性腺体具有明显的泌酸腺分化特征,可根据细胞组成成分分为主细胞为主型（占所有报道的99%）、壁细胞为主型和混合型[706]。壁细胞癌则由实性片状排列的类似壁细胞的多角形癌细胞构成,缺乏黏液,偶尔出现管状分化,胞质丰富、嗜酸,细颗粒状[707]（图5-2-23）。

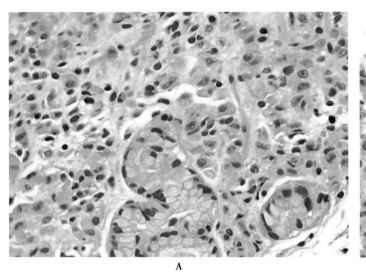

A

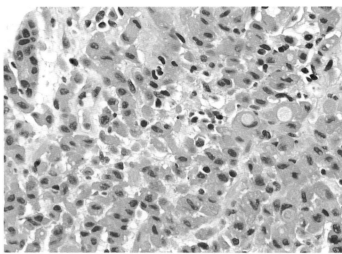

B

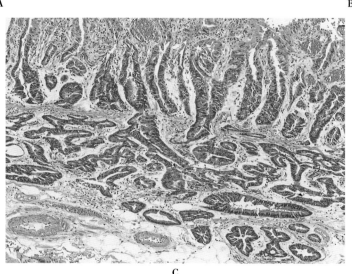

C

图 5-2-23 壁细胞癌和胃底腺型胃腺癌

A. 壁细胞癌;B. 壁细胞癌;C. 胃底腺型腺癌,泌酸腺结构紊乱、相互融合,并侵犯黏膜下层,细胞异型程度较轻（江苏省中医院病理科王耀辉医生惠赠,HE×100）

（2）免疫组化和特殊染色：MUC6 阳性,具有主细胞分化特征的肿瘤细胞 I 型胃蛋白酶原阳性,具有壁细胞分化特征的肿瘤细胞 PTAH 染色阳性,H⁺-K⁺-ATP 酶和人乳脂球蛋白-2（H⁺/K⁺-ATPase and human milk fat globule 2）阳性。PAS、AB、MUC-2 阴性。

（3）超微结构：电镜检查可见肿瘤细胞含有丰富的线粒体和明显的胞质内小管[704,705,707-709]。

【鉴别诊断】

1. **嗜酸细胞癌** H⁺-K⁺-ATP 酶和人乳脂球蛋白-2（H⁺/K⁺-ATPase and human milk fat globule 2）阴性。

2. **神经内分泌肿瘤** Syn、CgA、CD56 等神经内分泌标志物阳性。

十五、嗜酸细胞癌

【定义】

嗜酸细胞癌（oncocytic carcinoma）为具有颗粒状嗜酸性胞质特征的恶性上皮性肿瘤。

【临床特征】

老年人多见。

【病理变化】

1. **大体特征**　无特异表现。

2. **镜下特征**

（1）组织学特征：镜下可表现为高至中分化管状腺癌，癌细胞胞质内含嗜酸性、微小的颗粒[710]。

（2）免疫组化：抗线粒体抗体强阳性。

（3）超微结构：电镜显示细胞内大量的线粒体成分。

【鉴别诊断】

1. **壁细胞癌**　H^+-K^+-ATP 酶 α-亚单位阳性。

2. **帕内特细胞癌**　抗壁细胞抗体均阴性[710]。

十六、伴有横纹肌样特征的癌/恶性横纹肌样肿瘤

【定义】

伴有横纹肌样特征的癌（carcinoma with rhabdoid phenotype）为具有横纹肌样细胞特征的恶性肿瘤，又称为伴有横纹肌样特征的大细胞癌（large cell carcinoma with rhabdoid phenotype），是否属于上皮性肿瘤尚有争议。

【临床特征】

临床呈高度侵袭性生物学行为，多在确诊后半年内死亡[711]。

【病理变化】

1. **大体特征**　无特异改变。

2. **镜下特征**

（1）组织学特征：肿瘤细胞为圆形或多角形，核偏位，可有明显的核仁，胞质丰富，可见嗜酸性包涵体，并挤压细胞核形成切迹。瘤细胞实性或弥漫分布，亦可出现腺泡样结构，细胞黏附性差。

（2）免疫组化：Keratin、Vimentin 阳性，部分病例 INI1 阴性。

【鉴别诊断】

1. **淋巴瘤**　需通过相应免疫组化染色进行鉴别。

2. **恶性黑色素瘤**　细胞多形性不明显，HMB45、S-100、Melanie-A 阳性。

十七、黏液表皮样癌

【定义】

黏液表皮样癌（mucoepidermoid carcinoma）是由表皮样细胞、中间型细胞和黏液细胞构成的恶性上皮性肿瘤。

【临床特征】

可能起源于黏膜下层异位的腺体[712,713]，预后差。

【病理变化】

1. **大体特征**　无特异改变。

2. **镜下特征**

（1）组织学特征：镜下可见表皮样细胞、中间型细胞和黏液细胞，几种不同的成分比例不等，尤其是黏液细胞有时可以很少，需要仔细寻找，表皮样细胞成分通常不会出现角化现象。

（2）免疫组化和特殊染色：角蛋白阳性，黏液细胞 PAS、AB 染色阳性。

【鉴别诊断】

1. **鳞状细胞癌**　分化好者可见角化现象，无黏液细胞成分。

2. **低分化腺癌**　无表皮样细胞成分，p40、p63 阴性。

十八、帕内特细胞癌

【定义】

帕内特细胞癌（Paneth cell carcinoma）是具有帕内特细胞分化特征的恶性上皮性肿瘤。

【临床特征】

该肿瘤罕见，由于报道的病例不多，难以评估其预后。患有这种癌的一例患者没有淋巴结转移，但在胃大部分切除术后 7 年死于腹膜转移。

【病理变化】

1. **大体特征**　无特异改变。

2. **镜下特征**

（1）组织学特征：癌细胞有明显的帕内特细胞分化，胞质内有特征性的鲜红色的嗜酸性颗粒[714]，可伴有明显的纤维间质反应。

（2）免疫组化：溶酶体抗体阳性，诸如 lysozyme、Mac387 和 CD68 呈胞质颗粒状阳性[708,709]。

【鉴别诊断】

1. **壁细胞癌**　H^+-K^+-ATP 酶阳性。

2. **嗜酸细胞癌**　胞质为细小的嗜酸性颗粒，而非粗大的颗粒，抗线粒体抗体阳性。

十九、胃母细胞瘤

【定义】

胃母细胞瘤（gastroblastoma）是起源于胃壁固有肌层的双向分化肿瘤。

【临床特征】

少见，仅有十余例病例报道，青少年男性多见，平均发病年龄 24 岁。临床多表现为腹痛或上腹痛，亦可出现

乏力、便血[715-721]。因病例数少,生物学行为不明确,部分病例可出现肝脏、淋巴结和腹膜转移,目前尚无提示预后和生物学行为的指标[715,717,719-721]。

【病理变化】

1. **大体特征** 瘤体位于胃壁固有肌层,呈结节状生长方式。

2. **镜下特征**

(1)组织学特征:具有双向分化的组织学表现,形态单一的梭形细胞和上皮细胞,后者呈巢团状排列,两者比例不等。上皮细胞胞质少,淡染,核圆形,核仁不明显,梭形细胞细长,形态单一,多有黏液性背景,有时可见钙化灶,绝大多数病例核分裂罕见(图5-2-24)。

(2)免疫组化:上皮成分全角蛋白阳性,CD56和CD10灶性阳性,梭形细胞角蛋白阴性,可表达CD56和CD10,CD117、DOG1、CD34、SMA、Desmin、Syn、CgA和S100阴性。

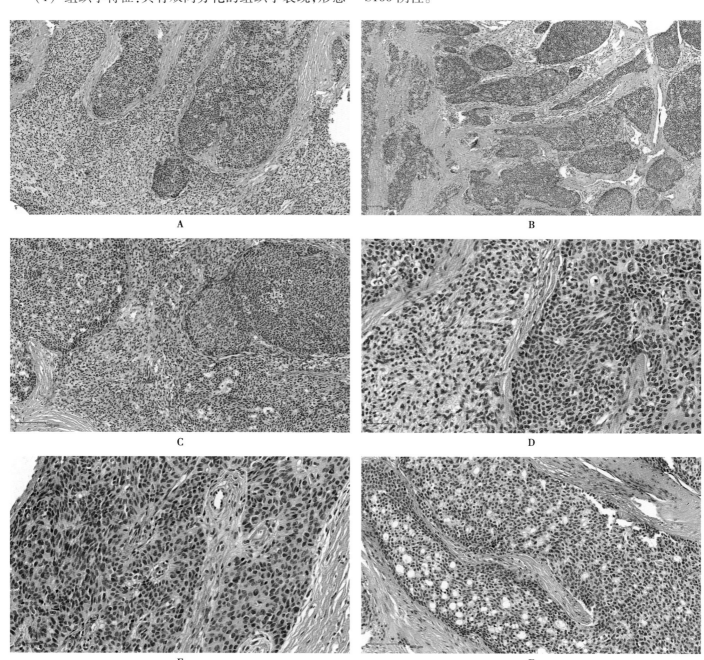

图 5-2-24 胃母细胞瘤

A. 形态单一的上皮细胞巢和梭形细胞成分;B. 上皮细胞和梭形细胞多少不等,图示上皮细胞成分为主,于胃壁内浸润性生长;C. 梭形细胞胞质透亮,可见黏液样间质;D. 上皮细胞和梭形细胞成分交错排列;E. 上皮细胞胞质少,核染色深,可见核沟;F. 上皮细胞巢内可见菊形团样结构(图片由南京鼓楼医院樊祥山教授提供)

3. 分子病理 可检测到 *MALAT1-GLI1* 融合基因[720]。

二十、转移癌

【定义】

发生于其他器官或系统的恶性上皮性肿瘤经淋巴道、血道转移至胃部。

【临床特征】

胃的转移癌不常见，在尸解病例中少于 5.4%[647,722]，可以完全没有临床症状，或者酷似溃疡型胃原发癌一样表现为大出血（约 39% 的病例）、或似黏膜下癌（约 51% 的病例），肺癌、乳腺癌是最常见的原发癌，但是从肾、食管、皮肤、睾丸、宫颈和结肠转移来的癌也有报告。50% 的病例同时伴有其他器官的转移[715]。

【病理变化】

1. 大体特征 65%~80% 的胃转移癌内镜下为孤立性病灶，文献报告[722-727]，胃转移癌常累及胃中部和近端胃。

2. 镜下特征

（1）组织学特征：癌细胞一般在胃壁深层浸润，同时表面上皮发生类似于肥厚性胃炎的反应性增生改变。组织形态大多数情况下同原发部位肿瘤（图 5-2-25）。

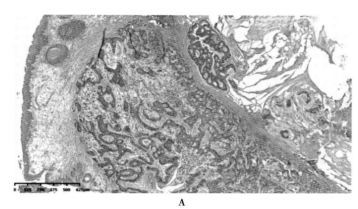
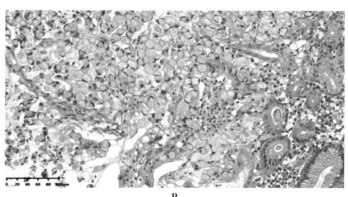

图 5-2-25 转移癌
A. 脐尿管癌原发灶；B. 胃转移性脐尿管癌

（2）免疫组化：转移性乳腺癌 GATA3、GCDFP15、ER、PR、CK7 阳性，转移性肺腺癌 TTF-1、Napsin A、CK7 阳性。

【鉴别诊断】

胃原发腺癌 癌组织从黏膜面发生，而转移性腺癌大多数情况下黏膜并无显著破坏，来自肺的肠型腺癌或肠道的腺癌免疫表型与胃原发腺癌相似，需结合临床病史和免疫组化进行鉴别。转移性乳腺小叶癌由于癌细胞特征性的单条索排列方式要特别注意与原发性弥漫型胃癌、印戒细胞癌及胃蜂窝织炎相鉴别。

（廖冰 李增山 薛玲）

一、小肠腺瘤

【定义】

小肠腺瘤(small intestinal adenoma)为起源于小肠黏膜上皮的非浸润性肿瘤性病变。

【临床特征】

非常罕见,仅占所有肠道腺瘤不到 0.05%。任何年龄均可发病,高峰年龄在 70 岁左右。大部分病例无临床症状,多为内镜检查中偶然发现,好发于壶腹部及壶腹周围区域,可出现疼痛、梗阻、急性胆管炎或胰腺炎等表现[728]。体积大者可导致肠梗阻、出血、恶心、呕吐、厌食、体重减轻、疼痛或肠套叠等表现,往往取决于病变的大小和位置[729]。治疗主要采用内镜下切除,伴有高级别上皮内瘤变者恶变风险高。

【病理变化】

1. **大体特征** 小肠腺瘤的肉眼和光镜下特征都类似于结肠。通常为分叶状,质软,无蒂或有蒂。

2. **镜下特征**

(1) 组织学特征:镜下大部分为绒毛状腺瘤,且体积较大,而管状腺瘤体积常较小,多为 0.5~3cm(图 5-3-1)。

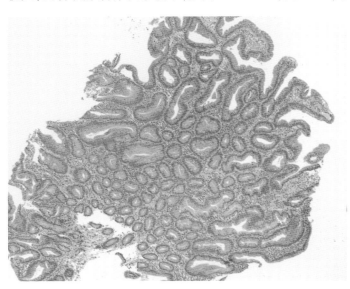

图 5-3-1 管状绒毛状腺瘤
形态同结直肠腺瘤

壶腹部尚可发生胰胆管型腺瘤,常有显著的乳头状结构,并类似胰腺导管内乳头状肿瘤。出现复杂的乳头结构、筛状结构及显著核异型,则提示为高级别上皮内瘤变。偶可见到锯齿状腺瘤,形态学特征详见结直肠部分。

(2) 免疫组化:肠型表达 MUC2 和 CDX2。胰胆管型表达 MUC1、MUC5AC 及 MUC6[722]。

【鉴别诊断】

1. **反应性异型** 表面上皮分化成熟,具有显著的炎症背景,尤其是活动性炎症表现突出,与周围组织无界限。

2. **腺癌** 可见复杂的腺体结构、腺腔内坏死、促纤维结缔组织反应等提示浸润的组织学表现。

二、壶腹部腺癌

【定义】

壶腹部腺癌(adenocarcinoma of the ampulla)是起源于 Vater 壶腹部上皮的恶性肿瘤,通常包括肠型和胰胆管型,其他部位如十二指肠黏膜、胆总管远端及胰头部的癌也可累及壶腹部,但只要这些肿瘤中心位于壶腹部及其周围,分类上都归为"壶腹癌"[644]。

【临床特征】

1. **流行病学** 男性多见,发病率呈逐年上升趋势,这可能与检出率增高有关[730-732],肠型腺癌比胰胆管型腺癌常见,两种类型肿瘤的大小和发病年龄类似。

2. **临床表现** 临床表现主要有持续性黄疸、胰腺炎、腹痛和消瘦[731],也可因胃肠道出血而出现贫血,但患者很少出现典型的库瓦西耶征(Courvoisier sign)。

3. **实验室检查** 超过 60% 的患者可检测到血清中直接胆红素、谷氨酰转肽酶及碱性磷酸酶水平升高,提示胆道阻塞。

4. **影像学特点** CT、超声内镜及经胰胆管逆行造影(ERCP)均可提示占位性病变,并为临床分期提供一定的参考信息[733,734]。

5. **治疗及预后** 治疗手段包括手术切除和化疗。早期壶腹癌通常为外生性生长,预后良好,未出现淋巴结转移的壶腹癌患者行根治术后五年生存率约为50%[735]。若肿瘤突破Oddi括约肌,则预后较差[736]。胰胆管型腺癌或发生于胰腺的壶腹癌比十二指肠癌预后更差[731,737,738]。

【病理变化】

1. 大体特征 根据壶腹癌在壶腹部及其周围十二指肠的浸润范围,大体上可分为壶腹内癌、壶腹周围十二指肠癌、混合性外生性癌和混合性溃疡性癌[644]。巨大壶腹癌(>4cm)常因累及多个部位大体难以归类,胰头部、十二指肠及远端胆总管的癌也可侵及壶腹,与原发性壶腹癌十分相似,若肿瘤中心位于壶腹,也归为"壶腹癌"。

2. 镜下特征

(1) 组织学特征:壶腹部是两种上皮汇合处,即十二指肠和胆总管上皮。因此,肠型腺癌是壶腹癌最常见的组织学类型,占85%,胆胰管型其次,其他组织学类型亦可见到,诸如黏液癌、印戒细胞癌、腺鳞癌、透明细胞癌及神经内分泌癌等。

而大多数情况下,准确的组织学诊断依靠内镜下的活检[739-741],对于小部分由腺瘤转化为腺癌的病例,表浅部位的活检可能发现为腺瘤,而对浸润性癌灶易出现遗漏[742,743]。

肠型腺癌是壶腹癌中最常见的类型,其组织学特征与消化道其他部位的肠型腺癌相同,主要为假复层排列的柱状上皮细胞,核呈卵圆形或长形,可见明显的异型性和核分裂象。部分病例可见散在分布的杯状细胞、帕内特细胞和内分泌细胞(图5-3-2)。

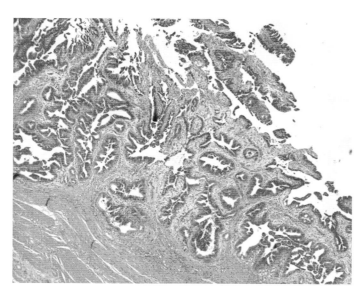

图 5-3-2 肠型腺癌

胰胆管型腺癌与肝外胆管癌或胰腺导管癌类似,多由单个腺体或呈分支状的腺体组成,腺体上皮为单层立方上皮或柱状上皮,几乎无假复层结构[744]。间质纤维组织丰富。相比于肠型腺癌,胰胆管型腺癌细胞核较圆,细胞不典型性更明显,核分裂象多(图5-3-3、图5-3-4)。少数壶腹癌可同时见肠型腺癌和胰胆管型腺癌两种类型。

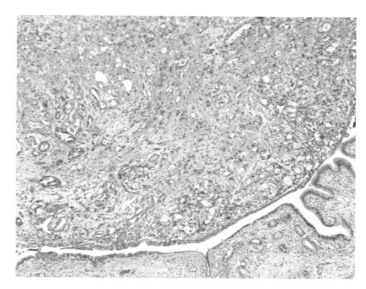

图 5-3-3 胆胰管型腺癌

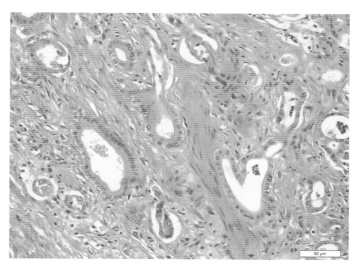

图 5-3-4 胆胰管型腺癌
分化良好,异型性轻微,活检中诊断困难

(2) 免疫组化:大部分壶腹部腺癌CEA和CA19-9阳性,肠型腺癌表达CK20、CDX2和MUC2,而胰胆管型腺癌MUC1阳性。AMACR几乎均为阴性。

3. 超微结构 长微绒毛的存在是肠型腺癌最具特征性的超微结构,长微绒毛由丝状核心根部和糖萼小体构成,肠型腺癌的柱状细胞内的微腺腔周围有大量的细胞器及黏液空泡。

4. 分子病理 壶腹部浸润性腺癌遗传异常的临床意义尚不清楚,59%~94%壶腹部癌可检测到TP53基因外显子 5、6 和 7 突变[745,746]。SMAD4 基因的表达缺失可见于 34% 的壶腹癌[747],另外,50%~65% 的可出现表皮生长因子(EGF)过表达[748,749]。

【鉴别诊断】

1. 原发性十二指肠腺癌 若在十二指肠黏膜发现残留的腺瘤性上皮可确诊为原发性腺癌,且肿瘤中心常位于十二指肠。

2. 肝外胆管癌 在胆管发现残留的腺瘤性上皮有助于诊断浸润型胆管癌,肿瘤中心位于胆管。

3. 胰腺导管腺癌 通过 CK20、MUC2 及 CDX2 等标志物可与壶腹癌中的肠型腺癌进行鉴别,与胰胆管型腺癌难以鉴别,肿瘤的大体位置十分关键[750]。

三、小肠腺癌

【定义】

小肠腺癌(small intestinal adenocarcinoma)是源于小肠黏膜上皮的恶性上皮源性肿瘤[644]。

【临床特征】

1. 流行病学 与小肠的长度和表面积相比,小肠腺癌非常少见,仅占消化道恶性肿瘤的 2%[751,752],其中大多数位于十二指肠及壶腹附近,空肠其次,回肠最少,中位发病年龄为 55~67 岁,男性发病率略高于女性,非洲人的发病率约为白种人的 2 倍。家族性腺瘤息肉病、HNPCC[753]与神经纤维瘤[754]为壶腹癌的易感因素,而乳糜泻和克罗恩病则与小肠远端肿瘤相关。

2. 临床表现 临床特征取决于病变的大小、部位和生长模式,早期症状可能不明显,多为偶然发现。进展期病变可导致肠梗阻、肠套叠、肠穿孔、腹痛、腹胀、呕吐、贫血等表现[755,756],十二指肠腺癌可因胆道堵塞而出现黄疸,也可出现恶心、呕吐、贫血及餐后疼痛。

3. 影像学特点 腹部 CT 平扫有助于临床分期的判断[757,758],螺旋 CT 可提示溃疡性病变、结节状肿块或围管型病变,钡餐可显示肠腔狭窄、不规则的充盈缺损、局部僵硬、肠动力下降等特点。

4. 治疗及预后 手术切除和化疗为主要的治疗手段。预后较差,中位生存期为 13.9 个月,总体 5 年生存率为 27%[759]。预后与患者的年龄、肿瘤的大小、生长部位、生长方式、肿瘤的分期、分级以及有无淋巴结转移等因素密切相关[157]。

【病理变化】

1. 大体特征 好发部位依次为十二指肠(55.2%)、空肠(17.6%)和回肠(13%)[753],十二指肠腺癌的大体形态多为典型的息肉状或隆起型,而溃疡型和浸润型少见,多数空肠、回肠的肿瘤体积相对较大,多为围管狭窄型、溃疡型及伴肠壁浸润。另外,在小肠克罗恩病的肠腔狭窄处易并发腺癌,多为狭窄型和弥漫浸润型。

2. 镜下特征

(1)组织学特征:小肠腺癌与消化道其他部位的腺癌形态类似,邻近腺癌的表面上皮常常可见腺瘤成分(图 5-3-5)。

(2)免疫组化:50% 的小肠腺癌 CK7 阳性,40% 表达 CK20[760,761]。分别有 53%、57% 和 40% 表达 MUC1、MUC2 和 MUC5AC,67% 的病例表达 Villin,通常为局灶性。60% 的病例 CDX2 阳性,大部分小肠腺癌 AMACR/

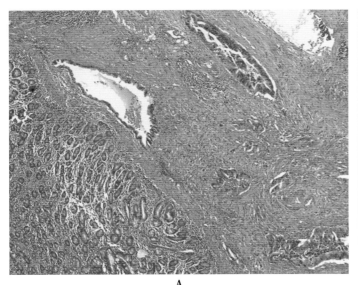
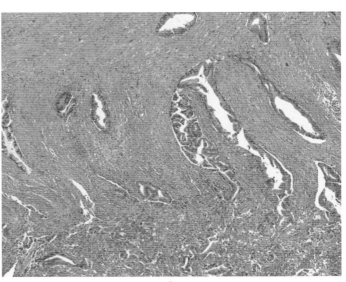

图 5-3-5 小肠腺癌
A. 肠型腺癌,异型腺体于纤维组织中浸润性生长;B. 肠型腺癌

P504S 阴性[762,763]。

3. 分子病理　p53 基因过表达很常见，而少见 APC 基因突变，可见 E-cadherin 表达缺失，亦可见 β-catenin、SMAD4 和 KRAS 基因突变及 β-catenin 异常核定位[764-766]。10%~25% 的小肠腺癌会出现高水平微卫星不稳定性，其预后好于微卫星稳定者[764,767]。

【鉴别诊断】

1. 转移性腺癌　小肠腺癌相对少见，转移性腺癌是重要的鉴别诊断考虑，黏膜层无病变或病变程度轻、周围黏膜无腺瘤性病变等表现均提示需与转移性腺癌进行鉴别。相关临床背景和免疫组化指标可协助鉴别。

2. 绒毛状腺瘤或管状绒毛状腺瘤　在活检标本中需与腺癌进行鉴别，无明确的浸润现象、无腺腔内坏死、无筛状、分支状等复杂的结构、可见较多杯状细胞及帕内特细胞等表现，可与腺癌进行鉴别。

四、腺鳞癌

腺鳞癌（adenosquamous carcinoma）在小肠少见，与其他部位的腺鳞癌类似，由腺癌和鳞状细胞癌成分混合而成（图 5-3-6）。

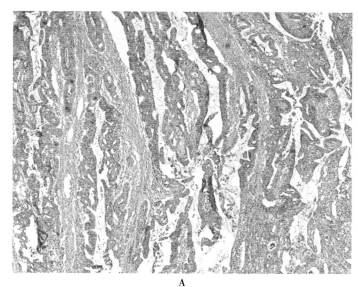
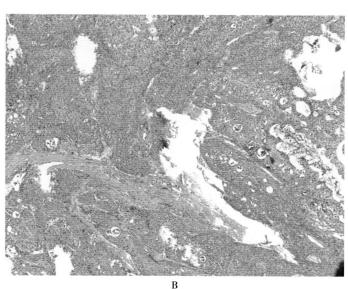

图 5-3-6　腺鳞癌
A. 腺鳞癌中的腺癌成分；B. 腺鳞癌中的鳞状细胞癌成分

五、间变性癌

间变性癌（anaplastic carcinoma）为高度恶性的上皮性肿瘤，无腺体分化的特征，由奇异的肿瘤细胞构成，其中可见多核细胞。

六、肉瘤样癌

肿瘤由梭形细胞肉瘤样成分构成，有时可见少量腺癌成分，前者可出现横纹肌或破骨细胞分化特征[768]。鉴别诊断包括 GIST、平滑肌肉瘤、透明细胞肉瘤、胃肠道原始神经外胚层肿瘤、恶性黑素瘤等。

（郑丽端）

第四章

结直肠上皮性恶性肿瘤及前驱病变

一、经典型腺瘤

【定义】

经典型腺瘤(classical adenoma)是以异型增生并呈管状和/或绒毛状结构为特征的非浸润性上皮性肿瘤。

【临床特征】

1. 流行病学 管状腺瘤为最常见的腺瘤,约占腺瘤的68%~87.1%,左半结肠、右半结肠分别占40%,其余见于直肠,其发病率随着年龄增加而升高,尸检资料显示,约30%~35%成人可见管状腺瘤[769]。单纯的绒毛状腺瘤相对少见,多与管状腺瘤混合存在。

2. 临床表现 体积较小时常无明显症状,体积大者可引起肠管堵塞、肠套叠或排便习惯改变,也可因为血管阻塞或者扭转而出血。

3. 治疗及预后 内镜下切除是标准的治疗手段,随后应定期做结肠镜随访[770]。体积大者局部切除后复发率较高。2cm以上的腺瘤癌变风险增高。

【病理变化】

1. 大体特征 管状腺瘤直径多<1cm,单发或多发,有蒂或无蒂,表面可为凹陷状、扁平状或凸起状。体积小者为球形或半球形,较大的病变表面呈绒毛状或分叶状凸起,质脆,色泽发红。亦可表现为扁平或略凸起的平坦型病变,病变范围较大,为侧向发育型腺瘤。绒毛状腺瘤可分为扁平状、巨大无蒂分叶状和蒂短而宽的有蒂病变三型,常单发,质地较软,边界不清,90%的绒毛状腺瘤无蒂,体积较大时可环绕肠壁生长。

2. 镜下特征

(1)组织学特征:相比于正常黏膜,管状腺瘤单位体积内腺体数量和细胞密度增加,细胞核深染,呈杆状或圆形,核浆比增大,这些改变最先发生于腺体的表面,部分区域可见绒毛状结构(图5-4-1A~F)。少数管状腺瘤可出现桑葚样结构、胞质透明细胞改变、局灶鳞状化生、少量的多核上皮样巨细胞及内分泌细胞等。当腺瘤沿黏膜表面侧向发展呈扁平状生长,为侧向发育型腺瘤,有时甚至只累及黏膜表层,组织和细胞形态无差别(图5-4-1G、H)。

绒毛状腺瘤可见以显微血管为轴心形成细长的乳头状、分支状或绒毛状突起,被覆腺瘤性上皮(图5-4-2)。

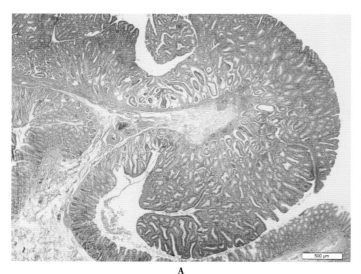

A

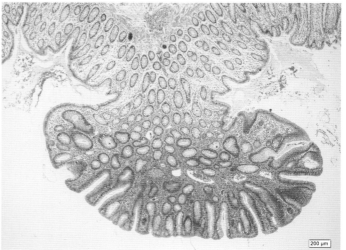

B

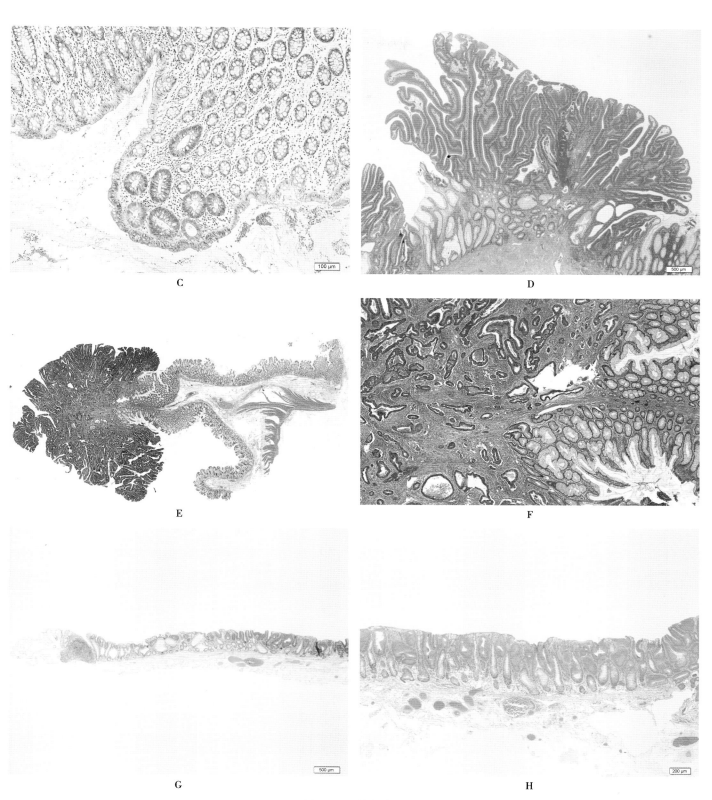

图 5-4-1　管状腺瘤

A.腺体轮廓规则,细胞排列拥挤,核位于基底部;B.体积很小的管状腺瘤,呈息肉状,与周围组织界限清晰;C.管状腺瘤最早期改变,仅有小灶性肿瘤成分,表面上皮分化不成熟;D.亚蒂管状腺瘤;E.带蒂管状腺瘤;F.上图腺瘤局部发生癌变;G.侧向发育型腺瘤,病变呈扁平状;H.组织形态与一般的管状腺瘤无异

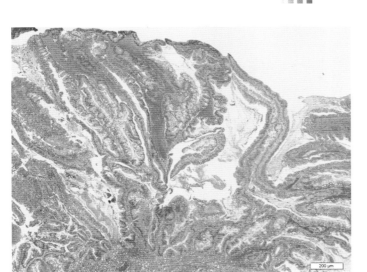

图 5-4-2　降结肠绒毛状腺瘤
可见细长的绒毛状突起

上述两种成分混合者称为管状-绒毛状腺瘤,有时可见较大的绒毛内含有管状结构,绒毛可能较粗钝,不同研究采纳的比例不同,一般绒毛状成分占 20%~80%。

按照组织结构的复杂程度及细胞的异型程度分为低级别上皮内瘤变(低级别异型增生)和高级别上皮内瘤变(高级别异型增生)。低级别上皮内瘤变时,细胞核多局限在上皮基底层,不超过上皮全层的 3/4,核呈杆状,排列拥挤,呈假复层结构。当细胞核一致出现在上皮表面时,即为高级别异型增生,同时可见细胞核变圆、排列极向紊乱、真性复层结构等表现。出现黏膜内浸润时,诊断为高级别黏膜内瘤变或黏膜内癌,但 AJCC 分期依然为原位癌(Tis)(图 5-4-3)。有时腺癌在活检标本中形态可酷似腺瘤,需结合肠镜所见综合判断。

(2) 免疫组化:高级别上皮内瘤变或黏膜内瘤变时

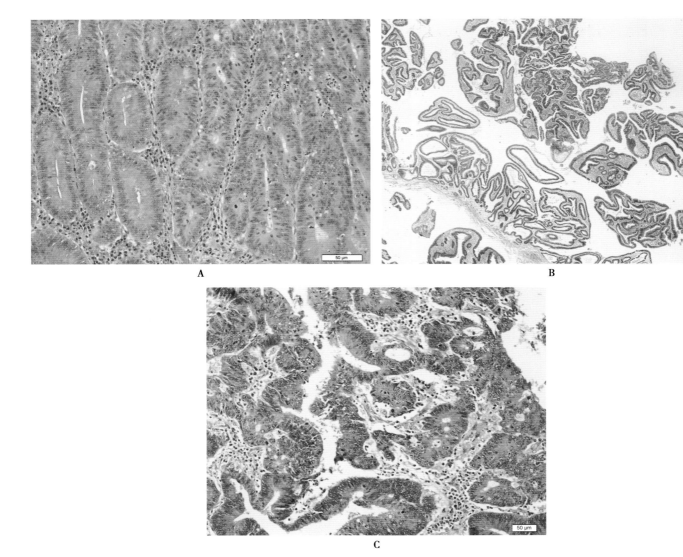

图 5-4-3　高级别上皮内瘤变和黏膜内浸润
A. 腺瘤局部呈高级别上皮内瘤变(右侧);B. 管状腺瘤局腺体结构紊乱;C. 图 B 高倍镜示局部黏膜内浸润

CEA 阳性,Bcl-2 几乎均阳性,少数管状腺瘤表达 p53。

【鉴别诊断】

1. **反应性(再生性)增生** 反应性增生上皮可出现与管状腺瘤类似的表现,但表面分化成熟,同时可见显著的炎症背景,病变与周围腺体无界限。

2. **腺癌** 管状腺瘤因反复扭转造成出血、溃疡等继发性改变时,腺瘤上皮可经黏膜肌层突入黏膜下层,类似腺癌但具有以下特征:①粗大的肌纤维束将内陷的病灶分隔成小叶状;②内陷上皮的间质为黏膜肌束包绕的固有层间质,无促纤维结缔组织反应;③内陷上皮异型程度与表面肿瘤一致,有时可见相互延续;④内陷上皮有时还可陷入正常的结肠非肿瘤上皮;⑤内陷上皮周围有时可有提示陈旧性出血的含铁血黄素颗粒。

二、增生性息肉

【定义】

增生性息肉(hyperplastic polyp,HP)是以黏膜表面形成锯齿状结构为特征的上皮增生性病变,通常细胞无明显异型[771-774]。

【临床特征】

HP 是最常见的锯齿状病变,占所有锯齿状病变的 3/4 以上。HP 很少引起明显的临床症状[775-777],病变常位于左半结肠[778]。内镜下切除是主要的治疗手段。目前认为增生性息肉是锯齿状病变谱系中的早期改变,是否具有恶性潜能尚不明确。

【病理变化】

1. **大体特征** HP 大小一般为 1~5mm,很少 > 1cm,无蒂,较扁平,几乎均位于左半结肠。在染色或高分辨率内镜下,HP 呈珍珠白色,表面可见增大的隐窝开口,富于杯状细胞的增生性息肉(GCHP)的隐窝开口呈圆形,而微泡性增生性息肉(MVHP)的隐窝开口为星形[779,780]。

2. **镜下特征**

(1)组织学特征:根据形态学可将 HP 分为三个不同的亚型:微泡性增生性息肉(microvesicular hyperplastic polyp,MVHP)、富于杯状细胞的增生性息肉(goblet cell rich hyperplastic polyp,GCHP)与寡黏液型的增生性息肉(mucin poor hyperplastic polyp,MPHP)[781-784],MVHP 最常见,其次为 GCHP,而 MPHP 则很少见。三种类型均可见锯齿状拉长的隐窝,锯齿状结构接近腔面,隐窝基底部变窄,形态规则,没有明显分支,有时可见散在分布的神经内分泌细胞,有些病例在隐窝周围可见厚且规则的胶原带[785]。MVHP 的锯齿状结构明显,上皮细胞内可见散在小滴状黏液,可有散在的杯状细胞分布(图 5-4-4)。GCHP 相比 MVHP,锯齿状结构不突出,主要由杯状细胞构成。这两种亚型的细胞核均无异型性,形态较温和、细胞核小,卵圆形或轻微拉长,无复层或深染[786-789]。MPHP 的锯齿状结构明显,上皮细胞内几乎没有黏液,细胞核可出现轻微异型改变。目前的观点认为上述三种组织学形态的区分并无实际临床意义。

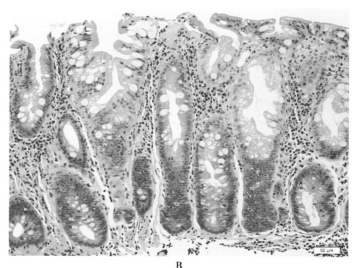

图 5-4-4 直肠增生性息肉
A. 表面呈锯齿状结构,基底部隐窝形态规则;B. 上皮细胞内可见散在小滴状黏液,可有散在的杯状细胞分布

(2)免疫组化:CK20 细胞局限于息肉表面(图 5-4-5A),Ki-67 阳性细胞局限于基底部(图 5-4-5B)。

3. **分子病理** 大部分 MVHP 存在 BRAF 基因突变,GCHP 可出现 KRAS 基因突变[778-781]。

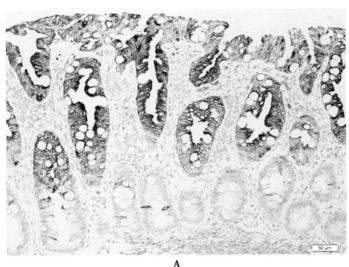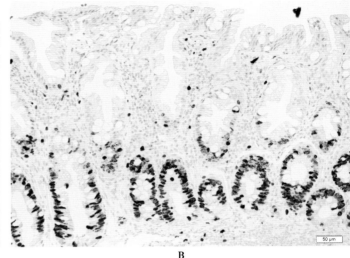

图 5-4-5 直肠增生性息肉
A. CK20 阳性细胞多位于黏膜表面;B. Ki-67 阳性细胞多位于基底部

【鉴别诊断】

需和其他具有锯齿状结构的息肉鉴别,包括传统型锯齿腺瘤和无蒂锯齿状腺瘤/息肉(表 5-4-1)。

表 5-4-1 三种锯齿状病变的比较

特征	增生性息肉	广基锯齿状病变	经典型锯齿状腺瘤
部位	左半结肠及直肠	右半结肠	左半结肠及直肠
形状	扁平,无蒂	扁平,无蒂	常有蒂,无蒂偶见
大小	多<5mm	较 HP 大	较 HP 大
是否癌前病变	不明确	是	是
内镜特征	小的无蒂突起	模糊边界,颜色类似周围黏膜	绒毛状
形态特点	上宽下窄,对称	扭曲,不对称,分支	杆状核,嗜酸性胞质,异位隐窝
锯齿状结构	隐窝的上 1/3~1/2	隐窝基底部	明显,隐窝全层
增殖带位置	隐窝基底	隐窝全层均可,不对称、扭曲	异位隐窝
核分裂位置	下 1/2,对称	上移	少见
分子特征	微泡型有 BRAF 突变,富于杯状细胞型有 KRAS 突变	MSI	KRAS 突变

三、广基(无蒂)锯齿状病变

【定义】

广基(无蒂)锯齿状病变(sessile serrated lesion,SSL)是以锯齿状结构和隐窝结构异常为特征的非浸润性上皮性肿瘤,常缺乏明显的细胞学异型性,多见于右半结肠,属于结肠癌的前体病变[72,790,791]。既往称为广基(无蒂)锯齿状腺瘤/息肉(sessile serrated adenoma/polyp,SSA/P)。

【临床特征】

约占所有结直肠腺瘤的 3%~9%,占所有锯齿状息肉的 10%~25%。发病率随年龄增长而增加,女性和吸烟者相对多发[771,792,793]。

SSL 伴有细胞异型性过去称为"混合性增生性/腺瘤性息肉",目前不推荐使用"混合性息肉",因为这个概念不能体现 SSL 向癌进展的特征,而且其分子学特征并不同于传统腺瘤,一般不发生 APC 基因突变,而是通过 MLH1 甲基化出现 MSI。

SSL 很少出现临床症状,内镜下切除首选治疗手段。病变在体积较小时即可出现恶变,随访频率应高于其他类型的腺瘤。一旦 SSL 发生异型增生,则进展为腺瘤的风险明显增高,尤其是肠型异型增生[773]。

【病理变化】

1. **大体特征** 大多位于右半结肠,体积较增生性息肉大,约 50%>5mm,15%~20%>1cm[794]。病变呈扁平或轻微隆起,表面光滑平坦,色泽为红色或与周围肠黏膜近似。息肉表面有时可见黏液帽,白光内镜下呈黄、绿或灰色,而窄带成像(NBI)下呈红色,其黏膜表面也可见隐窝开口,与微泡性增生性息肉(MVHP)相似呈星形[771,783]。

2. **镜下特征**

(1)组织学特征:连续 2~3 个隐窝出现锯齿状形态即可诊断,锯齿状结构可延伸至隐窝基底部,细胞形态温和,增殖区常非对称性的分布于隐窝内,隐窝基底部扩张,形态不规则,可呈 L 型或倒 T 型等形态,细胞核常有轻微不典型性,可出现泡状核,核仁明显,分裂象可见(图 5-4-6)[795,796]。SSL 表现出异常的增殖模式,核分裂象达

隐窝中上部。SSL 隐窝上部的细胞核轻度增大、空泡状并可有明显的核仁。神经内分泌细胞很少,彼此相隔甚远,胶原带通常很薄。

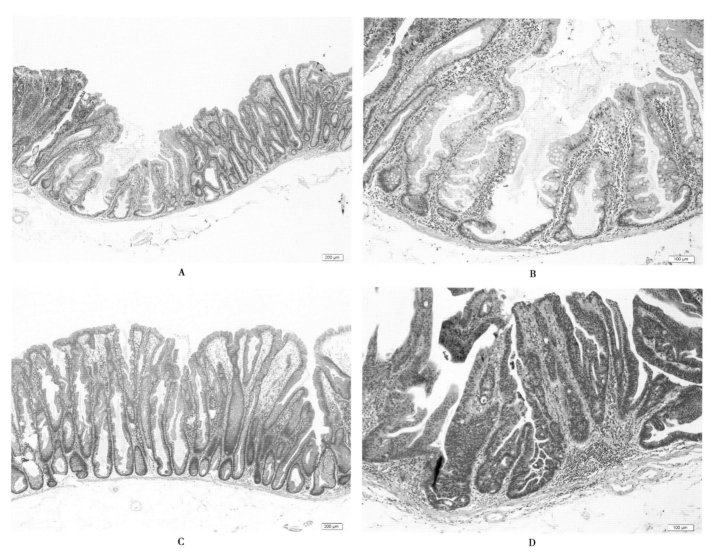

图 5-4-6 广基锯齿状病变

A. 锯齿样隐窝显著,此结构一直延伸至隐窝深部。这种深锯齿常伴有隐窝扩张和分支,使得结肠腺体呈"L"型或"倒 T"型外观;
B. 细胞核轻度异型改变,可见泡状核;C. 锯齿样隐窝结构稍欠规则,延伸至隐窝深部;D. 局部可见高级别上皮内瘤变

可见两种形式的细胞异型性,其中最常见的为传统腺瘤样异型,即杆状核、嗜双染胞质,另一种为锯齿状异型,胞质嗜酸性,核圆形,显著的泡状核及核仁。SSL 伴有任何级别的异型增生均应视为进展期腺瘤,处理等同于经典型腺瘤伴高级别异型增生。

锯齿状息肉病的诊断标准为:①右半结肠至少 5 枚锯齿状息肉且至少 2 枚直径大于 1cm;②或一级亲属患有锯齿状息肉病且全结肠有任意数量的锯齿状息肉;③或全结肠 20 枚以上任意大小的锯齿状息肉。

(2)免疫组化:CK20 和 Ki-67 阳性细胞交错分布,无明显的分带特征,即 Ki-67 阳性细胞并非局限于隐窝基

底部。此外,MUC5AC 和 TFF1 染色可协助鉴别增生性息肉[797]。HES1(细胞核阳性)表达缺失[798]。部分病例可出现 MLH1 和 PMS2 表达缺失[799-801]。

3. 分子病理 大部分广基(无蒂)锯齿状腺瘤(SSL)存在 BRAF 的基因突变[802],还可发生多基因启动子的甲基化,其中最重要的是 DNA 错配修复蛋白编码基因 *MLH1*,而不伴细胞异型的 SSL 一般不发生 *MLH1* 的甲基化。

【鉴别诊断】

1. 增生性息肉 多位于左半结肠,体积多小于 0.5cm,可见明确的基底部增殖区(不少于 30%)与表面的锯齿状结构区域,锯齿状结构未延伸至隐窝基底部,同

时无隐窝基底部扩张或形态不规则的现象[794]，HES1 阳性[492,771,803]。在活检中，并非都能明确分类，可运用术语"锯齿状病变，未分类"诊断。

2. 经典型锯齿状腺瘤 多呈管状、绒毛状结构，细胞假复层排列，胞质嗜酸性，核深染、杆状[804]。

四、经典型锯齿状腺瘤

【定义】

经典型锯齿状腺瘤（traditional serrated adenoma，TSA）是以锯齿状形态和胞质嗜酸性为特征的非浸润性上皮肿瘤[805]。

【临床特征】

TSA 少见，占所有锯齿状病变的 1%～2%，老年患者居多[797]。通常位于远端结肠，相比于增生性息肉（HP）与广基锯齿状病变（SSL）要少，也很少引起明显的临床症状。约 1/10 含黏膜内癌，治疗需完整切除，对于腺瘤＜1cm 的患者，随访间隔为 3 年[778,807,808]。

【病理变化】

1. 大体特征 TSA 的表面与普通型腺瘤类似，但颜色较浅，不如普通型腺瘤突出（图 5-4-7）[772,805,806,809]。

2. 镜下特征

（1）组织学特征：TSA 大多表现为绒毛状结构，低倍镜下可见隐窝腺体呈锯齿状，瘤细胞为高柱状，核呈杆状或狭长型，可呈假复层化并偶有极性消失，胞质嗜酸性，杯状细胞不成熟。TSA 常出现异位隐窝形成（ectopic crypt formation，ECF），即增殖细胞所在部位表现为隐窝不锚定在黏膜基底部（图 5-4-8A、B）[785]。

（2）免疫组化：Ki-67 染色可提示异位隐窝处呈高增

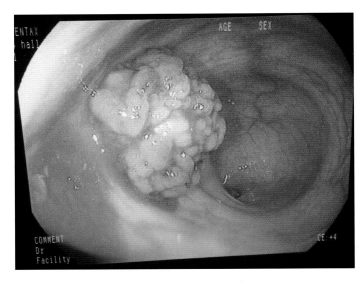

图 5-4-7 TSA 大体形态

殖活性改变（图 5-4-8C）。

3. 分子病理 TSA 与 SSL 相比，在突变与甲基化方面相差较大[810]。尽管一部分 TSA 类似于 SSL 存在 *BRAF* 基因突变，但不少于 25% 显示 KRAS 突变而非 *BRAF* 基因突变。TSA 也存在甲基化，但不发生 *MLH1* 的甲基化，可发生 *MGMT* 启动子的甲基化而发生癌变，一般与高 MSI 癌无关[811-814]。

【鉴别诊断】

1. 反应性增生 炎性病变所致的假息肉样增生亦可出现锯齿状形态，大多与周围黏膜无清晰的界限，同时可见程度不等的炎症性病变背景，结合病史和肠镜所见可协助鉴别。

2. 锯齿状病变的鉴别。

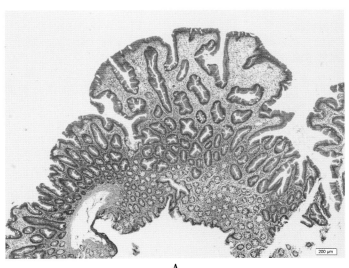

A

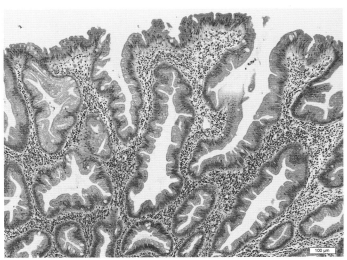

B

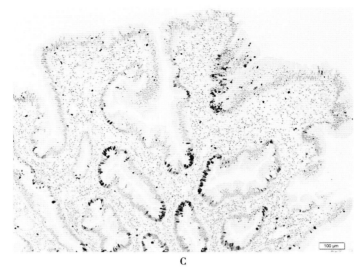

C

图 5-4-8 经典型锯齿状腺瘤
A.低倍镜示锯齿状结构;B.胞质呈嗜酸性改变;C.Ki-67 染色示异位的隐窝结构

五、经典型腺癌

【定义】

结直肠腺上皮来源且浸润至黏膜下的非特殊类型上皮性恶性肿瘤。

【临床特征】

1. 流行病学 结直肠最常见的恶性肿瘤,在男性和女性恶性肿瘤中分别居第四位和第三位[644]。在发达国家如欧洲、澳大利亚和日本的发病率较高,但亚洲与非洲等地的发病率亦在逐年上升。随着年龄的增长,发病率增加[815],40 岁以前很少患病。不同类型的息肉病综合征、林奇综合征、炎症性肠病等均可增加患病风险。

2. 临床表现 患者早期可无明显的临床症状,常通过体检发现,右半结肠肿瘤可出现贫血和乏力等表现,左半结肠肿瘤可导致梗阻、排便习惯改变等。部分患者尚可出现穿孔、腹痛腹胀等及其他非特异性症状如发热、消瘦等。

3. 影像学特点 影像学检查与临床分期密切相关,超声、CT 及 MRI 可检查到结直肠肿瘤所在的位置、浸润深度及远处转移情况[816],PET 也可用于检查肿瘤的扩散[817,818]。

4. 治疗及预后 根据病理分型、Dukes 分期及发病部位的不同,可选择内镜下切除、手术切除、放疗和/或化疗。预后与肿瘤的分期密切相关,早期结直肠腺癌的预后较好,进展期病变行根治术并辅以后续的化疗、放疗和靶向治疗,5 年生存率为 40%~60%。

【病理变化】

1. 大体特征 大体可分为息肉型、蕈伞型(外生型)、溃疡型、环腔缩窄型或弥漫浸润型等。这些类型可单独或混合出现。不同部位的肿瘤也表现出不同的形态特征,位于结肠脾区的肿瘤常为外生型,而位于直肠和升结肠的肿瘤多为浸润型或环腔缩窄型。切面多为灰白色,质地均匀,黏液癌的切面呈胶冻状。

2. 镜下特征

(1) 组织学特征:90%~95% 的大肠癌为经典型腺癌,按照传统的 WHO 标准进行分化程度的判断,即按照腺管形成的比例>95% 为高分化,<50% 为低分化,二者之间为中分化(图 5-4-9)。目前在分化评估的基础上尚需评价肿瘤浸润前沿瘤芽(tumor budding)和/或低分化簇(poorly differential cluster,PDC)。

镜下表现为异型显著的柱状上皮,核分裂象多见,可见促纤维间质反应和坏死,并可见多少不等的炎症反应。高微卫星不稳定的腺癌可出现克罗恩样改变(富于淋巴组织)、黏液癌、印戒细胞癌等形态特征。癌周有时可见腺瘤成分。

其他常见组织学亚型包括筛状-粉刺样癌、髓样癌、微乳头状癌、黏液癌、锯齿状癌、印戒细胞癌,详见后述。

(2) 免疫组化:超过 90% 的结直肠腺癌表达 CK20、CDX2 和 SATB2,其中 SATB2 具有较好的结直肠组织来源特异性。除直肠癌外,大多数病例 CK7 阴性。MSI-H 的肿瘤可出现 MLH1、PMS2、MSH2 和 MSH6 表达缺失,大多为 MLH1、PMS2 共缺失或 MSH2、MSH6 共缺失,亦可表现为单个指标表达缺失,这部分病例 CK20 可为阴性。CDX2 在髓样癌及 MSI-H 的非髓样癌中不表达,但也有文献报道 CDX2 的表达与 MSI 无关[819,820],约一半的病例显示 p53 阳性。大多数结直肠癌表达 MUC2,一部分表达 MUC1,但是 MUC5AC 罕见表达。

部分病例 AMACR 阳性[821],少数病例 ER 阳性[822],

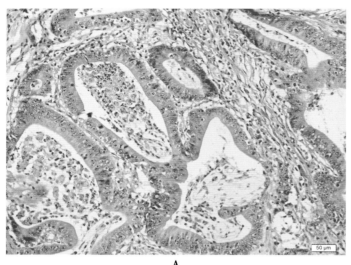
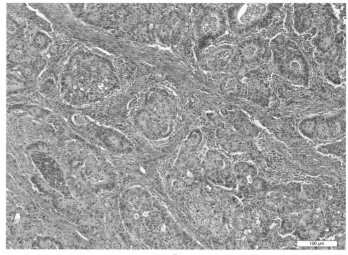

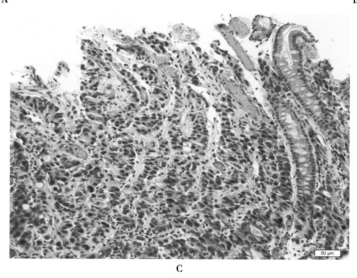

图 5-4-9 经典型腺癌
A. 高分化腺癌;B. 中分化腺癌;C. 低分化腺癌

间质成分亦可出现 CD10 阳性[823]。

3. **分子病理** 40% 的结直肠腺癌有 RAS 癌基因突变,另外,KRAS、BRAF 及 PI3K 也可出现突变;TP53、APC、DCC 及 MCC 等常为结直肠癌相关的肿瘤抑制基因,大多数结直肠腺癌中可发现 TP53 突变。

【鉴别诊断】

1. **源于子宫内膜异位的子宫内膜样腺癌** 坏死少见,PAX8 阳性,CDX2 阴性[605]。

2. **转移癌** 需结合临床病史、肿瘤生长方式等特征协助鉴别,转移癌表面黏膜大多形态正常,无腺瘤改变,CDX2、CK20、SATB2 等指标多为阴性。

六、肝样腺癌

【定义】

肝样腺癌(hepatoid adenocarcinoma)为组织学形态、免疫表型及遗传学特征与肝细胞癌类似的恶性上皮性肿瘤。

【临床特征】

肝样腺癌较少见,大多发生于胃,罕见于胆囊、食管、十二指肠、胰腺、肺和膀胱等,直肠、横结肠的肝样腺癌多为病例报道,多发于老年人[824]。多数(84.8%)肝样腺癌患者血清中 AFP 明显升高。该亚型侵袭性强,预后较差,容易发生肝脏和淋巴结转移。

【病理变化】

1. **大体特征** 常为隆起菜花样肿块,表面伴溃疡,肿块切面呈灰白色。

2. **镜下特征**

(1) 组织学特征:镜下与肝细胞癌形态类似,瘤细胞常排列呈实体巢状或团块状,其内血管丰富,常呈裂隙状分布于癌巢周围,肿瘤内可见坏死。肿瘤细胞体积较大,

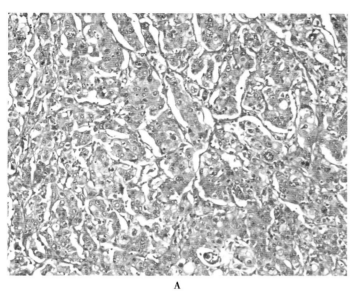
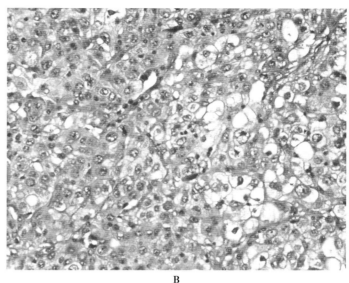

A   B

图 5-4-10　肝样腺癌

A.癌细胞呈梁索状排列,形似肝细胞癌;B.肿瘤细胞体积较大,呈多边形或圆形,胞质丰富呈嗜酸性,细胞核大呈空泡状,核仁明显,嗜酸性,核异型性明显

呈多边形或圆形,胞质丰富呈嗜酸性,细胞核大呈空泡状,核仁明显,嗜酸性,核异型性明显,异形核、双核及多核及核分裂象可见(图 5-4-10)。部分区域可见分化良好的伴有透明胞质的乳头或管状结构,有时可见微小黏液湖。

（2）免疫组化:CK8、CK18、CK19 及多克隆 CEA 阳性,少数可表达 CK20。AFP 和 GPC-3 阳性率与肝细胞癌类似,Hep par1 阳性率略低,约 38%,SALL4(图 5-4-11)和 PLUNC 可呈特异性表达[824]。

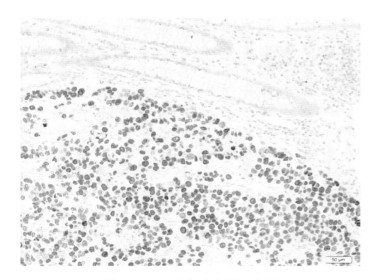

图 5-4-11　肿瘤细胞 SALL4 阳性

3. 分子病理　与肝细胞癌相似,可见 4q-8p-和 xq 等染色体异常,白蛋白 mRNA 杂交阳性。

【鉴别诊断】

1. 肝细胞癌　多有肝炎或肝硬化病史,肿瘤中可见胆汁淤积,少有黏液形成,SALL4 和 PLUNC 多为阴性。

2. 低分化腺癌　多无丰富的血窦样结构,CK20 阳性,CK7 阴性,血清 AFP 水平正常。

3. 肝细胞型卵黄囊瘤　患者多为年轻人或儿童,可见经典的卵黄囊瘤的组织学特征如乳头状结构、网状结构及 PAS 阳性透明小体等,而肝样腺癌多发于老年人,缺乏卵黄囊瘤的形态学特征,肿瘤内可见腺癌或微小黏液湖。

4. 卵巢肝细胞样癌　绝经后的妇女多发,可见 PAS 阳性透明小体,约 50% 的病例 CA125 阳性,肿瘤内多无黏液分泌及黏液湖形成。

七、低级别管状腺癌

【定义】

低级别管状腺癌(low grade tubuloglandular adenocarcinoma,LGTGA)为具有管状和腺样特征的少见低级别腺癌,好发于炎症性肠病患者[825]。

【临床特征】

大约占 IBD 相关的下消化道癌的 11%,患病年龄较一般的结直肠腺癌小(28～58 岁,平均 41.5 岁),多数为溃疡性结肠炎患者,大约 25% 为克罗恩病患者。不合并普通腺癌者预后较好。

【病理变化】

1. 大体特征　可见原发病(溃疡性结肠炎或克罗恩

病)的大体表现。肿瘤可为多灶性分布特征。

2. 镜下特征

（1）组织学特征：浸润的腺体非常类似于异型增生的隐窝，或者为小到中等大小腺体，低级别核，轻度异型

和复层，很少或没有促结缔组织反应，坏死少见，活检标本中易造成误诊（图 5-4-12）[825]。大约一半的病例可出现多少不等的黏液癌或低分化腺癌成分。癌周常可见扁平或息肉状低级别上皮内瘤变成分。

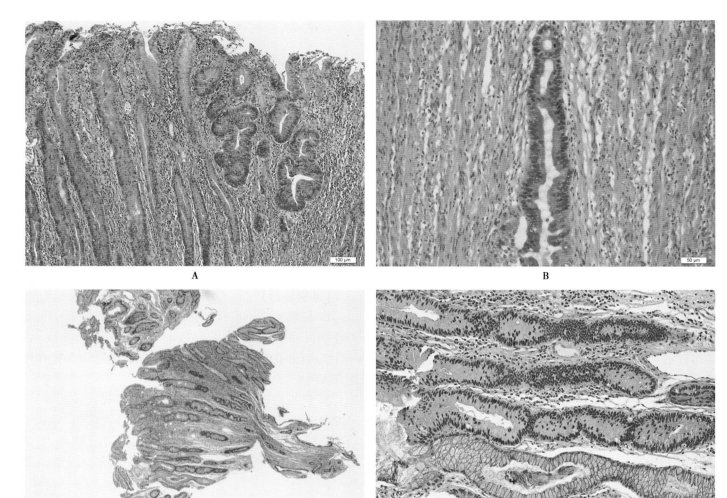

图 5-4-12　低级别管状腺癌

A. 左侧呈现为轻度异型改变。该患者有全结肠溃疡性结肠炎病史；B. 固有肌层中浸润的低级别管状腺癌成分，无促纤维组织反应；C. 活检中类似管状腺瘤改变；D. 活检中类似管状腺瘤改变，异型性不明显

（2）免疫组化：约 55% 的病例 MLH1 阴性，多数病例（69%）CK7 和 CK20 共表达，MUC2 阳性，MUC6阴性[826]。

3. 分子病理　可检测到 *IDH1* 突变[827]。

八、黏液癌

【定义】

肿瘤大于 50% 的成分为细胞外黏液称为黏液癌（mucinous carcinoma），黏液内为腺泡状、簇状或单个的恶性上皮细胞，又称为胶样癌。细胞外黏液成分介于 10%～

50% 之间者称之为伴有黏液成分的癌。

【临床特征】

约占结直肠癌的 10%，好发于林奇综合征或 HNPCC 患者，发病年龄小，大多数 30 岁以下的结直肠癌为黏液癌。治疗与其他类型相同。预后较差，平均中位生存期为 33 个月，5 年生存率为 17%～18%，其中预后最差的为直肠黏液癌，且 MSI-L/MSS 多为高级别病变[828]。

【病理变化】

1. 大体特征　右半结肠多见，肿物切面呈胶冻状。

2. 镜下特征

（1）组织学特征：镜下可见巢团状、条索状、簇状或单个肿瘤细胞漂浮于黏液湖中。可见印戒细胞成分，但不超过肿物的 50%，约 1/3 的病例癌旁可见腺瘤成分（图5-4-13）。

（2）免疫组化和特殊染色：CDX2、MUC2、CK20、β-catenin（核）阳性，直肠病例 CK7 阳性，MUC6 阴性，部分病例 MLH1 阴性。PAS 和阿辛蓝染色阳性[829]。

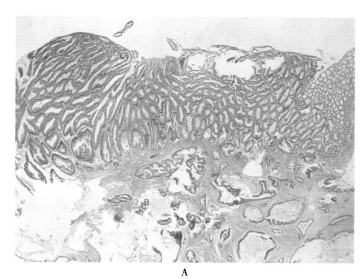
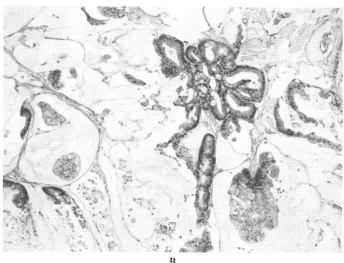

图 5-4-13 黏液癌

A. 表面为腺瘤成分，其下为黏液癌；B. 巢团状或条索状的癌细胞漂浮于黏液湖中，同时可见异型黏液腺体成分

3. 分子病理 K-ras 突变常见，TP53 突变少见[830]。

【鉴别诊断】

1. 深在性囊性肠炎 异位腺体潴留后可产生大量黏液成分，并形成包块，但没有促纤维结缔组织反应，上皮没有异型性，黏液中无漂浮的上皮成分。

2. 印戒细胞癌 印戒细胞成分占肿瘤的 50% 以上。

九、绒毛状癌

【定义】

肿瘤 50% 以上由绒毛状结构构成的高分化腺癌称为绒毛状癌（villous adenocarcinoma），又称之为腺瘤样腺癌[831]。

【临床特征】

大约占所有结直肠癌的 3%，淋巴结和远处转移率低，预后较好。

【病理变化】

1. 镜下特征 形态类似绒毛状腺瘤，但是呈浸润性生长，浸润方式为推挤性或侵袭性，可含有丰富的黏液成分（图5-4-14），促纤维间质中可见上皮岛成分[832]。

2. 分子病理 约 1/4 的病例可检测到微卫星不稳定。

【鉴别诊断】

绒毛状腺瘤 绒毛状结构扭曲的程度相对较轻，可见固有层结构，无促纤维性间质。活检标本中两者鉴别困难。

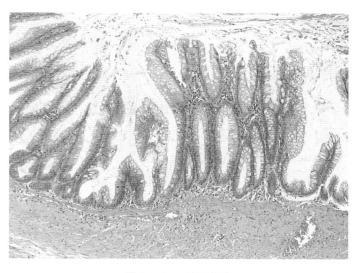

图 5-4-14 绒毛状癌

腺瘤样外观，呈推挤性浸润，细胞异型性小

十、髓样癌

【定义】

髓样癌（medullary carcinoma）是以实行生长方式、推挤性边缘和富含淋巴间质为特征的低分化癌[833]。

【临床特征】

少见，约占所有结直肠癌的 1%，老年女性多见，大多伴有 MSI-H[834]。治疗采用手术和放疗，和其他 MSI-H 的结直肠癌相同，对氟尿嘧啶类药物不敏感。预后相对较好。

【病理变化】

1. 大体特征 右半结肠多见,多表现为巨大的溃疡形肿物。

2. 镜下特征

(1) 组织学特征:肿瘤细胞呈实性片状分布,界限清楚,呈推挤性边缘,无腺管形成,亦可表现为巢团状、器官样或梁状结构。细胞呈圆形或多角形,形态一致,胞质嫌色,泡状核,核仁明显,核分裂象多见。癌巢内及周边可见丰富的淋巴细胞浸润,无黏液或仅有灶性黏液成分。

(2) 免疫组化:Caltetinin 阳性,CK20 阳性(50%),CDX2、CK7 大多为阴性,MLH1 和 MSH2 阴性[835]。

3. 分子病理 DNA 错配修复基因缺陷(启动子甲基化或突变),BRAF 突变常见,KRAS 和 TP53 突变少见[836,837]。

【鉴别诊断】

1. 淋巴上皮瘤样癌 结直肠罕见,非推挤性边缘,非 MSI-H,EBER[+]。

2. 神经内分泌癌 淋巴间质少见,神经内分泌标志物阳性[838]。

十一、微乳头状癌

【定义】

微乳头状癌(micropapillary carcinoma)是以微乳头状结构为特征且具有独特生物学行为的恶性上皮性肿瘤。

【临床特征】

少见的结直肠癌亚型,10%~20%的结直肠癌中可出现多少不等的微乳头结构[839,840]。易发生淋巴结转移,即使是 pT1/pT2 的肿瘤亦是如此,预后较其他类型的结直肠癌差[841,842]。

【病理变化】

1. 镜下特征

(1) 组织学特征:形态与其他部位的微乳头状癌类似,肿瘤细胞呈簇状结构,周围为类似血管管腔的陷窝状结构,并可见极向翻转现象,即上皮顶端面向外周(图 5-4-15)。瘤细胞胞质丰富、嗜酸性,核形态多形。脉管侵犯常见。经常可见经典型腺癌的成分[843]。

(2) 免疫组化:MUC1 上皮顶端着色(可提示极向翻转现象),SOX2、NOTCH3 阳性[844,845]。

2. 分子病理 TP53 突变常见,MSI-H 少见[846]。

【鉴别诊断】

1. 肿瘤出芽 形态可类似微乳头状癌,但没有极向翻转现象[847]。

2. 转移性微乳头状癌 需结合临床病史和免疫组化进行鉴别,CDX2、SATB2 多为阴性。

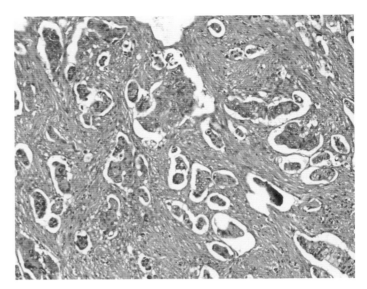

图 5-4-15 微乳头状癌
癌巢周围可见裂隙状结构,形似脉管侵犯

十二、印戒细胞癌

【定义】

大于 50% 的肿瘤细胞存在明显的胞质内黏液且没有腺样结构时称为印戒细胞癌(signet ring cell carcinoma)。若少于 50% 的肿瘤细胞为印戒细胞则称之为伴有印戒细胞的腺癌。

【临床特征】

结直肠印戒细胞癌少见,占所有的结直肠癌不足 1%,发病年龄较其他组织学类型小,预后差,5 年生存率不足 10%[848]。近端结肠印戒细胞癌与其他部位的病变不同,预后较好,可能归功于 MSI-H[849]。

【病理变化】

1. 大体特征 内镜下可见肠壁变厚,僵硬,肠腔缩窄,严重者可形成肠壁革囊样改变。

2. 镜下特征

(1) 组织学特征:肿瘤细胞弥漫分布,无腺管结构形成,胞质富含黏液成分,将细胞核推挤至一侧,亦可表现为圆而居中的核,且没有显著的黏液空泡。较之胃的印戒细胞癌,结直肠印戒细胞癌的细胞外黏液更多,有时可见印戒细胞漂浮于黏液湖中(图 5-4-16)。弥漫浸润的生长方式相对少见。部分印戒细胞癌患者可伴有溃疡性结肠炎,炎症背景中识别肿瘤细胞有一定困难。

(2) 免疫组化:CK20、CDX2、SATB2、MUC2、MUC5AC 阳性,CK7、ER 阴性。

3. 分子病理 低级别的印戒细胞癌伴有 MSI-H,相反则为高级别[850]。

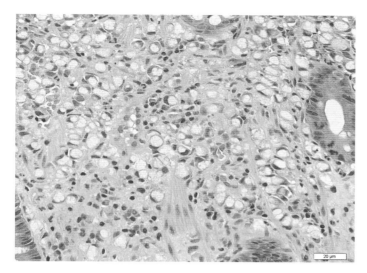

图 5-4-16 印戒细胞癌
癌细胞散在分布

【鉴别诊断】

1. **假印戒细胞** 上皮细胞在炎症、自溶或物理性因素作用下脱落后可形似印戒细胞，但无异型改变，大多局限于黏膜表面，可见到与正常腺上皮之间的移行或过渡关系，同时可见到炎症或物理性损害的背景，诸如假膜性肠炎时表面脱落的细胞。

2. **富含黏液的组织细胞** 组织细胞吞噬黏液后可被误认为印戒细胞，大多数情况下核居中，无异型，胞质呈泡沫状，LCA、CD68、CD163 等标志物阳性，上皮性标志物阴性[407]。

3. **转移癌** 包括胃的印戒细胞癌、乳腺小叶癌、膀胱的低分化癌等，其中胃的印戒细胞癌与结直肠原发病变较难鉴别，SATB2 多为阴性；转移性乳腺小叶癌具有相应的临床病史，黏膜面可无显著病变，ER、GATA3 阳性，CDX2、SATB2 阴性；膀胱癌多表现为 Uroplakin、GATA3 阳性，CDX2、SATB2 阴性[851]。

4. **杯状细胞腺癌** 细胞形态温和，细胞并非彻底弥散分布，有时可见条索或微小的管状结构，神经内分泌标志物阳性。

十三、锯齿状腺癌

【定义】

锯齿状腺癌（serrated adenocarcinoma）是起源于锯齿状腺瘤和/或具有锯齿状形态特征的特殊类型腺癌，与经典型腺癌具有不同的分子遗传学特征。

【临床特征】

文献报道占结直肠腺癌的 10%[792]。锯齿状腺癌的分子病理机制有显著异质性[852]，包括 KRAS 和 BRAF 突变、MSI 和 CpG 岛甲基化。

【病理变化】

1. **大体特征** 右半结肠多见。

2. **镜下特征** 组织形态与广基锯齿状病变类似，上皮呈锯齿状结构，分泌黏液比较常见，可呈锯齿状、管状、筛状、花边状、梁状结构，胞质富含黏液或嗜酸性，泡状核。在富含黏液区域，肿瘤细胞常呈簇状或假乳头状突入黏液区域（图 5-4-17），坏死少见或仅为局灶性[853]。

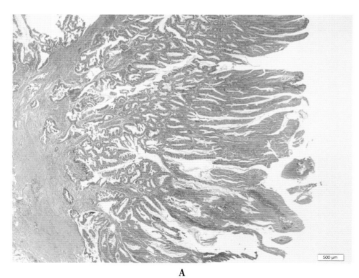

A

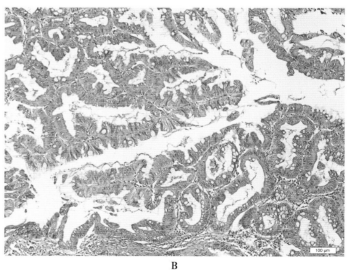

B

图 5-4-17 锯齿状腺癌
A. 可见绒毛状结构及锯齿状形态；B. 可见明显的锯齿状结构和显著地分泌黏液现象

3. 分子病理 可检测到 KRAS 和 BRAF 突变、MSI 和 CpG 岛甲基化。

十四、透明细胞癌

【定义】

透明细胞癌（clear cell carcinoma）为肿瘤细胞胞质因富含糖原而呈透明状的特殊结直肠癌亚型。

【临床特征】

罕见，男性多见，多位于降结肠[854,855]。

【病理变化】

1. 组织学特征 胞质因富含糖原而呈透明状，可呈腺样或实性片状排列，其余特征与普通的腺癌相同。

2. 免疫组化 CK20、CDX2、SATB2 阳性，MUC2 多为弱阳性，CK7 阴性[855]。

【鉴别诊断】

转移性肾透明细胞癌 PAX8、Vimentin 阳性，CDX2、SATB2 阴性。

十五、腺鳞癌

【定义】

腺鳞癌（adenosquamous carcinoma）是同时具有腺样和鳞状上皮分化特征的恶性上皮性肿瘤。

【临床特征】

结直肠腺鳞癌罕见，约占所有结直肠癌的 0.1%，与 HPV 感染无关[856,857]。文献报道可出现副肿瘤性高钙血症，亦可出现于溃疡性结肠炎患者[858-860]。

肿瘤具有高度侵袭性，易发生远处转移，预后比单纯的腺癌或鳞癌差，易发生远处转移[861,862]。

【病理变化】

1. 大体特征 右半结肠多见，其余特征与普通腺癌类似[863]。

2. 镜下特征

（1）组织学特征：可见分化程度不等的腺癌和鳞状细胞癌两种成分，两者可混合或分别存在。脉管侵犯常见，转移性病变可为两种成分之一或均有（图 5-4-18）。

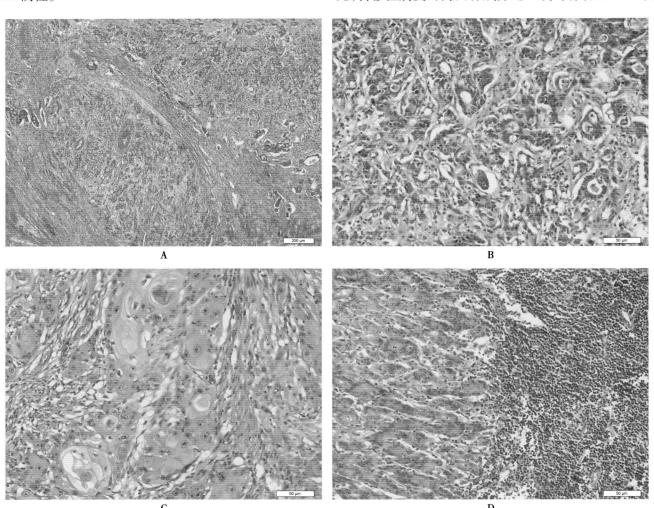

图 5-4-18 结肠腺鳞癌
A. 腺癌和鳞癌成分分别存在；B. 腺癌成分；C. 鳞癌成分，可见显著的角化现象；D. 淋巴结转移成分为腺癌

（2）免疫组化：CK5/6、p63、p40、CD44 阳性[864,865]。

【鉴别诊断】

1. **鳞状细胞癌**　无腺癌成分。

2. **低分化腺癌**　可出现实性巢团状结构，无角化和细胞间桥，免疫组化染色可协助鉴别。

十六、肉瘤样癌

【定义】

肉瘤样癌（sarcomatoid carcinoma）为具有间叶组织分化特征的恶性上皮性肿瘤，又称为梭形细胞癌，可同时含有腺癌成分。

【临床特征】

罕见，仅有少量个例报道，年长者更多见，恶性程度高，预后差。

【病理变化】

1. **大体特征**　左半结肠多见，常呈块状或鱼肉状，可见较多出血。

2. **镜下特征**

（1）组织学特征：部分呈双相生长方式，可同时见到腺癌和间叶成分，后者可能完全未分化，或伴有骨、软骨或平滑肌分化。部分病例可见两种成分的移行区域（图5-4-19）。亦可表现为单一的梭形细胞成分。

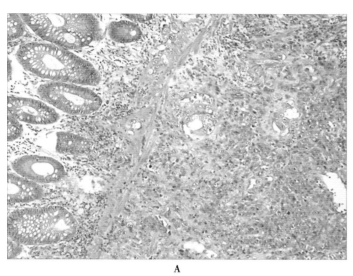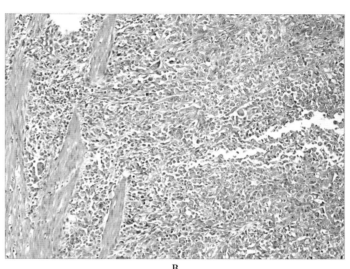

图 5-4-19　肉瘤样癌
A. 黏膜下可见肉瘤样成分，实性排列，无明显腺样结构；B. 呈单一的未分化肉瘤样形态

（2）免疫组化：TP53 阳性（突变型），间叶成分可表达角蛋白和 EMA。

十七、淋巴上皮瘤样癌

【定义】

淋巴上皮瘤样癌（lymphoepithelioma-like carcinoma）是以合体状肿瘤细胞、泡状核和富于淋巴细胞的间质为特征的恶性上皮性肿瘤。

【临床特征】

与 EB 病毒感染相关，形态与胃的淋巴上皮瘤样癌相同，在结直肠极其罕见。

【病理变化】

（1）组织学特征：肿瘤细胞呈显著的多形性，合体样排列，细胞界限不清，核仁明显，核分裂象易见。可见丰富的淋巴样间质。肿瘤边界呈侵袭性生长方式。

（2）免疫组化和分子病理：角蛋白阳性。EBER 原位杂交部分病例阳性，有时淋巴样间质亦可阳性。S-100、神经内分泌标志物阴性。

【鉴别诊断】

髓样癌　淋巴细胞更多集中于癌巢周边，肿瘤呈推挤性而非侵袭性生长方式。EBER 阴性，MLH1、PMS2、MSH2、MSH6 等错配修复蛋白可出现表达缺失。

十八、混合性腺神经内分泌癌

混合性腺神经内分泌癌（mixed adenoneuroendocrine carcinoma，MANEC）为同时含有腺癌和神经内分泌肿瘤成分的恶性肿瘤，且单一成分不少于 30%，现归类于混合性神经内分泌-非神经内分泌肿瘤（mixed neuroendocrine-non-neuroendocrine neoplasms，MiNENs），详见神经内分泌肿瘤章节。

十九、转移癌

转移癌(metastatic carcinoma)常见的来源包括胃、肺、前列腺、乳腺(图 5-4-20A)、卵巢(图 5-4-20B)，黑色素瘤也较多见，结直肠癌的免疫表型多表现为 CK20、CDX2 和 SATB2 阳性，CK7 阴性，可通过各自器官特异性的标志物协助鉴别，需注意的是，P504S 在消化道的癌中表达常见，不能作为与前列腺癌鉴别的标志物。

来自小肠的转移癌通常 CK7$^+$/CK20$^+$，另有 1/3 为 CK7$^+$/CK20$^-$；Villin 和 CDX2 在小肠癌阳性比例大约为 60%，而在结直肠癌为 90%。

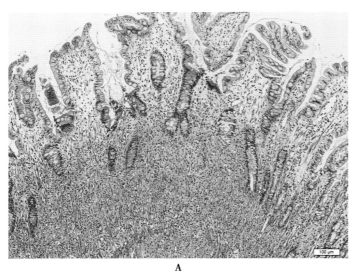
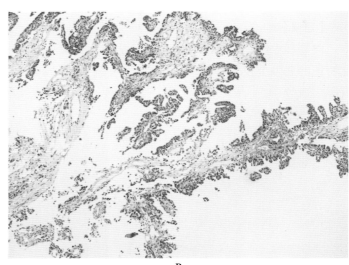

图 5-4-20　转移癌
A.结肠转移性乳腺浸润性小叶癌，癌组织分布于黏膜内和黏膜下，结肠黏膜结构存在；B.结肠转移性卵巢乳头状浆液性腺癌

（李增山　郑丽端）

第五章

肛管上皮性恶性肿瘤及前驱病变

一、肛门鳞状上皮内瘤变/病变

【定义】

肛门鳞状上皮内瘤变/病变（anal squamous intraepithelial neoplasia/lesion，ASIN/ASIL）是肛门鳞状上皮发生的前驱病变，为鳞状细胞癌的癌前病变。

【临床特征】

与多种 HPV 亚型感染有关，HIV 阳性、高危生活方式、吸烟史是 HPV 感染的危险因素[241,866]，HPV 的检出率在男性同性恋者中较高，伴有 HIV 感染者尤甚[867]。临床可表现为肛管内突起、红斑、色素沉着、溃疡、出血或化脓，或无症状。治疗手段包括电凝术、红外线凝结法、5%的咪喹莫特乳膏免疫疗法及外科手术切除等。高级别病变采取外科切除或消融治疗法[868]，低级别病变可以随访。ASIN 进展为癌的风险相对宫颈鳞状上皮内病变而言较低，约有 20% 的 HIV 感染患者 2 年内从 LSIL 进展为 HSIL。高级别 PSIN 经局部治疗后非常容易复发，约有 2%~6% 的患者进展为癌[867]。

【病理变化】

1. 大体特征 肛门上段和移行区是最常见的受累部位，通常在齿状线上 1~2cm，下边界平行于内括约肌沟，通常在齿状线下 1~2cm。齿状线两侧 12mm 的区域为肛门移行区，被覆类似尿路上皮的特化上皮，该区域上皮对 HPV 特别易感。大体可表现为湿疹样或乳头状，或表现为丘疹样或斑块状，后者可为不规则隆起状，也可呈鳞状，呈白色、有色素沉着或红斑状，偶尔形成裂隙，但出现硬结或溃疡可能表示存在浸润。

2. 镜下特征

（1）组织学特征：ASIN 分为低级别和高级别，其中低级别 ASIN 仍具有明显分化和成熟的表现（图 5-5-1A），

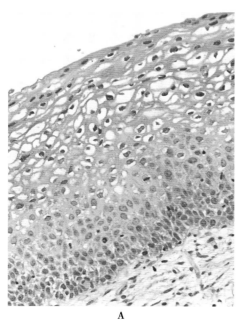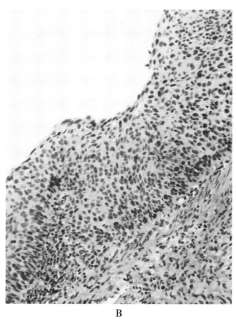

A   B

图 5-5-1 鳞状上皮内瘤变

A.鳞状上皮低级别上皮内瘤变，可见典型挖空细胞，从基底层到表层有分化成熟的现象（×200）；

B.鳞状上皮高级别上皮内瘤变，细胞全层异型，核浆比高，无分化成熟现象（×100）

可以出现层化现象,越接近表层核浆比越低,或者存在HPV感染相对应的细胞学改变(即挖空细胞),核分裂象位置较靠近基底层,一般多在上皮1/3以下,不超过上皮的1/2。而高级别ASIN表现为上皮1/2以上或全层无分化成熟的表现,具有显著的异型性,包括核极向消失、核深染及多形性,核浆比增高,核分裂象增多,并可出现于上皮的2/3以上层面,直至表层,病理性核分裂象易见,可有角化不良现象及挖空细胞(图5-5-1B),通常无炎症背景。ASIN可累及毛囊及皮脂腺上皮[869,870]。

(2) 免疫组化:低级别ASIN p16染色阴性、局灶阳性或仅近基底层阳性(图5-5-2A),Ki-67阳性细胞多局限于邻近基底层部位,高级别ASIN p16常弥漫阳性,Ki-67全层或近全层阳性(图5-5-2B)。

3. 分子病理　HPV原位杂交示细胞核阳性。

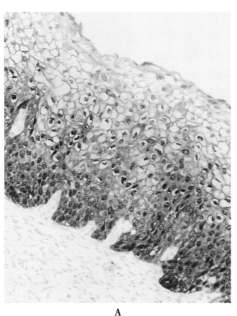
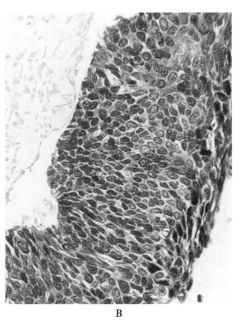

图 5-5-2　鳞状上皮内瘤变

A. 鳞状上皮低级别上皮内瘤变,p16基底层阳性,染色较浅(×200);B. 鳞状上皮高级别上皮内瘤变,p16全层强阳性(×200)

【鉴别诊断】

1. 鳞状细胞癌　ASIN累及肛管导管和腺体时可类似间质浸润,需与鳞状细胞癌进行鉴别,后者可见推挤性或侵袭性浸润生长以及明显的间质反应,此外,复杂的组织结构或乳头状结构、基底部位的异常角化线或角化珠等表现均提示为鳞状细胞癌。以下几种特点支持浸润诊断:①肿瘤性的鳞形细胞呈不规则、成角状向下延伸,伴反应性或促结缔组织增生反应;②小巢状或个别细胞胞质更嗜酸、核仁清晰,与病变主体分离;③上皮和间质分界不清,基底鳞形细胞排列不规则。

2. Bowen样丘疹病　患者发病年龄较低,多为20~30岁,上皮有序成熟且不累及毛囊、皮脂腺,而PSIN(Bowen病)上皮细胞失去极性伴成熟障碍,可有毛囊、皮脂腺受累。

3. Paget病　有时与ASIN中非典型的不成熟角化细胞(Paget样细胞)类似,免疫组化CK7、CK8/18及PAS染色阳性。

4. 浅表扩散性黑色素瘤　需与色素性PSIN进行鉴别,HMB45及Melan-A阳性。

5. 反应性改变或不成熟鳞状上皮化生　鳞状上皮细胞保留相对有序的结构,同时可见显著的炎症背景,p16阴性或仅为斑点状弱阳性,Ki-67阳性细胞多局限于上皮基底层。

二、肛周鳞状上皮内病变

【定义】

肛周鳞状上皮内病变(perianal skin intraepithelial neoplasia,PSIN)相当于鲍温病,仅包含高级别上皮内病变(PSIN-H)或原位癌。低级别上皮内病变(PSIN-L)也存在,通常是以尖锐湿疣的形式出现。

【临床特征】

好发于中老年,部分与HPV相关,鲍温样丘疹病最初被描述为年轻成人外生殖器官病变,常见于30~40岁,好发部位包括阴茎和外阴,肛门也可能受累[871]。

常为会阴部鲍温病累及肛门边缘和邻近肛周皮肤,表现为红斑、鳞状斑块,可能伴瘙痒、烧灼感;25%患者为偶然间发现。鲍温样丘疹病的特征性表现为肛门与生殖器区域一个或多个红褐色丘疹持续数周或数年,直径不足数毫米。大多数鲍恩样丘疹病患者无症状,少数患者有肛周皮肤瘙痒症状[872]。

临床进展缓慢,常在表皮内蔓延,广泛切除后仍有局部复发倾向。少数未得到合适治疗的鲍温病患者,可能会进展成侵袭性癌。局部应用5-氟尿嘧啶或咪喹莫特对病变广泛的患者有效。根据临床随访情况来看,大多数鲍温样丘疹病患者可以自愈,小部分患者呈现慢性病程及缓慢进展。

【病理变化】

1. 大体特征　鲍温样丘疹病和鲍温病是PSIN-H的两种形式。鲍温病常表现为固定、边界不规则的多灶红褐色斑块,表面覆鳞屑,有些患者可能还伴有溃疡。鲍温样丘疹病的特征性表现为持续数周或数年的肛门与生殖器区域一个或多个红褐色丘疹,直径不足数毫米,与周围正常皮肤界限清,通常不累及皮肤附属器。

2. 镜下特征　鲍温病组织学特征为鳞状上皮全层明显无序排列,细胞丰富、大而异型,棘皮症背景下表层失去有序的成熟现象,角化过度或角化不全,特别是角化不良。核分裂易见或全层可见,伴多核细胞和挖空细胞。因为病变横向贯穿上皮,所以病变常合并皮肤附属器受累。肿瘤性上皮下方的浅表真皮常见淋巴细胞浸润。

鲍温样丘疹病的鳞状上皮表现为棘皮症,表面上皮角化过度,上皮显示细胞异型和成熟无序现象、散在细胞角化不良,全层可见核分裂,也可见角化不全和颗粒层增厚[873]。

【鉴别诊断】

1. Paget病　乳腺外Paget病常发生在肛门生殖区,表现为缓慢扩散、红斑湿疹样斑块,可延伸至齿状线。组织学上,基底部分或整层的鳞状上皮内有大细胞浸润,胞质丰富、空淡,细胞核大,偶尔细胞形态类似印戒细胞。Paget细胞黏液染色阳性,CK7染色几乎总是阳性。

2. 黑色素瘤　需与色素性PSIN(色素沉着性鲍温病)鉴别。色素性PSIN的肿瘤细胞显示S-100和HMB-45染色总是阴性。

三、肛门湿疣

【定义】

肛门湿疣(anal warts)是发生在肛管或肛周皮肤的、由HPV感染导致的鳞状上皮乳头状瘤,具有典型病毒感染的特点。

【临床特征】

肛管和肛周湿疣近几十年发病率升高了50%[874],大多数患者为男性,其中很多为同性恋者。治疗手段包括药物(鬼臼毒素和咪喹莫特)、手术或冷冻疗法等[866]。病变几乎不能自然消退,部分可发生恶性转化[875,876]。

【病理变化】

1. 大体特征　病变位于肛门移行区或肛周皮肤,大体形态多样,单发或多发,从小的扁平隆起到广泛的乳头状、疣状、菜花状病变都可以见到,发生于肛管的病变多呈扁平或尖锐外观,而肛周区病变更易形成乳头状结构。角化性病变呈灰白色,偶有色素沉着,而非角化性湿疣常呈粉紫色,质地软。

2. 镜下特征

(1) 组织学特征:鳞状上皮呈疣状或乳头状瘤样增生,伴不同程度的颗粒层增厚及角化不全。上皮脚延长、增宽并变钝,可呈假上皮瘤样增生。增生的基底层排列着1~3层极向正常的基底细胞,基底层以上细胞表现出正常鳞状上皮的成熟过程(图5-5-3),这与Bowen病或鳞状细胞癌表现相反。表浅层细胞胞质丰富空亮,核深染居中,大小不一,可见双核并有核周晕,呈"挖空细胞"特点,可有散在核分裂象。增生的鳞状上皮与间质交界清楚,间质呈慢性炎症,组织可水肿并伴血管扩张。湿疣可伴有上皮内瘤变或浸润癌区域,湿疣与其交界处可以是渐变或突然改变,应仔细检查并充分取材。

(2) 免疫组化:良性湿疣p16可散在局灶阳性(图5-5-3C),伴有高级别上皮内瘤变或浸润癌成分者呈弥漫强阳性。

3. 分子病理　HPV原位杂交示细胞核阳性。

【鉴别诊断】

1. 炎症性湿疣　间质炎症和水肿明显,浅表细胞胞质丰富透亮,与挖空细胞不同的是无明显的核增大和深染现象,基底细胞增生不明显,核排列规则,上皮有正常分化成熟的特点,p16阴性。

2. 疣状癌　疣状癌较湿疣体积大,呈巨大菜花状外观,镜下基底层完整但常不规则,上皮脚呈球状或舌状向下推挤性浸润。

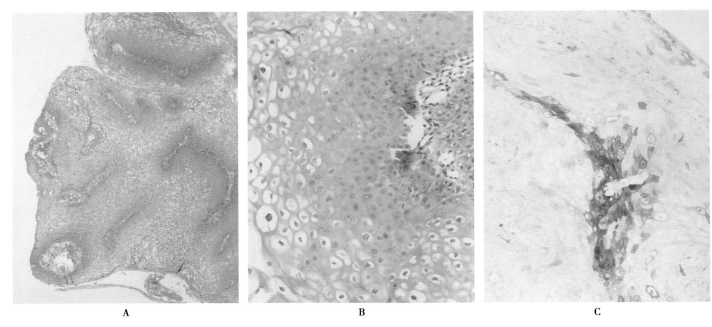

图 5-5-3　湿疣

A. 肛门尖锐湿疣,病变呈乳头状增生(×40);B. 肛门湿疣,可见挖空细胞,上皮自基底层至表层分化成熟(×200);C. 肛门湿疣 p16 局灶阳性(×200)

四、Bowen 病

【定义】

Bowen 病(Bowen disease)为弥漫累及肛周皮肤及或多中心性生长的鳞状细胞原位癌[868]。

【临床特征】

老年人多见,常见症状为瘙痒、灼烧感、疼痛和出血。局部广泛手术切除为主要治疗手段,一般病程较长,至少有 5% 的肿瘤发生浸润,其中 27% 发生转移[877]。

【病理变化】

1. 大体特征　表现为略隆起的不规则质硬斑块,常为红色或红棕色,可呈湿疹样外观伴溃疡或皲裂。

2. 镜下特征

(1) 组织学特征:鳞状上皮全层异型增生,伴有成熟紊乱和不同程度的核分裂象,可见多核瘤巨细胞和挖空细胞,有时呈斑块状分布特征,同时可见棘层增厚、角化过度和角化不全现象,肿瘤细胞之间常有含色素的树突状细胞(图 5-5-4),病变可累及毛囊、汗腺等皮肤附属器。

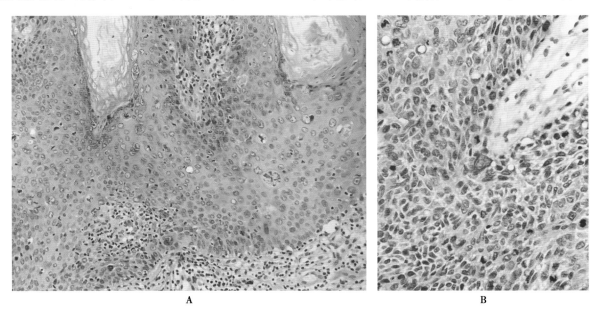

图 5-5-4　Bowen 病

A. 上皮全层异型,可见多核瘤巨细胞及病理性核分裂象(×100);B. 可见散在含色素的树突状细胞,这种细胞较多时需与黑色素细胞病变鉴别(×200)

（2）免疫组化：CK5/6、p63、p40 阳性。

【鉴别诊断】

1. Bowen 样丘疹病　患者发病年龄较低，多为 20~30 岁，上皮有序成熟且不累及毛囊、皮脂腺，而 Bowen 病上皮细胞失去极性伴成熟障碍且可有毛囊、皮脂腺受累。

2. Paget 病　免疫组化 CK7、CK8/18、CEA 阳性，CK5/6、p63 阴性，PAS、黏液卡红、AB 阳性，而 Bowen 病则相反。

3. 恶性黑色素瘤　免疫组化 HMB45、Melan-A 阳性，CK、p63 阴性，而 Bowen 病呈相反表达。

五、肛门 Paget 病

【定义】

肛门 Paget 病（anal Paget's disease）是以产生黏液的恶性细胞在肛缘表皮内浸润性生长为特征的恶性腺上皮肿瘤。

【临床特征】

患者平均年龄 61 岁，从 35~82 岁皆可发生[879]，男女发病率无差异[880]。临床常表现为肛周瘙痒、疼痛、出血。需要广泛外科切除治疗，但难以彻底切除，术中快速冰冻和光动力学诊断可用于确定病变范围[881]。切除后复发率高达 61%，复发平均时间大于 2.5 年[882]。5 年总体生存率和无病生存率分别为 59% 和 64%，10 年分别为 33% 和 39%。有无浸润成分和局部淋巴结受累是主要预后因素[879]。

【病理变化】

1. 大体特征　呈红棕色斑块状、溃疡状、质硬或渗出性湿疹样或糜烂性皮损，看似界限清楚。

2. 镜下特征

（1）组织学特征：Paget 细胞主要沿上皮基底层分布，常呈单个排列，也可呈巢状分布，偶尔形成腺样结构（图 5-5-5A），肿瘤细胞体积较大，胞质丰富淡染，细胞核深染，可见双核和核分裂象，或被胞内黏液挤压使细胞呈印戒样外观（图 5-5-5B）。肿瘤细胞常聚集于上皮脚下部使其增宽并挤压基底层细胞。肿瘤亦可累及皮肤附件，常累及毛囊及汗腺上皮。有时 Paget 细胞呈大片状分布，细胞间黏附性较差，类似于棘层松解性鳞状细胞癌（图 5-5-5C）。肛门 Paget 病分为两种类型：①原发性，最常见，类似于顶浆分泌腺上皮细胞，可能起源于表皮内大汗腺导管上皮、皮肤附属器干细胞或多潜能鳞状上皮干细胞；②继发性，来源于深部恶性肿瘤，最常见的是直肠腺癌，也可能是肛导管癌和神经内分泌癌等，这种类型常伴有浸润性癌成分，肿瘤与下方肿瘤成分可不连接（图 5-5-5D）。

（2）免疫组化和特殊染色：PAS、黏液卡红、AB 染色和 CEA 在原发性和继发性 Paget 细胞均可阳性，原发性 Paget 病 CK7、GCDFP-15、MUC-1、AR 阳性，CK20 阴性，继发性 Paget 病常呈 MUC2、CK7、CK20 阳性和 GCDFP-15 阴性的表型。

【鉴别诊断】

1. 雀斑样黑色素瘤　雀斑样黑色素瘤肿瘤细胞核较大，异型明显，可见大的嗜酸性核仁，胞质内有黑色素颗粒，S-100、HMB45 和 Melan-A 阳性。

2. Bowen 病　Paget 细胞成片分布充满上皮全层时可能与 Bowen 病难以分辨，特别是在快速冰冻切片中，Bowen 病缺乏病变周围表皮内典型的单个浸润的 Paget 细胞、腺样结构、细胞内黏液和印戒样细胞等特征，CK7、

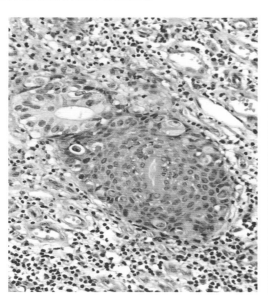

A

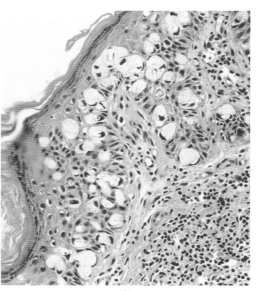

B

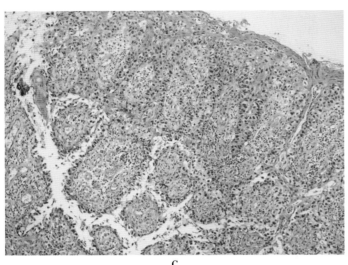
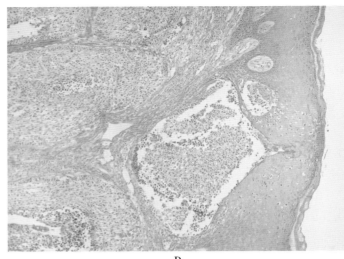

C　　　　　　　　　　　　　　　　　　　D

图 5-5-5　肛门 Paget 病

A. 肿瘤呈腺样结构并累及皮肤附属器(×200)；B. 细胞内富含黏液，部分胞内黏液挤压使细胞呈印戒样外观(×200)；C. Paget 细胞成大片分布，细胞间黏附性较差，类似于棘层松解性鳞状细胞癌(×100)；D. Paget 病伴表皮下浸润性低分化腺癌(×100)

CK19、CK20、GCDFP-15 常阴性，PAS 阴性。

3. 棘层松解型鳞状细胞癌　可见鳞状细胞癌的特征，包括角化不良、细胞间桥等，表皮内可见成熟改变，CK5/6、p63、p40 阳性，CK7 阴性。

六、肛门鳞状细胞癌

【定义】

肛门鳞状细胞癌(anal squamous cell carcinoma)是肛管及肛缘区发生的具有鳞状上皮分化特征的恶性肿瘤，常与慢性 HPV 感染相关。

【临床特征】

本病仅占胃肠道肿瘤的 1.5%[157]。肛管鳞状细胞癌的标准化年龄发病率小于 1/100 000[646]。多数患者年龄在 50~60 岁，女性更易患病[874-876]，且基底细胞样肿瘤更多见，男女发病比为 0.8:1[644]。近 10 年来，男性肛管癌发病率增加约 2.5 倍，女性增加 5 倍。该病发病率存在种族差异，美国白人男女性年龄标准化发病率分别为 1.4/100 000 与 1.9/100 000，而亚裔美国人男女性发病率均为 1.6/100 000[884-887]。

临床可表现为肛管出血、化脓、瘙痒、疼痛、肿胀以及肛周溃疡，随着肿瘤进展可进一步出现疼痛加剧、排便习惯改变、大便失禁、肛门有异物感及下坠感、腹泻、体重下降、溃疡形成、肛裂及肛瘘等，患者就诊时多有腹股沟淋巴结肿大[888]。实验室检查可提示高危 HPV 阳性，如 16、18 和 33 型，鳞状细胞癌相关抗原及糖类抗原可阳性。

治疗手段包括单纯的手术切除和保留括约肌的联合放疗和化疗。预后取决于肿瘤部位、大小、浸润深度、侵及范围、分化程度及淋巴结转移情况，Ⅰ期病变 5 生存率

65%~71.3%，Ⅳ期则为 23.1%~33%，腹股沟淋巴结转移者 5 年存活率小于 20%[889]。肛周鳞状细胞癌预后一般要好于肛管鳞状细胞癌[890]。

【病理变化】

1. 大体特征　最常发生在齿状线附近，位于肛管中下部的较大肿瘤可以向外生长进入肛门口，也可以向上生长进入直肠及周围组织。大体表现为边缘质硬而轻微隆起的裂隙或溃疡，起源于湿疣的肿瘤可表现为质硬的息肉样肿物或黏膜及黏膜下斑块，肿瘤色泽可与周围黏膜不同。肿瘤大小直径可<1cm，也可>10cm，较大的肿瘤可形成深在性溃疡性肿物或蕈伞样肿物。

2. 镜下特征

(1) 组织学特征：常见组织学类型包括角化型鳞状细胞癌、非角化型鳞状细胞癌、基底样鳞状细胞癌、小细胞型鳞状细胞癌和疣状癌，除后两者外，其他组织学亚型与预后无显著关联，且对治疗无影响[891]。

肿瘤细胞形成不规则的巢团状或片状结构，分化好者周边有栅栏状排列的特点，伴或不伴角化区形成，胞质丰富、透明、颗粒状或嗜酸性，边界清楚，但细胞间桥常不明显(图 5-5-6A、B)，分化差时上述特点消失，细胞核呈圆形、卵圆形、深染或呈空泡状，核分裂象易见(图 5-5-6C)。基底样鳞状细胞癌由小到中等大小基底样细胞构成实性片块状，周边细胞呈栅栏状排列，角化很少，癌巢中央可见粉刺样坏死(图 5-5-6D)，还可出现类似腺样囊性癌中基底膜样物质沉积。部分肿瘤可含有黏液灶或小黏液湖，以往称为黏液表皮样癌，现在称为鳞状细胞癌伴黏液微囊。肉瘤样癌和透明细胞癌亚型也可以见到(图 5-5-

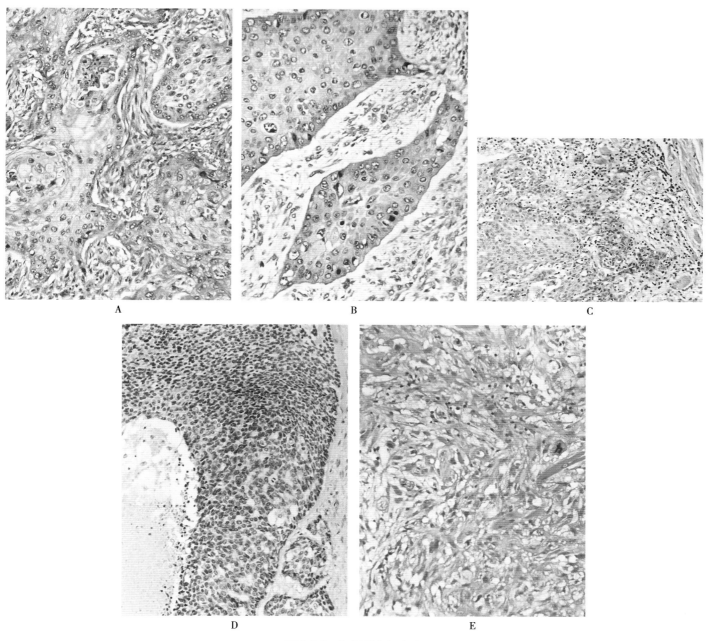

图 5-5-6　肛门鳞状细胞癌

A. 肛门高分化鳞状；B. 肛门高分化鳞状细胞癌，肿瘤细胞界限清楚，核分裂象易见（×400）；C. 肛门低分化鳞状细胞癌，细胞角化特点不明显，细胞边界不清楚（×200）；D. 基底细胞样鳞状细胞癌，细胞核浆比大，核深染，核分裂象易见，癌巢周边呈栅栏状排列，中央可见粉刺状坏死（×200）；E. 肉瘤样癌，肿瘤细胞呈不规则的梭形，间质黏液变性（×200）

6E）[892]。小细胞型鳞状细胞癌罕见，肿瘤细胞体积小，形态相对一致，胞质少似裸核，类似小细胞癌，核分裂象多见并伴广泛凋亡，呈弥漫性浸润周围间质[644]。

疣状癌属于一种特殊类型的鳞状细胞癌，详见后述。

（2）免疫组化：p63、EMA、CEA、SOX2 阳性，大部分肿瘤表达 CK4、CK5/6、CK13、CK17、CK18 和 CK19，较少表达 CK1、CK7 和 CK10，ER 与 PR 阴性。近 70% 的病例 MYC 基因高表达，85% 的以上病例 p53 过表达，CDX2 阴性。

3. 分子病理　大部分病例中可检出 HPV DNA。大于 70% 的病例 IGSF4 和 DAPK1 基因甲基化异常[884]。伴有 MCM7 基因（受 E2F 调节并由 HPV 引起）高水平表达的病例应用放疗和/或化疗可改善生存率[893,894]。

【鉴别诊断】

1. 疣状癌　疣状癌被认为是普通湿疣和鳞状细胞癌的中间状态，如有重度的细胞异型性、侵袭性浸润或转移，则应诊断为鳞状细胞癌。

2. 基底细胞癌　常见于肛缘，周边栅栏样排列的特征十分明显,一般没有显著的多形性,多表现为局部浸润性生长方式,Ber-EP4 阳性,CK13、CK19、CK22、AE1、CEA 多为阴性。

3. 低分化腺癌　无细胞内角化,局灶可能见到与正常腺体的交界区,CK5/6、p63、p40 阴性,而 CK7 和/或 CK20 阳性。

4. 神经内分泌肿瘤　细胞形态温和,无明显的异型性,染色质细腻或颗粒状,周边亦可出现栅栏样结构,可见丰富的血窦结构,Syn、CgA、CD56 可阳性,p63、p40 阴性。

5. 小细胞癌　需与小细胞性鳞状细胞癌进行鉴别。染色质细腻,可见显著凋亡和坏死现象,Syn、CgA、CD56、TTF-1 可阳性,p63、p40 阴性。

七、肛缘基底细胞癌

【定义】

肛缘基底细胞癌(anal basal cell carcinoma)是以巢团

状或条索状分布的基底细胞样细胞为特征的恶性上皮性肿瘤,多发生于肛缘皮肤。

【临床特征】

基底细胞癌是最常见的皮肤癌,常发生在阳光照射的部位,但发生在肛缘的报道较少[886,887]。一般表现为肛缘的质硬结节,有时形成溃疡。治疗采用局部手术切除或放射治疗,并可达到治愈,极少发生转移[895-897]。

【病理变化】

1. 大体特征　多为浅表性结节或斑块,也可呈深部浸润性结节、斑块或溃疡状。

2. 镜下特征

(1) 组织学特征:肿瘤由类似于表皮基底层细胞和环绕其外周的纤维基质两种成分组成,周边细胞呈栅栏状排列,中心细胞排列较杂乱。环绕细胞巢的为疏松的纤维黏液间质,癌巢与间质之间常因制片过程出现收缩间隙。肿瘤细胞大小相对一致,多形性不明显,胞质较少,核染色深,核膜较厚(图 5-5-7)。

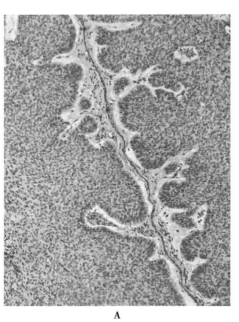
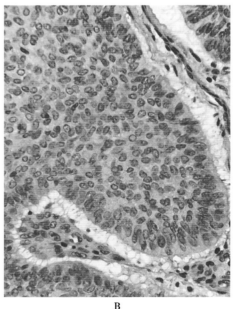

图 5-5-7　肛缘基底细胞癌
A. 周边癌巢呈显著地栅栏状排列,环绕疏松的纤维黏液间质(×200);B. 显示细胞大小相对一致,异型性不明显,核分裂象少见(×400)

(2) 免疫组化:Ber-EP4 阳性,CK13、CK19、CK22、AE1、CEA、EMA 阴性。

【鉴别诊断】

基底样鳞状细胞癌　常见于肛管,癌巢周边栅栏样结构不如基底细胞癌明显,细胞的多形性更为显著,呈弥漫浸润性生长,Ber-EP4 阴性,CK13、CK19、CK22、AE1、CEA、EMA 可阳性。

八、疣状癌

【定义】

疣状癌(veruccous carcinoma)为分化良好且以外生性生长和基底部推挤性浸润为特征的特殊类型鳞状细胞癌。

【临床特征】

男女发病率之比为 2.7 : 1,平均发病年龄 43.9

岁[898]。临床表现为肛周肿块、疼痛、出血,可出现脓肿及瘘管形成。部分病例与 HPV6、11、16、18 感染有关[899,900],血清学 HC2 检测可阳性。治疗采用局部扩大切除,累及括约肌或浸润肌层以下的病例需行腹会阴切除,复发性病变和病变广泛且不确定范围的病例可采用化疗和局部放疗。复发常见,但很少发生局部转移,无远处转移,根治术可治愈 61% 的患者,化疗只能治愈 25% 的患者[901]。

【病理变化】

1. **大体特征** 外生菜花状病变,色浅,表面呈乳头瘤样,比一般湿疣体积大,可达 12cm。

2. **镜下特征** 疣状癌呈棘皮瘤样和膨胀性乳头状生长,鳞状上皮排列整齐,基底层完整但常不规则,有富含血管的结缔组织间质索支撑,上皮脚增宽并呈球状或舌状向下呈推挤性浸润;细胞可仅轻度异型,类似良性鳞状上皮细胞,有时可见核仁明显的大细胞核及具有非典型性的挖空细胞,核分裂常少见并局限于基底层(图 5-5-8)。

【鉴别诊断】

1. **鳞状细胞癌** 疣状癌被认为是普通湿疣和鳞状细胞癌的中间状态,如有重度的细胞异型性、浸润或转移,则应诊断为鳞状细胞癌。

2. **湿疣** 主要为外生性生长,基底部没有推挤性浸润表现。

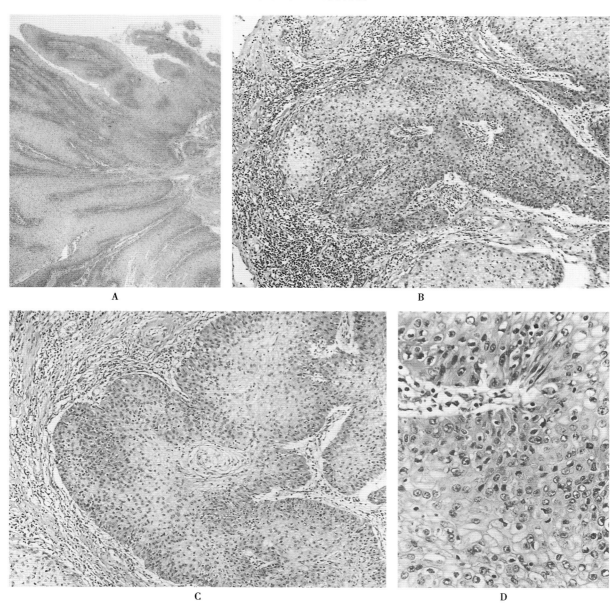

图 5-5-8 疣状癌

A. 呈乳头状膨胀性生长(×40);B. 基底层边缘不规则(×100);C. 肿瘤膨胀性挤压下方间质(×100);D. 肿瘤细胞仅轻度异型,可见少量核分裂象(×200)

九、腺癌

【定义】

腺癌(adenocarcinoma)为起源于肛管腺上皮的恶性上皮性肿瘤,包括起源于肛管上部直肠黏膜、肛门腺及瘘管的腺癌。

【临床特征】

占肛门癌的8%～19%[902],临床表现与肛管鳞状细胞癌相同,可见肛管出血、化脓、瘙痒、疼痛、肿胀以及肛周溃疡,随着肿瘤进展可进一步出现疼痛加剧、排便习惯改变、大便失禁、肛门有异物感及下坠感、腹泻、体重下降、溃疡形成、肛裂及肛瘘等。治疗主要采用外科手术切除,进展期病变要接受化疗。预后可能仅与肿瘤分期有关,整体而言较鳞状细胞癌差[902-906]。

【病理变化】

1. 大体特征 大体可表现为溃疡型、隆起型、浸润型和胶样型。肛门腺腺癌位于肛管黏膜下,可形成黏膜下肿物,而黏膜大致正常,如肿瘤累及黏膜可形成糜烂或溃疡。肛瘘发生的腺癌表现为黏膜下肿物,可穿透肛门括约肌,肛门横断面常可见肛壁内类似良性的深在囊肿,肿瘤通常较小,一般为胶样型,呈棕黄色。

2. 镜下特征

(1) 组织学特征:直肠型腺癌是起源于肛管直肠黏膜的腺癌,或者原发性直肠腺癌累及肛管,后者占大部分,中高分化腺癌占大多数,组织学上表现为大小不一的不规则腺腔,可形成筛状结构,衬覆高柱状、伴较多核分裂象的上皮,腺腔内可有乳头状内折,上皮周围可见明显的促纤维结缔组织反应(图5-5-9A)。

肛门腺腺癌起源于肛门腺或其导管,主要有两种组织学类型,其中一种肿瘤腺体分化良好,柱状细胞复层排列及乳头形成,细胞的异型性较轻,核深染,胞质内仅可

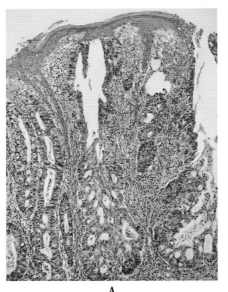

A

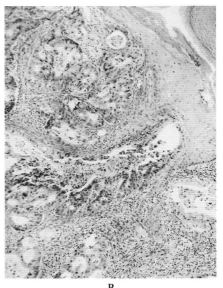

B

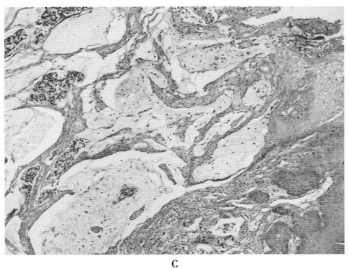

C

图 5-5-9　腺癌
A. 中分化腺癌,腺体呈筛状结构,细胞呈高柱状(×100);B. 肛门腺腺癌,可见分化较好的腺体(×100);C. 胶样癌,黏液湖中"漂浮"着上皮巢

见少量、散在的黏液滴(图 5-5-9B);另一种为胶样型,癌细胞泡巢漂浮于黏液湖中,浸润性生长(图 5-5-9C),可使直肠肛管壁与周围组织分离,部分黏液湖中可见少量异型性较小的腺上皮或印戒样细胞。起源于肛瘘的腺癌形态同胶样型肛门腺腺癌。

(2)免疫组化:直肠型腺癌 CK20、CDX-2、Villin 阳性,CK7 通常阴性,而肛门腺腺癌则相反,一般为 CK7$^+$/CK20$^-$ 表型,CDX-2 及 Villin 多为阴性。

【鉴别诊断】

1. **低分化鳞状细胞癌** 局灶可见鳞状上皮特点,如细胞内角化、细胞间桥等,高分子量角蛋白如 CK5/6 及 p63、p40 阳性,CK20、CK7、Villin、CDX-2 常为阴性。

2. **腺瘤** 需与高分化腺癌进行鉴别,尤其是在活检标本中更是如此。腺瘤的上皮周围为直肠黏膜的固有层成分,无促纤维结缔组织反应。

(贺俊祎 高鹏)

273

第六章

阑尾恶性上皮肿瘤及前驱病变

一、上皮内瘤变

【定义】

以阑尾黏膜上皮细胞和/或组织结构异型为特征,但未突破基底膜的癌前病变,分为低级别上皮内瘤变和高级别上皮内瘤变。

【临床特征】

阑尾肿瘤仅占胃肠道肿瘤的 0.4%[907],阑尾良性肿瘤约占阑尾切除标本的 0.2%[908],阑尾腺瘤则更为罕见,好发于阑尾中段,发病年龄 5~90 岁不等。临床常无明显临床症状或症状不典型,可出现类似急性阑尾炎的症状,有时超声检查亦可表现为急性阑尾炎的特征。治疗采用手术切除。本病具有不同程度的恶变潜能。

【病理变化】

1. **大体特征**　可表现为有蒂或亚蒂的息肉样或广基的病变,常为环状累及阑尾黏膜。

2. **镜下特征**　上皮内瘤变分为低级别与高级别,低级别上皮内瘤又称为腺瘤,以上皮的轻度异型性改变为主,表现为细胞核深染、拉长,核浆比增大,排列拥挤,核极向轻度紊乱,胞质黏液减少,腺体结构、形状无明显异型性改变,与结直肠相同,根据组织结构特点分为管状腺瘤、绒毛状腺瘤、绒毛管状腺瘤及锯齿状息肉/腺瘤(图 5-6-1A~D)。其中锯齿状息肉/腺瘤以锯齿状形态从隐窝表面延伸至基底部为特征,隐窝基底部扩张或呈不规则的形态,诸如靴型、倒 T 型等,细胞的异型性表现轻微,大多缺乏成熟的杯状细胞,细胞核呈圆形或杆状,胞质富含黏液或嗜酸性(图 5-6-1E)。

高级别上皮内瘤变时,细胞和组织结构的异型性均十分明显,细胞核圆形或卵圆形,核仁明显,核浆比增高,极向紊乱,胞质缺乏黏液,腺体形状不规则。

【鉴别诊断】

1. **增生性息肉**　无结构或细胞学的异型性,主要与低级别上皮内瘤变相鉴别。

2. **阑尾低级别黏液性肿瘤**　大体多为囊性结构,而非息肉或扁平隆起,肿瘤上皮细胞富含黏液,轻度异型,无腺管或锯齿状结构,病变前沿呈推挤性浸润生长。

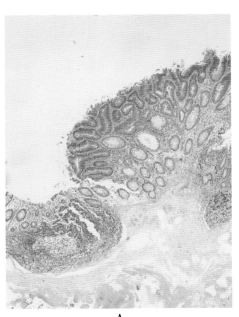

A

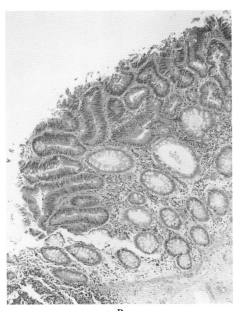

B

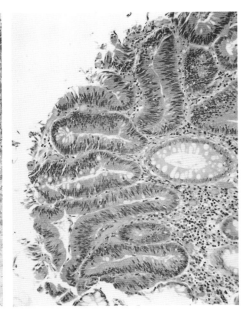

C

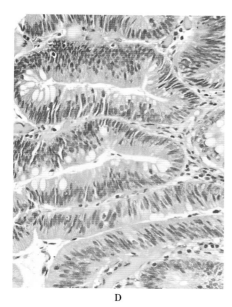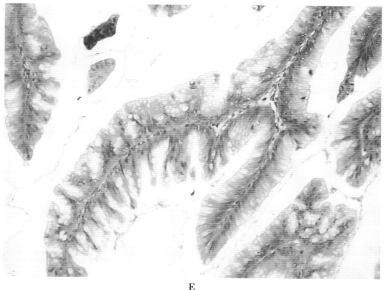

图 5-6-1　上皮内瘤变

A. 阑尾管状腺瘤/低级别上皮内瘤变,低倍镜下界限清晰(×20);B. 腺体轮廓规则,与周围隐窝界限分明(×40);C. 腺体排列拥挤,胞质黏液减少(×100);D. 成熟的杯状细胞减少,细胞核呈杆状,核深染,极向存在(×400);E. 锯齿状腺瘤,细胞核圆形或拉长呈杆状,上皮呈锯齿状排列,胞质内黏液丰富

二、阑尾黏液性肿瘤

【定义】

阑尾黏液性肿瘤(appendiceal mucinous neoplasm)是由黏液上皮构成、以推挤性浸润为特征的恶性上皮性肿瘤,根据细胞和组织的异型性分为低级别阑尾黏液性肿瘤和高级别阑尾黏液性肿瘤。

【临床特征】

阑尾黏液性肿瘤发病率低,发病高峰在 50 岁以后,女性是男性的 4 倍[909],临床表现经常类似急性阑尾炎,部分以表现为局部包块,CT 表现为囊性占位。肿瘤穿透阑尾壁后在局部产生大量黏液形成腹膜假黏液瘤时,可出现腹部膨隆或疝囊。腹膜假黏液瘤 CT 上表现为低强化或高强化的黏液性腹水,出现肝脏转移可出现特征性的扇贝样轮廓。治疗可采用手术合并腹腔内化疗的疗法。患者生存率不同,局限于右下腹部的低级别黏液性肿瘤通常不发生扩散、转移或死亡,但是如播散入腹腔则预后较差,3 年生存率 77%[910]。

【病理变化】

1. 大体特征　可表现为阑尾局部或全部明显扩张呈囊肿样,体积增大,如破入腹腔形成腹膜假黏液瘤,则表现为腹膜表面、肠浆膜面和其他腹腔脏器表面富有光泽的黏液性小球或胶冻样物,网膜可呈饼状,切面呈胶样。

2. 镜下特征

(1) 组织学特征:肿瘤局限于阑尾壁时,表现为黏液上皮形成囊性结构,低级别病变中瘤细胞为柱状、单层或假复层排列,细胞极向存在,可有乳头状结构(图 5-6-2A),通常核小而规则,仅有轻度异型性改变(图 5-6-2B),核分裂罕见。部分区域亦可见到扁平、立方上皮,并可出现局灶呈簇状排列。高级别病变时,细胞内黏液成分减少,细胞异型明显,极向紊乱,可见复杂的乳头状结构(图 5-6-2C)。无论低级别还是高级别病变,病变前沿均呈推挤性浸润生长,黏膜肌层结构消失,但没有促纤维间质反应(图 5-6-2D、E)。尚可见到钙化、玻璃样变性、纤维化、慢性炎症等表现[911-913]。当肿瘤突破阑尾壁进入腹腔后,表现为大小不等的"黏液湖"及周边附壁性生长的黏液上皮,有时上皮脱落后漂浮于"黏液湖"中,呈条带状、小岛状或波浪状(图 5-6-2F、G)。

(2) 免疫组化:CK20、CDX-2、Villin、MUC2 阳性,约 1/3 的病例表达 CK7、MUC1 及 MUC5AC[914]。

【鉴别诊断】

1. 黏液腺癌及黏液癌　呈侵袭性浸润,而非推挤性浸润,可见明显的促纤维间质反应。黏液癌时癌细胞呈不规则的岛状漂浮于黏液湖中,而非黏液性肿瘤上皮脱落后的条带状或簇状形态。

2. 卵巢黏液性肿瘤转移　两者鉴别十分困难,但目前的研究认为腹腔假黏液瘤大多起源于阑尾,而卵巢黏液性肿瘤播散至腹腔较少见,而转移至阑尾则更为罕见[915],如卵巢肿瘤双侧发生,显微镜下腺体呈锯齿花边状,上皮与间质间可见裂隙,多提示为转移性。卵巢黏液

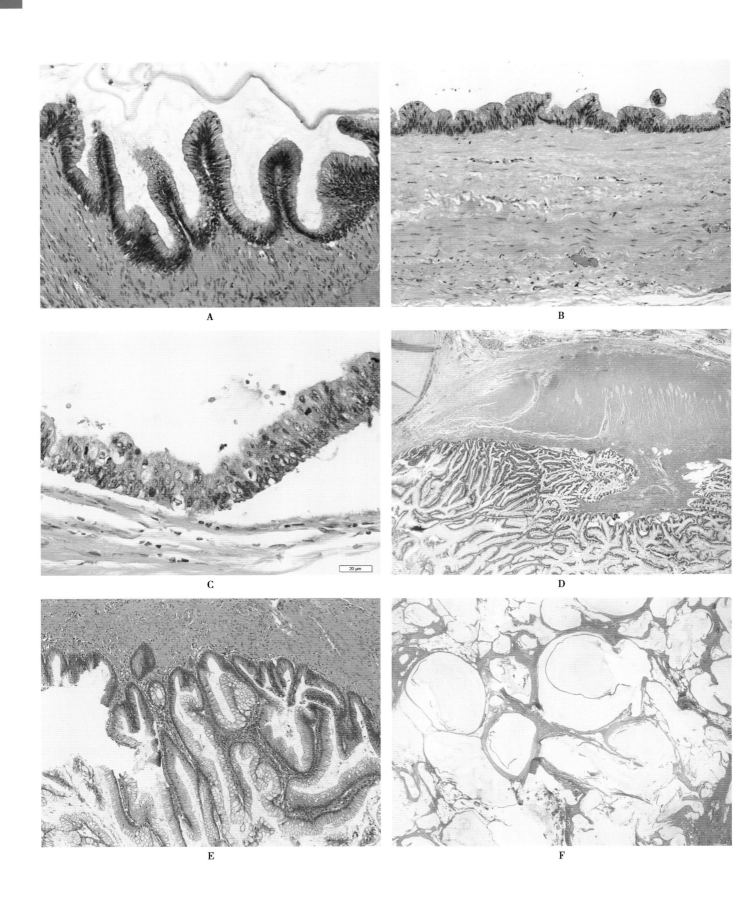

A

B

C

D

E

F

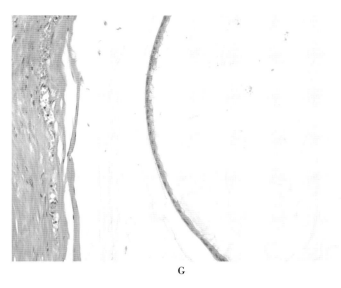

G

图 5-6-2　阑尾黏液性肿瘤

A.阑尾低级别黏液性肿瘤,呈乳头状增生(×100);B.阑尾低级别黏液性肿瘤,细胞轻度异型,呈低级别腺瘤的形态(×200);C.高级别病变时结构复杂,细胞异型显著,极向紊乱,细胞内黏液成分减少;D.阑尾低级别黏液性肿瘤,黏膜固有层萎缩、纤维化,但无促纤维增生反应;E.黏膜肌层结构消失,呈推挤性浸润;F.阑尾低级别黏液性肿瘤,形成假黏液瘤,累及阑尾周围脂肪结缔组织;G.温和的黏液上皮

性肿瘤的细胞外黏液通常远少于阑尾黏液性肿瘤。卵巢黏液性肿瘤的免疫表型与阑尾黏液性肿瘤可完全重叠,可表达 CDX-2、Villin、MUC2 和 CK20。

3. **潴留性囊肿**　无肿瘤性上皮。

4. **阑尾无蒂锯齿状息肉/腺瘤**　黏液腺瘤可以有锯齿状腺腔,类似于阑尾无蒂锯齿状息肉/腺瘤,但后者黏液分泌旺盛,锯齿状结构可见于隐窝结构全层,隐窝显著增宽,常见倒 T 形或 L 形(靴状)隐窝结构。

三、普通型腺癌

【定义】

发生于阑尾的具有腺上皮分化特征的恶性肿瘤,与发生于结直肠的普通型腺癌相同。

【临床特征】

阑尾原发性肿瘤临床较少见,发病率为 0.03% ~ 0.08%[916],其中绝大多数为阑尾类癌及腺瘤[917]。许多患者临床表现类似急性阑尾炎,其余大部分病变表现为盆腹腔肿块。CT 可特征性的表现为囊性扩张或软组织肿块,直径大于 15mm 的病变需高度怀疑肿瘤[918]。治疗多采用右半结肠切除和淋巴结清扫。预后取决于分期,

Ⅳ期患者通常 5 年内死于肿瘤,成功进行右半结肠切除和淋巴结清扫的患者 5 年生存率(73%),明显好于仅仅进行阑尾切除的患者(34%)[919-921]。

【病理变化】

1. **大体特征**　息肉状、溃疡状或浸润性肿物,可环阑尾腔生长。

2. **镜下特征**

(1)组织学特征:组织学形态与普通型结直肠腺癌相同(图 5-6-3A、B),表现为大小不一的不规则腺腔,可形成筛状结构,衬覆高柱状、伴较多核分裂象的上皮,腺腔内可有乳头状内折,低分化区域可呈实性结构(图 5-6-3C),巢状浸润肌层(图 5-6-3D)。

(2)免疫组化:CK20、CDX-2、Villin、SATB2 阳性,CK7 阴性。

【鉴别诊断】

1. **转移性结直肠腺癌**　肿瘤生长部位是鉴别要点,通常原发肿瘤会有癌前病变与正常黏膜的交界处。

2. **阑尾黏液性肿瘤**　呈推挤性浸润而非侵袭性浸润,没有明显的促纤维间质反应。

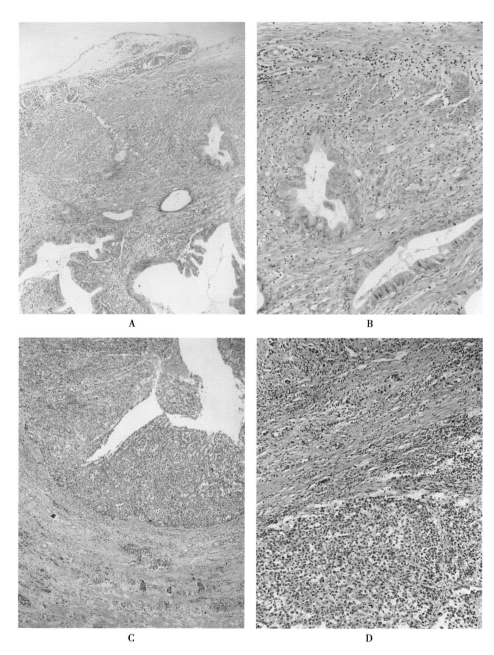

图 5-6-3　阑尾腺癌

A. 腺体同直结肠腺癌,异型腺体伴有显著的促纤维性间质(×40);B. 部分低分化成分呈条索样或单个细胞浸润(×200);C. 阑尾低分化腺癌,浸润肌层(×20);D. 阑尾低分化腺癌,呈实性结构(×100)

四、黏液癌

【定义】

腺癌的细胞外黏液超过 50% 时,称为黏液腺癌(mucinous carcinoma)。

【临床特征】

阑尾黏液癌极少见,无特异性临床特征,局限性病变的患者 5 年生存率 86%,区域性转移为 74%,出现远处转移则为 18%[922]。

【病理变化】

1. **大体特征**　阑尾增粗,管壁增厚,腔内黏液聚集时呈气球状,内容物为胶冻状,阑尾壁切面呈胶冻状,有黏滑感觉。

2. **镜下特征**

(1) 组织学特征:肿瘤呈侵袭性生长(图 5-6-4A),细胞可为高柱状,排列拥挤,复层,核异型性明显,深染,不规则,核浆比大,肿瘤细胞内黏液明显(图 5-6-4B),可呈印戒样。肿瘤常形成黏液湖,黏液湖内衬或“漂浮”上

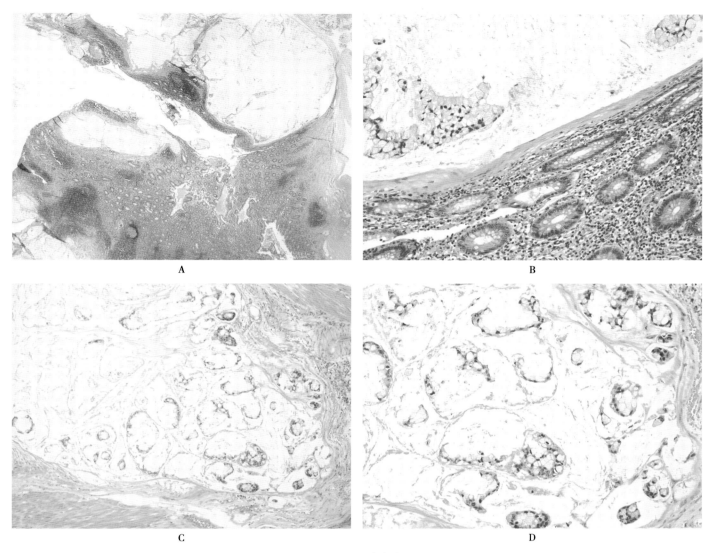

图 5-6-4　黏液癌

A.阑尾黏液腺癌,阑尾壁结构破坏,富含黏液成分;B.黏液湖中漂浮着异型黏液上皮巢;C.侵袭性生长方式,肿瘤细胞排列杂乱拥挤;D.核深染,不规则,核浆比大,可见细胞内黏液

皮呈高级别改变(图5-6-4C、D),可形成腹腔假黏液瘤。

（2）免疫组化:CK20、Villin、CDX-2、MUC2、MUC5AC、CK8/18、CK13、CK19 阳性[753]。

【鉴别诊断】

1. 低级别黏液性肿瘤　呈推挤性浸润,而非侵袭性浸润,黏液上皮可脱落,形成条带样或簇状结构,而非不规则的细胞巢漂浮于黏液湖中。

2. 卵巢黏液性肿瘤转移　形态和免疫表型可重叠,但少有黏液湖形成,需依赖于大体所见进行鉴别。

五、印戒细胞癌

【定义】

印戒细胞超过腺癌细胞总数的50%时称为印戒细胞癌(signet ring cell carcinoma)。

【临床特征】

阑尾印戒细胞癌十分少见,仅占阑尾恶性肿瘤的0.43%[923]。临床表现类似急性阑尾炎,亦可表现为盆腹腔肿块,肿瘤产生大量黏液并形成腹膜假黏液瘤时可出现腹部膨隆或疝囊。CT表现为囊性或软组织肿块,腹膜假黏液瘤CT上表现为低强化或高强化的黏液性腹水,肝脏可特征性的出现扇贝样轮廓。治疗可采用手术合并腹腔内化疗的方法。局限性病变的患者5年生存率86%,区域性转移为74%,出现远处转移则为18%[922]。

【病理变化】

1. 大体特征　阑尾弥漫性膨大,管腔内可见黏液,管壁增厚,质地硬,黏膜面常完整,浆膜面充血。

2. 镜下特征

（1）组织学特征:肿瘤细胞弥漫浸润黏膜层至深肌

层,破坏黏膜结构,呈单个、条索状或 3~5 个细胞呈簇状分布,无腺管结构。肿瘤细胞内充满黏液,将细胞核挤压拉长至细胞一侧,呈印戒样(图 5-6-5),但不是所有印戒

细胞癌都具有典型的印戒细胞特征,有些是含有细腻的泡沫样胞质、核居中的肿瘤细胞,有些细胞呈明显间变性特征。

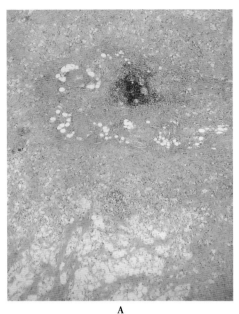
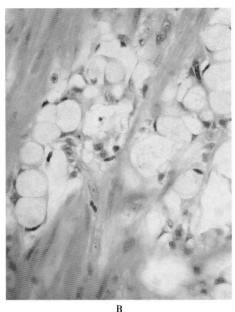

图 5-6-5 印戒细胞癌

A. 肿瘤细胞弥漫浸润黏膜下层,黏膜萎缩(×40);B. 肿瘤细胞呈簇状分布,印戒样,无腺管结构(×400)

(2) 免疫组化:CK20、Villin、CDX-2 阳性。

【鉴别诊断】

1. 杯状细胞腺癌 杯状细胞类癌细胞黏附性相对而言较印戒细胞癌好,多呈条索、簇状或巢团状分布,Syn、CgA、CD56 等神经内分泌标记可以区分两者。

2. 转移性印戒细胞癌 需结合病史和临床所见进行鉴别,转移性上消化道印戒细胞癌 CK20 和 CDX-2 多为阴性。

六、阑尾杯状细胞腺癌

【定义】

阑尾杯状细胞腺癌(appendiceal goblet cell adenocarcinoma)是具有双重分泌特征的恶性上皮性肿瘤,由杯状细胞样黏液细胞和多少不等的内分泌细胞及帕内特细胞样细胞构成,多表现为类似隐窝的管状结构。既往归类于混合性腺神经内分泌肿瘤,称之为杯状细胞类癌,该肿瘤也曾被称为黏液类癌、腺类癌、微腺性杯状细胞癌(microglandular goblet cell carcinoma)和隐窝细胞癌(crypt cell carcinoma)。

【临床特征】

成年人多见,男女患病无差别。无特异临床症状,可在阑尾切除标本中偶然发现,少数病例堵塞管腔导致阑

尾炎[924,925],类癌综合征极少发生。大于 2cm 的肿瘤需行右半结肠切除及淋巴结清扫,小于 2cm 的肿瘤有人认为只需行单纯阑尾切除[926],也有人认为需进行右半结肠切除及淋巴结清扫[927,928]。肿瘤位于阑尾基底部或累及回盲部需行部分回盲部切除。预后取决于肿瘤的分级、分期及切除程度,复发病例可逐渐演进为高级别病变[929]。

【病理变化】

1. 大体特征 阑尾远端常见,通常不形成肿块,大体可表现为阑尾壁局限性增厚,色泽灰白,界限不清,质地硬或有黏滑感。亦可表现为息肉状或溃疡型肿物。

2. 镜下特征

(1) 组织学特点:典型的低级别病变,无论所占比例多少,对于诊断的确立十分重要,其特征为肿瘤细胞在黏膜下生长,黏膜一般不受累,呈同心圆状浸润阑尾壁,界限不清楚,肿瘤细胞排列成管状结构,可见杯状细胞样黏液细胞和多少不等的内分泌细胞及帕内特细胞样细胞,后者胞质内可见嗜酸性颗粒结构,亦可表现为簇状排列的杯状细胞样细胞,无管腔结构(图 5-6-6)。有时可见轻度的结构紊乱或管腔融合现象,细胞核异型性不明显,核分裂像少见,可见多少不等的细胞外黏液成分。高级别病变的组织学特征包括单个黏液或非黏液细胞浸润、复杂或融合的管状结构、筛状结构、肿瘤细胞成片分布、大量

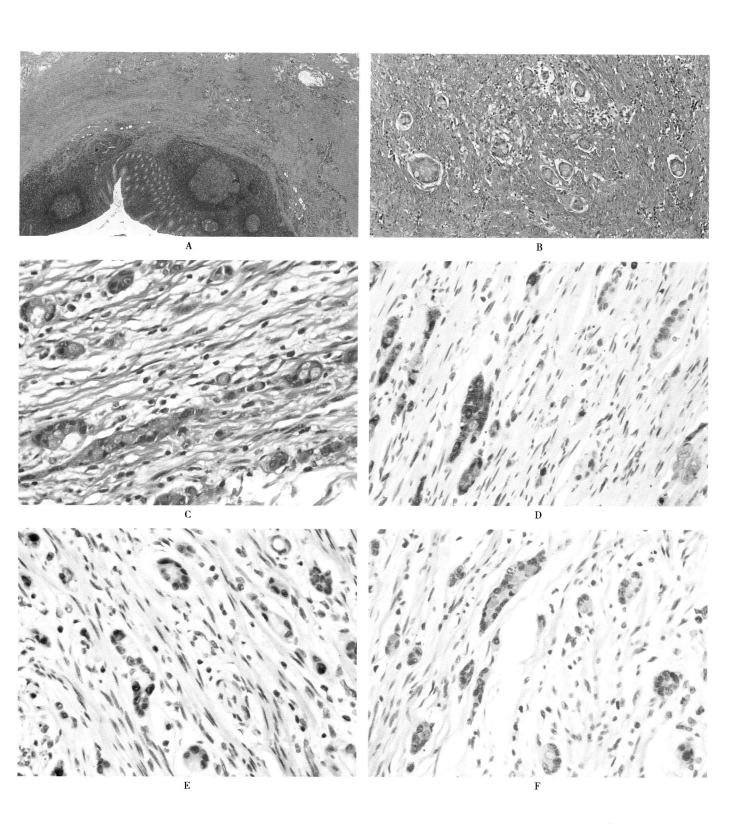

A

B

C

D

E

F

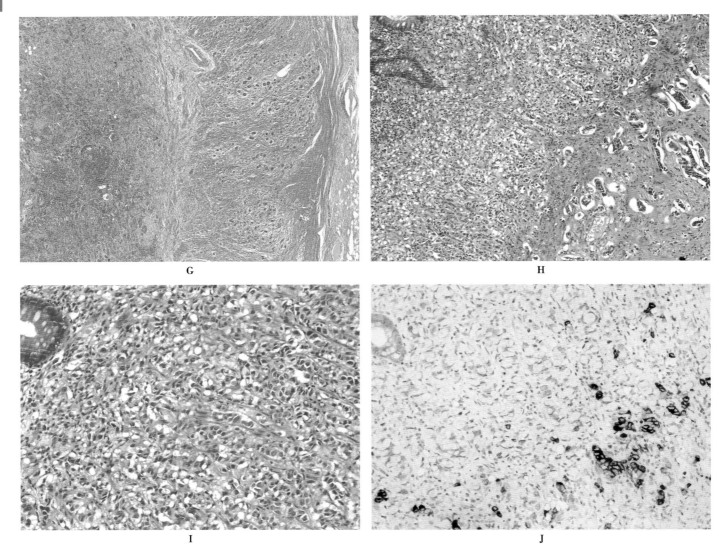

图 5-6-6　阑尾杯状细胞腺癌

A. 低级别病变,阑尾壁管状结构弥漫浸润性生长;B. 可见管状和小巢状结构,可见杯状细胞;C. 小而边界光滑的肿瘤细胞巢被较疏松的黏液间质包绕,可见散在印戒样细胞和细胞内黏液;D. 部分肿瘤细胞强阳性表达 Syn;E. Ki-67 阳性指数为 10%;F. 阿辛蓝染色显示部分肿瘤细胞内含有丰富的细胞内黏液;G. 高级别病变,肿瘤在黏膜下层及固有肌层内浸润性生长,同心圆状浸润阑尾壁,肿块界限不清;H. 高级别病变,阑尾黏膜腺体未受累,隐窝基底部与癌巢相连。部分肿瘤细胞呈弥漫分布,部分呈小巢状、小梁状排列,同时可见部分低级别病变成分;I. 高级别病变,肿瘤细胞大小较为一致,部分呈印戒样;J. 部分肿瘤细胞表达 CgA

杯状细胞样细胞或印戒样细胞聚集等,亦可见普通类型的腺癌成分。高级别病变中促纤维间质反应、高级别核特征、核分裂像易见、病理性核分裂像和坏死等表现常见。

不同肿瘤中的神经内分泌细胞所占比例不同。当神经内分泌成分占优势时,与传统的"NET"难以区分;而当神经内分泌成分不显著,且肿瘤细胞类似于印戒细胞癌时,只有进行神经内分泌标记物染色,才能明确诊断[930]。

神经侵犯在低级别病变和高级别病变中均可见到,对预后无提示意义,脉管侵犯多见于高级别病变。

阑尾杯状细胞腺癌根据低级别和高级别病变的比例分为三级:

1 级:低级别病变>75%,高级别病变<25%。

2 级:低级别病变 50% ~ 75%,高级别病变 25% ~ 50%。

3 级:低级别病变<50%,高级别病变>50%。

（2）免疫组化:Syn、CgA、CD56、NSE 染色可显示多少不等的内分泌细胞,但并非诊断所必需,同时表达 CEA、CK19、CK20、CDX-2 和 MUC2。Ki-67 增殖指数一般不高于 20%,瘤细胞黏液染色往往阳性,显示细胞内或细胞外的黏液[931,932]。

3. 电镜　超微结构可见内分泌颗粒,还可见黏液小泡[933]。

4. 分子病理　MEN-1 的杂合性丢失很少见[934,935],

NAP1L1、MTA1、MAGED2 的过表达与阑尾杯状细胞腺癌的淋巴结转移或肝转移相关[644]。

【鉴别诊断】

1. **低分化腺癌**　异型性大,核分裂象多,癌巢不规则,无一定的生长模式,不表达 Syn、CgA 等神经内分泌标记或仅为散在阳性。

2. **印戒细胞癌**　易与高级别阑尾杯状细胞腺癌类癌混淆,但印戒细胞癌肿瘤细胞黏附性差,呈单个浸润,无低级别阑尾杯状细胞腺癌成分,印戒细胞癌一般不表达 Syn、CgA 等神经内分泌标记。

3. **神经内分泌瘤**　多排列呈实性巢团状、器官样、片状、梁索状等结构,无杯状细胞或印戒样细胞成分,细胞内无黏液空泡结构,无帕内特细胞。神经内分泌标志物弥漫阳性。

4. **黏液癌**　可见显著的黏液湖形成,黏液湖中可见片状、巢团状或条索状肿瘤细胞,神经分泌标志物阴性或仅散在阳性。

七、阑尾神经内分泌肿瘤

详见消化道神经内分泌肿瘤章节。

（贺俊祎　高鹏）

第一章

神经内分泌细胞增生和神经内分泌瘤

神经内分泌肿瘤(neuroendocrine neoplasm,NEN)是一组起源于肽能神经元和神经内分泌细胞的异质性的肿瘤,可见于人体全身器官和组织,以胃肠道、胰腺、支气管和肺最为常见,是胃肠道第二大常见肿瘤。

在以往较长一段时间内,消化道 NEN 的命名、分类不统一,诊断和治疗缺乏规范,早期诊断率低,相当一部分病例确诊时已出现转移,治疗效果不佳。2010年第4版 WHO 消化系统肿瘤分类[649]对消化道 NEN 的命名、分类和分级作了修订,2011年4月"中国胃肠胰神经内分泌肿瘤病理学诊断共识"(简称"中国共识")[936]发表,形成我国消化道 NEN 病理诊断、分类、分级和规范 NEN 病理诊断报告的指导性意见。2013年10月发表的"中国胃肠胰神经内分泌肿瘤病理学共识(2013年)"(简称"中国共识2013")[937]则根据近年来在消化道 NEN 方面的临床研究结果和实际工作中遇到的问题进行了更新,提出了新的意见和建议。

一、神经内分泌细胞增生

神经内分泌细胞增生(neuroendocrine cell hyperplasia)为 NEN 的前驱病变,相应的研究主要集中在胃部的病变,在其他部位的适用性还有待于进一步确认。胃的神经内分泌细胞增生性和瘤前病变分类及判定标准见表 6-1-1。

表 6-1-1　胃神经内分泌细胞增生性和
瘤前病变分类及判定标准[453]

单纯性增生	腺体内单个细胞数量增多
线性增生	≥5 个细胞连成串、≥2 串/mm
微结节增生	≥5 个细胞形成结节状,依旧位于腺体或隐窝内,且直径不超过所在的腺体
腺瘤样增生	≥5 个结节状病灶
异型增生	结节融合、增大,<0.5mm,细胞轻度异型,可有微浸润和促间质反应

二、神经内分泌瘤

【定义】

神经内分泌瘤(neuroendocrine tumor,NET)是以温和的组织学形态为特征的、分化良好的内分泌肿瘤,根据肿瘤细胞的核分裂数及 Ki-67 增殖指数分为 G1、G2 和 G3 三种级别,部分等同于既往的类癌和不典型类癌。

其中 NET G3 既往称为高增殖活性的神经内分泌瘤(highly proliferative neuroendocrine tumor),是分化良好、组织形态类似 NET 且 Ki-67 增殖指数超过 20%(一般不超过 60%)的肿瘤,其分子特征与 NET G1 和 G2 类似,与 NEC 不同[937]。

【临床特征】

NET 占消化道所有神经内分泌肿瘤的大部分,可发生于消化道任何部位[938]。每年发病率约为 3.56/100 000[939]。多发病变,尤其是合并其他系统神经内分泌肿瘤者,需考虑多发性神经内分泌肿瘤 1 型(MEN1)(详见遗传性疾病及临床综合征的消化道表现章节)。

食管最为少见,多位于食管中下段,平均发病年龄为 60 岁[940]。

胃的 NET 根据临床背景的不同分为三种不同的类型[941]:

1 型 NET:占胃 NET 的 5%~10%,发生于自身免疫性胃炎的患者,老年女性多见,因壁细胞破坏导致胃泌素分泌增加,进而导致嗜铬样(enterochromaffin-like,ECL)细胞增生,胃体和胃底多见,半数以上病例为多灶性,绝大多数病变为 G1,直径多小于 1.5cm,且局限于黏膜层或黏膜下层,呈惰性的生物学行为,约 2%~5% 的病例发生肝转移。

2 型胃 NET:发生于 Zollinger-Ellison 综合征患者,其中部分为 MEN1,发病无性别差异,平均年龄为 50 岁,因胃泌素瘤所致的高胃泌素水平导致的 ECL 细胞增生形成,大多为多发病灶,胃体、胃底多见,近 1/4 病变直径大于 1.5cm,局部淋巴结和肝脏转移率分别为 30% 和 10%。大多因

Zollinger-Ellison 综合征的胃泌素瘤死亡，而非胃的 NET。

3 型胃 NET：散发，男性多见，平均年龄为 55 岁，与高胃泌素血症和 ECL 细胞增生无关，多为单发病变，胃窦、胃体均可发生，大多呈深部浸润，淋巴结和远处转移常见。

小肠的 NET 约占小肠肿瘤的 50%，多数为 G1，回肠相对多发，部分病例与乳糜泄、肠重复、von Recklinghausen 病和炎性息肉相关，近 1/3 为多发病灶，可出现类癌综合征，尤其是转移性病例。小肠 NET 较其他部位而言更容易发生转移。

结肠的 NET 少见，以盲肠和升结肠为主，预后较其他部位差，直肠的 NET 最为常见，5 年生存率达 91%[942]，大多无临床表现，为体检时偶然发现[943]。根据免疫表型可将直肠 NET 分为 L 细胞型（80%）和非 L 细胞免疫表型，前者可表达 GLP1、PP、PYY，WHO 现有分类中将其界定为交界性生物学行为，后者多为恶性，有研究显示肿瘤直径大于 1cm 和非 L 细胞免疫表型是独立的预后判断因素，但亦有研究显示单纯的免疫表型在预后判断方面作用有限，而肿瘤的大小、分级、分期才是决定性的预后判断因素，因此，基于免疫表型的分类与肿瘤生物学行为和预后的关系尚有待于进一步确认[944-947]。

消化道 NET 局部症状多不明显，多因分泌的激素所致的症状而被发现。不同部位不同细胞类型的 NET 其临床表现不同，并且与临床分期有关。此外，部分 NET 与遗传综合征相关，如 MEN I 综合征、神经纤维瘤病、VHL 综合征等[948,949]。

治疗采用手术切除和分子靶向治疗，其中 NET G3 的肿瘤如果按照 NEC 治疗无明显改善，但按照 NET 治疗却有效[937,950,951]。其中 1 型胃 NET 亦可采用胃窦部切除以减少胃泌素分泌。根据最新的统计资料，NET G1 预后最好，中位总生存时间约为 16.2 年；NET G2 中位总生存时间约为 8.3 年。直肠和阑尾的 NET 总生存期最长，中位时间分别 24.6 年和>30 年[939]。

【病理变化】

1. **大体特征** 通常表现为境界清楚的息肉状或实性肿块，由于富于细胞，切面质地往往较软；富于血管，颜色可以较暗或有灶状出血。

2. **镜下特征**

（1）组织学特征：肿瘤细胞形态一致，圆形、卵圆形或短梭形，胞质丰富，核轻-中度异型，核染色质呈颗粒状或"胡椒盐"样外观，核分裂象少见。肿瘤细胞的排列方式可以为巢状、岛状、梁索状、缎带样或者是腺样，周边有时呈栅栏样排列，间质可见丰富的血窦结构（图 6-1-1~图 6-1-20）。瘤细胞巢在制片过程中由于收缩而与周围纤维间质形成空隙结构，易误认为脉管侵犯。

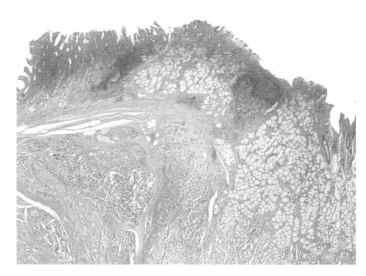

图 6-1-1 肿瘤主要位于胃壁黏膜下层及肌层内，黏膜层炎细胞浸润，淋巴滤泡形成，未见萎缩

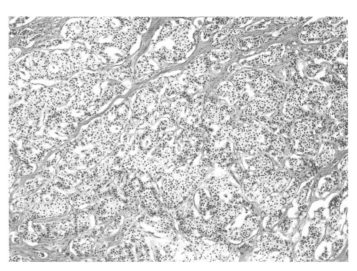

图 6-1-2 肿瘤呈巢状分布，间质中血管丰富

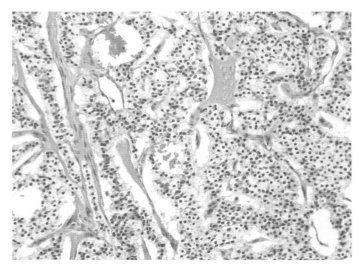

图 6-1-3 肿瘤细胞形态较为一致，胞质透亮，细胞核呈圆形，染色质细腻

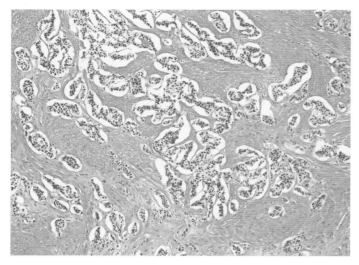

图 6-1-4 肿瘤细胞在肌层中浸润性生长,呈小梁状和巢状分布

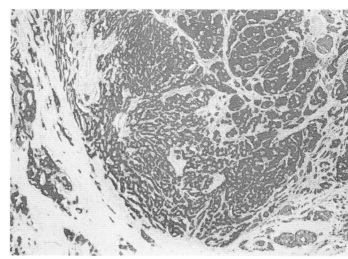

图 6-1-7 肿瘤弥漫强阳性表达 CgA

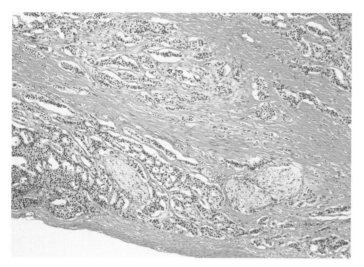

图 6-1-5 肿瘤侵犯神经束

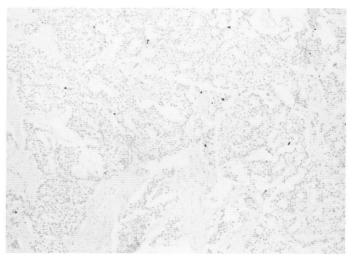

图 6-1-8 Ki-67 指数为 1%

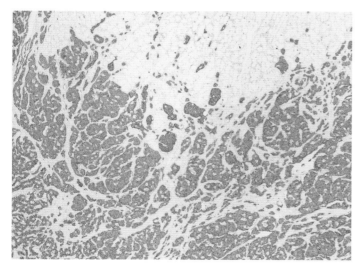

图 6-1-6 肿瘤弥漫强阳性表达 Syn

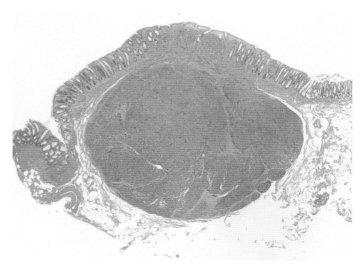

图 6-1-9 低倍镜示完整的直肠 NET"黏膜下切除"标本
肿瘤侵犯黏膜及黏膜下层,标本切缘阴性

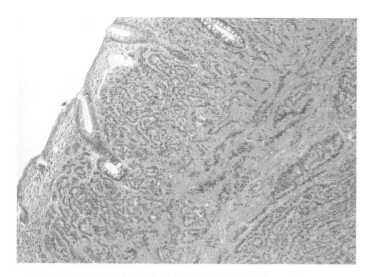

图 6-1-10　黏膜层的肿瘤细胞呈小梁状及带状生长,细胞温和一致

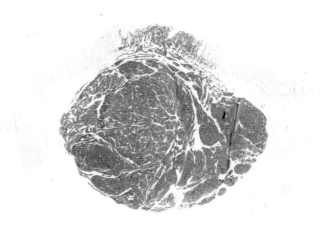

图 6-1-13　肿瘤细胞中 Syn 弥漫强阳性表达

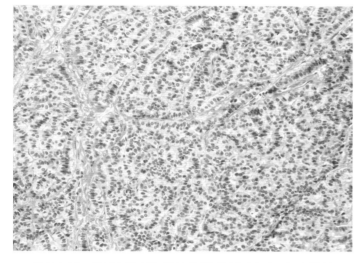

图 6-1-11　肿瘤细胞呈细梁状排列,胞质嗜伊红,细胞核呈圆形,染色质细腻,间质中血管丰富

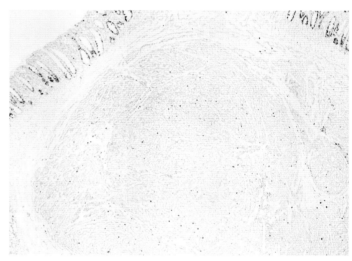

图 6-1-14　Ki-67 指数为 1%

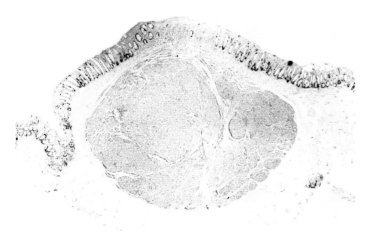

图 6-1-12　肿瘤细胞 CgA 为阴性

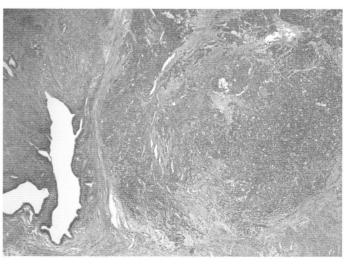

图 6-1-15　肿瘤侵犯小肠壁,未见坏死

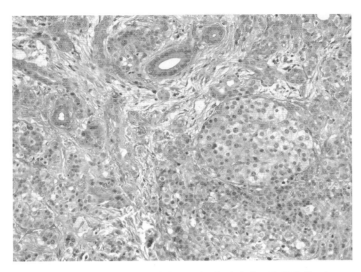

图 6-1-16 肿瘤细胞形态较一致,胞质丰富,呈巢状排列,少量呈小管状排列

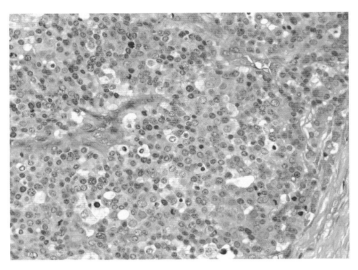

图 6-1-19 肿瘤细胞有异型,但不显著,可见核分裂,25 个/10HPF

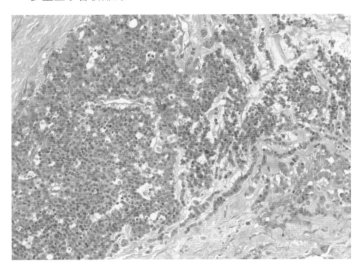

图 6-1-17 肿瘤分化较好,细胞核呈圆形,染色质细腻,部分呈小梁状排列

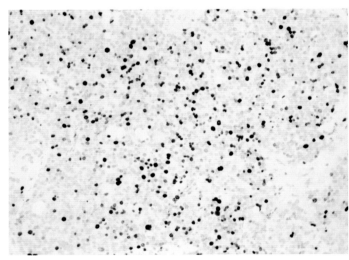

图 6-1-20 肿瘤细胞 Ki-67 指数为 35%

管状神经内分泌瘤,既往称之为管状类癌,属于少见的组织学类型,肿瘤细胞排列呈腺管状,细胞形态与一般的神经内分泌瘤相同,无黏液细胞成分。

回肠 NET 邻近黏膜可出现血管瘤性息肉病(angiomatous polyposis)改变,表现为黏膜水肿、毛细血管扩张、黏膜肌层肥厚、固有层纤维化或平滑肌束增生、棒状(club shaped)和黏膜内毛细血管增生,但该组织表现对于诊断 NET 而言并不具备特异性[952]。

分级采用核分裂数或 Ki-67 增殖指数,其中 G1 为核分裂象<2 个/10HPF 和/或 Ki-67 指数<3%,G2 为核分裂象 2~20 个/10HPF 和/或 Ki-67 指数≥3%但≤20%,G3 为核分裂象>20 个/10HPF 和/或 Ki-67 指数>20%,但通常小于 55%~60%[644,791]。

(2) 免疫组化:嗜铬粒素 A(chromogranin A,CgA)、突触素(synaptophysin,Syn)、NSE、CD56、SSTR、AE1/AE3、

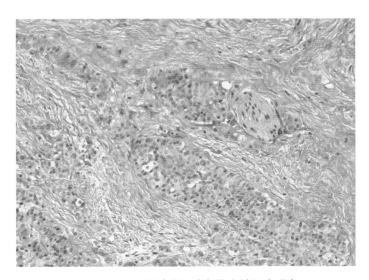

图 6-1-18 可见肿瘤细胞包绕小神经束现象

CAM 5.2、CK19、CEA 阳性,其中 CgA 在结肠的 NET 中多不表达,而角蛋白可呈核周点状阳性模式。S-100 大多为阴性。Ki-67 染色用于肿瘤分级。

胃和小肠 NET CK7 和 CK20 阴性[940]。肠道 NET 表达 CDX-2,小肠 NET 表达 NESP55(neuroendocrine secretory protein 55)、xenin、ghreli[953,954],十二指肠 NET 可表达 PDX1[955],直肠 NET 可表达 PSAP[956],十二指肠和直肠 NET 可表达 PAX8[957],PSA 阴性,HES77 阳性提示预后不良[958]。

【鉴别诊断】

1. **血管球瘤** 亦可见细胞形态一致、富于血管等特征,但肿瘤细胞与血管关系密切,SMA 阳性,神经内分泌标志物和上皮性标志物阴性。

2. **副神经节瘤** 细胞呈多形性改变,器官样排列,S-100 染色可显示支持细胞成分,上皮标志物为阴性。

3. **前列腺癌** 转移至直肠时需与直肠 NET 进行鉴别,PSA 阳性,神经内分泌标志物阴性。

4. **胰腺实性-假乳头状肿瘤** 发生于十二指肠的 NET 需与胰腺 SPT 进行鉴别,两者均由圆形或卵圆形较一致的细胞组成。SPT 常围绕血管生长,与正常组织交界处常呈"浸润"样伸入到正常组织中,有明显的退行性变。组织形态较多样,如实性生长区、囊性区、乳头状生长区,可见"血湖"及钙化等。免疫组化染色有利于两者的鉴别诊断,NET 弥漫表达神经内分泌标志物,而大多数 SPT 局灶或弱表达 Syn,不表达 CgA。SPT 可见特征性的 β-catenin 核阳性表达,CD99 核旁点状阳性,同时还表达 PR 和 CD10,以上特征均有助于鉴别两者[959]。

5. **胰腺腺泡细胞癌** 发生于十二指肠的 NET 需与胰腺腺泡细胞癌进行鉴别,后者通常呈实性生长,组织学形态上类似 NET,但瘤细胞具有典型形态特征,包括核膜清晰、中央显著的单个核仁、细胞质嗜碱性或嗜双色性。而 NET 的肿瘤细胞大多染色质细腻,核仁不明显。胰腺的 NET 亦可出现显著的核仁。腺泡细胞癌有时仅局灶表达神经内分泌标记物。Trypsin 和 Chymotrypsin 是腺泡细胞癌特异性的免疫组化标记物,NET 均不表达。

6. **胰母细胞瘤** 发生于十二指肠的 NET 需与胰母细胞瘤进行鉴别,后者有时可见到 NET 样结构,但发病年龄小,可见鳞样小体结构,偶可见骨或软骨成分。神经内分泌标志物阴性或仅为散在阳性。

第二章

神经内分泌癌

【定义】

神经内分泌癌(neuroendocrine carcinoma, NEC)是由小细胞或大细胞构成的低分化、高度恶性的神经内分泌肿瘤,包括小细胞癌/小细胞神经内分泌癌和大细胞神经内分泌癌[644]。

【临床特征】

NEC 在消化道相对少见,男性多见。小细胞癌占消化道恶性肿瘤的 0.1%~1%,食管最为多见。大细胞型 NEC 则大部分位于胃和结直肠。确诊后中位生存期为 15.7 个月,大细胞和小细胞亚型的预后无明显差异[960]。

【病理变化】

1. 大体特征 无特异改变。

2. 镜下特征

(1) 组织学特征:细胞异型明显,呈片状、巢团状、梁状、菊形团样、栅栏状、假腺样或器官样结构,核分裂象多见(>20 个/10HPF),常见坏死和脉管、神经侵犯。

小细胞癌肿瘤细胞为圆形、卵圆形或短梭形,细胞界限不清,胞质少,核浆比高,细胞核直径一般不超过成熟淋巴细胞的 3 倍,细胞核深染,圆形或者卵圆形,核染色质细腻,核仁通常不明显或完全缺乏(图 6-2-1~图 6-2-8)。可见 Azzopardi 现象(肿瘤细胞 DNA 沉积于血管壁)和组织挤压现象。

大细胞 NEC 肿瘤细胞往往大于 3 个淋巴细胞,细胞黏附性相对较差,胞质丰富,泡状核,并且有明显的核仁(图 6-2-9~图 6-2-16)。

(2) 免疫组化:角蛋白和 EMA 可阳性,部分呈核周点状阳性模式,CgA、Syn、NSE 和 CD56 阳性,染色一致性及弥漫性不及 NET,大部分病例表达其中至少一个标志物。部分病例表达 TTF-1,尤其是食管的病例(70%)[940,961],少数病例(约 20%)表达 S-100,20%结直肠小细胞癌表达 CDX2 与 CK20[644]。Ki-67 指数通常高于 60%,甚至接近 100%。

【鉴别诊断】

1. 转移性肺小细胞癌 形态学和免疫表型可完全重叠,尤其是食管的小细胞癌,可通过临床背景和影像学等途径进行鉴别。

2. 淋巴瘤 细胞黏附性差,没有明显的巢团状或器官样结构,上皮性标志物和神经内分泌标志物阴性,淋巴瘤相关标志物阳性。

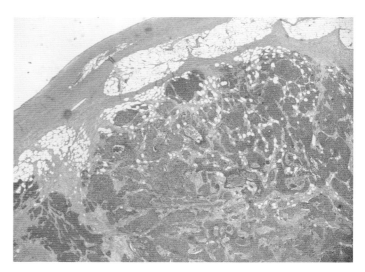

图 6-2-1 低倍镜下肿瘤细胞呈巢状分布,浸润至肌层外的脂肪组织

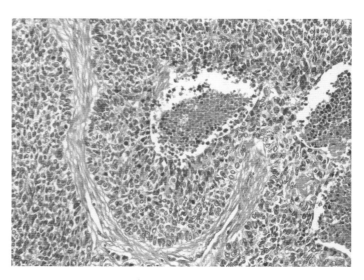

图 6-2-2 肿瘤细胞排列呈片状或器官样

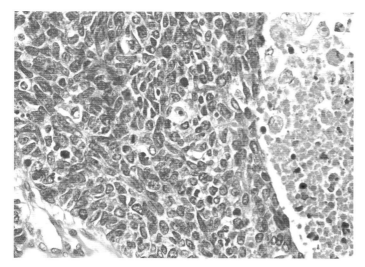

图 6-2-3 肿瘤细胞染色质细腻,核仁不明显,核分裂象易见

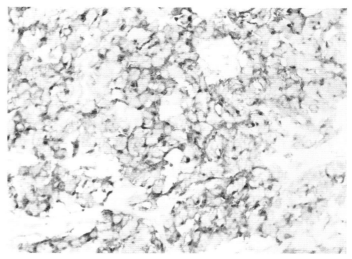

图 6-2-6 肿瘤细胞 CgA 弥漫阳性

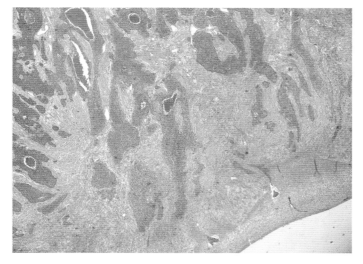

图 6-2-4 肿瘤表面坏死

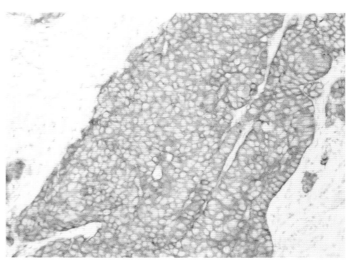

图 6-2-7 肿瘤细胞 Syn 弥漫强阳性

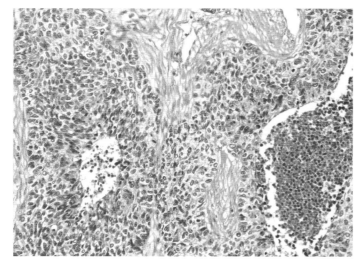

图 6-2-5 瘤细胞核深染且胞质稀少,细胞核圆形或者卵圆形,局部见坏死

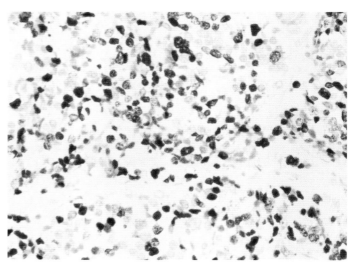

图 6-2-8 肿瘤细胞 Ki-67 指数为 70%

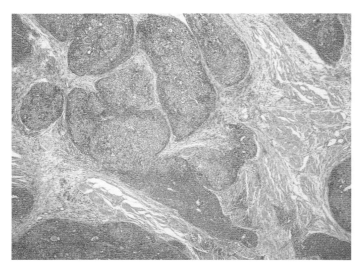

图 6-2-9　肿瘤细胞呈巢状分布,在肌层内浸润性生长

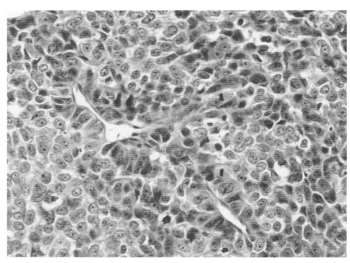

图 6-2-12　肿瘤细胞大小较一致,核深染,核仁比较明显,核分裂象易见

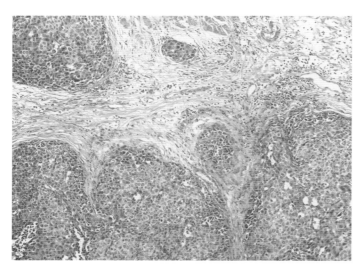

图 6-2-10　肿瘤细胞呈巢状分布,并可见脉管癌栓

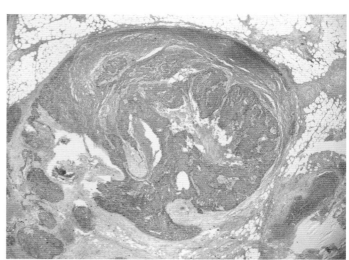

图 6-2-13　淋巴结见癌转移

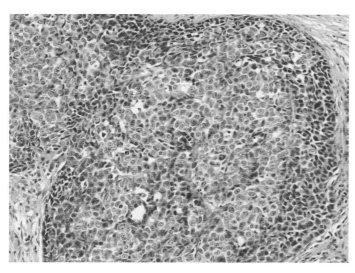

图 6-2-11　细胞异型性明显,胞质丰富

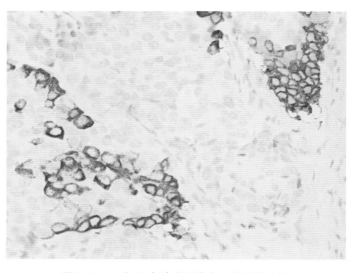

图 6-2-14　CgA 在肿瘤细胞中呈异质性表达

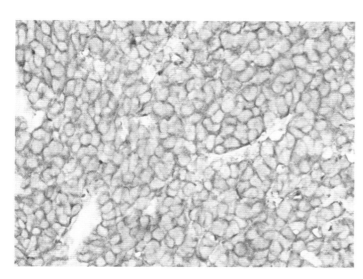

图 6-2-15　肿瘤细胞强阳性表达 Syn

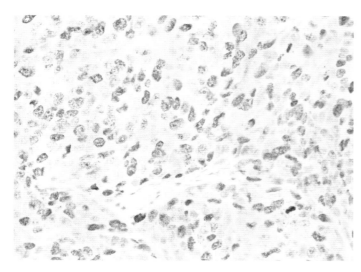

图 6-2-16　肿瘤细胞 Ki-67 指数为 80%

3. 恶性黑色素瘤　细胞黏附性差,可见明显的大嗜酸性核仁,有时可见色素颗粒,S-100、HMB45、Pan-mel、SOX10 阳性,上皮标志物大多为阴性,神经内分泌标志物阳性。

4. 基底样鳞状细胞癌　癌细胞巢周边栅栏样结构明显,细胞界限较清晰,p40、p63 阳性,神经内分泌标志物阴性。

5. 高增殖活性 NET　细胞形态相对温和,异型性不及大细胞神经内分泌癌,Ki-67 增殖指数多在 60% 以下。

6. 低分化腺癌　细胞弥漫分布,无典型的巢团状、器官状排列,细胞内可见黏液成分,神经内分泌标志物可出现散在阳性,但不会出现弥漫阳性的表现。

7. 骨外尤因肉瘤/原始神经外胚层肿瘤（EWS/PNET）　EWS/PNET 由细胞形态一致的小圆肿瘤细胞组成,呈弥漫状、条索状或实性巢状分布,免疫组化染色常呈 Syn 阳性,易与 NEC 混淆。镜下观察到真菊心团样结构提示 EWS/PNET 的诊断。免疫组化染色显示 EWS/PNET 的肿瘤细胞 CD99 呈弥漫、细胞膜着色,这是诊断 EWS/PNET 的重要提示。t（11；22）（q24；q12）是 EWS/PNET 的特征性分子病理改变,FISH 检测 EWSR1 基因相关易位有助于 EWS/PNET 的确诊。

8. 上皮样横纹肌肉瘤　可表达 Syn,但少有巢团状结构,Desmin、Myogenin 和 Myo D1 等标志物有助于鉴别。

9. 神经母细胞瘤　儿童多见,可见神经毡结构和 Homer-Wright 假菊形团,除了 Syn、CgA 等神经内分泌标志物外,S-100 和 Catecholamines（90%）可阳性,上皮性标志物多为阴性。

第三章

混合性神经内分泌-非神经内分泌肿瘤

【定义】

混合性神经内分泌-非神经内分泌肿瘤（mixed neuro-endocrine-non-neuroendocrine neoplasms，MiNEN）是一种同时具有神经内分泌肿瘤和非神经内分泌肿瘤成分的混合性上皮性肿瘤，每一种成分不少于30%。最常见的为腺癌和 NEC 混合，既往称为混合性腺神经内分泌癌（mixed adenoneuroendocrine carcinoma，MANEC）。

【临床特征】

MiNENs 发病率低，缺乏统计，可发生在消化系统内任何部位。WHO 定义要求两种成分分别不少于30%。有专家提出，不同类型成分至少各为30%的界定缺乏证据支撑。有回顾性分析发现，这一类肿瘤的预后仅与分化差的肿瘤类型（比如 NEC）有关，而与肿瘤所占比例无关[962]。二代基因测序分析发现这种类型肿瘤实际上是一类具有双向分化的单克隆性肿瘤[963]。除了比例界值的划定，关于该类肿瘤的命名也一直是学界的争议点，之所以弃用既往的腺神经内分泌癌这一命名，是使得那些含有非腺癌（如鳞癌或腺瘤等）或为分化好的 NET 的混合性肿瘤有更好的归类，避免临床医师误解。无论如何命名，该类肿瘤应在报告里分别描述两类肿瘤的具体病理类型及肿瘤分级。

【病理变化】

（1）组织学特征：神经内分泌成分一般为典型的 NEC（小细胞癌或大细胞癌）。外分泌成分通常为不同分化程度的腺癌（图 6-3-1～图 6-3-8），在食管和肛管可出现鳞状细胞癌。

（2）免疫组化：神经内分泌标记物的表达仅限于 NEN 成分，表达方式与经典的 NEN 一致。需注意的是，典型的腺癌常伴有散在肿瘤细胞表达神经内分泌标记物的情况，它既不符合 MiNENs 的诊断标准，也不建议诊断为"腺癌伴神经内分泌分化"，以免给临床医生带来诊断和治疗方面的疑惑。

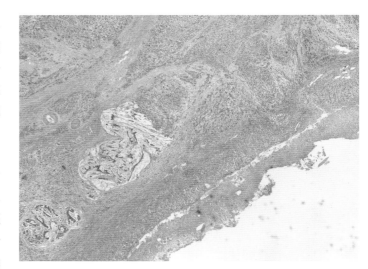

图 6-3-1　胃部 MiNEN

胃黏膜糜烂溃疡形成，肿瘤细胞结节样、条索样浸润性生长，局部见小灶黏液湖，其内漂浮少量腺上皮

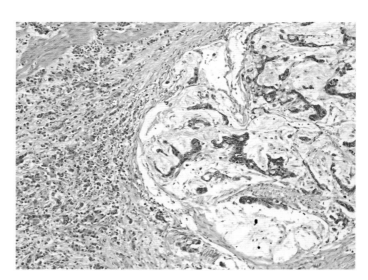

图 6-3-2　MiNEN

神经内分泌癌区域细胞排列呈单条索状伴间质胶原化（左），腺癌区域见黏液湖，其中漂浮腺体和单个异型上皮细胞（右）

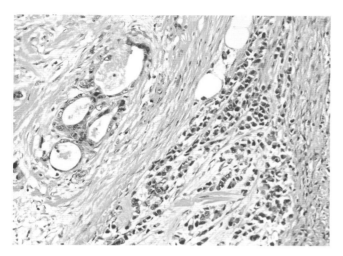

图 6-3-3 肌层内腺癌成分

呈管状结构,细胞高度异型,核大小不一,染色质粗,部分可见核仁。对比右侧神经内分泌癌的区域,肿瘤细胞核小而一致,染色质细腻

图 6-3-6 腺癌区域肿瘤细胞 CgA 阴性,左下角少量神经内分泌癌区域肿瘤细胞阳性

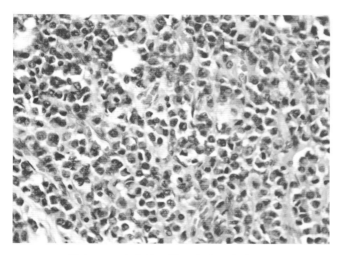

图 6-3-4 高倍镜示神经内分泌癌的区域

细胞一致,细胞质少,核浆比高,核小而一致,染色质细腻,核分裂象易见

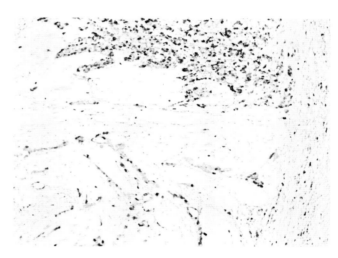

图 6-3-7 图中上半部分的神经内分泌癌区域 Ki-67 阳性指数显著高于下半部分的低分化腺癌区域

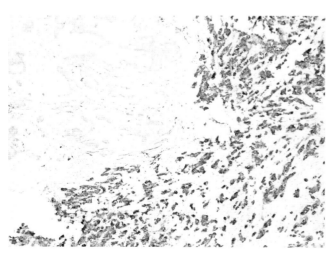

图 6-3-5 腺癌区域肿瘤细胞 Syn 阴性(左),神经内分泌癌区域肿瘤细胞阳性(右)

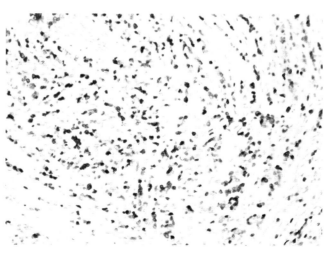

图 6-3-8 神经内分泌癌区域的 Ki-67 指数 70%

(黄丹 王磊 倪淑娟 谭聪 盛伟琪)

第七篇

消化道淋巴造血系统肿瘤

胃肠道发生的淋巴瘤是结外淋巴组织发生淋巴瘤的最常见部位,占结外发生的非霍奇金淋巴瘤的 20%~50%,而消化道发生的霍奇金淋巴瘤极为少见。新近国人资料报道,胃的淋巴瘤约占 52.9%,小肠发生占 42.5%,结肠约占 4.6%。男女比例为 1.7∶1,中位年龄 55 岁[964]。消化道非霍奇金淋巴瘤组织学类型以弥漫性大 B 细胞淋巴瘤最常见,分别占胃原发淋巴瘤的 78% 和肠道原发淋巴瘤的 53%。胃发生弥漫大 B 细胞淋巴瘤和黏膜相关淋巴组织淋巴瘤的概率也明显高于肠道[965]。肠道的 T 细胞和 NK 细胞淋巴瘤的发生率明显较高,结外 NK/T 细胞淋巴瘤(鼻型)是居肠道发生率第二位的淋巴瘤,还有与麦胶蛋白过敏相关机制引起的肠病相关性 T 细胞淋巴瘤(enteropathy associated T-cell lymphoma)亦较常见[966,967]。诊断消化道的淋巴瘤前提是必须排除结内淋巴瘤累及或播散。Dawson 提出的标准认为,病变应仅限于胃肠道及邻近区域/系膜内的淋巴结。不同地区肿瘤的发生部位有所不同。临床上对于消化道淋巴瘤的分期通常应用 Ann Arbor 结外淋巴瘤分期标准:I_E 期(病变位于胃肠壁),II_{1E} 期(伴相邻区域淋巴结受累),II_{2E} 期(不相连区域的淋巴结受累),III_{1E} 期(膈肌双侧淋巴结和脾脏受累),Ⅳ期肿瘤累及骨髓或其他非淋巴造血系统脏器。除了少数淋巴造血系统肿瘤罕见于消化道,大多数非霍奇金淋巴瘤均可发生于消化道[968,969]。

一、结外边缘区黏膜相关淋巴组织淋巴瘤

【定义】

结外边缘区黏膜相关淋巴组织淋巴瘤(extranodal marginal zone mucosa-associated lymphoid tissue lymphoma, MALT lymphoma)是起源于结外边缘区黏膜相关淋巴样组织的低级别淋巴瘤,简称黏膜相关淋巴瘤,是胃肠道最具代表性淋巴瘤之一,作为结外淋巴瘤,主要与黏膜相关淋巴组织的转化相关,而与邻近区域的引流淋巴结无明显关系。

【临床特征】

1. 流行病学 MALT 淋巴瘤主要发生于成年人,中老年人居多,其中位发病年龄为 61 岁,女性患者稍多于男性。MALT 淋巴瘤只占全部 B 细胞淋巴瘤的 7%~8%,但在原发性胃淋巴瘤中至少有 50% 为 MALT 淋巴瘤。肠道 MALT 淋巴瘤多见于小肠,结肠发生者非常罕见。免疫增生性小肠病(IPSID)相关的 MALT 淋巴瘤老年人多见,多为单发性病灶,细胞淋巴结受累较为多见,与 α 重链的合成增多有关[968,970]。

2. 临床表现 黏膜相关淋巴瘤的发生多在慢性炎症基础上,其中胃黏膜相关淋巴瘤与长期黏膜慢性炎症和幽门螺杆菌感染有关,空肠弯曲菌与免疫增生性小肠病(IPSID)相关[968,971]。临床表现以非特异性的消化不良和程度不等的腹痛为特点,腹部肿块较罕见。

3. 治疗 消化道 MALT 淋巴瘤的治疗以化疗为主,亦有观点认为可通过外科手术降低肿瘤负荷,之后再辅以化疗。对于早期胃 MALT 淋巴瘤有研究表明,单纯抗幽门螺旋杆菌就可以缓解,因此部分学者主张先根除幽门螺旋杆菌再考虑手术和放疗[969]。

4. 预后 MALT 淋巴瘤的整体预后较好,5 年和 10 年生存率均超过 80%,约 10% 的病例诊断时已有骨髓播散,约 15% 已播散至局部淋巴结内,发生弥漫性大 B 细胞淋巴瘤转化者 5 年生存率下降至 50%[972,973]。而肠道发生的 MALT 淋巴瘤恶性度较高,5 年生存约为 25%~37%,若发生弥漫大 B 细胞淋巴瘤转化,则 5 年生存率降至 25%~ 37%。发生于幽门螺杆菌感染基础上的胃 MALT 淋巴瘤,约 75% 患者在根除 Hp 治疗后 6~24 个月内肿瘤消退[969,970]。

【病理变化】

1. 大体特征 早期病变大体上通常与非特异性胃炎和/或消化性溃疡难以区分,胃的 MALT 淋巴瘤常仅仅导致胃黏膜充血、轻度隆起并伴有浅表糜烂,很少形成肿块。有时 MALT 淋巴瘤可表现为多灶性病变,小而均匀的病灶分布于整个受累脏器中。

2. 镜下特征 MALT 淋巴瘤细胞学形态可多种多样,包括边缘区(中心样)细胞、小淋巴细胞、单核样 B 细胞、浆样细胞以及散在的免疫母细胞和中心母样细胞等。早期 MALT 淋巴瘤保留集合淋巴小结的部分组织学特征,常可见肿瘤性 B 细胞围绕并侵犯反应性滤泡周围和残留套区的外侧,并向外融合成片[970]。肿瘤细胞胞质淡染,核形略不规则,核仁不明显,称为中心细胞样细胞,有时可见 Dutcher 小体。由于淡染的胞质十分丰富,会使淋巴细胞呈单核细胞样改变,并可见较大的、散在不成片分布的中心母细胞或免疫母细胞。胃 MALT 淋巴瘤中常可见到小簇肿瘤细胞,浸润单个胃腺体,形成淋巴上皮病变(lympho-epithelial lesion),即在腺上皮内出现 3 个或 3 个以上的肿瘤性边缘区 B 淋巴细胞聚集,常伴有上皮破坏(图 7-1-1~图 7-1-8)。值得注意的是,并不是所有 MALT 淋巴瘤都能看到淋巴上皮病变,如肠道 MALT 中就很难出现这一病变。同时,淋巴上皮性病变并非 MALT 淋巴瘤特异性的组织学改变,非肿瘤性疾病中亦可见到。

肿瘤细胞能特异性的侵犯反应性滤泡的生发中心,形成结节状或滤泡样结构,又称为滤泡植入,并以此为基础发生母细胞转化或浆细胞分化,约 1/3 的 MALT 淋巴瘤病例出现浆细胞分化。如出现实性或片块样增生的转化性瘤细胞(成片的中心母细胞或免疫母细胞样细胞)时,则诊断为弥漫性大 B 细胞淋巴瘤转化。这种转化可能是不完全性的,这时有必要诊断为弥漫性大 B 细胞淋巴瘤,并同时注明 MALT 淋巴瘤的共存及两者分别所占比例成分。淋巴结累及时肿瘤细胞往往侵犯淋巴组织的边缘区。

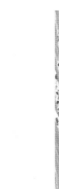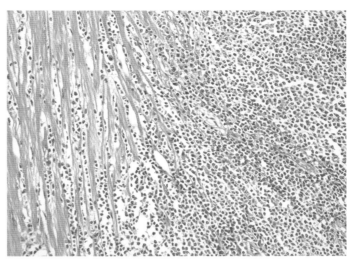

图 7-1-1　胃黏膜固有层及黏膜下
弥漫增生的淋巴组织,部分黏膜腺体消失

图 7-1-4　瘤细胞向胃壁肌层浸润生长

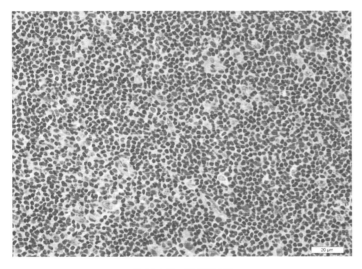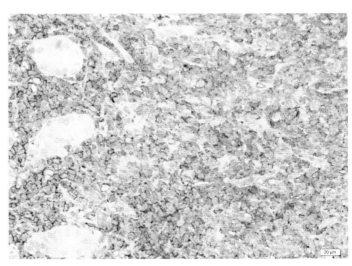

图 7-1-2　肿瘤细胞
大小较一致,核形略不规则,核仁不明显

图 7-1-5　免疫组化示瘤细胞 CD20 阳性

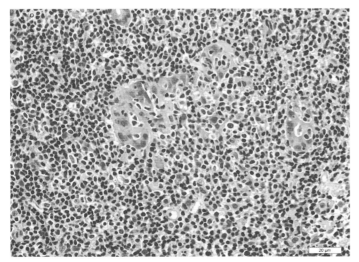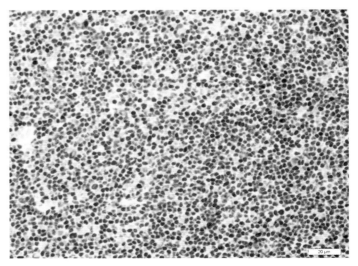

图 7-1-3　瘤细胞浸润腺体
淋巴上皮病变,并见呈片增生的单核样瘤细胞

图 7-1-6　免疫组化示瘤细胞 PAX-5 阳性

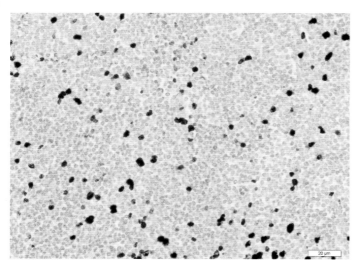

图 7-1-7 Ki-67 标记指数较低,提示瘤细胞增生活性较低

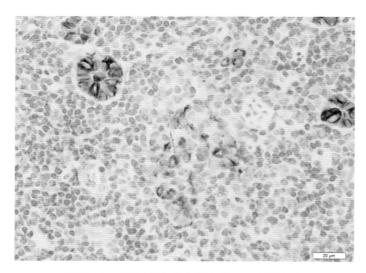

图 7-1-8 AE1/AE3 染色显示淋巴上皮性病变

幽门螺杆菌感染相关的部分胃 MALT 淋巴瘤在根除幽门螺杆菌之后,出现淋巴瘤病变内炎症消失,固有层内结构疏松,可有淋巴细胞聚集灶,但无母细胞转化,且病灶逐渐变小消退,但约 60% 的病例应用分子生物学检查仍为单克隆性 B 细胞表型,其临床意义不明[970]。

发生于小肠的免疫增生性小肠病(IPSID)相关的 MALT 淋巴瘤组织学特征与胃 MALT 淋巴瘤相似,可伴明显的浆细胞分化特征,可以出现淋巴上皮病变,但淋巴上皮病变的诊断意义较低,因为正常的末端回肠上皮中也可以见到 B 淋巴细胞。

3. 免疫组化 CD19、CD20、CD79α 阳性,CD5、CD23、CD10、Bcl-6 为阴性。CD43 大约半数阳性。肿瘤细胞表达 IgM,但不表达 IgD。可出现 κ 或 λ 轻链限制性表达。

瘤旁出现较多的反应性辅助性 T 细胞(CD3、CD4 阳性)是 MALT 淋巴瘤的另一重要特征。CD21 和 CD23 染色可协助判断肿瘤细胞侵犯滤泡中心。

免疫增生性小肠病(IPSID)相关的 MALT 淋巴瘤表达 α 重链,轻链缺如;少数病例有轻链限制性表达。

4. 分子病理 免疫球蛋白重链和轻链能发生基因重排(约 15% 的病例未检出单克隆,出现假阴性结果)。

胃 MALT 淋巴瘤可以出现多种分子异常,如 3、12、18 号染色体三体,及 t(11;18)(q21;q21)、t(11;14)(p22;q32)和 t(14;18)(q32;q21)等特殊的染色体易位突变。其中 t(11;18)最为常见,其突变会形成功能性 API2-MALT1 融合蛋白,而 t(11;14)和 t(14;18)易位可使 Bcl-10 表达,和 MALT1 基因与 14q32 免疫球蛋白基因位点连接,从而使相应癌基因表达失控。其临床意义在于与 Hp 根除治疗无效以及胃外播散有关。

【鉴别诊断】

1. 黏膜相关淋巴组织的反应性增生 伴发 Hp 感染时边缘区淋巴细胞反应性增生不会表现为成片一致的细胞形态,淋巴上皮性病变少见,没有异型和 Dutcher 小体,免疫组化和分子检测未提示单克隆增生证据。其与早期 MALT 淋巴瘤与的鉴别见表 7-1-1。

2. 套细胞淋巴瘤 套细胞淋巴瘤中也可以出现淋巴上皮病变,且细胞形态学与 MALT 相似,淋巴瘤细胞中等大小,有核扭曲。免疫组化 Cyclin D1、SOX11、IgD、CD5、CD19、CD20、CD43 阳性表达,CD10 阴性,CD23(+/-),分

表 7-1-1 用于淋巴组织反应性增生与 MALT 淋巴瘤组织学鉴别的计分系统

分值	诊断	组织学
0	正常	偶见浆细胞
1	慢性活动性胃炎	淋巴细胞聚集成簇,但无淋巴滤泡形成
2	滤泡性胃炎	显著的滤泡形成,但无淋巴上皮病变
3	可疑,多考虑为反应性	有滤泡,偶见淋巴上皮病变,但无弥漫性浸润
4	可疑,多考虑为淋巴瘤	有滤泡,弥漫性边缘带细胞浸润,无淋巴上皮浸润
5	MALT 淋巴瘤	有滤泡,弥漫性边缘带细胞浸润,有淋巴上皮病变

子检查可提示 t(11;14),(q13;32)重排。

3. 小淋巴细胞性淋巴瘤　小淋巴细胞性淋巴瘤即慢性淋巴细胞性白血病,以小圆形淋巴细胞为特征,常伴有外周血淋巴细胞增多及假滤泡结构形成,与 MALT 淋巴瘤相比,小淋巴细胞性淋巴瘤在结外部位假滤泡结构少见,且肿瘤细胞可表达 CD5、CD23 和 IgD。

4. 单克隆性 B 淋巴细胞增生　此病见于健康的成年人,外周血见淋巴细胞增高,且为单克隆性,但是无淋巴结增大和脾脏增大的临床表现,约 1% 患者可演进至 SLL/CLL。

5. 滤泡性淋巴瘤　肠道的滤泡性淋巴瘤多见于小肠,尤以十二指肠居多,可表达 CD10 和 Bcl-6。

MALT 淋巴瘤与其他小淋巴细胞淋巴瘤的鉴别见表 7-1-2。

表 7-1-2　MALT 淋巴瘤与其他淋巴瘤的免疫组化鉴别诊断

	MALT	套细胞	滤泡性	淋巴细胞性
滤泡结构	+	+	+	-(+)
淋巴上皮病变	+	-(+)	-(+)	-(+)
细胞学特征	CCL*	CCL	GCC**	L***
免疫球蛋白	M+,D-	M+,D+	M-/+,D-/+	M+,D+
CD20	+	+	+	+
CD5	-	+	-	+
CD10	-	-	+	-
Cyclin D1	-	+	-	-

注:CCL,生发中心细胞样细胞;GCC,生发中心细胞;L,淋巴细胞;MALT,黏膜相关淋巴组织

6. 肠道的局灶/弥漫淋巴组织增生　主要见于回肠和结肠,儿童及青少年多见,镜下表现为淋巴滤泡增生,病变仅累及黏膜层和/或黏膜下层,局部溃疡形成时增生的淋巴组织可向下延伸,但无一致性改变,免疫组化和基因重排检测可协助证实为非克隆性增生。

肠弥漫性结节状淋巴组织增生与获得性低丙种球蛋白血症相关,淋巴滤泡增生位于黏膜层内,无滤泡侵犯植入改变。

7. 炎症性肠病　克罗恩病和溃疡性结肠炎均可出现淋巴组织增生和淋巴滤泡形成。克罗恩病中增生的淋巴滤泡可累及肠壁全层,但没有一致性改变,没有滤泡侵犯植入改变,免疫组化和基因重排检测可协助证实为非克隆性增生。

二、套细胞淋巴瘤

【定义】

套细胞淋巴瘤(mantle cell lymphoma, MCL)是发生于消化道的具有套细胞分化特征的淋巴瘤,多表现为息肉状外观,又称为淋巴瘤性息肉病或多发性淋巴瘤性息肉病。

【临床特征】

1. 流行病学　消化道套细胞淋巴瘤较为少见,多发于 50 岁以上中年老人,发病患者的性别比例无明显差异。

2. 临床表现　主要为腹痛,可伴有黑便,无其他特征性症状,但肿瘤具有较强的侵袭性,在诊断时多已发生扩散,可累及肝、脾、骨髓及肠系膜淋巴结。病变很少局限于胃肠道,常伴随其他部位的病变[974]。

3. 治疗　消化道套细胞淋巴瘤传统治疗通常采用 CHOP 方案或更强的治疗方案,CHOP 为基础的化疗方案,完全缓解率为 13% ~ 15%。联合使用利妥昔可提高 CHOP 疗效。此外最新的治疗方案还包括自体干细胞移植、异基因造血干细胞移植等,但这些治疗方法目前尚需进一步完善。

4. 预后　消化道套细胞淋巴瘤的预后较差,可能与年龄、体力状态、LDH 水平、白细胞计数相关,虽然有新药投入使用,但患者的总生存率并没有明显延长,其中位生存期为 4~6 年。

【病理变化】

1. 大体特征　内镜或钡餐发现肠黏膜表面分布多发性息肉状结构,直径 0.5 ~ 2cm,可累及胃肠道任何一部分,多数病例以回盲部处肿块最大,亦可见肠系膜淋巴结受累[965]。

2. 镜下特征

(1) 组织学特征:镜下多为多灶性病变,较小病灶可仅由单个被淋巴瘤细胞取代的黏膜固有层内的淋巴小结组成,生发中心部分残留;较大息肉可表现为弥漫性或结节性淋巴组织增生,偶见因结节肿大,而与滤泡性淋巴瘤难以分辨。套区增生的肿瘤性淋巴细胞围绕"裸露"的反应性生发中心,后期套区细胞完全为肿瘤细胞所取代。肿瘤组织中大部分区域正常肠腺结构消失,为增生的淋巴样组织取代,少数病例可出现类似淋巴上皮病变的改变,但没有明显的上皮细胞退变。肿瘤细胞通常为中等大小或稍小的淋巴细胞,较为一致,核不规则,有核裂出现,似生发中心细胞,但缺乏转化的母细胞成分(图 7-1-9 ~ 图 7-1-13)。有时可见透明变性的血管和散在分布的上皮样组织细胞。

(2) 免疫组化:CD20、CD79α、PAX-5、Cyclin D1、SOX11、CD43、CD5、IgM、IgD 阳性,SOX11 阳性通常提示恶性度较高。少数 Cyclin D1 阴性的套细胞淋巴瘤,SOX11 阳性表达有助于其确诊[975]。CD10、CD23 阴性。

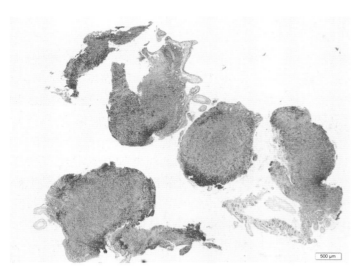

图 7-1-9 回肠末端黏膜
结构破坏,淋巴组织结节状增生,大体呈息肉状

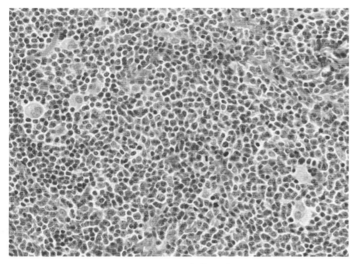

图 7-1-10 肿瘤细胞
细胞为中等大小或稍小的淋巴细胞,较为一致,核不规则

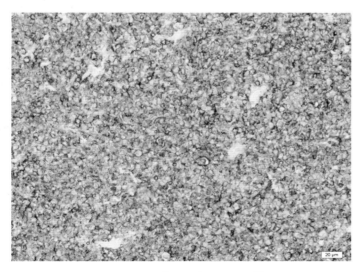

图 7-1-11 肿瘤细胞 CD20 阳性

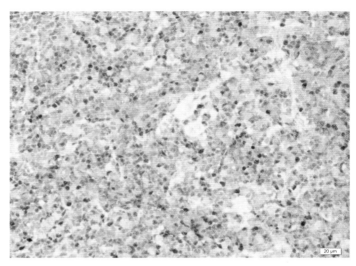

图 7-1-12 肿瘤细胞 Cyclin D1 阳性

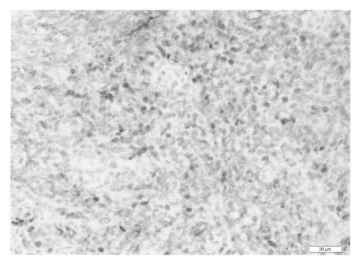

图 7-1-13 肿瘤细胞 SOX11 阳性

3. 分子病理 套细胞淋巴瘤均携带 t(11;14)(q13;q32)这一特征性易位,几乎 100%的病例会导致 Bcl-1 基因重排和 Cyclin D1 蛋白的核内阳性表达。

【鉴别诊断】

消化道套细胞淋巴瘤需要与 MALT 淋巴瘤、小淋巴细胞性淋巴瘤、滤泡性淋巴瘤和反应性增生的淋巴组织进行鉴别,后几者均可表现为息肉状外观,而套细胞淋巴瘤也并非恒定表现为息肉状外观。形态一致、缺乏转化性母细胞为滤泡性淋巴瘤的特征,Cyclin D1 和 SOX11 免疫组化染色有助于鉴别。

三、滤泡性淋巴瘤

【定义】

滤泡性淋巴瘤(follicular lymphoma,FL)是一种具有滤泡生发中心细胞分化特征的 B 细胞淋巴瘤,多见于十二指肠、回肠和结肠。

【临床特征】

胃肠道原发滤泡性淋巴瘤较少见,多发生于中年人,中位年龄59岁,女性稍多。主要表现为非特异性消化道症状,视发病部位可出现上腹部饱胀、腹泻、腹胀等,10年生存率约80%[976]。

【病理变化】

1. 大体特征　肿瘤组织累及消化管壁,切面见各层次结构消失,灰白实性,坏死不多见。

2. 镜下特征　肿瘤组织内见肿瘤性滤泡形成结节样结构,瘤细胞排列紧密,形成大小形状较一致的肿瘤性滤泡。肿瘤性滤泡由增生的肿瘤性中心细胞和中心母细胞构成。滤泡结构无明显的套区围绕,滤泡中心的淋巴样细胞散在分布,极性消失(图7-1-14～图7-1-17)。肿瘤组

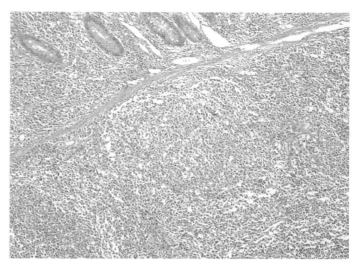

图7-1-16　黏膜层肿瘤性滤泡
细胞单一,无正常滤泡极向

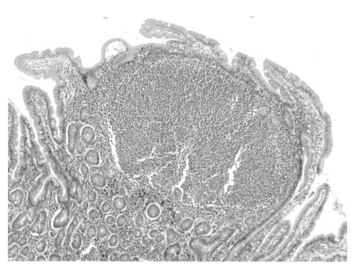

图7-1-14　黏膜内可见肿瘤性滤泡结构

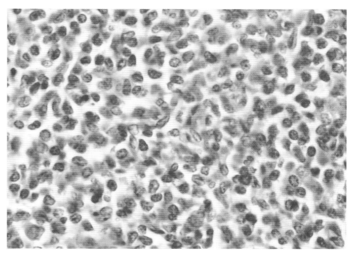

图7-1-17　高倍镜示单一的肿瘤细胞

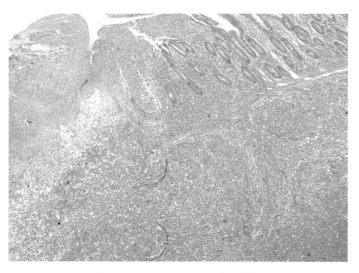

图7-1-15　淋巴瘤细胞弥漫浸润
累及黏膜表面,灶性坏死形成溃疡,黏膜下层可见肿瘤性滤泡

织可生长融合,形成弥漫性构象。滤泡性淋巴瘤的分级标准:Grade Ⅰ:0～5个中心母细胞/HPF;Grade Ⅱ:6～15个中心母细胞/HPF;Grade Ⅲ:>15个中心母细胞/HPF(3A为中心母细胞混杂有部分中心细胞,3B为成片的中心母细胞,无或极少中心细胞)[976]。WHO分类认为Ⅰ&Ⅱ级滤泡性淋巴瘤可以共同标注为低级别,而Ⅲ级的滤泡性淋巴瘤可标注为高级别;同时如果Ⅲ级滤泡性淋巴瘤的弥漫性结构区域占比>25%,则应诊断为弥漫性大B细胞淋巴瘤[977]。

3. 免疫组化　CD20、CD79α、PAX-5、CD10、Bcl-2和Bcl-6阳性(图7-1-18～图7-1-20),CD23(+/-),MUM-1阴性(Ⅲ级的滤泡性淋巴瘤MUM-1可阳性)。低级别滤泡性淋巴瘤Ki-67标记指数多<20%,而高级别者可>40%[976]。

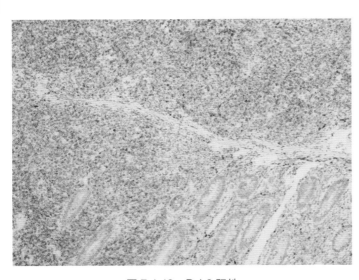

图 7-1-18　Bcl-2 阳性

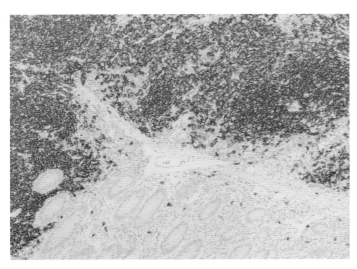

图 7-1-19　CD20 阳性

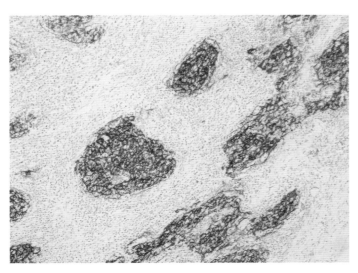

图 7-1-20　CD21 染色示肿瘤性滤泡的滤泡树突状细胞增生

4. 分子病理　90% 的病例 FISH 检测可检出 t(14；18)(q32,q21)的异常。

【鉴别诊断】

1. **滤泡性反应性增生**　小儿和年轻人多见,滤泡中心大小不一致,滤泡间区存在,滤泡中心极性存在。生发中心常见组织细胞和易染体(tingible body)组织细胞,套区结构保留,滤泡中心 Bcl-2 阴性。

2. **生发中心的进行性转化**　淋巴结正常结构部分消失,生发中心明显较大,可达正常的 4 倍大小。小淋巴细胞可以向滤泡中心长入,Bcl-2 阴性。

3. **富于淋巴细胞的经典型霍奇金淋巴瘤**　有较大模糊的结节样结构,大部分细胞是小淋巴细胞,其内间有少量的 R-S 细胞,免疫组化表型:CD15 和 CD30 阳性,LCA 阴性。

4. **套细胞淋巴瘤**　为中等大小的淋巴样细胞,细胞核不规则扭曲,无中心母细胞成分。间质可有硬化血管,组织细胞核嗜酸性。Cyclin D1、SOX11、IgD、CD5、CD19、CD20、CD43 阳性表达,CD10 阴性,CD23(+/-),分子检查可提示 t(11;14)(q13;32)重排。

四、弥漫性大 B 细胞淋巴瘤

【定义】

弥漫性大 B 细胞淋巴瘤(diffuse large B-cell lymphoma,DLBCL)是由体积大于正常淋巴细胞 2~3 倍的肿瘤性 B 淋巴细胞弥漫性增生构成的高度恶性 B 细胞淋巴瘤,根据分化特征分为生发中心型和非生发中心型。

【临床特征】

常见于年纪较大的成年人,但也有小儿和年轻人受累。部分来自转化的黏膜相关淋巴瘤。多表现为结节和占位;骨髓受累的概率较小 B 细胞淋巴瘤低。患者通常出现所谓的"B 症状",即发热、盗汗、体重减轻等。R-CHOP 方案是标准治疗方案。5 年生存率约 75%[964,965,968,969,971,972,978]。

【病理变化】

1. **大体特征**　消化道受累部位出现结节或占位,累及腔面黏膜层可出现坏死及溃疡改变,水肿明显时或肿物本身可引起消化道梗阻的症状。

2. **镜下特征**　肿瘤细胞与淋巴结发生的 DLBCL 组织结构和细胞学特征均相似。肿瘤细胞胞体大于正常淋巴细胞 2~3 倍,形态学似中心母细胞和/或免疫母细胞,也有部分瘤细胞出现浆母细胞的分化特征,偶尔可以见到多核瘤细胞,类似 R-S 细胞。肿瘤细胞可浸润腺上皮,形成淋巴上皮病变。核分裂象易见,可见病理性核分裂象,坏死多见,瘤旁有时可有促纤维增生反应(图 7-1-21~图 7-1-24)。少部分病例可有残留的淋巴滤泡中心,有观点认为是 MALT 淋巴瘤转化而来的形态学证据。

图 7-1-21　胃壁组织
内见弥漫浸润生长的淋巴瘤组织

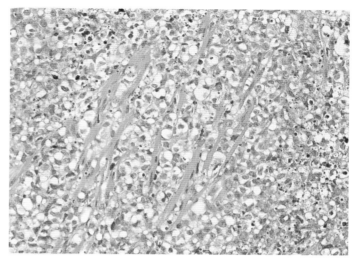

图 7-1-24　少数病例肿瘤细胞形态可类似印戒细胞

间变型 DLBCL 的细胞异型性更为明显,似 R-S 细胞,CD30 可阳性表达。

3. 免疫组化　CD20、CD79α、PAX-5 阳性,Ki-67 标记指数通常 > 40%(图 7-1-25、图 7-1-26)。部分病例 CD30、p53、Bcl-2、c-myc 阳性,CD10 阳性或阴性、Bcl-6 阳性且 MUM1 阴性提示为生发中心细胞型,其余免疫表型特征则提示活化 B 细胞亚型(ABC 型,亦称为非生发中心型),需要注意的是,免疫组化分型有时候并不完全与分子遗传学结果一致。

4. 分子病理　部分病例可出现 Bcl-2、Bcl-6 和 c-myc 重排,提示双打击或三打击弥漫大 B 细胞淋巴瘤。部分病例 EBER 原位杂交阳性。

【鉴别诊断】

1. 浆母细胞淋巴瘤　CD138、CD38 阳性,CD20 和 Pax-5 阴性,EBER 原位杂交阳性。

图 7-1-22　肿瘤细胞
胞体较大,似中心母细胞/免疫母细胞,核分裂象易见

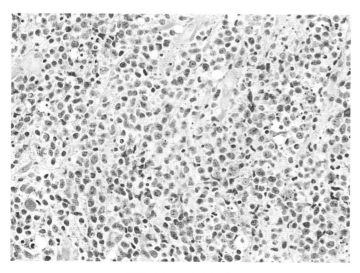

图 7-1-23　肿瘤细胞
胞体较大,似中心母细胞/免疫母细胞,核分裂象易见

图 7-1-25　CD20 阳性

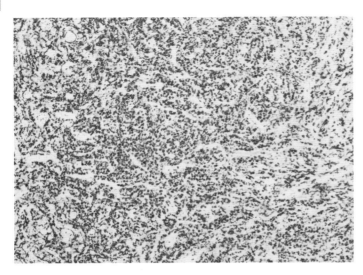

图 7-1-26　Ki-67 指数达 90%

2. **Burkitt 淋巴瘤**　肿瘤细胞为单形性中等大小的淋巴样细胞，细胞核内有多个小核仁，核分裂象易见，并有"星空"现象。CD20、Bcl-6、CD10 阳性，Bcl-2 阴性；Ki-67 标记指数近 100%。分子检查可提示包含 c-myc 基因的染色体 8q24 转位异常。

3. **高级别 B 细胞淋巴瘤，非特指型**　当形态学和免疫表型均不提示弥漫大 B 细胞淋巴瘤和 Burkitt 淋巴瘤时，诊断为高级别 B 细胞淋巴瘤，非特指型。

4. **低分化或未分化癌**　肿瘤细胞的黏附性稍好于弥漫大 B 细胞淋巴瘤，或多或少可见腺泡样、条索样或巢团状结构，角蛋白免疫组化染色和黏液染色可协助鉴别。

五、Burkitt 淋巴瘤

【定义】

Burkitt 淋巴瘤（Burkitt lymphoma）是由单形性、中等大小的肿瘤性 B 淋巴细胞构成的高度恶性 B 细胞淋巴瘤，大多与 EBV 感染相关。

【临床特征】

根据临床特征分为流行性、散发性、免疫缺陷相关性 Burkitt 淋巴瘤三种类型。EBV 感染相关的淋巴瘤、饮食中的致癌物以及原癌基因 myc 的活化是其主要发病机制。流行性 Burkitt 淋巴瘤多见于 2 岁及以上的小儿，中位年龄 8 岁。男女比例约为 2.5∶1。流行性 Burkitt 淋巴瘤最常见发病部位为颌骨、头面骨，约占 50%，其次为胃肠道和性腺，中枢神经系统发生者占 20%。而散发性 Burkitt 淋巴瘤的主要发病部位为胃肠道，回肠末端最好发，骨髓、中枢神经系统发生次之，头面骨极少发生。临床表现为急速增生的肿瘤性病变和"B 症状"，实验室检查也可见血清 β_2 微球蛋白和乳酸脱氢酶水平增高。如

无合适的治疗，患者预后极差。但是高强度的化疗方案应用可使患者的生存率达到 80%~90%（局限性肿瘤）。

【病理变化】

1. **大体特征**　送检标本内见局部阻塞性肿瘤结节，切面灰白，灰红鱼肉状，质地中、软，可有出血坏死灶。通常伴有肠系膜淋巴结和腹膜后淋巴结受累。

2. **镜下特征**　组织学表现与淋巴结的 Burkitt 淋巴瘤相似，均为成片增生的中等大小单形性的母细胞，肿瘤组织侵犯肠壁，破坏各层结构，瘤细胞胞质少，核内见小的嗜碱性核仁，染色质粗糙，并见"星空现象"，即易染体巨噬细胞，核分裂象易见，并见灶性坏死和多量的细胞凋亡现象（图 7-1-27、图 7-1-28）。少部分病例尚可见到肉芽肿结节出现。

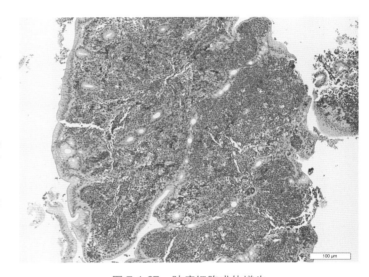

图 7-1-27　肿瘤细胞成片增生
为中等大小单形性母细胞

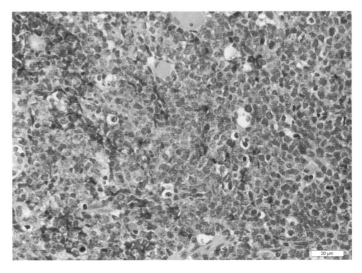

图 7-1-28　瘤细胞
胞质少，核内见小核仁，染色质粗糙，并见"星空现象"（易染体巨噬细胞）

3. **免疫组化**　CD10、CD19、CD20、CD79α、PAX-5、CD10、Bcl-6、c-myc、CD22、CD33 阳性[979,980]，部分病例 SOX11 阳性[975]，CD5、CD23、MUM-1、Bcl-2、TdT、CD34 阴性，Ki-67 标记指数几乎为 100%（图 7-1-29～图 7-1-31）。

4. **分子病理**　myc 基因的转位 t(8;14)(q24;q32) 是特征性改变；5%～10% 的病例可无 myc 基因转位。95% 的流行性病例、10%～20% 散发性病例和 20%～30% 免疫缺陷相关性病例 EBER 原位杂交阳性（图 7-1-32）。Ig 基因重排阳性。

【鉴别诊断】

1. **弥漫性大 B 细胞淋巴瘤**　弥漫大 B 细胞淋巴瘤无星空现象，瘤细胞较大，染色质疏松，核仁清晰，似中心母细胞或免疫母细胞，瘤细胞增生活性<90%。

2. **淋巴母细胞淋巴瘤/白血病**　少部分淋巴母细胞淋巴瘤/白血病病例可以出现星空现象，镜下为小到中等大小的母细胞样细胞，无或不清晰的核仁，TdT、CD34 阳

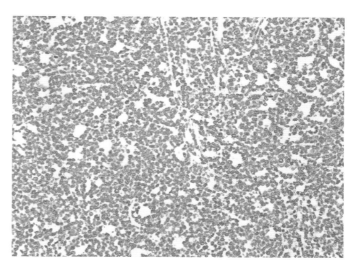

图 7-1-31　Ki-67 标记指数几乎为 100%

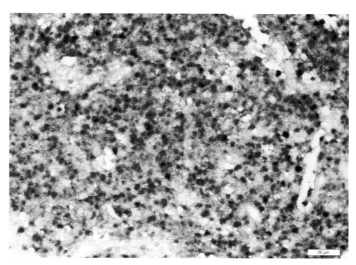

图 7-1-32　EBER 阳性

性，表面 Ig 阴性。

3. **套细胞淋巴瘤（母细胞亚型）**　亦可出现星空现象，少部分病例有 myc 基因转位，Cyclin D1、SOX11、IgD、CD5 阳性，分子检测提示 t(11;14)(q13;q32)。

4. **尤因肉瘤**　瘤细胞较小，无星空现象，病变位于淋巴结外，胞质内可见 PAS 阳性成分，CD99、NKX2.2 阳性，淋巴细胞标志物阴性，无 myc 基因转位异常，可检测到 EWS 基因融合改变。

六、浆母细胞淋巴瘤

【定义】

浆母细胞淋巴瘤（plasmablastic lymphoma）是具有浆细胞分化和免疫表型特征的高度侵袭性 B 细胞淋巴瘤。

【临床特征】

胃肠道少见，多为其他部位肿瘤累及所致。HIV 感

图 7-1-29　CD20 阳性

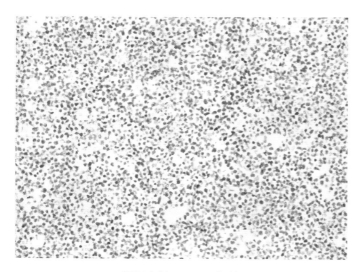

图 7-1-30　c-myc 阳性

染者或其他情况所致的免疫缺陷患者多见。男性多见，中位年龄48岁，预后差，平均生存期1~16个月。

【病理变化】

1. **大体特征** 无特异性改变，内镜下可见溃疡、狭窄等表现。

2. **镜下特征** 肿瘤细胞体积大，形态单一，具有免疫母细胞形态学特征，可见丰富的嗜碱性胞质，偶可见核周空晕，核中央可见显著的核仁，核分裂和凋亡现象多见（图7-1-33~图7-1-35）。肿瘤细胞多为片状排列，有时与周围组织可形成较为清晰的界限。

3. **免疫组化** CD38、CD138、MUM1、EMA阳性，部分病例CD79a阳性[981]。HHV8、CD10、CD43、CD45RO、Bcl-2、Bcl-6、CD30亦可出现阳性，Ki-67染色显示高增殖活性。CD3、CD19、CD20、CD45、PAX5、ALK为阴性（图7-1-36~图7-1-40）。

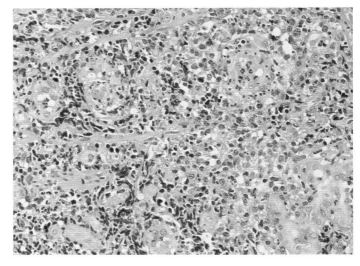

图7-1-35 肿瘤细胞胞质嗜碱性，核仁明显

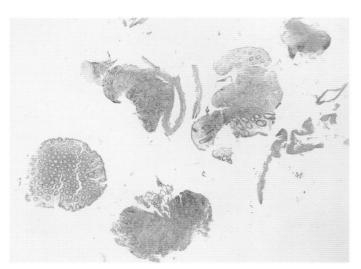

图7-1-33 低倍镜示结肠黏膜结构破坏

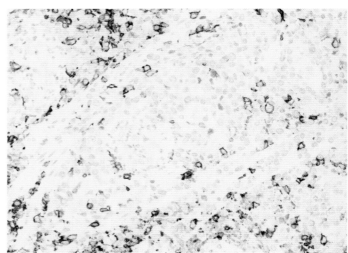

图7-1-36 肿瘤细胞CD20阴性

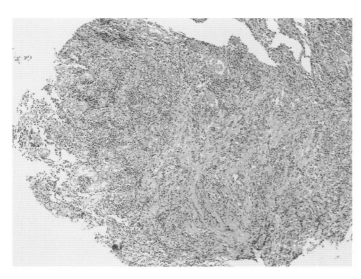

图7-1-34 肿瘤细胞弥漫片状排列

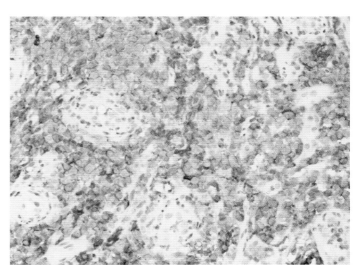

图7-1-37 肿瘤细胞CD38阳性

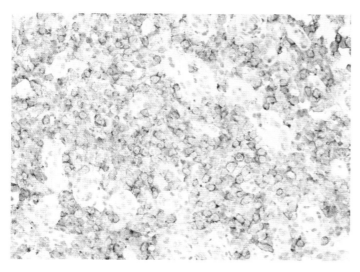

图 7-1-38　肿瘤细胞 CD138 阳性

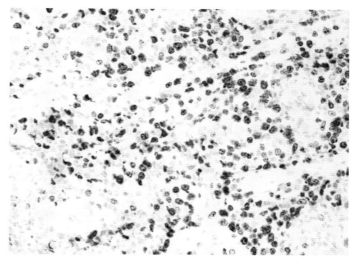

图 7-1-40　Ki-67 染色显示高增殖活性

4. **分子病理**　大部分病例 EBER 原位杂交阳性,免疫球蛋白重链重排阳性。

【鉴别诊断】

1. **弥漫性大 B 细胞淋巴瘤**　CD19、CD20 阳性,CD38、CD138 多为阴性。

2. **Burkitt 淋巴瘤**　CD20 阳性。

3. **套细胞淋巴瘤(母细胞亚型)**　Cyclin D1、SOX11、IgD、CD5 阳性,分子检测提示 t(11;14)(q13;q32)。

4. **浆细胞瘤/骨髓瘤**　没有母细胞形态特征,核分裂少见,HHV-8 阴性[982]。

(胡愉　李增山　柯昌庶)

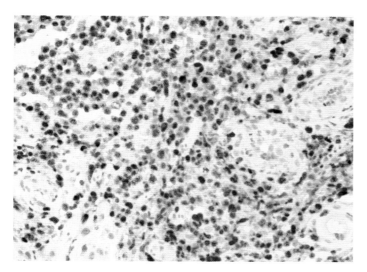

图 7-1-39　肿瘤细胞 MUM-1 阳性

第二章

T 细胞淋巴瘤

一、外周 T 细胞淋巴瘤，非特指型

【定义】

外周 T 细胞淋巴瘤，非特指型（peripheral T-cell lymphoma，NOS）是具有分化成熟 T 细胞特征的淋巴瘤，无法归入特定的类型。

【临床特征】

中年成人好发，小儿少见，男女比例为 2∶1，肠道多见，实验室检查多有血乳酸脱氢酶水平升高。预后较差，5 年生存率约 20%～30%[967,983,984]。

【病理变化】

1. **大体特征** 肠黏膜多发溃疡形成，溃疡形态不规则，呈虫噬样改变。部分病例可致肠壁穿孔。肠壁僵硬、增厚，活动性差。

2. **镜下特征** 异型淋巴样细胞呈片状或结节状生长，肠壁结构破坏，易致肠壁坏死和肠腔黏膜面慢性炎症和溃疡形成，肠黏膜上皮内大多没有明显的肿瘤细胞浸润现象。黏膜下和肌层的侵犯往往十分明显，在固有肌层内可沿肌间隙呈串珠样生长（图 7-2-1～图 7-2-6）。

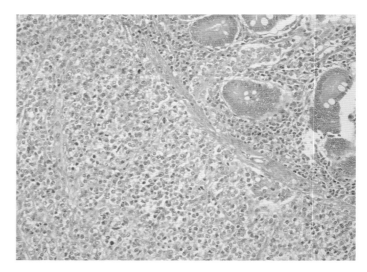

图 7-2-2 瘤细胞胞核扭曲，异型性明显

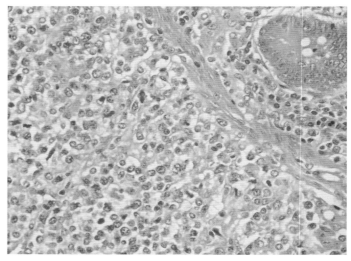

图 7-2-3 高倍镜示瘤细胞核扭曲，边缘见少量嗜酸性粒细胞浸润，但无淋巴上皮浸润现象

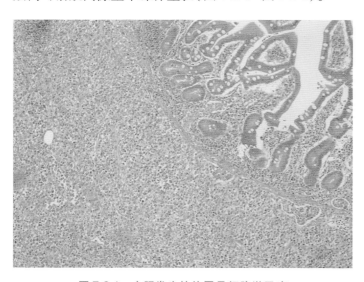

图 7-2-1 小肠发生的外周 T 细胞淋巴瘤
瘤细胞弥漫浸润肠壁

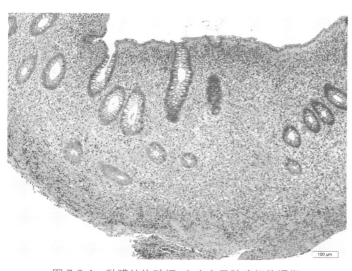

图 7-2-4　黏膜结构破坏，上皮内无肿瘤细胞浸润

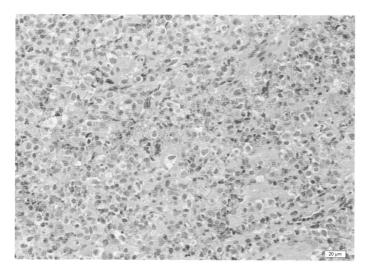

图 7-2-5　部分病例可见大量嗜酸性粒细胞浸润

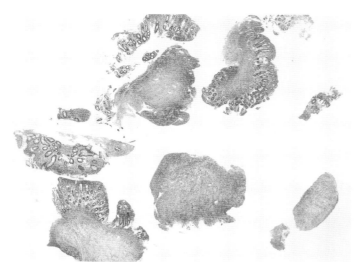

图 7-2-6　活检病例低倍镜有时类似炎症性肠病

3. 免疫组化　CD2、CD3、TCRβF1 阳性，部分病例 CD4、CD5、CD7 阳性，少数病例 CD8、CD56、CD30 阳性，CD1、TdT、CD52、CD10、Bcl-6、CLCX13、PD1 阴性。CD3ε 阳性者，CD56、TIA1、Granzyme B、EBER 阴性（图 7-2-7～图 7-2-9）。

4. 分子病理　EBER 大部分为阴性（仅有 5%～10% 病例阳性），TCR 基因出现单克隆性重排。

【鉴别诊断】

1. 结外 NK/T 细胞淋巴瘤，鼻型　此类肿瘤为结外病变，为多形性淋巴样细胞浸润，常伴有血管浸润和纤维素样坏死。CD2、CD56、CD3ε 阳性，表面 CD3 阴性，大部分病例 TIA1、Granzyme B 阳性，EBER 原位杂交通常阳性。

2. 肠病相关性 T 细胞淋巴瘤（EATL）　此病通常发

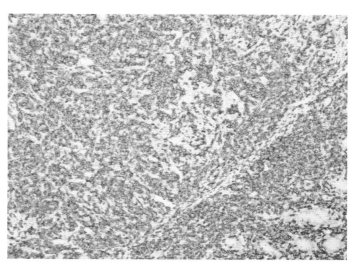

图 7-2-7　CD3 阳性

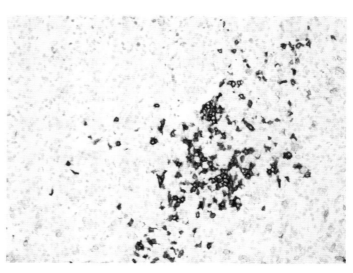

图 7-2-8　肿瘤组织内残留少数反应性的 CD20 阳性的 B 细胞

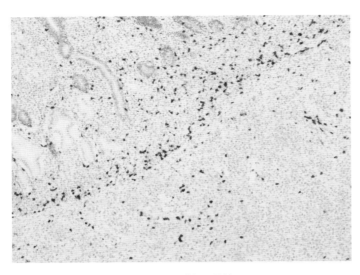

图 7-2-9 CD8 阴性

生于小肠,既往分为两个亚型。EATL Ⅰ型(占比 80%~90%)表现为上皮内肿瘤性 T 细胞浸润生长,瘤细胞胞体较大,发病多与麦胶蛋白过敏相关联,邻近区域肠壁结构可见绒毛萎缩及隐窝增生改变。CD3、CD7、CD103 均阳性,CD4、CD5 均阴性,CD56(+/-)。EATL Ⅱ型(占比 10%~20%)镜下为增生的单形性中等大小的肿瘤细胞,散发性发病,与麦胶蛋白过敏无联系。CD3、CD8、CD56 均阳性,分子病理检查可显示染色体 9q31.3-qter 的扩增及 16q12.1 的缺失。

3. 单形性噬上皮性肠道 T 细胞淋巴瘤 既往的 EATL Ⅱ型具有噬上皮特征,邻近肠黏膜绒毛萎缩,CD3、CD56、CD8、TCRβ 阳性,CD4 阴性。

4. 间变大细胞淋巴瘤(ALCL) 通常发生于小儿和年轻人,消化道少见。镜下为成片生长的间变性大细胞,核仁清楚,多为嗜碱性。CD30 阳性,部分病例 ALK 阳性。

二、NK/T 细胞淋巴瘤

【定义】

具有 NK 细胞和细胞毒性 T 淋巴细胞分化特征的高度恶性淋巴瘤,大多与 EBV 感染相关。

【临床特征】

亚洲地区高发,男性多于女性。消化道中以小肠最为多见,可以播散至淋巴结、骨髓。该肿瘤属于高度侵袭性肿瘤,治疗效果欠佳,预后差,提示预后不良的因素包括高 IPI 指数、C 反应蛋白水平升高、大细胞成分>40%、Ki-67 标记指数>50%等[964,966,967,978,984-986]。

【病理变化】

1. 大体特征 消化道发生的 NK/T 细胞淋巴瘤,发现时多较晚,为肠壁内生长的肿瘤结节,浸润肠壁全层,瘤周水肿,黏膜面可有溃疡形成,切面灰白灰红,可有坏死液化区。

2. 镜下特征 弥漫增生的瘤细胞浸润生长,瘤细胞大小不一,可见较多的凝固性坏死灶,核分裂象易见,围绕血管分布和血管壁破坏为特征性改变。黏膜溃疡处水肿和炎症反应明显,边缘的黏膜可有非特异性慢性炎症改变,黏膜活检由于取材范围局限而不易识别肿瘤性成分。和外周 T 细胞淋巴瘤类似,在固有肌层内可沿肌间隙呈串珠样生长(图 7-2-10~图 7-2-13)。

3. 免疫组化 典型的免疫表型:CD2、CD56 阳性,表面 CD3 阴性,胞质 CD3ε 阳性。大部分病例 CD43、TIA1、Granzyme B 阳性(图 7-2-14~图 7-2-19)。CD56 阴性的病例 CD3ε、TIA1、Granzyme B、EBER 阳性。P-glycoprotein/MDR1>90%提示治疗反应差。

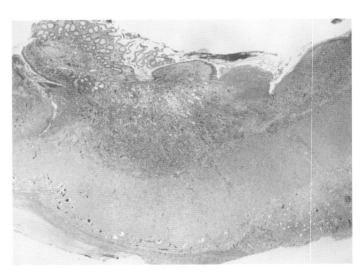

图 7-2-10 手术切除标本低倍镜显示淋巴瘤细胞累及肠壁,溃疡形成

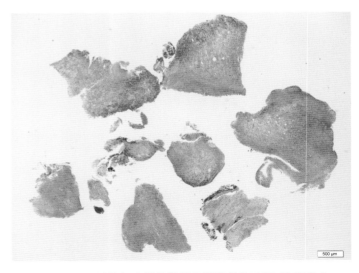

图 7-2-11 活检标本低倍镜显示黏膜结构破坏,溃疡形成

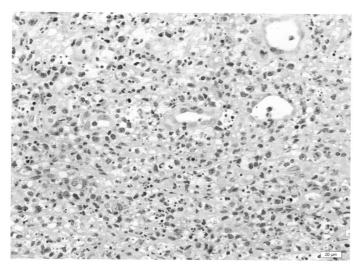

图 7-2-12　瘤细胞弥漫增生,浸润性生长,坏死和嗜血管现象明显

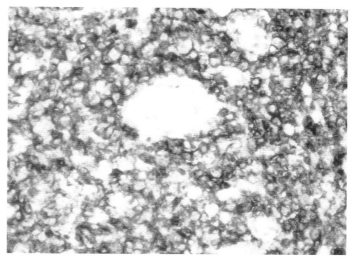

图 7-2-15　CD56 阳性

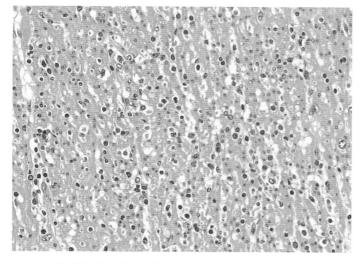

图 7-2-13　肿瘤细胞在固有肌层中呈串珠样浸润

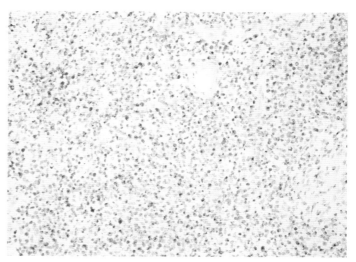

图 7-2-16　Granzyme B 阳性

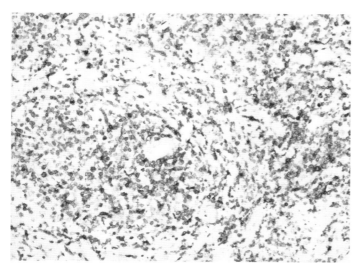

图 7-2-14　CD3 阳性

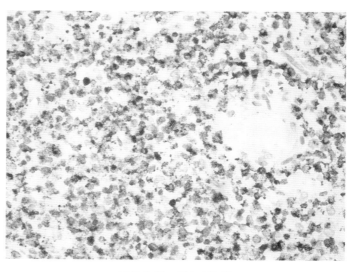

图 7-2-17　TIA-1 阳性

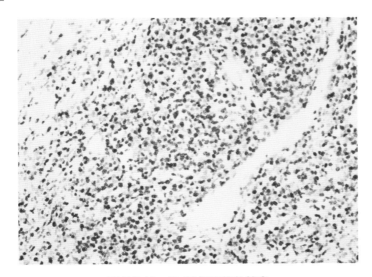

图 7-2-18　Ki-67 标记指数较高

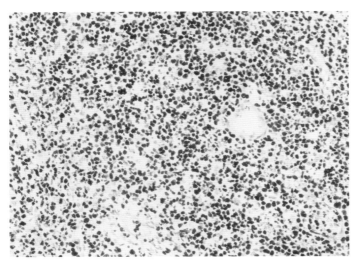

图 7-2-19　EBER 阳性

4. 分子病理　EBER 原位杂交阳性(可靠性远高于 EBV-LMP1 免疫组化)，T 细胞受体基因重排阴性。

【鉴别诊断】

1. 感染性病变　许多微生物感染可以引起严重的坏死和炎症反应，淋巴细胞无异型，无浸润性生长，无血管侵犯，CD56、EBER 阴性。

2. 外周 T 细胞淋巴瘤，NOS　组织学特征相似，但坏死和血管侵犯不明显，CD56、TIA1、Granzyme B、EBER 原位杂交阴性。

3. EBER 阳性淋巴增殖性病变　EBER 阳性，细胞无异型，无浸润性生长，无坏死，无血管侵犯，CD56 阴性。

4. 单形性噬上皮性肠道 T 细胞淋巴瘤　具有噬上皮特征，邻近肠黏膜绒毛萎缩，CD3、CD56、CD8、TCRβ 阳性，CD4、EBER 阴性。

三、肠病相关性 T 细胞淋巴瘤

【定义】

肠病相关性 T 细胞淋巴瘤(enteropathy-associated T-cell lymphoma，EATL)为起源于肠上皮内 T 细胞且与乳糜泄相关的 T 细胞淋巴瘤，既往称之为 EATL Ⅰ型。

【临床特征】

EATL 占 T 细胞淋巴瘤的 4.6%[987]，麦胶蛋白过敏机制是该病的确定发病因素之一，好发于北欧地区，占小肠淋巴瘤的 35%。空肠、回肠和十二指肠为好发部位，极少见于胃和结肠。患者有乳糜泻病史，临床多表现为长期慢性吸收障碍，有时伴有皮肤的鱼鳞癣和杵状指。进展期病变可致小肠穿孔和出血，导致急腹症发生。预后较差，尤其是伴有肠穿孔、吸收不良及营养不良、胃肠道出血及穿孔等的患者[966,983,985,988]。

【病理变化】

1. 大体特征　空肠、回肠好发，病灶通常为多发，可有结节、斑块及管腔缩窄等，少数情况下形成大的肿块，也可仅表现为多发性黏膜溃疡病灶[988]。

2. 镜下特征　瘤细胞为中等-大细胞，核圆形，空亮，核仁明显，中等至丰富的透明胞质。少部分细胞异型性可明显，似间变大细胞淋巴瘤。通常有炎症反应背景，可见组织细胞、嗜酸性粒细胞、中性粒细胞和浆细胞浸润。邻近肠黏膜绒毛萎缩，隐窝上皮增生，上皮内淋巴细胞明显增多(图 7-2-20~图 7-2-25)。

3. 免疫组化　CD3、CD7、CD103、TIA1、Perforin、Granzyme B 阳性，CD8(-/+)，CD56、CD4、CD5 阴性，部分病例 CD30 阳性(图 7-2-26~图 7-2-30)。

4. 分子病理　TCR 基因重排阳性。1q 和 5q 扩增较多见。

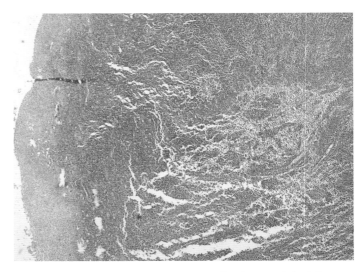

图 7-2-20　肿瘤累及肠壁全层，黏膜面坏死及溃疡形成

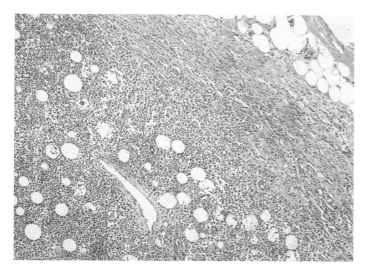

图 7-2-21　瘤细胞浸润深度突破浆膜,累及浆膜外脂肪组织

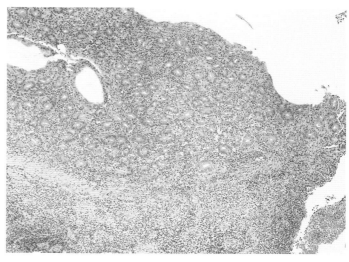

图 7-2-24　小肠绒毛萎缩,隐窝增生

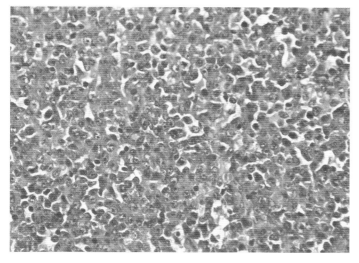

图 7-2-22　淋巴瘤细胞为中等-大细胞,核圆,空亮,核仁明显

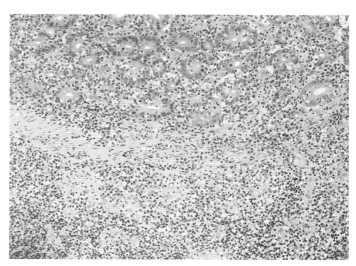

图 7-2-25　隐窝上皮内淋巴细胞增多

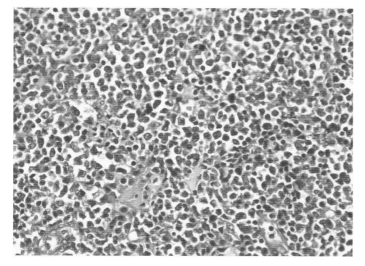

图 7-2-23　常有炎症反应的背景,可见少量嗜酸性粒细胞、中性粒细胞和浆细胞浸润

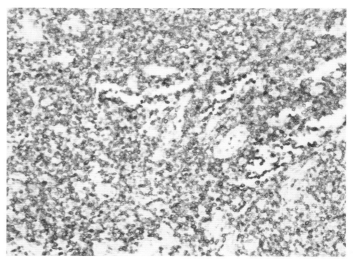

图 7-2-26　CD3 阳性

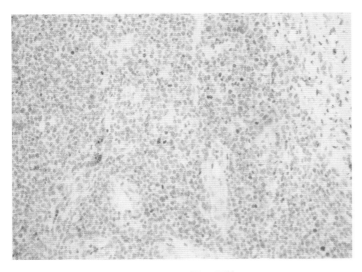

图 7-2-27 CD4 阴性

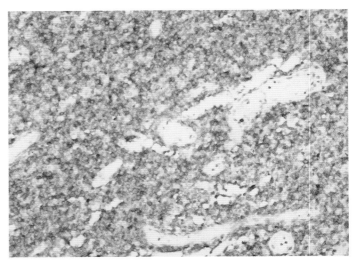

图 7-2-30 CD8 阳性

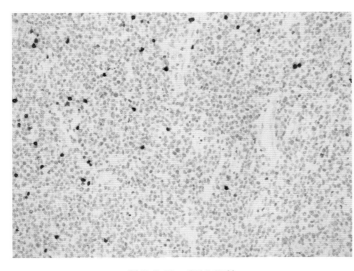

图 7-2-28 CD5 阴性

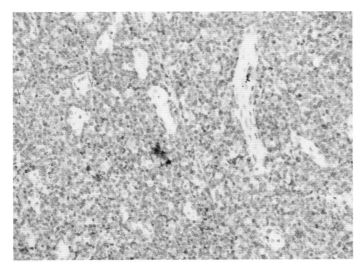

图 7-2-29 CD7 阳性

【鉴别诊断】

1. **外周 T 细胞淋巴瘤,NOS** 肠道少见,形态学与 EATL 有重叠,邻近肠壁组织无肠病相关改变。大部分病例 CD4 阳性,细胞毒蛋白阴性。无染色体 9q 扩增和 16q 缺失。

2. **结外 NK/T 细胞淋巴瘤** 形态学与 EATL 有重叠,无肠病相关的病理改变,血管中心性构象,细胞毒蛋白标记物阳性,EBER 原位杂交阳性。

3. **单形性噬上皮性肠道 T 细胞淋巴瘤** 无乳糜泻病史,瘤细胞多为单形性,CD3、CD56、CD8、TCRβ 阳性,CD4、EBER 阴性。

四、单形性噬上皮性肠道 T 细胞淋巴瘤

【定义】

单形性噬上皮性肠道 T 细胞淋巴瘤（monomorphic epitheliotropic intestinal T-cell lymphoma）为具有显著噬上皮特征且与乳糜泻无关的肠道 T 细胞淋巴瘤,既往称之为 EATL Ⅱ型

【临床特征】

本病全球范围都可发生,亚洲和拉美裔人好发,通常无乳糜泻病史。十二指肠、空肠、回肠为好发部位,极少见于胃和结肠。进展期病变可致小肠穿孔和出血,导致急腹症发生。大部分病例诊断时已经累及多节段小肠,并扩散至系膜淋巴结、肝脏、脾脏、骨髓、肺。50% 的患者需要肠段切除手术,常联合化疗。预后较差,尤其是伴有肠穿孔、吸收不良及营养不良、胃肠道出血及穿孔等患者。

【病理变化】

1. **大体特征** 空肠、回肠好发,病灶通常为多发,可

有结节、斑块及管腔缩窄等,少数情况下形成大的肿块,也可仅表现为多发性黏膜溃疡病灶。

2.**镜下特征**　瘤细胞为单形性,小-中等大小,核深染,胞质透明,具有明显的噬上皮特征,炎症背景较少见,邻近肠黏膜绒毛萎缩,隐窝上皮增生,上皮内淋巴细胞明显增多(图7-2-31~图7-2-36)。

3.**免疫组化**　CD3、CD56、CD8、TCRβ、TIA-1 阳性,CD4 阴性(图7-2-37~图7-2-42)。

4.**分子病理**　TCR 基因重排阳性,EBER 大多数病例为阴性。8q24 位点的 myc 基因扩增。

【鉴别诊断】

1.**外周 T 细胞淋巴瘤,NOS**　肠道发生少见,无明显的噬上皮特征,大部分病例 CD4 阳性,细胞毒蛋白阴性。分子遗传学改变有助于鉴别。

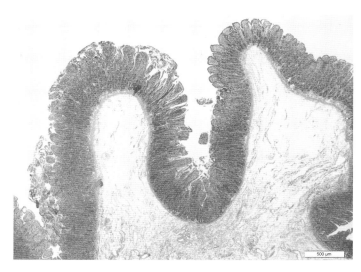

图 7-2-33　周围黏膜内也可见广泛的肿瘤组织浸润

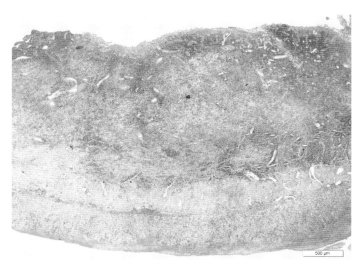

图 7-2-31　肿瘤累及肠壁全层,黏膜面坏死及溃疡形成

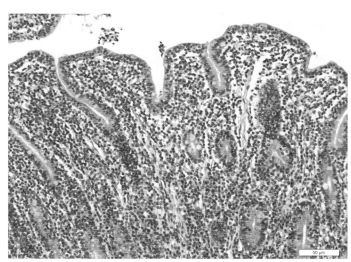

图 7-2-34　小肠绒毛萎缩,上皮内肿瘤细胞浸润

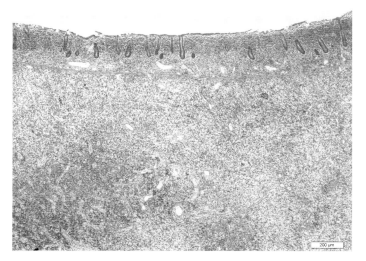

图 7-2-32　黏膜内和黏膜下肿瘤细胞广泛浸润

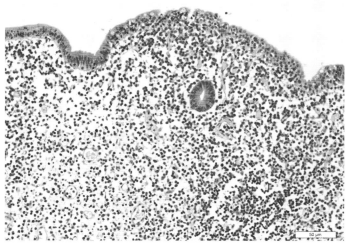

图 7-2-35　隐窝结构破坏,黏膜和上皮内肿瘤细胞浸润

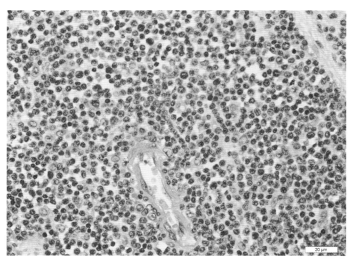

图 7-2-36　瘤细胞为单形性,小到中等大小,核深染,胞质透明

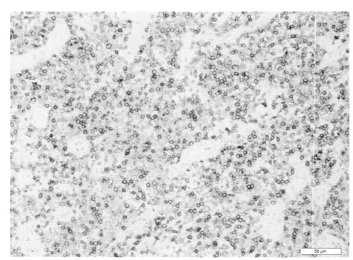

图 7-2-39　肿瘤细胞 CD8 阳性

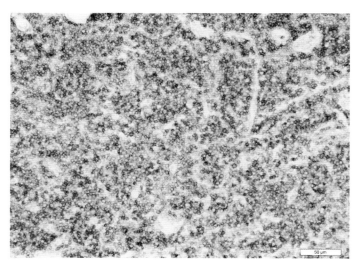

图 7-2-37　肿瘤细胞 CD3 阳性

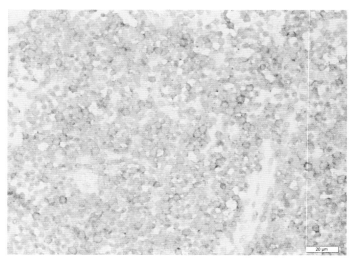

图 7-2-40　肿瘤细胞 CD56 阳性

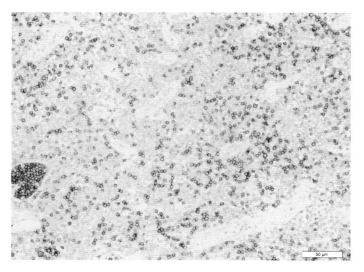

图 7-2-38　肿瘤细胞 CD4 阴性

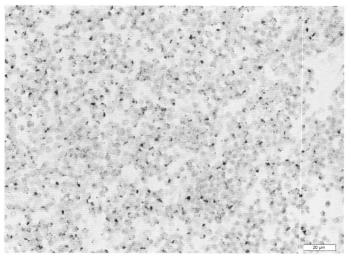

图 7-2-41　肿瘤细胞 TIA-1 阳性

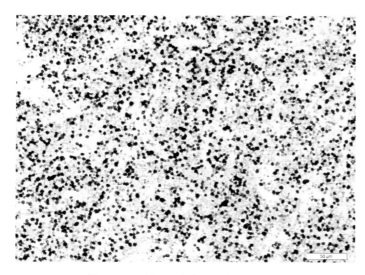

图7-2-42　Ki-67染色显示高增殖活性

2. **结外NK/T细胞淋巴瘤**　瘤细胞异型明显,一般没有嗜上皮特征,可见明显的嗜血管特征和坏死,细胞毒蛋白标记物阳性,EBER原位杂交阳性。

3. **肠病相关性T细胞淋巴瘤**　形态学与本型有重叠,但瘤细胞的多形性更明显,多有乳糜泄病史。

五、间变大细胞淋巴瘤

【定义】

间变大细胞淋巴瘤(anaplastic large cell lymphoma)是具有胞质丰富、体积大、多形性、CD30阳性等特征的高级别T细胞淋巴瘤,大部分病例可检测到ALK表达和基因转位。

【临床特征】

占成人和儿童非霍奇金淋巴瘤的3%和15%,30岁之前多见,男女比例为1.5:1,胃肠道少见,多为淋巴结病变累及。部分病例与HIV感染、蕈样霉菌病、肺炎性假瘤相关,与EBV感染无关[989,990]。

大部分为进展期病例,临床可表现为贫血、全血细胞减少、血清乳酸脱氢酶水平升高、消化道出血、腹痛和淋巴瘤B症状等,临床呈中度侵袭性病程,治疗手段包括化疗、骨髓移植和ALK抑制剂[991,992]。预后较其他外周T细胞淋巴瘤稍好,其中ALK阳性的病例较ALK阴性的病例预后更好[993],相比其他类型淋巴瘤而言,国际预后指数(international prognostic index,IPI)评分价值有限。

【病理变化】

1. **大体特征**　无特异表现,可表现为包块、溃疡或狭窄等。

2. **镜下特征**　与淋巴结病变类似,形态学表现多样。肿瘤细胞类似霍奇金细胞,体积大,胞质丰富,可见特征性的马蹄形核,可见多核瘤细胞,有时核呈花环状排列,可见多个核仁,核周可见嗜酸性胞质区域,核内可见假包涵体。血管侵犯易见。

3. **免疫组化**　CD30阳性(胞质和高尔基体着色模式)、EMA、CD2、CD4、CD5、TIA-1、Granzyme B、CD45、CD45RO、CD61、CD25、BNH9均可阳性,CD3和ALK部分病例阳性[994],CD8、CD15、Clusterin、Fascin、CD13少数情况下为阳性[995]。

4. **分子病理**　TCR基因重排阳性,ALK基因转位[996]。

【鉴别诊断】

1. **低分化或未分化癌**　角蛋白阳性。

2. **霍奇金淋巴瘤**　肿瘤细胞散在分布,CD30、CD15、PAX5阳性,ALK、EMA阴性[997]。

3. **淋巴瘤样肉芽肿**　嗜血管特征明显,背景可见明显的反应性淋巴细胞和组织细胞,EBER阳性。

4. **组织细胞肉瘤**　ALK阴性,组织细胞标志物阳性。

5. **横纹肌肉瘤和炎性肌成纤维细胞瘤**　可表达ALK,CD30和EMA阴性,Desmin、Myogenin、SMA等提示分化特征的标志物阳性。

（胡愉　李增山　柯昌庶）

第三章

免疫缺陷相关性淋巴组织增生和淋巴瘤

消化道是免疫缺陷相关性淋巴组织增生性疾病（lymphoproliferative disorders，LPDs）和淋巴瘤的常见发生部位。日益增多的器官移植或骨髓移植以及放化疗后的医源性免疫抑制患者、HIV 感染患者以及原发免疫异常或缺陷患者均可出现此类病变。大部分与 EBV 感染相关联，表现为多形性淋巴组织增生或单形性淋巴组织增生，以弥漫性大 B 细胞淋巴瘤最为常见，其次为 Burkitt 淋巴瘤和浆细胞肿瘤，也可表现为 T 细胞淋巴瘤和霍奇金淋巴瘤，早期病变表现为反应性浆细胞增生和传染性单核细胞增生症样改变。

一、移植后淋巴组织增生性病变

【定义】

器官移植后医源性免疫抑制所致的淋巴组织增生和淋巴瘤统称为移植后淋巴组织增生性病变（post-transplant lymphoproliferative disorders，PTLDs）。分为：①多形性早期病变，以浆细胞和淋巴样组织增生为主的病变，由实体器官或骨髓移植后的免疫抑制剂应用导致，增生的淋巴细胞具有异质性，但没有淋巴瘤的诊断依据；②单形性增生，淋巴组织增生已达到诊断淋巴瘤的标准。

【临床特征】

EBV 的感染是此类病变发生的重要机制，约 80% 的病例 EBER 原位杂交阳性。其淋巴组织增生的发病机制不明。肾移植患者容易罹患 NK/T 细胞淋巴瘤，而干细胞移植的患者容易发生霍奇金淋巴瘤。一般认为，PTLDs 的 B 淋巴细胞可来自生发中心或生发中心后 B 细胞，但是 T 细胞起源未明。免疫抑制的强度、移植前 EBV 血清学检查阴性以及肠移植或多器官移植与 PTLDs 发生的高风险相关，而肾移植患者发病风险较低[998-1000]。

抑制后患者发病率约 2%~3%。消化道是最常见的结外部位，如果停用免疫抑制药，部分多形性淋巴组织增生可以自行消退。但是，大部分单形性增生患者需要进行积极治疗[999]。

【病理变化】

1. **大体特征**　消化道受累部位可有炎性水肿、溃疡等非特异性改变，淋巴组织单形性增生患者可有消化道管壁组织结构破坏。

2. **镜下特征**　早期为反应性浆细胞增生，表现为肠黏膜固有层内有大量成熟的浆细胞浸润，偶可见单个或多个母细胞灶，但无坏死。免疫组化显示增生的浆细胞无轻链限制。传染性单核细胞增多症样 PTLDs 中，病变主要为多形性增生的转化 T 细胞和 B 细胞组成，偶可见散在分布的大细胞或多核巨细胞，形态类似 R-S 细胞，但免疫球蛋白仍为多克隆性轻链表达。

单形性淋巴组织增生与免疫功能正常的患者发生的淋巴瘤组织构象相似，可以分为 B 细胞性、T 细胞性和霍奇金/霍奇金样淋巴瘤等三大类，80% 为 B 细胞性。其中又以弥漫大 B 细胞淋巴瘤、浆细胞瘤和 Burkitt 淋巴瘤（伴或不伴浆细胞分化特点）多见。弥漫大 B 细胞淋巴瘤的中心母细胞和免疫母细胞亚型常见，间变性亚型少见。Burkitt 淋巴瘤的镜下特征与免疫功能正常者无区别。浆细胞骨髓瘤形态学也无法与免疫功能正常患者进行区别。T 细胞性单形性 PTLDs 十分少见，仅为个案报道，多为 NK/T 细胞淋巴瘤，约 30% 为外周 T 细胞淋巴瘤（非特指型），肝脾 T 细胞淋巴瘤占 13%，其余 T 淋巴瘤亚型 <10%[999]。

3. **免疫组化**　免疫表型与免疫功能正常者发生的淋巴组织增生或淋巴瘤无差别。

4. **分子检测**　大部分病例 EBER 阳性。

二、原发性免疫缺陷综合征相关的淋巴组织增生性疾病

【定义】

原发性免疫缺陷综合征相关的淋巴组织增生性疾病（immunodeficiency-associated lymphoproliferative disorders）为发生于原发性免疫缺陷综合征（primary immunodeficiency diseases，PID）患者的淋巴瘤和淋巴瘤样病变。

【临床特征】

原发性免疫缺陷包括:联合性 T 和 B 细胞免疫功能缺失(严重复合性免疫功能缺失/SCID,X-连锁的高 IgM 综合征)、普通变异型免疫缺陷(common variable immunodeficiency,CVID)、其他综合征(ataxia-telangiectasia,Nijmegen breakage 综合征,Wiskott-Aldrich 综合征等)以及自身免疫性淋巴组织增生性疾病等,发病率约 1/10 000。发生淋巴组织增生性疾病的百分率根据不同病变从 0.7%~15% 不等。小儿多发,中位数发病年龄为 7.1 岁。男性多见,较多为 X-连锁病变。临床以反复感染、乏力等表现为主。结外部位发生为主,消化道常见。

【病理变化】

1. **大体特征**　消化道多表现为水肿、僵硬,系膜淋巴结肿大,部分病例脾脏肿大。

2. **镜下特征**　消化道淋巴小结的滤泡中心萎缩或缺失,系膜淋巴结亦可出现类似的改变。肠黏膜可见由特异性感染所致的慢性肉芽肿性炎,有时可见活跃的淋巴样组织增生及不典型淋巴组织增生等改变。

肿瘤性病变可出现于淋巴结及结外部位,遗传学检查对于原发免疫缺陷的发现有重要意义,同时也应与新生儿的良性淋巴样组织和长期感染导致的淋巴样组织减少加以区别。

三、免疫调节剂应用导致的淋巴组织增生性疾病

免疫调节剂应用导致的淋巴组织增生性疾病(immunomodulator agent-related lymphoproliferative disorders)多见于使用甲氨蝶呤治疗自身免疫性疾病的过程中,肠道是最常发生的部位,发生的淋巴瘤与免疫功能正常者的形态学相似。

四、霍奇金淋巴瘤

【定义】

霍奇金淋巴瘤(Hodgkin lymphoma)是以 R-S 或其变异细胞为特征的特殊类型淋巴瘤,包括经典型霍奇金淋巴瘤和结节性淋巴细胞为主型霍奇金淋巴瘤。

【临床特征】

消化道原发霍奇金淋巴瘤罕见,诊断时病变主体位于消化道,可累及淋巴结,但必须排除其他部位的霍奇金淋巴瘤(包括浅表淋巴结和纵隔淋巴结)、骨髓累及和外周血异常等情况。肠道原发霍奇金淋巴瘤与炎症性肠病、其他长期慢性炎症性疾病和免疫抑制有关,并可能与 EBV 相关的淋巴增殖性疾病有一定关联[1001]。

【病理变化】

1. **大体特征**　多灶性病变,透壁性侵犯,可见溃疡、瘘管或憩室等继发性改变。

2. **镜下特征**

(1) 组织学特征:镜下形态同淋巴结的霍奇金淋巴瘤,R-S 或其变异细胞是诊断经典型霍奇金淋巴瘤的特征性细胞,LP 细胞则为结节性淋巴细胞为主型霍奇金淋巴瘤的特征性细胞,周围环绕 T 淋巴细胞。部分病例可以见到肉芽肿结构。

(2) 免疫组化和特殊染色:经典型霍奇金淋巴瘤 R-S 或其变异细胞 CD15、CD30、PAX5 阳性,CD20 阴性或弱阳性,LCA 阴性。ALK、TIA1、CD3、CD45、CD68、CD138、OCT2、BOB.1 阴性;结节性淋巴细胞为主型霍奇金淋巴瘤 LP 细胞 CD45(LCA)、CD20、Bcl-6、OCT2、BOB.1、PU.1 阳性,部分病例 CD79α、EMA 阳性。

3. **分子病理**　EBER 阳性。

【鉴别诊断】

1. **淋巴上皮性癌**　肿瘤细胞大多为巢团状或片状分布,散在分布少见,亦可出现 EBER 阳性,角蛋白免疫组化染色可协助鉴别。

2. **富于 T 细胞和组织细胞的弥漫大 B 细胞淋巴瘤**　肿瘤细胞为免疫母样或中心母样细胞,而非 R-S 或 PL 的细胞形态,EBER 阴性。

(胡愉　柯昌庶)

第一章

消化道间叶组织良性肿瘤及瘤样病变

一、平滑肌瘤

【定义】

平滑肌瘤(leiomyoma)是具有平滑肌细胞分化特征的良性间叶性肿瘤。

【临床特征】

最常见于食管,其次为胃贲门部,小肠平滑肌瘤中十二指肠、空肠和回肠分别占10%、37%和53%,结直肠平滑肌肿瘤较少见。大约半数以上患者无临床症状,部分食管平滑肌瘤患者可出现吞咽困难、胸部不适和隐约的胸痛,小肠与结肠平滑肌瘤可有便血。钡餐检查可见充盈缺损,边界光滑。局部切除或挖除通常可以治愈,小于2cm的平滑肌瘤通常通过内镜下切除,临床预后良好。

【病理变化】

1. 大体特征 食管平滑肌瘤多位于下段,通常为单发,亦可多发。胃平滑肌瘤则多见于贲门和胃窦。肿瘤直径一般在5cm以下,境界清楚,切面呈实性、灰白色,质软,有时可伴有钙化。当向腔内生长时,可表现为息肉状形态,或呈哑铃状部分突入管腔,部分可突至壁外,或呈扁平形在壁内生长。表面被覆黏膜可正常,亦可出现糜烂或溃疡。

2. 镜下特征

(1) 组织学特征:具有平滑肌细胞分化特征的肿瘤细胞呈束状、编织状或旋涡状排列,瘤细胞形态温和,无异型,细胞密度不高,胞质嗜酸性,核杆状,两端钝圆,偶尔可以见到钙化和嗜酸性粒细胞浸润,核分裂象几乎见不到(图8-1-1)。

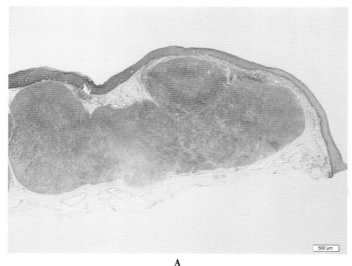
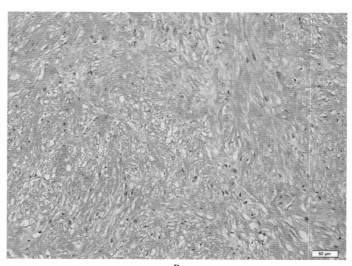

图 8-1-1 食管平滑肌瘤
A.鳞状上皮下肌层内可见增生的平滑肌瘤组织;B.瘤细胞梭形,形态温和,无异型

(2) 免疫组化:SMA、Desmin 阳性,CD117、CD34、DOG-1、S-100 等指标均为阴性。

【鉴别诊断】

1. 平滑肌肉瘤 目前尚无公认的区别消化道平滑肌肉瘤和平滑肌瘤的组织学特征,一般而言,显著地异型性、肿瘤性坏死和核分裂增多等表现均提示为恶性,其中核分裂象尚无用于区分两者的统一界值。平滑肌瘤核分裂象罕见,一旦出现,必须警惕平滑肌肉瘤的可能。分化好的平滑肌肉瘤与平滑肌瘤有时很难鉴别。由于消化道平滑肌肿瘤的生物学行为较发生于子宫者恶性度高,所以对于食管平滑肌肿瘤核分裂>2 个/10HPF 者均应作平滑肌肉瘤处理为妥。

2. **胃肠道间质瘤**　平滑肌瘤有时可出现较多 CD117 阳性的肥大细胞,因此会被误认为胃肠道间质瘤,SMA、Desmin、CD117、CD34、DOG-1、S-100 等指标可协助鉴别。

二、平滑肌瘤病

【定义】

平滑肌瘤病(leiomyomatosis)是呈融合性生长的多发性平滑肌瘤,食管多见。

【临床特征】

儿童和青少年多见,部分与 X 染色体连锁遗传性 Alport 综合征(该基因位于染色体 Xq22 上的 COL4A5/A6 之间)相关,患者表现为不同程度的听力障碍、眼部变化和进行性肾小球肾炎导致的慢性肾功能不全[2,644,1002]。另一种表现为巨大肌肉肥大(giant muscular hypertrophy),具有同样的分子发病机制。有些病例伴有肺和子宫平滑肌瘤,并与I型多发性内分泌肿瘤(MEN-1)综合征相关[1002]。CT 检查能够发现围绕食管全周的软组织增厚影。

【病理变化】

1. **大体特征**　食管壁弥漫增厚,外形如莲藕,管径明显增粗,可达 9cm。切面可见境界清楚的肿块,灰白色。

2. **镜下特征**

(1)组织学特征:形态同普通的平滑肌瘤,细胞无异型。

(2)免疫组化:平滑肌标记如 SMA、Actin、h-Caldesmon 阳性。

3. **分子病理**　Alport 综合征患者可检测到位于 Xq22 上的 COL4A5/COL4A6 大片段缺失[1002]。

【鉴别诊断】

1. **胃肠道间质瘤**　胃肠道间质瘤细胞密度更高,CD117、DOG-1 和 CD34 染色可协助鉴别。

2. **贲门肌肥大**　平滑肌的非肿瘤性增生,不形成明显的结节状,病变相对局限,与周围肌壁的平滑肌组织之间没有清晰的界限。

三、脂肪瘤

【定义】

脂肪瘤(lipoma)是由成熟白色脂肪细胞构成的良性肿瘤。

【临床特征】

消化道脂肪瘤好发于中老年人,无性别差异,占胃肠道肿瘤的 0.45%,占胃肠道良性肿瘤的 1.5%。肥胖者发病率高。肠道脂肪瘤更多见。临床无特异表现,可出现腹痛或表现为局部包块,发生于肠道者常并发肠套叠[1003],并出现梗阻的表现。X 线钡剂检查可表现为腔内卵圆形充盈缺损,边缘光滑,轻度分叶状,透光度高,密度较低,加压检查充盈缺损有形态变化,附近肠壁柔软,周围黏膜皱襞受压稍变平,部分可并发肠套叠。超声内镜显示为位于黏膜下层的高回声肿物[1004]。治疗以手术或内镜切除为主,预后良好[1005]。

【病理变化】

1. **大体特征**　按生长方式分为腔内型、腔外型、壁间型和混合型等几种类型,大多为单发。肿瘤大多位于黏膜下层(即腔内型),仅少数位于浆膜,腔内型脂肪瘤体积一般较小,直径多在数厘米以内,多呈圆形或卵圆形结节。可见菲薄的包膜,质软,肿块常向腔内突出呈息肉状,无蒂或有蒂,有的蒂长而呈悬垂状,其表面黏膜完整、光滑、半透明、色发黄,亦可有糜烂或溃疡形成。切面往往呈分叶状,色黄,并有油腻光泽。浆膜下脂肪瘤可见菲薄的包膜,亦呈分叶状。由于其生长较少受阻,一般在出现症状前肿瘤体积已较大。

2. **镜下特征**

(1)组织学特征:肿瘤由分化成熟的脂肪细胞构成,常规切片中细胞互相挤压呈多边形空泡状,核被挤压于一边,卵圆形,浓染。肿瘤中常见纤细的纤维结缔组织间隔,将瘤细胞分成小叶结构(图 8-1-2)。

(2)免疫组化:成熟脂肪细胞 Vimentin、S-100、Leptin 阳性。

3. **分子病理**　55%~75%的脂肪瘤有染色体异常,其中大部分为平衡核型畸变。根据细胞遗传学改变的特征,主要分 3 个亚组:①12q13-15 变异,最多见的重组方式为 t(3;12)(q27-28;q13-15),占 12q13-15 变异病例的 20%以上。此易位使位于 12q15 的 HMGIC 基因(编码 HMGA2 蛋白)和位于 3q27-28 上的 LPP 基因(编码 LIM 蛋白家族成员)形成融合基因。②6p21-23 变异,大多为表面平衡易位,多见的易位伙伴是 3q27-28。③13q 丢失,主要是删除突变,断裂点主要位于 13q12-14 和 13q22。

【鉴别诊断】

1. **消化道其他表现为息肉的病变**　内镜检查时容易混淆,脂肪瘤表面黏膜多呈半透明,色发黄。镜下形态学十分容易鉴别。

2. **高分化脂肪肉瘤**　黏膜下高分化脂肪肉瘤极其罕见,而发生于浆膜层的脂肪瘤需与高分化脂肪肉瘤进行鉴别,细胞异型、脂肪空泡大小不一以及 MDM-2 扩增检测可协助鉴别。

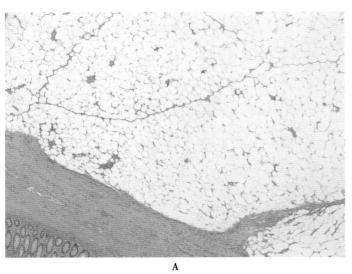
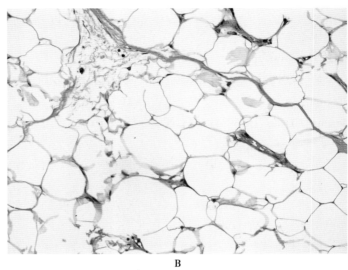

图 8-1-2 脂肪瘤

A. 由分化成熟的脂肪细胞构成,细胞质内充满脂滴。肿瘤中有薄的结缔组织间隔,将瘤细胞分成小叶结构(HE×40);B. 脂肪细胞互相挤压呈多边形空泡状,核被挤压于一边,呈卵圆形,浓染(HE×200)

四、脂肪瘤病

【定义】

脂肪瘤病(lipomatosis)是成熟的脂肪组织呈多结节性或弥漫性瘤性增生。

【临床特征】

胃肠道少见,临床及影像学检查等易误诊为恶性肿瘤,发病时常表现为出血、肠梗阻、肠套叠及肠穿孔性腹膜炎等急性症状[1006]。影像学检查可发现局部充盈缺损。通常可采用保守性的手术切除进行治疗,因激素引起者,停用激素后可消退。切除不彻底者可发生局部复发。

【病理变化】

1. 大体特征 由界限不清、外形不规则的脂肪组织组成。内镜检查可表现为不规则隆起型肿块,类似恶性肿瘤[1006]。

2. 镜下特征

(1)组织学特征:所有类型肠脂肪瘤病都有相同的镜下表现,病变由片状成熟的脂肪细胞构成,可见黏膜下层、平滑肌以及浆膜外浸润[1007]。

(2)免疫组化:S-100 阳性。

3. 分子病理 无 MDM-2 扩增现象。

【鉴别诊断】

1. 炎症性肠病 肠脂肪瘤病由于肿块表面隆起,易发生肠套叠和嵌顿等继发性改变,而且由于脂肪组织相对缺乏血管,可引起肠黏膜表面坏死及溃疡形成,肉眼观与炎性肠病相似,但镜下肠脂肪瘤病可见明显增生的脂肪组织在黏膜下层和肌层间浸润性生长,可与炎性肠病鉴别。

2. 肠脂肪瘤 多有包膜,与周围组织界限清晰。

3. 肠血管平滑肌脂肪瘤 为错构瘤的一种,镜下肿瘤组织由畸形的血管、成熟的脂肪组织以及平滑肌组织组成。

五、神经鞘瘤

【定义】

神经鞘瘤(schwannoma)是具有外周神经鞘膜细胞分化特征的肿瘤,由排列整齐的细胞丰富的束状区(Antoni A 区)和细胞稀疏的黏液样网状区(Antoni B 区)组成。

【临床特征】

可以发生在任何年龄,30~50 岁最多见,无明显的性别差异。临床多表现为孤立性肿块,生长缓慢,少数伴有疼痛。CT 表现为消化道壁内界限清晰的圆形、椭圆形包块,增强扫描呈持续渐进性强化,囊变区不强化[1008,1009]。治疗主要为手术切除,切除不完整时肿瘤可复发,极少恶变。

【病理变化】

1. 大体特征 圆形至卵圆形,表面光滑,包膜完整,直径多在 10cm 以下,平均 3~4cm,切面浅黄色或灰白色(图 8-1-3),半透明有光泽,体积较大的肿瘤常显示不同程度的退变,如出血、囊性变。

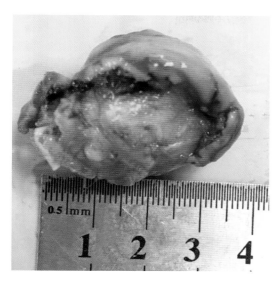

图 8-1-3　黏膜下肿物
结节状生长,包膜完整(大体图片)

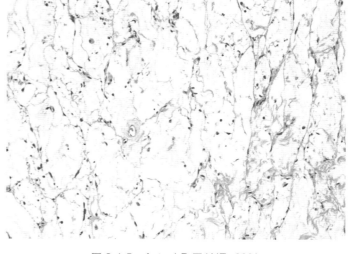

图 8-1-5　Antoni B 区 (HE×200)

2. 镜下特征

（1）组织学特征:肿瘤边界清楚,有时可见纤维性包膜,常见到肿瘤周围的淋巴细胞套结构。经典的病例有 Antoni A 区和 Antoni B 区组成。Antoni A 区主要由短束状平行排列的施万细胞构成,细胞梭形,胞质丰富,边界不清,核仁不明显,常见到栅栏状结构。有时可见到呈洋葱皮样或旋涡状结构,称为 Verocay 小体。Antoni B 区称为网状区,由稀疏排列的施万细胞构成,呈网状,核圆形或卵圆形,深染(图 8-1-4~图 8-1-7)。

（2）免疫组化:S-100、SOX10、Vimentin 阳性,S-100 阳性定位于细胞质和细胞核,半数病例表达 GFAP。

（3）电镜:束状区由施万细胞组成,具有纤细的细胞突起,细胞之间为较原始的连接结构,细胞周围含有电子

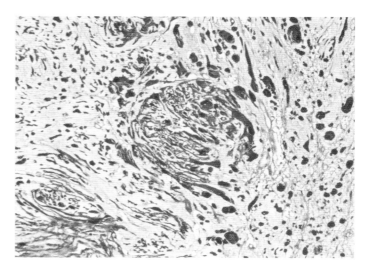

图 8-1-6　S-100 阳性(免疫组化×200)

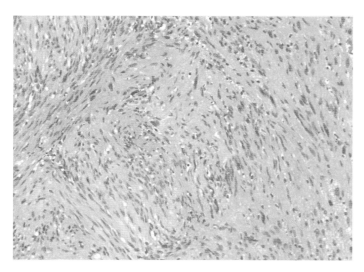

图 8-1-4　Antoni A 区 (HE×200)

图 8-1-7　SOX10 阳性(免疫组化×200)

致密物质组成的连续性基板,细胞核长,染色质分布均匀,可见 1~2 个小核仁,核旁见小的高尔基体,散在线粒体,粗面内质网、核糖体和少量脂滴。细胞稀疏区细胞稀少,施万细胞分布于低电子密度的絮状基质内,周围的基板不完整,细胞核染色质多呈凝絮状。

【鉴别诊断】

1. **平滑肌瘤**　瘤细胞密度低,胞质嗜伊红色,细胞异型性小,核分裂象罕见,免疫组化 SMA、Desmin 阳性,不表达 S-100 和 SOX10。

2. **神经纤维瘤**　常为孤立性肿块,很少见到受累神经,切面灰白色,有光泽、一般无退行性改变,细胞成分和排列相对一致,间质内富含黏液。

3. **恶性神经鞘膜瘤**　肿瘤细胞与神经关系密切,细胞异型明显,核分裂象多见。

4. **胃肠道间质瘤**　肿瘤外周一般无淋巴细胞套,细胞核两端常出现空泡,肿瘤细胞异型性及核分裂象多少不等,CD34、CD117 和 DOG-1 阳性,一般不表达 S-100 和 SOX10,可检测到 C-KIT 或 PDGFRα 基因突变。

六、神经束膜瘤

【定义】

神经束膜瘤(perineurioma)是具有神经束膜分化特征的良性肿瘤。

【临床特征】

消化道神经束膜瘤少见,女性多于男性,好发于中老年人,中位年龄为 51 岁。临床症状因发生的部位而不同,胃部肿瘤常表现为腹部不适,直肠可出现大便潜血阳性,切除后无复发报道[1010,1011]。

【病理变化】

1. **大体特征**　病变位于黏膜内或黏膜下,大体呈息肉状,边界清楚,表面黏膜光滑,直径大多不超过 1cm。

2. **镜下特征**

(1) 组织学特征:形态学与发生在其他软组织部位的神经束膜瘤一致,是一种由分化性的神经束膜细胞组成的良性肿瘤。肿瘤边界清晰,由束状或波浪状的梭形细胞组成,排列呈席纹状,间质疏松。

(2) 免疫组化:瘤细胞通常表达 EMA、claudin-1,Ki-67 增殖指数多小于 1%。肿瘤细胞不表达 S-100、CD117、DOG-1。

【鉴别诊断】

1. **胃肠道间质瘤**　胃肠道间质瘤细胞密度不高时需与神经束膜瘤鉴别,神经束膜瘤不表达 CD117、DOG-1、CD34。

2. **神经鞘瘤**　神经鞘瘤 S-100 呈阳性反应,而神经束膜瘤呈阴性。

七、节细胞副节瘤

【定义】

节细胞副节瘤(gangliocytic paraganglioma)是由神经内分泌细胞、节细胞和神经鞘膜细胞构成的形态学结构独特的肿瘤,又称非嗜铬性副神经节瘤、副神经节神经瘤。

【临床特征】

节细胞副节瘤起源于交感神经节的一种良性肿瘤。这类肿瘤几乎完全发生于十二指肠的降部和 Vater 壶腹近端,少数发生于空回肠和阑尾。大多是单发肿瘤,界限清晰,偶尔可以多发,或伴有神经纤维瘤病和 NET。这种肿瘤常合成儿茶酚胺,但其释放量并不多,与嗜铬细胞瘤不同。内镜超声可显示为圆形、界限清楚的黏膜下肿物。目前以内镜下切除为主。至今报道的所有病例均具有良性临床经过,但也有个别淋巴结转移的病例报道[1012]。

【病理变化】

1. **大体特征**　多数病变较小,有蒂,位于黏膜下,界限清晰,被覆黏膜常有溃疡和出血。

2. **镜下特征**

(1) 组织学特征:具有独特的组织学形态,包括三种成分。一是具有类癌样形态的内分泌细胞,紧密排列呈巢状和小梁状;二是孤立的神经节细胞,细胞较周围细胞大,胞质丰富;三是梭形神经鞘细胞和/或支持细胞。部分病例含淀粉样物质(图 8-1-8)。

(2) 免疫组化:神经内分泌细胞表达神经内分泌标记和角蛋白,尤其表达胰多肽,神经节细胞表达 NSE,梭形神经鞘细胞和/或支持细胞表达 S-100。内分泌细胞和神经节细胞均可表达生长抑素。

(3) 电镜:内分泌细胞含有致密核心颗粒。

【鉴别诊断】

1. **平滑肌瘤**　以梭形细胞为主,细胞丰富,胞质嗜伊红。SMA 和 Desmin 阳性,神经源性标志物为阴性。

2. **胃肠道间质瘤**　以梭形细胞为主,部分病例呈上皮样,或梭形细胞与上皮样细胞混合,肿瘤大部分起源与固有肌层。免疫组化和特殊染色可协助鉴别诊断。

3. **神经鞘瘤**　肿瘤由单一的梭形细胞构成,可见细胞稀疏区与细胞密集区,有典型的栅栏样结构,无节细胞和神经内分泌细胞成分。

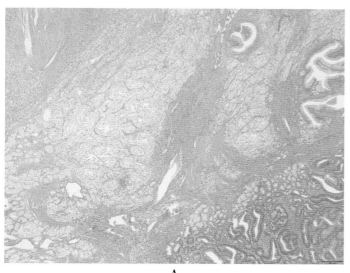

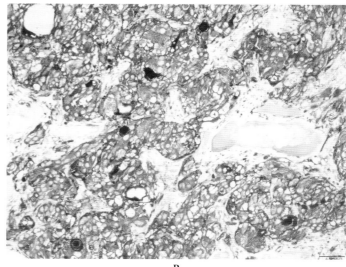

图 8-1-8　节细胞副节瘤

A. 十二指肠节细胞副节瘤集中在黏膜下层,黏膜肌束分割肿瘤,与正常黏膜分开(×100);B. 免疫组化 Synaptophysin 显示十二指肠节细胞副节瘤中混杂大的神经节细胞(×200)

　　4. 神经内分泌肿瘤　肿瘤细胞排列呈巢团状或梁索状,无神经节样细胞及梭形细胞成分。

　　5. 副神经节瘤　细胞呈上皮样,排列成器官样结构,具有明显嗜双色性的丰富胞质。无典型的节细胞形态特征,S-100 可显示多少不等的支持细胞。

　　6. 节细胞神经瘤　无巢团状神经内分泌细胞成分。

八、节细胞神经瘤

【定义】

　　节细胞神经瘤(ganglioneuroma)是由节细胞、神经鞘细胞和支持细胞构成的肿瘤,弥漫性节细胞神经瘤病(diffuse ganglioneuromatosis,DG)是节细胞神经瘤的一个罕见亚型,多伴多发性内分泌肿瘤 2B 型(multiple endocr-ine neoplasia 2B,MEN2B)和 I 型神经纤维瘤病(neurofi-bromatosis 1,NF1)。

【临床特征】

　　大部分患者主要症状是腹痛、腹泻和便秘交替,这些表现不具有特异性,临床难以明确诊断。节细胞神经瘤病是肠道节细胞神经瘤的一种罕见亚型,目前文献报仅 15 例,多发于男性,各年龄均可发病。文献报道消化道 DG 主要发生于结肠,罕见于回肠、阑尾、食管和胰腺。DG 一般与多系统病变伴发,如 MEN2B、NF1、丛状神经纤维瘤、多发神经鞘瘤、Cowden 综合征、多发管状腺瘤、腺癌及类癌等[1013-1015]。治疗以手术切除病变肠管为主,预后主要取决于肿瘤的数目大小、解剖部位和伴发的疾病[1016]。

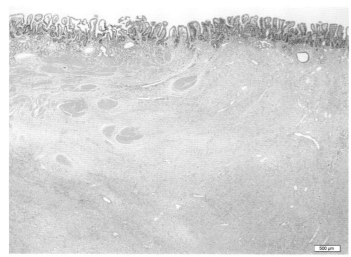

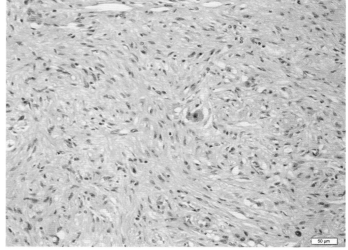

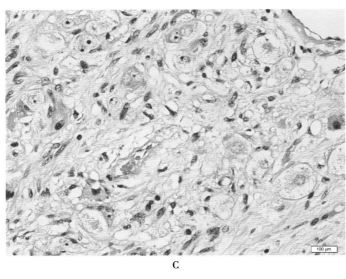
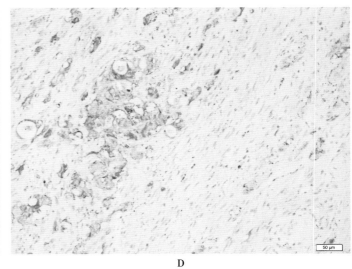

C   D

图 8-1-9　节细胞神经瘤

A. 十二指肠节细胞神经瘤,肿瘤主要为黏膜下,瘤细胞弥漫分布;B. 梭形细胞间散在节细胞成分;C. 局部可见节细胞呈簇状分布;
D. 节细胞 Syn 阳性

【病理变化】

1. 大体特征　大体多呈息肉状改变。DG 病变界限不清,可呈透壁性生长,若患者病损范围较大且弥漫,常出现肠壁增厚、狭窄。

2. 镜下特征

（1）组织学特征:肿瘤由神经节细胞、梭形施万细胞及支持细胞混合构成,无包膜,但界限清晰,呈弥漫结节状在肠壁内或透壁生长(图 8-1-9)。按其肿瘤组织分布优势部位分为黏膜型和透壁型。黏膜型肿瘤局限于黏膜层或黏膜下层,未见或少许肌层受累。透壁型肿瘤则累及肠壁全层,主要表现肿瘤组织在肌层间平行或环绕肌层弥漫不规则束带样或结节状增生,甚至延伸到浆膜下脂肪组织[1017]。

（2）免疫组化:施万细胞表达 S-100、SOX10,而其内的节细胞表达 NSE、Syn。

九、神经纤维瘤

【定义】

神经纤维瘤是(neurofiboroma)一组由施万细胞和成纤维细胞构成的外周神经肿瘤,其生长形式或是界限清楚的孤立性瘤结节,或是多发丛状弥漫浸润的瘤块,多发性神经纤维瘤常是 I 型神经纤维瘤病的诊断标志。

【临床特征】

较为少见,约占胃良性肿瘤的 10%,但恶变率较高。患者多见于中年人,男女性别无明显差异。X 线检查显示呈结节状隆起,或半圆形充盈缺损,有时在充盈缺损区可以见到龛影[1018,1019]。治疗以手术切除为主,恶变者应

根据病变的范围作大部切除或根治性切除术。大多数切除后预后良好。

【病理变化】

1. 大体特征　肿瘤呈圆形、椭圆形或结节状,有蒂或无蒂,生长较为缓慢。多数位于浆膜下向壁外突出,少数黏膜下肿瘤突向管腔,表面黏膜受压变薄,黏膜可出现糜烂或溃疡。

2. 镜下特征

（1）组织学特征:瘤细胞细长梭形,核纤细深染,呈波浪状或 S 形,肿瘤间质疏松,水肿样,常有不同程度的黏液变性和玻璃样变性(图 8-1-10)。

（2）免疫组化:S-100、PGP9. 5 阳性。

【鉴别诊断】

1. 神经鞘瘤　经典型由交替分布的 Antoni A 区(束状区)和 Antoni B 区(网状区)组成。S-100 阳性定位于细胞核和细胞质,还可表达 Vimentin、Leu7 和 PGP9.5,约半数病例表达 GFAP。

2. 恶性周围神经鞘膜瘤　其诊断必须符合以下条之一:①肿瘤起源于神经纤维瘤,特别是丛状神经纤维瘤和伴有 NF1 者,约占 2/3;②肿瘤起自于周围神经;③从良性神经肿瘤如神经纤维瘤、神经鞘瘤、节细胞神经瘤或嗜铬细胞瘤等发展而来;④患者虽不伴有 NF1,但瘤细胞的组织学形态与大多数的 MPNST 相同,组织化学和电镜观察也提示瘤细胞具有施万细胞分化。组织学形态类似纤维肉瘤,由排列紧密、条束状增生的梭形细胞组成,胞质多呈淡嗜伊红色或双色性。S-100 多为局灶性阳性,p53 通常为阳性。

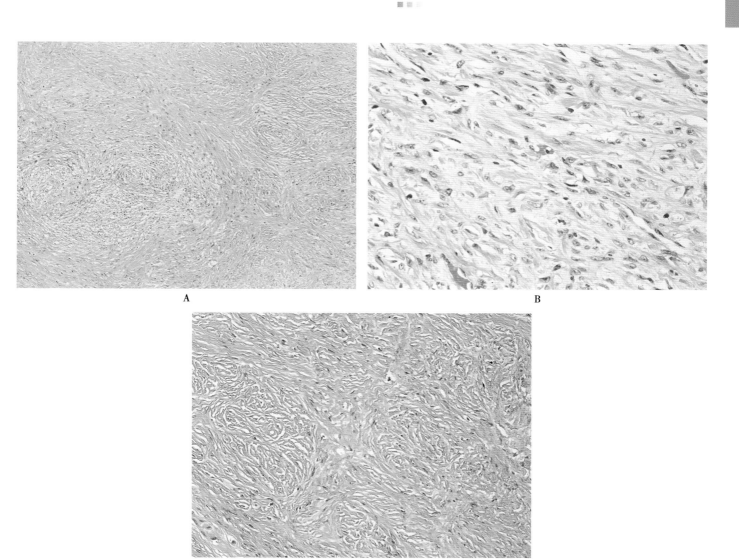

图 8-1-10　神经纤维瘤
A. 瘤细胞呈束状或旋涡状排列；B. 瘤细胞呈梭形或短梭形；C. 有时可见显著的硬化性背景

十、黏膜施万细胞错构瘤

【定义】

黏膜施万细胞错构瘤（mucosal Schwann cell hamartoma）是黏膜固有层具有神经鞘细胞分化特征的梭形细胞病变[1009]。

【临床特征】

黏膜施万细胞错构瘤十分少见，消化道任何部位均可发生，直肠及乙状结肠多见[1020]，发病年龄 20～88 岁（平均年龄 56 岁），男女比例为 1∶1.25[1021]。一般无特殊症状，常在结肠镜检查时偶然发现。与神经纤维瘤和节细胞神经瘤不同，目前尚无证据表明黏膜施万细胞错构瘤与综合征有关，确诊后通常不需内镜随访[1021]。

【病理变化】

1. 大体特征　病变一般较小（1～6mm），多呈息肉状

改变。

2. 镜下特征

（1）组织学特征：病变位于黏膜固有层，梭形细胞围绕隐窝呈结节状或弥漫性增生，部分病例边界不清，典型者可见栅栏状排列。细胞界限不清，形态温和，有拉长或呈波浪状的核及丰富的嗜酸性胞质，细胞核无多形性改变，无核分裂象，无神经节细胞[1020]（图 8-1-11）。

（2）免疫组化：S-100 强阳性（图 8-1-12），部分病例 NFP 染色可以勾画出罕见的神经轴突，CD34、GFAP、EMA、SMA、Desmin、CD117、DOG-1 为阴性。

【鉴别诊断】

1. 神经纤维瘤　神经纤维瘤临床上与 NF1 相关。虽然组织形态相似，但结肠神经纤维瘤的细胞异质性更大，具体表现在核变化较大及胞质多少不等。S-100 并非弥漫的强阳性。

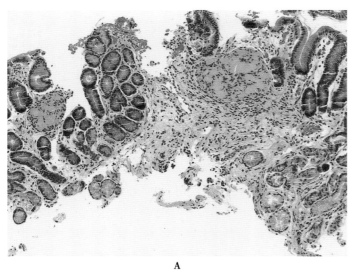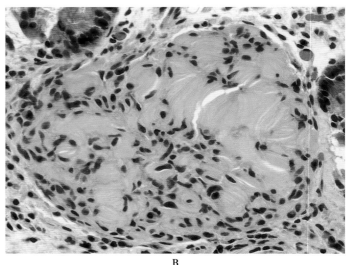

A　　　　　　　　　　　　　　　　　　B

图 8-1-11　黏膜施万细胞错构瘤

A. 黏膜内可见栅栏状排列的梭形细胞成分；B. 黏膜内可见栅栏状排列的梭形细胞成分（图片由哈佛医学院黄勤老师提供）

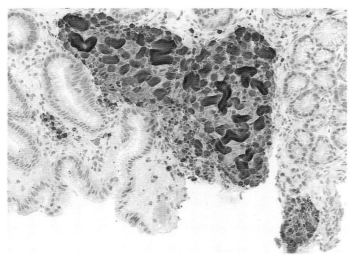

图 8-1-12　S-100 阳性

2. 节细胞神经瘤　可见节细胞成分，部分病例与 Cowden 综合征、NF1 及 MEN ⅡB 相关，且常为多发性病变，黏膜施万细胞错构瘤多为单发，缺乏节细胞。

3. 良性成纤维细胞型息肉　无栅栏状排列，S-100 阴性。

十一、神经肌肉血管错构瘤

【定义】

神经肌肉血管错构瘤（neuromuscular and vascular hamartoma，NMVH）是由黏膜下结构紊乱的平滑肌束、散在的异常神经节细胞、血管和无鞘神经纤维束组成的良性肿瘤。

【临床特征】

罕见，多见于小肠，突出的临床表现是反复发作性的肠梗阻，初期可表现为腹胀、腹痛、呕吐。胃肠造影可显

示肠梗阻，近端肠腔扩张，远端呈环行狭窄，肠壁局部增厚[1022-1024]。亦有观点认为该病属于克罗恩病的特殊形态学表现[1025]。切除病变肠管有显著疗效，未见复发报道。

【病理变化】

1. 大体特征　病变肠管呈环行狭窄，肠壁不同程度增厚、质硬，肠黏膜水肿，常不发生溃疡。近端肠管扩张，可见食物残渣。

2. 镜下特征

（1）组织学特征：病变处肠壁结构紊乱，黏膜固有层炎症明显，黏膜下层厚壁血管及平滑肌束显著增生，血管壁的外层与平滑肌相互混合，并与黏膜肌层融合。肠壁浅肌层肥厚，可见管壁异常增厚的动脉与黏膜下层血管相通。同时可见散在的异常神经节细胞和无鞘神经纤维束（图 8-1-13）。

（2）免疫组化：神经节细胞 Syn 阳性，神经纤维成分 S-100 阳性，平滑肌成分 SAM 和 Desmin 阳性（图 8-1-14～图 8-1-16）。

【鉴别诊断】

1. 克罗恩病　神经肌肉血管错构瘤的黏膜面可有慢性炎症改变，与克罗恩病容易混淆，但前者病变范围十分局限，缺乏透壁炎症、裂隙状溃疡和肉芽肿。也有观点认为神经肌肉血管错构瘤属于克罗恩病的特殊类型。

2. 缺血性肠炎和放射性肠炎　两者在慢性期均可出现显著地黏膜下硬化性改变，缺血性肠炎黏膜表面上皮或隐窝可出现萎缩性改变，没有异常的血管结构和增生的神经纤维成分，放射性肠炎黏膜下也可见硬化扩张的血管，但同时可以见到特征性的间质细胞，结合病史和形态学改变可协助鉴别。

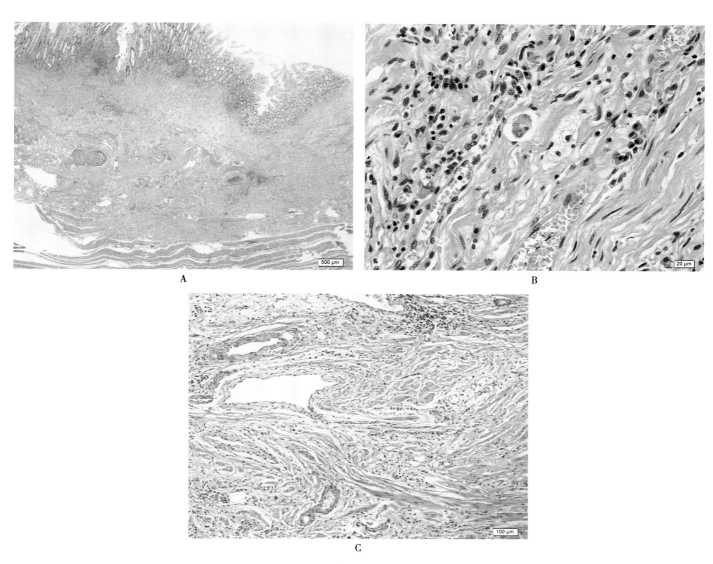

A   B

C

图 8-1-13 神经肌肉血管错构瘤

A. 病变位于黏膜下层；B. 神经纤维束和散在节细胞；C. 平滑肌束和血管结构

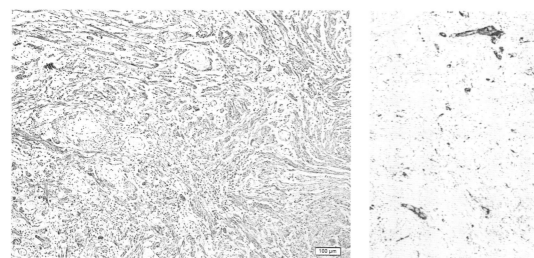

图 8-1-14 平滑肌束 Desmin 阳性

图 8-1-15 神经纤维 S-100 阳性

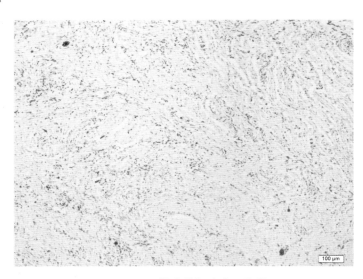

图 8-1-16 散在节细胞 Syn 阳性

十二、血管瘤

【定义】

血管瘤(hemangioma)是具有血管分化特征的良性肿瘤。最常见的为海绵状血管瘤和毛细血管瘤。

【临床特征】

婴幼儿和儿童多见,常为先天性。也可见于成人,主要为散发,无明显地域发病差异。小肠多见,可无特异的临床症状,亦可表现为便血、腹痛,严重者可出现自发破裂合并出血穿孔。海绵状血管瘤影像学主要表现为边界清晰的低回声,毛细血管瘤主要表现为边界不清的高回声;CT 主要表现为软组织密度影,可伴强化及高密度。治疗一般以切除为主,临床预后良好[1026,1027]。

【病理变化】

1. **大体特征** 消化道的血管瘤多位于黏膜下,主要表现为黏膜处小的隆起,灰红色或者暗褐色,触之较为柔软,切面为多囊腔样或者蜂窝状结构。内镜下主要表现为隆起于黏膜的浅蓝色小隆起。

2. **镜下特征**

(1) 组织学特征:毛细血管瘤多呈分叶状结构,海绵状血管瘤表现为弥漫的薄壁血管,管腔开放,相互融合,间质可出现黏液变性,亦可见薄厚及形态不等的血管腔(图 8-1-17)。

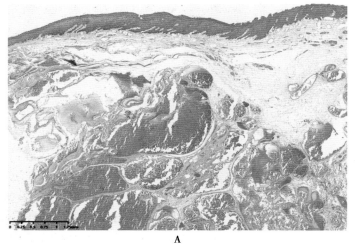

图 8-1-17 血管瘤

A. 海绵状血管瘤,扩张的薄壁血管,彼此紧贴或者相互吻合,管腔开放、扩张,内充满大量的红细胞;B. 毛细血管瘤,增生的毛细血管呈分叶状或结节状排列,小叶间为纤维结缔组织,管腔为闭合的血管

(2) 免疫组化:CD31、CD34、F8、FLI-1、ERG 阳性。

(3) 电镜:内皮细胞显示许多吞饮小泡、浆内微丝、特殊化的细胞连接、微绒毛、连续性基膜,最具有特征性的微 Weibel-Palade(W-P)小体。

3. **分子病理学** 毛细血管瘤少数病例为家族性,可能与位于 5 号染色体上的基因突变有关,包括纤维母细胞生长因子(FGF)、血小板衍化生长因子(PDGF)和脉管内皮生长因子受体(VEFR)。

【鉴别诊断】

1. **淋巴管瘤** 管腔内无血液成分,D2-40 阳性。

2. **上皮样血管内皮瘤** 瘤细胞呈上皮样形态,散在、巢团状或条索状分布,管腔结构不明显,间质可出现黏液样变性。

3. **血管肉瘤** 瘤细胞多呈梭形,异型性明显,可表现为裂隙状管腔结构或单细胞管腔,无分叶状结构。

4. **血管周细胞肿瘤** 瘤细胞圆形,巢团状或片状分布,无管腔结构,SMA 阳性。

十三、血管周上皮样细胞肿瘤

【定义】

血管周上皮样细胞肿瘤(perivascular epithelioid cell tumour,PEComa)是具有血管周细胞分化特征的间叶组织肿瘤。

【临床特征】

消化道原发的 PEComa 少见,女性多见,年龄范围为 15~97 岁,中位年龄为 46 岁。临床症状取决肿瘤所发生的部位,发生于直肠者,临床可表现为便血,位于其他部位的肿瘤多表现为无痛性肿块。治疗以手术切除为主,多数病例预后较好,少数病例可局部复发或远处转移[1028]。

【病理变化】

1. 大体特征　肿块周界清晰,直径 1.5~30cm,平均为 6~8cm,切面呈红色或棕褐色。

2. 镜下特征

(1) 组织学特征:肿瘤内含有丰富、纤细的血管网,血管周围或血管之间为成片、成巢或器官样排列的上皮样或梭形透明细胞,类似肾透明细胞癌或副神经节瘤,部分病例可见瘤细胞呈放射状分布在血管周围。瘤细胞多呈上皮样,也可呈梭形,胞质透亮或嗜酸性,部分病例胞质内可见色素颗粒。瘤细胞的核多一致,圆形或卵圆形,核分裂象罕见。除上皮样或梭形细胞外,部分病例内可见多核巨细胞。

细胞密度增加、核增大深染、核分裂>1/50HPF、凝固性坏死、浸润性生长等组织学表现均提示为恶性血管周上皮样细胞肿瘤。

(2) 免疫组化:HMB45、PNL2、Melan-A、α-SMA 和 MiTF 阳性,S-100 为阴性,EMA 和 AE1/AE3 阴性。网状纤维染色或 CD34 标记可清晰显示肿瘤内的纤维血管间隔。

(3) 电镜:瘤细胞的胞质内含有大量的糖原颗粒,部分病例内可见(前)黑色素体。

3. 分子遗传学　CGH 研究显示 19、16p、17p、1p 和 18p 丢失,X、12q、3q 和 2q 增加,其中 TSC2 位于 16p,TSC2 基因缺失可能与 PEComa 的发生有关[1029]。

【鉴别诊断】

1. 转移性肾透明细胞癌　表达 EMA 和 AE1/AE3 等皮性标记,不表达 HMB45 和 A103。

2. 黑色素瘤　PEComa 中的瘤细胞异型性不明显,核分裂象罕见,无坏死,一般不表达 S-100 蛋白。

3. 副神经节瘤　瘤细胞表达 CgA、Syn 和 NSE 等神经内分泌标记,不表达 HMB45 和 Melan-A。

4. 精原细胞瘤　瘤细胞具有明显的异型性,间质内可见淋巴细胞,表达 PLAP 和 CD117。

5. 透明细胞型腺泡状软组织肉瘤　常能见到经典的腺泡状软组织肉瘤成分,瘤细胞有时可表达 TFE3 和 MyoD1(胞质着色),但不表达 HMB45。

十四、血管球瘤

【定义】

血管球瘤(glomus tumor,GT)是起源于动静脉吻合管壁上类似正常血管球变异平滑肌细胞的间质性肿瘤。

【临床特征】

消化道血管球瘤少见,多数发生在中老年人,女性多见,可发生于消化道任何部位,但最好发于胃窦部[1030]。临床常缺乏特异性表现,部分患者因上消化道出血、腹部隐痛、反酸嗳气等上消化道症状而就诊。影像学多表现为占位性病变,B 超提示局限性低回声结节,可清楚地显示“占位性病变”大小及边界情况,因常可发生黏液样变性,故 B 超显示其内部回声不如胃肠间质瘤及平滑肌瘤均匀。肿瘤有较典型的 CT 表现特征,呈单一均质肿块,偶见钙化,病灶位于黏膜下,胃黏膜通常完整,平扫时同周围胃壁密度相仿,肿瘤内少见出血、囊变,偶见钙化。肿瘤具有血管性病变及供血动静脉伴行的影像学特点,CT 动态增强对其具有较高的诊断价值。手术切除是最可靠的治疗方法,绝大多数为良性肿瘤,恶性十分罕见,局部切除多可治愈,10%的病例切除不彻底时可复发[1030]。

【病理变化】

1. 大体特征　肿瘤体积通常较小,直径多在 1~5cm 之间,文献报道最大径可达 30cm,平均 2cm 左右;多无包膜,但界限清楚。大体表现为黏膜下肿瘤,亦位于肌层内,并突入黏膜下;表面黏膜正常,或有糜烂和溃疡形成;切面灰白灰红色,质地中等,可有出血;周围由肥大玻璃样变的平滑肌形成假包膜,肌纤维由此进入肿瘤,将肿瘤分隔为不完整的小叶。

2. 镜下特征

(1) 组织学特征:形态学与软组织血管球瘤类似,由大小一致的血管球细胞构成,其间有血管丰富的间质,间质可玻璃样变(图 8-1-18)。血管球瘤可分为 3 种组织学亚型:实体型球瘤(75%)、球血管瘤(20%)和球血管肌瘤(5%~10%)。肿瘤大于 2cm 或核分裂>5 个/50HPF 提示为恶性潜能未定的血管球瘤,核呈高级别改变以及出现核分裂象或病理性核分裂象则提示为恶性血管球瘤[1030]。

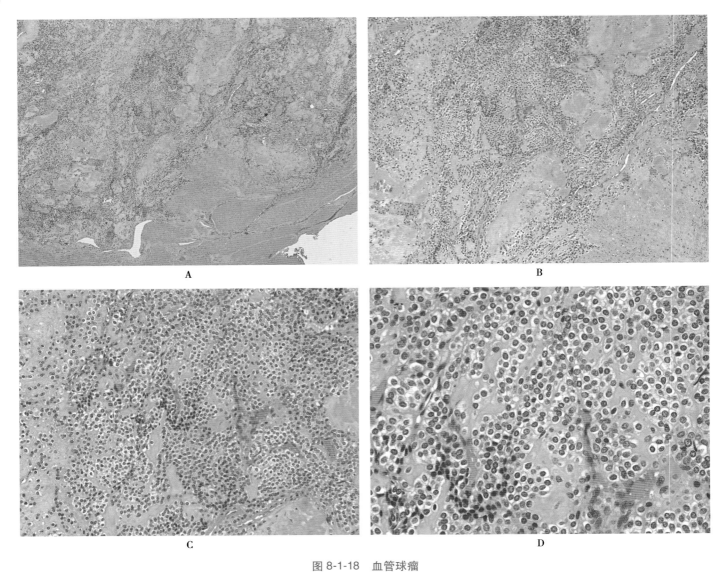

图 8-1-18　血管球瘤

A. 瘤细胞弥漫片状分布；B. 瘤细胞弥漫分布，间质硬化；C. 瘤细胞与血管关系密切，间质血管丰富；D. 瘤细胞大小一致，可见玻璃样变

（2）免疫组化和特殊染色：血管球瘤细胞 Vimentin、SMA、Calponin、Caldesmon 阳性；Syn、CD34 偶可阳性；一般不表达 Desmin、S-100。网状纤维染色可见小簇瘤细胞或单个瘤细胞周围有网状纤维包绕。

（3）电镜：肿瘤细胞类似平滑肌细胞，核染色质边集，核仁小，细胞质内含肌丝、密体，线粒体散在分布，吞饮小泡沿细胞膜排列，基膜样物质围绕单个细胞，间质内有纤细的胶原纤维。

3. 分子病理　少数病例为常染色体显性遗传病，可能与 1p21-22 有关。

【鉴别诊断】

1. 上皮样胃肠间质瘤　细胞异型性较血管球瘤大，CD117、CD34、DOG-1 免疫组化染色可协助鉴别。

2. 上皮样平滑肌瘤　胞质嗜酸性较血管球瘤更显著，Desmin 阳性。

3. 神经内分泌肿瘤　可通过 Syn、CgA、CD56、角蛋白等免疫组化指标进行鉴别。

4. 副神经节瘤　呈器官样结构，细胞的多形性更明显，可通过 Syn、CgA、S-100 等免疫组化指标进行鉴别。

5. 淋巴瘤　血管球瘤细胞黏附性差时需要与淋巴瘤进行鉴别，相关免疫组化指标可协助鉴别诊断。

6. 血管周上皮样细胞肿瘤（PEComa）　细胞体积大，胞质嗜酸性，细胞界限不清，亦可表达 SMA，但通过 HMB45 免疫组化染色可协助鉴别。

十五、淋巴管平滑肌瘤（病）

【定义】

淋巴管平滑肌瘤（病）（lymphangioleiomyoma/lymphangioleiomyomatosis)是由淋巴管及其周围增生的淋巴管平滑肌细胞所构成的肿瘤。局灶性病变称为淋巴管平滑肌瘤,当病变广泛累及淋巴管链,称为淋巴管平滑肌瘤病。

【临床特征】

育龄期女性多见,多位于肠系膜,表现为无痛性包块,可出现周围肠管受压移位的表现。其他表现包括腹水、腹腔和盆腔淋巴结肿大。影像学表现为肠系膜混杂密度包块。局部病变者可以切除;也有报道用黄体酮治疗或者卵巢切除可取得良好疗效;分子靶向药物如 MMPs 抑制剂多西环素以及 mTOR 抑制剂西罗莫司具有理想的应用前景[2,1031]。

【病理变化】

1. **大体特征**　肠系膜单发或多发的结节状病灶,界限清晰,切面灰白、质韧。

2. **镜下特征**

(1)组织学特征:肿瘤组织由大小不等的、衬以扁平内皮的网状或窦样腔隙组成,腔内无内容物或充满脂滴或含有少许淋巴细胞的淡红色均质物质,腔隙周围围绕条束状、粗梁状或乳头状增生的平滑肌细胞,瘤细胞呈圆形、胖梭形或上皮样,细胞无异型性,核分裂象罕见。腔隙外周有时可见淋巴细胞灶性聚集,甚至形成淋巴滤泡[1,3]。

(2)免疫组化:淋巴管内皮细胞 D2-40 阳性,肿瘤细胞 Actin、Desmin、SMA、MSA 以及 HMB-45 阳性,并可表达其他黑色素细胞标记物,如 MiTF、Melan-A 和 Tyrosinase,部分病例还可表达 ER、PR。

3. **分子病理**　部分病例可有 TSC2 基因突变。

【鉴别诊断】

1. **平滑肌瘤**　肿瘤由单一的梭形细胞成分构成,无腔隙结构,黑色素细胞相关标志物阴性。

2. **胃肠道间质瘤**　成分单一,CD117、DOG-1、CD34 阳性,黑色素细胞相关标志物阴性。

3. **神经鞘瘤**　肿瘤为单一的梭形细胞成分,可见瘤细胞疏松和致密相间的特征,瘤体周围可见淋巴组织或淋巴滤泡结构,S-100 阳性,肌源性标志物和黑色素细胞标志物阴性。

十六、遗传性出血性毛细血管扩张症

【定义】

遗传性出血性毛细血管扩张症(herediatary hemorrhagic telangiectasin)是由于血管壁发育异常所引起的一种遗传性疾病,其典型的病变为皮肤及黏膜出现鲜红色或紫红色的毛细血管或小血管扩张,从而引起皮肤和黏膜出血,又称为郎-奥韦综合征(Renda-Osler-Weber syn-

drome)、Babington 病、Goldstein 综合征。

【临床特征】

好发于青-中年,男女均可发病,扩张的血管可发生自发性出血或轻微创伤后出血,常常为同一部位的反复出血,鼻衄、牙龈出血是常见的症状;内脏出血以消化道为多见,表现为反复出现的呕血和黑便,可有腹痛。临床表现显著者可采用对症支持、雌激素、皮质类固醇激素和栓塞或手术疗法。患者具有潜在出血的危险性,但整体而言预后相对较好。

【病理变化】

1. **大体特征**　其典型的病变为皮肤及黏膜出现鲜红色或紫红色的毛细血管或小血管扩张,从而引起皮肤黏膜出血。

2. **镜下特征**　黏膜内毛细血管及小静脉不规则扩张,结缔组织变性,扩张的血管仅有扁平内皮细胞而无外被细胞。出血部位扩张的毛细血管可有不规则卷曲。黏膜扩张的血管内显示许多内皮间隙,隙中有纤维蛋白与血小板组成的小血栓。

【鉴别诊断】

1. **血管性假血友病**　与 Von Willebrand 综合征鉴别,后者有凝血机制障碍,出血时间延长,Ⅷ因子有关抗原及凝血活性均缺乏,血小板黏附性及瑞斯托霉素聚集功能降低。

2. **其他可导致消化道出血的疾病**　诸如消化道肿瘤、溃疡病和食管静脉曲张等。

十七、丛状纤维黏液瘤

【定义】

丛状纤维黏液瘤(plexiform fibromyxoma)是一种以形态温和、丛状生长、间质富于黏液成分的间叶性肿瘤,非常特异性的发生于胃,多见于胃窦和幽门区域,可扩展到十二指肠球部。

【临床特征】

发病率似乎与性别、年龄无关。临床上,肿瘤表现类似 GIST,但常导致胃出口梗阻。预后好,无复发趋势[644]。

【病理变化】

1. **大体特征**　肿瘤呈多结节状,累及胃壁肌层。

2. **镜下特征**

(1)组织学特征:肿瘤在胃壁之间呈多结节状或丛状生长,累及胃壁肌层。胃壁外可出现非丛状成分。瘤细胞呈短梭形,形态温和,核分裂象少见,一般不超过 5 个/50HPF。间质富于小血管,可见富于酸性黏多糖的黏液性基质及胶原性成分(图 8-1-19)[1032]。

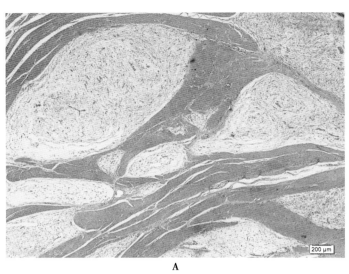
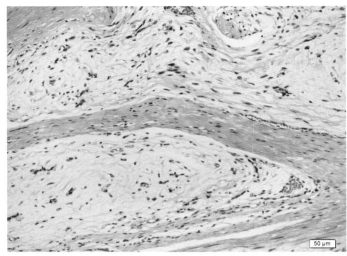

A　　　　　　　　　　　　　　　　　　　　**B**

图 8-1-19　丛状纤维黏液瘤
A. 低倍镜下可见丛状结构；B. 间质富于黏液和血管成分（图片由西京医院王哲教授提供）

（2）免疫组化：SMA、CD10（灶性）、Caldesmon（灶性）阳性；CD117、DOG1、Desmin、S-100、CD34 阴性。

3. 分子病理学　约 1/3 的病例具有 GLI1（glioma-associated oncogene homologue 1）过表达，可表现为 MALAT1-GLI1 融合或 GLI1 拷贝数增加。

【鉴别诊断】

1. 胃肠道间质瘤　极少出现丛状方式生长及间质黏液变性，有黏液变性的胃肠道间质瘤需要与丛状纤维黏液瘤进行鉴别。胃肠道间质瘤 CD117、CD34、DOG-1 阳性，可检测出 C-KIT 和/或 PDGFR-α 基因突变。

2. 炎性纤维性息肉　为黏膜下息肉样包块，梭形细胞在血管周围呈洋葱皮样排列及较多嗜酸性粒细胞浸润为其组织学特征，缺乏丛状或结节状生长方式，CD34 阳性。

3. 神经鞘瘤　消化道神经鞘瘤多见于胃，瘤体外周可见淋巴滤泡结构，缺乏丛状结构，S-100 阳性。

4. 平滑肌瘤及平滑肌肉瘤　部分平滑肌瘤有丛状生长的特点，但其梭形细胞有嗜酸性胞质和核两端钝的特征，而丛状纤维黏液瘤细胞无明显束状排列，胞质嗜酸性改变不明显。平滑肌肉瘤细胞常呈显著深染并有多形性，常见非典型性核分裂象，而丛状纤维黏液瘤缺乏细胞异型性及核分裂象。平滑肌肿瘤 Desmin 阳性。

5. 炎性肌成纤维细胞瘤　可见大量的炎症细胞浸润及梭形肿瘤细胞，无丛状生长方式，ALK1 常阳性。

6. 纤维瘤病　瘤细胞呈长束状或波浪状排列，无丛状生长特点，肿瘤细胞 β-catenin 核阳性。

7. 血管球瘤　瘤细胞圆形或椭圆形，大小一致，呈条索或团块状围绕血管，呈同心状排列，部分区域可见球瘤细胞向平滑肌移行。

十八、孤立性纤维性肿瘤

【定义】

孤立性纤维性肿瘤（solitary fibrous tumor，SFT）是具有纤维母细胞样细胞分化特征，并伴有特征性分支状血管的间叶组织肿瘤。既往的血管外皮细胞瘤多数属孤立性纤维性肿瘤。

【临床特征】

消化道孤立性纤维性肿瘤少见，中年人多见，平均年龄为 45 岁，儿童少见，没有明显性别差异。临床通常表现为缓慢生长的无痛性肿块，早期无临床症状，随着肿瘤的增大会出现相应部位的压迫症状，少数情况下可引起副瘤综合征，如产生胰岛素样生长因子而出现低血糖等。CT 表现为实性占位，边缘清楚光整、浅分叶、密度均匀或伴有坏死；增强后中等度强化，肿瘤内扭曲血管影及"假包膜征"等较具特征性。治疗通常采用局部完整切除。多数病例呈良性经过，极少数可复发。完整手术、密切术后随访以及其后积极治疗仍能保证约 70% 患者的长期生存，复发多发生在初治后 24 个月内，而一旦出现转移则预后不佳。非典型性及恶性 SFT 具有明显的侵袭性行为，局部复发率或远处转移率高，多转移至肺、骨和肝[1033,1034]。

【病理变化】

1. 大体特征　常为界限清楚的圆形或卵圆形肿块，部分病例被覆纤维性假包膜，切面呈灰白色，质韧而富有弹性，可伴有黏液样变性。恶性者切面可呈鱼肉状，可伴有出血、囊性变和坏死。

2. 镜下特征

（1）组织学特征：肿瘤界限清晰，由丰富的血管网及其周围片状或弥漫状分布的瘤细胞组成。在血管稀少的实性区域内可呈长条束状排列，类似纤维肉瘤或滑膜肉瘤。经常可见细胞致密区和细胞稀疏区交替性分布。血管的口径和大小不一，可呈扩张的血窦样、裂隙样、树枝状或鹿角状（图8-1-20），并互相连接成网，血管壁菲薄，内衬扁平内皮细胞，肌层不明显，血管壁常附有一层厚的胶原纤维套。细胞致密区瘤细胞呈圆形、卵圆形或短梭形，染色较淡，细胞界限不清，染色质细腻，核仁小或不明显，核异型性不明显，核分裂象多少不等，细胞稀疏区内瘤细胞呈纤细的梭形，无明显异型性，核分裂象少见。间质可伴有出血或黏液样变性，少数病例可有骨或软骨化生及钙化灶。部分病例中含有比例不等的成熟脂肪组织，称为脂肪瘤型血管外皮细胞瘤。

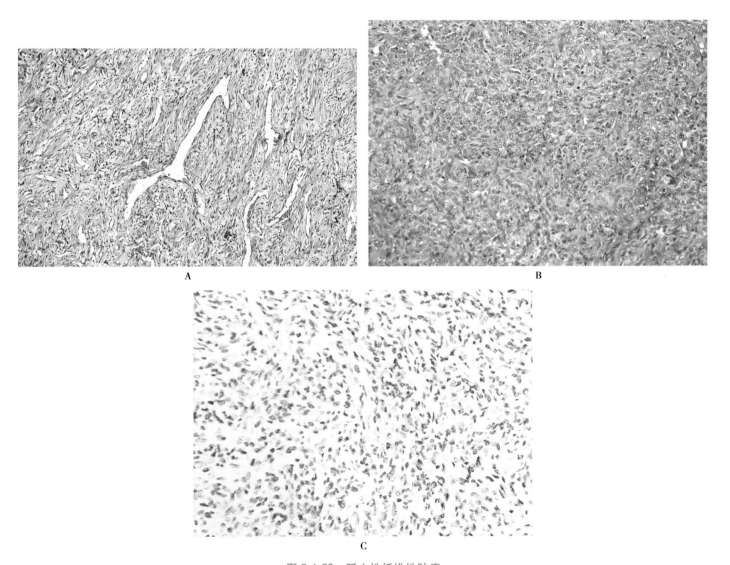

图 8-1-20 孤立性纤维性肿瘤
A.血管可呈扩张的血窦样或鹿角状；B.由丰富的血管及其周围紧密排列的瘤细胞组成；C.肿瘤细胞 STAT6 强阳性

提示恶性的组织学征象包括细胞密度增高、中到重度的异型性及核的多形性、出血、坏死、核分裂象≥4/10HPF 和病理性核分裂等，如果核分裂象在 1~3/10HPF，提示肿瘤具有低度恶性潜能。

（2）免疫组化和特殊染色：CD34、STAT6、CD99、Bcl-2、Vimentin 阳性，灶性区可弱表达 Actin。网织纤维染色可显示血管及瘤细胞周围有网状纤维围绕，数量多少不等。

3. 分子检测 存在 NAB2-STAT6 融合基因，可通过 RT-PCR 或二代测序检测。

【鉴别诊断】

孤立性纤维瘤需与梭形细胞脂肪瘤、真皮纤维瘤、隆突性皮纤维肉瘤、巨细胞纤维母细胞瘤、低度恶性纤维肉瘤、低度恶性肌纤维母细胞瘤、多形性未分化肉瘤、上皮样平滑肌瘤、神经鞘瘤、神经纤维瘤、低度恶性周围神经鞘膜瘤、促结缔组织增生性间皮瘤、单相纤维型滑膜肉瘤等肿瘤鉴别,免疫表型和分子病理检测可协助鉴别。

十九、炎性肌成纤维细胞瘤

【定义】

炎性肌成纤维细胞瘤(inflammatory myofibroblastic tumor)是一种由分化性的梭形纤维母细胞/肌纤维母细胞组成的肿瘤,间质内常伴有大量的浆细胞和淋巴细胞浸润,同义词包括浆细胞肉芽肿、浆细胞假瘤、炎性假瘤、炎性肌纤维组织细胞性增生和炎性纤维肉瘤。

【临床特征】

儿童和年轻成人常见,患者表现为胃或肠壁肿块,可有腹痛、腹部包块、胃肠道梗阻、消化不良、发热、贫血、血沉加快、体重减轻等表现。临床和大体都类似于 GIST。

部分病例多发,可累及网膜和肠系膜。大部分临床表现为良性,但也有极少恶性病例[1035,1036]。

【病理变化】

1. 大体特征　呈结节状或分叶状,直径 1~20cm,多数病例在 5~10cm,切面灰白或灰黄色,质地坚韧,旋涡状,可伴黏液样变性和出血。肿瘤大小差异较大,从几厘米到十几厘米。

2. 镜下特征

(1)组织学特征:肿瘤细胞密度高低不等,具有肌纤维母细胞的形态特征,梭形到上皮样形态均可见到,细胞质丰富且具有双嗜性,与横纹肌母细胞有点类似。间质伴有多少不等的淋巴细胞、浆细胞浸润和纤维化。部分病例可出现疏松的黏液样背景(图 8-1-21)。

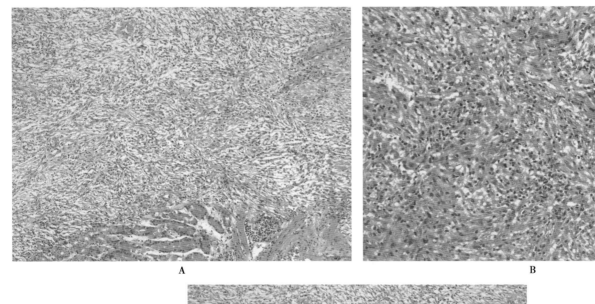

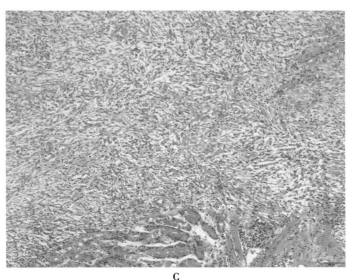

图 8-1-21　炎性肌成纤维细胞瘤
A. 肿瘤背景富含炎症细胞,肿瘤细胞以梭形为主(×200);B. 肿瘤细胞梭形,可见核仁(×200);C. 肿瘤累及胃壁黏膜层,与周边边界不清(×100)

（2）免疫组化:ALK 阳性（图 8-1-22），Vimentin 弥漫强阳性,SMA 表达不一;CD117、DOG1、ANO1、S-100阴性。

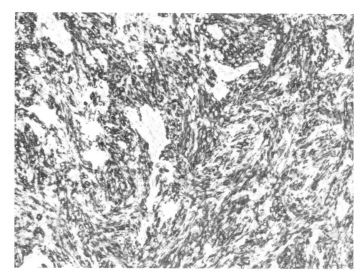

图 8-1-22　ALK 阳性（×200）

3. **分子检测**　原位杂交（FISH）和聚合酶链反应（PCR）可检测到 ALK 基因重排（融合转录）[1035]。

【鉴别诊断】

1. **结外滤泡树突状细胞肿瘤**　瘤细胞呈梭形,胞质较丰富,胞质没有双嗜性的特点,CD21、CD23、CD35、Clustrin 阳性,Actin 和 Desmin 阴性。

2. **胃肠道间质瘤**　一般没有炎症背景,胞质没有双嗜性的特点,CD117、CD34、DOG-1 阳性,SMA、Desmin、S-100 阴性。

3. **平滑肌肿瘤**　细胞呈梭形,两端细长,中间较宽,核椭圆或杆状,两端钝圆如香肠状,有丰富的嗜酸性胞质,瘤细胞聚集成束,SMA、Desmin 阳性。

4. **炎性纤维样息肉**　体积较小,且多位于黏膜下,大体多呈息肉状,梭形细胞围绕血管呈洋葱皮样结构和较多嗜酸性粒细胞等组织学表现可协助鉴别。

5. **硬化性肠系膜炎**　多见于中老年人,病变界限不清,主要由增生的纤维组织组成,间质硬化比较明显,可见多少不等的慢性炎症改变,不表达 CD21、CD23、CD35 和 Clustrin。

二十、纤维瘤病

【定义】

纤维瘤病（fibromatosis）是一种具有局部侵袭性生长特征的纤维母细胞/肌纤维母细胞性肿瘤,具有局部侵袭能力,不发生转移,也称韧带样瘤或韧带样型纤维瘤病。

【临床特征】

各年龄段均可发生,男女发病率大致相同,早期生长缓慢时,没有明显症状。但随着肿物增大或肿物生长迅速,则可出现腹部触痛性结节,或出现合并症,如肠道或输尿管受压症状,甚至可出现肠穿孔[1028,1029]。部分病例可在行其他剖腹手术或尸检中偶然发现。13%的患者伴有肠息肉病（Gardner 综合征）,少数病例可同时伴有腹壁纤维瘤病。CT 表现为均匀的低密度占位性病变,一般没有出血、坏死和囊性变,MRI 表现为 T_1WI 低信号,T_2WI 为低信号或稍高信号。增强扫描部分均匀强化、部分不均匀强化,与病变组成成分有关。手术扩大切除为治疗首选方式,对难以手术或多次复发后难以再次手术的病例,可采用放疗。切除不彻底者易复发[1039]。

【病理变化】

1. **大体特征**　多位于肠系膜,部分可位于胃结肠韧带、大网膜或后腹膜,肿块体积多较大。多为单个结节状肿块,少数为多灶性,界限不清,直径 3～45cm,平均14cm,切面灰白色,质韧。

2. **镜下特征**

（1）组织学特征:肿瘤与周围组织界限不清,由增生的纤细梭形纤维母细胞和胶原纤维组成,在不同区域内两者比例不一。纤维母细胞核染色质稀疏或呈空泡状,可见 1～2 个小核仁,核分裂象罕见或不见,细胞多呈平行状或波浪状排列,间质可见开放的血管腔（图 8-1-23）。少数病例内间质可出现黏液样变性区域,该区域内的细胞多呈星芒状,类似结节性筋膜炎。胶原纤维成分明显时,可呈疤痕疙瘩样[1037]。

（2）免疫组化:瘤细胞表达 Vimentin,不同程度表达 SMA、MSA 和 Desmin,多为灶性阳性,还可表达 CD117,不表达 CD34、DOG-1 和 S-100。部分病例表达 β-catenin（核染色）（图 8-1-24）。

（3）电镜:多数细胞具纤维母细胞形态,少数具肌纤维母细胞性分化。透射电镜下,大多数细胞有纤维母细胞的特征,具有丰富的粗面内质网和发达的高尔基复合体、胞饮囊泡、锯齿状或者凹性核。肌纤维母细胞有许多长的细胞质突起,呈星状,其典型超微结构特征包括:穿越细胞质和细胞长轴一致的束状微丝、密体复合体即应力纤维;连接细胞内微丝和细胞外基质纤维连接蛋白的纤维连接复合体;中间连接和缝隙连接等。细胞部分被基膜包裹,未包裹部分处有质膜附着斑、密体、密斑及胞饮囊泡等。

3. **分子病理**　可检测到 8 号、20 号染色体三体,APC 基因突变（染色体 5q 丢失）,β-catenin 基因突变等。

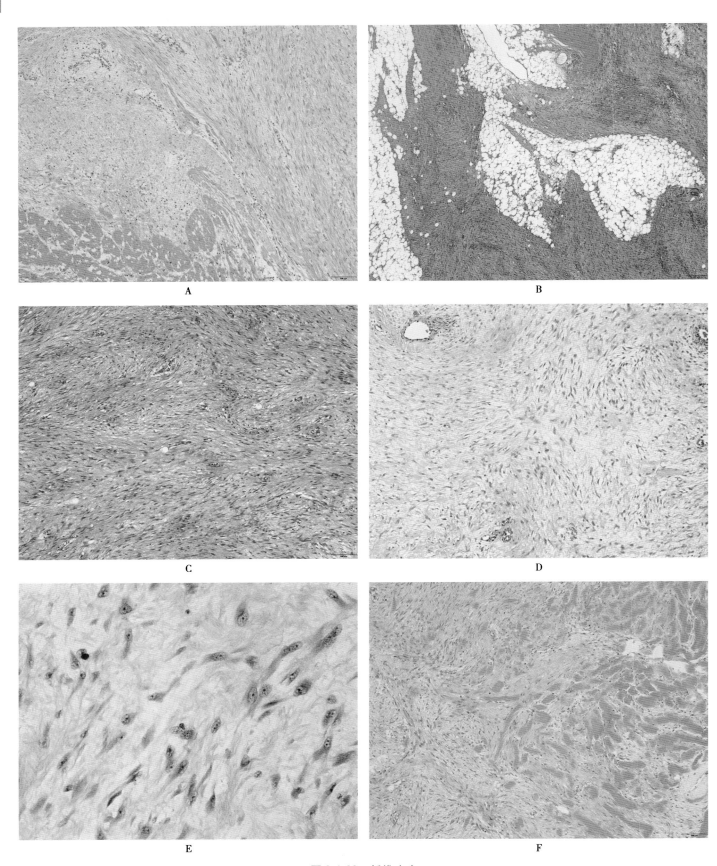

图 8-1-23 纤维瘤病

A.肿瘤侵犯肠壁肌层,与肌层边界不清;B.肿瘤浸润周围脂肪;C.肿瘤细胞丰富区域,可见增生的梭形瘤细胞;D.疏松排列的梭形细胞成分及开放的血管腔;E.纤维母细胞核染色质稀疏或呈空泡状,可见 1~2 个小核仁;F.部分区域胶原纤维明显

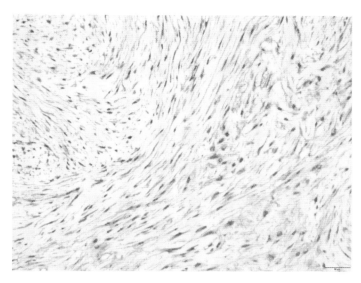

图 8-1-24　β-catenin 核阳性

【鉴别诊断】

1. **胃肠道间质瘤（GIST）**　纤维瘤病的瘤细胞形态较为一致，异型性不如 GIST 明显，细胞密度低于 GIST，瘤细胞呈拖尾状。高倍镜下，纤维瘤病的瘤细胞再现纤维母细胞/肌纤维母细胞的特点，表现为染色质稀疏，可见小核仁。部分病例 β-catenin 阳性。

2. **纤维肉瘤**　细胞密度高，呈鱼骨样排列，细胞核具有异型性，核浆比例增加，核分裂多见，极少伴有其他综合征。

3. **平滑肌肉瘤**　瘤细胞常呈束状排列，可见肿瘤性坏死，细胞密度高，异型性明显，核常呈雪茄样，核分裂象多见，并可见病理性核分裂，SMA、Desmin 阳性。

4. **硬化性肠系膜炎**　多见于中老年人，病变界限不

清，主要由增生的纤维组织组成，间质硬化比较明显，可见多少不等的慢性炎症背景。β-catenin 核阴性。

5. **炎性肌成纤维细胞瘤**　镜下主要由梭形的纤维母细胞/肌纤维母细胞组成，间质内含有大量的淋巴细胞和浆细胞浸润，瘤细胞除表达 Vimentin 外，还表达 SMA、Desmin 和 ALK1。

二十一、炎性纤维样息肉

【定义】

炎性纤维样息肉（inflammatory fibroid polyp，IFP）是由具有纤维母细胞分化特征的细胞和炎性成分构成的良性间叶性肿瘤。

【临床特征】

成人好发，无性别差异，可发生于消化道任何部位，胃最常见，常发生于胃窦，具有年龄大、炎症程度重等特点。其次为小肠，且容易出现肠套叠。结直肠及食管等部位较少见。临床症状不明显，多为偶然发现，少数患者可有腹痛、黑便、肠套叠或肠梗阻等症状。治疗首选内镜下局部切除。预后好，手术切除不完整可复发，不发生远处转移[1040,1041]。

部分病例可有 PDGFRA 突变，提示其为肿瘤性病变。其中发生于胃者 PDGFRA 18 号外显子突变常见，而发生于小肠者 PDGFRA 12 号外显子突变常见[1042,1043]。

【病理变化】

1. **大体特征**　大体上表现为黏膜下病变，呈息肉状或半球形隆起，表面黏膜有时可形成糜烂或溃疡，病变直径大多为 1~5cm。

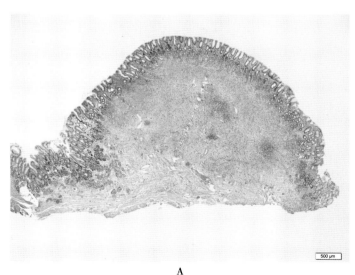

A　　　　　　　　　　　　　　　　　　　　B

图 8-1-25　炎性纤维样息肉

A. 病变位于黏膜下，可见炎症背景；B. 疏松的间质，其内散在梭形细胞、炎症细胞及增生的血管，可见梭形细胞呈同心圆或洋葱皮样围绕在薄壁血管周

2. 镜下特征

（1）组织学特征：病变主要位于黏膜下层，显著特点是疏松的间质，其内散在梭形细胞、炎症细胞及增生的血管，部分病例可延伸至固有肌层甚至达浆膜。可见围绕血管生长的纤维母细胞呈旋涡状增生，似"洋葱皮样"。间质伴有显著的炎症反应，其中较多嗜酸性粒细胞浸润属于特征性改变，间质亦可富于纤维血管或呈疏松水肿的黏液样背景(图 8-1-25)。

（2）免疫组化：肿瘤细胞表达 Vimentin 和 CD34，CD35、CD21、CD23 可出现灶性阳性，肌源性标记亦可出现不同程度的阳性。

3. 分子病理 约 55% 的病例可检测到 PDGFRA 基因突变，小肠病变的突变多位于 12 号外显子，胃病变的突变多为 18 号外显子[1044]。

【鉴别诊断】

1. 嗜酸性胃肠炎 不表现为占位性病变，受累肠段广泛，可伴有外周血嗜酸性粒细胞增多，同时成纤维细胞或血管增生并不明显。

2. 脂肪肉瘤 间质高度水肿时可类似脂肪肉瘤，但脂肪肉瘤没有嗜酸性粒细胞浸润，可见到明确的脂肪母细胞。

3. 其他胃肠道间叶源性肿瘤 如 GIST 及炎性肌成纤维母细胞瘤等，围绕血管的洋葱皮样表现及较多嗜酸性粒细胞浸润等组织学特征以及 CD117、DOG-1、ALK 等免疫组化染色可协助鉴别。

二十二、纤维血管性息肉

【定义】

纤维血管性息肉(fibrovascular polyp)是由纤维黏液样组织、薄壁血管和多少不等的脂肪组织构成的错构性病变。

【临床特征】

中老年男性多见，几乎均发生于食管颈段和下咽部，通常来源于食管肌相对薄弱处。多为单发，早期一般无症状，病变增大后可出现吞咽不适、吞咽困难、异物感、胸骨后或上腹部不适、呼吸短促、发音困难等表现，甚至因息肉压迫气管或因上消化道出血导致误吸造成窒息。胸片可显示纵隔增宽，气管前壁"碗状"影，消化道钡餐可显示食管扩张伴食管上括约肌近端腔内长条形充盈缺损。治疗采用手术或内镜下切除。预后良好，切除后很少复发[1044]。

【病理变化】

1. 大体特征 病变通常呈长条形息肉状，表面被覆正常食管黏膜成分，质软，切面棕黄色。病变大小不等，目前报道最大者达 25cm。

2. 镜下特征

（1）组织学特征：病变由纤维黏液样组织和散在的薄壁血管构成，并可见多少不等的脂肪组织，间质水肿，炎症成分少，可见较多肥大细胞。表面鳞状上皮正常或呈糜烂性改变。

（2）免疫组化：梭形细胞弱-中等强度表达 SMA、CD34 和 MSA。

3. 超微结构 梭形肌纤维母细胞内内质网见扩张囊泡。

4. 分子病理 有研究表明，纤维血管性息肉出现环状或断环染色体，亦可有 3、11 号染色体不平衡易位，以及 X、3、9、11、17 染色体单体和 1、6、8、12、15 染色体三体和 19 号染色体缺失，亦可显示 3q24 和 12q13-q21 扩增以及 22q13.3 缺失[1045]。

【鉴别诊断】

1. 炎性纤维样息肉 间质较多嗜酸性粒细胞浸润、梭形细胞成分围绕血管呈洋葱皮样外观、显著的炎症背景、无脂肪组织等特征有助于鉴别。

2. 间叶源性良性肿瘤及瘤样病变 因纤维血管性息肉常含有较多血管、成熟脂肪组织，尚需与血管瘤、淋巴管瘤、错构瘤、脂肪瘤等相鉴别。

3. 胃肠道间质瘤 纤维血管性息肉中的梭形细胞可表达 CD117、CD34，需与胃肠道间质瘤进行鉴别，后者肿瘤细胞丰富、雪茄烟样核以及 CD117、CD34 弥漫强阳性表达以及 C-KIT、PDGFRA 基因突变有助于鉴别诊断。

4. 神经鞘瘤 典型者具有 Antoni A 区、B 区、Varo-cay 小体及瘤细胞栅栏状排列，瘤体周围可见淋巴套成分，没有脂肪成分，SOX10、S-100 阳性。

二十三、弹力纤维瘤

【定义】

弹力纤维瘤(elastofibroma)是富含弹力纤维成分的良性纤维源性肿瘤。

【临床特征】

发生于胃肠等脏器的病例非常少见，有学者总结了 35 例发生于消化道的弹力纤维瘤，发现结肠、直肠是常见部位，乙状结肠是最常见部位，男性患者略多（20：15)[1046,1047]。临床上多表现为缓慢生长的无痛性肿块，大多数病例为孤立性病变，呈息肉样，少数病例还可为多发性。部分病例由于伴随其他疾病而被偶然发现，如伴随消化道淋巴瘤、恶性肿瘤放疗后等病史[1048]。CT 和 MRI 显示晶状体样无包膜的软组织肿块，密度与肌肉相似，内含条纹状的脂肪组织。弹力纤维瘤切除后一般不复发，偶有自发性消退的报道[1049]。

【病理变化】

1. **大体特征**　病变多位于黏膜下层或黏膜肌间层，扁圆形，界限不清，质地坚韧，直径 2~15cm，切面呈灰白色或夹杂点状黄色，局部区域可有囊性变。

2. **镜下特征**

（1）组织学特征：病变被覆正常黏膜上皮，黏膜下层或黏膜肌层间见退化程度不等的弹力纤维，弹力纤维在 HE 染色下呈淡红色、粗纤维状、串珠状、锯齿状、小花瓣或颗粒状（图 8-1-26）。基质呈无定形嗜伊红色，内含交织状排列的胶原纤维和少量的纤维母细胞。病变内含有多少不等、散在分布或岛屿状分布的成熟脂肪组织，间质内含有薄壁血管[1050,1051]。

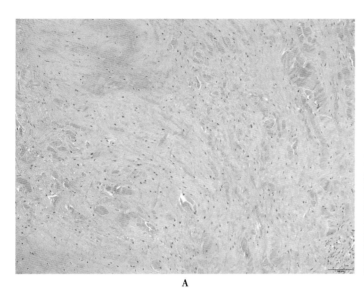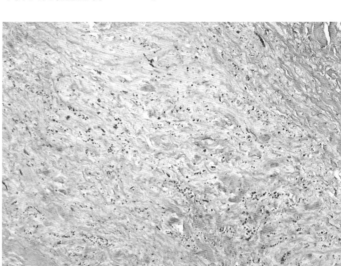

图 8-1-26　弹力纤维瘤
A. 黏膜下层见弹力纤维瘤，呈串珠样，部分呈碎片样的弹力纤维分布于纤维组织中；B. 弹力纤维染色

（2）免疫组化及特殊染色：弹力纤维染色呈深紫色的细长条状、杆状或分支状，并可见纤细的中央索，边缘似虫蚀状。

【鉴别诊断】

消化道黏膜下梭形细胞肿瘤　诸如平滑肌瘤、胃肠道间质瘤、神经鞘瘤等，除 HE 形态之外，免疫组化具有重要作用。不同肿瘤的免疫组化特征参见相关章节。

二十四、反应性结节性纤维性假瘤

【定义】

反应性结节性纤维性假瘤（reactive nodular fibrous pseudotumor，RNFP）是一种多因腹部手术或炎症反应而形成的纤维性炎性反性病变。

【临床特征】

成年男性多见。临床症状及表现多样，轻重不等，常因其他原因偶然发现腹腔内多发或单发肿块。多数病例有腹部器质性疾患和既往腹部手术史，腹腔手术及炎症刺激可能是本病的诱发原因，也印证了其反应性特征。术后无复发或转移，即使未完全切除肿块者术后也表现为病变稳定，残余肿块无增大、转移等进展

性表现。

【病理变化】

1. **大体表现**　边界清楚的灰白色纤维性肿块。

2. **镜下表现**

（1）组织学特征：可见稀疏、杂乱排列的纤维母细胞样细胞分布于胶原化间质中，细胞成分少，无异型性，偶有核分裂象出现在细胞较多的区域，胶原致密呈瘢痕样，无坏死和钙化。炎细胞呈灶性或斑片状分布，边缘可见内陷的脂肪组织和神经束等[1052,1053]。

（2）免疫表型：通常表达 Vimentin、SMA，有文献报道可表达 CK，不表达 CD117、CD34、S-100[1054]。

【鉴别诊断】

1. **胃肠道间质瘤**　RNFP 的细胞密度一般情况下不及胃肠道间质瘤，而胃肠道间质瘤中常见的束状、旋涡状等排列方式及上皮样细胞形态、坏死、核分裂等表现在 RNFP 中不会见到，CD34、CD117、DOG1 染色及 C-KIT、PDGFR-α 基因检测可协助鉴别。

2. **纤维瘤病**　病变境界不清，广泛浸润周围组织，富于细胞，间质胶原成分相对较少，免疫表型两者相同。

3. **钙化性纤维性肿瘤**　好发于儿童、青少年，无包膜但境界清楚、质地坚韧等特点与 RNFP 类似，镜下均为炎

性背景,但钙化性纤维性肿瘤中胶原纤维形成明显的束状结构,无瘢痕样改变,其内散在沙砾体和营养不良性钙化灶,肿瘤细胞 CD34 阳性,SMA 阴性[5]。

二十五、淀粉样瘤

【定义】

淀粉样瘤(amyloidoma)是在消化道局部因淀粉样蛋白沉积而形成肿瘤样结节或包块。

【临床特征】

淀粉样瘤临床上较为少见,发病率远远低于系统性淀粉样变性,以中老年人男性多见,部分病例与多发性骨髓瘤、淋巴细胞、浆细胞性淋巴瘤、长期肾透析及某些炎症性疾病(风湿性关节炎、骨髓炎、结核病)相关,也可见于没有上述病变的患者[1055]。临床表现取决于受累部位,多表现为局部压迫、梗阻、出血等[1056]。

无特殊治疗手段,继发性淀粉样瘤以治疗原发病为主。对于局部淀粉样瘤可采取局部外科手术切除。预后取决于原发疾病和局部继发改变。

【病理变化】

1. 大体特征　分叶状或结节状,淡黄色或淡红色,蜡样。

2. 镜下特征

(1)组织学特征:由淡染的无定型嗜伊红色物质组成,淀粉样物质周围可见异物巨细胞反应及程度不等的慢性炎症改变(图 8-1-27),有时淀粉样物质内可见钙化灶、软骨及骨化生。

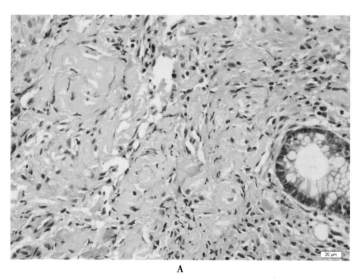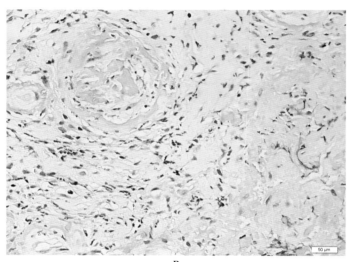

图 8-1-27　淀粉样瘤
A.无定形、均质、嗜伊红染的片块状物质,裂隙间可见大量慢性炎细胞及多核巨细胞;B.刚果红染色为砖红色

(2)特殊染色:PAS 染色阳性,甲基紫阳性。刚果红呈砖红色,偏光镜下呈苹果绿色。

【鉴别诊断】

1. 弹力纤维瘤　致密的胶原组织中有散在的粗大、嗜伊红均质的异型弹力纤维,呈串珠状、球状改变,弹力纤维染色阳性。

2. 肿瘤性钙化　表现为大量明显的钙化物质,而非均质红染结构。

3. 纤维瘢痕组织　纤维瘢痕组织可见束状排列结构,均质性特征不明显,刚果红染色阴性。

二十六、肥大细胞增生症

【定义】

消化道肥大细胞增生症(mastocytosis)为肥大细胞肿瘤性增生,多为系统性病变累及消化道。

【临床特征】

一般始发于儿童期,大多以皮肤病变表现为著,系统性病变者约有 50% 累及消化道,同时可见脾脏、肝脏、骨髓和淋巴结受累[1057]。本病临床经过多为恶性,有时外周循环中存在肥大细胞(肥大细胞白血病)。

【病理变化】

1. 镜下特征

(1)组织学特征:黏膜内肿瘤性肥大细胞弥漫或片状增生,瘤细胞境界清楚,胞质呈模糊的颗粒状,核大、淡染,亦可表现为梭形细胞,类似于纤维母细胞或血管外皮细胞。通常可见嗜酸性粒细胞增多的现象。

(2)免疫组化和特殊染色:肥大细胞类胰蛋白酶(mast cell tryptase)、CD25、CD117、Calretinin 阳性;甲苯胺蓝或 Giemsa 染色可显示胞质中的异染颗粒。Leder(氯乙酰酯酶)染色阳性[1058]。

2. 分子病理 出现 C-KIT 基因突变[1059]。

二十七、黑色素细胞增多症

【定义】

黑色素细胞增多症(melanocytosis)是一种罕见的良性病症,目前报道均发生于食管,其特征在于食管鳞状上皮细胞黑素细胞增生和黏膜中黑色素沉积。

【临床特征】

多发生于中年人,男性多见,男女比例2:1,多发生于食管中下段,可出现非典型胸痛和吞咽困难。治疗可采用内镜下黏膜切除。

【病理变化】

1. 大体特征 黏膜黑斑。

2. 镜下特征

(1)组织学特征:食管鳞状上皮基底层黑色素细胞增生,固有层可见胞质内充满黑色素的树突状细胞。鳞状上皮可表现为增生、角化过度,并可见程度不等的炎症、纤维化、毛细血管扩张等表现。细胞无异型表现。

(2)免疫组化:黑色素细胞表达 S-100、Melan-A、HMB-45。

【鉴别诊断】

恶性黑色素瘤 细胞呈巢状或片状分布,异型明显,可见嗜酸性大核仁。

二十八、黄色瘤

【定义】

黄色瘤(xanthoma)为泡沫细胞非肿瘤性或反应性瘤样增生性病变,又称黄斑瘤或脂质岛。

【临床特征】

黄色瘤可见于任何年龄,随着年龄增长而增加,文献报道以男性中老年人多见,可发生于全消化道,但以胃窦部小弯区最为多见,常与胃的其他病变相伴,可能与不分泌酸的幽门区具有吸收功能,因而脂质物质在该区增加有关。

黄色瘤一般无需特殊治疗,病变体积大者可采取局部切除的治疗方式。

【病理变化】

1. 大体特征 病灶可单发或多发,以多发常见。直径3~10mm,一般在5mm以下。表面为圆形或椭圆形斑块,或扁平隆起,表面光滑或粗糙,呈黄色或黄白色,或雪花状的斑片状。

2. 镜下特征

(1)组织学特征:泡沫细胞片状分布,细胞境界清楚,圆形或多边形,分布均匀,核一般较小,圆形或偶见短

梭形,大小较一致,位于细胞中央,无异型(图 8-1-28)。病变大多数集中于黏膜固有层的浅表部,表面黏膜常向上突起呈小结状或乳头状,腺体成分减少,腺体上皮形态无异常表现,少有炎细胞浸润。

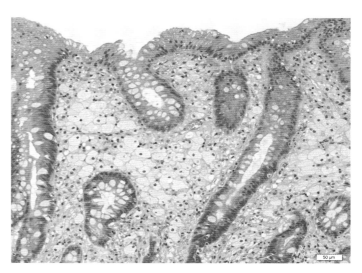

图 8-1-28 黄色瘤

黏膜固有层内聚集巢团状巨噬细胞,细胞境界清楚,圆形或多边形,分布均匀,HE 染色呈淡染泡沫状。核小,圆形,大小较一致,规则无异型,位于细胞中央

(2)免疫组化和特殊染色:CD68、CD163 阳性,AB-PAS 染色多呈阴性。

【鉴别诊断】

印戒细胞癌 癌细胞排列分散,大小不一,核多有异型性改变,胞质因富含黏液而呈均质性改变,而非泡沫状,核被挤压偏位,AB-PAS 染色多呈阳性。内镜下黄色瘤多为淡黄色隆起,呈良性表现,而印戒细胞癌多呈糜烂、溃疡、皱襞粗大等恶性表现。

二十九、颗粒细胞瘤

【定义】

颗粒细胞瘤(granular cell tumor)为具有神经外胚层分化特征、胞质呈嗜酸性细颗粒状的圆形或多边形细胞构成的良性肿瘤。曾被称为颗粒性肌母细胞瘤、颗粒细胞神经鞘瘤、颗粒细胞神经纤维瘤和 Abrikossoff 瘤。

【临床特征】

可发生于任何年龄,但多见于40~70岁的成年人,女性稍多见。大多为单发性,消化道中肛周区域是常见的累及部位之一,多为偶然间发现的无症状孤立性肿块。治疗以手术切除为主。一般认为颗粒细胞瘤是生长缓慢的良性肿瘤,然而已有报道一些肿瘤伴侵袭性行为。文献报道,扩大手术或手术与放疗联合治疗患者的生存期明显增加[1060]。

【病理变化】

1. **大体特征**　肿瘤通常为界限清楚的单发实性结节,颜色呈浅褐红或肉色。表面通常光滑发亮,肿瘤边界不清,有时可形成溃疡。约 1%~2% 的颗粒细胞瘤呈恶性,通常为迅速增长的结节,平均大小 9cm,常发生溃疡。

2. **镜下特征**

(1) 组织学特征:瘤细胞体积大,多角形,弥漫排列或形成巢状、梁索状或模糊的小叶状。胞质嗜酸、丰富,并显示清晰的细颗粒状,核圆形,体积小,多位于细胞的周边,染色质细,核分裂象罕见(图 8-1-29)。瘤细胞可与周围神经小束支在形态上有移行或包绕小神经。有时可见体积较小、粗颗粒状胞质的间质细胞(interstitial cells)或棱形小体细胞(angulate body cells)。神经侵犯并不提示恶性,长期存在的病变中甚至可见促纤维间质反应[1061]。

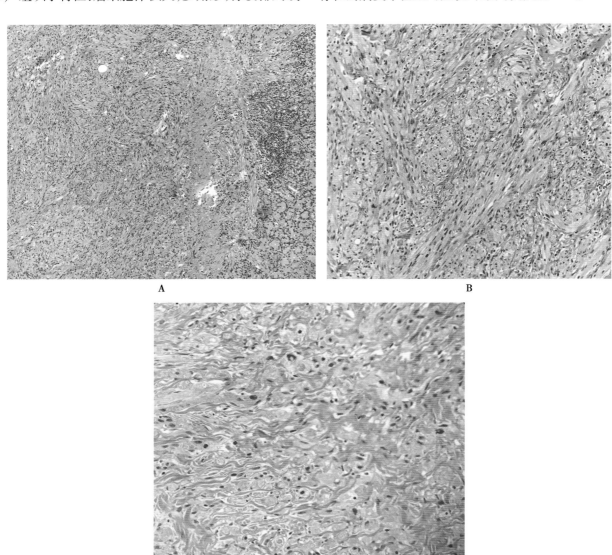

图 8-1-29　颗粒细胞瘤

A. 肿瘤位于黏膜下层,由成巢的多边形肿瘤细胞组成(HE×100);B. 肿瘤细胞核小、圆形,位于细胞中央,无明显异型性,无核分裂象;C. 肿瘤由成巢的多边形或圆形细胞组成(HE×400)

目前尚无明确的良恶性区分标准,一般认为肿瘤直径大于 5cm、细胞密度增高、肿瘤性坏死、核分裂 >2/10HPF、棱形肿瘤细胞、深部肿瘤、显著多形性和核仁等表现提示恶变风险,只有脉管侵犯和/或转移可作为明确的恶性判定依据。

(2) 免疫组化和特殊染色:瘤细胞表达 S-100(图 8-1-30)、NSE 和 MBP[1062,1063],部分病例尚表达 KP-1。有研究报道颗粒细胞瘤还可表达 Calretinin 和 Inhibin-α[1064]。胞质颗粒呈 PAS 和 PAS-D 染色阳性。

(3) 电镜:可见胞质内嗜酸性颗粒为包含着细胞碎片的液泡或富含髓鞘成分的溶酶体结构,也可含有胞质内船形结晶。

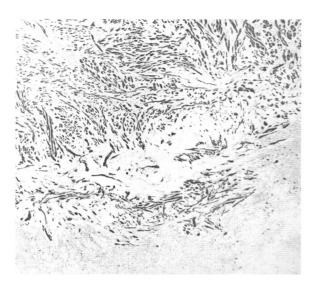

图 8-1-30　S-100 阳性(HE×100)

【鉴别诊断】

1. **平滑肌瘤**　肿瘤细胞呈梭形,胞质嗜酸性,呈束状排列,SMA、Desmin 阳性。

2. **神经鞘瘤**　肿瘤细胞呈梭形或短梭形,细胞核可呈栅栏状排列,肿瘤内常见散在淋巴细胞和结节状淋巴细胞套,S-100 阳性。

3. **鳞状细胞癌**　肛周颗粒细胞瘤大约一半的病例表面鳞状上皮呈假上皮瘤样增生,需与鳞状细胞癌进行鉴别,鳞状细胞癌的癌巢大小、形态不规则,可见角化珠和异常角化细胞,细胞具有多少不等的异型性,S-100 蛋白阳性的颗粒细胞直接位于增生的上皮下方有助于鉴别两者。

4. **恶性黑色素瘤**　细胞核体积大,可见明显的嗜酸性大核仁,有时胞质内可见色素颗粒,HMB45、Melan-A 等标志物阳性可协助鉴别。

5. **成人横纹肌瘤(adult rhabdomyoma)**　Desmin 阳性,S-100 阴性。

6. **纤维黄色瘤**　多无颗粒状嗜酸性胞质,S-100 阴性。

7. **冬眠瘤(hibernoma)**　胞质内为丰富的脂质空泡,而非嗜酸性颗粒。CD31 可阳性,油红和苏丹黑染色阳性。

三十、蓝痣

【定义】

蓝痣(blue nevus)是由梭形黑色素细胞构成的肿瘤性病变,根据形态学分为普通型蓝痣和细胞型蓝痣。

【临床特征】

消化道蓝痣少见,仅见个别食管及直肠蓝痣的报道。

治疗以局部切除为主。大多为良性病变,但少数病例可局部复发或有局部淋巴结转移,但在切除局部原发灶和受累淋巴结后,也可治愈,不会再进一步发展[2]。

【病理变化】

1. **大体特征**　内镜下或大体可见黏膜呈蓝黑色改变,界限欠清晰。

2. **镜下特征**

(1) 组织学特征:黏膜内树突状或梭形黑色素细胞散在或巢状分布,细胞内和细胞外有大量黑色素沉着,细胞结构不清,痣细胞之间有嗜黑色素反应,并有一定程度的胶原纤维增生。细胞型蓝痣表现为瘤细胞体积大、颜色深,细胞密度高,核分裂象少见[2]。

(2) 免疫组化:大多数病例 S-100、HMB-45 和 Melan-A 阳性。

3. **分子病理**　83% 蓝痣出现 QNAQ 基因突变,该基因 RAS 样结构域的第 209 位密码子的突变会导致其持续性激活。无 BRAF、NRAS 或 C-KIT 突变。

【鉴别诊断】

1. **恶性黑色素瘤**　侵袭性而非推挤性边缘、有双向形态,可见上皮侵犯和坏死,瘤细胞异型明显,核分裂象易见,可见明显的嗜酸性大核仁,肿瘤周边炎症明显[1]。

2. **黑色素细胞增多症**　主要见于食管,黑色素细胞位于鳞状上皮基底层,邻近固有层可见吞噬黑色素颗粒的组织细胞。

三十一、淋巴样息肉/淋巴样增生

【定义】

淋巴样息肉/淋巴样增生(lymphoid polyp/lymphoid hyperplasia)是消化道黏膜内淋巴组织反应性增生形成的息肉状病变。

【临床特征】

各年龄段均可发生,男性较多见,临床可无症状,亦可表现为出血和黏膜脱垂。

【病理变化】

1. **大体特征**　通常为单发的广基息肉,质软,直肠多见。

2. **镜下特征**

(1) 组织学特征:黏膜内或黏膜下淋巴滤泡形成,大多可见生发中心,黏膜肌层结构可变形或破坏,表面黏膜上皮、隐窝或腺体可出现挤压变形和萎缩性改变。

(2) 免疫组化和特殊染色:B 细胞标志物、T 细胞标志物、CD21、Ki-67 等免疫组化染色无异常提示。

【鉴别诊断】

1. **黏膜相关淋巴组织淋巴瘤**　小到中等大小的淋巴

细胞片状增生,没有清晰的生发中心,发生滤泡植入时鉴别难度增加。组织形态及 CD20、CD3、CD43、Ki-67 等免疫组化染色可协助鉴别。

2. 滤泡性淋巴瘤　消化道滤泡性淋巴瘤少见,十二指肠居多,Bcl-2 染色可协助鉴别。

三十二、畸胎瘤

【定义】

畸胎瘤(teratoma)是生殖细胞起源的由内胚层、中胚层与外胚层三种成分中的一种或多种构成的肿瘤。

【临床特征】

发生在消化道的畸胎瘤约小于 1%,文献报道较多发生于胃[1056,1057]。临床症状与发生部位相关,可表现为包块或出现腹痛、出血等症状。CT 平扫可见肿物形态多为不规则结节状或明显分叶状及密度不均的占位性病变,通常有实性、囊性、钙化或骨化等改变。目前以外科手术治疗为首选疗法。化疗是未成熟畸胎瘤必不可少的治疗方法,在初次手术后,及早采用联合化疗,防止复发。预后与年龄、肿瘤部位、恶变发生率、治疗结果等因素密切相关。

【病理变化】

1. 大体特征　肿瘤大小为 4～23cm,平均为 12cm。多为向腔内生长且境界清楚的灰红色肿物,切面呈囊实性,可见点灶软骨样、胶样及色素沉着区域。

2. 镜下特征　黏膜及黏膜下层可见多种分化成熟的组织,包括皮肤、呼吸道上皮、脂肪组织、软骨、骨、肌肉、神经组织、甲状腺、眼色素膜及脉络丛等(图 8-1-31)。如含有原始神经管成分则为未成熟型畸胎瘤。

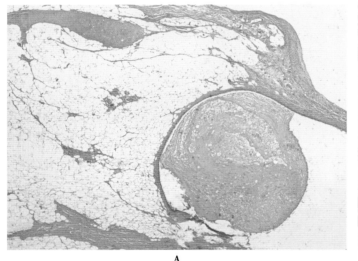

A

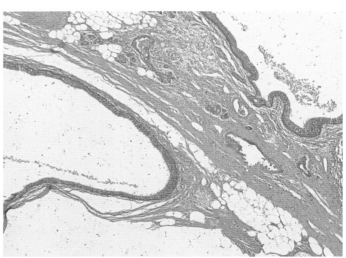

B

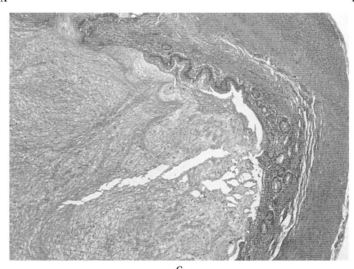

C

图 8-1-31　畸胎瘤

A. 可见成熟脂肪、软骨、呼吸道上皮及少许平滑肌(HE×25);B. 成熟脂肪、呼吸道上皮及少许平滑肌(HE×50);C. 富含黏液的腺上皮及少许肝样组织(HE×50)

【鉴别诊断】

1. **呼吸道上皮囊肿**　为形态单一的单层或假复层纤毛柱状上皮,偶可见软骨成分,没有其他组织成分。

2. **异位组织**　仅表现为某种单一组织成分,诸如胃黏膜成分、胰腺成分、甲状腺成分等,没有其他组织成分。

三十三、Rosai-Dorfman 病

【定义】

Rosai-Dorfman 病(Rosai-Dorfman disease)是一种特殊的非肿瘤性组织细胞增生性病变,又名伴巨大淋巴结病的窦组织细胞增生症。

【临床特征】

消化道 Rosai-Dorfman 病罕见,无特异临床症状,部分患者可出现发热和体重下降。治疗以完整包块切除为主,对于不能采取手术治疗或手术不能完全切除的病变,可尝试皮质类固醇疗法或放射外科疗法。预后良好,偶有复发的病例。

【病理变化】

镜下特征

(1)组织学特征:低倍镜下可见淡染区和深染区交替存在,形成结节状病灶。淡染区由增生的大组织细胞构成,其旁可见增生的淋巴细胞、浆细胞形成的深染区。高倍镜下可见增生的大组织细胞,直径约为淋巴细胞直径的 6~30 倍,细胞核圆或卵圆形,偶见双核或多核,少数细胞核内可见小的核仁,核分裂象十分罕见,瘤细胞胞质丰富,淡嗜酸或胞质空淡,胞质内可见吞噬的淋巴细胞、浆细胞、嗜酸性粒细胞或中性粒细胞等,部分组织细胞胞质内吞噬较多的炎细胞形成"豆袋样细胞"。一般而言,淋巴结外 Rosai-Dorfman 病内增生的大组织细胞少,吞噬现象不明显,"淡染区"和"深染区"分界不如淋巴结病变清晰。

(2)免疫组化:组织细胞胞核及胞质 S-100 蛋白阳性。

【鉴别诊断】

1. **炎性病变**　当增生的大组织细胞较少,呈单个的散在于淋巴细胞、浆细胞之间,并有较多的中性粒细胞浸润形成脓肿时,容易误诊为炎性病变。炎性病变中的组织细胞体积明显小于 Rosai-Dorfman 病内的组织细胞,胞质少,胞质内无吞噬的淋巴细胞,此外尚可通过相应的临床病史进行鉴别。

2. **纤维组织细胞瘤**　肿瘤由增生的组织细胞、纤维细胞、泡沫细胞构成,有时可见杜顿巨细胞,炎细胞成分

较少,增生的组织细胞及泡沫细胞 S-100 阴性、CD68 阳性。

3. **朗格汉斯细胞组织细胞增多症**　朗格汉斯细胞组织细胞增生症中的瘤细胞中等大小,界限不清,胞质透明或嗜酸性,卵圆形核的外形不规则,常有切迹,可见特征性核沟。间质可见较多嗜酸性粒细胞浸润,CD1a、S-100、CD68 阳性。

三十四、肠系膜乳糜囊肿

【定义】

肠系膜乳糜囊肿(mesenteric chylous cyst)是肠系膜淋巴管因先天发育异常或后天获得性疾病所致回流障碍形成的囊性病变,可延伸到系膜的基底至腹膜后。

【临床特征】

先天性淋巴管发育异常或淋巴管慢性炎症、近端淋巴管堵塞、创伤、感染、肿瘤、放射性损伤等均可导致本病,约占所有腹部囊肿的 7.3%。男女比例约 1.4 : 1,中位年龄 46 岁。乳糜囊肿发病隐匿,病程缓慢,无特异症状,病变增大后可压迫周围组织及器官,若发生扭转、继发感染、穿孔或出血则可引起急腹症,包括乳糜瘘、乳糜腹和急性腹膜炎等。超声可提示病变与肠系膜关系密切,轴向及冠状 CT 可显示囊肿大小及其与肠系膜相连的关系。治疗包括手术切除、B 超引导下穿刺抽液及硬化剂的注射等,但后两者复发率较高。恶性病变发生在不到 3% 的疾病中。没有成功进行过保守治疗。

【病理变化】

1. **大体特征**　灰黄色囊性肿瘤,表面光滑,可见血管分布于表面,囊壁尚光滑,部分区域灰黄、质软,乳糜色囊液,混杂组织细胞反应时略呈黄色。

2. **镜下特征**

(1)组织学特征:纤维囊壁组织,内衬单层扁平的内皮细胞,囊壁见簇状淋巴细胞及胆固醇结晶形成,囊液为嗜伊红无结构物,可混杂泡沫样组织细胞。

(2)免疫组化和特殊染色:内皮细胞 D2-40 阳性,PAS 染色可显示细胞内嗜碱性小体。

【鉴别诊断】

1. **血肿**　多有局部创伤史,囊壁样结构无内皮衬覆,囊腔内为陈旧性出血和机化组织。

2. **炎性包块**　常继发于阑尾炎、胆囊炎后,有近期腹痛史,可伴发热等全身症状,体检时可有局部腹膜刺激现象。

3. **腹腔内其他囊性肿瘤**　与肠系膜关系不密切,影

像学有时难以鉴别,镜下可见相应病变的特征性成分。

4. 动脉性血管瘤　可表现为巨大囊性包块,影像学与乳糜囊肿差别显著。

三十五、肠气囊肿

【定义】

肠气囊肿(pneumatosis cystoids intestinalis)为肠道黏膜下因气体填充而形成的囊肿性病变。

【临床特征】

婴儿和成人均可发生,男性多见,空肠最常累及,但胃及结肠亦可发生。多数情况下肠气囊肿不引起症状,常为影像学或内镜、剖腹探查甚至尸检时发现[1058]。

【病理变化】

1. 大体特征　病变弥漫分布或仅累及一段或数段不相连的肠管,直径自数毫米至数厘米,多数位于黏膜下层,但亦可在浆膜下,偶尔可见于肠壁邻近的肠系膜内或淋巴结中。黏膜下层的气囊肿很少超过1cm,突入肠腔形成息肉状隆起。浆膜下和肠系膜的气囊肿可较大,气囊肿之间互不交通。偶尔黏膜下层气囊肿表面的黏膜可溃烂出血,浆膜下和肠系膜的气囊肿可破入腹腔引起气腹。肠气囊肿内气体80%为氮,少部分为氧、二氧化碳、氢和甲烷[1065-1067]。

2. 镜下特征　肠气囊肿为薄壁囊肿,无上皮。囊肿壁被覆扁平细胞、组织细胞和多核巨细胞(图8-1-32)。

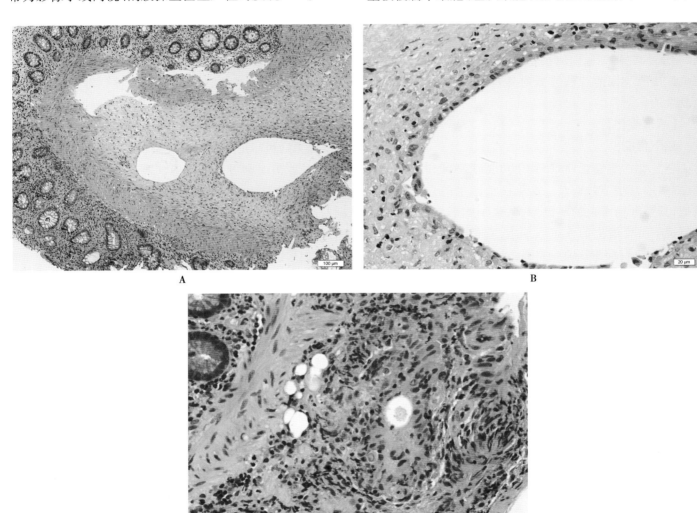

图 8-1-32　肠气囊肿
A. 黏膜下气囊肿形成;B. 囊肿周边可见较多组织细胞;C. 囊肿周边有时可见肉芽肿反应

三十六、十二指肠假黑变病

【定义】

十二指肠假黑变病(pseudomelanosis duodeni)指十二指肠黏膜固有膜内因大量吞噬含铁血黄素的巨噬细胞聚集而形成的良性病变[1068-1070]。

【临床特征】

通常发生于中老年人,女性更常见[1071]。发生机制可能与铁的沉积、黏膜内出血,或口服硫酸亚铁补充剂后引起黏膜内铁运输损伤有关[1071]。临床有时与慢性心衰、慢性肾衰、高血压、糖尿病、消化道出血、缺铁性贫血及部分药物(如心得安、肼酞嗪、氢氯噻嗪、呋塞米等[1071,1072])相关。通常无临床症状,多为偶然发现,目前没有明确的治疗方法,临床为良性经过,预后良好[1072]。

【病理变化】

1. **大体特征**　内镜下可见到十二指肠黏膜斑点状的黑色素沉着[1073]。

2. **镜下特征**

(1) 组织学特征:十二指肠黏膜固有膜内可见吞噬含铁血黄素的巨噬细胞,通常位于十二指肠绒毛的顶端[1074]。

(2) 免疫组化和特殊染色:色素颗粒普鲁士蓝染色呈强阳性。

(3) 电镜:色素颗粒为硫化亚铁[1075]。

【鉴别诊断】

主要是与十二指肠黑变病鉴别,黑变病中黏膜固有膜内吞噬的色素以脂褐素为主。

(罗荣奎　侯英勇)

第二章

消化道间叶组织恶性肿瘤

一、平滑肌肉瘤

【定义】

平滑肌肉瘤(leiomyosarcoma)是具有明确平滑肌细胞分化特征的恶性肿瘤。

【临床特征】

消化道平滑肌肉瘤罕见,多位于胃及小肠,胃平滑肌肉瘤以腔内型居多,小肠平滑骨肉瘤以腔外型居多。无特异临床表现,常以消化道出血或腹痛就诊,消化道造影可显示充盈缺损、龛影和肠腔狭窄,CT影像呈不均匀密度改变,其内有不规则的地图样低密度区,增强扫描其实质部分强化明显,有囊变坏死者则表现为周边强化。手术切除是治疗本病的首选方法,对化疗和放疗不敏感。预后与肿瘤部位和大小密切相关,腹腔种植和肝转移常见[1076]。

【病理变化】

1. 大体特征　大体为灰红色或褐色,切面可见旋涡状结构,常有出血、坏死或囊性变,边界清楚。内镜可见黏膜下隆起性占位病变,黏膜光滑或中央有脐样溃疡。

2. 镜下特征

(1) 组织学特征:梭形瘤细胞束状或交织状排列,亦可见到席纹状、栅栏状或血管外皮瘤样结构,瘤细胞密度高,排列紧密,间质可有黏液变性,并形成网状或微囊结构。较大平滑肌肉瘤内常见玻璃样变、细胞稀疏带和凝固性肿瘤坏死区(图8-2-1)。瘤细胞胞质嗜酸性,常有胞质空泡,核呈长形、两端钝、可有切迹或呈分叶状,常显著深染并有多形性,易见病理性核分裂象(图8-2-1)。部分病例可见上皮样细胞和多核破骨细胞样巨细胞[1076,1077]。

(2) 免疫组化:SMA、Desmin、h-caldesmon阳性。角蛋白、EMA、CD34、S-100有时局灶阳性。

(3) 电镜:具有平滑肌细胞的超微结构特点,如伴有密斑的胞质微丝、细胞连接、吞饮泡和基底膜。

3. 分子病理　常见染色体丢失区域包括3p21-23、8p21-pter、13q12-13和13q32-qter,常有多余的1q21-31区域。平滑肌肉瘤与RB1基因有关,RB-cyclin D通路上的基因和蛋白(RB1、CDKN2A、CCND1和CCND3)常有异常。TP53和MDM2异常提示预后较差。

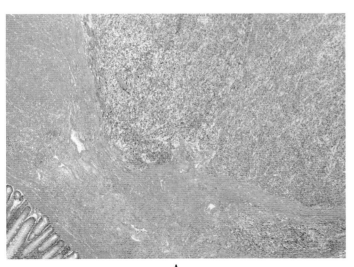

A

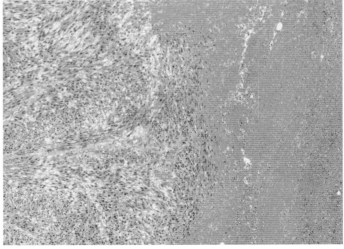

B

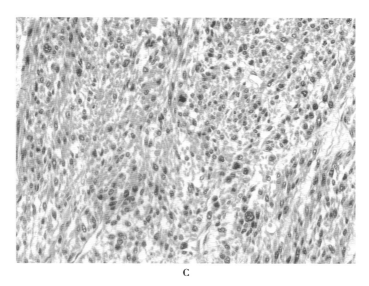

C

图 8-2-1 平滑肌肉瘤

A. 瘤细胞丰富,紧密排列,呈编席状生长,边界尚清,侵袭性生长(HE×40);B. 肿瘤部分区可见出血及凝固性坏死区(HE×100);C. 肿瘤细胞胞质呈嗜酸性,细胞核呈长形及多边形,两端钝圆,显著深染,可见病理性核分裂象(HE×400)

【鉴别诊断】

1. 胃肠道间质瘤 胞质嗜酸性改变不明显,不表达 Desmin, CD34、DOG-1 和 CD117 阳性。

2. 未分化癌 平滑肌肉瘤表现为上皮样细胞特征时需与未分化癌进行鉴别,前者角蛋白可阳性,但大多为局灶性,同时 SMA 和 Desmin 染色可协助鉴别。

二、脂肪肉瘤

【定义】

脂肪肉瘤(liposarcoma)是一种由分化程度及异型程度不同的脂肪细胞组成的恶性肿瘤。

【临床特征】

是成年人最常见的软组织肿瘤之一,发病高峰在 50~70 岁,平均年龄 53 岁。发生于消化道者比较少见。临床上无特殊的症状和体征,起病多隐匿,缓慢性生长,就诊时往往呈现巨大肿物,治疗方式主要为完整切除肿瘤;目前研究发现,化疗、放疗并不能改善患者的生存状况。由于肿瘤部位的不同以及组织类型的不同,预后不同。恶性程度越高,越容易复发或转移。

【病理变化】

1. 大体特征 肿瘤界限清晰,呈结节状或分叶状,大多位于浆膜层,切面因肿瘤的各种亚型及所含黏液、脂肪和纤维成分的多少而异,可呈黄色似脂肪瘤样,或呈有光泽、半透明的胶冻样,或呈致密的灰白色,常可见到棕褐色的出血或坏死性区域,有时可见骨化或钙化灶。

2. 镜下特征

(1)组织学特征:组织学上可分为非典型脂肪瘤性脂肪肿瘤/分化良好的脂肪肉瘤、去分化脂肪肉瘤、黏液性/圆形细胞脂肪肉瘤、多形性脂肪肉瘤和混合性脂肪肉瘤五种主要类型。

1)非典型脂肪瘤性脂肪肿瘤/分化良好的脂肪肉瘤:根据肿瘤内的细胞组成分为脂肪瘤样型、硬化型、梭形细胞型、炎症型四种亚型。脂肪瘤样型脂肪肉瘤最多见,主要由成熟脂肪组织和少量散在的脂肪母细胞组成,由纤维组织分隔成大小不等的小叶,小叶内的脂肪细胞大小不一。其间可散在核深染、异形梭形细胞和畸形细胞。硬化型脂肪肉瘤主要由致密的胶原纤维化区域组成,核深染的梭形且异形性的间质细胞散在胶原纤维中(图 8-2-2A)。炎症型脂肪肉瘤指在脂肪瘤样脂肪肉瘤或硬化性脂肪肉瘤内含有数量不等的淋巴细胞和浆细胞浸润,常形成结节状的聚集灶或生发中心,有时脂肪成分可被炎症背景覆盖。梭形细胞脂肪肉瘤比较少见,由成条束状排列的纤维母细胞样梭形细胞和脂肪瘤样脂肪肉瘤组成,间质常有程度不等的胶原变性和黏液样变性。

2)去分化脂肪肉瘤:是一种含有两种不同分化和形态结构的脂肪肉瘤,分化成分多为分化良好的脂肪瘤样脂肪肉瘤,去分化成分为非脂肪性梭形细胞肉瘤,多呈多形性未分化肉瘤或纤维肉瘤形态[1078](图 8-2-2B~D)。去分化成分中也可含有异源性成分,如横纹肌肉瘤、平滑肌肉瘤、软骨肉瘤、骨肉瘤或血管肉瘤。脂肪肉瘤与去分化成分之间多有清楚的界限,或呈镶嵌状,少数情况下可见到逐渐移行的现象。

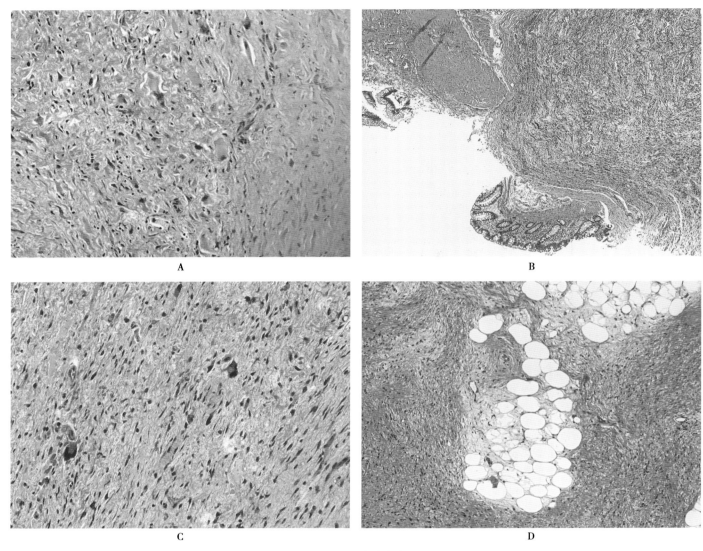

图 8-2-2 脂肪肉瘤

A. 硬化型脂肪肉瘤,核深染的梭形且异形性的间质细胞散在于密集的胶原纤维中;B. 密集的梭形肿瘤细胞位于肌层间;C. 去分化脂肪肉瘤区域内核大畸形、深染的异形细胞;D. 去分化脂肪肉瘤,分化好的脂肪瘤样型脂肪肉瘤与去分化呈纤维肉瘤样脂肪肉瘤混合存在

3)黏液性/圆细胞脂肪肉瘤:一种由圆形至卵圆形原始间叶细胞组成的肿瘤,黏液性脂肪肉瘤低倍镜下呈结节状或分叶状生长,结节的周边细胞相对丰富。肿瘤由圆形、卵圆形至短梭形的原始间叶细胞、大小不等的单泡状印戒样脂肪母细胞、分支状的毛细血管网和黏液样基质组成,间质内的毛细血管网呈丛状、分支状或鸡爪样。在黏液性脂肪肉瘤中可见到原始间充质细胞向成熟的脂肪细胞分化的过程。圆细胞脂肪肉瘤是一种分化差的黏液性脂肪肉瘤,由形态较为一致的增生性小圆细胞组成,细胞周界清楚,胞质呈颗粒状或嗜伊红色,可见单泡状脂母细胞,偶见多泡状脂母细胞。瘤细胞排列呈片状或团片状,有时呈索状、梁状或腺样排列。

4)多形性脂肪肉瘤:比较少见的一种脂肪肉瘤,由数量不等的多形性多空泡状脂肪母细胞和多边形细胞组成,形态上类似多形性未分化肉瘤/多形性恶性纤维组织细胞瘤[1079]。

5)混合型脂肪肉瘤:由不同类型的脂肪肉瘤混合组成,可为分化良好的脂肪肉瘤合并黏液性/圆细胞脂肪肉瘤,或为分化良好的脂肪肉瘤合并多形性脂肪肉瘤,或为黏液性/圆细胞脂肪肉瘤合并去分化脂肪肉瘤,或为黏液性/圆细胞脂肪肉瘤合并多形性脂肪肉瘤,比较少见。

(2)免疫组化:p16、MDM2、CDK4 和 S-100 阳性[1080]。

3. 分子病理 非典型脂肪瘤性脂肪肿瘤/分化良好的脂肪肉瘤以及去分化脂肪肉瘤有超额环状染色体和巨标记染色体,其内含有扩增的 12q14-15 区域,包含 MDM2、CDK4、HMGIC 和 CHOP 基因。FISH 检测发现,这些基因在非典型脂肪瘤性脂肪肿瘤/分化良好的脂肪肉瘤以及去分化脂肪肉瘤常同时扩增。在这两种肿瘤中检测 MDM2、CDK4 的阳性率超过 90%(图 8-2-3),而在良性肿瘤中的表达率很低,可以用于非典型脂肪瘤性脂肪肿瘤/分化良好的脂肪肉瘤与良性肿瘤以及去分化脂肪肉瘤与其他肉瘤的鉴别诊断[1081]。

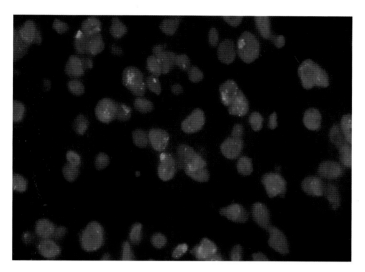

图 8-2-3　MDM2 基因检测
红色信号明显增多,显示基因扩增

黏液性/圆细胞脂肪肉瘤 90% 的病例具有 t(12;16)(q13;p11),产生 CHOP(DDIT3)-FUS 融合基因,少数病例含有 t(12;22)(q13;q12),产生 CHOP-EWS 融合基因。多形性脂肪肉瘤的细胞遗传学比较复杂,与其他类型的软组织肉瘤相似。

【鉴别诊断】

1. 胃肠道间质瘤　需与去分化脂肪瘤进行鉴别,去分化脂肪肉瘤中可见到或多或少的分化良好的脂肪肉瘤区域,可检测到 MDM2 扩增,CD117、DOG-1、CD34 阳性。

2. 脂肪瘤　多位于黏膜下,体积较小,无异型性改变,无 MDM2 扩增。

三、恶性外周神经鞘膜瘤

【定义】

恶性外周神经鞘膜瘤(malignant peripheral nerve sheath tumor,MPNST)是具有外周神经施万细胞分化特征的恶性肿瘤。

【临床特征】

发生于消化系统的 MPNST 罕见,部分起源于之前存在的良性神经肿瘤,通常为神经纤维瘤,或者伴有 NF1 的患者,伴有 NF1 的患者多为儿童。临床多表现为巨大肿物,累及神经时可出现感觉异常等相关神经症状。治疗

通常采用外科手术治疗。大多数 MPNST 为侵袭性肿瘤,预后较差。伴有 NF1 相关的 MPNST 患者比散发患者生存期短[1082]。

【病理变化】

1. 大体特征　通常为累及较大神经的梭形肿物,直径>5cm。伴有 NF1 的患者,肿瘤起源于丛状神经纤维瘤,该肿瘤为黄褐色-白色、鱼肉状,部分区有出血及坏死。

2. 镜下特征

(1)组织学特征:MPNST 具有各种多样的镜下表现。经典形态为排列紧密、条束状增生的梭形细胞,亦可出现血管外皮瘤样的形态特点,可见交替性分布的细胞丰富区及稀疏细胞区。瘤细胞呈现施万细胞的形态特点,核深染,核形不规则,核端呈圆形或锥形,逗点样,核分裂易见。有时具有高级别未分化多形性肉瘤的形态特点。部分 MPNST 具有腺样分化(有或无黏液产生)。黑色素沉积也可见到。上皮样 MPNST 瘤细胞含有丰富的嗜酸性胞质,并可出现显著的黏液背景。

(2)免疫组化:SOX10、p53 阳性,H3K27me 阴性,小于 50% 的病例 S-100 阳性,且多为灶性表达,20%~30% 的病例 GFAP 阳性,少数病例可出现局灶性 CK 阳性。

3. 分子病理　NF1 患者具有 NF1 基因的体细胞改变。几乎所有的 MPNST 患者具有双等位 NF1 基因突变,还可伴有染色体 7p、8q 和 17q 获得及染色体 9p、11q、13q 和 17p 缺失。

【鉴别诊断】

1. 纤维肉瘤　与 MPNST 相比,瘤细胞核相对对称,S-100 等通常为阴性。

2. 单相型纤维性滑膜肉瘤　瘤细胞 AE1/AE3、EMA 和 Bcl-2 阳性。可检测到 SYT-SSX1/2 基因融合。

3. 平滑肌肉瘤　胞质嗜酸性,胞核呈杆状、雪茄样。Masson 染色可协助鉴别。

4. 恶性孤立性纤维性肿瘤　可见鹿角状或分支状血管,CD34 及 Bcl-2 阳性,S-100 阴性。

四、尤因肉瘤/PNET

【定义】

尤因肉瘤/PNET(Ewing's sarcoma/peripheral primitive neuroectodermal tumor family,EWS/pPNET)是一组发生于软组织的具有不同程度神经外胚层分化的小圆细胞肉瘤。

【临床特征】

好发于儿童或青年人,原发于消化道的尤因肉瘤罕见,结直肠、胃、肝、小肠均仅有少量案例报道[1083,1084],临床症状常表现为腹痛。

【病理变化】

1. **大体特征**　呈多结节状或分叶状,质软或脆,切面灰黄或灰红色,常伴坏死,可有囊性变,但钙化少见。

2. **镜下特征**

(1)组织学特征:肿瘤由小而蓝染的圆细胞构成,胞质透亮,其核形较规则,核膜清晰,染色质细腻均匀,核分裂象多少不等,部分病例中瘤细胞核的形态也可不规则,可见核折叠及核沟。在部分肿瘤内,可见体积较小、核深染、胞质稀少、形态上类似小淋巴细胞的肿瘤细胞和体积较大、核染色质空泡状、形态类似上皮细胞的中等大小细胞混杂所组成的双相性形态。瘤细胞可呈片状、小叶状分布,有时也可呈条索状,可见到菊形团结构。肿瘤组织富于血管,瘤细胞也可以围绕血管形成乳头状结构。

(2)免疫组化:胞膜弥漫强阳性表达 CD99,Vimentin 阳性,NSE 和 FLI1 呈不同程度的阳性,S-100、NF、CgA 常为阴性。少数表达 CK。PAS 染色可显示胞质内的糖原成分。

3. **分子病理**　大部分病例(90%~95%)存在 t(11;22)(q24;q12)基因易位,导致位于 11q24 上的 FLI-1 基因与位于 22q12 上的 EWS 基因融合,产生 EWS(5'端 7 号外显子)-FLI-1(3'端,6 号外显子 I 型,或 5 号外显子 II 型)融合性基因。

【鉴别诊断】

1. **转移性神经母细胞瘤**　发病年龄较骨外尤因肉瘤小,CD99 阴性,没有 EWS-FLI-1 基因融合。

2. **腺泡状横纹肌肉瘤**　腺泡状结构,Desmin、Myogenin 等肌源性标记阳性。

3. **转移性小细胞癌和皮肤麦克尔细胞癌**　结合患者病史及临床特征有助于鉴别,小细胞癌神经内分泌标记阳性,转移性皮肤麦克尔细胞癌一般为老年患者,并表达 CK20 及神经内分泌标记。

4. **淋巴母细胞淋巴瘤**　瘤细胞 CD99 阳性,但同时显示 TDT 及其他淋巴细胞相关标记物阳性。

5. **促结缔组织增生性小圆细胞肿瘤**　瘤组织中可见显著的纤维结缔组织成分,瘤细胞表达 AE1/AE3 及 Desmin。

6. **分化差的滑膜肉瘤**　EWS-FLI-1 阴性,SYT-SSX 重排阳性。

五、血管肉瘤

【定义】

血管肉瘤(angiosarcoma)是具有不同程度血管内皮细胞分化特征的恶性肿瘤。

【临床特征】

胃肠道极为少见,常发生于老年人。小肠血管肉瘤可能与先前的放射治疗有关[1085]。临床多无特征性表现,治疗需采用外科手术切除,术后辅以放疗或化疗,亦可在新辅助化疗后行手术治疗。预后差,中位生存期约 2 个月[1076],肿瘤最大直径>5cm 是预后更差的指标,完整切除肿瘤是唯一的预后相关因素[1086,1087]。

【病理变化】

1. **大体特征**　单发或多发,可呈息肉状,并有明显的蒂,切面呈暗褐色或紫褐色,边界不清,可见明显出血,表面黏膜可见糜烂或溃疡形成[1088]。

2. **镜下特征**

(1)组织学特征:与其他部位血管肉瘤形态相似(图 8-2-4)。典型组织学表现为新生的梭形或上皮样细胞,弥漫分布,交织成网状,形成大小不一、不规则互相吻合的

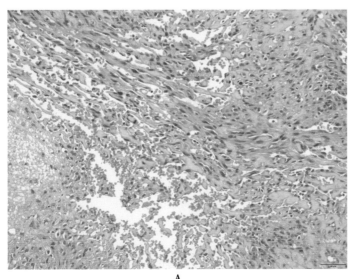

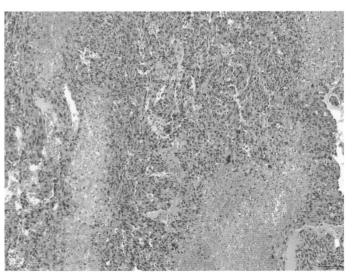

图 8-2-4　血管肉瘤
A. 大小不一、不规则互相吻合的血管腔,腔内可见红细胞;B. 瘤细胞异型性明显,可见核分裂象及肿瘤性坏死

血管腔,腔内可见红细胞。高分化血管肉瘤可见分化较好的血管相互吻合成网状或窦隙样结构,内皮细胞轻至中度异型性,沿着腔面堆积多层或形成乳头突入腔内,核分裂象易见。低分化血管肉瘤异型性明显,瘤细胞可呈实性片状、巢状,细胞上皮样或梭形,瘤细胞异型性明显,核大,核仁明显,核分裂象多见。少数情况下,肿瘤细胞呈上皮样,成片排列,核大、空泡状、核仁明显,可见到不规则的分支状血管性腔隙,称上皮样血管肉瘤。发生于胃的血管肉瘤多侵犯黏膜下层或固有肌层,也可累及胃壁全层,肿瘤多呈低分化,需与低分化癌鉴别。

（2）免疫组化:CD31、CD34、F8、ERG 阳性,部分病例角蛋白可阳性,特别是在上皮样血管肉瘤亚型中(图 8-2-5)。

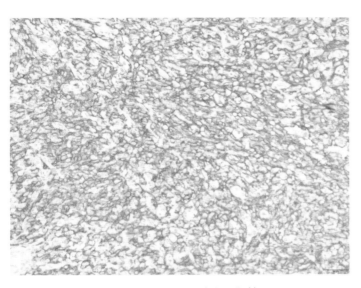

图 8-2-5　CD34 呈弥漫强阳性

3. **分子病理**　可检测到 TP53 基因突变,少数病例可见 KRAS 突变。

【鉴别诊断】

1. **恶性黑色素瘤**　常巢状排列,无明显的血管形成区域,HMB45、S-100 阳性。

2. **上皮样血管内皮细胞瘤**　可见黏液样基质,瘤细胞异型性不明显,出血坏死较少或无,而血管肉瘤肿瘤细胞明显异型,血管分化更原始。

3. **低分化癌**　有时可形成假肉瘤样形成,可表达CK、Vimentin,但不表达 CD31、CD34。

4. **胃肠道间质瘤**　无血管腔隙结构,利用 CD117、DOG-1 染色可协助鉴别。

六、卡波西肉瘤

【定义】

卡波西肉瘤(Kaposi's sarcoma, KS)是条束状梭形细胞构成的、具有血管分化特征的恶性肿瘤,由 Kaposi 于1872 年首先报道,多与艾滋病相关。

【临床特征】

根据临床表现、流行特点及预后分成 4 型:即经典型、非洲型(也称地方型)、医源型(也称免疫抑制型)、AIDS 相关型。消化道卡波西肉瘤占艾滋病相关肿瘤的25%[1089]。通常无症状或表现为非特异性消化道和全身症状,临床以姑息治疗为主,目的是改善症状和预防进展。治疗方法包括抗逆转录病毒药物、放射治疗、化疗或联合治疗。

【病理变化】

1. **大体特征**　消化道卡波西肉瘤早期表现为黏膜下斑疹,常规消化道钡剂造影多无异常,内镜下表现为单个或多个斑丘疹样、息肉样或结节性病灶。色泽鲜红,界限较清晰,表面黏膜光滑或继发糜烂和溃疡[1090]。

2. **镜下特征**

（1）组织学特征:镜下多表现为结节状病灶,病灶间可相互融合。梭形瘤细胞相互交织,细胞异型性小,核分裂象少见,可见明显的裂隙和血管腔结构,呈筛孔状或蜂窝状,其内可见红细胞,有时可见较多淋巴细胞和浆细胞浸润。少数病例瘤细胞分化较差,异型性明显,可见较多核分裂象。有些病例中可含有较大的扩张型血管腔隙,类似淋巴管。

（2）免疫组化和特殊染色:CD34、CD31、PAL-E、E92、VEGFR-3、D2-40、Fli-1 和 LNA-1(latent nuclear antigen-1)阳性,与 AIDS 相关的肿瘤 HHV-8 阳性。肿瘤内可见 PAS 阳性的透明小体。

【鉴别诊断】

1. **血管肉瘤**　HHV8 阴性,常呈上皮样形态。

2. **胃肠道间质瘤**　通常不位于黏膜内,没有腔隙状结构,CD31 和 HHV8 阴性,DOG-1、CD117 阳性。

3. **梭形细胞型黑色素瘤**　没有腔隙状结构,S-100阳性。

七、胃肠道间质瘤

【定义】

胃肠道间质瘤(gastrointestinal stromal tumor, GIST)是起源于卡哈尔细胞(Cajal 细胞)的间叶源性肿瘤,以表达CD117 和/或 DOG-1 以及出现 C-KIT 或 PDGFRα 基因突变为特征,是消化道最常见的间叶源性肿瘤。

【临床特征】

发病高峰年龄 55～65 岁,较少发生于儿童及青少年,男性多见。GIST 主要发生于胃(50%～70%)和小肠(20%～30%),部分发生于直肠(5%～15%),较少发生于结肠和食管。临床表现无特异性,多因为消化道出血(黑便)、腹痛、上腹部不适、腹胀或腹部包块就诊。部分病例为偶然发现。超声内镜和 CT 是最常用的影像学检查手段,可用于判断病变部位、性质和大小。手术切除是首选的治疗方法,直径小于 2cm 的消化道浅部肿瘤可采用内镜下切除,药物治疗主要为 CD117 的分子靶向抑制剂甲磺酸伊马替尼。预后与肿瘤大小、核分裂数、肿瘤位置及术中是否破裂相关,常用的危险度划分或分级方法包括 WHO 标准和改良的 NIH 方案(表 8-2-1、表 8-2-2)。

表 8-2-1 WHO 预后分组[649]

预后分组	分类	ICD-O 编码	肿瘤大小/cm	核分裂数/(个/50HPF)	复发或进展风险			
					胃	空回肠	十二指肠	结直肠
1	良性	8936/0	≤2	≤5	0 none	0 none	0 none	0 none
2	良性	8936/0	>2~5	≤5	1.9% very low	4.3% low	8.3% low	8.5% low
3A	良性	8936/0	>5~10	≤5	3.6% low	24% moderate	34% high ‡	57% high ‡
3B	恶性	8936/3	>10	≤5	12% moderate	52% high		
4	恶性潜能未定	8936/1	≤2	>5	0 †	50% †	§	54% high
5	恶性	8936/3	>2~5	>5	16% moderate	73% high	50% high	52% high
6A	恶性	248936/3	>5~10	>5			86% high	71% high ‡
6B	恶性	8936/3	>10	>5				

注:上述分组中关于良恶性的分类方法仅适用于胃,且尚未得到广泛的认同

表 8-2-2 NIH 危险度分级

危险度分级	肿瘤长径/cm	核分裂数/(个/50HPF)	肿瘤原发部位
极低	≤2	≤5	任何
低	>2~5	≤5	任何
中等	>2~5	>5	胃
	≤2	>5	任何
	>5~10	≤5	胃
高	任何	任何	肿瘤破裂
	>10	任何	任何
	任何	>10	任何
	>5	>5	任何
	>2~5	>5	非胃原发
	>5~10	≤5	非胃原发

【病理变化】

1. 大体特征 肿瘤可位于黏膜下、固有肌层或浆膜下,边界清楚,切面灰白色或灰红色,质地软或中等,部分病例可见囊性变(图 8-2-6)。

2. 镜下特征

(1)组织学特征:形态学包括梭形细胞型、上皮样细胞型、混合细胞型以及其他特殊类型(图 8-2-7~图 8-2-10)。细胞异型性和核分裂象在不同病例之间不等。

梭形细胞型最常见,瘤细胞梭形或短梭形,束状、交织状或旋涡状排列,发生于胃的 GIST 常见栅栏状排列,瘤细胞密度高低不等,大多没有显著的多形性改变,可见到核端空泡。部分体积较小的肿瘤间质内可见显著胶原化及钙化,少数病例可见显著间质黏液变性。

上皮细胞型少见,上皮样肿瘤细胞呈片状分布,细胞境界清楚,有时可见多核巨细胞[1091],SDH 基因突变亚型常为上皮细胞型,且低倍镜下常表现为多结节生长方式(图 8-2-11、图 8-2-12)。混合细胞型则同时出现上皮样细胞和梭形细胞,可表现为两者之间的过渡或者两者之间存在纤维性分割。

(2)免疫组化:CD117(图 8-2-13)、CD34 和 DOG-1(图 8-2-14)、Vimentin 阳性,阳性定位于细胞膜和细胞质,部分病例 Nesting、SMA、S-100 阳性,Desmin 大多为阴性或灶性阳性。SDH 突变亚型 SDHA 或 SDHB 阴性(图 8-2-15)。

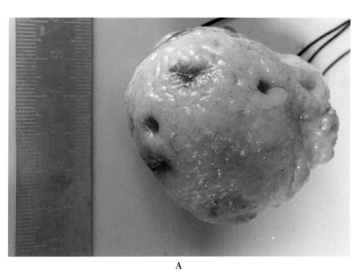
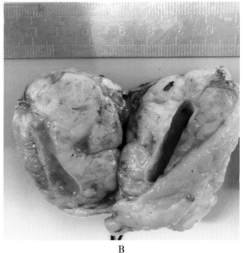

图 8-2-6 胃肠道间质瘤
A. 黏膜下肿物,结节状生长,界限清晰;B. 肿瘤切面结节状,中央囊性变

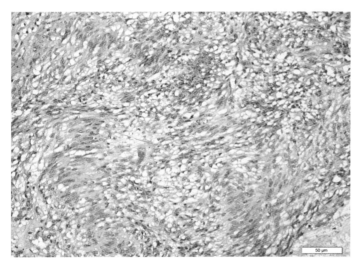
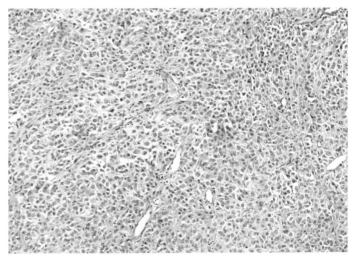

图 8-2-7 梭形细胞型
胞质内常见空泡结构,局部可见栅栏样排列

图 8-2-9 上皮样细胞型

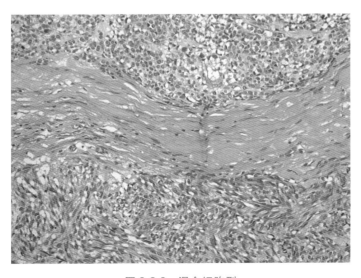
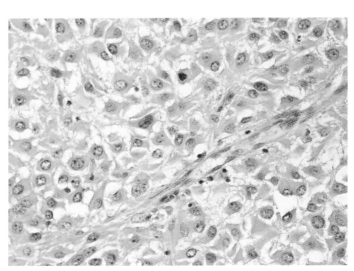

图 8-2-8 混合细胞型
中间可见纤维性分隔

图 8-2-10 高倍镜示肿瘤细胞形态类似上皮细胞

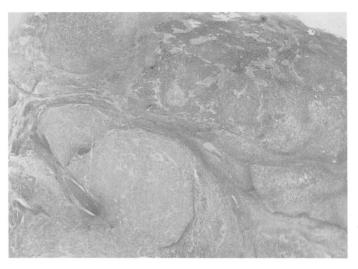

图 8-2-11　SDHB 突变亚型
低倍镜显示多结节生长方式

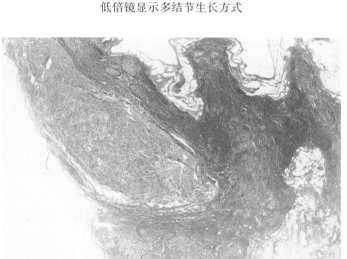

图 8-2-12　SDHB 突变亚型
可出现淋巴结转移

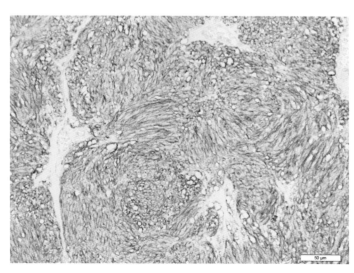

图 8-2-13　CD117 阳性

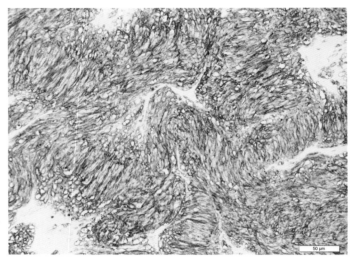

图 8-2-14　DOG1 阳性

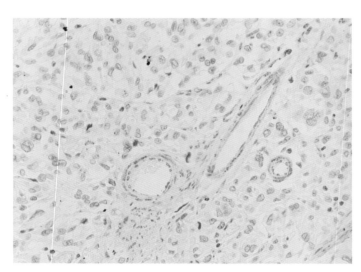

图 8-2-15　SDHB 突变亚型 SDHB 表达阴性

（3）电镜：瘤细胞胞质丰富，含丰富的线粒体、粗面内质网、滑面内质网、游离核糖体及中间丝，胞膜下见不规则分布的微囊泡，胞膜上有致密斑，胞膜有较多指状突起。

3. 分子病理　约 85% 的 GIST 存在 C-KIT 基因突变，最常见的突变位于 11 号、9 号、13 号及 17 号外显子，5% 左右 GIST 存在 PDGFRα 基因突变，最常见的突变位点位于 18 号、12 号及 14 号外显子。其他少见的突变基因包括 SDHα、SDHβ、NF1 和 BRAF 等。

【鉴别诊断】

1. 平滑肌瘤　瘤细胞密度低，胞质嗜酸性，细胞异型性小，核分裂象罕见，SMA、Desmin 阳性，CD117、DOG-1 和 CD34 阴性。

2. 侵袭性纤维瘤病　由梭形的纤维/肌纤维母细胞

构成,呈平形状或束状排列,β-catenin 核阳性,SMA 阳性,CD117、DOG-1 和 CD34 阴性。

3. **神经鞘瘤**　多数肿瘤周围可见到淋巴细胞套结构,梭形细胞呈栅栏状排列,可见到细胞稀疏区和细胞致密区,S-100 阳性,部分病例 CD34 阳性,DOG-1 和 CD117 阴性。

4. **炎性纤维样息肉**　多位于黏膜下层,梭形细胞围绕血管呈同心圆或洋葱皮样排列,间质内常见较多嗜酸性粒细胞,CD34 阳性,DOG-1 和 CD117 阴性。

5. **炎性肌成纤维细胞瘤**　好发于儿童及年轻人,肿瘤由增生的、肥胖的纤维或肌纤维母细胞构成,间质内可见大量炎症细胞,如淋巴细胞、浆细胞及中性粒细胞,SMA 和 Desmin 阳性,半数病例 ALK-1 阳性,CD34、DOG-1 和 CD117 阴性。

八、黑色素瘤

【定义】

黑色素瘤(melanoma)是具有黑色素细胞分化特征的恶性肿瘤。发生于软组织的恶性黑色素瘤又称为透明细胞肉瘤。

【临床特征】

我国和其他亚洲国家的黑色素瘤发病率较欧美国家低,消化道以直肠肛管多见[1092],男女比例为 1.12:1,中位诊断年龄为 50~55 岁,同时黑色素瘤是转移到小肠最常见的恶性肿瘤,尽管多数小肠转移性黑色素瘤并无明确的原发灶,一般认为来源于未诊断或消退的原发瘤。临床缺乏特异性表现,多以便血和直肠肿块就诊。血清乳酸脱氢酶(LDH)越高预后越差。早期治疗以扩大切除

手术为主,同时辅以化疗、放疗和免疫治疗。免疫治疗是恶性黑色素瘤治疗的重要组成部分,包括 CTLA-4 抑制剂、PD-L1 抑制剂、BRAF V600E 抑制剂、C-KIT 抑制剂和干扰素、白介素-2 等细胞因子。消化道黑色素瘤高度恶性,易于复发和远处转移,预后差,C-KIT 基因和 BRAF 基因突变均是黑色素瘤的独立预后因素。

【病理变化】

1. **大体特征**　肿瘤多数突出于肠腔,一般质地较软,当肿瘤较小时表面光滑,部分呈紫蓝或褐色,病理形态分为呈息肉型、结节型和溃疡型,息肉型常有蒂,蒂多较短而宽;结节型表现为隆起的小结节或形成菜花状突入肠腔,无蒂,易向黏膜下浸润;溃疡型是在结节型的基础上表面坏死脱落而成。后两型累及范围较广,瘤组织浸润程度深,常伴淋巴结及血行转移,预后差[1093]。

2. **镜下特征**

(1)组织学特征:与其他部位的恶性黑色素瘤相似,瘤细胞弥漫浸润性生长,细胞异型性明显,细胞界限不清,有时在胞质内可见多少不等的非折光性黑色素颗粒,可见核沟、核折叠和假包涵体,大的嗜酸性核仁为突出的特征,核分裂象多见(图 8-2-16)。瘤细胞形态变异很大,可有上皮样细胞型、小细胞型和梭形细胞型,胞质可以嗜酸、嗜碱、泡沫状、印戒样、横纹肌样或完全透明。

(2)免疫组化:Vimentin、HMB45、S-100、Melan-A、酪氨酸酶、小眼畸形转录因子(MiTF)、CD117 阳性。梭形细胞恶性黑色素瘤 HMB45 和 Melanie-A 可为阴性,S-100 阳性。CK 通常为阴性。

(3)电镜:可见特征性的黑色素小体和特异性较小的前黑色素小体。

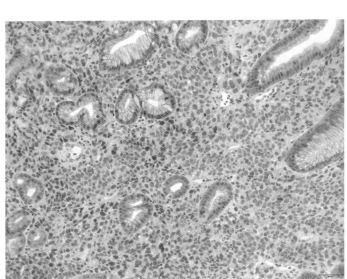

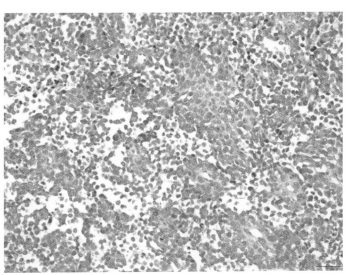

A　　　　　　　　　　　　　　　　　　　　　B

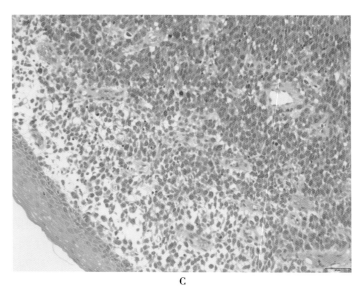

图 8-2-16 黑色素瘤
A. 肿瘤浸润性生长;B. 肿瘤细胞异型明显,偶见黑色素细胞;C. 肿瘤位于食管黏膜上皮下,弥漫性生长方式

3. 分子病理 可检测到 KIT 基因突变或扩增、NRAS 基因突变、BRAF 基因突变(V600E 突变多见)及 MITF 基因扩增。ATF1-EWS 融合多见于透明细胞肉瘤,而非恶性黑色素瘤,亦可检测到 EWSR1-CREB1 融合。

【鉴别诊断】

1. 低分化癌 当癌分化程度很低时,单纯从形态学上与恶性黑色素瘤进行鉴别有一定困难,可借助免疫组化,癌的上皮性标记 CK 及 EMA 为阳性,而黑色素瘤 HMB45、Melan-A 和 S-100 阴性。

2. 恶性淋巴瘤 可通过 LCA 及其他淋巴瘤相关标志物进行鉴别。

3. 平滑肌肉瘤或胃肠道间质肿瘤 肿瘤细胞呈梭形或多形性时易与平滑肌肉瘤或胃肠间质肿瘤混淆,后者常呈束状、编织状排列,SMA、Desmin 或 CD117、DOG-1、CD34 阳性。

九、腺泡状软组织肉瘤

【定义】

腺泡状软组织肉瘤(alveolar soft part sarcoma)是一种分化方向尚不明确的软组织恶性肿瘤,以嗜酸性、上皮样、黏附性差的大多边形肿瘤细胞组成"器官"样或"腺泡"状结构为特征,细胞巢之间有薄的窦状血管分隔。

【临床特征】

好发于青少年,消化道原发肿瘤罕见[1094]。影像学提示肿瘤血供丰富,MRI 显示高信号密度[1095]。局部根治性切除为主要治疗手段,局部孤立性病灶进行广泛切除后很少复发。该肿瘤易发生早期转移,常见部位为肺、脑、肝、皮肤、乳腺,而转移至淋巴结者较少见。影响预后的因素包括年龄、肿瘤大小、有无转移等。

【病理变化】

1. 大体特征 肿块呈圆形、椭圆形或结节状,切面灰白、灰褐色,质地软,较大肿瘤常见坏死出血。

2. 镜下特征

(1) 组织学特征:肿瘤细胞排列成特征性的"器官样"或"腺泡状"结构,细胞巢之间为纤维性间隔,内含衬附单层扁平内皮细胞的裂隙状毛细血管网。瘤细胞呈多边形、体积大的上皮样细胞形态,胞质嗜酸性,部分瘤细胞胞质透亮,核大、空泡状,核仁明显,脉管内瘤栓易见[1095]。

(2) 免疫组化及特殊染色:肿瘤细胞胞质内结晶物 PAS 染色阳性,可表达 TFE-3,MyoD1 胞质阳性,AE1/AE3、CgA、Syn、NF 阴性。

3. 超微结构 肿瘤细胞巢周围有不连续的基底膜围绕。特征性的结构为胞质内大量大小不等的棒状结晶体。

4. 分子病理 t(X;17)(p11.2;q25)产生 TFE3-ASPL 融合基因,可通过 FISH 或 RT-PCR 检测。

【鉴别诊断】

1. 副神经节瘤 因两者均可显示"器官"样结构而易混淆。副神经节瘤表达 CgA、Syn 等神经内分泌标记,而 TFE3、Desmin、MyoD1 等标记阴性,无 TFE3-ASPL 融合基因产生。

2. 转移性肾细胞癌 具有相关病史或影像学检查提示肾脏占位性病变,肿瘤细胞 CK、CD10、RCC、PAX-8 等标志物阳性。

十、滤泡树突状细胞肉瘤

【定义】

滤泡树突状细胞肉瘤(follicular dendritic cell sarcoma)

是具有滤泡树突状细胞分化特征及特定免疫表型的肿瘤。

【临床特征】

消化道少见[1],各个年龄段均可发生。可表现为消化道出血、腹部不适、腹胀、腹痛和腹部肿块,亦可伴有恶心、呕吐或体重下降。影像学检查缺乏特异性,CT表现为消化道黏膜下肿块,可能被误诊为胃肠道间质瘤。治疗采用手术切除,辅以局部放化疗。本瘤属于相对惰性肿瘤,但较多的核分裂象、核异型、坏死等表现均提示高度恶性。切除后易复发,缺乏与预后相关指标的报道。

【病理变化】

1. 大体特征 消化道的滤泡树突状细胞肉瘤主要表现为黏膜下的实质占位,结节状,界限清,切面似肉瘤,质地较软。

2. 镜下特征

(1)组织学特征:肿瘤细胞呈圆形或者梭形,胞质较丰富,淡染,核呈空泡状,染色质细腻,有小核仁。细胞排列呈旋涡状、席纹状、条束状、片状。核分裂象不多见,细胞异型性不明显,坏死少见。

(2)免疫组化:CD21、CD35、CD68、Vimentin阳性。CK、EMA、CD34、SMA、S-100阴性。

(3)电镜:肿瘤细胞呈现通过桥粒相连的许多长绒毛细胞相互交织的特点。胞质内可见大量线粒体和内质网状,缺少Birbeck颗粒、复合结节点和类牙间交错胞质[3]。

【鉴别诊断】

1. 炎性肌成纤维细胞瘤 可见显著的炎症成分,瘤细胞胞质嗜双色性,ALK阳性,CD21、CD35等标志物阴性。

2. 指状突树状细胞肉瘤 S-100阳性。

3. 胃肠道间质瘤 CD117、DOG-1、CD34阳性。

4. 孤立性纤维性肿瘤 可见特征性的鹿角状或分支状血管,CD34、STAT6阳性。

5. 恶性黑色素瘤 HMB45、Melan-A阳性。

6. 恶性外周神经鞘膜瘤 细胞密度高,异型性明显,S-100多为局灶性阳性,CD21、CD35等标志物阴性。

十一、朗格汉斯细胞组织细胞增生症

【定义】

朗格汉斯细胞组织细胞增生症(Langerhans cell histiocytosis)是具有朗格汉斯细胞形态及免疫表型特征的肿瘤。

【临床特征】

消化道朗格汉斯细胞组织细胞增生症较少见,儿童和成人均可见,男性发病率约为女性的两倍[1096,1097]。多表现为非特异性胃肠道症状,如呕吐、腹泻、腹痛,单系统的局限性病变常有自愈倾向,预后最好,多系统病变且伴有脏器功能障碍者预后最差[1098]。

【病理变化】

1. 大体特征 大体多表现为黏膜下隆起的结节状病灶。

2. 镜下特征

(1)组织学特征:组织学上类似全身其他部位的病变,光镜下散在弥漫分布特殊类型的组织细胞——朗格汉斯(Langerhans)细胞,圆形,单个核细胞,大小较一致,细胞体积较大,胞质淡粉染,胞核分叶状,细胞核常有折叠、切迹或核沟,呈咖啡豆样,间质可见数量不等的嗜酸性粒细胞、淋巴细胞、浆细胞等,甚至形成嗜酸性脓肿,有时可见多核巨细胞。

(2)免疫组化:CD68、CD1a、S-100、Langerin阳性。

(3)电镜:朗格汉斯细胞胞质丰富,外形不规则,胞核卵圆,核内陷形成缺痕,胞质中可见Birbeck颗粒,该颗粒长100nm~1μm,有界膜,一端呈网球拍状,此颗粒的出现具有诊断意义。

3. 分子病理 此病有X染色体失活,提示朗格汉斯细胞组织细胞增生症为克隆性增生的肿瘤性病变。

【鉴别诊断】

1. 霍奇金淋巴瘤 可见较多嗜酸性粒细胞浸润,没有成片的组织细胞样成分,结合形态学及CD30、CD15、PAX-5、EBER等标志物可协助鉴别。

2. Rosai-Dorfman病 组织细胞可见显著的吞噬现象,低倍镜下可见明暗相间的排列方式。

3. 滤泡树突状细胞肉瘤 嗜酸性粒细胞浸润现象不明显,CD21和CD35阳性。

十二、多形性未分化肉瘤

【定义】

多形性未分化肉瘤(undifferentiated pleomorphic sarcoma)是具有显著的多形性且无明确分化特征的高度恶性间叶组织肿瘤。

【临床特征】

消化道罕见,一般多作为肉瘤样癌中的肉瘤成分存在。主要表现为消化道症状,诸如梗阻及消化道出血,出血量多时可造成失血性贫血。腹部CT扫描可为包含低衰减和轻度至中度对比度增强的区域巨大软组织块,也可表现为消化道壁增厚。治疗以手术切除为主,预后差[1099]。

【病理变化】

1. 大体特征 多为巨大肿物,界限不清或有假包膜,切面灰红,可见出血坏死。

2. 镜下特征

(1)形态学特征:由席纹状排列的胖梭形细胞组成,梭形细胞形态学上类似纤维母细胞,也可以呈交织条索状或鱼骨样排列。核大、深染的瘤巨细胞常见,核分裂象易见,也可见到出血、坏死及囊性变。该肿瘤属于排除性诊断。

（2）免疫组化：没有特异性的标记物，部分瘤细胞可以表达 Actin、h-caldesmon，偶尔表达 CK、EMA 及 S-100。

【鉴别诊断】

1. **多形性平滑肌肉瘤** 肿瘤内有时候能见到经典的平滑肌肉瘤区域，瘤细胞至少表达一种肌源性标志物（SMA、Calponin），其多形性区域肌源性标志物表达常明显减弱。

2. **多形性横纹肌肉瘤** 表达 Desmin、Myogenin 和 Myoglubin 等肌源性标记。

3. **多形性脂肪肉瘤** 肿瘤内可见明确的脂肪母细胞。

4. **肉瘤样癌** 肿瘤表达 CK 及 EMA 等多种上皮性标记。

十三、滑膜肉瘤

【定义】

滑膜肉瘤（synovial sarcoma）是一种具有上皮和间叶双相分化及特定分子遗传学改变的恶性间叶组织肿瘤。

【临床特征】

消化道罕见，起病隐匿，多表现为深部缓慢生长的肿块，影像学不具有特征，表现为软组织影，圆形、卵圆形或分叶状。临床首选局部手术切除，术后辅助放疗，仅作局部切除，复发率70%，转移率40%~50%，最常转移到肺，5年存活率36%~76%，10年存活率20%~63%[1100]。

【病理变化】

1. **大体特征** 肿物边界清楚，可有纤维性假包膜，部分病例呈浸润性生长，切面灰白灰红色，质软，鱼肉样，可有坏死。

2. **镜下特征**

（1）组织学特征：组织形态上可分为4型：单相纤维型、单相上皮性、双相型及低分化型。

双相型滑膜肉瘤由不等量的上皮样细胞和梭形纤维母细胞样细胞组成，上皮样细胞和梭形细胞之间可以有移行。单相纤维型由交织短束状或旋涡状排列的纤维母细胞样细胞组成，可见多少不等的胶原纤维。单相上皮型主要由上皮样细胞组成，可见腺样结构，形态学上类似腺癌。低分化型表现为细胞显著异型，核分裂象多见，可见坏死。

（2）免疫组化：TLE1、AE1/AE3、CK7、CK19 和 Vimentin 阳性，S-100 阳性（30%），CD99 阳性（62%），CD34、Desmin、SMA、CD117、DOG-1 阴性。

（3）电镜：上皮样细胞类似腺癌，核周可见致密的纤细染色质，胞质丰富，可见线粒体、高尔基体及少量的线粒体、内质网和溶酶体。梭形细胞类似纤维母细胞，核型

不规则，染色质位于周边，可见小核仁，胞质少，可见线粒体及高尔基体，内质网不发达。

3. **分子病理** 约90%的病例可以检出 t（X；18）（p11；q11），产生 SS18-SSX 融合基因。

【鉴别诊断】

1. **纤维肉瘤** 上皮性标志物阴性，无 SS18-SSX 融合基因。

2. **间皮瘤** D2-40、Calretinin、WT-1、CK5/6、Vimentin 阳性，无 SS18-SSX 融合基因。

3. **恶性外周神经鞘膜瘤** 亦可出现腺样结构，临床多提示与神经纤维关系密切，S-100 灶性阳性，无 SS18-SSX 融合基因。

4. **孤立性纤维性肿瘤** 可见特征性的鹿角状或分支状血管，CD34、STAT6 阳性，上皮标志物阴性，无 SS18-SSX 融合基因。

5. **原始神经外胚层肿瘤（PNET）** 瘤细胞多呈小圆型，胞质少，CD99、S-100、Syn、pgp9.5 等标志物阳性，胞质内糖原颗粒 PAS 阳性，可检测到 EWS 基因重排。

十四、米勒管腺肉瘤

【定义】

米勒管腺肉瘤（Mullerian adenosarcoma）是来源于子宫内膜间质的低度恶性混合性上皮-间叶肿瘤，由良性的上皮成分和恶性的间叶（间质）成分构成，多发生于子宫内膜异位症的基础之上。

【临床特征】

消化道的米勒管腺肉瘤十分罕见，中老年多见，一般是在子宫内膜异位症的基础上发生恶性转化[603]。治疗以手术切除为主，化疗、放疗或内分泌治疗为辅。

【病理变化】

1. **大体特征** 可以累及胃肠道的黏膜下层、肌壁、浆膜下层及浆膜层，形成体积较大的有蒂/无蒂肿物。其切面呈实性或囊实性，伴部分区域出血。

2. **镜下特征**

（1）组织学特征：子宫内膜腺体和子宫内膜间质同时增生，伴腺体周围间质密集，间质细胞轻-中度不典型。腺体由良性立方或柱状上皮细胞构成，类似于增殖期子宫内膜的腺上皮，亦可出现输卵管上皮化生、黏液化生和鳞状上皮化生。间质常表现为子宫内膜间质细胞或纤维细胞形态特征，细胞核分裂活跃（>2 个/10HPF），但核分裂及异型性在不同的病例中差异很大。当间质出现异源性分化时，最常见的是横纹肌肉瘤成分[1101]。

（2）免疫组化：上皮成分 ER、PR 及 AE1/AE3 阳性。间质成分 ER、PR、WT1 以及 CD10 表达，SMA、AR 和 CK 有时亦可阳性。分化低的肿瘤 ER、PR、CD10 可阴性[1102]。

【鉴别诊断】

1. **子宫内膜异位**　上皮和间质均无异型性改变。

2. **癌肉瘤**　上皮成分为恶性,间叶成分多表现为高级别肉瘤。

十五、组织细胞肉瘤

【定义】

组织细胞肉瘤(histiocytic sarcoma)是具有组织细胞分化特征的恶性肿瘤。

【临床特征】

真正的组织细胞肉瘤非常罕见,各年龄段均可发病,成人相对多见,男性略占优势。消化道组织细胞肉瘤大部分位于肠道,也有发生于胃和食管[1103-1105]。肠道病变常表现为肠梗阻,发生于胃和食管的病变临床表现类似于癌。本病属于高度侵袭性肿瘤,诊断时绝大多数患者(70%)为临床Ⅲ期或Ⅵ期。目前没有较好的治疗方法,一般采用手术加化学治疗,但治疗反应差、预后差,患者多在2年内死亡。

【病理变化】

1. **大体特征**　发生于食管和胃肠道的组织细胞肉瘤大体表现多类似于癌,多有溃疡形成,肿物边界不清,浸润性生长。

2. **镜下特征**

(1) 组织学特征:肿瘤细胞弥漫、非聚集性增生,形态单一,也可表现为多形性。瘤细胞通常体积大,圆形或卵圆形,有的病例有局灶梭形细胞区域(肉瘤样区域),胞质丰富,淡染或嗜酸性,常伴有微空泡,有时可见噬血细胞现象;细胞核明显增大,圆形至卵圆形或不规则折叠状,核常偏位,有时还可见大的多叶核,染色质均匀或呈泡沫状(图8-2-17)。肿瘤内有时可伴有多少不等的淋巴细胞、浆细胞、反应性组织细胞及嗜酸性粒细胞,有时肿瘤细胞被大量包括中性粒细胞在内的炎性细胞所掩盖,从而被误认为是一种炎性病变。

A

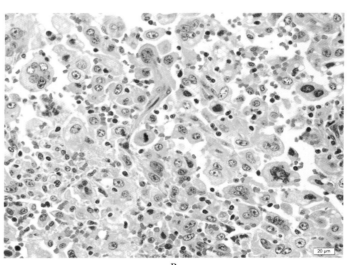

B

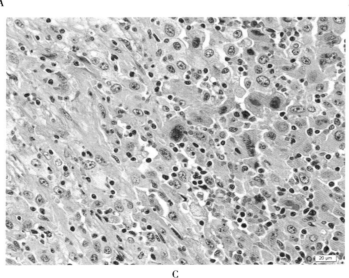

C

图8-2-17　组织细胞肉瘤
A.肿瘤细胞弥漫浸润,累及肠壁全层;B.肿瘤细胞异型明显,核分裂象易见;C.梭形细胞和多形性细胞区域

（2）免疫组化：LCA 及一种或多种组织细胞抗原免疫组化染色阳性（图 8-2-18、图 8-2-19），包括 CD163、CD68（KP-1 和 PGM1）、lysozyme、HAM56、CD11c 和 CD14 等[1106]，CD1a、langerin、MPO、CD15、CD33、CD34、CD21、CD35、CD30、HMB45、EMA、角蛋白及 B 细胞和 T 细胞标志物为阴性[1107]。S-100 可呈弱阳性或灶性阳性，Ki-67 增殖指数 10%~90% 不等，中位数为 20%。

（3）电镜：电镜下见肿瘤细胞胞质丰富，内含大量溶酶体，不见 Birbeck 小体和细胞间连接。

【鉴别诊断】

诊断消化道组织细胞肉瘤时，必须排除以下诊断：大细胞淋巴瘤、指状树突状细胞肉瘤、滤泡树突状细胞肉瘤、Rosai-Dorfman 病、粒细胞肉瘤、低分化癌和恶性黑色素瘤。

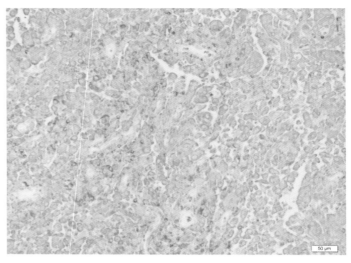

图 8-2-19 CD68 阳性

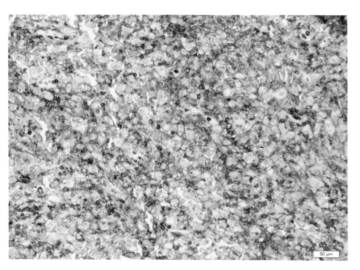

图 8-2-18 LCA 阳性

十六、胃肠道神经外胚层肿瘤

【定义】

胃肠道神经外胚层肿瘤（gastrointestinal neuroectodermal tumor，GNET）是发生于胃肠道的、具有神经外胚层分化特征的恶性间叶肿瘤。既往称为透明细胞肉瘤样肿瘤。

【临床特征】

少见，平均发病年龄 35 岁，无性别差异，临床多表现为腹痛和肠梗阻，常发生淋巴结转移和肝转移，治疗以手术切除为主，有研究显示，可辅以 c-Met/ALK 抑制剂和 VEGF 抑制剂，预后差[1108-1110]。

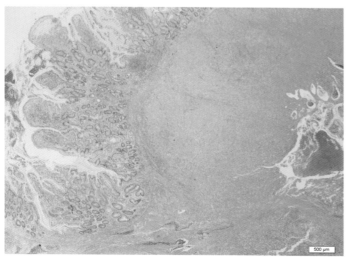

A

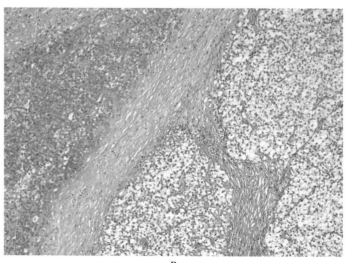

B

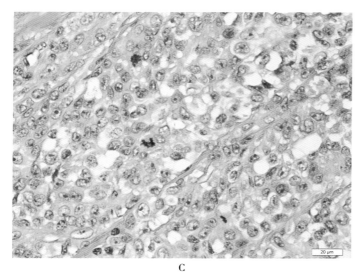
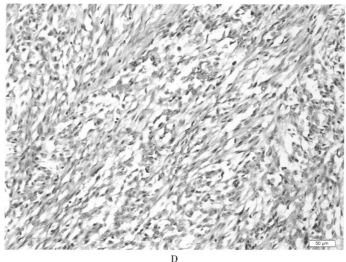

C　　　　　　　　　　　　　　　　　　　　D

图 8-2-20　胃肠道神经外胚层肿瘤

A.肿瘤在肠壁内弥漫浸润性生长;B.肿瘤呈结节状生长;C.上皮样肿瘤细胞片状或巢团状排列,胞质嗜酸或透明,核分裂象易见;
D.梭形细胞区域

【病理变化】

1. 大体特征　可以累及胃肠道壁全层,呈实性占位,可有出血或囊性变。

2. 镜下特征

(1) 组织学特征:肿瘤细胞排列呈片状或巢团状,瘤细胞圆形、卵圆形或梭形,胞质透明或嗜酸性,核仁明显,核分裂象易见。有时可见破骨巨细胞样细胞(图 8-2-20)[1111]。

(2) 免疫组化:S-100(图 8-2-21)、SOX10、Vimentin、Syn 阳性,HMB45、Melan-A、CD117、DOG1、CK阴性。

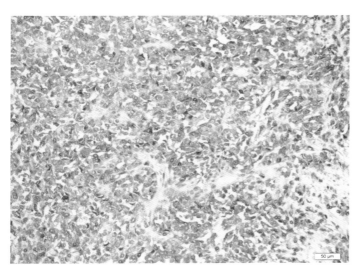

图 8-2-21　S-100 阳性

3. 分子病理　可检测到 *EWSR1* 易位(图 8-2-22),以EWSR1-ATF1[t(12;22)]或 EWSR1-CREB1 最为常见。

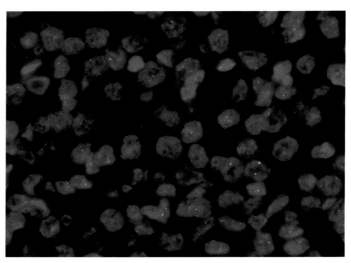

图 8-2-22　肿瘤 EWSR1 分离探针阳性

【鉴别诊断】

1. 腺泡状软组织肉瘤　腺泡状结构,MyoD1 胞质阳性,TFE3 阳性。

2. 恶性黑色素瘤/透明细胞肉瘤　HMB45 和 Melan-A 阳性。

3. 胃肠道间质瘤　CD117 和 DOG1 阳性。

4. 滑膜肉瘤　CK 和 TLE-1 阳性,可检测到 t(X;18)易位。

(罗荣奎　李增山　侯英勇)

第九篇　遗传性疾病及临床综合征的消化道表现

一、家族性腺瘤性息肉病

【定义】

家族性腺瘤性息肉病(familial adenomatous polyposis,FAP)为位于5p21-22的APC(adenomatons polyposis coli)基因突变所致的常染色体显性遗传病,外显率接近100%,特点为结直肠存在大量的腺瘤性息肉,肠外表现包括表皮样囊肿、骨瘤、硬纤维瘤、胃底腺息肉等[1112,1113]。

目前认为FAP包括无肠外表现的家族性结肠息肉病(familial polyposis coli,FPC)或伴有肠外表现(表皮样囊肿、骨瘤和韧带样瘤等)的Gardner综合征、伴发中枢神经系统恶性肿瘤的Crail's综合征(过去称Turcot综合征)以及轻表型FAP(AFAP)[1114-1119]。

诊断标准为:100个或以上结直肠腺瘤,甚至多到难以计数;APC基因突变;有家族性结肠腺瘤性息肉病史;以及至少有以下表现之一:表皮样囊肿、骨瘤、硬纤维瘤。

【临床特征】

1. 流行病学　FAP是最常见的遗传性息肉病综合征,新生儿发病率大约在1/6 850~29 000。男女发病概率相等[1120]。国内至今尚无该病的流行病学报道,据估计,我国有12万例患者,但由于对该病的表型认识不足,真实的发病人数可能远多于此。

2. 临床表现　FAP患者80%有家族史,根据大肠息肉数和发病年龄,分为经典型家族性腺瘤性息肉病(CFAP)(息肉多于100枚,较早的发病年龄)和轻表型家族性腺瘤性息肉病(AFAP)(息肉少于100枚,较晚的发病年龄)。FAP患者的肿瘤出现时间比普通的腺瘤性息肉患者早很多,常在10~20岁即发生腺瘤,40岁前几乎100%癌变。少数也可在60~70岁才发病。如果不进行肠切除,几乎所有患者将发展为结直肠癌;没有干预治疗的患者中,结直肠癌的平均诊断年龄是40岁。从腺瘤发展到癌平均历时15~20年。

临床上常有腹痛、便次增多、稀便、便血、恶心、呕吐等肠道症状。FAP常伴发不同程度的结直肠外表现,其中以上消化道(主要是胃及十二指肠)息肉最为常见,西方报道其发生率为30%~90%。上消化道息肉在病程早期并没有明显症状[1121,1122]。FAP也可以伴发硬纤维瘤、先天性视网膜色素上皮肥大、骨瘤、表皮囊肿、脂肪瘤、牙齿发育异常、鼻咽部血管纤维瘤等,也发生其他器官的癌,如胆囊、胰腺、甲状腺和肾上腺的癌[1114]。

3. 治疗及预后　有家族史者需进行基因筛选和肠镜筛选,无症状者需进行内镜监测。结直肠癌是FAP的主要致死原因,预防性肠切除是防治大肠癌的首选方法,最晚需要在20~25岁之间行预防性结肠切除。手术方式主要有三种:全结直肠切除永久回肠造口、结肠切除回肠吻合(IRA)、全结直肠切除回肠贮袋肛管吻合口术(IPAA)。美国FDA1999年批准选择性COX-2抑制剂可作为FAP的辅助治疗方式[1123]。我国有关FAP的研究较少,虽有散在的家系病例报道,但国内的FAP研究尚没有体系化,不能为各级医疗机构提供有指导作用的诊疗方法。

未发生恶变的FAP患者5年生存率为94.1%,癌变者为45.8%,FAP结直肠外肿瘤已成为影响FAP患者预后的主要因素之一[1124,1125]。

【病理变化】

1. 大体特征　息肉多位于结直肠,也可累及胃和小肠,表现为100个或以上腺瘤,直径一般小于1cm,多数是广基,典型外观为红莓样,类似于增生性息肉,大于2cm的息肉通常有蒂(图9-1-1、图9-1-2),亦可表现为凹陷型和扁平型[1121,1126,1127]。

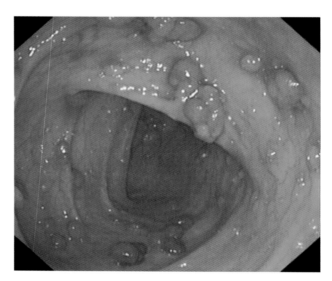

图9-1-1　肠镜示多发息肉

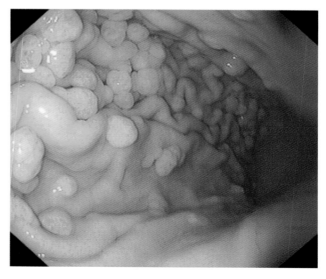

图9-1-2　胃镜示多发息肉

2. 镜下特征　组织学类型包括管状、管状绒毛或绒毛状腺瘤,形态学与散发性腺瘤相同。一个隐窝构成的腺瘤到巨大的腺瘤均可见到,大的息肉常伴癌变(图9-1-3、图9-1-4)。多数胃底部病变为胃底腺息肉,十二指肠病变为腺瘤性息肉,而回肠息肉多半是淋巴组织增生灶,非真性腺瘤。

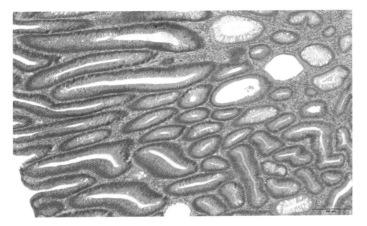

图9-1-3　结肠管状腺瘤

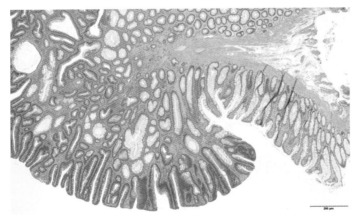

图9-1-4　结肠管状腺瘤

3. 分子病理　大部分病例可检测到APC基因突变,少数病例为MYH基因突变,大约1/4的病例可见KRAS突变[1128-1131]。

【鉴别诊断】

鉴别诊断包括散发性腺瘤性息肉、遗传性混合性息肉病、Gardner综合征、Turcot综合征等,通过临床特征和基因检测进行鉴别。

二、Cowden综合征

【定义】

Cowden综合征(Cowden syndrome)是一种罕见的PTEN基因突变所致的常染色体显性遗传病,也称为多发性错构瘤综合征,以皮肤和消化道黏膜错构瘤以及多发全身肿瘤为特征,包括皮肤黏膜、甲状腺、乳腺、子宫内膜以及中枢神经系统等,且易发生恶变,尤其是乳腺和甲状腺[1132]。

【临床特征】

1. 流行病学　Cowden综合征发病率约为1/200 000,10%~50%的病例是家族性,其余则为散发病例,男女发病率基本相等,90%患者约20岁左右发病,合并恶性肿瘤的概率高达30%。

2. 临床表现　Cowden病的特点是发生外胚层、中胚层和内胚层源性的错构瘤性肿瘤。典型者出现皮肤外毛根鞘瘤、肢端角化症和口腔乳头状瘤[591,592]。胃肠道息肉包括节细胞神经瘤、脂肪瘤样病变和炎性息肉等,发生率约为85%,可发生在食管至肛门之间的任何位置,以远端结肠(直肠、乙状结肠)密集。面部小丘疹一般在20~30岁出现。约70%的患者可见甲状腺及乳腺病变,其中以甲状腺肿及腺瘤多见;女性患者常合并乳腺病变,以纤维性及囊肿性为主,如纤维腺瘤等,约30%的患者合并乳腺癌,往往呈双侧性,发病年龄较低;合并中枢神经系统疾病多表现为小脑发育不良节细胞瘤;其他全身各系统均可出现性质各异、程度不等的病变,如骨囊肿、指(趾)畸形、意向震颤、运动协调障碍、思维迟钝等[1133]。

确诊条件:

(1)单独皮肤黏膜损害如果符合面部丘疹≥6个,其中至少有3个毛根鞘瘤,或者皮肤面部丘疹和口腔黏膜的乳头状瘤,或者口腔黏膜乳头状瘤和肢端角化,或者掌跖角化≥6个。

(2)2个重要诊断标准其一含有巨头畸形或者小脑发育不良性节细胞瘤。

(3)1个重要诊断标准和3个次要标准。

(4)4个次要标准:家庭成员中1位为Cowden综合征患者,其余家庭成员满足以下任意1条标准即可确诊:①符合特异病症性标准;②符合重要标准中的任何1条,伴或无次要标准;③符合次要标准中的任意2条[1134]。

3. 治疗　目前没有有效的治疗方法,治疗关键是早期发现及认识本病,建议患者及其直系亲属定期查体及体检,及时发现内脏肿瘤并及时治疗。Cowden综合征患者消化道息肉恶变率小,但是对于直径>2cm的息肉,应内镜下切除,防止恶变。由于该病甲状腺、乳腺、结肠、肾脏和子宫内膜的恶性肿瘤高发率,应对已确诊或高度怀疑Cowden综合征的患者完善甲状腺、乳腺等相关检查,定期监测并筛查恶性肿瘤,进行密切随访[593-595,1135-1137]。

【病理变化】

1. 大体特征　结直肠、胃及十二指肠可见息肉密集分布、亚蒂样隆起。

2. 镜下特征　息肉具有错构瘤特征、伴有黏膜肌层紊乱和增生,与Peutz-Jeghers综合征的息肉不同,形态多为炎性息肉、炎性增生性息肉或幼年性息肉等。

皮肤病变常表现为表皮角化,栅栏状细胞周边围绕玻璃样变间质、厚的基底膜及丰富糖原。

3. 分子病理　80%的Cowden综合征可检测到10q22-23上的PTEN基因突变[1133,1138]。

【鉴别诊断】

1. 家族性腺瘤性息肉病　结直肠的息肉几乎均为腺瘤性息肉,没有错构瘤性息肉。两者肠外表现也不相同。

2. 幼年性息肉病　组织形态类似,但幼年性息肉病大多无肠外表现。

3. Peutz-Jeghers综合征　消化道息肉中黏膜肌层呈分支状深入增生的腺体成分是其典型特征,肠外表现和分子遗传学改变不同。

4. Gardner综合征　肠道多为腺瘤性息肉,而非炎性或错构性息肉,肠外表现不同。

5. Turcot综合征　肠道多为腺瘤性息肉,肠外多表现为中枢神经系统肿瘤。

6. Cronkhite-Canada综合征　多为炎性或幼年性息肉,与低蛋白血症、外胚层组织改变等临床背景不同。

7. 遗传性混合性息肉病　炎性息肉、错构性息肉及腺瘤性息肉混合存在。

三、Cronkhite-Canada 综合征

【定义】

Cronkhite-Canada综合征(Cronkhite-Canada syndrome,CCS)是一种罕见疾病,主要表现为多发性胃肠道息肉和外胚层异常三联征,即毛发脱落、皮肤色素沉着及指(趾)甲萎缩脱落。

【临床特征】

该病罕见,世界各地散发,多为成年发病,通常呈特发性,无家族聚集倾向,病因和发病机制不明。迄今全球已报道的CCS病例中75%来自日本,可能有一定的区域聚集性。国内以北京、广东、山东为多,发病年龄多为50~70岁,男女比例为1.3~2.3∶1[1139]。

临床常表现为慢性腹泻、腹痛、体重下降、贫血、水肿、食欲不振,也可见手足搐搦、面部抽搐、耳鸣、窦房结功能低下、甲状腺功能低下等表现,外胚层表现为脱发、体毛枯黄、稀疏或脱落、色素沉着、指甲萎缩等[1140]。根据初发症状和体征,CCS可分为5型:Ⅰ型(腹泻型),Ⅱ型(味觉减退型),Ⅲ型(口腔干燥型),Ⅳ型(腹部不适型)及Ⅴ型(毛发脱落型),以前两型最常见。外胚层表现

以指(趾)甲萎缩脱落最为突出,色素沉着表现为深浅和大小不一的棕色或黑褐色斑块。胃肠道肿瘤可能是CCS最重要的并发症,发生率约14.5%~18.6%,原发部位以乙状结肠和直肠最为常见;亚裔恶变率稍高于欧美人种。CCS息肉组织学类型中以锯齿状腺瘤的癌变倾向比较明确,这可能与p53基因异常有关[1141]。

CCS治疗尚无指南或推荐,以色甘酸钠(Cromolyn sodium)和糖皮质激素为基础的支持治疗方案有助于延缓病情进展,预后不良,5年病死率为55%[1142,1143]。

【病理变化】

1. 大体特征　息肉可发生于胃肠道任何部位,以胃和结直肠最为常见,多发或弥漫分布,直径数毫米至数厘米不等,多为半球状、广基或有不明显的蒂,表面常见糜烂。

2. 镜下特征　镜下主要表现为肠道幼年性息肉和胃增生性息肉,其本质均为错构瘤性息肉,固有层水肿明显,伴有多少不等的中性粒细胞、嗜酸性粒细胞、淋巴细胞和浆细胞浸润,可有腺体囊性扩张,无异性型改变,偶可见管状腺瘤,并可以发生恶变[84]。

【鉴别诊断】

1. Peutz-Jeghers综合征　可见口唇奶油咖啡斑,息肉中多无炎症背景。

2. 幼年性息肉　儿童多见,上消化道罕见,无低蛋白血症和外胚层改变。

3. 胃增生性息肉　肠道无特殊表现,无肠外表现。

4. Menetrier病　可有低蛋白血症,但病变主要位于胃底和胃体,胃窦多无病变,无肠道和胃肠外表现。

5. Cowend综合征　肠外表现以面部毛根鞘瘤、口腔黏膜乳头状瘤等多见,息肉为错构特征,黏膜肌层增生、扭曲,固有层被黏膜肌层分隔成分叶状。

6. 遗传性混合性息肉病　炎性或错构性息肉与腺瘤性息肉混合存在。

7. 结肠炎性息肉　多为单发,上消化道及消化道外多无异常表现。

8. 炎症性肠病　根据肠镜表现和临床背景可行鉴别。

四、Gardner 综合征

【定义】

Gardner综合征(Gardner syndrome)是家族性腺瘤性息肉病(FAP)的一个亚型,表现为结肠腺瘤病合并表皮样囊肿、骨瘤、牙齿异常、硬纤维瘤。

【临床特征】

约10%的FAP患者合并有此综合征,各年龄段均可发病,约有25%的患者无明显家族史。临床上表现为肠

道多发腺瘤、多发骨瘤、牙齿异常、皮肤和软组织肿瘤(包括硬纤维瘤)、骨瘤、牙齿异常等通常较结直肠腺瘤出现早。骨瘤最常侵犯颅面骨,尤其是上颌骨和下颌骨,可以表现为内生性或外生性骨疣;硬纤维瘤通常位于腹腔、腹壁,在病理学上表现为良性,几乎不出现远处转移,但其呈浸润性生长,可侵犯邻近脏器,表现为疼痛、肠梗阻等;牙齿异常如牙瘤、阻生牙、多生牙常与骨瘤同时出现。硬纤维瘤及骨瘤等症状常出现在 FAP 确诊前,对 Gardner 综合征的早期诊治有重要作用。骨瘤的放射学表现为圆形或椭圆形、基底宽的不透光肿块。当 CT 或 MRI 发现有 FAP 家族史或手术史患者出现进行性增长的实性肿瘤,排除恶性肿瘤复发后,应考虑硬纤维瘤[1144-1146]。

未经治疗的结直肠息肉 100% 恶变,对 APC 基因突变者在 10~12 岁甚至更早就应开始行纤维结肠镜筛查,对肠镜筛查发现结直肠多发息肉者应行预防性结直肠切除。FAP 伴发硬纤维瘤的治疗方法主要有手术、COX-2 抑制剂和雌激素拮抗剂、化疗及放疗等。早期诊断、早期治疗至关重要,可改善预后[1147,1148]。

【病理变化】

1. 大体特征　结直肠息肉表现同 FAP。硬纤维瘤多表现为周界不清、边缘不规则的肿块,切面灰白色,质地坚韧。

2. 镜下特征

(1) 组织学特征:结直肠息肉表现同 FAP(图 9-1-5)。硬纤维瘤由大量增生的纤细梭形纤维母细胞和胶原纤维组成,不同区域内两者比例不一,纤维母细胞核染色质稀疏或呈空泡状,可见 1~2 个小核仁,核分裂象罕见或不见,细胞多呈平形状或波浪状排列,周边见纤维母细胞束向肌肉内穿插浸润(图 9-1-6)。

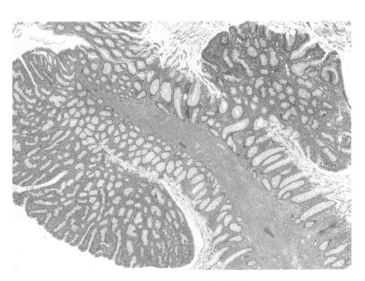

图 9-1-5　结肠多发腺瘤

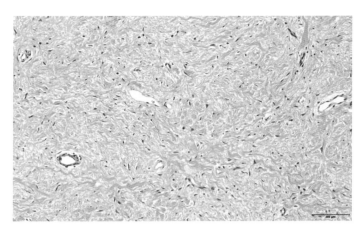

图 9-1-6　Gardner 纤维瘤

(2) 免疫组化:硬纤维瘤梭形细胞表达 β-catenin(核染色),可表达 Vimentin、SMA、MSA 和 Desmin,还可表达 CD117(个别克隆号的抗体),不表达 CD34、S-100。

3. 分子病理　可检测到 APC 基因突变。

【鉴别诊断】

1. 家族性腺瘤性息肉病　腺瘤数目更多,多无肠外表现。

2. Turcot 综合征　同时伴有中枢神经系统恶性肿瘤。

3. 遗传性混合性息肉病　可同时见到腺瘤性息肉和错构瘤/炎性息肉。

4. 神经源性肿瘤　需与硬纤维瘤进行鉴别,S-100 染色可协助判断。

5. 胃肠道间质瘤　需与硬纤维瘤进行鉴别,后者个别克隆号的 CD117 可为阳性,但并非典型的胞膜着色,DOG-1 染色以及 CKIT、PDGFRα 突变检测可协助鉴别。

五、遗传性混合性息肉病

【定义】

遗传性混合性息肉病综合征(hereditary mixed polyposis syndrome,HMPS)是一种罕见的常染色体显性遗传息肉病,其特点是胃肠道多发息肉,组织形态多样,可发生恶变。

【临床特征】

常在青春期发病,患者平均年龄约为 40 岁。临床常表现为便血、腹痛、腹泻、便秘、肠梗阻和贫血等,息肉常发生于结肠或直肠,也有报道称息肉病可以累及整个胃肠道。患者患结直肠癌风险增加,但并不增加患结肠外肿瘤的概率。其初次检查息肉数目少于 15 枚(有别于 FAP)。部分病例可伴发甲状腺、肾脏及乳腺等肿瘤[1149]。

治疗包括息肉切除和选择性全结肠切除。有一些证据表明,阿司匹林或 COX-2 抑制剂治疗能显著抑制大肠腺瘤复发和减少患结肠癌的风险。每年或每两年进行结肠镜检查,切除所发现息肉,可能是目前最有效的防止晚期癌症发展的方法[1150]。

【病理变化】

1. **大体特征** 息肉常发生于结肠或直肠,初次检查息肉数目少于 15 枚。

2. **镜下特征** 目前 HMPS 患者结肠中所见息肉具有腺瘤或增生性息肉相重叠的混合性组织学特点。主要包括 5 种类型:管状腺瘤、绒毛状腺瘤、增生性息肉和不典型幼年性息肉。

3. **分子病理** 可检测到定位于染色体 15q13-22 上包括 SCG5/GREM1、HMPS/CRAC1、PTEN、MINPP1、PCSH21 和 BMPR1A 等基因突变[1151,1152]。

【鉴别诊断】

1. **家族性腺瘤性息肉病** 腺瘤数目远远多于本病,以管状/绒毛状腺瘤为主,可检测到 APC 基因突变。

2. **幼年性息肉病** 无腺瘤性息肉表现。

3. **Peutz-Jeghers 综合征** 为错构瘤性息肉,肠外表现及遗传学检测可协助鉴别。

4. **Gardner 综合征** 肠外表现不同。

5. **Cronkhite-Canada 综合征** 胃肠道息肉多为增生性或幼年性息肉,肠外表现以外胚层特征性改变为主。

6. **Cowden 综合征** 多为错构瘤性息肉,肠外表现亦有所不同。

六、幼年性息肉病综合征

【定义】

幼年性息肉病综合征(juvenile polyposis syndrome,JPS)是以结肠多发性幼年性息肉为特征的常染色体显性遗传性疾病,并且伴有大肠、十二指肠、胃或胰腺腺瘤性息肉和腺癌的发生[1153]。

【临床特征】

通常发生在 5～15 岁的儿童,平均年龄 6.2～7.3 岁,男女性发病无差异,成人病例约占 15%,约有 50% 的患者有家族史。临床表现包括腹痛、上消化道出血、便血、贫血或直肠脱垂。有阳性家族史的患者在早期阶段即有发生癌变的高风险(17%)[1153,1154]。

JPS 与散发性幼年性息肉不同,属于癌前病变,可分为三型:婴儿型、结肠型和普通型。婴儿型多在两岁之内发病,结肠型的病变主要局限于结直肠,而普通型则可见到胃肠道多个部位的幼年性息肉。幼年性息肉病的诊断

标准尚未统一,目前多数作者采用 Jass 等[1155] 提出的诊断标准:结肠/直肠幼年性息肉≥5 枚,或全胃肠道幼年性息肉,或不论息肉数目,且有家族史。

治疗以局部或手术切除为主[1156]。恶变风险高达 55%,需密切随访[1157]。

【病理变化】

1. **大体特征** 多位于远端结肠和直肠,消化道亦可见到,数目多在 5 个以上,大小 5～50mm,红色或棕色,呈圆形或椭圆形,多为宽蒂,呈分叶状,表面糜烂或浅溃疡,亦可表面光滑,切面可见充满黏液的囊腔[1158]。

2. **镜下特征** 镜下多表现腺体增生,细胞大多分化成熟,黏液分泌旺盛,部分腺体囊性扩张,腺体分布不均,间质水肿,伴肉芽组织增生及多量炎细胞浸润,表面多见糜烂性改变[1158,1159]。

3. **分子病理** 可检测到 PTEN、SMAD4/DPC3 和 BMPR1A 等基因突变[1160]。

【鉴别诊断】

1. **Peutz-Jeghers 综合征** 为错构瘤性息肉,炎症背景不明显,且有相应的肠外表现。

2. **Cronkhite-Canada 综合征** 成人多见,息肉表现类似,但具有特征性的外胚层改变。

3. **Cowden 综合征** 具有特征性的肠外表现。

七、林奇综合征

【定义】

林奇综合征(Lynch syndrome)是一种由错配修复(MMR)基因突变导致的、易患结直肠癌和其他恶性肿瘤的常染色体显性遗传病,又称遗传性非息肉病性结肠癌(hereditary nonpolyposis colorectal cancer,HNPCC)[1161]。

【临床特征】

林奇综合征约占全部大肠癌的 5%～15%,其外显率为 50%～60%。林奇综合征患者一生中患结直肠癌的可能性约为 80%。发病年龄偏小,平均为 45 岁,明显低于散发性结直肠癌的平均年龄 60 岁,并且发病年龄随着遗传代数的延续逐渐年轻化。发生于结直肠以外的恶性肿瘤包括子宫内膜癌、肾细胞癌、胃癌、乳腺癌和卵巢癌等。我国、日本以及韩国等肠外恶性肿瘤以胃癌为主,而西方国家则以子宫内膜癌为主,这种差别可能与生活环境、种族和基因类型有关[1162]。

临床表现为散发性大肠癌多发于乙状结肠及直肠段。同时性或异时性多原发癌发生率明显高于散发性结直肠癌,54%～61% 的患者会发生第二种原发肿瘤,15%～23% 的患者会发生三种或更多的原发肿瘤。

修订的贝斯特标准认为,符合以下条件者应该考虑

为林奇综合征:①首次发病年龄<50岁的结直肠癌患者;②有同时性或异时性结直肠癌或其他林奇综合征相关肿瘤的患者(不论年龄);③年龄<60岁,有结直肠癌且组织学检查提示高度微卫星不稳定性(MSI-H)的患者;④至少1例一级亲属有结直肠癌或林奇综合征相关癌症,且在50岁之前诊断;⑤在2例一级或二级亲属有结直肠癌或林奇综合征相关癌症(不论年龄)[1163]。

治疗以手术切除首选。美国国家癌症综合网络(National Comprehensive Cancer Network,NCCN)建议在20~25岁开始肠镜检查,或者如果其家人在20~25岁前患林奇综合征相关肿瘤,则应在最早诊断此疾病的前2~5年开始检查肠镜,而且每1~2年进行1次检查,从30~35岁开始每3~5年行一次胃十二指肠内镜以排除胃癌;从25~30岁开始每年进行尿液检查以排除泌尿系统肿瘤;从25~30岁开始每年进行神经系统体格检查以排除中枢神经系统肿瘤。

林奇综合征患者的结直肠癌预后优于散发性大肠癌。

【病理变化】

1. **大体特征**　林奇综合征患者的结肠癌大多好发于近端结肠,70%~85%的肿瘤位于结肠脾区近端。

2. **镜下特征**　林奇综合征患者的结直肠癌更易见到黏液癌、印戒细胞癌、髓样癌、低分化癌、克罗恩病样改变以及肿瘤区域丰富的淋巴细胞浸润等表现(图9-1-7、图9-1-8),同时或异时发生的子宫内膜癌亦可见到类似的特征。

3. **免疫组化**　MLH1、MSH2、MSH6、PMS2的一项或多项表达缺失(图9-1-9、图9-1-10)。

4. **分子病理**　微卫星检测可表现为低或高微卫星不稳定,测序可检测到MLH1、MSH2、MSH6、PMS2基因突变。

【鉴别诊断】

1. **家族性腺瘤性息肉病**　腺瘤数目远远多于本病,可检测到APC基因突变,无错配修复蛋白表达缺失或其编码基因突变。

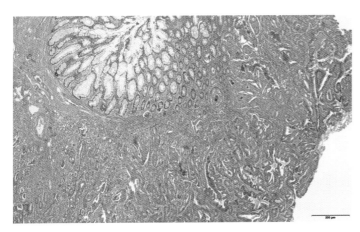

图9-1-7　结肠腺癌

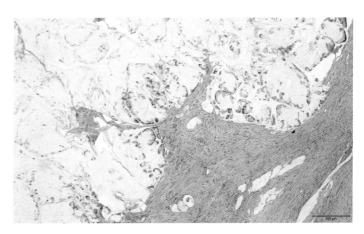

图9-1-8　腹壁黏液腺癌结节

图9-1-9　腹壁黏液腺癌结节
免疫组化MLHI阴性

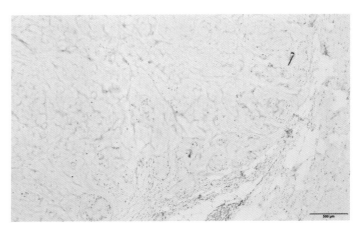

图9-1-10　腹壁黏液腺癌结节
免疫组化PMS2阴性

2. **遗传性混合性息肉病**　腺瘤数目远远多于本病,无错配修复蛋白表达缺失或其编码基因突变。

八、Peutz-Jegher综合征

【定义】

Peutz-Jeghers综合征(Peutz-Jeghers syndrome,PJS),

又称作色素沉着息肉综合征,是常染色体显性遗传性临床综合征,其特点为皮肤黏膜下出现黑色素沉积和胃肠道错构瘤性息肉。

【临床特征】

PJS 有很高的外显率,男女均可携带因子,约 30%~50% 患者有明确的家族史,男女发病无差异,诊断的平均年龄为 24.3 岁。临床多表现为非特异性胃肠道症状[1150]。

皮肤和黏膜色素沉着是本病的特征性表现,色素斑一般在新生儿或幼儿时即有,最初为微小的、界限清晰、棕褐或黑色斑,呈圆形或椭圆形,不高出皮面,压不褪色,无毛发生长,常密集或融合成片,多见于口腔、唇黏膜以及手掌、足底部,偶见于会阴、阴道黏膜处;至青春期最深,中年后唇部色斑逐渐消退,但颊黏膜色素一般持续存在,患者皮肤一般较黑。

满足以下条件之一即可诊断:①组织学上证实存在 3 个或 3 个以上的 Peutz-Jeghers 息肉;②具有 PJS 家族史,出现任何数目的 Peutz-Jeghers 息肉;③具有 PJS 家族史,存在典型、显著的黏膜皮肤色素沉着;④存在典型、显著的黏膜皮肤色素沉着,出现任何数目的 Peutz-Jeghers 息肉[1164]。

内镜下切除息肉或手术治疗是本病主要的治疗方法。PJS 罹患肠外肿瘤风险增高,包括卵巢、宫颈、睾丸、胰腺和乳腺[1150]。

【病理变化】

1. 大体特征　Peutz-Jeghers 息肉最常发生于小肠,也可发生于胃和大肠,偶可发生于食管、鼻咽部和尿道,单发或多发,息肉无蒂或有宽而短的蒂,0.5~5cm,呈分叶状结构,头部黑色,排列紧密似腺瘤(图 9-1-11)。

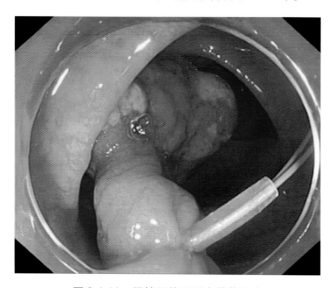

图 9-1-11　肠镜示结肠巨大带蒂息肉

2. 镜下特征　典型的 Peutz-Jeghers 息肉中心平滑肌组织呈树枝状分布,被覆固有的黏膜组织,可形成绒毛状结构,偶尔含有幽门腺和小囊肿,息肉表面被覆黏液柱状上皮。核位于基底,排列规则,无异型核,无炎细胞浸润,黏膜下平滑肌束分化良好,间质呈分支网状伸入息肉内,导致息肉上皮组织被推到黏膜肌层以下,形成常见的"上皮错位"现象(图 9-1-12)。

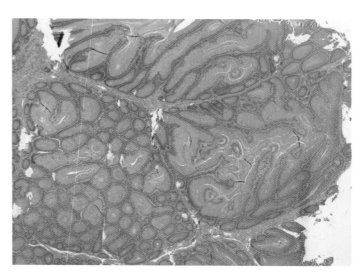

图 9-1-12　Peutz-Jeghers 息肉

皮肤黏膜色素沉着分布于上皮下细胞内及细胞周围,基底层黑色素棘突也可见色素沉着。

3. 分子病理　可检测到定位于 19p13.3 的 LKB1/STK11 基因突变(65%~95%)。

【鉴别诊断】

1. 幼年性息肉病　结肠多见,炎症背景突出,没有黏膜肌层伸入的现象。

2. Gardner 综合征　肠道多为腺瘤性息肉,而非炎性或错构性息肉,肠外表现不同。

3. Cronkhite-Canada 综合征　多表现为幼年型或增生性息肉,而非错构瘤性息肉,同时有低蛋白血症和外胚层改变。

4. Cowden 综合征　可出现类似 PJS 的错构瘤性息肉,但肠外表现完全不同。

九、锯齿状息肉病

【定义】

锯齿状息肉病(serrated polyposis)是指结肠多发性广基锯齿状病变。

【临床特征】

WHO 诊断标准:①乙状结肠近端至少 5 个锯齿状息肉,其中两个或以上的息肉大于 1cm;②一级亲属患有锯齿状息肉病且乙状结肠近端任何数量的锯齿状息肉;③分布于全结肠任何大小的 20 个以上锯齿状息肉。

结肠癌和肠外恶性肿瘤患病风险增高,其家族成员结直肠癌发病风险亦增高[1165]。

本病可分为两型,1 型具有 BRAF 突变,息肉多位于右半结肠,数量少,体积较大;2 型具有 KRAS 突变,息肉多位于左半结肠,数量多,体积小[1166,1167]。

诊断时平均年龄为 55 岁,男女发病无差异,但 1 型多见于女性吸烟者,通常无临床表现,多为结肠镜筛查时发现,体积大者可有出血表现。个别为家族性病例。治疗采取局部切除[1168]。

【病理变化】

1. 大体特征 息肉可位于结肠任何位置,亦可见于阑尾,大体形态同散发性锯齿状息肉。

2. 镜下特征 大多为广基锯齿状病变,细胞异型明显时形态可类似管状/绒毛状腺瘤,增生性息肉(尤其是微泡型)亦可见到。

3. 分子病理 可检测到 BRAF、KRAS 突变,部分病例可出现 RNF43 突变,且与 BRAF 突变相关[1169]。

【鉴别诊断】

MUTYH 相关息肉病 亦可出现锯齿状息肉,但大多数为经典型腺瘤。

十、Muir-Torre 综合征

【定义】

Muir-Torre 综合征(Muir-Torre syndrome)是林奇综合征的变异型,除林奇综合征的表现外,尚可发生皮肤皮脂腺肿瘤或角化棘皮瘤,又称为 Torre-Muir 综合征,属于常染色体显性遗传。

【临床特征】

男女比例为 3∶2,皮脂腺肿瘤的平均发病年龄在 50 岁左右。大多为 MSH2 胚系突变所致(60%~90%),亦可为 MLH1 或 MSH6 突变,少数情况下为错配修复蛋白编码基因启动子甲基化所致。结直肠癌的侵袭性较散发病例弱[1170]。

【病理变化】

1. 大体特征 皮脂腺肿瘤多位于颈部以下,多为囊性结节状,且囊性皮脂腺肿瘤仅见于本综合征[1162]。结直肠肿瘤多位于近端结肠。

2. 镜下特征

(1)组织学特征:皮脂腺肿瘤表现为胞质空泡状,星状细胞核(Mulberry 细胞)。结直肠癌具有黏液癌、丰富的肿瘤浸润淋巴细胞和克罗恩样反应等特征[1163-1165]。

(2)免疫组化和特殊染色:皮脂腺肿瘤 EMA 阳性,CK15 和 MSH2 阴性[1166,1171-1175]。结直肠癌 MSH2、MSH6 阴性。

3. 分子病理 可检测到 MLH1 或 MSH2 胚系突变,70% 的病例在结直肠癌的标本中可检测到微卫星不稳定性。

【鉴别诊断】

林奇综合征 表型和遗传学改变类似,但没有皮脂腺肿瘤。

十一、MUTYH 相关息肉病

【定义】

MUTYH 相关息肉病(MUTYH associated polyposis)是以结直肠多发性腺瘤为特征的常染色体隐性遗传性息肉病综合征,其腺瘤数目通常少于经典型家族性腺瘤性息肉病。曾被命名为 MYH 相关性息肉病、2 型家族性腺瘤性息肉病和常染色体隐性遗传性腺瘤性息肉病。

【临床特征】

占所有结直肠癌病例的不足 1%。诊断时平均年龄为 50 岁左右,患者发生卵巢癌、膀胱癌和乳腺癌的风险增高。双等位基因突变者结直肠癌发生的风险增高 50 倍,而单等位基因突变者的风险增高 3 倍[1176,1177]。

【病理变化】

1. 大体特征 腺瘤数目多在 10~100 个,多位于结直肠,近端癌变者居多。有时可位于十二指肠。

2. 镜下特征 大多为管状腺瘤,与散发性腺瘤形态无差别。亦可见到广基锯齿状病变。

3. 分子病理 可检测到位于 1p34 的 MUTYH 双等位基因突变,最常见的突变类型为 Y165C 和 G382D,无 FPA 突变[1178]。

【鉴别诊断】

家族性腺瘤性息肉病和轻表型家族性腺瘤性息肉病表型类似,但腺瘤数目更多,锯齿状息肉少见,可检测到 APC 基因突变,无 MUTYH 突变。

十二、Turcot 综合征

【定义】

Turcot 综合征(Turcot syndrome)是具有家族性腺瘤性息肉病或林奇综合征特征的、一组表现各异的家族性息肉病综合征,同时可发生中枢神经系统肿瘤。

【临床特征】

APC 突变者多并发髓母细胞瘤,错配修复基因突变者通常并发多形性胶质母细胞瘤,其余临床特征与家族性腺瘤性息肉病和林奇综合征相同[1179,1180]。

【病理变化】

1. 大体特征 无特殊表现。

2. 镜下特征

(1)组织学特征:同家族性腺瘤性息肉病或林奇综合征。

（2）免疫组化和特殊染色：具有林奇综合征特点的可出现 MLH1、MSH2、MSH6、PMS2 的一项或多项表达缺失。

【鉴别诊断】

1. **先天性错配修复缺陷综合征（constitutional mismatch repair deficiency syndrome）** 双等位错配修复基因突变，可发生脑肿瘤、造血系统恶性肿瘤以及林奇综合征相关的肿瘤。

2. **家族性腺瘤性息肉病** 多无中枢神经系统肿瘤表现。

十三、Ehlers-Danlos 综合征

【定义】

Ehlers-Danlos 综合征（Ehlers-Danlos syndrome）是因胶原合成障碍所致的皮肤和关节过度松弛、自发性肠道穿孔和出血等表现的临床综合征[60]。

【临床特征】

以皮肤、关节松弛和血管脆性增加三种表现为主，常继发感染，有时可合并先天性心脏病[1181,1182]。

【病理变化】

1. **大体特征** 肠道穿孔多位于直乙结肠交界处，其次为小肠。

2. **镜下特征** 可见肠壁穿孔现象，周围肠壁显著变薄，甚至可见到固有肌层缺乏，代之以纤维性成分。

十四、Zollinger-Ellison 综合征

【定义】

Zollinger-Ellison 综合征（Zollinger-Ellison syndrome）是因胃肠道、胰腺或胰腺周围产生胃泌素的神经内分泌肿瘤所致的高胃泌素血症和相关继发性病变的临床综合征。

【临床特征】

大约 2/3 的胃泌素瘤为散发性，其余 1/3 与 I 型多发性内分泌肿瘤综合征（MEN1）有关，后者病变较为隐匿，且多见于年轻患者[1183]。

主要临床表现为消化性溃疡，60% 的患者伴出血、穿孔或幽门梗阻等并发症，实验室检查可提示血清胃泌素水平升高，通常大于 150pg/ml，病变严重程度与血清胃泌素水平相关，同时伴有高胃酸水平。促胰液素或钙激发试验显示，Zollinger-Ellison 综合征患者在快速静注促胰液素时胃泌素水平明显升高。

超声内镜可检出 50% 的十二指肠胃泌素瘤和 75%～

90% 的胰腺胃泌素瘤，是最敏感的影像学检查方法，但对小于 5mm 或隐匿性的病变诊断仍存不确定性。因肿瘤通常很小，且密度和周围组织接近，因此 CT 的诊断检查价值有限，但可用于发现肝转移灶。

治疗目标是控制胃酸高分泌和手术切除肿瘤，前者包括利用 H₂ 受体阻滞剂和质子泵抑制剂减少胃酸分泌。50% 的散发性胃泌素瘤患者可通过手术切除肿瘤治愈。进展性和转移性胃泌素瘤预后差。

【病理变化】

1. **大体特征** 胃泌素瘤以十二指肠及邻近部位最为多见，亦可见于胰腺，发生于十二指肠壁的胃泌素瘤通常较小，且多发。同时可见胃部多发深大溃疡、黏膜皱襞肥大、胃液增多等表现[1184]。

2. **镜下特征** 胃泌素瘤镜下显示为典型的神经内分泌肿瘤特征，细胞形态一致，体积较小，细胞核圆形，规则，染色质细腻如胡椒盐样。细胞可排列呈岛状、巢状、小梁状或腺泡状。十二指肠病变一般位于黏膜下层，多数边界不清，小簇的瘤细胞常延伸至黏膜层和肠壁深层，可伴有明显纤维化[1185]。

胃部的病变表现为黏膜显著增厚，且以胃底腺增生为主，壁细胞呈明显的高分泌状态，有时可出现胃体黏膜内囊肿或类似胃底腺息肉的表现。小凹上皮相对正常，同时可见典型的消化性溃疡改变[1186]。

【鉴别诊断】

1. **Menetrier 病** 镜下表现为小凹上皮增生，胃底腺萎缩或消失。临床多表现为低蛋白血症。

2. **肥厚性高胃酸分泌性胃病** 高胃酸水平、消化性溃疡、黏膜皱襞结节状肥厚、胃底腺增生、小凹上皮正常等特征与本病相似，但与胃泌素瘤无关，无高胃泌素血症，可出现低蛋白血症。

3. **幽门螺杆菌感染相关的消化性溃疡** 溃疡形态无区别，无胃底腺增生和壁细胞高分泌反应，实验室检查或组织学可提示幽门螺杆菌感染，十二指肠球部前壁多见，抑制胃酸分泌和根除幽门螺杆菌药物治疗后可获得很好的疗效。促胰液素或钙激发试验显示胃泌素水平不升高。

4. **自身免疫性胃炎** 可出现消化性溃疡和胃泌素水平升高，但胃黏膜呈萎缩性改变，并可见神经内分泌细胞增生或神经内分泌肿瘤形成，胃液中缺乏内因子，血清中可有壁细胞抗体或内因子抗体。该病继发恶性贫血时，血涂片中可见多数大卵圆形的红细胞和中性粒细胞分叶过多。骨髓增生活跃，红系细胞增生明显增多，各系细胞均呈巨幼变型，以红系细胞最为显著。

十五、蓝色橡皮-大疱性痣综合征

【定义】

蓝色橡皮-大疱性痣综合征（blue rubber bleb nevus syndrome）是以皮肤或内脏静脉畸形为特征的常染色体显性遗传性或散发性临床综合征。

【临床特征】

罕见，具体发病率不详，男女发病无差异，皮肤病变出生后即可出现，胃肠道病变多在成年早期被发现，多表现为胃肠道出血和贫血。其他器官和系统亦可受累。可采用西罗莫司（Sirolimus）治疗，预后取决于内脏累及和出血程度[1187]。

【病理变化】

1. **大体特征** 肠黏膜可见多发蓝色或黑色橡胶样斑块状病变类似血管瘤[1187]。

2. **镜下特征**

（1）组织学特征：镜下可见不规则的扩张薄壁静脉结构，周围为纤维结缔组织[1179]。

（2）免疫组化和特殊染色：血管成分 CD117 可阳性。

【鉴别诊断】

1. **血管瘤** 多为单发病变，组织结构更加复杂，多无肠外表现。

2. **血管畸形** 多表现为薄厚不等的血管壁，无胃肠道外表现。

十六、棕肠综合征

【定义】

棕肠综合征（brown bowel syndrome）是由于脂褐素沉积导致的肠壁棕黑色或棕褐色病变，又称为蜡质病（ceroidosis）[1189]。

【临床特征】

临床可表现为吸收不良和假性肠梗阻[1190,1191]。

【病理变化】

1. **大体特征** 肠壁浆膜面或切面可见显著的棕褐色或棕黑色改变。

2. **镜下特征**

（1）组织学特征：肠壁平滑肌细胞内大量脂褐素颗粒沉积[1189]。

（2）免疫组化和特殊染色：PAS-D 阳性。

【鉴别诊断】

1. **结肠黑色素沉着症（melanosis coli）** 黏膜内黑色素颗粒沉积。

2. **结肠黏膜黑变病** 黏膜固有层多少不等的、吞噬色素颗粒的组织细胞，与长期口服泻药有关。

十七、普通变异型免疫缺陷综合征

详见小肠非肿瘤性疾病章节。

十八、Klippel-Trenaunay-Weber 综合征

【定义】

Klippel-Trenaunay-Weber 综合征（Klippel-Trenaunay-Weber syndrome）是以静脉曲张、软组织和骨骼肥大、皮肤葡萄酒色斑三联征为特征的临床综合征，亦有将合并动静脉畸形者称为 Parkes Weber 综合征。

【临床特征】

大多为散发性病例，出生后或婴儿及幼年期发病，腿部最为多见，其次为上肢和躯干，头颈部少见。临床可表现为严重的贫血，合并动静脉畸形者亦称为 Parkes Weber 综合征。死亡率高[1192]。

【病理变化】

1. **大体特征** 肠壁全层可见静脉曲张改变，同时可见多发的蓝黑色或暗红色包块，黏膜下包块可表现为息肉状[1193,1194]。

2. **镜下特征** 黏膜下及肌层内可见多灶性扩张的血管，其内可见血栓形成。

【鉴别诊断】

1. **Proteus 综合征** 以皮肤、骨骼及软组织的不对称过度生长为主要特点，消化道累及少见，多表现为皮下脂肪瘤、血管瘤、神经纤维瘤、间叶瘤和其他结缔组织肿瘤，通常不合并恶性肿瘤。临床多表现为面部和四肢畸形发育。

2. **Maffucci 综合征** 可见多发性内生软骨瘤。

十九、Turner 综合征

【定义】

Turner 综合征（Turner syndrome）为发生于女性的、以身材矮小、蹼状颈、性腺退化（streak gonads）、盾状胸为特征的临床综合征，因 X 染色体短臂全部或部分缺失所致。

【临床特征】

由位于 X 染色体短臂上的一组基因缺陷所致，发病率约 1/2 000 新生女婴，新生儿可表现为显著淋巴水肿，儿童期以后逐渐出现身材矮小、性成熟迟缓以及其他多器官多系统异常。消化道的主要表现为血管畸形，同时克罗恩病、溃疡性结肠炎和乳糜泄等疾病的发病风险增高[1195]。

【病理变化】

1. **大体特征**　可出现与乳糜泄、克罗恩病或溃疡性结肠炎类似的大体改变。

2. **镜下特征**　镜下表现一方面可见多少不等的血管畸形，表现为肠壁内分布不均且薄厚和大小不等的血管结构，另一方面则可见乳糜泄、克罗恩病或溃疡性结肠炎的镜下改变[1196]。

二十、胃腺癌-近端息肉病

【定义】

胃腺癌-近端息肉病(gastric adenocarcinoma and proximal polyposis of the stomach,GAPPS)是发生于近端胃的、以胃底腺息肉病及相关的异型增生和腺癌为特征的常染色体显性遗传性疾病。

【临床特征】

10 岁左右发病,30 岁左右可发生癌变,病变局限于远端胃,肠道多无异常,癌变风险高于家族性腺瘤性息肉病[634]。

【病理变化】

1. **大体特征**　息肉主要位于近端胃,胃窦多无异常。

2. **镜下特征**

（1）组织学特征:镜下可见多发的典型胃底腺息肉,有时可见异型增生表现,发生的腺癌大多为肠型腺癌,也可为胃底腺型腺癌。

（2）免疫组化和特殊染色:胃底腺成分 H^+/K^+-ATP 酶阳性。

【鉴别诊断】

1. **家族性腺瘤性息肉病**　亦可出现胃底腺息肉,但结肠可见大量腺瘤。

2. **MUTYH 相关息肉**　息肉主要位于结直肠,为常染色隐性遗传。

3. **PJS**　可出现胃底腺息肉,但并非局限于近端胃,肠道错构瘤性息肉、皮肤黏膜色素斑等特征均有助于鉴别。

二十一、遗传性弥漫性胃癌

【定义】

遗传性弥漫性胃癌(hereditary diffuse gastric cancer)是因 CDH1 基因突变所致的常染色体显性遗传性胃癌。

【临床特征】

发病率(10~80)/100 000,诊断时平均年龄为 38 岁,80 岁前累积患病风险为 80%,其中女性患乳腺小叶癌的风险为 39%~52%。通常无特异性临床表现[1188]。

满足以下任意一条标准即可诊断:①一级或二级亲属中两例或以上弥漫性胃癌,其中至少一例在 50 岁之前确诊;②一级或二级亲属中三例或以上弥漫性胃癌,无论发病年龄;③一例弥漫性胃癌发生于 40 岁之前;④具有弥漫性胃癌或乳腺小叶癌家族史,且一例于 50 岁前确诊[1197-1199]。

临床预后取决于病变发现的早晚,5 年生存率20%~90%[1200]。

【病理变化】

同散发性病例。分子病理可检测到 CDH-1 基因突变[1199]。

二十二、家族性肠型胃癌

【定义】

家族性肠型胃癌(familial intestinal gastric cancer,FIGC)是具有家族遗传特征且具有肠型上皮分化特征的胃腺癌。

【临床特征】

胃癌高发的国家和地区(诸如我国、日本、葡萄牙等)应采用类似遗传性非息肉性结肠癌的阿姆斯特丹标准:①同一家族中至少三例肠型腺癌,且其中一人为其他两人的一级亲属;②至少连续两代患病;③一人在 50 岁之前确诊。

胃癌低发的国家(诸如美国、英国等)采用如下诊断标准:①一、二级亲属中至少两人患病,其中一人在 50 岁之前确诊;②家族中任何年龄的三人或以上患病[1201-1205]。

【病理变化】

同散发性病例。

二十三、Li-Fraumeni 综合征

【定义】

Li-Fraumeni 综合征(Li-Fraumeni syndrome)是 p53 或CHEK2 基因胚系突变所致的常染色体显性遗传恶性肿瘤易感综合征,其中以肉瘤、白血病、乳腺癌、中枢神经系统和肾上腺肿瘤最为多见。

【临床特征】

消化道受累相对少见,约 1/5 的受累家族其成员可发生胃癌、食管或结直肠癌,近 10% 的家族其成员可发生两种或以上消化系统恶性肿瘤。30 岁以前发病的风险为50%,平均诊断年龄为 40 岁。

诊断标准包括:①45 岁以前确诊肉瘤;②一级亲属在 45 岁之前曾确诊任何性质肿瘤;③另一名一级或二级亲属 45岁前曾确诊任何类型恶性肿瘤或任何年龄确诊的肉瘤[1206]。

【病理变化】

1. **大体特征**　同散发性病例。

2. **镜下特征**　肠型腺癌和黏附性差的腺癌均可

见到。

3. **分子病理** 可检测到 *TP53* 或 *CHEK2* 突变[1207]。

二十四、多发性神经内分泌肿瘤 1 型

【定义】

多发性神经内分泌肿瘤 1 型（multiple endocrine neoplasia type 1, MEN1）是一种由 MEN1 基因突变所致的、以全身多发神经内分泌肿瘤为特征的常染色体显性遗传性疾病，最常累及甲状旁腺、胰腺/十二指肠和垂体。

【临床特征】

大部分为常染色体显性遗传，但有 8%～14% 的患者是散发。MEN1 在有原发性甲状旁腺功能亢进患者中的发生率为 1%～18%，在胃泌素瘤患者中的发生率为 16%～38%，而在垂体瘤患者中的发生率则小于 3%。MEN1 的临床表现与肿瘤发生部位及肿瘤分泌产物有关。甲状旁腺肿瘤在 90% 以上的 MEN1 患者中出现，常多发存在且易复发。垂体肿瘤在 10%～60% 的 MEN1

患者中出现，与散发性垂体腺瘤相比，肿瘤的体积更大、侵袭性更强。胰腺/十二指肠的内分泌肿瘤在约 40% 的 MEN1 患者中出现，包括以下几类：最常见的家族性卓-艾综合征（Zollinger-Ellison syndrome, ZES），MEN1 患者常见的临床症状与十二指肠/胰腺的胃泌素瘤相关；第二常见的是胰岛素瘤，表现为低血糖；除此还有胰高血糖素瘤、血管活性肠肽瘤（vasoactive intestinal peptide tumor, VIPoma）和其他功能性以及无功能胰腺神经内分泌肿瘤[1208]。

MEN1 基因位于染色体 11q13.1，其编码的蛋白具有调节转录、调节基因稳定性及细胞黏附等功能。MEN1 患者中存在 MEN1 基因改变，因此该基因有望成为治疗 MEN1 综合征的生物靶点[1209]。

【病理变化】

MEN1 患者在消化系统发生的神经内分泌肿瘤与一般的神经内分泌肿瘤相同，详见消化道神经内分泌肿瘤章节（图 9-1-13～图 9-1-21，图片由盛伟琪教授提供）。

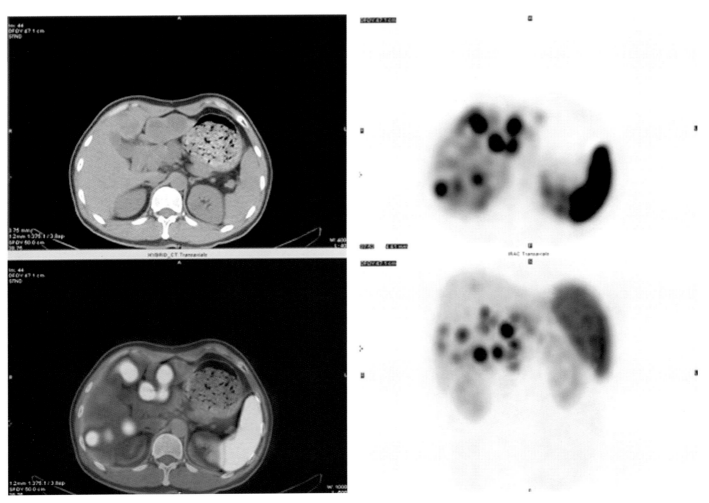

图 9-1-13　生长抑素受体显影（SRS）
显示胰腺、肝脏多发神经内分泌肿瘤

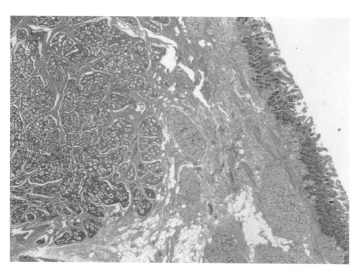

图 9-1-14　十二指肠黏膜下层肿瘤
细胞排列呈巢状,实性团状,血窦丰富,少量间质

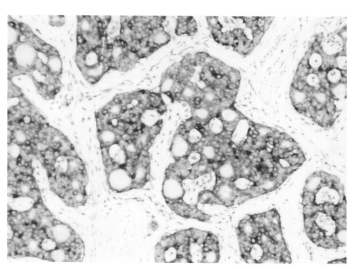

图 9-1-17　CgA 免疫组化染色阳性
细胞质内见细颗粒样染色

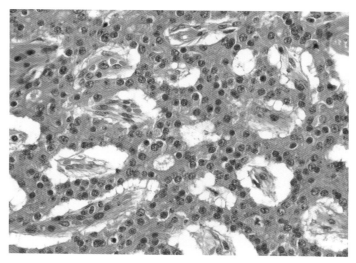

图 9-1-15　肿瘤细胞一致,单个细胞核,核染色质细腻,呈
"胡椒盐"样形态,核分裂 1 个/10HPF

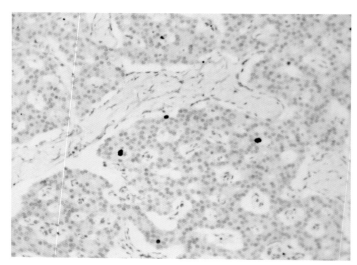

图 9-1-18　Ki-67 指数 1%

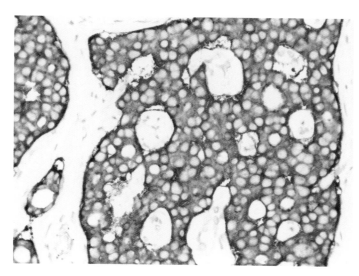

图 9-1-16　Syn 免疫组化染色阳性
细胞膜和细胞质见细颗粒样染色

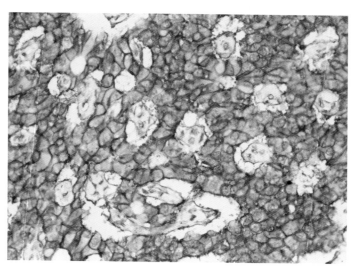

图 9-1-19　生长抑素受体 2(SSTR2)
免疫组化染色示细胞膜和细胞质阳性

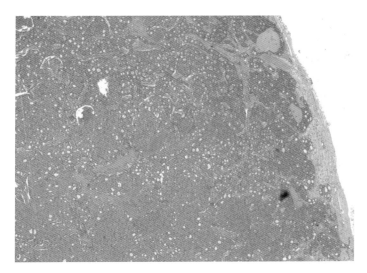

图 9-1-20 胰腺肿瘤
肿瘤呈巢状、岛状、实性生长,间质少,血窦丰富

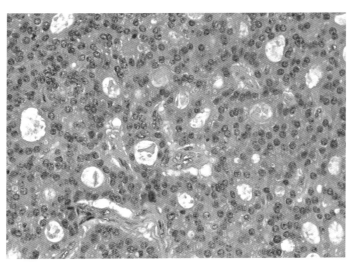

图 9-1-21 大小一致的肿瘤细胞排列呈小管状、假菊心团状,染色质细腻

（纪　元）

可检测到 MEN1 基因杂合性缺失或基因突变,目前已经发现 1 300 多种突变,其中绝大多数(>70%)突变为截短突变。

参考文献

1. Emory T, Gostout C, Carpenter H, et al. Atlas of Gastrointestinal Endoscopy and Endoscopic Biopsies. Washington DC: AFIP, 2000.

2. Rosai J. Surgical Pathology. 9th ed. Edinburgh: Mosby, 2004.

3. Montgomery E. Biopsy Interpretation of the Gastrointestinal Tract Mucosa. Philadelphia: Lippincott Williams & Wilkins, 2006.

4. Michaud L, Coutenier F, Podevin G, et al. Characteristics and management of congenital esophageal stenosis: findings from a multicenter study. Orphanet J Rare Dis, 2013, 8: 186.

5. Greenson JK, Lamps LW, Elizabeth AM. Diagnostic Pathology: Gastrointestinal. Salt Lake City: Amirsys, 2010.

6. Kahrilas PJ, Kim HC, Pandolfino JE. Approaches to the diagnosis and grading of hiatal hernia. Best Pract Res Clin Gastroenterol, 2008, 22(4): 601-616.

7. Katagiri A, Kaneko K, Konishi K, et al. Lugol staining pattern in background epithelium of patients with esophageal squamous cell carcinoma. Hepatogastroenterology, 2004, 51(57): 713-717.

8. Park A, Lee JH, Park A, et al. Prevalence rate and clinical characteristics of esophageal ectopic sebaceous glands in asymptomatic health screen examinees. Diseases of the esophagus: official journal of the International Society for Diseases of the Esophagus, 2017, 30(1): 1-5.

9. Zhang Y, Sun X, Gold JS, et al. Heterotopic pancreas: a clinicopathological study of 184 cases from a single high-volume medical center in China. Hum Pathol, 2016, 55: 135-142.

10. Mayberry JF. Epidemiology and demographics of achalasia. Gastrointest Endosc Clin N Am, 2001, 11(2): 235-248.

11. Gockel I, Bohl JR, Doostkam S, et al. Spectrum of histopathologic findings in patients with achalasia reflects different etiologies. J Gastroenterol Hepatol, 2006, 21(4): 727-733.

12. Sodikoff JB, Lo AA, Shetuni BB, et al. Histopathologic patterns among achalasia subtypes. Neurogastroenterology & Motility, 2016, 28(1): 139-145.

13. Furuzawa-Carballeda J, Torres-Landa S, Valdovinos MA, et al. New insights into the pathophysiology of achalasia and implications for future treatment. World J Gastroenterol, 2016, 22(35): 7892-7907.

14. Torres-Landa S, Furuzawa-Carballeda J, Coss-Adame E, et al. Barrett's Oesophagus in an Achalasia Patient: Immunological Analysis and Comparison with a Group of Achalasia Patients. Case Rep Gastrointest Med, 2016, 2016: 5681590.

15. Lim AY, Lee JH, Jung KS, et al. Clinical features and outcomes of systemic amyloidosis with gastrointestinal involvement: a single-center experience. Korean J Intern Med, 2015, 30(4): 496-505.

16. Latar NH, Phang KS, Yaakub JA, et al. Arteriovenous malformation of the stomach: a rare cause of upper gastrointestinal bleeding. Med J Malaysia, 2011, 66(2): 142-143.

17. Khan MI, Baqai MT, Baqai MF, et al. Exsanguinating upper GI bleeds due to Unusual Arteriovenous Malformation (AVM) of stomach and spleen: a case report. World J Emerg Surg, 2009, 4: 15.

18. Khan S, Cheatle T. Left gastric artery aneurysm--a case report. Eur J Vasc Endovasc Surg, 1997, 14(5): 413-414.

19. Aoki N, Soma K, Owada T, et al. Wegener's granulomatosis complicated by arterial aneurysm. Intern Med, 1995, 34(8): 790-793.

20. Jarnum S, Jensen KB. Plasma protein turnover (albumin, transferrin, IgG, IgM) in Menetrier's disease (giant hypertrophic gastritis): evidence of non-selective protein loss. Gut, 1972, 13(2): 128-137.

21. Jarnum S, Jensen H. Diffuse gastrointestinal polyposis with ectodermal changes. A case with severe malabsorption and enteric loss of plasma proteins and electrolytes. Gastroenterology, 1966, 50(1): 107-118.

22. Coffey RJ, Washington MK, Corless CL, et al. Menetrier disease and gastrointestinal stromal tumors: hyperproliferative disorders of the stomach. J Clin Invest, 2007, 117(1): 70-80.

23. Xiao SY, Hart J. Marked gastric foveolar hyperplasia associated with active cytomegalovirus infection. Am J Gastroenterol, 2001, 96(1): 223-226.

24. Tokuhara D, Okano Y, Asou K, et al. Cytomegalovirus and Helicobacter pylori co-infection in a child with Menetrier disease. European journal of pediatrics, 2007, 166(1): 63-65.

25. Occena RO, Taylor SF, Robinson CC, et al. Association of cytomegalovirus with Menetrier's disease in childhood: report of two new cases with a review of literature. J Pediatr Gastroenterol Nutr, 1993, 17(2): 217-224.

26. Maffei M, Piessevaux H, Jouret-Mourin A. Polypoid lesions in the stomach and proximal esophagus. Menetrier's disease of the stomach. Gastroenterology, 2011, 140(1): 32, 369.

27. Sakurai J, Watari J, Oshima T, et al. Multiple gastric polypoid lesions with protein-losing enteropathy. Intern Med, 2011, 50(14): 1497-1498.

28. Kim J, Cheong JH, Chen J, et al. Menetrier's disease in korea: report of two cases and review of cases in a gastric cancer prevalent region. Yonsei Med J, 2004, 45(3): 555-560.

29. Wakabayashi K, Gustafson AM, Sidransky E, et al. Mucolipidosis type IV: an update. Mol Genet Metab, 2011, 104(3): 206-213.

30. Van Hoof F. Mucopolysaccharidoses and mucolipidoses. J Clin Pathol Suppl(R Coll Pathol), 1974, 8: 64-93.

31. Wang HH, Zeroogian JM, Spechler SJ, et al. Prevalence and significance of pancreatic acinar metaplasia at the gastroesophageal junction. Am J Surg Pathol, 1996, 20(12): 1507-1510.

32. Johansson J, Hakansson HO, Mellblom L, et al. Pancreatic acinar metaplasia in the distal oesophagus and the gastric cardia: prevalence, predictors and relation to GORD. Journal of gastroenterology, 2010, 45(3): 291-299.

33. Jhala NC, Montemor M, Jhala D, et al. Pancreatic acinar cell metaplasia in autoimmune gastritis. Arch Pathol Lab Med, 2003, 127(7): 854-857.

34. Stachura J, Konturek J, Urbanczyk K, et al. Dispersed and acinar forms of pancreatic metaplasia in human gastric mucosa. Folia histochemica et cytobiologica, 1994, 32(4): 251-255.

35. Terada T. Histopathological study using computer database of 10 000 consecutive gastric specimens: (1) benign conditions. Gastroenterol Rep (Oxf), 2015, 3(3): 238-242.

36. Wlaz J, Madro A, Kazmierak W, et al. Pancreatic and gastric heterotopy in the gastrointestinal tract. Postepy Hig Med Dosw(Online), 2014, 68: 1069-1075.

37. Naidu H, Huang Q, Mashimo H. Gastric antral vascular ectasia: the evolution of therapeutic modalities. Endosc Int Open, 2014, 2(2): E67-E73.

38. Parrado RH, Lemus HN, Coral-Alvarado PX, et al. Gastric Antral Vascular Ectasia in Systemic Sclerosis: Current Concepts. Int J Rheumatol, 2015, 2015(8): 762546.

39. Feldkamp ML, Srisukhumbowornchai S, Romitti PA, et al. Self-reported maternal cigarette smoke exposure during the periconceptional period and the risk for omphalocoele. Paediatric and perinatal epidemiology, 2014, 28(1): 67-73.

40. Lap CC, Brizot ML, Pistorius LR, et al. Outcome of isolated gastroschisis: an international study, systematic review and meta-analysis. Early Hum Dev, 2016, 103: 209-218.

41. Odze RD, Goldblum JR. Odze and Goldblum Surgical Pathology of the GI Tract, Liver, Biliary Tract and Pancreas. 3rd ed. Amsterdam: Elsevier, 2015.

42. Stollman TH, de Blaauw I, Wijnen MH, et al. Decreased mortality but increased morbidity in neonates with jejunoileal atresia: a study of 114 cases over a 34-year period. J Pediatr Surg, 2009, 44(1): 217-221.

43. Wessel LM, Fuchs J, Rolle U. The Surgical Correction of Congenital Deformities: The Treatment of Diaphragmatic Hernia, Esophageal Atresia and Small Bowel Atresia. Dtsch Arztebl Int, 2015, 112(20): 357-364.

44. Zerella JT, Martin LW. Jejunal atresia with absent mesentery and a helical ileum. Surgery, 1976, 80(5): 550-553.

45. Martin LW, Zerella JT. Jejunoileal atresia: a proposed classification. Journal of pediatric surgery, 1976, 11(3): 399-403.

46. Gilbert-Barness E. Gastrointestinal tract and pancreas. In: Pathology of the Fetus, Infant and Child. 2nd ed. Philadelphia, PA: Mosby Elsevier, 2007.

47. Erginel B, Soysal FG, Ozbey H, et al. Enteric Duplication Cysts in Children: A Single-Institution Series with Forty Patients in Twenty-Six Years. World journal of surgery, 2017, 41(2): 620-624.

48. Graziano K, Islam S, Dasgupta R, et al. Asymptomatic malrotation: Diagnosis and surgical management: An American Pediatric Surgical Association outcomes and evidence based practice committee systematic review. J Pediatr Surg, 2015, 50(10): 1783-1790.

49. Adams SD, Stanton MP. Malrotation and intestinal atresias. Early Hum Dev, 2014, 90(12): 921-925.

50. Suh SW, Choi YS, Lee SE, et al. Internal herniation due to an omphalomesenteric duct cyst in a 69-year-old man. Zeitschrift fur Gastroenterologie, 2015, 53(9): 1084-1086.

51. Hsu JW, Tom WL. Omphalomesenteric duct remnants: umbilical versus umbilical cord lesions. Pediatric dermatology, 2011, 28(4): 404-407.

52. Park JJ, Wolff BG, Tollefson MK, et al. Meckel01 Meckel Diverticulum. Annals of Surgery, 2005, 241(3): 529-533.

53. Levy AD, Hobbs CM. Meckel diverticulum: radiologic features with pathologic Correlation. Radiographics, 2004, 24(2): 565-587.

54. Riddell R, Jain D, Bernstein CN, et al. Gastrointestinal Pathology and Its Clinical Implications, 2nd ed. Philadelphia: Lippincott Williams & Wilkins, 2014.

55. De Paepe A, Malfait F. The Ehlers-Danlos syndrome, a disorder with many faces. Clin Genet, 2012, 82(1): 1-11.

56. Beighton P, De Paepe A, Steinmann B, et al. Ehlers-Danlos syndromes: revised nosology, Villefranche, 1997. Ehlers-Danlos National Foundation (USA) and Ehlers-Danlos Support Group (UK). Am J Med Genet, 1998, 77(1): 31-37.

57. 郑日宏, 管珩, 张杰峰, 等. Ehlers-Danlos 综合征的外科治疗及家系报告. 中华外科杂志, 2002, 40(7): 491-494.

58. 李媛, 李玥, 薛华丹, 等. Ehlers-Danlos 综合征伴肠道多发性憩室一例. 中华病理学杂志, 2015, 44(5): 341-343.

59. Mendez-Garcia C, Suarez-Grau JM, Rubio-Chaves C, et al. Surgical pathology associated with Meckel s diverticulum in a tertiary hospital: 12 year review. Revista espanola de enfermedades digestivas: organo oficial de la Sociedad Espanola de Patologia Digestiva, 2011, 103(5): 250-254.

60. Uppal K, Tubbs RS, Matusz P, et al. Meckel's diverticulum: a review. Clinical anatomy(New York, NY), 2011, 24(4): 416-422.

61. Staszewicz W, Christodoulou M, Proietti S, et al. Acute ulcerative jejunal diverticulitis: case report of an uncommon entity. World J Gastroenterol, 2008, 14(40): 6265-6267.

62. Guinard-Samuel V, Bonnard A, De Lagausie P, et al. Calretinin immunohistochemistry: a simple and efficient tool to diagnose Hirschsprung disease. Modern pathology, 2009, 22(10): 1379-1384.

63. Kapur RP, Reed RC, Finn LS, et al. Calretinin immunohistochemistry versus acetylcholinesterase histochemistry in the evaluation of suction rectal biopsies for Hirschsprung Disease. Pediatr Dev Pathol, 2009, 12(1): 6-15.

64. Meier-Ruge W. Epidemiology of congenital innervation defects of the distal colon. Virchows Arch A Pathol Anat Histopathol, 1992, 420(2): 171-177.

65. Feichter S, Meier-Ruge WA, Bruder E. The histopathology of gastrointestinal motility disorders in children. Se-

min Pediatr Surg,2009,18(4):206-211.

66. Berdon WE,Baker DH,Blanc WA,et al. Megacystis-microcolon-intestinal hypoperistalsis syndrome:a new cause of intestinal obstruction in the newborn. Report of radiologic findings in five newborn girls. AJR Am J Roentgenol,1976,126(5):957-964.

67. Granata C,Puri P. Megacystis-microcolon-intestinal hypoperistalsis syndrome. J Pediatr Gastroenterol Nutr,1997,25(1):12-19.

68. Clark P,O'Connor SC. Megacystis-Microcolon-Intestinal Hypoperistalsis Syndrome. Radiology case reports,2007,2(4):26.

69. Srikanth MS,Ford EG,Isaacs H,et al. Megacystis microcolon intestinal hypoperistalsis syndrome:late sequelae and possible pathogenesis. Journal of pediatric surgery,1993,28(7):957-959.

70. Richardson CE,Morgan JM,Jasani B,et al. Megacystis-microcolon-intestinal hypoperistalsis syndrome and the absence of the alpha3 nicotinic acetylcholine receptor subunit. Gastroenterology,2001,121(2):350-357.

71. Holschneider AM,Koebke J,Meier-Ruge W,et al. Pathophysiology of chronic constipation in anorectal malformations. Long-term results and preliminary anatomical investigations. Eur J Pediatr Surg,2001,11(5):305-310.

72. Mulder W,de Jong E,Wauters I,et al. Posterior sagittal anorectoplasty:functional results of primary and secondary operations in comparison to the pull-through method in anorectal malformations. Eur J Pediatr Surg,1995,5(3):170-173.

73. 陈孝平,汪建平.外科学.8版.北京:人民卫生出版社,2013.

74. Riddell R,Jain D,Bernstein C,et al. Gastrointestinal Pathology and Its Clinical Implications,2nd ed. Philadelphia:Lippincott Williams & Wilkins,2014.

75. Lee MR,Kim JH,Hwang Y,et al. A left-sided periappendiceal abscess in an adult with intestinal malrotation. World J Gastroenterol,2006,12(33):5399-5400.

76. Nageswaran H,Khan U,Hill F,et al. Appendiceal Duplication:A Comprehensive Review of Published Cases and Clinical Recommendations. World J Surg,2018,42(2):574-581.

77. Lim KH. Duplication of the vermiform appendix in an adult patient. Annals of the Royal College of Surgeons of England,2014,96(5):e16-e17.

78. Hines JJ,Paek GK,Lee P,et al. Beyond appendicitis:radiologic review of unusual and rare pathology of the appendix. Abdominal radiology(New York),2016,41(3):568-581.

79. Terada T. Appendiceal diverticulitis clinically masquerading as an appendiceal carcinoma. Case Rep Gastrointest Med,2014,2014:837860.

80. Stockl T,Ross JS,Walter O,et al. Appendiceal mucosal Schwann cell proliferation:a putative histologic marker of appendiceal diverticular disease. Int J Surg Pathol,2013,21(6):603-609.

81. Sutton FM,Graham DY,Goodgame RW. Infectious esophagitis. Gastrointest Endosc Clin N Am,1994,4(4):713-729.

82. Natarajan M,Hsu AP,Weinreich MA,et al. Aspergillosis,eosinophilic esophagitis,and allergic rhinitis in signal transducer and activator of transcription 3 haploinsufficiency. The Journal of allergy and clinical immunology,2018,142(3):993-997.

83. Walsh TJ,Belitsos NJ,Hamilton SR. Bacterial esophagitis in immunocompromised patients. Arch Intern Med,1986,146(7):1345-1348.

84. Odze RD,Goldblum JR,Crawford JM. Surgical Pathology of GI tract,Liver,Biliary Tract,and Pancreas. Philadelphia:Saunders,2004.

85. Rajendra S,Wang B,Snow ET,et al. Transcriptionally Active Human Papillomavirus Is Strongly Associated With Barrett's Dysplasia and Esophageal Adenocarcinoma. American Journal of Gastroenterology,2013,108(7):1082-1093.

86. Kern JS,Technau-Hafsi K,Schwacha H,et al. Esophageal involvement is frequent in lichen planus:study in 32 patients with suggestion of clinicopathologic diagnostic criteria and therapeutic implications. Eur J Gastroenterol Hepatol,2016,28(12):1374-1382.

87. Rauschecker AM,Levine MS,Whitson MJ,et al. Esophageal Lichen Planus:Clinical and Radiographic Findings in Eight Patients. AJR American journal of roentgenology,2017,208(1):101-106.

88. Haque S, Genta RM. Lymphocytic oesophagitis: clinico-pathological aspects of an emerging condition. Gut, 2012, 61(8): 1108-1114.

89. Philpott H, Nandurkar S, Thien F, et al. Eosinophilic esophagitis: a clinicopathological review. Pharmacol Ther, 2015, 146: 12-22.

90. Pasricha S, Gupta A, Reed CC, et al. Lymphocytic Esophagitis: An Emerging Clinicopathologic Disease Associated with Dysphagia. Dig Dis Sci, 2016, 61(10): 2935-2941.

91. Dellon ES, Speck O, Woodward K, et al. Markers of eosinophilic inflammation for diagnosis of eosinophilic esophagitis and proton pump inhibitor-responsive esophageal eosinophilia: a prospective study. Clin Gastroenterol Hepatol, 2014, 12(12): 2015-2022.

92. Maguilnik I, Neumann WL, Sonnenberg A, et al. Reactive gastropathy is associated with inflammatory conditions throughout the gastrointestinal tract. Aliment Pharmacol Ther, 2012, 36(8): 736-743.

93. Chen TS, Li AF, Chang FY. Gastric reddish streaks in the intact stomach: endoscopic feature of reactive gastropathy. Pathology international, 2010, 60(4): 298-304.

94. Dulai GS, Jensen DM, Kovacs TO, et al. Endoscopic treatment outcomes in watermelon stomach patients with and without portal hypertension. Endoscopy, 2004, 36(1): 68-72.

95. Srivastava A, Lauwers GY. Gastric epithelial dysplasia: the Western perspective. Dig Liver Dis, 2008, 40(8): 641-649.

96. Rich A, Toro TZ, Tanksley J, et al. Distinguishing Menetrier's disease from its mimics. Gut, 2010, 59(12): 1617-1624.

97. Ozokutan BH, Ceylan H, Ertaskin I, et al. Pediatric gastric outlet obstruction following corrosive ingestion. Pediatric surgery international, 2010, 26(6): 615-618.

98. Mendez-Sanchez N, Chavez-Tapia NC, Vazquez-Elizondo G, et al. Eosinophilic gastroenteritis: a review. Digestive diseases and sciences, 2007, 52(11): 2904-2911.

99. Lwin T, Melton SD, Genta RM. Eosinophilic gastritis: histopathological characterization and quantification of the normal gastric eosinophil content. Modern pathology, 2011, 24(4): 556-563.

100. Welch DC, Wirth PS, Goldenring JR, et al. Gastric graft-versus-host disease revisited: does proton pump inhibitor therapy affect endoscopic gastric biopsy interpretation? Am J Surg Pathol, 2006, 30(4): 444-449.

101. Washington K, Jagasia M. Pathology of graft-versus-host disease in the gastrointestinal tract. Human pathology, 2009, 40(7): 909-917.

102. Shulman HM, Kleiner D, Lee SJ, et al. Histopathologic diagnosis of chronic graft-versus-host disease: National Institutes of Health Consensus Development Project on Criteria for Clinical Trials in Chronic Graft-versus-Host Disease: II. Pathology Working Group Report. Biol Blood Marrow Transplant, 2006, 12(1): 31-47.

103. Miller AI, Smith B, Rogers AI. Phlegmonous gastritis. Gastroenterology, 1975, 68(2): 231-238.

104. Leung ST, Chandan VS, Murray JA, et al. Collagenous gastritis: histopathologic features and association with other gastrointestinal diseases. The American journal of surgical pathology, 2009, 33(5): 788-798.

105. O'Brien BH, McClymont K, Brown I. Collagenous ileitis: a study of 13 cases. The American journal of surgical pathology, 2011, 35(8): 1151-1157.

106. Stancu M, De Petris G, Palumbo TP, et al. Collagenous gastritis associated with lymphocytic gastritis and celiac disease. Arch Pathol Lab Med, 2001, 125(12): 1579-1584.

107. Vesoulis Z, Lozanski G, Ravichandran P, et al. Collagenous gastritis: a case report, morphologic evaluation, and review. Mod Pathol, 2000, 13(5): 591-596.

108. Lagorce-Pages C, Fabiani B, Bouvier R, et al. Collagenous gastritis: a report of six cases. Am J Surg Pathol, 2001, 25(9): 1174-1179.

109. Haot J, Jouret A, Willette M, et al. Lymphocytic gastritis—prospective study of its relationship with varioliform gastritis. Gut, 1990, 31(3): 282-285.

110. Wu TT, Hamilton SR. Lymphocytic gastritis: association with etiology and topology. The American journal of surgical pathology, 1999, 23(2): 153-158.

111. Lynch DA, Dixon MF, Axon AT. Diagnostic criteria in lymphocytic gastritis. Gastroenterology, 1997, 112(4): 1426-1427.

112. Tang SJ, Daram SR, Wu R, et al. Pathogenesis, diagnosis, and management of gastric ischemia. Clin Gastroenterol Hepatol, 2014, 12(2):246-252.

113. Quentin V, Dib N, Thouveny F, et al. Chronic ischemic gastritis: case report of a difficult diagnosis and review of the literature. Endoscopy, 2006, 38(5):529-532.

114. Elwir S, Shaukat A, Mesa H, et al. Ischemic Gastritis: A Multicenter Case Series of a Rare Clinical Entity and a Review of the Literature. Journal of clinical gastroenterology, 2016, 50(9):722-726.

115. Ectors NL, Dixon MF, Geboes KJ, et al. Granulomatous gastritis: a morphological and diagnostic approach. Histopathology, 1993, 23(1):55-61.

116. Maeng L, Lee A, Choi K, et al. Granulomatous gastritis: a clinicopathologic analysis of 18 biopsy cases. Am J Surg Pathol, 2004, 28(7):941-945.

117. Oberhuber G, Puspok A, Oesterreicher C, et al. Focally enhanced gastritis: a frequent type of gastritis in patients with Crohn's disease. Gastroenterology, 1997, 112(3):698-706.

118. Hori K, Ikeuchi H, Nakano H, et al. Gastroduodenitis associated with ulcerative colitis. Journal of gastroenterology, 2008, 43(3):193-201.

119. Halme L, Karkkainen P, Rautelin H, et al. High frequency of helicobacter negative gastritis in patients with Crohn's disease. Gut, 1996, 38(3):379-383.

120. Quinn CM, Bjarnason I, Price AB. Gastritis in patients on non-steroidal anti-inflammatory drugs. Histopathology, 1993, 23(4):341-348.

121. Laine L, Weinstein WM. Histology of alcoholic hemorrhagic "gastritis": a prospective evaluation. Gastroenterology, 1988, 94(6):1254-1262.

122. Marginean EC, Bennick M, Cyczk J, et al. Gastric siderosis: patterns and significance. Am J Surg Pathol, 2006, 30(4):514-520.

123. Abraham SC, Bhagavan BS, Lee LA, et al. Upper gastrointestinal tract injury in patients receiving kayexalate (sodium polystyrene sulfonate) in sorbitol: clinical, endoscopic, and histopathologic findings. The American journal of surgical pathology, 2001, 25(5):637-644.

124. Iacobuzio-Donahue CA, Lee EL, Abraham SC, et al. Colchicine toxicity: distinct morphologic findings in gastrointestinal biopsies. Am J Surg Pathol, 2001, 25(8):1067-1073.

125. Nguyen T, Park JY, Scudiere JR, et al. Mycophenolic acid(cellcept and myofortic) induced injury of the upper GI tract. Am J Surg Pathol, 2009, 33(9):1355-1363.

126. Park JY, Cornish TC, Lam-Himlin D, et al. Gastric lesions in patients with autoimmune metaplastic atrophic gastritis(AMAG) in a tertiary care setting. Am J Surg Pathol, 2010, 34(11):1591-1598.

127. Krasinskas AM, Abraham SC, Metz DC, et al. Oxyntic mucosa pseudopolyps: a presentation of atrophic autoimmune gastritis. Am J Surg Pathol, 2003, 27(2):236-241.

128. Okano A, Takakuwa H, Matsubayashi Y. Parietal-cell hyperplasia mimicking sporadic fundic gland polyps in the atrophic mucosa of autoimmune gastritis. Gastrointestinal endoscopy, 2007, 66(2):394-395.

129. Malfertheiner P, Chan FK, McColl KE. Peptic ulcer disease. Lancet, 2009, 374(9699):1449-1461.

130. Hoepler W, Hammer K, Hammer J. Gastric phenotype in children with Helicobacter pylori infection undergoing upper endoscopy. Scand J Gastroenterol, 2011, 46(3):293-298.

131. Hunt RH, Camilleri M, Crowe SE, et al. The stomach in health and disease. Gut, 2015, 64(10):1650-1668.

132. Jiang JX, Liu Q, Mao XY, et al. Downward trend in the prevalence of Helicobacter pylori infections and corresponding frequent upper gastrointestinal diseases profile changes in Southeastern China between 2003 and 2012. Springerplus, 2016, 5(1):1601.

133. Rugge M, Genta RM. Staging and grading of chronic gastritis. Hum Pathol, 2005, 36(3):228-233.

134. Dixon MF, Genta RM, Yardley JH, et al. Classification and grading of gastritis. The updated Sydney System. International Workshop on the Histopathology of Gastritis, Houston 1994. Am J Surg Pathol, 1996, 20(10):1161-1181.

135. Gonzalez CA, Sanz-Anquela JM, Gisbert JP, et al. Utility of subtyping intestinal metaplasia as marker of gastric cancer risk. A review of the evidence. Int J Cancer, 2013, 133(5):1023-1032.

136. Hilzenrat N, Lamoureux E, Weintrub I, et al. Helicobacter heilmannii-like spiral bacteria in gastric mucosal biopsies. Prevalence and clinical significance. Arch Pathol Lab Med,1995,119(12):1149-1153.

137. Jhala D, Jhala N, Lechago J, et al. Helicobacter heilmannii gastritis:association with acid peptic diseases and comparison with Helicobacter pylori gastritis. Mod Pathol,1999,12(5):534-538.

138. Heilmann KL, Borchard F. Gastritis due to spiral shaped bacteria other than Helicobacter pylori:clinical, histological, and ultrastructural findings. Gut, 1991,32(2):137-140.

139. Okiyama Y,Matsuzawa K,Hidaka E,et al. Helicobacter heilmannii infection: clinical, endoscopic and histopathological features in Japanese patients. Pathol Int, 2005,55(7):398-404.

140. Ierardi E, Monno RA, Gentile A, et al. Helicobacter heilmannii gastritis:a histological and immunohistochemical trait. J Clin Pathol,2001,54(10):774-777.

141. Joo M, Kwak JE, Chang SH, et al. Helicobacter heilmannii-associated gastritis:clinicopathologic findings and comparison with Helicobacter pylori-associated gastritis. J Korean Med Sci,2007,22(1):63-69.

142. Horvath KD, Whelan RL. Intestinal tuberculosis:return of an old disease. Am J Gastroenterol,1998,93(5): 692-696.

143. Keane J, Gershon S, Wise RP, et al. Tuberculosis associated with infliximab, a tumor necrosis factor alpha-neutralizing agent. N Engl J Med, 2001, 345 (15): 1098-1104.

144. Ince AT,Gunes P,Senates E,et al. Can an immunohistochemistry method differentiate intestinal tuberculosis from Crohn's disease in biopsy specimens? Dig Dis Sci,2011,56(4):1165-1170.

145. Mylona EE, Baraboutis IG, Papastamopoulos V, et al. Gastric syphilis:a systematic review of published cases of the last 50 years. Sex Transm Dis, 2010, 37 (3): 177-183.

146. Fyfe B,Poppiti RJ,Jr. ,et al. Gastric syphilis. Primary diagnosis by gastric biopsy:report of four cases. Arch Pathol Lab Med,1993,117(8):820-823.

147. Long BW,Johnston JH,Wetzel W,et al. Gastric syphilis:endoscopic and histological features mimicking lymphoma. Am J Gastroenterol, 1995, 90 (9): 1504-1507.

148. Zwolinska-Wcislo M, Budak A, Trojanowska D, et al. Fungal colonization of the stomach and its clinical relevance. Mycoses,1998,41(7-8):327-334.

149. Alpert L,Miller M,Alpert E,et al. Gastric toxoplasmosis in acquired immunodeficiency syndrome:antemortem diagnosis with histopathologic characterization. Gastroenterology,1996,110(1):258-264.

150. Staras SA, Dollard SC, Radford KW, et al. Seroprevalence of cytomegalovirus infection in the United States, 1988-1994. Clin Infect Dis,2006,43(9):1143-1151.

151. Juric-Sekhar G, Upton MP, Swanson PE, et al. Cytomegalovirus (CMV) in gastrointestinal mucosal biopsies:should a pathologist perform CMV immunohistochemistry if the clinician requests it? Hum Pathol, 2017,60:11-15.

152. Greenson JK. Macrophage aggregates in cytomegalovirus esophagitis. Hum Pathol,1997,28(3):375-378.

153. Chen ZM,Shah R,Zuckerman GR,et al. Epstein-Barr virus gastritis:an underrecognized form of severe gastritis simulating gastric lymphoma. Am J Surg Pathol, 2007,31(9):1446-1451.

154. Toll AD,Malik S,Tuluc M. Ulcerative gastritis secondary to Epstein-Barr viral infection. Dig Dis Sci,2010,55 (1):218-219.

155. Lohr JM,Nelson JA,Oldstone MB. Is herpes simplex virus associated with peptic ulcer disease? J Virol,1990, 64(5):2168-2174.

156. Shepherd NA WB,Williams GT. Morson and Dawson's gastrointestinal pathology,5th ed. Oxford:Wiley-Blackwell,2012.

157. Fenoglio-Preiser CM, Noffsinger AE, Stemmermann GN,et al. 3rd ed. Gastrointestinal Pathology:An Atlas and Text,2007.

158. Roland BC,Ciarleglio MM,Clarke JO,et al. Low ileocecal valve pressure is significantly associated with small intestinal bacterial overgrowth (SIBO). Dig Dis Sci, 2014,59(6):1269-1277.

159. Pimentel M,Chow EJ,Lin HC. Eradication of small intestinal bacterial overgrowth reduces symptoms of irri-

table bowel syndrome. Am J Gastroenterol, 2000, 95 (12):3503-3506.

160. Greenson JK. The biopsy pathology of non-coeliac enteropathy. Histopathology, 2015, 66(1):29-36.

161. Platts-Mills JA, Kosek M. Update on the burden of Campylobacter in developing countries. Current opinion in infectious diseases, 2014, 27(5):444-450.

162. Hussein K, Raz-Pasteur A, Shachor-Meyouhas Y, et al. Campylobacter bacteraemia:16 years of experience in a single centre. Infect Dis (Lond), 2016, 48 (11-12): 796-799.

163. Odze RD GJOaG. Surgical Pathology of the GI Tract, Liver, Biliary Tract and Pancreas, 3rd ed. Philadelphia:Elsevier Saunders, 2015.

164. Solomon IH, Milner DA, Jr.. Histopathology of vaccine-preventable diseases. Histopathology, 2017, 70 (1): 109-122.

165. Clemens JD, Nair GB, Ahmed T, et al. Cholera. Lancet, 2017, 390(10101):1539-1549.

166. Riddell R JD. Gastrointestinal pathology and its clinical implications. 2nd ed. Philadelphia:LWW, 2014.

167. Rezk A, Gunnerson AC, Komar M. A Disease That Is Often Missed Without Gastrointestinal Symptoms. Gastroenterology, 2016, 150(5):1096-1097.

168. Gunther U, Moos V, Offenmuller G, et al. Gastrointestinal diagnosis of classical Whipple disease:clinical, endoscopic, and histopathologic features in 191 patients. Medicine, 2015, 94(15):e714.

169. Baisden BL, Lepidi H, Raoult D, et al. Diagnosis of Wihipple disease by immunohistochemical analysis:a sensitive and specific method for the detection of Tropheryma whipplei(the Whipple bacillus) in paraffin-embedded tissue. Am J Clin Pathol, 2002, 118(5): 742-748.

170. Severin WP, de la Fuente AA, Stringer MF. Clostridium perfringens type C causing necrotising enteritis. J Clin Pathol, 1984, 37(8):942-944.

171. Uzal FA, McClane BA. Recent progress in understanding the pathogenesis of Clostridium perfringens type C infections. Veterinary microbiology, 2011, 153(1-2): 37-43.

172. Wang L, Zhang H, Ruan Y, et al. Tuberculosis preva-lence in China, 1990-2010:a longitudinal analysis of national survey data. Lancet, 2014, 383(9934):2057-2064.

173. Makharia GK, Srivastava S, Das P, et al. Clinical, endoscopic, and histological differentiations between Crohn's disease and intestinal tuberculosis. Am J Gastroenterol, 2010, 105(3):642-651.

174. Pulimood AB, Ramakrishna BS, Kurian G, et al. Endoscopic mucosal biopsies are useful in distinguishing granulomatous colitis due to Crohn's disease from tuberculosis. Gut, 1999, 45(4):537-541.

175. Kirsch R, Pentecost M, Hall Pde M, et al. Role of colonoscopic biopsy in distinguishing between Crohn's disease and intestinal tuberculosis. J Clin Pathol, 2006, 59(8):840-844.

176. Kojima M, Morita Y, Shimizu K, et al. Immunohistological findings of suppurative granulomas of Yersinia enterocolitica appendicitis:a report of two cases. Pathology, research and practice, 2007, 203(2):115-119.

177. El-Maraghi NR, Mair NS. The histopathology of enteric infection with Yersinia pseudotuberculosis. Am J Clin Pathol, 1979, 71(6):631-639.

178. Kato Y, Hattori T, Oh-Ya H, et al. Acute terminal ileitis and Yersinia enterocolitica infection. Gastroenterologia Japonica, 1977, 12(1):36-43.

179. Mirza SA, Phelan M, Rimland D, et al. The changing epidemiology of cryptococcosis:an update from population-based active surveillance in 2 large metropolitan areas, 1992-2000. Clin Infect Dis, 2003, 36(6):789-794.

180. Dromer F, Mathoulin S, Dupont B, et al. Epidemiology of cryptococcosis in France:a 9-year survey (1985-1993). French Cryptococcosis Study Group. Clin Infect Dis, 1996, 23(1):82-90.

181. Sciaudone G, Pellino G, Guadagni I, et al. Disseminated Cryptococcus neoformans infection and Crohn's disease in an immunocompetent patient. Journal of Crohn's & colitis, 2011, 5(1):60-63.

182. Chen LP, Li J, Huang MF, et al. Cryptococcus neoformans infection in ulcerative colitis with immunosuppressants. Inflammatory bowel diseases, 2011, 17(9): 2023-2024.

183. Osawa R, Singh N. Colitis as a manifestation of inflix-imab-associated disseminated cryptococcosis. Int J Infect Dis, 2010, 14(5):e436-e440.

184. Law JK, Amar JN, Kirby SD, et al. Colonic cryptococcus infection. Gastrointest Endosc, 2007, 65(3):525-526.

185. Chalasani N, Wilcox CM, Hunter HT, et al. Endoscopic features of gastroduodenal cryptococcosis in AIDS. Gastrointest Endosc, 1997, 45(3):315-317.

186. Zylberberg HM, Green PH, Turner KO, et al. Prevalence and Predictors of Giardia in the United States. Dig Dis Sci, 2017, 62(2):432-440.

187. Misra V, Misra SP, Dwivedi M, et al. Giardia lamblia trophozoites in gastric biopsies. Indian J Pathol Microbiol, 2006, 49(4):519-523.

188. Harp JA. Parasitic infections of the gastrointestinal tract. Curr Opin Gastroenterol, 2003, 19(1):31-36.

189. Bachur TP, Vale JM, Coelho IC, et al. Enteric parasitic infections in HIV/AIDS patients before and after the highly active antiretroviral therapy. Braz J Infect Dis, 2008, 12(2):115-122.

190. Saigal K, Khurana S, Sharma A, et al. Comparison of staining techniques and multiplex nested PCR for diagnosis of intestinal microsporidiosis. Diagn Microbiol Infect Dis, 2013, 77(3):248-249.

191. Hofer U, Speck RF. Disturbance of the gut-associated lymphoid tissue is associated with disease progression in chronic HIV infection. Seminars in immunopathology, 2009, 31(2):257-266.

192. Monkemuller KE, Bussian AH, Lazenby AJ, et al. Special histologic stains are rarely beneficial for the evaluation of HIV-related gastrointestinal infections. Am J Clin Pathol, 2000, 114(3):387-394.

193. Heikkinen M, Pikkarainen P, Vornanen M, et al. Prevalence of gastric metaplasia in the duodenal bulb is low in Helicobacter pylori positive non-ulcer dyspepsia patients. Digestive and liver disease: official journal of the Italian Society of Gastroenterology and the Italian Association for the Study of the Liver, 2001, 33(6):459-463.

194. Akbulut UE, Fidan S, Emeksiz HC, et al. Duodenal pathologies in children: a single-center experience. Jornal de pediatria, 2018, 94(3):273-278.

195. Yuan J, Gao J, Li X, et al. The tip of the "celiac iceberg" in China: a systematic review and meta-analysis. PloS one, 2013, 8(12):e81151.

196. Klein NC, Hargrove RL, Sleisenger MH, et al. Eosinophilic gastroenteritis. Medicine, 1970, 49(4):299-319.

197. Hall RP. The pathogenesis of dermatitis herpetiformis: recent advances. J Am Acad Dermatol, 1987, 16(6):1129-1144.

198. Volta U, Caio G, Stanghellini V, et al. The changing clinical profile of celiac disease: a 15-year experience (1998-2012) in an Italian referral center. BMC gastroenterology, 2014, 14:194.

199. Rubio-Tapia A, Murray JA. Classification and management of refractory coeliac disease. Gut, 2010, 59(4):547-557.

200. Woodward J. Improving outcomes of refractory celiac disease-current and emerging treatment strategies. Clinical and experimental gastroenterology, 2016, 9:225-236.

201. Tack GJ, Wondergem MJ, Al-Toma A, et al. Auto-SCT in refractory celiac disease type II patients unresponsive to cladribine therapy. Bone marrow transplant, 2011, 46(6):840-846.

202. de Mascarel A, Belleannee G, Stanislas S, et al. Mucosal intraepithelial T-lymphocytes in refractory celiac disease: a neoplastic population with a variable CD8 phenotype. Am J Surg Pathol, 2008, 32(5):744-751.

203. McCarroll MG, Riddle MS, Gutierrez RL, et al. Infectious Gastroenteritis as a Risk Factor for Tropical Sprue and Malabsorption: A Case-Control Study. Dig Dis Sci, 2015, 60(11):3379-3385.

204. Ghoshal UC, Srivastava D, Verma A, et al. Tropical sprue in 2014: the new face of an old disease. Current gastroenterology reports, 2014, 16(6):391.

205. Memeo L, Jhang J, Hibshoosh H, et al. Duodenal intra-epithelial lymphocytosis with normal villous architecture: common occurrence in H. pylori gastritis. Mod Pathol, 2005, 18(8):1134-1144.

206. Kakar S, Nehra V, Murray JA, et al. Significance of intraepithelial lymphocytosis in small bowel biopsy samples with normal mucosal architecture. Am J Gastroen-

terol,2003,98(9):2027-2033.

207. Shmidt E,Smyrk TC,Faubion WA,et al. Duodenal intraepithelial lymphocytosis with normal villous architecture in pediatric patients: Mayo Clinic experience, 2000-2009. J Pediatr Gastroenterol Nutr,2013,56(1): 51-55.

208. Carmack SW,Lash RH,Gulizia JM,et al. Lymphocytic disorders of the gastrointestinal tract: a review for the practicing pathologist. Advances in anatomic pathology,2009,16(5):290-306.

209. Patterson ER,Shmidt E,Oxentenko AS,et al. Normal villous architecture with increased intraepithelial lymphocytes: a duodenal manifestation of Crohn disease. Am J Clin Pathol,2015,143(3):445-450.

210. Wang W,Wang Z,Yang Y,et al. Long-term follow-up of nonspecific small bowel ulcers with a benign course and no requirement for surgery: is this a distinct group? BMC gastroenterology,2011,11:51.

211. Aziz I,Evans KE,Hopper AD,et al. A prospective study into the aetiology of lymphocytic duodenosis. Aliment Pharmacol Ther,2010,32(11-12):1392-1397.

212. Rosinach M,Esteve M,Gonzalez C,et al. Lymphocytic duodenosis: aetiology and long-term response to specific treatment. Digestive and liver disease,2012,44(8): 643-648.

213. Hegazi MO,Owayed SF,Mourou M,et al. Lymphocytic enterocolitis in systemic lupus erythematosus. Saudi J Gastroenterol,2009,15(4):274-276.

214. Soendergaard C,Riis LB,Nielsen OH. Collagenous sprue: a coeliac disease look-alike with different treatment strategy. BMJ case reports,2014,2014.

215. Freeman HJ. Collagenous sprue. Canadian journal of gastroenterology = Journal canadien de gastroenterologie,2011,25(4):189-192.

216. 刘洋戴,黄勤.胶原性口炎性腹泻一例.中华病理学杂志,2017,46(2):128-129.

217. Svane S. Acute phlegmonous jejunitis and viridans streptococcal peritonitis associated with bronchial carcinoma. Scand J Infect Dis,2000,32(4):421-422.

218. Ghrenassia E,Mekinian A,Chapelon-Albric C,et al. Digestive-tract sarcoidosis: French nationwide case-control study of 25 cases. Medicine,2016,95(29):

e4279.

219. Tsujino T,Ito Y,Yoshida H,et al. Duodenal mass in a patient with weight loss and liver dysfunction. Duodenal and liver sarcoidosis. Gut,2011,60(12):1659-1660.

220. Dumot JA,Adal K,Petras RE,et al. Sarcoidosis presenting as granulomatous colitis. Am J Gastroenterol, 1998,93(10):1949-1951.

221. Batista D,Raffals L. Role of intestinal bacteria in the pathogenesis of pouchitis. Inflamm Bowel Dis,2014,20 (8):1481-1486.

222. Fruin AB,El-Zammer O,Stucchi AF,et al. Colonic metaplasia in the ileal pouch is associated with inflammation and is not the result of long-term adaptation. J Gastrointest Surg,2003,7(2):246-253.

223. Araujo Miguez A,Herrera Justiniano JM,Carnerero EL, et al. Pouchitis associated with cytomegalovirus infection: a case study. Inflammatory bowel diseases,2013, 19(5):E65-E66.

224. Shepherd NA,Jass JR,Duval I,et al. Restorative proctocolectomy with ileal reservoir: pathological and histochemical study of mucosal biopsy specimens. J Clin Pathol,1987,40(6):601-607.

225. Robert ME. Surgical pathology of the GI tract,liver,biliary tract and pancreas. Saunders Elsevier: Philadelphia,2009.

226. DeRoche TC,Xiao SY,Liu X. Histological evaluation in ulcerative colitis. Gastroenterol Rep(Oxf),2014,2 (3):178-192.

227. Lin J,McKenna BJ,Appelman HD. Morphologic findings in upper gastrointestinal biopsies of patients with ulcerative colitis: a controlled study. Am J Surg Pathol, 2010,34(11):1672-1677.

228. Levine TS,Price AB. Obstructive enterocolitis: a clinico-pathological discussion. Histopathology,1994,25 (1):57-64.

229. Gratama S,Smedts F,Whitehead R. Obstructive colitis: an analysis of 50 cases and a review of the literature. Pathology,1995,27(4):324-329.

230. Lu CC,Chen HH,Lin SE. Ischemic versus non-ischemic obstructive ileocolitis secondary to colorectal cancer: a review of 393 cases. Jpn J Clin Oncol,2010,40

（10）：927-932.

231. Tsai MH，Yang YC，Leu FJ. Obstructive colitis proximal to partially obstructive colonic carcinoma：a case report and review of the literature. Int J Colorectal Dis，2004，19（3）：268-272.

232. Flicek KT，Hara AK，De Petris G，et al. Diaphragm disease of the small bowel：a retrospective review of CT findings. AJR Am J Roentgenol，2014，202（2）：W140-145.

233. Chung SH，Jo Y，Ryu SR，et al. Diaphragm disease compared with cryptogenic multifocal ulcerous stenosing enteritis. World J Gastroenterol，2011，17（23）：2873-2876.

234. Slesser AA，Wharton R，Smith GV，et al. Systematic review of small bowel diaphragm disease requiring surgery. Colorectal disease，2012，14（7）：804-813.

235. Kohoutova D，Bures J，Tycova V，et al. Severe cryptogenic multifocal ulcerous stenosing enteritis. A report of three cases and review of the literature. Acta medica （Hradec Kralove），2010，53（1）：25-29.

236. 胡艳，姜支农. 原因不明的多灶性溃疡性狭窄性肠炎伴伪膜性肠炎一例. 中华病理学杂志，2015，44（11）：805-806.

237. Medlicott SA，Guggisberg KA，DesCoteaux JG，et al. Enterocolic lymphocytic phlebitis：statistical analysis of histology features in viable and ischemic bowel. Int J Surg Pathol，2006，14（3）：200-205.

238. Laco J，Orhalmi J，Bartova J，et al. Enterocolic lymphocytic phlebitis as a newly recognized manifestation of IgG4-related disease. Int J Surg Pathol，2015，23（2）：165-169.

239. Abraham SC，Taggart MW，Loftus EV，et al. Dysplasia-like epithelial atypia in ischemic bowel disease. Hum Pathol，2014，45（7）：1348-1357.

240. Woodman I，Schofield JB，Haboubi N. The histopathological mimics of inflammatory bowel disease：a critical appraisal. Techniques in coloproctology，2015，19（12）：717-727.

241. Odze RD GJ. Surgical Pathology of the GI Tract，Liver，Biliary Tract and Pancrea. 3rd ed. Saunders：NY，2014.

242. De Petris G，Caldero SG，Chen L，et al. Histopathologi-cal changes in the gastrointestinal tract due to medications：an update for the surgical pathologist（part Ⅱ of Ⅱ）. Int J Surg Pathol，2014，22（3）：202-211.

243. De Petris G，Gatius Caldero S，Chen L，et al. Histopathological changes in the gastrointestinal tract due to drugs：an update for the surgical pathologist（part Ⅰ of Ⅱ）. Int J Surg Pathol，2014，22（2）：120-128.

244. Guajardo JR，Plotnick LM，Fende JM，et al. Eosinophil-associated gastrointestinal disorders：a world-wide-web based registry. The Journal of pediatrics，2002，141（4）：576-581.

245. Reed C，Woosley JT，Dellon ES. Clinical characteristics，treatment outcomes，and resource utilization in children and adults with eosinophilic gastroenteritis. Dig Liver Dis，2015，47（3）：197-201.

246. Spergel JM，Book WM，Mays E，et al. Variation in prevalence，diagnostic criteria，and initial management options for eosinophilic gastrointestinal diseases in the United States. J Pediatr Gastroenterol Nutr，2011，52（3）：300-306.

247. Kinoshita Y，Furuta K，Ishimaura N，et al. Clinical characteristics of Japanese patients with eosinophilic esophagitis and eosinophilic gastroenteritis. J Gastroenterol，2013，48（3）：333-339.

248. Talley NJ，Shorter RG，Phillips SF，et al. Eosinophilic gastroenteritis：a clinicopathological study of patients with disease of the mucosa，muscle layer，and subserosal tissues. Gut，31（1）：54-58.

249. Zhang M，Li Y. Eosinophilic gastroenteritis：A state-of-the-art review. J Gastroenterol Hepatol，2017，32（1）：64-72.

250. Gupta N，Aggarwal A，Gupta R，et al. The management of eosinophilic gastroenteritis. Scand J Gastroenterol，2015，50（11）：1309-1314.

251. Ferrara JL，Levine JE，Reddy P，et al. Graft-versus-host disease. Lancet，2009，373（9674）：1550-1561.

252. Lacobuzio-Donahue CA ME. Gastrointestinal and Liver Pathology：A Volume in the Series：Foundations in Diagnostic Pathology. 2nd ed. Saunders：NY，2011.

253. Grogan TM OR，Burgess JH. Graft-vs-host reaction. Archives of dermatology，1977，113（6）：806-812.

254. Ma C，Maluf HM，Liu TC. Acute graft-versus-host dis-

ease is more prevalent and severe in the lower than the upper gastrointestinal tract. Hum Pathol, 2015, 46 (10):1480-1487.

255. Anderson KC, Weinstein HJ. Transfusion-associated graft-versus-host disease. N Engl J Med, 1990, 323 (5):315-321.

256. 许兰平,黄晓军.造血干细胞移植后急性移植物抗宿主病的防止.中华血液学杂志,2009,30(8):574-576.

257. Lin J, Chen S, Zhao Z, et al. CD123 is a useful immunohistochemical marker to facilitate diagnosis of acute graft-versus-host disease in colon. Hum Pathol, 2013, 44(10):2075-2080.

258. Slavik T, Potgieter FM, Brittain D. Thymoma-associated multiorgan autoimmunity with exclusive gastrointestinal tract involvement:case report and review of the literature. Virchows Archiv, 2018, 473(1):121-125.

259. Volk EE. Association between thymoma and autoimmune enteropathy in adults. Hum Pathol, 2006, 37 (10):1368-1369.

260. Unsworth DJ, Walker-Smith JA. Autoimmunity in diarrhoeal disease. J Pediatr Gastroenterol Nutr, 1985, 4 (3):375-380.

261. Akram S, Murray JA, Pardi DS, et al. Adult autoimmune enteropathy:Mayo Clinic Rochester experience. Clin Gastroenterol Hepatol, 2007, 5(11):1282-1290.

262. Gambineri E, Perroni L, Passerini L, et al. Clinical and molecular profile of a new series of patients with immune dysregulation, polyendocrinopathy, enteropathy, X-linked syndrome:inconsistent correlation between forkhead box protein 3 expression and disease severity. J Allergy Clin Immunol, 2008, 122(6):1105-1112.

263. Masia R, Peyton S, Lauwers GY, et al. Gastrointestinal biopsy findings of autoimmune enteropathy:a review of 25 cases. Am J Surg Pathol, 2014, 38 (10):1319-1329.

264. Daniels JA, Lederman HM, Maitra A, et al. Gastrointestinal tract pathology in patients with common variable immunodeficiency (CVID):a clinicopathologic study and review. Am J Surg Pathol, 2007, 31(12):1800-1812.

265. Luzi G, Zullo A, Iebba F, et al. Duodenal pathology and

clinical-immunological implications in common variable immunodeficiency patients. Am J Gastroenterol, 2003, 98(1):118-121.

266. Immunodeficiency disease and malignancy. Various immunologic deficiencies of man and the role of immune processes in the control of malignant disease. Ann Intern Med, 1972, 77(4):605-628.

267. Mike N, Hansel TT, Newman J, et al. Granulomatous enteropathy in common variable immunodeficiency:a cause of chronic diarrhoea. Postgrad Med J, 1991, 67 (787):446-449.

268. Van den Brande P, Geboes K, Vantrappen G, et al. Intestinal nodular lymphoid hyperplasia in patients with common variable immunodeficiency:local accumulation of B and CD8($^+$) lymphocytes. J Clin Immunol, 1988, 8 (4):296-306.

269. Johnson BL Jr, Goldberg LS, Pops MA, et al. Clinical and immunological studies in a case of nodular lymphoid hyperplasia of the small bowel. Gastroenterology, 1971, 61(3):369-374.

270. Hanich T, Majnaric L, Jankovic D, et al. Nodular lymphoid hyperplasia complicated with ileal Burkitt's lymphoma in an adult patient with selective IgA deficiency. International journal of surgery case reports, 2017, 30:69-72.

271. Yazdani R, Azizi G, Abolhassani H, et al. Selective IgA Deficiency:Epidemiology, Pathogenesis, Clinical Phenotype, Diagnosis, Prognosis and Management. Scandinavian journal of immunology, 2017, 85(1):3-12.

272. Cellier C, Foray S, Hermine O. Regional enteritis associated with enterovirus in a patient with X-linked agammaglobulinemia. N Engl J Med, 2000, 342(21):1611-1612.

273. Washington K, Stenzel TT, Buckley RH, et al. Gastrointestinal pathology in patients with common variable immunodeficiency and X-linked agammaglobulinemia. Am J Surg Pathol, 1996, 20(10):1240-1252.

274. Murray IA, Smith JA, Coupland K, et al. Intestinal disaccharidase deficiency without villous atrophy may represent early celiac disease. Scand J Gastroenterol, 2001, 36(2):163-168.

275. Nichols BL Jr, Adams B, Roach CM, et al. Frequency of

sucrase deficiency in mucosal biopsies. J Pediatr Gastroenterol Nutr,2012,55 Suppl 2:S28-S30.

276. Volonaki E,Sebire NJ,Borrelli O,et al. Gastrointestinal endoscopy and mucosal biopsy in the first year of life: indications and outcome. J Pediatr Gastroenterol Nutr, 2012,55(1):62-65.

277. Overeem AW,Posovszky C,Rings EH,et al. The role of enterocyte defects in the pathogenesis of congenital diarrheal disorders. Disease models & mechanisms, 2016,9(1):1-12.

278. Desomer L,De Vos M,De Looze D. Fat accumulation in enterocytes:a key to the diagnosis of abetalipoproteinemia or homozygous hypobetalipoproteinemia. Endoscopy,2015,47 Suppl 1 UCTN:E223-E224.

279. Goulet O,Salomon J,Ruemmele F,et al. Intestinal epithelial dysplasia(tufting enteropathy). Orphanet J Rare Dis,2007,2:20.

280. Tang W,Huang T,Xu Z,et al. Novel Mutations in EPCAM Cause Congenital Tufting Enteropathy. Journal of clinical gastroenterology,2018,52(1):e1-e6.

281. Haas K,Martin B,Martin M,et al. Intractable Diarrhea in Two Brothers:Late Diagnosis of Tufting Enteropathy in Adolescence. Dig Dis Sci,2016,61(2):381-383.

282. Azzopardi C,Pullicino E,Coleiro B,et al. Congenital tufting enteropathy and chronic arthritis:a clinical and radiological perspective. BMJ Case Rep,2016,2016.

283. Perry A,Bensallah H,Martinez-Vinson C,et al. Microvillous atrophy:atypical presentations. J Pediatr Gastroenterol Nutr,2014,59(6):779-785.

284. Girard M,Lacaille F,Verkarre V,et al. MYO5B and bile salt export pump contribute to cholestatic liver disorder in microvillous inclusion disease. Hepatology, 2014,60(1):301-310.

285. Treetipsatit J,Hazard FK. Features of gastric and colonic mucosa in congenital enteropathies:a study in histology and immunohistochemistry. Am J Surg Pathol, 2014,38(12):1697-1706.

286. Martin BA,Kerner JA,Hazard FK,et al. Evaluation of intestinal biopsies for pediatric enteropathy:a proposed immunohistochemical panel approach. Am J Surg Pathol,2014,38(10):1387-1395.

287. Khubchandani SR,Vohra P,Chitale AR,et al. Microvillous inclusion disease--an ultrastructural diagnosis:with a review of the literature. Ultrastruct Pathol, 2011,35(2):87-91.

288. Chang HS,Lee D,Kim JC,et al. Isolated terminal ileal ulcerations in asymptomatic individuals:natural course and clinical significance. Gastrointest Endosc,2010,72 (6):1226-1232.

289. Courville EL,Siegel CA,Vay T,et al. Isolated asymptomatic ileitis does not progress to overt Crohn disease on long-term follow-up despite features of chronicity in ileal biopsies. Am J Surg Pathol,2009,33(9):1341-1347.

290. Petrolla AA,Katz JA,Xin W. The clinical significance of focal enhanced gastritis in adults with isolated ileitis of the terminal ileum. Journal of gastroenterology, 2008,43(7):524-530.

291. Kedia S,Kurrey L,Pratap Mouli V,et al. Frequency, natural course and clinical significance of symptomatic terminal ileitis. Journal of digestive diseases,2016,17 (1):36-43.

292. Emory TS,Monihan JM,Carr NJ,et al. Sclerosing mesenteritis,mesenteric panniculitis and mesenteric lipodystrophy:a single entity? Am J Surg Pathol,1997,21 (4):392-398.

293. van Putte-Katier N,van Bommel EF,Elgersma OE,et al. Mesenteric panniculitis:prevalence,clinicoradiological presentation and 5-year follow-up. Br J Radiol, 2014,87(1044):20140451.

294. Rajendran B,Duerksen DR. Retractile mesenteritis presenting as protein-losing gastroenteropathy. Can J Gastroenterol,2006,20(12):787-789.

295. Nobili C,Degrate L,Caprotti R,et al. Extensive sclerosing mesenteritis of the rectosigmoid colon associated with erosive colitis. Gastroenterol Res Pract,2009, 2009:176793.

296. Zen Y,Onodera M,Inoue D,et al. Retroperitoneal fibrosis:a clinicopathologic study with respect to immunoglobulin G4. Am J Surg Pathol,2009,33(12): 1833-1839.

297. Laco J,Podhola M,Kamaradova K,et al. Idiopathic vs. secondary retroperitoneal fibrosis:a clinicopathological study of 12 cases,with emphasis to possible relation-

ship to IgG4-related disease. Virchows Archiv, 2013, 463(5):721-730.

298. Deshpande V, Zen Y, Chan JK, et al. Consensus statement on the pathology of IgG4-related disease. Mod Pathol, 2012, 25(9):1181-1192.

299. Cheuk W, Chan JK. IgG4-related sclerosing disease: a critical appraisal of an evolving clinicopathologic entity. Advances in anatomic pathology, 2010, 17(5):303-332.

300. Baker PM, Clement PB, Young RH. Selected topics in peritoneal pathology. Int J Gynecol Pathol, 2014, 33(4):393-401.

301. Lim MC, Chotai NC, Giron DM. Idiopathic Sclerosing Encapsulating Peritonitis: A Rare Cause of Subacute Intestinal Obstruction. Case Rep Med, 2016, 2016:8206894.

302. Akbulut S. Accurate definition and management of idiopathic sclerosing encapsulating peritonitis. World J Gastroenterol, 2015, 21(2):675-687.

303. Saunders DR, Haggitt RC, Kimmey MB, et al. Morphological consequences of bisacodyl on normal human rectal mucosa: effect of a prostaglandin E1 analog on mucosal injury. Gastrointest Endosc, 1990, 36(2):101-104.

304. CM F-P. 胃肠病理学, 3版. 北京:北京大学医学出版社, 2011.

305. Schumacher G, Kollberg B, Sandstedt B. A prospective study of first attacks of inflammatory bowel disease and infectious colitis. Histologic course during the 1st year after presentation. Scand J Gastroenterol, 1994, 29(4):318-332.

306. Lamps LW. Update on infectious enterocolitides and the diseases that they mimic. Histopathology, 2015, 66(1):3-14.

307. Kumar NB, Nostrant TT, Appelman HD. The histopathologic spectrum of acute self-limited colitis (acute infectious-type colitis). Am J Surg Pathol, 1982, 6(6):523-529.

308. Shetty S, Anjarwalla SM, Gupta J, et al. Focal active colitis: a prospective study of clinicopathological correlations in 90 patients. Histopathology, 2011, 59(5):850-856.

309. Nostrant TT, Kumar NB, Appelman HD. Histopathology differentiates acute self-limited colitis from ulcerative colitis. Gastroenterology, 1987, 92(2):318-328.

310. Schumacher G. First attack of inflammatory bowel disease and infectious colitis. A clinical, histological and microbiological study with special reference to early diagnosis. Scand J Gastroenterol Suppl, 1993, 198:1-24.

311. Suzuki H, Kato J, Kuriyama M, et al. Specific endoscopic features of ulcerative colitis complicated by cytomegalovirus infection. World J Gastroenterol, 2010, 16(10):1245-1251.

312. 中华医学会消化病学分会炎症性肠病学组. 炎症性肠病合并机会性感染专家共识意见. 中华消化杂志, 2017, 37(4):217-226.

313. Kandiel A, Lashner B. Cytomegalovirus colitis complicating inflammatory bowel disease. Am J Gastroenterol, 2006, 101(12):2857-2865.

314. 中华医学会儿科学分会感染学组, 全国儿童EB病毒感染协作组. 儿童主要非肿瘤性EB病毒感染相关疾病的诊断和治疗原则建议. 中华儿科杂志, 2016, 54(8):563-568.

315. 施伟姜. 慢性活动性EB病毒感染性肠炎一例. 中华病理学杂志, 2016, 45(10):725-726.

316. Yanai H, Shimizu N, Nagasaki S, et al. Epstein-Barr virus infection of the colon with inflammatory bowel disease. Am J Gastroenterol, 1999, 94(6):1582-1586.

317. Bertalot G, Villanacci V, Gramegna M, et al. Evidence of Epstein-Barr virus infection in ulcerative colitis. Dig Liver Dis, 2001, 33(7):551-558.

318. Goodell SE, Quinn TC, Mkrtichian E, et al. Herpes simplex virus proctitis in homosexual men. Clinical, sigmoidoscopic, and histopathological features. N Engl J Med, 1983, 308(15):868-871.

319. D'Souza Y, Dionne S, Seidman EG, et al. No evidence of persisting measles virus in the intestinal tissues of patients with inflammatory bowel disease. Gut, 2007, 56(6):886-888.

320. Yamada E, Endo H, Nakajima A, et al. Disseminated Mycobacterium avium disease with nodular infiltration in the small intestine, detected by capsule endoscopy. Endoscopy, 2011, 43 Suppl 2 UCTN:E332-E333.

321. Hawkins CC, Gold JW, Whimbey E, et al. Mycobacteri-

um avium complex infections in patients with the acquired immunodeficiency syndrome. Ann Intern Med, 1986,105(2):184-188.

322. Schneebaum CW, Novick DM, Chabon AB, et al. Terminal ileitis associated with Mycobacterium avium-intracellulare infection in a homosexual man with acquired immune deficiency syndrome. Gastroenterology, 1987, 92(5 Pt 1):1127-1132.

323. Diaz-Jaime F, Satorres Paniagua C, Bustamante Balen M. Primary chancre in the rectum: an underdiagnosed cause of rectal ulcer. Revista espanola de enfermedades digestivas: organo oficial de la Sociedad Espanola de Patologia Digestiva, 2017, 109(3):236-237.

324. McMillan A, Lee FD. Sigmoidoscopic and microscopic appearance of the rectal mucosa in homosexual men. Gut, 1981, 22(12):1035-1041.

325. Martin-Ezquerra G, Fernandez-Casado A, Barco D, et al. Treponema pallidum distribution patterns in mucocutaneous lesions of primary and secondary syphilis: an immunohistochemical and ultrastructural study. Hum Pathol, 2009, 40(5):624-630.

326. Palmer HM, Higgins SP, Herring AJ, et al. Use of PCR in the diagnosis of early syphilis in the United Kingdom. Sexually transmitted infections, 2003, 79(6): 479-483.

327. Neville BA, d'Enfert C, Bougnoux ME. Candida albicans commensalism in the gastrointestinal tract. FEMS yeast research, 2015, 15(7):fov081.

328. Sargent J, O'Marcaigh A, Smith O, et al. Candida albicans-associated necrotizing vasculitis producing life-threatening gastrointestinal hemorrhage. Hum Pathol, 2010, 41(4):602-604.

329. Cappell MS, Mandell W, Grimes MM, et al. Gastrointestinal histoplasmosis. Dig Dis Sci 1988, 33(3):353-360.

330. Sharma R, Lipi L, Gajendra S, et al. Gastrointestinal Histoplasmosis: A Case Series. Int J Surg Pathol, 2017, 25(7):592-598.

331. Lamps LW, Molina CP, West AB, et al. The pathologic spectrum of gastrointestinal and hepatic histoplasmosis. Am J Clin Pathol, 2000, 113(1):64-72.

332. Stanley SL Jr. Amoebiasis. Lancet, 2003, 361(9362): 1025-1034.

333. Mi-Ichi F, Yoshida H, Hamano S. Entamoeba Encystation: New Targets to Prevent the Transmission of Amebiasis. PLoS pathogens, 2016, 12(10):e1005845.

334. Voth DE, Ballard JD. Clostridium difficile toxins: mechanism of action and role in disease. Clin Microbiol Rev, 2005, 18(2):247-263.

335. Vaishnavi C. Clinical spectrum & pathogenesis of Clostridium difficile associated diseases. Indian J Med Res, 2010, 131:487-499.

336. Ayyagari A, Agarwal J, Garg A. Antibiotic associated diarrhoea: infectious causes. Indian journal of medical microbiology, 2003, 21(1):6-11.

337. Warny M, Pepin J, Fang A, et al. Toxin production by an emerging strain of Clostridium difficile associated with outbreaks of severe disease in North America and Europe. Lancet, 2005, 366(9491):1079-1084.

338. McDonald LC, Owings M, Jernigan DB. Clostridium difficile infection in patients discharged from US short-stay hospitals, 1996-2003. Emerg Infect Dis, 2006, 12 (3):409-415.

339. Yamakado S. Antibiotic-associated colitis in senile patients. Nihon Ronen Igakkai zasshi Japanese journal of geriatrics, 2002, 39(3):271-273.

340. Mohan SS, McDermott BP, Parchuri S, et al. Lack of value of repeat stool testing for Clostridium difficile toxin. The American journal of medicine, 2006, 119 (4):356-358.

341. Ticehurst JR, Aird DZ, Dam LM, et al. Effective detection of toxigenic Clostridium difficile by a two-step algorithm including tests for antigen and cytotoxin. J Clin Microbiol, 2006, 44(3):1145-1149.

342. Svensson AM, LaSala PR. Pathology consultation on detection of Clostridium difficile. Am J Clin Pathol, 2012, 137(1):10-15.

343. Guarner J, Bhatnagar J, Shane AL, et al. Correlation of the detection of Clostridium difficile toxins in stools and presence of the clostridia in tissues of children. Hum Pathol, 2010, 41(11):1586-1592.

344. Sougioultzis S, Kyne L, Drudy D, et al. Clostridium difficile toxoid vaccine in recurrent C. difficile-associated diarrhea. Gastroenterology, 2005, 128(3):764-770.

345. Cameselle-Teijeiro J, Abdulkader I, Forteza J. Signet-ring cell change in pseudomembranous colitis versus signet-ring cell carcinoma. Am J Surg Pathol, 2004, 28 (8): 1111.

346. Magro F, Langner C, Driessen A, et al. European consensus on the histopathology of inflammatory bowel disease. J Crohns Colitis, 2013, 7(10): 827-851.

347. Appleman HD. What are the critical histologic features in the diagnosis of ulcerative colitis? Inflammatory bowel diseases, 2008, 14 Suppl 2: S164-S165.

348. Le Berre N, Heresbach D, Kerbaol M, et al. Histological discrimination of idiopathic inflammatory bowel disease from other types of colitis. J Clin Pathol, 1995, 48(8): 749-753.

349. Feakins RM. Inflammatory bowel disease biopsies: updated British Society of Gastroenterology reporting guidelines. J Clin Pathol, 2013, 66(12): 1005-1026.

350. Wang ZZ, Shi K, Peng J. Serologic testing of a panel of five antibodies in inflammatory bowel diseases: Diagnostic value and correlation with disease phenotype. Biomedical reports, 2017, 6(4): 401-410.

351. Rees MA, Dillman JR, Anton CG, et al. Inter-radiologist agreement using Society of Abdominal Radiology-American Gastroenterological Association (SAR-AGA) consensus nomenclature for reporting CT and MR enterography in children and young adults with small bowel Crohn disease. Abdom Radiol (NY), 2019, 44 (2): 391-397.

352. Table. drugs for Crohn's disease. The Medical letter on drugs and therapeutics, 2018, 60(1550): e115.

353. Chambers TJ, Morson BC. The granuloma in Crohn's disease. Gut, 1979, 20(4): 269-274.

354. Rubio CA, Orrego A, Nesi G, et al. Frequency of epithelioid granulomas in colonoscopic biopsy specimens from paediatric and adult patients with Crohn's colitis. J Clin Pathol, 2007, 60(11): 1268-1272.

355. De Matos V, Russo PA, Cohen AB, et al. Frequency and clinical correlations of granulomas in children with Crohn disease. J Pediatr Gastroenterol Nutr, 2008, 46 (4): 392-398.

356. Jouret A MP. Diagnostic value of systematic endoscopic biopsies in ileocolonic Crohn's disease. Acta Gastro Enterologica Beligica, 1993, 56(C71).

357. Greenson JK, Stern RA, Carpenter SL, et al. The clinical significance of focal active colitis. Hum Pathol, 1997, 28(6): 729-733.

358. Volk EE, Shapiro BD, Easley KA, et al. The clinical significance of a biopsy-based diagnosis of focal active colitis: a clinicopathologic study of 31 cases. Mod Pathol, 1998, 11(8): 789-794.

359. Sokol H, Polin V, Lavergne-Slove A, et al. Plexitis as a predictive factor of early postoperative clinical recurrence in Crohn's disease. Gut, 2009, 58(9): 1218-1225.

360. Ferrante M, de Hertogh G, Hlavaty T, et al. The value of myenteric plexitis to predict early postoperative Crohn's disease recurrence. Gastroenterology, 2006, 130(6): 1595-1606.

361. 中华医学会病理学分会消化病理学组筹备组, 中华医学会消化病学分会炎症性肠病学组. 中国炎症性肠病组织病理诊断共识意见. 中华病理学杂志, 2014, 43(4): 268-274.

362. Karakaya K, Comert M, Numanoglu G. Multiple perforations along the transverse colon as a rare presentation of intestinal Behcet's disease: a case report. Clinics (Sao Paulo), 2009, 64(12): 1231-1233.

363. Kara T, Dusmez Apa D. Pathologic Features of Behcet's Disease in the Tubuler Gut. Patholog Res Int, 2012, 2012: 216254.

364. Odze RD, Bines J, Leichtner AM, et al. Allergic proctocolitis in infants: a prospective clinicopathologic biopsy study. Hum Pathol, 1993, 24(6): 668-674.

365. Ruffner MA, Ruymann K, Barni S, et al. Food protein-induced enterocolitis syndrome: insights from review of a large referral population. J Allergy Clin Immunol Pract, 2013, 1(4): 343-349.

366. Polydorides AD, Banner BF, Hannaway PJ, et al. Evaluation of site-specific and seasonal variation in colonic mucosal eosinophils. Hum Pathol, 2008, 39(6): 832-836.

367. El Fassi D, Nielsen CH, Kjeldsen J, et al. Ulcerative colitis following B lymphocyte depletion with rituximab in a patient with Graves' disease. Gut, 2008, 57(5): 714-715.

368. Goetz M, Atreya R, Ghalibafian M, et al. Exacerbation of ulcerative colitis after rituximab salvage therapy. Inflamm Bowel Dis, 2007, 13(11): 1365-1368.

369. Prescott K, Costner M, Cohen S, et al. Tumor necrosis factor-alpha inhibitor associated ulcerative colitis. Am J Med Sci, 2007, 333(3): 137-139.

370. Yazisiz V, Avci AB, Erbasan F, et al. Development of Crohn's disease following anti-tumour necrosis factor therapy (etanercept). Colorectal Dis, 2008, 10(9): 953-954.

371. Oble DA, Mino-Kenudson M, Goldsmith J, et al. Alpha-CTLA-4 mAb-associated panenteritis: a histologic and immunohistochemical analysis. Am J Surg Pathol, 2008, 32(8): 1130-1137.

372. Star KV, Ho VT, Wang HH, et al. Histologic features in colon biopsies can discriminate mycophenolate from GVHD-induced colitis. Am J Surg Pathol, 2013, 37(9): 1319-1328.

373. Chen JH, Pezhouh MK, Lauwers GY, et al. Histopathologic Features of Colitis Due to Immunotherapy With Anti-PD-1 Antibodies. Am J Surg Pathol, 2017, 41(5): 643-654.

374. Gonzalez RS, Salaria SN, Bohannon CD, et al. PD-1 inhibitor gastroenterocolitis: case series and appraisal of 'immunomodulatory gastroenterocolitis'. Histopathology, 2017, 70(4): 558-567.

375. Pirmohamed M, James S, Meakin S, et al. Adverse drug reactions as cause of admission to hospital: prospective analysis of 18 820 patients. BMJ, 2004, 329(7456): 15-19.

376. Wallace JL. NSAID gastropathy and enteropathy: distinct pathogenesis likely necessitates distinct prevention strategies. British journal of pharmacology, 2012, 165(1): 67-74.

377. Daniels JA, Gibson MK, Xu L, et al. Gastrointestinal tract epithelial changes associated with taxanes: marker of drug toxicity versus effect. Am J Surg Pathol, 2008, 32(3): 473-477.

378. Modi RM, Hussan H. Melanosis Coli After Long-Term Ingestion of Cape Aloe. ACG case reports journal, 2016, 3(4): e157.

379. Li X, Zhou Y, Zhou S, et al. Histopathology of melano-sis coli and determination of its associated genes by comparative analysis of expression microarrays. Molecular medicine reports, 2015, 12(4): 5807-5815.

380. Wang T, Chen ZW, Streutker CJ. Melanosis coli sparing adenomatous polyps: novel findings using cleaved caspase-3 immunohistochemistry. Histopathology, 2013, 62(5): 819-821.

381. 索宝军, 周丽雅, 丁士刚. 青黛相关缺血性结肠黏膜损伤的内镜及临床特点分析. 中华内科杂志, 2011, 50(8): 646-649.

382. Koulaouzidis A, Yung DE, Nemeth A, et al. Macroscopic findings in collagenous colitis: a multi-center, retrospective, observational cohort study. Annals of gastroenterology, 2017, 30(3): 309-314.

383. van den Oord JJ, Geboes K, Desmet VJ. Collagenous colitis: an abnormal collagen table? Two new cases and review of the literature. Am J Gastroenterol, 1982, 77(6): 377-381.

384. Rubio CA, Orrego A, Hoog A, et al. Quantitative assessment of the subepithelial collagen band does not increase the accuracy of diagnosis of collagenous colitis. Am J Clin Pathol, 2008, 130(3): 375-381.

385. Offner FA, Jao RV, Lewin KJ, et al. Collagenous colitis: a study of the distribution of morphological abnormalities and their histological detection. Hum Pathol, 1999, 30(4): 451-457.

386. Fraser AG, Warren BF, Chandrapala R, et al. Microscopic colitis: a clinical and pathological review. Scand J Gastroenterol, 2002, 37(11): 1241-1245.

387. Fiehn AM, Engel U, Holck S, et al. CD3 immunohistochemical staining in diagnosis of lymphocytic colitis. Hum Pathol, 2016, 48: 25-31.

388. Fernandez-Banares F, Casalots J, Salas A, et al. Paucicellular lymphocytic colitis: is it a minor form of lymphocytic colitis? A clinical pathological and immunological study. Am J Gastroenterol, 2009, 104(5): 1189-1198.

389. Goldstein NS, Bhanot P. Paucicellular and asymptomatic lymphocytic colitis: expanding the clinicopathologic spectrum of lymphocytic colitis. Am J Clin Pathol, 2004, 122(3): 405-411.

390. Kabir SI, Kabir SA, Richards R, et al. Pathophysiology,

clinical presentation and management of diversion colitis: a review of current literature. Int J Surg, 2014, 12 (10):1088-1092.

391. Goldstein NS, Sanford WW, Bodzin JH. Crohn's-like complications in patients with ulcerative colitis after total proctocolectomy and ileal pouch-anal anastomosis. Am J Surg Pathol, 1997, 21(11):1343-1353.

392. Szczepkowski M, Banasiewicz T, Kobus A. Diversion colitis 25 years later: the phenomenon of the disease. Int J Colorectal Dis, 2017, 32(8):1191-1196.

393. Makapugay LM, Dean PJ. Diverticular disease-associated chronic colitis. Am J Surg Pathol, 1996, 20(1):94-102.

394. Goldstein NS, Leon-Armin C, Mani A. Crohn's colitis-like changes in sigmoid diverticulitis specimens is usually an idiosyncratic inflammatory response to the diverticulosis rather than Crohn's colitis. Am J Surg Pathol, 2000, 24(5):668-675.

395. Lamps LW, Knapple WL. Diverticular disease-associated segmental colitis. Clin Gastroenterol Hepatol, 2007, 5(1):27-31.

396. Maeshiro T, Hokama A, Kinjo T, et al. Diverticular colitis of the ascending colon preceding the onset of ulcerative colitis. BMJ Case Rep, 2014, 2014.

397. Gledhill A, Dixon MF. Crohn's-like reaction in diverticular disease. Gut, 1998, 42(3):392-395.

398. Liese JG, Jendrossek V, Jansson A, et al. Chronic granulomatous disease in adults. Lancet, 1996, 347(8996):220-223.

399. Marciano BE, Rosenzweig SD, Kleiner DE, et al. Gastrointestinal involvement in chronic granulomatous disease. Pediatrics, 2004, 114(2):462-468.

400. Alimchandani M, Lai JP, Aung PP, et al. Gastrointestinal histopathology in chronic granulomatous disease: a study of 87 patients. Am J Surg Pathol, 2013, 37(9):1365-1372.

401. Brown JR, Goldblatt D, Buddle J, et al. Diminished production of anti-inflammatory mediators during neutrophil apoptosis and macrophage phagocytosis in chronic granulomatous disease(CGD). J Leukoc Biol, 2003, 73 (5):591-599.

402. Khangura SK, Kamal N, Ho N, et al. Gastrointestinal Features of Chronic Granulomatous Disease Found During Endoscopy. Clin Gastroenterol Hepatol, 2016, 14(3):395-402.

403. Gopal L, Forbes J, Uzel G, et al. Gastrointestinal fistulae in chronic granulomatous disease. Am J Gastroenterol, 2009, 104(8):2112-2113.

404. Kelly J, Oryshak A, Wenetsek M, et al. The colonic pathology of Escherichia coli O157:H7 infection. Am J Surg Pathol, 1990, 14(1):87-92.

405. Richardson SE, Karmali MA, Becker LE, et al. The histopathology of the hemolytic uremic syndrome associated with verocytotoxin-producing Escherichia coli infections. Hum Pathol, 1988, 19(9):1102-1108.

406. Brandt LJ, Feuerstadt P, Blaszka MC. Anatomic patterns, patient characteristics, and clinical outcomes in ischemic colitis: a study of 313 cases supported by histology. Am J Gastroenterol, 2010, 105(10):2245-2252.

407. Wang K, Weinrach D, Lal A, et al. Signet-ring cell change versus signet-ring cell carcinoma: a comparative analysis. Am J Surg Pathol, 2003, 27(11):1429-1433.

408. Dignan CR, Greenson JK. Can ischemic colitis be differentiated from C difficile colitis in biopsy specimens? Am J Surg Pathol, 1997, 21(6):706-710.

409. Neu J, Walker WA. Necrotizing enterocolitis. N Engl J Med, 2011, 364(3):255-264.

410. Guha S, Liu H. Malakoplakia of the Pancreas with Simultaneous Colon Involvement: Case Report and Review of the Literature. Case reports in pathology, 2015, 2015:649136.

411. Karasavvidou F, Potamianos SP, Barbanis S, et al. Malakoplakia of the colon associated with colonic adenocarcinoma diagnosed in colonic biopsies. World J Gastroenterol, 2007, 13(45):6109-6111.

412. Hyun KH, Shin HD, Kim DH. Malakoplakia in a healthy young female patient. The Korean journal of internal medicine, 2013, 28(4):475-480.

413. Bhaijee F, Daram SR, Brown AS. Colonic malakoplakia with invasive adenocarcinoma. Clin Gastroenterol Hepatol, 2012, 10(2):A26.

414. Yen JM, Soh NWY, Petersson F, et al. Rectosigmoid malakoplakia. BMJ case reports, 2017, 2017.

415. Sakane T, Takeno M, Suzuki N, et al. Behcet's disease. N Engl J Med, 1999, 341(17):1284-1291.

416. Wang LY, Zhao DB, Gu J, et al. Clinical characteristics of Behcet's disease in China. Rheumatol Int, 2010, 30(9):1191-1196.

417. Hisamatsu T, Naganuma M, Matsuoka K, et al. Diagnosis and management of intestinal Behcet's disease. Clin J Gastroenterol, 2014, 7(3):205-212.

418. Shepherd NA. Pathological mimics of chronic inflammatory bowel disease. J Clin Pathol, 1991, 44(9):726-733.

419. Naganuma M, Iwao Y, Kashiwagi K, et al. A case of Behcet's disease accompanied by colitis with longitudinal ulcers and granuloma. J Gastroenterol Hepatol, 2002, 17(1):105-108.

420. Okumoto T, Kuwai T, Yamaguchi T, et al. A case of ileus due to radiation enteritis 19 years after radiotherapy. Nihon Shokakibyo Gakkai Zasshi, 2017, 114(4):676-682.

421. Kim HS, Baik GH. Chronic radiation colitis with rectopelvic fistula diagnosed 30 years after radiation therapy. Korean J Gastroenterol, 2015, 65(4):258-260.

422. MacNaughton WK. Review article: new insights into the pathogenesis of radiation-induced intestinal dysfunction. Aliment Pharmacol Ther, 2000, 14(5):523-528.

423. Harb AH, Abou Fadel C, Sharara AI. Radiation enteritis. Curr Gastroenterol Rep, 2014, 16(5):383.

424. Cohen SM. Radiation-induced jejunal mucosal vascular lesions as a cause of significant gastrointestinal hemorrhage. Gastrointest Endosc, 1997, 46(2):183-184.

425. Touboul E, Balosso J, Schlienger M, et al. Radiation injury of the small intestine. Radiobiological, radiopathological aspects; risk factors and prevention. Annales de chirurgie, 1996, 50(1):58-71.

426. Portugal R, Nucci M. Typhlitis (neutropenic enterocolitis) in patients with acute leukemia: a review. Expert Rev Hematol, 2017, 10(2):169-174.

427. Mourra N, Nion-Larmurier I, Parc R, et al. Neutropenic enterocolitis in acute myeloblastic leukaemia. Histopathology, 2005, 46(3):353-355.

428. Finn S, Bond J, McCarthy D, et al. Angioinvasive aspergillosis presenting as neutropenic colitis. Histopathology, 2006, 49(4):440-441.

429. Rodrigues FG, Dasilva G, Wexner SD. Neutropenic enterocolitis. World J Gastroenterol, 2017, 23(1):42-47.

430. Hunder GG, Arend WP, Bloch DA, et al. The American College of Rheumatology 1990 criteria for the classification of vasculitis. Introduction. Arthritis Rheum, 1990, 33(8):1065-1067.

431. Jennette JC, Falk RJ, Andrassy K, et al. Nomenclature of systemic vasculitides. Proposal of an international consensus conference. Arthritis Rheum, 1994, 37(2):187-192.

432. Pagnoux C, Mahr A, Cohen P, et al. Presentation and outcome of gastrointestinal involvement in systemic necrotizing vasculitides: analysis of 62 patients with polyarteritis nodosa, microscopic polyangiitis, Wegener granulomatosis, Churg-Strauss syndrome, or rheumatoid arthritis-associated vasculitis. Medicine, 2005, 84(2):115-128.

433. Louie CY, DiMaio MA, Charville GW, et al. Gastrointestinal Tract Vasculopathy: Clinicopathology and Description of a Possible "New Entity" With Protean Features. Am J Surg Pathol, 2018, 42(7):866-876.

434. Miller LS, Barbarevech C, Friedman LS. Less frequent causes of lower gastrointestinal bleeding. Gastroenterol Clin North Am, 1994, 23(1):21-52.

435. Gayraud M, Guillevin L, le Toumelin P, et al. Long-term followup of polyarteritis nodosa, microscopic polyangiitis, and Churg-Strauss syndrome: analysis of four prospective trials including 278 patients. Arthritis Rheum, 2001, 44(3):666-675.

436. Powers BJ, Brown G, Williams RW, et al. Leukocytoclastic vasculitis, not associated with Henoch-Schonlein purpura, causing recurrent massive painless gastrointestinal hemorrhage. Am J Gastroenterol, 1992, 87(9):1191-1193.

437. Saraga E, Bouzourenne H. Enterocolic (lymphocytic) phlebitis: a rare cause of intestinal ischemic necrosis: a series of six patients and review of the literature. Am J Surg Pathol, 2000, 24(6):824-829.

438. Ngo N, Chang F. Enterocolic lymphocytic phlebitis: clinicopathologic features and review of the literature. Arch Pathol Lab Med, 2007, 131(7):1130-1134.

439. Wright CL, Cacala S. Enterocolic lymphocytic phlebitis with lymphocytic colitis, lymphocytic appendicitis, and lymphocytic enteritis. Am J Surg Pathol, 2004, 28(4): 542-547.

440. Zardawi IM. Isolated regional vasculitis. Am J Surg Pathol, 2001, 25(6): 827-828.

441. Nakasono M, Hirokawa M, Muguruma N, et al. Colorectal xanthomas with polypoid lesion: report of 25 cases. APMIS, 2004, 112(1): 3-10.

442. Iwamuro M, Tanaka T, Takei D, et al. Two Cases of Rectal Xanthoma Presenting as Yellowish to Whitish Lesions during Colonoscopy. Case Rep Gastrointest Med, 2017, 2017: 5975107.

443. Miliauskas JR. Rectosigmoid (colonic) xanthoma: a report of four cases and review of the literature. Pathology, 2002, 34(2): 144-147.

444. Kato T, Miyazaki K, Nakamura T, et al. Perforated phlebosclerotic colitis--description of a case and review of this condition. Colorectal disease, 2010, 12(2): 149-151.

445. Fang YL, Hsu HC, Chou YH, et al. Phlebosclerotic colitis: A case report and review of the literature. Exp Ther Med, 2014, 7(3): 583-586.

446. 叶玲娜, 曹倩. 静脉硬化性结肠炎三例. 中华消化杂志, 2015, 35(5): 350-351.

447. Yasuda K, Tanaka T, Ishihara S, et al. Intestinal perforation after nivolumab immunotherapy for a malignant melanoma: a case report. Surg Case Rep, 2017, 3(1): 94.

448. Baxi S, Yang A, Gennarelli RL, et al. Immune-related adverse events for anti-PD-1 and anti-PD-L1 drugs: systematic review and meta-analysis. BMJ, 2018, 360: k793.

449. Wang PF, Chen Y, Song SY, et al. Immune-Related Adverse Events Associated with Anti-PD-1/PD-L1 Treatment for Malignancies: A Meta-Analysis. Front Pharmacol, 2017, 8: 730.

450. Mekki A, Dercle L, Lichtenstein P, et al. Detection of immune-related adverse events by medical imaging in patients treated with anti-programmed cell death 1. Eur J Cancer, 2018, 96: 91-104.

451. Weidner AS, Panarelli NC, Geyer JT, et al. Idelalisib-associated Colitis: Histologic Findings in 14 Patients. Am J Surg Pathol, 2015, 39(12): 1661-1667.

452. K T. Pathology of the Esophagus. Hong Kong: Springer, 2007.

453. Fenoglio-Preiser CM, Noffsinger AE, Stemmermann GN, et al. Gastrointestinal Pathology: An Atlas and Text. 3rd ed. London: Lippincott Williams & Wilkins, 2008.

454. Graham DY, Goyal RK, Sparkman J, et al. Diffuse intramural esophageal diverticulosis. Gastroenterology, 1975, 68(4 Pt 1): 781-785.

455. Medeiros LJ, Doos WG, Balogh K. Esophageal intramural pseudodiverticulosis: a report of two cases with analysis of similar, less extensive changes in "normal" autopsy esophagi. Hum Pathol, 1988, 19(8): 928-931.

456. Carr NJ, Monihan JM, Sobin LH. Squamous cell papilloma of the esophagus: a clinicopathologic and follow-up study of 25 cases. Am J Gastroenterol, 1994, 89(2): 245-248.

457. Orlowska J, Jarosz D, Gugulski A, et al. Squamous cell papillomas of the esophagus: report of 20 cases and literature review. Am J Gastroenterol 1994, 89(3): 434-437.

458. Odze R, Antonioli D, Shocket D, et al. Esophageal squamous papillomas. A clinicopathologic study of 38 lesions and analysis for human papillomavirus by the polymerase chain reaction. Am J Surg Pathol, 1993, 17(8): 803-812.

459. Carr NJ, Bratthauer GL, Lichy JH, et al. Squamous cell papillomas of the esophagus: a study of 23 lesions for human papillomavirus by in situ hybridization and the polymerase chain reaction. Hum Pathol, 1994, 25(5): 536-540.

460. 刘辉, 王芳薇. 中国食管乳头状瘤临床特点分析. 临床荟萃, 2015, 30(3): 241-246.

461. Sablich R, Benedetti G, Bignucolo S, et al. Squamous cell papilloma of the esophagus. Report on 35 endoscopic cases. Endoscopy, 1988, 20(1): 5-7.

462. Attila T, Fu A, Gopinath N, et al. Esophageal papillomatosis complicated by squamous cell carcinoma. Can J Gastroenterol, 2009, 23(6): 415-419.

463. Donnellan F, Walker B, Enns R. Esophageal papilloma-

tosis complicated by squamous cell carcinoma. Endoscopy,2012,44 Suppl 2 UCTN:E110-E111.

464. Waluga M,Hartleb M,Sliwinski ZK,et al. Esophageal squamous-cell papillomatosis complicated by carcinoma. Am J Gastroenterol,2000,95(6):1592-1593.

465. Reynoso J,Davis RE,Daniels WW,et al. Esophageal papillomatosis complicated by squamous cell carcinoma in situ. Dis Esophagus,2004,17(4):345-347.

466. Van Cutsem E,Snoeck R,Van Ranst M,et al. Successful treatment of a squamous papilloma of the hypopharynx-esophagus by local injections of (S)-1-(3-hydroxy-2-phosphonylmethoxypropyl) cytosine. J Med Virol,1995,45(2):230-235.

467. Nie L,Wu HY,Shen YH,et al. Esophageal submucosal gland duct adenoma:a clinicopathological and immunohistochemical study with a review of the literature. Dis Esophagus,2016,29(8):1048-1053.

468. Takubo K,Esaki Y,Watanabe A,et al. Adenoma accompanied by superficial squamous cell carcinoma of the esophagus. Cancer,1993,71(8):2435-2438.

469. Harada O,Ota H,Katsuyama T,et al. Esophageal gland duct adenoma:immunohistochemical comparison with the normal esophageal gland and ultrastractural analysis. Am J Surg Pathol,2007,31(3):469-475.

470. Hongo M,Fujimoto K. Incidence and risk factor of fundic gland polyp and hyperplastic polyp in long-term proton pump inhibitor therapy:a prospective study in Japan. Journal of gastroenterology,2010,45(6):618-624.

471. Jain R,Chetty R. Gastric hyperplastic polyps:a review. Dig Dis Sci,2009,54(9):1839-1846.

472. Han AR,Sung CO,Kim KM,et al. The clinicopathological features of gastric hyperplastic polyps with neoplastic transformations:a suggestion of indication for endoscopic polypectomy. Gut and liver,2009,3(4):271-275.

473. Terada T. Malignant transformation of foveolar hyperplastic polyp of the stomach:a histopathological study. Med Oncol,2011,28(4):941-944.

474. Gonzalez-Obeso E,Fujita H,Deshpande V,et al. Gastric hyperplastic polyps:a heterogeneous clinicopathologic group including a distinct subset best categorized as mucosal prolapse polyp. Am J Surg Pathol,2011,35(5):670-677.

475. Gencosmanoglu R,Sen-Oran E,Kurtkaya-Yapicier O,et al. Gastric polypoid lesions:analysis of 150 endoscopic polypectomy specimens from 91 patients. World J Gastroenterol,2003,9(10):2236-2239.

476. Goldman DS,Appelman HD:Gastric mucosal polyps. Am J Clin Pathol,1972,58(4):434-444.

477. Okano A,Takakuwa H,Matsubayashi Y. Gastric intramucosal carcinoma in a small hyperplastic foveolar polyp. Endoscopy,2004,36(12):1134.

478. Kurland J,DuBois S,Behling C,et al. Severe upper-GI bleed caused by gastritis cystica profunda. Gastrointest Endosc,2006,63(4):716-717.

479. Ali SA,Weinberg AG,Rodriguez-Baez N. Gastritis cystica polyposa. J Pediatr Gastroenterol Nutr,2008,47(5):525.

480. Franzin G,Novelli P. Gastritis cystica profunda. Histopathology,1981,5(5):535-547.

481. Fonde EC,Rodning CB. Gastritis cystica profunda. Am J Gastroenterol,1986,81(6):459-464.

482. Okada M,Iizuka Y,Oh K,et al. Gastritis cystica profunda presenting as giant gastric mucosal folds:the role of endoscopic ultrasonography and mucosectomy in the diagnostic work-up. Gastrointest Endosc,1994,40(5):640-644.

483. Hirasaki S,Tanimizu M,Tsubouchi E,et al. Gastritis cystica polyposa concomitant with gastric inflammatory fibroid polyp occurring in an unoperated stomach. Intern Med,2005,44(1):46-49.

484. Mukaisho K,Miwa K,Kumagai H,et al. Gastric carcinogenesis by duodenal reflux through gut regenerative cell lineage. Dig Dis Sci,2003,48(11):2153-2158.

485. Park JS,Myung SJ,Jung HY,et al. Endoscopic treatment of gastritis cystica polyposa found in an unoperated stomach. Gastrointest Endosc,2001,54(1):101-103.

486. Matsushita M,Mori S,Tahashi Y,et al. Gastritis cystica polyposa in the operated stomach and heterotopic submucosal cysts in the unoperated stomach. Gastrointest Endos,2010,71(6):1100-1101.

487. Greywoode G,Szuts A,Wang LM,et al. Iatrogenic deep

epithelial misplacement（"gastritis cystica profunda"）in a gastric foveolar-type adenoma after endoscopic manipulation：a diagnostic pitfall. Am J Surg Pathol，2011，35（9）：1419-1421.

488. Xu G，Peng C，Li X，et al. Endoscopic resection of gastritis cystica profunda：preliminary experience with 34 patients from a single center in China. Gastrointest Endosc，2015，81（6）：1493-1498.

489. Varis O，Laxen F，Valle J. Helicobacter pylori infection and fasting serum gastrin levels in a series of endoscopically diagnosed gastric polyps. APMIS，1994，102（10）：759-764.

490. Bonilla Palacios JJ，Miyazaki Y，Kanayuma S，et al. Serum gastrin，pepsinogens，parietal cell and Helicobacter pylori antibodies in patients with gastric polyps. Acta Gastroenterol Latinoam，1994，24（2）：77-82.

491. Covotta A，Paoletti M，Covotta L，et al. Large cystic polyps of the stomach. Il Giornale di chirurgia，1995，16（3）：107-108.

492. Sohn J，Levine MS，Furth EE，et al. Helicobacter pylori gastritis：radiographic findings. Radiology，1995，195（3）：763-767.

493. 李琳，樊祥山.胃肠道错构瘤性息肉.中华病理学杂志，2017，46（11）：801-805.

494. Carmack SW，Genta RM，Schuler CM，et al. The current spectrum of gastric polyps：a 1-year national study of over 120，000 patients. Am J Gastroenterol，2009，104（6）：1524-1532.

495. Attard TM，Cuffari C，Tajouri T，et al. Multicenter experience with upper gastrointestinal polyps in pediatric patients with familial adenomatous polyposis. Am J Gastroenterol，2004，99（4）：681-686.

496. Genta RM，Schuler CM，Robiou CI，et al. No association between gastric fundic gland polyps and gastrointestinal neoplasia in a study of over 100，000 patients. Clin Gastroenterol Hepatol，2009，7（8）：849-854.

497. Wu TT，Kornacki S，Rashid A，et al. Dysplasia and dysregulation of proliferation in foveolar and surface epithelia of fundic gland polyps from patients with familial adenomatous polyposis. Am J Surg Pathol，1998，22（3）：293-298.

498. Bertoni G，Sassatelli R，Nigrisoli E，et al. Dysplastic

changes in gastric fundic gland polyps of patients with familial adenomatous polyposis. Ital J Gastroenterol Hepatol，1999，31（3）：192-197.

499. Burt RW. Gastric fundic gland polyps. Gastroenterology，2003，125（5）：1462-1469.

500. Bianchi LK，Burke CA，Bennett AE，et al. Fundic gland polyp dysplasia is common in familial adenomatous polyposis. Clin Gastroenterol Hepatol，2008，6（2）：180-185.

501. Sebastian S，Qasim A，McLoughlin R，et al. Fundic gland polyps：not so trivial entity and worth evaluation. Gastroenterology，2004，126（5）：1497-1498.

502. Jalving M，Koornstra JJ，Boersma-van Ek W，et al. Dysplasia in fundic gland polyps is associated with nuclear beta-catenin expression and relatively high cell turnover rates. Scand J Gastroenterol，2003，38（9）：916-922.

503. Stolte M，Vieth M，Ebert MP. High-grade dysplasia in sporadic fundic gland polyps：clinically relevant or not? European journal of gastroenterology & hepatology，2003，15（11）：1153-1156.

504. Abraham SC，Nobukawa B，Giardiello FM，et al. Sporadic fundic gland polyps：common gastric polyps arising through activating mutations in the beta-catenin gene. Am J Pathol，2001，158（3）：1005-1010.

505. Hassan A，Yerian LM，Kuan SF，et al. Immunohistochemical evaluation of adenomatous polyposis coli，beta-catenin，c-Myc，cyclin D1，p53，and retinoblastoma protein expression in syndromic and sporadic fundic gland polyps. Hum Pathol，2004，35（3）：328-334.

506. Sekine S，Shibata T，Yamauchi Y，et al. Beta-catenin mutations in sporadic fundic gland polyps. Virchows Archiv，2002，440（4）：381-386.

507. Molloy JW，Pelton JJ，Narayani RI. Peutz-Jeghers gastric polyposis. Gastrointest Endosc，2006，63（1）：154.

508. Ladd AP，Grosfeld JL. Gastrointestinal tumors in children and adolescents. Semin Pediatr Surg，2006，15（1）：37-47.

509. 樊祥山，于成功，黄勤.Peutz-Jeghers综合征研究进展.中华消化内镜杂志，2012，29（2）：118-120.

510. Miyaki M，Iijima T，Hosono K，et al. Somatic mutations of LKB1 and beta-catenin genes in gastrointestinal pol-

yps from patients with Peutz-Jeghers syndrome. Cancer research,2000,60(22):6311-6313.

511. Hemminki A,Markie D,Tomlinson I,et al. A serine/threonine kinase gene defective in Peutz-Jeghers syndrome. Nature,1998,391(6663):184-187.

512. Jenne DE,Reimann H,Nezu J,et al. Peutz-Jeghers syndrome is caused by mutations in a novel serine threonine kinase. Nature genetics,1998,18(1):38-43.

513. Resta N,Giorda R,Bagnulo R,et al. Breakpoint determination of 15 large deletions in Peutz-Jeghers subjects. Human genetics,2010,128(4):373-382.

514. 樊祥山,张丽华,黄勤.伴有高级别上皮内瘤变的Peutz-Jeghers综合征相关性错构瘤性息肉一例.中华病理学杂志,2008,37(12):854-855.

515. Howe JR,Roth S,Ringold JC,et al. Mutations in the SMAD4/DPC4 gene in juvenile polyposis. Science,1998,280(5366):1086-1088.

516. Howe JR,Shellnut J,Wagner B,et al. Common deletion of SMAD4 in juvenile polyposis is a mutational hotspot. American journal of human genetics,2002,70(5):1357-1362.

517. Woodford-Richens KL,Rowan AJ,Poulsom R,et al. Comprehensive analysis of SMAD4 mutations and protein expression in juvenile polyposis:evidence for a distinct genetic pathway and polyp morphology in SMAD4 mutation carriers. Am J Pathol,2001,159(4):1293-1300.

518. Takaku K,Miyoshi H,Matsunaga A,et al. Gastric and duodenal polyps in Smad4(Dpc4) knockout mice. Cancer research,1999,59(24):6113-6117.

519. Aoun E,Victain M,Mitre MC. Diarrhoea,weight loss and polyposis:think Cronkhite-Canada syndrome. BMJ case reports,2011,2011.

520. Padda MS,Ryu J,Pham BV. Unusual cause of diarrhea:cronkhite-Canada syndrome. Clin Gastroenterol Hepatol,2008,6(6):A28.

521. Daniel ES,Ludwig SL,Lewin KJ,et al. The Cronkhite-Canada Syndrome. An analysis of clinical and pathologic features and therapy in 55 patients. Medicine,1982,61(5):293-309.

522. Sweetser S,Ahlquist DA,Osborn NK,et al. Clinicopathologic features and treatment outcomes in Cronkhite-Canada syndrome:support for autoimmunity. Dig Dis Sci,2012,57(2):496-502.

523. Ueyama H,Fu KI,Ogura K,et al. Successful treatment for Cronkhite-Canada syndrome with endoscopic mucosal resection and salazosulfapyridine. Techniques in coloproctology,2014,18(5):503-507.

524. Jain A,Nanda S,Chakraborty P,et al. Cronkhite-Canada syndrome with adenomatous and carcinomatous transformation of colonic polyp. Indian journal of gastroenterology:official journal of the Indian Society of Gastroenterology,2003,22(5):189-190.

525. Burke AP,Sobin LH. The pathology of Cronkhite-Canada polyps. A comparison to juvenile polyposis. Am J Surg Pathol,1989,13(11):940-946.

526. Grendell JH ET. Anatomy,histology,embryology and development anomalies of the pancreas,6th ed. Philadelphia:WB Saunders Company,1998.

527. Ormarsson OT,Gudmundsdottir I,Marvik R. Diagnosis and treatment of gastric heterotopic pancreas. World J Surg,2006,30(9):1682-1689.

528. Habibi H,Devuni D,Rossi L. Ectopic pancreas:a rare cause of abdominal pain. Connecticut medicine,2014,78(8):479-480.

529. sogen VHHEBzHd. Akzessorischen Pankreas. Virchows Arch A Pathol Anat Histopathol,1909(198):392-401.

530. Fukino N,Oida T,Mimatsu K,et al. Adenocarcinoma arising from heterotopic pancreas at the third portion of the duodenum. World J Gastroenterol,2015,21(13):4082-4088.

531. Emerson L,Layfield LJ,Rohr LR,et al. Adenocarcinoma arising in association with gastric heterotopic pancreas:A case report and review of the literature. J Surg Oncol,2004,87(1):53-57.

532. Kovacevic I,Ljubicic N,Cupic H,et al. Helicobacter pylori infection in patients with Brunner's gland adenoma. Acta medica Croatica,2001,55(4-5):157-160.

533. Stolte M,Sticht T,Eidt S,et al. Frequency,location,and age and sex distribution of various types of gastric polyp. Endoscopy,1994,26(8):659-665.

534. Johnson CD,Bynum TE. Brunner gland heterotopia presenting as gastric antral polyps. Gastrointest En-

dosc,1976,22(4):210-211.

535. Ahnen DJ,Poulsom R,Stamp GW,et al. The ulceration-associated cell lineage(UACL)reiterates the Brunner's gland differentiation programme but acquires the proliferative organization of the gastric gland. J Pathol,1994,173(4):317-326.

536. Kurella RR,Ancha HR,Hussain S,et al. Evolution of Brunner gland hamartoma associated with Helicobacter pylori infection. South Med J,2008,101(6):648-650.

537. EI Faleh I,Lutz N,Osterheld MC,et al. Gastric outlet obstruction by Brunner's gland hyperplasia in an 8-year-old child. J Pediatr Surg,2009,44(4):E21-E24.

538. Krishnamurthy P,Junaid O,Moezzi J,et al. Gastric outlet obstruction caused by Brunner's gland hyperplasia case report and review of literature. Gastrointest Endosc,2006,64(3):464-467.

539. Giacosa A. Morphometry of normal duodenal mucosa. Scand J Gastroenterol Suppl,1989,167:10-12.

540. Akino K,Kondo Y,Ueno A,et al. Carcinoma of duodenum arising from Brunner's gland. J Gastroenterol,2002,37(4):293-296.

541. Brookes MJ,Manjunatha S,Allen CA,et al. Malignant potential in a Brunner's gland hamartoma. Postgrad Med J,2003,79(933):416-417.

542. Sakurai T,Sakashita H,Honjo G,et al. Gastric foveolar metaplasia with dysplastic changes in Brunner gland hyperplasia:possible precursor lesions for Brunner gland adenocarcinoma. Am J Surg Pathol,2005,29(11):1442-1448.

543. Ohta Y,Saitoh K,Akai T,et al. Early primary duodenal carcinoma arising from Brunner's glands synchronously occurring with sigmoid colon carcinoma:report of a case. Surgery today,2008,38(8):756-760.

544. Koizumi M,Sata N,Yoshizawa K,et al. Carcinoma Arising from Brunner's Gland in the Duodenum after 17 Years of Observation-A Case Report and Literature Review. Case Rep Gastroenterol,2007,1(1):103-109.

545. Patel ND,Levy AD,Mehrotra AK,et al. Brunner's gland hyperplasia and hamartoma:imaging features with clinicopathologic correlation. AJR Am J Roentgenol,2006,187(3):715-722.

546. Park BJ,Kim MJ,Lee JH,et al. Cystic Brunner's gland

hamartoma in the duodenum:a case report. World J Gastroenterol,2009,15(39):4980-4983.

547. Varnholt H,Gang DL,Desilets DJ,et al. Brunner gland cyst. Int J Surg Pathol,2007,15(1):64-65.

548. Terada T. Pathologic observations of the duodenum in 615 consecutive duodenal specimens:I. benign lesions. International journal of clinical and experimental pathology,2012,5(1):46-51.

549. Lambert MP,Heller DS,Bethel C. Extensive gastric heterotopia of the small intestine resulting in massive gastrointestinal bleeding,bowel perforation,and death:report of a case and review of the literature. Pediatr Dev Patho,2000,3(3):277-280.

550. Vizcarrondo FJ,Wang TY,Brady PG. Heterotopic gastric mucosa:presentation as a rugose duodenal mass. Gastrointest Endosc,1983,29(2):107-111.

551. Tribl B,Aschl G,Mitterbauer G,et al. Severe malabsorption due to refractory celiac disease complicated by extensive gastric heterotopia of the jejunum. Am J Surg Pathol,2004,28(2):262-265.

552. Nowak M,Deppisch L. Giant heterotopic gastric polyp in the jejunum. Arch Pathol Lab Med,1998,122(1):90-93.

553. Distler M,Ruckert F,Aust D,et al. Pancreatic heterotopia of the duodenum:anatomic anomaly or clinical challenge? J Gastrointest Surg,2011,15(4):631-636.

554. Hamada Y,Yonekura Y,Tanano A,et al. Isolated heterotopic pancreas causing intussusception. Eur J Pediatr Surg,2000,10(3):197-200.

555. Kobayashi S,Okayama Y,Hayashi K,et al. Heterotopic pancreas in the stomach which caused obstructive stenosis in the duodenum. Intern Med,2006,45(20):1137-1141.

556. Pang LC. Pancreatic heterotopia:a reappraisal and clinicopathologic analysis of 32 cases. South Med J,1988,81(10):1264-1275.

557. Zhang L,Sanderson SO,Lloyd RV,et al. Pancreatic intraepithelial neoplasia in heterotopic pancreas:evidence for the progression model of pancreatic ductal adenocarcinoma. Am J Surg Pathol,2007,31(8):1191-1195.

558. Naqvi A,de la Roza G. Borderline mucinous cystic

tumor in jejunal pancreatic heterotopia. Ann Diagn Pathol,2004,8(3):151-155.

559. Cates JM,Williams TL,Suriawinata AA. Intraductal papillary mucinous adenoma that arises from pancreatic heterotopia within a meckel diverticulum. Arch Pathol Lab Med,2005,129(3):e67-e69.

560. Nelen MR,Padberg GW,Peeters EA,et al. Localization of the gene for Cowden disease to chromosome 10q22-23. Nature genetics,1996,13(1):114-116.

561. Liaw D,Marsh DJ,Li J,et al. Germline mutations of the PTEN gene in Cowden disease,an inherited breast and thyroid cancer syndrome. Nature genetics, 1997, 16(1):64-67.

562. Heald B,Mester J,Rybicki L,et al. Frequent gastrointestinal polyps and colorectal adenocarcinomas in a prospective series of PTEN mutation carriers. Gastroenterology,2010,139(6):1927-1933.

563. Tan MH,Mester JL,Ngeow J,et al. Lifetime cancer risks in individuals with germline PTEN mutations. Clinical cancer research:an official journal of the American Association for Cancer Research,2012,18(2):400-407.

564. Nakano H,Miyachi I,Kitagawa Y,et al. Crohn's disease associated with giant inflammatory polyposis. Endoscopy,1987,19(6):246-248.

565. Yada S,Matsumoto T,Kudo T,et al. Colonic obstruction due to giant inflammatory polyposis in a patient with ulcerative colitis. Journal of gastroenterolog,2005,40(5):536-539.

566. Levine DS,Surawicz CM,Spencer GD,et al. Inflammatory polyposis two years after ischemic colon injury. Dig Dis Sci,1986,31(10):1159-1167.

567. Iofel E,Kahn E,Lee TK,et al. Inflammatory polyps after necrotizing enterocolitis. Journal of pediatric surgery,2000,35(8):1246-1247.

568. De Backer AI,Van Overbeke LN,Mortele KJ,et al. Inflammatory pseudopolyposis in a patient with toxic megacolon due to pseudomembranous colitis. JBR-BTR,2001,84(5):201.

569. du Boulay CE,Fairbrother J,Isaacson PG. Mucosal prolapse syndrome--a unifying concept for solitary ulcer syndrome and related disorders. J Clin Pathol,1983,36(11):1264-1268.

570. Tendler DA,Aboudola S,Zacks JF,et al. Prolapsing mucosal polyps:an underrecognized form of colonic polyp--a clinicopathological study of 15 cases. Am J Gastroenterol,2002,97(2):370-376.

571. Chetty R,Bhathal PS,Slavin JL. Prolapse-induced inflammatory polyps of the colorectum and anal transitional zone. Histopathology,1993,23(1):63-67.

572. Williams GT BH,Morson BC. Inflammatory "cap" polyps of the large intestine. Br J Surg,1985,72(suppl)(S133).

573. Sadamoto Y,Jimi S,Harada N,et al. Asymptomatic cap polyposis from the sigmoid colon to the cecum. Gastrointest Endosc,2001,54(5):654-656.

574. AlGhulayqah AI,Abu-Farhaneh EH,AlSohaibani FI,et al. Solitary rectal ulcer syndrome:A single-center case series. Saudi J Gastroenterol,2016,22(6):456-460.

575. Kowalska-Duplaga K,Lazowska-Przeorek I,Karolewska-Bochenek K,et al. Solitary Rectal Ulcer Syndrome in Children:A Case Series Study. Adv Exp Med Biol,2017,1020:105-112.

576. Behera MK,Dixit VK,Shukla SK,et al. Solitary rectal ulcer syndrome:clinical,endoscopic,histological and anorectal manometry findings in north Indian patients. Trop Gastroenterol,2015,36(4):244-250.

577. Levine DS,Surawicz CM,Ajer TN,et al. Diffuse excess mucosal collagen in rectal biopsies facilitates differential diagnosis of solitary rectal ulcer syndrome from other inflammatory bowel diseases. Dig Dis Sci, 1988, 33(11):1345-1352.

578. Shiomi S,Moriyama Y,Oshitani N,et al. A case of cap polyposis investigated by scintigraphy with human serum albumin labeled with Tc-99m DTPA. Clin Nucl Med,1998,23(8):521-523.

579. Esaki M,Matsumoto T,Kobayashi H,et al. Cap polyposis of the colon and rectum:an analysis of endoscopic findings. Endoscopy,2001,33(3):262-266.

580. Isomoto H,Urata M,Nakagoe T,et al. Proximal extension of cap polyposis confirmed by colonoscopy. Gastrointest Endosc,2001,54(3):388-391.

581. Ng KH,Mathur P,Kumarasinghe MP,et al. Cap polyposis:further experience and review. Dis Colon Rectum,

2004,47(7):1208-1215.

582. Oriuchi T, Kinouchi Y, Kimura M, et al. Successful treatment of cap polyposis by avoidance of intraluminal trauma：clues to pathogenesis. Am J Gastroenterol, 2000,95(8):2095-2098.

583. Oiya H, Okawa K, Aoki T, et al. Cap polyposis cured by Helicobacter pylori eradication therapy. J Gastroenterol, 2002,37(6):463-466.

584. Daya D, O'Connell G, DeNardi F. Rectal endometriosis mimicking solitary rectal ulcer syndrome. Mod Pathol, 1995,8(6):599-602.

585. Campbell AP, Cobb CA, Chapman RW, et al. Cap polyposis--an unusual cause of diarrhoea. Gut, 1993, 34 (4):562-564.

586. Bookman ID, Redston MS, Greenberg GR. Successful treatment of cap polyposis with infliximab. Gastroenterology,2004,126(7):1868-1871.

587. Nakamura S, Kino I, Akagi T. Inflammatory myoglandular polyps of the colon and rectum. A clinicopathological study of 32 pedunculated polyps, distinct from other types of polyps. Am J Surg Pathol, 1992,16(8):772-779.

588. Griffiths AP, Hopkinson JM, Dixon MF. Inflammatory myoglandular polyp causing ileo-ileal intussusception. Histopathology, 1993,23(6):596-598.

589. Moriyama T, Matsumoto T, Hizawa K, et al. Inflammatory myoglandular colorectal polyps：a case series of nine patients. Endoscopy, 2003,35(4):363-365.

590. Adolph VR, Bernabe K. Polyps in children. Clin Colon Rectal Surg,2008,21(4):280-285.

591. Nelen MR, van Staveren WC, Peeters EA, et al. Germline mutations in the PTEN/MMAC1 gene in patients with Cowden disease. Human molecular genetics, 1997,6(8):1383-1387.

592. Pilarski R, Eng C. Will the real Cowden syndrome please stand up (again)？ Expanding mutational and clinical spectra of the PTEN hamartoma tumour syndrome. J Med Genet,2004,41(5):323-326.

593. Fackenthal JD, Marsh DJ, Richardson AL, et al. Male breast cancer in Cowden syndrome patients with germline PTEN mutations. J Med Genet,2001,38(3):159-164.

594. Eng C. Will the real Cowden syndrome please stand up：revised diagnostic criteria. J Med Genet, 2000, 37 (11):828-830.

595. Chi SG, Kim HJ, Park BJ, et al. Mutational abrogation of the PTEN/MMAC1 gene in gastrointestinal polyps in patients with Cowden disease. Gastroenterology, 1998, 115(5):1084-1089.

596. Yantiss RK, Clement PB, Young RH. Endometriosis of the intestinal tract：a study of 44 cases of a disease that may cause diverse challenges in clinical and pathologic evaluation. Am J Surg Pathol,2001,25(4):445-454.

597. Deval B, Rafii A, Felce Dachez M, et al. Sigmoid endometriosis in a postmenopausal woman. Am J Obstet Gynecol,2002,187(6):1723-1725.

598. Varras M, Kostopanagiotou E, Katis K, et al. Endometriosis causing extensive intestinal obstruction simulating carcinoma of the sigmoid colon：a case report and review of the literature. Eur J Gynaecol Oncol,2002,23 (4):353-357.

599. Sumathi VP, McCluggage WG. CD10 is useful in demonstrating endometrial stroma at ectopic sites and in confirming a diagnosis of endometriosis. J Clin Pathol, 2002,55(5):391-392.

600. 周炜洵,徐徕,陆君阳,等.以排便习惯改变为首发临床表现的子宫内膜异位至直肠并恶变一例.中华外科杂志,2016,54(12):940-942.

601. Krawczyk N, Banys-Paluchowski M, Schmidt D, et al. Endometriosis-associated Malignancy. Geburtshilfe Frauenheilkd,2016,76(2):176-181.

602. Slavin RE, Krum R, Van Dinh T. Endometriosis-associated intestinal tumors：a clinical and pathological study of 6 cases with a review of the literature. Hum Pathol, 2000,31(4):456-463.

603. Yantiss RK, Clement PB, Young RH. Neoplastic and pre-neoplastic changes in gastrointestinal endometriosis：a study of 17 cases. Am J Surg Pathol, 2000, 24 (4):513-524.

604. Lohsiriwat V. Hemorrhoids：from basic pathophysiology to clinical management. World J Gastroenterol, 2012, 18(17):2009-2017.

605. Kaidar-Person O, Person B, Wexner SD. Hemorrhoidal

disease：A comprehensive review. J Am Coll Surg, 2007,204(1)：102-117.

606. Ganz RA. The evaluation and treatment of hemorrhoids：a guide for the gastroenterologist. Clin Gastroenterol Hepatol,2013,11(6)：593-603.

607. Heiken JP, Zuckerman GR, Balfe DM. The hypertrophied anal papilla：recognition on air-contrast barium enema examinations. Radiology, 1984, 151(2)：315-318.

608. Zaman S, Mistry P, Hendrickse C, et al. Cloacogenic polyps in an adolescent：a rare cause of rectal bleeding. J Pediatr Surg,2013,48(8)：e5-e7.

609. Mathialagan R, Turner MJ, Gorard DA. Inflammatory cloacogenic polyp mimicking anorectal malignancy. Eur J Gastroenterol Hepatol,2000,12(2)：247-250.

610. Lobert PF, Appelman HD. Inflammatory cloacogenic polyp. A unique inflammatory lesion of the anal transitional zone. Am J Surg Pathol,1981,5(8)：761-766.

611. Longacre TA, Kong CS, Welton ML. Diagnostic problems in anal pathology. Advances in anatomic pathology,2008,15(5)：263-278.

612. Daniel F, Mahmoudi A, de Parades V, et al. An uncommon perianal nodule：hidradenoma papilliferum. Gastroenterol Clin Biol,2007,31(2)：166-168.

613. Huddleston MK, Jenkins CP, Nelson EC. Hidradenoma Papilliferum：A Case Report of an Uncommon Perianal Lesion. The American surgeon, 2016, 82(2)：E43-E44.

614. Ugur K, Emine M, Sevgi K, et al. Granular cell tumor on perianal region：a case report. Acta medica Iranica, 2013,51(7)：509-511.

615. Rubio CA, Liu FS, Zhao HZ. Histological classification of intraepithelial neoplasias and microinvasive squamous carcinoma of the esophagus. Am J Surg Pathol, 1989,13(8)：685-690.

616. Japan Esophageal Society. Japanese Classification of Esophageal Cancer, 11th Edition：part I. Esophagus, 2017,14(1)：1-36.

617. Zhang XH, Sun GQ, Zhou XJ, et al. Basaloid squamous carcinoma of esophagus：a clinicopathological, immunohistochemical and electron microscopic study of sixteen cases. World J Gastroenterol,1998,4(5)：397-403.

618. Mosnier JF, Balique JG. Pleomorphic giant cell carcinoma of the esophagus with coexpression of cytokeratin and vimentin and neuroendocrine differentiation. Arch Pathol Lab Med,2000,124(1)：135-138.

619. Yamamoto S, Tsuda H, Sakano T, et al. Esophageal pleomorphic giant cell carcinoma combined with small cell carcinoma. Pathol Int,2007,57(8)：523-528.

620. Vieira CL, Lopes JC, Velosa J. A case of esophageal squamous cell carcinoma with positive HPV 11. Gastroenterol Hepatol,2013,36(5)：311-315.

621. Biemond P, ten Kate FJ, van Blankenstein M. Esophageal verrucous carcinoma：histologically a low-grade malignancy but clinically a fatal disease. J Clin Gastroenterol, 1991,13(1)：102-107.

622. Liberale G, De Simone P, Snoeck R, et al. Verrucous carcinoma of the esophagus. A case report. Minerva Chir,2005,60(1)：61-65.

623. Roach E, Barr G. Verrucous carcinoma of the oesophagus and achalasia. J Gastroenterol Hepatol, 1993, 8(1)：107-109.

624. De Petris G, Lewin M, Shoji T. Carcinoma cuniculatum of the esophagus. Ann Diagn Pathol,2005,9(3)：134-138.

625. Devlin S, Falck V, Urbanski SJ, et al. Verrucous carcinoma of the esophagus eluding multiple sets of endoscopic biopsies and endoscopic ultrasound：a case report and review of the literature. Can J Gastroenterol, 2004,18(7)：459-462.

626. Malik AB, Bidani JA, Rich HG, et al. Long-term survival in a patient with verrucous carcinoma of the esophagus. Am J Gastroenterol,1996,91(5)：1031-1033.

627. Lee RG. Dysplasia in Barrett's esophagus. A clinicopathologic study of six patients. Am J Surg Pathol, 1985,9(12)：845-852.

628. Arnold GL, Mardini HE. Barrett's esophagus-associated polypoid dysplasia：a case report and review of the literature. Dig Dis Sci,2002,47(8)：1897-1900.

629. Thurberg BL, Duray PH, Odze RD. Polypoid dysplasia in Barrett's esophagus：a clinicopathologic, immunohistochemical, and molecular study of five cases. Hum Pathol,1999,30(7)：745-752.

630. Lauwers GY, Riddell RH. Gastric epithelial dysplasia.

Gut,1999,45(5):784-790.

631. Lauwers GY,Shimizu M,Correa P,et al. Evaluation of gastric biopsies for neoplasia:differences between Japanese and Western pathologists. Am J Surg Pathol, 1999,23(5):511-518.

632. Park DI,Rhee PL,Kim JE,et al. Risk factors suggesting malignant transformation of gastric adenoma:univariate and multivariate analysis. Endoscopy,2001,33 (6):501-506.

633. Tsuchikame N,Ishimaru Y,Ohshima S,et al. Three familial cases of fundic gland polyposis without polyposis coli. Virchows Arch A Pathol Anat Histopathol,1993, 422(4):337-340.

634. Worthley DL,Phillips KD,Wayte N,et al. Gastric adenocarcinoma and proximal polyposis of the stomach (GAPPS):a new autosomal dominant syndrome. Gut, 2012,61(5):774-779.

635. Yanaru-Fujisawa R,Nakamura S,Moriyama T,et al. Familial fundic gland polyposis with gastric cancer. Gut,2012,61(7):1103-1104.

636. Uchida M,Tsukamoto Y,Uchida T,et al. Genomic profiling of gastric carcinoma in situ and adenomas by array-based comparative genomic hybridization. J Pathol, 2010,221(1):96-105.

637. Vieth M,Stolte M. Elevated risk for gastric adenocarcinoma can be predicted from histomorphology. World J Gastroenterol,2006,12(38):6109-6114.

638. Friis-Hansen L,Rieneck K,Nilsson HO,et al. Gastric inflammation,metaplasia,and tumor development in gastrin-deficient mice. Gastroenterology,2006,131(1): 246-258.

639. Elster K. Histologic classification of gastric polyps. Current topics in pathology Ergebnisse der Pathologie, 1976,63:77-93.

640. Chen ZM,Scudiere JR,Abraham SC,et al. Pyloric gland adenoma:an entity distinct from gastric foveolar type adenoma. Am J Surg Pathol,2009,33(2):186-193.

641. Vieth M,Kushima R,Borchard F,et al. Pyloric gland adenoma:a clinico-pathological analysis of 90 cases. Virchows Arch,2003,442(4):317-321.

642. Dumoulin FL,Abel J,Zumfelde P,et al. Endoscopic resection of a rare gastric adenoma(pyloric gland adenoma)with transition into a well-differentiated adenocarcinoma. Z Gastroenterol,2012,50(4):393-395.

643. Abraham SC,Montgomery EA,Singh VK,et al. Gastric adenomas:intestinal-type and gastric-type adenomas differ in the risk of adenocarcinoma and presence of background mucosal pathology. Am J Surg Pathol, 2002,26(10):1276-1285.

644. Bosman F CF,Hruban R. WHO Classification of Tumours of the Digestive System. Lyon:IARC,2010.

645. Goldstein NS,Lewin KJ. Gastric epithelial dysplasia and adenoma:historical review and histological criteria for grading. Hum Pathol,1997,28(2):127-133.

646. Schlemper RJ,Riddell RH,Kato Y,et al. The Vienna classification of gastrointestinal epithelial neoplasia. Gut,2000,47(2):251-255.

647. Bosman FT. WHO classification of tumors of the digestive system,4th ed. Lyon:International Agency for Research on Cancer,2010.

648. Kushima R,Vieth M,Borchard F,et al. Gastric-type well-differentiated adenocarcinoma and pyloric gland adenoma of the stomach. Gastric Cancer,2006,9(3): 177-184.

649. Abraham SC,Park SJ,Lee JH,et al. Genetic alterations in gastric adenomas of intestinal and foveolar phenotypes. Mod Pathol,2003,16(8):786-795.

650. Park DY,Srivastava A,Kim GH,et al. Adenomatous and foveolar gastric dysplasia:distinct patterns of mucin expression and background intestinal metaplasia. Am J Surg Pathol,2008,32(4):524-533.

651. Ueyama H,Yao T,Nakashima Y,et al. Gastric adenocarcinoma of fundic gland type(chief cell predominant type):proposal for a new entity of gastric adenocarcinoma. Am J Surg Pathol,2010,34(5):609-619.

652. Singhi AD,Lazenby AJ,Montgomery EA. Gastric adenocarcinoma with chief cell differentiation:a proposal for reclassification as oxyntic gland polyp/adenoma. Am J Surg Pathol,2012,36(7):1030-1035.

653. Miyazawa M,Matsuda M,Yano M,et al. Gastric adenocarcinoma of the fundic gland(chief cell-predominant type):A review of endoscopic and clinicopathological features. World J Gastroenterol,2016,22(48):10523-

10531.

654. Everett SM, Axon AT. Early gastric cancer in Europe. Gut, 1997, 41(2): 142-150.

655. Folli S, Dente M, Dell'Amore D, et al. Early gastric cancer: prognostic factors in 223 patients. Br J Surg, 1995, 82(7): 952-956.

656. Hisamichi S. Screening for gastric cancer. World J Surg, 1989, 13(1): 31-37.

657. Sue-Ling HM, Martin I, Griffith J, et al. Early gastric cancer: 46 cases treated in one surgical department. Gut, 1992, 33(10): 1318-1322.

658. Hiki Y, Shimao H, Mieno H, et al. Modified treatment of early gastric cancer: evaluation of endoscopic treatment of early gastric cancers with respect to treatment indication groups. World J Surg, 1995, 19(4): 517-522.

659. Noda M, Kodama T, Atsumi M, et al. Possibilities and limitations of endoscopic resection for early gastric cancer. Endoscopy, 1997, 29(5): 361-365.

660. Yasuda K. Endoscopic ultrasonic probes and mucosectomy for early gastric carcinoma. Gastrointest Endosc, 1996, 43(2 Pt 2): S29-31.

661. Reid-Lombardo KM, Gay G, Patel-Parekh L, et al. Treatment of gastric adenocarcinoma may differ among hospital types in the United States, a report from the National Cancer Data Base. J Gastrointest Surg, 2007, 11(4): 410-419.

662. Kodera Y, Yamamura Y, Torii A, et al. Incidence, diagnosis and significance of multiple gastric cancer. Br J Surg, 1995, 82(11): 1540-1543.

663. Cheung DY, Park SH. How to Interpret the Pathological Report before and after Endoscopic Submucosal Dissection of Early Gastric Cancer. Clin Endosc, 2016, 49(4): 327-331.

664. Pei Q, Wang L, Pan J, et al. Endoscopic ultrasonography for staging depth of invasion in early gastric cancer: A meta-analysis. J Gastroenterol Hepatol, 2015, 30(11): 1566-1573.

665. Lauren P. The Two Histological Main Types of Gastric Carcinoma: Diffuse and So-Called Intestinal-Type Carcinoma. An Attempt at a Histo-Clinical Classification. Acta Pathol Microbiol Scand, 1965, 64: 31-49.

666. Fiocca R, Villani L, Tenti P, et al. The foveolar cell component of gastric cancer. Hum Pathol, 1990, 21(3): 260-270.

667. Xuan ZX, Ueyama T, Yao T, et al. Time trends of early gastric carcinoma. A clinicopathologic analysis of 2846 cases. Cancer, 1993, 72(10): 2889-2894.

668. Craanen ME, Dekker W, Ferwerda J, et al. Early gastric cancer: a clinicopathologic study. J Clin Gastroenterol, 1991, 13(3): 274-283.

669. Cimerman M, Repse S, Jelenc F, et al. Comparison of Lauren's, Ming's and WHO histological classifications of gastric cancer as a prognostic factor for operated patients. International surgery, 1994, 79(1): 27-32.

670. Endoh Y, Tamura G, Motoyama T, et al. Well-differentiated adenocarcinoma mimicking complete-type intestinal metaplasia in the stomach. Hum Pathol, 1999, 30(7): 826-832.

671. Machado JC, Nogueira AM, Carneiro F, et al. Gastric carcinoma exhibits distinct types of cell differentiation: an immunohistochemical study of trefoil peptides (TFF1 and TFF2) and mucins (MUC1, MUC2, MUC5AC, and MUC6). J Pathol, 2000, 190(4): 437-443.

672. Ming SC. Cellular and molecular pathology of gastric carcinoma and precursor lesions: A critical review. Gastric Cancer, 1998, 1(1): 31-50.

673. Liu Y, Kaneko S, Sobue T. Trends in reported incidences of gastric cancer by tumour location, from 1975 to 1989 in Japan. Int J Epidemiol, 2004, 33(4): 808-815.

674. Arista-Nasr J, Romero-Lagarza P, Pichardo-Bahena R. Artifactual signet-ring-like cells in endoscopic biopsy of gastric lymphoma. Arch Pathol Lab Med, 1997, 121(6): 623-625.

675. Brun E, Jundi M. Pathologic quiz case: Recurrent dysplasia in an elderly patient 20 years after treatment for achalasia. Arch Pathol Lab Med, 2001, 125(4): 567-568.

676. Herrera-Goepfert R, Reyes E, Hernandez-Avila M, et al. Epstein-Barr virus-associated gastric carcinoma in Mexico: analysis of 135 consecutive gastrectomies in two hospitals. Mod Pathol, 1999, 12(9): 873-878.

677. zur Hausen A, van Grieken NC, Meijer GA, et al. Dis-

tinct chromosomal aberrations in Epstein-Barr virus-carrying gastric carcinomas tested by comparative genomic hybridization. Gastroenterology, 2001, 121 (3): 612-618.

678. Nakamura S, Ueki T, Yao T, et al. Epstein-Barr virus in gastric carcinoma with lymphoid stroma. Special reference to its detection by the polymerase chain reaction and in situ hybridization in 99 tumors, including a morphologic analysis. Cancer, 1994, 73 (9): 2239-2249.

679. Yamamoto N, Tokunaga M, Uemura Y, et al. Epstein-Barr virus and gastric remnant cancer. Cancer, 1994, 74 (3): 805-809.

680. Fukayama M, Chong JM, Kaizaki Y. Epstein-Barr virus and gastric carcinoma. Gastric Cancer, 1998, 1 (2): 104-114.

681. Gulley ML, Pulitzer DR, Eagan PA, et al. Epstein-Barr virus infection is an early event in gastric carcinogenesis and is independent of bcl-2 expression and p53 accumulation. Hum Pathol, 1996, 27 (1): 20-27.

682. Kang GH, Lee S, Kim WH, et al. Epstein-barr virus-positive gastric carcinoma demonstrates frequent aberrant methylation of multiple genes and constitutes CpG island methylator phenotype-positive gastric carcinoma. Am J Pathol, 2002, 160 (3): 787-794.

683. dos Santos NR, Seruca R, Constancia M, et al. Microsatellite instability at multiple loci in gastric carcinoma: clinicopathologic implications and prognosis. Gastroenterology, 1996, 110 (1): 38-44.

684. Mori M, Watanabe M, Tanaka S, et al. Epstein-Barr virus-associated carcinomas of the esophagus and stomach. Arch Pathol Lab Med, 1994, 118 (10): 998-1001.

685. Supriatna Y, Kishimoto T, Uno T, et al. Evidence for hepatocellular differentiation in alpha-fetoprotein-negative gastric adenocarcinoma with hepatoid morphology: a study with in situ hybridisation for albumin mRNA. Pathology, 2005, 37 (3): 211-215.

686. Akiyama S, Tamura G, Endoh Y, et al. Histogenesis of hepatoid adenocarcinoma of the stomach: molecular evidence of identical origin with coexistent tubular adenocarcinoma. Int J Cancer, 2003, 106 (4): 510-515.

687. Kodama T, Kameya T, Hirota T, et al. Production of alpha-fetoprotein, normal serum proteins, and human chorionic gonadotropin in stomach cancer: histologic and immunohistochemical analyses of 35 cases. Cancer, 1981, 48 (7): 1647-1655.

688. Mori M, Iwashita A, Enjoji M. Adenosquamous carcinoma of the stomach. A clinicopathologic analysis of 28 cases. Cancer, 1986, 57 (2): 333-339.

689. Ikeda E, Shigematsu T, Hidaka K, et al. A case of adenosquamous gastric carcinoma successfully treated with TS-1, low-dose CDDP and docetaxel as neoadjuvant chemotherapy. Gan To Kagaku Ryoho, 2007, 34 (3): 423-426.

690. Marubashi S, Yano H, Monden T, et al. Primary squamous cell carcinoma of the stomach. Gastric Cancer, 1999, 2 (2): 136-141.

691. Takita J, Kato H, Miyazaki T, et al. Primary squamous cell carcinoma of the stomach: a case report with immunohistochemical and molecular biologic studies. Hepatogastroenterology, 2005, 52 (63): 969-974.

692. McLoughlin GA, Cave-Bigley DJ, Tagore V, et al. Cyclophosphamide and pure squamous-cell carcinoma of the stomach. Br Med J, 1980, 280 (6213): 524-525.

693. Wurzel J, Brooks JJ. Primary gastric choriocarcinoma: immunohistochemistry, postmortem documentation, and hormonal effects in a postmenopausal female. Cancer, 1981, 48 (12): 2756-2761.

694. Garcia RL, Ghali VS. Gastric choriocarcinoma and yolk sac tumor in a man: observations about its possible origin. Hum Pathol, 1985, 16 (9): 955-958.

695. Liu Z, Mira JL, Cruz-Caudillo JC. Primary gastric choriocarcinoma: a case report and review of the literature. Arch Pathol Lab Med, 2001, 125 (12): 1601-1604.

696. Cho KJ, Myong NH, Choi DW, et al. Carcinosarcoma of the stomach. A case report with light microscopic, immunohistochemical, and electron microscopic study. APMIS, 1990, 98 (11): 991-995.

697. Nakayama Y, Murayama H, Iwasaki H, et al. Gastric carcinosarcoma (sarcomatoid carcinoma) with rhabdomyoblastic and osteoblastic differentiation. Pathol Int, 1997, 47 (8): 557-563.

698. Sato Y, Shimozono T, Kawano S, et al. Gastric carcinosarcoma, coexistence of adenosquamous carcinoma and rhabdomyosarcoma: a case report. Histopathology, 2001, 39

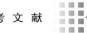

(5)：543-544.

699. Tsuneyama K，Sasaki M，Sabit A，et al. A case report of gastric carcinosarcoma with rhabdomyosarcomatous and neuroendocrinal differentiation. Pathol Res Pract，1999，195(2)：93-97.

700. Yamazaki K. A gastric carcinosarcoma with neuroendocrine cell differentiation and undifferentiated spindle-shaped sarcoma component possibly progressing from the conventional tubular adenocarcinoma：an immuno-histochemical and ultrastructural study. Virchows Archiv，2003，442(1)：77-81.

701. Ikeda Y，Kosugi S，Nishikura K，et al. Gastric carcinosarcoma presenting as a huge epigastric mass. Gastric Cancer，2007，10(1)：63-68.

702. Kallakury BV，Bui HX，delRosario A，et al. Primary gastric adenosarcoma. Arch Pathol Lab Med，1993，117(3)：299-301.

703. Miyazawa M，Matsuda M，Yano M，et al. Gastric adenocarcinoma of fundic gland type：Five cases treated with endoscopic resection. World J Gastroenterol，2015，21(26)：8208-8214.

704. Byrne D，Holley MP，Cuschieri A. Parietal cell carcinoma of the stomach：association with long-term survival after curative resection. Br J Cancer，1988，58(1)：85-87.

705. Yang GY，Liao J，Cassai ND，et al. Parietal cell carcinoma of gastric cardia：immunophenotype and ultrastructure. Ultrastruct Pathol，2003，27(2)：87-94.

706. Benedict MA，Lauwers GY，Jain D. Gastric Adenocarcinoma of the Fundic Gland Type：Update and Literature Review. Am J Clin Pathol，2018，149(6)：461-473.

707. Capella C，Frigerio B，Cornaggia M，et al. Gastric parietal cell carcinoma—a newly recognized entity：light microscopic and ultrastructural features. Histopathology，1984，8(5)：813-824.

708. Kazzaz BA，Eulderink F. Paneth cell-rich carcinoma of the stomach. Histopathology，1989，15(3)：303-305.

709. Ooi A，Nakanishi I，Itoh T，et al. Predominant Paneth cell differentiation in an intestinal type gastric cancer. Pathol Res Pract，1991，187(2-3)：220-225.

710. Takubo K，Honma N，Sawabe M，et al. Oncocytic adenocarcinoma of the stomach：parietal cell carcinoma.

Am J Surg Pathol，2002，26(4)：458-465.

711. Ueyama T，Nagai E，Yao T，et al. Vimentin-positive gastric carcinomas with rhabdoid features. A clinicopathologic and immunohistochemical study. Am J Surg Pathol，1993，17(8)：813-819.

712. Hayashi I，Muto Y，Fujii Y，et al. Mucoepidermoid carcinoma of the stomach. J Surg Oncol，1987，34(2)：94-99.

713. Cremer H，Joneleit V，Seyfarth KA，et al. Mucoepidermoid carcinoma of the stomach. Leber Magen Darm，1985，15(4)：148-151.

714. Lev R，DeNucci TD. Neoplastic Paneth cells in the stomach. Report of two cases and review of the literature. Arch Pathol Lab Med，1989，113(2)：129-133.

715. Miettinen M，Dow N，Lasota J，et al. A distinctive novel epitheliomesenchymal biphasic tumor of the stomach in young adults("gastroblastoma")：a series of 3 cases. Am J Surg Pathol，2009，33(9)：1370-1377.

716. Shin DH，Lee JH，Kang HJ，et al. Novel epitheliomesenchymal biphasic stomach tumour(gastroblastoma) in a 9-year-old：morphological，ultrastructural and immunohistochemical findings. J Clin Pathol，2010，63(3)：270-274.

717. Wey EA，Britton AJ，Sferra JJ，et al. Gastroblastoma in a 28-year-old man with nodal metastasis：proof of the malignant potential. Arch Pathol Lab Med，2012，136(8)：961-964.

718. Ma Y，Zheng J，Zhu H，et al. Gastroblastoma in a 12-year-old Chinese boy. International journal of clinical and experimental pathology 2014，7(6)：3380-3384.

719. Fernandes T，Silva R，Devesa V，et al. AIRP best cases in radiologic-pathologic correlation：gastroblastoma：a rare biphasic gastric tumor. Radiographics，2014，34(7)：1929-1933.

720. Graham RP，Nair AA，Davila JI，et al. Gastroblastoma harbors a recurrent somatic MALAT1-GLI1 fusion gene. Mod Pathol，2017，30(10)：1443-1452.

721. Toumi O，Ammar H，Korbi I，et al. Gastroblastoma, a biphasic neoplasm of stomach：A case report. International journal of surgery case reports，2017，39：72-76.

722. Oda，Kondo H，Yamao T，et al. Metastatic tumors to the stomach：analysis of 54 patients diagnosed at endoscopy

and 347 autopsy cases. Endoscopy, 2001, 33(6):507-510.

723. Campoli PM, Ejima FH, Cardoso DM, et al. Metastatic cancer to the stomach. Gastric Cancer, 2006, 9(1):19-25.

724. Alpar S, Kurt OK, Ucar N, et al. A case of squamous cell lung carcinoma with gastric metastasis. South Med J, 2006, 99(11):1313-1314.

725. Green LK. Hematogenous metastases to the stomach. A review of 67 cases. Cancer, 1990, 65(7):1596-1600.

726. Taal BG, Peterse H, Boot H. Clinical presentation, endoscopic features, and treatment of gastric metastases from breast carcinoma. Cancer, 2000, 89(11):2214-2221.

727. Hara F, Kiyoto S, Takabatake D, et al. Metastatic Breast Cancer to the Stomach Resembling Early Gastric Cancer. Case reports in oncology, 2010, 3(2):142-147.

728. Perzin KH, Bridge MF. Adenomas of the small intestine: a clinicopathologic review of 51 cases and a study of their relationship to carcinoma. Cancer, 1981, 48(3):799-819.

729. Abbass R, Rigaux J, Al-Kawas FH. Nonampullary duodenal polyps: characteristics and endoscopic management. Gastrointest Endosc, 2010, 71(4):754-759.

730. Ohike N, Kim GE, Tajiri T, et al. Intra-ampullary papillary-tubular neoplasm(IAPN): characterization of tumoral intraepithelial neoplasia occurring within the ampulla: a clinicopathologic analysis of 82 cases. Am J Surg Pathol, 2010, 34(12):1731-1748.

731. Albores-Saavedra J, Schwartz AM, Batich K, et al. Cancers of the ampulla of vater: demographics, morphology, and survival based on 5 625 cases from the SEER program. J Surg Oncol, 2009, 100(7):598-605.

732. Das A, Neugut AI, Cooper GS, et al. Association of ampullary and colorectal malignancies. Cancer, 2004, 100(3):524-530.

733. Cannon ME, Carpenter SL, Elta GH, et al. EUS compared with CT, magnetic resonance imaging, and angiography and the influence of biliary stenting on staging accuracy of ampullary neoplasms. Gastrointest Endosc, 1999, 50(1):27-33.

734. Kubo H, Chijiiwa Y, Akahoshi K, et al. Pre-operative

staging of ampullary tumours by endoscopic ultrasound. Br J Radiol, 1999, 72(857):443-447.

735. Talbot IC, Neoptolemos JP, Shaw DE, et al. The histopathology and staging of carcinoma of the ampulla of Vater. Histopathology, 1988, 12(2):155-165.

736. Neoptolemos JP, Talbot IC, Carr-Locke DL, et al. Treatment and outcome in 52 consecutive cases of ampullary carcinoma. Br J Surg, 1987, 74(10):957-961.

737. Yamaguchi K, Enjoji M. Carcinoma of the ampulla of vater. A clinicopathologic study and pathologic staging of 109 cases of carcinoma and 5 cases of adenoma. Cancer, 1987, 59(3):506-515.

738. Dawson PJ, Connolly MM. Influence of site of origin and mucin production on survival in ampullary carcinoma. Annals of surgery, 1989, 210(2):173-179.

739. Kimura W, Futakawa N, Yamagata S, et al. Different clinicopathologic findings in two histologic types of carcinoma of papilla of Vater. Jpn J Cancer Res, 1994, 85(2):161-166.

740. Wittekind C, Tannapfel A. Adenoma of the papilla and ampulla—premalignant lesions? Langenbecks Arch Surg, 2001, 386(3):172-175.

741. Yamaguchi K, Enjoji M, Kitamura K. Endoscopic biopsy has limited accuracy in diagnosis of ampullary tumors. Gastrointest Endosc, 1990, 36(6):588-592.

742. Stolte M, Pscherer C. Adenoma-carcinoma sequence in the papilla of Vater. Scand J Gastroenterol, 1996, 31(4):376-382.

743. Yoshikawa D, Ojima H, Iwasaki M, et al. Clinicopathological and prognostic significance of EGFR, VEGF, and HER2 expression in cholangiocarcinoma. Br J Cancer, 2008, 98(2):418-425.

744. Yamaguchi K, Enjoji M. Adenoma of the ampulla of Vater: putative precancerous lesion. Gut, 1991, 32(12):1558-1561.

745. Chung CH, Wilentz RE, Polak MM, et al. Clinical significance of K-ras oncogene activation in ampullary neoplasms. J Clin Pathol, 1996, 49(6):460-464.

746. Rashid A. Cellular and molecular biology of biliary tract cancers. Surg Oncol Clin N Am, 2002, 11(4):995-1009.

747. McCarthy DM, Hruban RH, Argani P, et al. Role of the

DPC4 tumor suppressor gene in adenocarcinoma of the ampulla of Vater：analysis of 140 cases. Mod Pathol, 2003,16(3):272-278.

748. Friess H,Wang L,Zhu Z,et al. Growth factor receptors are differentially expressed in cancers of the papilla of vater and pancreas. Annals of surgery,1999,230(6): 767-774.

749. Resnick MB,Gallinger S,Wang HH,et al. Growth factor expression and proliferation kinetics in periampullary neoplasms in familial adenomatous polyposis. Cancer,1995,76(2):187-194.

750. Agoff SN,Crispin DA,Bronner MP,et al. Neoplasms of the ampulla of vater with concurrent pancreatic intraductal neoplasia：a histological and molecular study. Mod Pathol,2001,14(3):139-146.

751. Schottenfeld D, Beebe-Dimmer JL, Vigneau FD. The epidemiology and pathogenesis of neoplasia in the small intestine. Ann Epidemiol,2009,19(1):58-69.

752. Ostermiller W,Joergenson EJ,Weibel L. A clinical review of tumors of the small bowel. Am J Surg,1966, 111(3):403-409.

753. Schulmann K,Brasch FE,Kunstmann E,et al. HNPCC-associated small bowel cancer：clinical and molecular characteristics. Gastroenterology, 2005, 128 (3): 590-599.

754. Costi R,Caruana P,Sarli L,et al. Ampullary adenocarcinoma in neurofibromatosis type 1. Case report and literature review. Mod Pathol, 2001, 14 (11): 1169-1174.

755. Darling RC,Welch CE. Tumors of the small intestine. N Engl J Med,1959,260(9):397-408.

756. Gore RM, Mehta UK, Berlin JW, et al. Diagnosis and staging of small bowel tumours. Cancer imaging,2006, 6:209-212.

757. Maglinte DT,Reyes BL. Small bowel cancer. Radiologic diagnosis. Radiol Clin North Am, 1997, 35 (2): 361-380.

758. Buckley JA,Fishman EK. CT evaluation of small bowel neoplasms：spectrum of disease. Radiographics, 1998, 18(2):379-392.

759. Dabaja BS,Suki D,Pro B,et al. Adenocarcinoma of the small bowel：presentation, prognostic factors, and out-come of 217 patients. Cancer,2004,101(3):518-526.

760. Chen ZM,Wang HL. Alteration of cytokeratin 7 and cytokeratin 20 expression profile is uniquely associated with tumorigenesis of primary adenocarcinoma of the small intestine. Am J Surg Pathol, 2004, 28 (10): 1352-1359.

761. Lee MJ,Lee HS,Kim WH,et al. Expression of mucins and cytokeratins in primary carcinomas of the digestive system. Mod Pathol,2003,16(5):403-410.

762. Zhang MQ,Lin F,Hui P,et al. Expression of mucins, SIMA,Villin,and CDX2 in small-intestinal adenocarcinoma. Am J Clin Pathol,2007,128(5):808-816.

763. Chen ZM,Ritter JH,Wang HL. Differential expression of alpha-methylacyl coenzyme A racemase in adenocarcinomas of the small and large intestines. Am J Surg Pathol,2005,29(7):890-896.

764. Wheeler JM,Warren BF,Mortensen NJ,et al. An insight into the genetic pathway of adenocarcinoma of the small intestine. Gut,2002,50(2):218-223.

765. Arai M,Shimizu S,Imai Y,et al. Mutations of the Ki-ras,p53 and APC genes in adenocarcinomas of the human small intestine. Int J Cancer, 1997, 70 (4): 390-395.

766. Murata M,Iwao K,Miyoshi Y,et al. Molecular and biological analysis of carcinoma of the small intestine：beta-catenin gene mutation by interstitial deletion involving exon 3 and replication error phenotype. Am J Gastroenterol,2000,95(6):1576-1580.

767. Achille A,Baron A,Zamboni G,et al. Molecular pathogenesis of sporadic duodenal cancer. Br J Cancer, 1998,77(5):760-765.

768. Reid-Nicholson M,Idrees M,Perino G,et al. Sarcomatoid carcinoma of the small intestine：a case report and review of the literature. Arch Pathol Lab Med, 2004, 128(8):918-921.

769. Nusko G,Mansmann U,Kirchner T,et al. Risk related surveillance following colorectal polypectomy. Gut, 2002,51(3):424-428.

770. Wallace MB,Kemp JA,Trnka YM,et al. Is colonoscopy indicated for small adenomas found by screening flexible sigmoidoscopy? Ann Intern Med, 1998, 129 (4): 273-278.

771. Rex DK, Ahnen DJ, Baron JA, et al. Serrated lesions of the colorectum: review and recommendations from an expert panel. Am J Gastroenterol, 2012, 107(9): 1315-1329.

772. Huang CS, O'Brien M J, Yang S, et al. Hyperplastic polyps, serrated adenomas, and the serrated polyp neoplasia pathway. Am J Gastroenterol, 2004, 99(11): 2242-2255.

773. Snover DC. Serrated polyps of the large intestine. Semin Diagn Pathol, 2005, 22(4): 301-308.

774. Snover DC. Update on the serrated pathway to colorectal carcinoma. Hum Pathol, 2011, 42(1): 1-10.

775. Hawkins NJ, Bariol C, Ward RL. The serrated neoplasia pathway. Pathology, 2002, 34(6): 548-555.

776. Iino H, Jass JR, Simms LA, et al. DNA microsatellite instability in hyperplastic polyps, serrated adenomas, and mixed polyps: a mild mutator pathway for colorectal cancer? J Clin Pathol, 1999, 52(1): 5-9.

777. Jass JR. Serrated route to colorectal cancer: back street or super highway? J Pathol, 2001, 193(3): 283-285.

778. Bariol C, Hawkins NJ, Turner JJ, et al. Histopathological and clinical evaluation of serrated adenomas of the colon and rectum. Mod Pathol, 2003, 16(5): 417-423.

779. O'Brien MJ, Yang S, Clebanoff JL, et al. Hyperplastic (serrated) polyps of the colorectum: relationship of CpG island methylator phenotype and K-ras mutation to location and histologic subtype. Am J Surg Pathol, 2004, 28(4): 423-434.

780. Su MY, Hsu CM, Ho YP, et al. Comparative study of conventional colonoscopy, chromoendoscopy, and narrow-band imaging systems in differential diagnosis of neoplastic and nonneoplastic colonic polyps. Am J Gastroenterol, 2006, 101(12): 2711-2716.

781. Torlakovic E, Skovlund E, Snover DC, et al. Morphologic reappraisal of serrated colorectal polyps. Am J Surg Pathol, 2003, 27(1): 65-81.

782. Jass JR. Classification of colorectal cancer based on correlation of clinical, morphological and molecular features. Histopathology, 2007, 50(1): 113-130.

783. Oh K, Redston M, Odze RD. Support for hMLH1 and MGMT silencing as a mechanism of tumorigenesis in the hyperplastic-adenoma-carcinoma (serrated) carcino-genic pathway in the colon. Hum Pathol, 2005, 36(1): 101-111.

784. Goel A, Boland CR. Epigenetics of colorectal cancer. Gastroenterology, 2012, 143(6): 1442-1460.

785. Torlakovic EE, Gomez JD, Driman DK, et al. Sessile serrated adenoma (SSA) vs. traditional serrated adenoma (TSA). Am J Surg Pathol, 2008, 32(1): 21-29.

786. Tateyama H, Li W, Takahashi E, et al. Apoptosis index and apoptosis-related antigen expression in serrated adenoma of the colorectum: the saw-toothed structure may be related to inhibition of apoptosis. Am J Surg Pathol, 2002, 26(2): 249-256.

787. Rashid A, Issa JP. CpG island methylation in gastroenterologic neoplasia: a maturing field. Gastroenterology, 2004, 127(5): 1578-1588.

788. Wynter CV, Walsh MD, Higuchi T, et al. Methylation patterns define two types of hyperplastic polyp associated with colorectal cancer. Gut, 2004, 53(4): 573-580.

789. Torlakovic E, Snover DC. Serrated adenomatous polyposis in humans. Gastroenterology, 1996, 110(3): 748-755.

790. Cenaj O, Gibson J, Odze RD. Clinicopathologic and outcome study of sessile serrated adenomas/polyps with serrated versus intestinal dysplasia. Mod Pathol, 2018, 31(4): 633-642.

791. Board WCoTE. WHO Classification of Tumours, Digestive System Tumours. 5th ed. Lyon: IARC, 2019.

792. Yamane L, Scapulatempo-Neto C, Reis RM, et al. Serrated pathway in colorectal carcinogenesis. World J Gastroenterol, 2014, 20(10): 2634-2640.

793. Rashtak S, Rego R, Sweetser SR, et al. Sessile Serrated Polyps and Colon Cancer Prevention. Cancer Prev Res (Phila), 2017, 10(5): 270-278.

794. Sandmeier D, Seelentag W, Bouzourene H. Serrated polyps of the colorectum: is sessile serrated adenoma distinguishable from hyperplastic polyp in a daily practice? Virchows Archiv, 2007, 450(6): 613-618.

795. Snover DC, Jass JR, Fenoglio-Preiser C, et al. Serrated polyps of the large intestine: a morphologic and molecular review of an evolving concept. Am J Clin Pathol, 2005, 124(3): 380-391.

796. Jass JR, Baker K, Zlobec I, et al. Advanced colorectal

polyps with the molecular and morphological features of serrated polyps and adenomas: concept of a 'fusion' pathway to colorectal cancer. Histopathology, 2006, 49 (2): 121-131.

797. Khaidakov M, Lai KK, Roudachevski D, et al. Gastric Proteins MUC5AC and TFF1 as Potential Diagnostic Markers of Colonic Sessile Serrated Adenomas/Polyps. Am J Clin Pathol, 2016, 146(5): 530-537.

798. Cui M, Awadallah A, Liu W, et al. Loss of Hes1 Differentiates Sessile Serrated Adenoma/Polyp From Hyperplastic Polyp. Am J Surg Pathol, 2016, 40 (1): 113-119.

799. Sheridan TB, Fenton H, Lewin MR, et al. Sessile serrated adenomas with low-and high-grade dysplasia and early carcinomas: an immunohistochemical study of serrated lesions "caught in the act". Am J Clin Pathol, 2006, 126(4): 564-571.

800. Salaria SN, Streppel MM, Lee LA, et al. Sessile serrated adenomas: high-risk lesions? Hum Pathol, 2012, 43 (11): 1808-1814.

801. Schreiner MA, Weiss DG, Lieberman DA. Proximal and large hyperplastic and nondysplastic serrated polyps detected by colonoscopy are associated with neoplasia. Gastroenterology, 2010, 139(5): 1497-1502.

802. Spring KJ, Zhao ZZ, Karamatic R, et al. High prevalence of sessile serrated adenomas with BRAF mutations: a prospective study of patients undergoing colonoscopy. Gastroenterology, 2006, 131(5): 1400-1407.

803. Singh R, Zorron Cheng Tao Pu L, Koay D, et al. Sessile serrated adenoma/polyps: Where are we at in 2016? World J Gastroenterol, 2016, 22(34): 7754-7759.

804. Wiland HOt, Shadrach B, Allende D, et al. Morphologic and molecular characterization of traditional serrated adenomas of the distal colon and rectum. Am J Surg Pathol, 2014, 38(9): 1290-1297.

805. Higuchi T, Sugihara K, Jass JR. Demographic and pathological characteristics of serrated polyps of colorectum. Histopathology, 2005, 47(1): 32-40.

806. Iwabuchi M, Sasano H, Hiwatashi N, et al. Serrated adenoma: a clinicopathological, DNA ploidy, and immunohistochemical study. Anticancer research, 2000, 20 (2B): 1141-1147.

807. Longacre TA, Fenoglio-Preiser CM. Mixed hyperplastic adenomatous polyps/serrated adenomas. A distinct form of colorectal neoplasia. Am J Surg Pathol, 1990, 14(6): 524-537.

808. Yantiss RK, Oh KY, Chen YT, et al. Filiform serrated adenomas: a clinicopathologic and immunophenotypic study of 18 cases. Am J Surg Pathol, 2007, 31 (8): 1238-1245.

809. Matsumoto T, Mizuno M, Shimizu M, et al. Serrated adenoma of the colorectum: colonoscopic and histologic features. Gastrointest Endosc, 1999, 49(6): 736-742.

810. East JE, Saunders BP, Jass JR. Sporadic and syndromic hyperplastic polyps and serrated adenomas of the colon: classification, molecular genetics, natural history, and clinical management. Gastroenterol Clin North Am, 2008, 37(1): 25-46.

811. Fogt F, Brien T, Brown CA, et al. Genetic alterations in serrated adenomas: comparison to conventional adenomas and hyperplastic polyps. Hum Pathol, 2002, 33 (1): 87-91.

812. Park SJ, Rashid A, Lee JH, et al. Frequent CpG island methylation in serrated adenomas of the colorectum. Am J Pathol, 2003, 162(3): 815-822.

813. Sawyer EJ, Cerar A, Hanby AM, et al. Molecular characteristics of serrated adenomas of the colorectum. Gut, 2002, 51(2): 200-206.

814. Kim KM, Lee EJ, Kim YH, et al. KRAS mutations in traditional serrated adenomas from Korea herald an aggressive phenotype. Am J Surg Pathol, 2010, 34(5): 667-675.

815. Levin B, Lieberman DA, McFarland B, et al. Screening and surveillance for the early detection of colorectal cancer and adenomatous polyps, 2008: a joint guideline from the American Cancer Society, the US Multi-Society Task Force on Colorectal Cancer, and the American College of Radiology. Gastroenterology, 2008, 134(5): 1570-1595.

816. Dighe S, Swift I, Brown G. CT staging of colon cancer. Clin Radiol, 2008, 63(12): 1372-1379.

817. Herbertson RA, Scarsbrook AF, Lee ST, et al. Established, emerging and future roles of PET/CT in the management of colorectal cancer. Clin Radiol, 2009, 64

（3）:225-237.

818. Kapse N,Goh V. Functional imaging of colorectal canc-er:positron emission tomography,magnetic resonance imaging,and computed tomography. Clin Colorectal Cancer,2009,8(2):77-87.

819. Baba Y,Nosho K,Shima K,et al. Relationship of CDX2 loss with molecular features and prognosis in colorectal cancer. Clin Cancer Res,2009,15(14):4665-4673.

820. Okon K,Zazula M,Rudzki Z,et al. CDX-2 expression is reduced in colorectal carcinomas with solid growth pattern and proximal location,but is largely independent of MSI status. Pol J Pathol,2004,55(3):9-14.

821. Zhou M,Chinnaiyan AM,Kleer CG,et al. Alpha-Methy-lacyl-CoA racemase:a novel tumor marker over-ex-pressed in several human cancers and their precursor lesions. Am J Surg Pathol,2002,26(7):926-931.

822. Witte D,Chirala M,Younes A,et al. Estrogen receptor beta is expressed in human colorectal adenocarcinoma. Hum Pathol,2001,32(9):940-944.

823. Ogawa H,Iwaya K,Izumi M,et al. Expression of CD10 by stromal cells during colorectal tumor development. Hum Pathol,2002,33(8):806-811.

824. Su JS,Chen YT,Wang RC,et al. Clinicopathological characteristics in the differential diagnosis of hepatoid adenocarcinoma:a literature review. World J Gastroen-terol,2013,19(3):321-327.

825. Levi GS,Harpaz N. Intestinal low-grade tubuloglandular adenocarcinoma in inflammatory bowel disease. Am J Surg Pathol,2006,30(8):1022-1029.

826. Odze RD. Pathology of dysplasia and cancer in inflam-matory bowel disease. Gastroenterol Clin North Am, 2006,35(3):533-552.

827. Hartman DJ,Binion D,Regueiro M,et al. Isocitrate de-hydrogenase-1 is mutated in inflammatory bowel dis-ease-associated intestinal adenocarcinoma with low-grade tubuloglandular histology but not in sporadic in-testinal adenocarcinoma. Am J Surg Pathol,2014,38 (8):1147-1156.

828. Verhulst J,Ferdinande L,Demetter P,et al. Mucinous subtype as prognostic factor in colorectal cancer:a sys-tematic review and meta-analysis. J Clin Pathol,2012, 65(5):381-388.

829. Chu PG,Chung L,Weiss LM,et al. Determining the site of origin of mucinous adenocarcinoma:an immuno-histochemical study of 175 cases. Am J Surg Pathol, 2011,35(12):1830-1836.

830. Ogino S,Brahmandam M,Cantor M,et al. Distinct mo-lecular features of colorectal carcinoma with signet ring cell component and colorectal carcinoma with mucinous component. Mod Pathol,2006,19(1):59-68.

831. Gonzalez RS,Cates JM,Washington MK,et al. Adeno-ma-like adenocarcinoma:a subtype of colorectal carci-noma with good prognosis,deceptive appearance on bi-opsy and frequent KRAS mutation. Histopathology, 2016,68(2):183-190.

832. Loy TS,Kaplan PA. Villous adenocarcinoma of the co-lon and rectum:a clinicopathologic study of 36 cases. Am J Surg Pathol,2004,28(11):1460-1465.

833. Jessurun J,Romero-Guadarrama M,Manivel JC. Medul-lary adenocarcinoma of the colon:clinicopathologic study of 11 cases. Hum Pathol,1999,30(7):843-848.

834. Thirunavukarasu P,Sathaiah M,Singla S,et al. Medul-lary carcinoma of the large intestine:a population based analysis. Int J Oncol,2010,37(4):901-907.

835. Winn B,Tavares R,Fanion J,et al. Differentiating the undifferentiated:immunohistochemical profile of me-dullary carcinoma of the colon with an emphasis on in-testinal differentiation. Hum Pathol,2009,40(3):398-404.

836. Knox RD,Luey N,Sioson L,et al. Medullary colorectal carcinoma revisited:a clinical and pathological study of 102 cases. Annals of surgical oncology,2015,22(9): 2988-2996.

837. Hinoi T,Tani M,Lucas PC,et al. Loss of CDX2 expres-sion and microsatellite instability are prominent fea-tures of large cell minimally differentiated carcinomas of the colon. Am J Pathol,2001,159(6):2239-2248.

838. Wick MR,Vitsky JL,Ritter JH,et al. Sporadic medul-lary carcinoma of the colon:a clinicopathologic com-parison with nonhereditary poorly differentiated enteric-type adenocarcinoma and neuroendocrine colorectal carcinoma. Am J Clin Pathol,2005,123(1):56-65.

839. Kim MJ,Hong SM,Jang SJ,et al. Invasive colorectal micropapillary carcinoma:an aggressive variant of ade-

nocarcinoma. Hum Pathol,2006,37(7):809-815.

840. Haupt B,Ro JY,Schwartz MR,et al. Colorectal adeno-carcinoma with micropapillary pattern and its association with lymph node metastasis. Mod Pathol,2007,20(7):729-733.

841. Xu F,Xu J,Lou Z,et al. Micropapillary component in colorectal carcinoma is associated with lymph node metastasis in T1 and T2 Stages and decreased survival time in TNM stages I and II. Am J Surg Pathol,2009,33(9):1287-1292.

842. Lino-Silva LS,Salcedo-Hernandez RA,Caro-Sanchez CH. Colonic micropapillary carcinoma,a recently recognized subtype associated with histological adverse factors:clinicopathological analysis of 15 cases. Colorectal Dis,2012,14(9):e567-e572.

843. Nassar H. Carcinomas with micropapillary morphology:clinical significance and current concepts. Adv Anat Pathol,2004,11(6):297-303.

844. Sakamoto K,Watanabe M,De La Cruz C,et al. Primary invasive micropapillary carcinoma of the colon. Histopathology,2005,47(5):479-484.

845. Lee HJ,Eom DW,Kang GH,et al. Colorectal micropapillary carcinomas are associated with poor prognosis and enriched in markers of stem cells. Mod Pathol,2013,26(8):1123-1131.

846. Verdu M,Roman R,Calvo M,et al. Clinicopathological and molecular characterization of colorectal micropapillary carcinoma. Mod Pathol,2011,24(5):729-738.

847. Ueno H,Murphy J,Jass JR,et al. Tumour 'budding' as an index to estimate the potential of aggressiveness in rectal cancer. Histopathology,2002,40(2):127-132.

848. Nitsche U,Zimmermann A,Spath C,et al. Mucinous and signet-ring cell colorectal cancers differ from classical adenocarcinomas in tumor biology and prognosis. Annals of surgery,2013,258(5):775-782.

849. Ishihara S,Watanabe T,Akahane T,et al. Tumor location is a prognostic factor in poorly differentiated adenocarcinoma, mucinous adenocarcinoma, and signet-ring cell carcinoma of the colon. Int J Colorectal Dis,2012,27(3):371-379.

850. Sung CO,Seo JW,Kim KM,et al. Clinical significance of signet-ring cells in colorectal mucinous adenocarci-noma. Mod Pathol,2008,21(12):1533-1541.

851. Morelli O,Castellani D,Asciutti S,et al. Colon and gastric metastases from a primary signet-ring cell carcinoma of the urinary bladder. Dig Liver Dis,2006,38(8):609-611.

852. Tuppurainen K,Makinen JM,Junttila O,et al. Morphology and microsatellite instability in sporadic serrated and non-serrated colorectal cancer. J Pathol,2005,207(3):285-294.

853. Makinen MJ. Colorectal serrated adenocarcinoma. Histopathology,2007,50(1):131-150.

854. Wang W,Li X,Qu G,et al. Primary clear cell adenocarcinoma of the colon presenting as a huge extracolic mass:A case report. Oncology letters,2014,8(4):1873-1875.

855. Shi C,Scudiere JR,Cornish TC,et al. Clear cell change in colonic tubular adenoma and corresponding colonic clear cell adenocarcinoma is associated with an altered mucin core protein profile. Am J Surg Pathol,2010,34(9):1344-1350.

856. Dong Y,Wang J,Ma H,et al. Primary adenosquamous carcinoma of the colon:report of five cases. Surgery today,2009,39(7):619-623.

857. Audeau A,Han HW,Johnston MJ,et al. Does human papilloma virus have a role in squamous cell carcinoma of the colon and upper rectum? Eur J Surg Oncol,2002,28(6):657-660.

858. Fujita T,Fukuda K,Nishi H,et al. Paraneoplastic hypercalcemia with adenosquamous carcinoma of the colon. Int J Clin Oncol,2005,10(2):144-147.

859. Thompson JT,Paschold EH,Levine EA. Paraneoplastic hypercalcemia in a patient with adenosquamous cancer of the colon. Am Surg,2001,67(6):585-588.

860. Michelassi F,Montag AG,Block GE. Adenosquamous-cell carcinoma in ulcerative colitis. Report of a case. Dis Colon Rectum,1988,31(4):323-326.

861. Masoomi H,Ziogas A,Lin BS,et al. Population-based evaluation of adenosquamous carcinoma of the colon and rectum. Dis Colon Rectum,2012,55(5):509-514.

862. Cagir B,Nagy MW,Topham A,et al. Adenosquamous carcinoma of the colon, rectum, and anus:epidemiolo-

gy, distribution, and survival characteristics. Dis Colon Rectum, 1999, 42(2): 258-263.

863. Frizelle FA, Hobday KS, Batts KP, et al. Adenosquamous and squamous carcinoma of the colon and upper rectum: a clinical and histopathologic study. Dis Colon Rectum, 2001, 44(3): 341-346.

864. Shafaghi A, Askari K, Ashoobi MT, et al. Adenosquamous carcinoma of the sigmoid colon: a case report and review of literature. Int J Clin Exp Med, 2013, 6(5): 390-392.

865. Ylagan LR, Scholes J, Demopoulos R. Cd44: a marker of squamous differentiation in adenosquamous neoplasms. Arch Pathol Lab Med, 2000, 124(2): 212-215.

866. Holly EA, Ralston ML, Darragh TM, et al. Prevalence and risk factors for anal squamous intraepithelial lesions in women. J Natl Cancer Inst, 2001, 93(11): 843-849.

867. Palefsky JM, Holly EA, Ralston ML, et al. Prevalence and risk factors for anal human papillomavirus infection in human immunodeficiency virus(HIV)-positive and high-risk HIV-negative women. J Infect Dis, 2001, 183(3): 383-391.

868. Chin-Hong PV, Palefsky JM. Natural history and clinical management of anal human papillomavirus disease in men and women infected with human immunodeficiency virus. Clin Infect Dis, 2002, 35(9): 1127-1134.

869. Bejarano PA, Boutros M, Berho M. Anal squamous intraepithelial neoplasia. Gastroenterology clinics of North America, 2013, 42(4): 893-912.

870. Roberts JM, Jin F, Thurloe JK, et al. High reproducibility of histological diagnosis of human papillomavirus-related intraepithelial lesions of the anal canal. Pathology, 2015, 47(4): 308-313.

871. Eftekhari H, Gharaei Nejad K, Azimi SZ, et al. Bowen's Disease Associated With Two Human Papilloma Virus Types. Acta medica Iranica, 2017, 55(9): 594-596.

872. Sarmiento JM, Wolff BG, Burgart LJ, et al. Perianal Bowen's disease: associated tumors, human papillomavirus, surgery, and other controversies. Dis Colon Rectum, 1997, 40(8): 912-918.

873. Leonard D, Beddy D, Dozois EJ. Neoplasms of anal ca-

nal and perianal skin. Clin Colon Rectal Surg, 2011, 24(1): 54-63.

874. Frazer IH, Medley G, Crapper RM, et al. Association between anorectal dysplasia, human papillomavirus, and human immunodeficiency virus infection in homosexual men. Lancet, 1986, 2(8508): 657-660.

875. von Krogh G, Lacey CJ, Gross G, et al. European guideline for the management of anogenital warts. Int J STD AIDS, 2001, 12 Suppl 3: 40-47.

876. Montgomery E, Voltaggio L. Biopsy Interpretation of the Gastrointestinal Tract Mucosa. 3th ed. Lippincott Williams & Wilkins, 2017.

877. Ikenberg H, Gissmann L, Gross G, et al. Human papillomavirus type-16-related DNA in genital Bowen's disease and in Bowenoid papulosis. Int J Cancer, 1983, 32(5): 563-565.

878. Graham JH, Helwig EB. Bowen's disease and its relationship to systemic cancer. Arch Dermatol, 1961, 83: 738-758.

879. Helwig EB, Graham JH. Anogenital(extramammary) Paget's disease. A clinicopathological study. Cancer, 1963, 16: 387-403.

880. McCarter MD, Quan SH, Busam K, et al. Long-term outcome of perianal Paget's disease. Diseases of the colon and rectum, 2003, 46(5): 612-616.

881. Araki Y, Noake T, Hata H, et al. Perianal Paget's disease treated with a wide excision and gluteal fold flap reconstruction guided by photodynamic diagnosis: report of a case. Dis Colon Rectum, 2003, 46(11): 1563-1565.

882. Stacy D, Burrell MO, Franklin EW 3rd. Extramammary Paget's disease of the vulva and anus: use of intraoperative frozen-section margins. Am J Obstet Gynecol, 1986, 155(3): 519-523.

883. Cook MB, Dawsey SM, Freedman ND, et al. Sex disparities in cancer incidence by period and age. Cancer Epidemiol Biomarkers Prev, 2009, 18(4): 1174-1182.

884. Frisch M, Melbye M, Moller H. Trends in incidence of anal cancer in Denmark. BMJ, 1993, 306(6875): 419-422.

885. Melbye M, Rabkin C, Frisch M, et al. Changing patterns of anal cancer incidence in the United States, 1940-

1989. American journal of epidemiology, 1994, 139 (8):772-780.

886. Johnson LG, Madeleine MM, Newcomer LM, et al. Anal cancer incidence and survival: the surveillance, epidemiology, and end results experience, 1973-2000. Cancer, 2004, 101(2):281-288.

887. Welton ML, Sharkey FE, Kahlenberg MS. The etiology and epidemiology of anal cancer. Surg Oncol Clin N Am, 2004, 13(2):263-275.

888. Sawyers JL. Squamous cell cancer of the perianus and anus. Surg Clin North Am, 1972, 52(4):935-941.

889. Deans GT, McAleer JJ, Spence RA. Malignant anal tumours. Br J Surg, 1994, 81(4):500-508.

890. Peiffert D, Bey P, Pernot M, et al. Conservative treatment by irradiation of epidermoid cancers of the anal canal: prognostic factors of tumoral control and complications. Int J Radiat Oncol Biol Phys, 1997, 37(2):313-324.

891. Fenger C, Frisch M, Jass JJ, et al. Anal cancer subtype reproducibility study. Virchows Archiv, 2000, 436(3):229-233.

892. Watson PH. Clear-cell carcinoma of the anal canal: a variant of anal transitional zone carcinoma. Hum Pathol, 1990, 21(3):350-352.

893. Zhang J, Martins CR, Fansler ZB, et al. DNA methylation in anal intraepithelial lesions and anal squamous cell carcinoma. Clin Cancer Res, 2005, 11(18):6544-6549.

894. Bruland O, Fluge O, Immervoll H, et al. Gene expression reveals two distinct groups of anal carcinomas with clinical implications. Br J Cancer, 2008, 98(7):1264-1273.

895. Gibson GE, Ahmed I. Perianal and genital basal cell carcinoma: A clinicopathologic review of 51 cases. J Am Acad Dermatol, 2001, 45(1):68-71.

896. Nielsen OV, Jensen SL. Basal cell carcinoma of the anus-a clinical study of 34 cases. Br J Surg, 1981, 68(12):856-857.

897. Wittoesch JH, Woolner LB, Jackman RJ. Basal cell epithelioma and basaloid lesions of the anus. Surg Gynecol Obstet, 1957, 104(1):75-80.

898. Trombetta LJ, Place RJ. Giant condyloma acuminatum of the anorectum: trends in epidemiology and management: report of a case and review of the literature. Dis Colon Rectum, 2001, 44(12):1878-1886.

899. Gissmann L, de Villiers EM, zur Hausen H. Analysis of human genital warts (condylomata acuminata) and other genital tumors for human papillomavirus type 6 DNA. Int J Cancer, 1982, 29(2):143-146.

900. Wells M, Robertson S, Lewis F, et al. Squamous carcinoma arising in a giant peri-anal condyloma associated with human papillomavirus types 6 and 11. Histopathology, 1988, 12(3):319-323.

901. Chu QD, Vezeridis MP, Libbey NP, et al. Giant condyloma acuminatum (Buschke-Lowenstein tumor) of the anorectal and perianal regions. Analysis of 42 cases. Dis Colon Rectum, 1994, 37(9):950-957.

902. Klas JV, Rothenberger DA, Wong WD, et al. Malignant tumors of the anal canal: the spectrum of disease, treatment, and outcomes. Cancer, 1999, 85(8):1686-1693.

903. Basik M, Rodriguez-Bigas MA, Penetrante R, et al. Prognosis and recurrence patterns of anal adenocarcinoma. Am J Surg, 1995, 169(2):233-237.

904. Chang GJ, Gonzalez RJ, Skibber JM, et al. A twenty-year experience with adenocarcinoma of the anal canal. Dis Colon Rectum, 2009, 52(8):1375-1380.

905. Chen YW, Yen SH, Chen SY, et al. Anus-preservation treatment for anal cancer: retrospective analysis at a single institution. J Surg Oncol, 2007, 96(5):374-380.

906. Myerson RJ, Karnell LH, Menck HR. The National Cancer Data Base report on carcinoma of the anus. Cancer, 1997, 80(4):805-815.

907. Esmer-Sanchez DD, Martinez-Ordaz JL, Roman-Zepeda P, et al. Appendiceal tumors. Clinicopathologic review of 5 307 appendectomies. Cir Cir, 2004, 72(5):375-378.

908. Deans GT, Spence RA. Neoplastic lesions of the appendix. Br J Surg, 1995, 82(3):299-306.

909. Tirumani SH, Fraser-Hill M, Auer R, et al. Mucinous neoplasms of the appendix: a current comprehensive clinicopathologic and imaging review. Cancer Imaging, 2013, 13:14-25.

910. Stewart JHt, Shen P, Russell GB, et al. Appendiceal ne-

oplasms with peritoneal dissemination: outcomes after cytoreductive surgery and intraperitoneal hyperthermic chemotherapy. Ann Surg Oncol, 2006, 13 (5): 624-634.

911. Higa E, Rosai J, Pizzimbono CA, et al. Mucosal hyperplasia, mucinous cystadenoma, and mucinous cystadenocarcinoma of the appendix. A re-evaluation of appendiceal "mucocele". Cancer, 1973, 2(6): 1525-1541.

912. Misdraji J, Yantiss RK, Graeme-Cook FM, et al. Appendiceal mucinous neoplasms: a clinicopathologic analysis of 107 cases. Am J Surg Pathol, 2003, 27(8): 1089-1103.

913. Carr NJ, Cecil TD, Mohamed F, et al. A Consensus for Classification and Pathologic Reporting of Pseudomyxoma Peritonei and Associated Appendiceal Neoplasia: The Results of the Peritoneal Surface Oncology Group International(PSOGI) Modified Delphi Process. Am J Surg Pathol, 2016, 40(1): 14-26.

914. Yajima N, Wada R, Yamagishi S, et al. Immunohistochemical expressions of cytokeratins, mucin core proteins, p53, and neuroendocrine cell markers in epithelial neoplasm of appendix. Hum Pathol, 2005, 36(11): 1217-1225.

915. Rouzbahman M, Chetty R. Republished: mucinous tumours of appendix and ovary: an overview and evaluation of current practice. Postgrad Med J, 2015, 91(1071): 41-45.

916. 吴阶平, 裘法祖. 黄家驷外科学. 7 版. 北京: 人民卫生出版社, 2008.

917. Ozakyol AH, Saricam T, Kabukcuoglu S, et al. Primary appendiceal adenocarcinoma. Am J Clin Oncol, 1999, 22(5): 458-459.

918. Pickhardt PJ, Levy AD, Rohrmann CA, et al. Primary neoplasms of the appendix manifesting as acute appendicitis: CT findings with pathologic comparison. Radiology, 2002, 224(3): 775-781.

919. Lenriot JP, Huguier M. Adenocarcinoma of the appendix. Am J Surg, 1988, 155(3): 470-475.

920. Nitecki SS, Wolff BG, Schlinkert R, et al. The natural history of surgically treated primary adenocarcinoma of the appendix. Ann Surg, 1994, 219(1): 51-57.

921. Hesketh KT. The management of primary adenocarcinoma of the vermiform appendix. Gut, 1963, 4: 158-168.

922. McGory ML, Maggard MA, Kang H, et al. Malignancies of the appendix: beyond case series reports. Dis Colon Rectum, 2005, 48(12): 2264-2271.

923. McCusker ME, Cote TR, Clegg LX, et al. Primary malignant neoplasms of the appendix: a population-based study from the surveillance, epidemiology and end-results program, 1973-1998. Cancer, 2002, 94(12): 3307-3312.

924. Burke AP, Sobin LH, Federspiel BH, et al. Goblet cell carcinoids and related tumors of the vermiform appendix. Am J Clin Pathol, 1990, 94(1): 27-35.

925. Goede AC, Caplin ME, Winslet MC. Carcinoid tumour of the appendix. Br J Surg, 2003, 90(11): 1317-1322.

926. Rossi G, Valli R, Bertolini F, et al. Does mesoappendix infiltration predict a worse prognosis in incidental neuroendocrine tumors of the appendix? A clinicopathologic and immunohistochemical study of 15 cases. Am J Clin Pathol, 2003, 120(5): 706-711.

927. Bucher P, Gervaz P, Ris F, et al. Surgical treatment of appendiceal adenocarcinoid (goblet cell carcinoid). World J Surg, 2005, 29(11): 1436-1439.

928. Plockinger U, Couvelard A, Falconi M, et al. Consensus guidelines for the management of patients with digestive neuroendocrine tumours: well-differentiated tumour/carcinoma of the appendix and goblet cell carcinoma. Neuroendocrinology, 2008, 87(1): 20-30.

929. Hristov AC, Young RH, Vang R, et al. Ovarian metastases of appendiceal tumors with goblet cell carcinoidlike and signet ring cell patterns: a report of 30 cases. Am J Surg Pathol, 2007, 31(10): 1502-1511.

930. Chetty R, Klimstra DS, Henson DE, et al. Combined classical carcinoid and goblet cell carcinoid tumor: a new morphologic variant of carcinoid tumor of the appendix. Am J Surg Pathol, 2010, 34(8): 1163-1167.

931. Alsaad KO, Serra S, Schmitt A, et al. Cytokeratins 7 and 20 immunoexpression profile in goblet cell and classical carcinoids of appendix. Endocrine pathology, 2007, 18(1): 16-22.

932. van Eeden S, Offerhaus GJ, Hart AA, et al. Goblet cell carcinoid of the appendix: a specific type of carcinoma. Histopathology, 2007, 51(6): 763-773.

933. Hofler H, Kloppel G, Heitz PU. Combined production of

mucus, amines and peptides by goblet-cell carcinoids of the appendix and ileum. Pathol Res Pract, 1984, 178 (6): 555-561.

934. Stancu M, Wu TT, Wallace C, et al. Genetic alterations in goblet cell carcinoids of the vermiform appendix and comparison with gastrointestinal carcinoid tumors. Mod Pathol, 2003, 16 (12): 1189-1198.

935. Toliat MR, Berger W, Ropers HH, et al. Mutations in the MEN I gene in sporadic neuroendocrine tumours of gastroenteropancreatic system. Lancet, 1997, 350 (9086): 1223.

936. 中国胃肠胰神经内分泌肿瘤病理专家组. 中国胃肠胰神经内分泌肿瘤病理学诊断共识意见. 中华病理学杂志, 2011, 40 (4): 257-262.

937. 中国胃肠胰神经内分泌肿瘤病理学共识专家组. 中国胃肠胰神经内分泌肿瘤病理学共识 (2013 版). 中华病理学杂志, 2013, 42 (10): 691-694.

938. Kloppel G. Classification and pathology of gastroenteropancreatic neuroendocrine neoplasms. Endocr Relat Cancer, 2011, 18 Suppl 1: S1-16.

939. Dasari A, Shen C, Halperin D, et al. Trends in the Incidence, Prevalence, and Survival Outcomes in Patients With Neuroendocrine Tumors in the United States. JAMA oncology, 2017, 3 (10): 1335-1342.

940. Huang Q, Wu H, Nie L, et al. Primary high-grade neuroendocrine carcinoma of the esophagus: a clinicopathologic and immunohistochemical study of 42 resection cases. Am J Surg Pathol, 2013, 37 (4): 467-483.

941. Rindi G. Clinicopathologic aspects of gastric neuroendocrine tumors. Am J Surg Pathol, 1995, 19 Suppl 1: S20-S29.

942. Chi Y, Du F, Zhao H, et al. Characteristics and long-term prognosis of patients with rectal neuroendocrine tumors. World J Gastroenterol, 2014, 20 (43): 16252-16257.

943. Jetmore AB, Ray JE, Gathright JB, et al. Rectal carcinoids: the most frequent carcinoid tumor. Dis Colon Rectum, 1992, 35 (8): 717-725.

944. Kim JY, Kim KS, Kim KJ, et al. Non-L-cell immunophenotype and large tumor size in rectal neuroendocrine tumors are associated with aggressive clinical behavior and worse prognosis. Am J Surg Pathol, 2015, 39 (5): 632-643.

945. Sohn JH, Cho MY, Park Y, et al. Prognostic Significance of Defining L-Cell Type on the Biologic Behavior of Rectal Neuroendocrine Tumors in Relation with Pathological Parameters. Cancer Res Treat, 2015, 47 (4): 813-822.

946. Lee SH, Kim BC, Chang HJ, et al. Rectal neuroendocrine and L-cell tumors: diagnostic dilemma and therapeutic strategy. Am J Surg Pathol, 2013, 37 (7): 1044-1052.

947. Lee SH, Kim BC, Chang HJ, et al. Rectal neuroendocrine and L-cell tumors: diagnostic dilemma and therapeutic strategy. Am J Surg Pathol, 2015, 37 (7): 1044-1052.

948. Muller J, Kirchner T, Muller-Hermelink HK. Gastric endocrine cell hyperplasia and carcinoid tumors in atrophic gastritis type A. Am J Surg Pathol, 1987, 11 (12): 909-917.

949. Borch K, Renvall H, Kullman E, et al. Gastric carcinoid associated with the syndrome of hypergastrinemic atrophic gastritis. A prospective analysis of 11 cases. Am J Surg Pathol, 1987, 11 (6): 435-444.

950. Yachida S, Vakiani E, White CM, et al. Small cell and large cell neuroendocrine carcinomas of the pancreas are genetically similar and distinct from well-differentiated pancreatic neuroendocrine tumors. Am J Surg Pathol, 2012, 36 (2): 173-184.

951. Crippa S, Partelli S, Belfiori G, et al. Management of neuroendocrine carcinomas of the pancreas (WHO G3): A tailored approach between proliferation and morphology. World J Gastroenterol, 2016, 22 (45): 9944-9953.

952. Abrahams NA, Vesoulis Z, Petras RE. Angiogenic polypoid proliferation adjacent to ileal carcinoid tumors: a nonspecific finding related to mucosal prolapse. Mod Pathol, 2001, 14 (9): 821-827.

953. Cai YC, Banner B, Glickman J, et al. Cytokeratin 7 and 20 and thyroid transcription factor 1 can help distinguish pulmonary from gastrointestinal carcinoid and pancreatic endocrine tumors. Hum Pathol, 2001, 32 (10): 1087-1093.

954. Chetty R. An overview of practical issues in the diagno-

sis of gastroenteropancreatic neuroendocrine pathology. Arch Pathol Lab Med,2008,132(8):1285-1289.

955. Srivastava A,Hornick JL. Immunohistochemical staining for CDX-2,PDX-1,NESP-55,and TTF-1 can help distinguish gastrointestinal carcinoid tumors from pancreatic endocrine and pulmonary carcinoid tumors. Am J Surg Pathol,2009,33(4):626-632.

956. Kimura N,Sasano N. Prostate-specific acid phosphatase in carcinoid tumors. Virchows Arch A Pathol Anat Histopathol,1986,410(3):247-251.

957. Long KB,Srivastava A,Hirsch MS,et al. PAX8 Expression in well-differentiated pancreatic endocrine tumors: correlation with clinicopathologic features and comparison with gastrointestinal and pulmonary carcinoid tumors. Am J Surg Pathol,2010,34(5):723-729.

958. Jernman J,Hagstrom J,Maenpaa H,et al. Expression of Stem Cell-associated Marker HES77 in Rectal Neuroendocrine Tumors. Anticancer research,2015,35(7): 3767-3772.

959. Terris B,Cavard C. Diagnosis and molecular aspects of solid-pseudopapillary neoplasms of the pancreas. Semin Diagn Pathol,2014,31(6):484-490.

960. Shia J,Tang LH,Weiser MR,et al. Is nonsmall cell type high-grade neuroendocrine carcinoma of the tubular gastrointestinal tract a distinct disease entity? Am J Surg Pathol,2008,32(5):719-731.

961. Cheuk W,Chan JK. Thyroid transcription factor-1 is of limited value in practical distinction between pulmonary and extrapulmonary small cell carcinomas. Am J Surg Pathol,2001,25(4):545-546.

962. Basturk O,Yang Z,Tang LH,et al. The high-grade (WHO G3) pancreatic neuroendocrine tumor category is morphologically and biologically heterogenous and includes both well differentiated and poorly differentiated neoplasms. Am J Surg Pathol,2015,39(5):683-690.

963. Scardoni M,Vittoria E,Volante M,et al. Mixed adenoneuroendocrine carcinomas of the gastrointestinal tract: targeted next-generation sequencing suggests a monoclonal origin of the two components. Neuroendocrinology,2014,100(4):310-316.

964. Ding W,Zhao S,Wang J,et al. Gastrointestinal Lym-

phoma in Southwest China:Subtype Distribution of 1 010 Cases Using the WHO(2008)Classification in a Single Institution. Acta haematologica,2016,135(1): 21-28.

965. Howell JM,Auer-Grzesiak I,Zhang J,et al. Increasing incidence rates,distribution and histological characteristics of primary gastrointestinal non-Hodgkin lymphoma in a North American population. Can J Gastroenterol,2012,26(7):452-456.

966. Lightner AL,Shannon E,Gibbons MM,et al. Primary Gastrointestinal Non-Hodgkin's Lymphoma of the Small and Large Intestines:a Systematic Review. J Gastroint est Surg,2016,20(4):827-839.

967. Smith LB,Hsi ED. Lymphomas of the Gastrointestinal Tract:An Update. Surg Pathol Clin,2013,6(3):405-424.

968. Ge Z,Liu Z,Hu X. Anatomic distribution,clinical features,and survival data of 87 cases primary gastrointestinal lymphoma. World J Surg Oncol,2016,14:85.

969. Merchionne F,Iacopino P,Minoia C,et al. Targeted strategies in the treatment of primary gastric lymphomas:from rituximab to recent insights into potential new drugs. Curr Med Chem,2014,21(8):1005-1016.

970. Raderer M,Kiesewetter B,Ferreri AJ. Clinicopathologic characteristics and treatment of marginal zone lymphoma of mucosa-associated lymphoid tissue(MALT lymphoma). CA Cancer J Clin,2016,66(2):153-171.

971. Zeggai S,Harir N,Tou A,et al. Gastrointestinal lymphoma in Western Algeria:pattern of distribution and histological subtypes(retrospective study). J Gastrointest Oncol,2016,7(6):1011-1016.

972. Iwano M,Watanabe N,Matsushima Y,et al. Rapid development of diffuse large B-Cell lymphoma after successful eradication of Helicobacter pylori for gastric MALT lymphoma. Am J Gastroenterol,2006,101(12): 2878-2883.

973. Jung JH,Jung HY,Yoon H,et al. Two Cases of Diffuse Large B-Cell Lymphomas in the Cervical Lymph Nodes in Patients with Low-Grade Gastric Marginal Zone B-Cell Lymphoma(MALT Lymphoma). Clin Endosc,2013,46 (3):288-292.

974. Yanai S,Nakamura S,Yamaguchi S,et al. Gastrointesti-

nal mantle cell lymphoma with isolated mass and multiple lymphomatous polyposis：report of two cases. Clin J Gastroenterol，2017，10（4）：327-330.

975. Dictor M，Ek S，Sundberg M，et al. Strong lymphoid nuclear expression of SOX11 transcription factor defines lymphoblastic neoplasms，mantle cell lymphoma and Burkitt's lymphoma. Haematologica，2009，94（11）：1563-1568.

976. Misdraji J，Harris NL，Hasserjian RP，et al. Primary follicular lymphoma of the gastrointestinal tract. Am J Surg Pathol，2011，35（9）：1255-1263.

977. Swerdlow S，Campo E，Harris N，et al. WHO Classification of Tumours of Haematopoietic and Lymphoid Tissues. 4th ed. IARC，2017.

978. Vaidya R，Habermann TM，Donohue JH，et al. Bowel perforation in intestinal lymphoma：incidence and clinical features. Annals of oncology，2013，24（9）：2439-2443.

979. Ruzinova MB，Caron T，Rodig SJ. Altered subcellular localization of c-Myc protein identifies aggressive B-cell lymphomas harboring a c-MYC translocation. Am J Surg Pathol，2010，34（6）：882-891.

980. Casares S，Rodriguez JM，Martin A，et al. Rearrangements of c-myc and c-abl genes in tumour cells in Burkitt's lymphoma. J Clin Pathol，1993，46（8）：778-779.

981. Cioc AM，Allen C，Kalmar JR，et al. Oral plasmablastic lymphomas in AIDS patients are associated with human herpesvirus 8. Am J Surg Pathol，2004，28（1）：41-46.

982. Colomo L，Loong F，Rives S，et al. Diffuse large B-cell lymphomas with plasmablastic differentiation represent a heterogeneous group of disease entities. Am J Surg Pathol，2004，28（6）：736-747.

983. Kim DH，Lee D，Kim JW，et al. Endoscopic and clinical analysis of primary T-cell lymphoma of the gastrointestinal tract according to pathological subtype. J Gastroenterol Hepatol，2014，29（5）：934-943.

984. Rekha JS，Kar R，Jacob SE，et al. Extranodal NK/T Cell Lymphoma of the Jejunum Complicated by Hemophagocytic Syndrome：Practical Problems Encountered by a Pathologist. Indian J Hematol Blood Transfus，2014，30（Suppl 1）：190-194.

985. Foukas PG，de Leval L. Recent advances in intestinal lymphomas. Histopathology，2015，66（1）：112-136.

986. Kim SJ，Jung HA，Chuang SS，et al. Extranodal natural killer/T-cell lymphoma involving the gastrointestinal tract：analysis of clinical features and outcomes from the Asia Lymphoma Study Group. J Hematol Oncol，2013，6：86.

987. Vose J，Armitage J，Weisenburger D. International peripheral T-cell and natural killer/T-cell lymphoma study：pathology findings and clinical outcomes. J Clin Oncol，2008，26（25）：4124-4130.

988. Jiao G，Zheng Z，Jiang K，et al. Enteropathy-associated T-cell lymphoma presenting with gastrointestinal tract symptoms：A report of two cases and review of diagnostic challenges and clinicopathological correlation. Oncology letters，2014，8（1）：91-94.

989. Yousem SA，Shaw H，Cieply K. Involvement of 2p23 in pulmonary inflammatory pseudotumors. Hum Pathol，2001，32（4）：428-433.

990. Herling M，Rassidakis GZ，Jones D，et al. Absence of Epstein-Barr virus in anaplastic large cell lymphoma：a study of 64 cases classified according to World Health Organization criteria. Hum Pathol，2004，35（4）：455-459.

991. Liso A，Tiacci E，Binazzi R，et al. Haploidentical peripheral-blood stem-cell transplantation for ALK-positive anaplastic large-cell lymphoma. The Lancet Oncology，2004，5（2）：127-128.

992. Ito M，Zhao N，Zeng Z，et al. Synergistic growth inhibition of anaplastic large cell lymphoma cells by combining cellular ALK gene silencing and a low dose of the kinase inhibitor U0126. Cancer gene therapy，2010，17（9）：633-644.

993. Savage KJ，Harris NL，Vose JM，et al. ALK-anaplastic large-cell lymphoma is clinically and immunophenotypically different from both ALK$^+$ ALCL and peripheral T-cell lymphoma，not otherwise specified：report from the International Peripheral T-Cell Lymphoma Project. Blood，2008，111（12）：5496-5504.

994. Cataldo KA，Jalal SM，Law ME，et al. Detection of t（2；5）in anaplastic large cell lymphoma：comparison of immunohistochemical studies，FISH，and RT-PCR in paraffin-embedded tissue. Am J Surg Pathol，1999，23

（11）:1386-1392.

995. Popnikolov NK, Payne DA, Hudnall SD, et al. CD13-positive anaplastic large cell lymphoma of T-cell origin—a diagnostic and histogenetic problem. Arch Pathol Lab Med, 2000, 124(12):1804-1808.

996. Morris SW, Kirstein MN, Valentine MB, et al. Fusion of a kinase gene, ALK, to a nucleolar protein gene, NPM, in non-Hodgkin's lymphoma. Science, 1994, 263(5151):1281-1284.

997. Medeiros LJ, Elenitoba-Johnson KS. Anaplastic Large Cell Lymphoma. Am J Clin Pathol, 2007, 127(5):707-722.

998. Khedmat H, Taheri S. Lymphoproliferative disorders in pediatric liver allograft recipients: a review of 212 cases. Hematol Oncol Stem Cell Ther, 2012, 5(2):84-90.

999. Knowles DM, Cesarman E, Chadburn A, et al. Correlative morphologic and molecular genetic analysis demonstrates three distinct categories of posttransplantation lymphoproliferative disorders. Blood, 1995, 85(2):552-565.

1000. Nalesnik MA, Jaffe R, Starzl TE, et al. The pathology of posttransplant lymphoproliferative disorders occurring in the setting of cyclosporine A-prednisone immunosuppression. Am J Pathol, 1988, 133(1):173-192.

1001. Goyal G, Nguyen AH, Kendric K, et al. Composite lymphoma with diffuse large B-cell lymphoma and classical Hodgkin lymphoma components: A case report and review of the literature. Pathol Res Pract, 2016, 212(12):1179-1190.

1002. Liu W, Wong JK, He Q, et al. Chinese family with diffuse oesophageal leiomyomatosis: a new COL4A5/COL4A6 deletion and a case of gonosomal mosaicism. BMC medical genetics, 2015, 16:49.

1003. Mouaqit O, Hasnai H, Chbani L, et al. Adult intussusceptions caused by a lipoma in the jejunum: report of a case and review of the literature. World J Emerg Surg, 2012, 7(1):28.

1004. Zhang YQ, Yao LQ, Qin XY, et al. Diagnosis and treatment of gastrointestinal lipoma. Zhonghua wei chang wai ke za zhi, 2007, 10(6):512-514.

1005. Kopacova M, Rejchrt S, Bures J. Unroofing Technique as an Option for the Endoscopic Treatment of Giant Gastrointestinal Lipomas. Acta medica, 2015, 58(4):115-118.

1006. Bilgic Y, Altinsoy HB, Yildirim N, et al. Familial Abdominal and Intestinal Lipomatosis Presenting with Upper GI Bleeding. Case Rep Gastrointest Med, 2015, 2015:123723.

1007. Zirpe D, Wani M, Tiwari P, et al. Duodenal Lipomatosis as a Curious Cause of Upper Gastrointestinal Bleed: A Report with Review of Literature. J Clin Diagn Res, 2016, 10(5):PE01-04.

1008. Tao K, Chang W, Zhao E, et al. Clinicopathologic Features of Gastric Schwannoma: 8-Year Experience at a Single Institution in China. Medicine, 2015, 94(45):e1970.

1009. Gibson JA, Hornick JL. Mucosal Schwann cell "hamartoma": clinicopathologic study of 26 neural colorectal polyps distinct from neurofibromas and mucosal neuromas. Am J Surg Pathol, 2009, 33(5):781-787.

1010. Kelesidis T, Tarbox A, Lopez M, et al. Perineurioma of esophagus: a first case report. Am J Med Sci, 2009, 338(3):230-232.

1011. Fujino Y, Muguruma N, Kitamura S, et al. Perineurioma in the sigmoid colon diagnosed and treated by endoscopic resection. Clin J Gastroenterol, 2014, 7(5):392-396.

1012. Okubo Y, Wakayama M, Nemoto T, et al. Literature survey on epidemiology and pathology of gangliocytic paraganglioma. BMC cancer, 2011, 11:187.

1013. Thway K, Fisher C. Diffuse ganglioneuromatosis in small intestine associated with neurofibromatosis type 1. Ann Diagn Pathol, 2009, 13(1):50-54.

1014. Herranz Bachiller MT, Barrio Andres J, Pons F, et al. Diffuse intestinal ganglioneuromatosis an uncommon manifestation of Cowden syndrome. World J Gastrointest Oncol, 2013, 5(2):34-37.

1015. Qiao S, Iwashita T, Ichihara M, Murakumo Y, et al. Increased expression of glial cell line-derived neurotrophic factor and neurturin in a case of colon adenocarcinoma associated with diffuse ganglioneuromatosis. Clin Neuropathol, 2009, 28(2):105-112.

1016. Fiori E, Pozzessere C, Lamazza A, et al. Endoscopic

treatment of ganglioneuroma of the colon associated with a lipoma：a case report. J Med Case Rep，2012，6：304.

1017. Chambonniere ML，Porcheron J，Scoazec JY，et al. Intestinal ganglioneuromatosis diagnosed in adult patients. Gastroenterol Clin Biol，2003，27（2）：219-224.

1018. Samartin Toimil C，Gay Fernandez AM，Tardio Baiges A，et al. Gastrointestinal bleeding caused by neurofibroma of the ileum. Gastroenterol Hepatol，2018，41（4）：267-269.

1019. Ahn S，Chung CS，Kim KM. Neurofibroma of the Colon：A Diagnostic Mimicker of Gastrointestinal Stromal Tumor. Case Rep Gastroenterol，2016，10（3）：674-678.

1020. Hytiroglou P，Petrakis G，Tsimoyiannis EC. Mucosal Schwann cell hamartoma can occur in the stomach and must be distinguished from other spindle cell lesions. Pathol Int，2016，66（4）：242-243.

1021. Han J，Chong Y，Kim TJ，et al. Mucosal Schwann Cell Hamartoma in Colorectal Mucosa：A Rare Benign Lesion That Resembles Gastrointestinal Neuroma. J Pathol Transl Med，2017，51（2）：187-189.

1022. Fernando SS，McGovern VJ. Neuromuscular and vascular hamartoma of small bowel. Gut，1982，23（11）：1008-1012.

1023. Bhat G，Suvarna D，Pai CG. Symptomatic portal biliopathy following cyanoacrylate injection for a bleeding duodenal varix. Trop Gastroenterol，2013，34（2）：108-109.

1024. Smith CE，Filipe MI，Owen WJ. Neuromuscular and vascular hamartoma of small bowel presenting as inflammatory bowel disease. Gut，1986，27（8）：964-969.

1025. Liu N，Pan Y，Li ZS，et al. Neuromuscular and vascular hamartoma：a rare entity or special phase of Crohn's disease. J Dig Dis，2015，16（1）：52-54.

1026. Jiang LL，Liu WP，Chen DY，et al. Hemangioma and vascular malformation of small intestine：a clinicopathologic analysis of fifty-one cases. Zhonghua bing li xue za zhi，2005，34（5）：275-278.

1027. Pinho R，Rodrigues A，Proenca L，et al. Solitary hemangioma of the small bowel disclosed by wireless capsule endoscopy. Gastroenterol Clin Biol，2008，32（1 Pt. 1）：15-18.

1028. Yanai H，Matsuura H，Sonobe H，et al. Perivascular epithelioid cell tumor of the jejunum. Pathol Res Pract，2003，199（1）：47-50.

1029. Pan CC，Jong YJ，Chai CY，et al. Comparative genomic hybridization study of perivascular epithelioid cell tumor：molecular genetic evidence of perivascular epithelioid cell tumor as a distinctive neoplasm. Hum Pathol，2006，37（5）：606-612.

1030. Miettinen M，Paal E，Lasota J，et al. Gastrointestinal glomus tumors：a clinicopathologic，immunohistochemical，and molecular genetic study of 32 cases. Am J Surg Pathol，2002，26（3）：301-311.

1031. Henske EP，McCormack FX. Lymphangioleiomyomatosis-a wolf in sheep's clothing. J Clin Invest，2012，122（11）：3807-3816.

1032. Takahashi Y，Suzuki M，Fukusato T. Plexiform angiomyxoid myofibroblastic tumor of the stomach. World J Gastroenterol，2010，16（23）：2835-2840.

1033. Ligato S，Collins K，Song X. Solitary fibrous tumour presenting as a submucosal colonic polyp：a new addition to the family of mesenchymal polyps of the gastrointestinal tract. Histopathology，2016，69（6）：1088-1090.

1034. Urabe M，Yamagata Y，Aikou S，et al. Solitary fibrous tumor of the greater omentum，mimicking gastrointestinal stromal tumor of the small intestine：a case report. Int Surg，2015，100（5）：836-840.

1035. Chan JK，Cheuk W，Shimizu M. Anaplastic lymphoma kinase expression in inflammatory pseudotumors. Am J Surg Pathol，2001，25（6）：761-768.

1036. Demirkan NC，Akalin T，Yilmaz F，et al. Inflammatory myofibroblastic tumor of small bowel wall in childhood：Report of a case and a review of the literature. Pathol Int，2001，51（1）：47-49.

1037. Tamura K，Tani M，Kinoshita H，et al. Mesenteric desmoid tumor of the interposed jejunal pouch after total gastrectomy. World J Surg Oncol，2006，4：27.

1038. Murshid AA，Al-Maghraby HQ. Subsequent Development of Desmoid Tumor after a Resected Gastrointestinal Stromal Tumor. Case Rep Pathol，2018，2018：

1082956.

1039. Kasper B, Strobel P, Hohenberger P. Desmoid tumors: clinical features and treatment options for advanced disease. The oncologist, 2011, 16(5): 682-693.

1040. Vanek J. Gastric submucosal granuloma with eosinophilic infiltration. Am J Pathol, 1949, 25(3): 397-411.

1041. Mori M, Tamura S, Enjoji M, et al. Concomitant presence of inflammatory fibroid polyp and carcinoma or adenoma in the stomach. Arch Pathol Lab Med, 1988, 112(8): 829-832.

1042. Sugawara T, Sugita S, Tateno M, et al. Colonic inflammatory fibroid polyp with PDGFRA expression. Pathol Int, 2018, 68(3): 205-206.

1043. Huss S, Wardelmann E, Goltz D, et al. Activating PDGFRA mutations in inflammatory fibroid polyps occur in exons 12, 14 and 18 and are associated with tumour localization. Histopathology, 2012, 61(1): 59-68.

1044. Fries MR, Galindo RL, Flint PW, et al. Giant fibrovascular polyp of the esophagus. A lesion causing upper airway obstruction and syncope. Arch Pathol Lab Med, 2003, 127(4): 485-487.

1045. Yu Z, Bane BL, Lee JY, et al. Cytogenetic and comparative genomic hybridization studies of an esophageal giant fibrovascular polyp: a case report. Hum Pathol, 2012, 43(2): 293-298.

1046. Ishida M, Iwai M, Kagotani A, et al. Elastofibromatous change of the intestine: report of four lesions from three patients with review of the literature. Int J Clin Exp Pathol, 2014, 7(5): 2291-2297.

1047. Beenen E, Brown M, Gananadha S, et al. Elastofibroma of the pylorus presenting as gastric outlet obstruction: a case report and review of literature. ANZ J Surg, 2016, 86(11): 946-947.

1048. Lichtmannegger I, Golder S, Probst A, et al. Frequency and clinicopathological features of fibroelastotic changes in the gastrointestinal tract. Virchows Arch, 2014, 465(3): 257-264.

1049. Enjoji M, Sumiyoshi K, Sueyoshi K. Elastofibromatous lesion of the stomach in a patient with elastofibroma dorsi. Am J Surg Pathol, 1985, 9(3): 233-237.

1050. Beenen E, Brown M, Gananadha S, et al. Elastofibroma of the pylorus presenting as gastric outlet obstruction: a case report and review of literature. ANZ J Surg, 2016, 86(11): 946-947.

1051. Markl B, Kerwel TG, Langer E, et al. Elastosis of the colon and the ileum as polyp causing lesions: a study of six cases and review of the literature. Pathol Res Pract, 2008, 204(6): 395-399.

1052. Daum O, Vanecek T, Sima R, et al. Reactive nodular fibrous pseudotumors of the gastrointestinal tract: report of 8 cases. Int J Surg Pathol, 2004, 12(4): 365-374.

1053. Gauchotte G, Bressenot A, Serradori T, et al. Reactive nodular fibrous pseudotumor: a first report of gastric localization and clinicopathologic review. Gastroenterol Clin Biol, 2009, 33(12): 1076-1081.

1054. Yan F, Ma Y, Sun J, et al. Reactive nodular fibrous pseudotumor involving the gastrointestinal tract and mesentery: A case report and review of the literature. Oncology letters, 2015, 9(3): 1343-1346.

1055. Losanoff JE, Antaki F, Salwen WA, et al. Amyloid tumor of the stomach simulating an obstructing gastric carcinoma: case report and review of the literature. Endoscopy, 2009, 41 Suppl 2: E45-E46.

1056. Ikeda K, Murayama H. A case of amyloid tumor of the stomach. Endoscopy, 1978, 10(1): 54-58.

1057. Brunning RD, McKenna RW, Rosai J, et al. Systemic mastocytosis. Extracutaneous manifestations. Am J Surg Pathol, 1983, 7(5): 425-438.

1058. Li CY. Diagnosis of mastocytosis: value of cytochemistry and immunohistochemistry. Leukemia research, 2001, 25(7): 537-541.

1059. Feger F, Ribadeau Dumas A, Leriche L, et al. Kit and c-kit mutations in mastocytosis: a short overview with special reference to novel molecular and diagnostic concepts. Int Arch Allergy Immunol, 2002, 127(2): 110-114.

1060. Kelly EF, Stein AA, Ma XC, et al. A rare case of perianal granular cell tumor: case report and literature review. J Surg Case Rep, 2017, 2017(6): 186.

1061. Fujii T, Morita H, Yamaguchi S, et al. A rare case of granular cell tumor of the anal region: diagnostic difficulty to masses in the anal area. Int Surg, 2014, 99

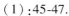

（1）:45-47.

1062. Stefansson K, Wollmann RL. S-100 protein in granular cell tumors（granular cell myoblastomas）. Cancer, 1982, 49（9）:1834-1838.

1063. Mazur MT, Shultz JJ, Myers JL. Granular cell tumor. Immunohistochemical analysis of 21 benign tumors and one malignant tumor. Arch Pathol Lab Med, 1990, 114（7）:692-696.

1064. Fine SW, Li M. Expression of calretinin and the alpha-subunit of inhibin in granular cell tumors. Am J Clin Pathol, 2003, 119（2）:259-264.

1065. Junhasavasdikul T, Ruangwattanapaisarn N, Molagool S, et al. Immature gastric teratoma in an infant: a case report and review of the literatures. Clin Case Rep, 2016, 4（10）:962-967.

1066. Kumar V, Godara R, Bharadwaj R, et al. Gastric teratoma-unusual cause of neonatal obstructive jaundice: a case report. Indian J Surg, 2013, 75（Suppl 1）:421-424.

1067. Wu LL, Yang YS, Dou Y, et al. A systematic analysis of pneumatosis cystoids intestinalis. World J Gastroenterol, 2013, 19（30）:4973-4978.

1068. Bisordi WM, Kleinman MS. Melanosis duodeni. Gastrointest Endosc, 1976, 23（1）:37-38.

1069. Mundi I, Pankaj R, Chhabra M, et al. Pseudomelanosis Duodeni. Int J Surg Pathol, 2017, 25（2）:165.

1070. Jain SS, Shah DK, Khot AA, et al. Pseudomelanosis Duodeni of Undetermined Etiology. Gastroenterology Res, 2012, 5（4）:171-173.

1071. Giusto D, Jakate S. Pseudomelanosis duodeni: associated with multiple clinical conditions and unpredictable iron stainability-a case series. Endoscopy, 2008, 40（2）:165-167.

1072. Schuerle T, Aoun E, Clarke K. Pseudomelanosis duodeni in a postrenal transplant patient. BMJ case reports, 2013, 2013:bcr2013200466.

1073. Sathyamurthy A, Chela H, Arif Z, et al. Pseudomelanosis Duodeni. ACG case reports journal, 2015, 2（2）:72-73.

1074. Abdelwareth A, Molyneux A, Madhotra R, et al. Small bowel pigmentation. Gastroenterol Hepatol Bed Bench, 2016, 9（4）:343-344.

1075. Ghadially FN, Walley VM. Pigments of the gastrointestinal tract: a comparison of light microscopic and electron microscopic findings. Ultrastruct Pathol, 1995, 19（4）:213-219.

1076. Yamamoto H, Handa M, Tobo T, et al. Clinicopathological features of primary leiomyosarcoma of the gastrointestinal tract following recognition of gastrointestinal stromal tumours. Histopathology, 2013, 63（2）:194-207.

1077. Hasnaoui A, Jouini R, Haddad D, et al. Gastric leiomyosarcoma and diagnostic pitfalls: a case report. BMC surgery, 2018, 18（1）:62.

1078. Turkoglu MA, Elpek GO, Dogru V, et al. An unusual case of primary colonic dedifferentiated liposarcoma. Int J Surg Case Rep, 2014, 5（1）:8-11.

1079. Naik PR, Kumar P, Kumar PV. Primary pleomorphic liposarcoma of liver: a case report and review of the literature. Case Reports Hepatol, 2013, 2013:398910.

1080. Yang DH, Li GX, Shen MC. Primary liposarcoma of stomach: report of a case. Zhonghua bing li xue za zhi, 2012, 41（3）:202-203.

1081. Hamdane MM, Brahim EB, Salah MB, et al. Giant gastric lipoma mimicking well-differentiated liposarcoma. Pan Afr Med J, 2012, 13:16.

1082. Zhu LB, Li PF, Xiao WH, et al. A distal ileum malignant peripheral nerve sheath tumor causing intussusception in a patient in China: a case report. World J Surg Oncol, 2017, 15（1）:29.

1083. Batziou C, Stathopoulos GP, Petraki K, et al. Primitive neurectodermal tumors: a case of extraosseous Ewing's sarcoma of the small intestine and review of the literature. J BUON, 2006, 11（4）:519-522.

1084. Sarangarajan R, Hill DA, Humphrey PA, et al. Primitive neuroectodermal tumors of the biliary and gastrointestinal tracts: clinicopathologic and molecular diagnostic study of two cases. Pediatr Dev Pathol, 2001, 4（2）:185-191.

1085. Mohammed A, Aliyu HO, Liman AA, et al. Angiosarcoma of the small intestine. Ann Afr Med, 2011, 10（3）:246-248.

1086. Huntington JT, Jones C, Liebner DA, et al. A rare malignancy with protean clinical presentations. J Surg

Oncol,2015,111(8):941-950.

1087. Allison KH,Yoder BJ,Bronner MP,et al. Angiosarcoma involving the gastrointestinal tract:a series of primary and metastatic cases. Am J Surg Pathol,2004,28(3):298-307.

1088. Saad A,Cappell MS,Amin M. Endoscopic findings with GI angiosarcoma correspond with the propensity of these vascular tumors to cause GI bleeding:two case reports and review of the literature. Dig Dis Sci,2013,58(6):1797-1801.

1089. Deregibus MC,Cantaluppi V,Doublier S,et al. HIV-1-Tat protein activates phosphatidylinositol 3-kinase/AKT-dependent survival pathways in Kaposi's sarcoma cells. J Biol Chem,2002,277(28):25195-25202.

1090. Akanbi O,Saleem N,Maddika S,et al. Kaposi sarcoma:an unusual cause of gastrointestinal bleeding. BMJ case reports,2016,23(5):267-269.

1091. Insabato L,Di Vizio D,Ciancia G,et al. Malignant gastrointestinal leiomyosarcoma and gastrointestinal stromal tumor with prominent osteoclast-like giant cells. Arch Pathol Lab Med,2004,128(4):440-443.

1092. Kohli S,Narang S,Singhal A,et al. Malignant melanoma of the rectum. J Clin Imaging Sci,2014,4:4.

1093. Ahn JY,Hwang HS,Park YS,et al. Endoscopic and pathologic findings associated with clinical outcomes of melanoma in the upper gastrointestinal tract. Ann Surg Oncol,2014,21(8):2532-2539.

1094. Yaziji H,Ranaldi R,Verdolini R,et al. Primary alveolar soft part sarcoma of the stomach:a case report and review. Pathol Res Pract,2000,196(7):519-525.

1095. Lee GW,Kim TH,Min HJ,et al. Unusual gastrointestinal metastases from an alveolar soft part sarcoma. Dig Endosc,2010,22(2):137-139.

1096. Lee SJ,Hwang CS,Huh GY,et al. Gastric Langerhans Cell Histiocytosis:Case Report and Review of the Literature. J Pathol Transl Med,2015,49(5):421-423.

1097. 葛荣,殷宪刚,刘创峰,等. 成人朗格汉斯细胞组织细胞增生症的临床病理学分析. 中华医学杂志,2012,92(42):2995-2997.

1098. 任雅丽,汤秀英. 朗格汉斯细胞组织细胞增生症. 诊断病理学杂志,2006,13(2):148-151,插页137.

1099. Azizi R,Mahjoubi B,Shayanfar N,et al. Malignant fibrous histiocytoma of rectum:Report of a case. Int J Surg Case Rep,2011,2(6):111-113.

1100. Wang CC,Wu MC,Lin MT,et al. Primary gastric synovial sarcoma. J Formos Med Assoc,2012,111(9):516-520.

1101. Clement PB,Scully RE. Mullerian adenosarcoma of the uterus:a clinicopathologic analysis of 100 cases with a review of the literature. Hum Pathol,1990,21(4):363-381.

1102. Soslow RA,Ali A,Oliva E. Mullerian adenosarcomas:an immunophenotypic analysis of 35 cases. Am J Surg Pathol,2008,32(7):1013-1021.

1103. Hornick JL,Jaffe ES,Fletcher CD. Extranodal histiocytic sarcoma:clinicopathologic analysis of 14 cases of a rare epithelioid malignancy. Am J Surg Pathol,2004,28(9):1133-1144.

1104. Lee D,Kim YB,Chung SH,et al. Primary gastric histiocytic sarcoma reminiscent of inflammatory pseudotumor:a case report with review of the literature. Korean J Pathol,2014,48(3):258-262.

1105. Pakravan A,Bhatia R,Oshima K,et al. Histiocytic sarcoma:the first reported case of primary esophageal involvement. Am J Gastroenterol,2014,109(2):291-292.

1106. Vos JA,Abbondanzo SL,Barekman CL,et al. Histiocytic sarcoma:a study of five cases including the histiocyte marker CD163. Mod Pathol,2005,18(5):693-704.

1107. Wakahashi K,Shimoyama M,Katayama Y,et al. Histiocytic sarcoma with two immunohistopathologically distinct populations. Int J Hematol,2010,92(4):642-646.

1108. Stockman DL,Miettinen M,Suster S,et al. Malignant gastrointestinal neuroectodermal tumor:clinicopathologic,immunohistochemical,ultrastructural,and molecular analysis of 16 cases with a reappraisal of clear cell sarcoma-like tumors of the gastrointestinal tract. Am J Surg Pathol,2012,36(6):857-868.

1109. Wang J,Thway K. Clear cell sarcoma-like tumor of the gastrointestinal tract:an evolving entity. Arch Pathol Lab Med,2015,139(3):407-412.

1110. Subbiah V,Holmes O,Gowen K,et al. Activity of c-Met/

ALK Inhibitor Crizotinib and Multi-Kinase VEGF Inhibitor Pazopanib in Metastatic Gastrointestinal Neuroectodermal Tumor Harboring EWSR1-CREB1 Fusion. Oncology,2016,91(6):348-353.

1111. Zambrano E,Reyes-Mugica M,Franchi A,et al. An osteoclast-rich tumor of the gastrointestinal tract with features resembling clear cell sarcoma of soft parts:reports of 6 cases of a GIST simulator. Int J Surg Pathol,2003,11(2):75-81.

1112. Moisio AL,Jarvinen H,Peltomaki P. Genetic and clinical characterisation of familial adenomatous polyposis:a population based study. Gut,2002,50(6):845-850.

1113. Robbins DH,Itzkowitz SH. The molecular and genetic basis of colon cancer. The Medical clinics of North America,2002,86(6):1467-1495.

1114. Galiatsatos P,Foulkes WD. Familial adenomatous polyposis. Am J Gastroenterol,2006,101(2):385-398.

1115. Coffin CM,Hornick JL,Zhou H,et al. Gardner fibroma:a clinicopathologic and immunohistochemical analysis of 45 patients with 57 fibromas. Am J Surg Pathol,2007,31(3):410-416.

1116. Lynch HT,Thorson AG,McComb RD,et al. Familial adenomatous polyposis and extracolonic cancer. Dig Dis Sci,2001,46(11):2325-2332.

1117. Cohen SB. Familial polyposis coli and its extracolonic manifestations. J Med Genet,1982,19(3):193-203.

1118. Miyaki M,Iijima T,Shiba K,et al. Alterations of repeated sequences in 5′ upstream and coding regions in colorectal tumors from patients with hereditary nonpolyposis colorectal cancer and Turcot syndrome. Oncogene,2001,20(37):5215-5218.

1119. Attard TM,Giglio P,Koppula S,et al. Brain tumors in individuals with familial adenomatous polyposis:a cancer registry experience and pooled case report analysis. Cancer,2007,109(4):761-766.

1120. Giardiello FM,Brensinger JD,Petersen GM. AGA technical review on hereditary colorectal cancer and genetic testing. Gastroenterology,2001,121(1):198-213.

1121. Cohen M,Thomson M,Taylor C,et al. Colonic and duodenal flat adenomas in children with classical familial adenomatous polyposis. Int J Surg Pathol,2006,14(2):133-140.

1122. Hashimoto T,Ogawa R,Matsubara A,et al. Familial adenomatous polyposis-associated and sporadic pyloric gland adenomas of the upper gastrointestinal tract share common genetic features. Histopathology,2015,67(5):689-698.

1123. Baker H. Sulindac plus erlotinib for familial adenomatous polyposis. Lancet Oncol,2016,17(5):e183.

1124. Inoue Y,Ishida H,Ueno H,et al. Therapeutic approaches for patients with coexisting familial adenomatous polyposis and colorectal cancer. Jpn J Clin Oncol,2016,46(9):819-824.

1125. Liang J,Church JM. Rectal cancers in patients with familial adenomatous polyposis. Familial cancer,2013,12(4):749-754.

1126. Haggitt RC,Reid BJ. Hereditary gastrointestinal polyposis syndromes. Am J Surg Pathol,1986,10(12):871-887.

1127. Offerhaus GJ,Giardiello FM,et al. The risk of upper gastrointestinal cancer in familial adenomatous polyposis. Gastroenterology,1992,102(6):1980-1982.

1128. Steinbach G,Lynch PM,Phillips RK,et al. The effect of celecoxib,a cyclooxygenase-2 inhibitor,in familial adenomatous polyposis. N Engl J Med,2000,342(26):1946-1952.

1129. Higuchi T,Iwama T,Yoshinaga K,et al. A randomized,double-blind,placebo-controlled trial of the effects of rofecoxib,a selective cyclooxygenase-2 inhibitor,on rectal polyps in familial adenomatous polyposis patients. Clin Cancer Res,2003,9(13):4756-4760.

1130. Johnson JC,DiSario JA,Grady WM. Surveillance and Treatment of Periampullary and Duodenal Adenomas in Familial Adenomatous Polyposis. Curr Treat Options Gastroenterol,2004,7(2):79-89.

1131. Phillips RK,Wallace MH,Lynch PM,et al. A randomised,double blind,placebo controlled study of celecoxib,a selective cyclooxygenase 2 inhibitor,on duodenal polyposis in familial adenomatous polyposis. Gut,2002,50(6):857-860.

1132. Eng C. PTEN Hamartoma Tumor Syndrome. In:GeneReviews(R). edn. Seattle WA:University of Washington,1993.

1133. Hobert JA,Eng C. PTEN hamartoma tumor syndrome:an overview. Genet Med,2009,11(10):687-694.

1134. Pilarski R,Burt R,Kohlman W,et al. Cowden syndrome and the PTEN hamartoma tumor syndrome:systematic review and revised diagnostic criteria. J Natl Cancer Inst,2013,105(21):1607-1616.

1135. Mester J,Eng C. Cowden syndrome:recognizing and managing a not-so-rare hereditary cancer syndrome. J Surg Oncol,2015,111(1):125-130.

1136. Beamer LC. Cowden syndrome:what oncology nurses need to know about increased risk of developing certain cancers. Oncol Nurs Forum,2014,41(5):555-557.

1137. Agarwal R,Liebe S,Turski ML,et al. Targeted therapy for genetic cancer syndromes:Von Hippel-Lindau disease,Cowden syndrome,and Proteus syndrome. Discov Med,2015,19(103):109-116.

1138. Marsh DJ,Coulon V,Lunetta KL,et al. Mutation spectrum and genotype-phenotype analyses in Cowden disease and Bannayan-Zonana syndrome,two hamartoma syndromes with germline PTEN mutation. Hum Mol Genet,1998,7(3):507-515.

1139. Slavik T,Montgomery EA. Cronkhite-Canada syndrome six decades on:the many faces of an enigmatic disease. J Clin Pathol,2014,67(10):891-897.

1140. 曹晓沧,周斌,丁娟娟,等. 35 例中国人 Cronkhite-Canada 综合征临床分析. 中华医学杂志,2007,87(44):3130-3132.

1141. Yashiro M,Kobayashi H,Kubo N,et al. Cronkhite-Canada syndrome containing colon cancer and serrated adenoma lesions. Digestion,2004,69(1):57-62.

1142. Ward EM,Wolfsen HC. Pharmacological management of Cronkhite-Canada syndrome. Expert Opin Pharmacother,2003,4(3):385-389.

1143. Ward E,Wolfsen HC,Ng C. Medical management of Cronkhite-Canada syndrome. South Med J,2002,95(2):272-274.

1144. Gardner EJ. A genetic and clinical study of intestinal polyposis,a predisposing factor for carcinoma of the colon and rectum. Am J Hum Genet,1951,3(2):167-176.

1145. Gardner EJ,Richards RC. Multiple cutaneous and subcutaneous lesions occurring simultaneously with hereditary polyposis and osteomatosis. Am J Hum Genet,1953,5(2):139-147.

1146. Pujol RM,Casanova JM,Egido R,et al. Multiple familial pilomatricomas:a cutaneous marker for Gardner syndrome? Pediatr Dermatol,1995,12(4):331-335.

1147. Cobianchi L,Ravetta V,Viera FT,et al. The challenge of extraabdominal desmoid tumour management in patients with Gardner's syndrome:radiofrequency ablation,a promising option. World J Surg Oncol,2014,12:361.

1148. Turina M,Pavlik CM,Heinimann K,et al. Recurrent desmoids determine outcome in patients with Gardner syndrome:a cohort study of three generations of an APC mutation-positive family across 30 years. Int J Colorectal Dis,2013,28(6):865-872.

1149. Jarrar AM,Church JM,Fay S,et al. Is the phenotype mixed or mistaken? Hereditary nonpolyposis colorectal cancer and hyperplastic polyposis syndrome. Dis Colon Rectum,2009,52(12):1949-1955.

1150. Calva D,Howe JR. Hamartomatous polyposis syndromes. The Surg Clin North Am,2008,88(4):779-817.

1151. Jaeger E,Leedham S,Lewis A,et al. Hereditary mixed polyposis syndrome is caused by a 40-kb upstream duplication that leads to increased and ectopic expression of the BMP antagonist GREM1. Nature genetics,2012,44(6):699-703.

1152. O'Riordan JM,O'Donoghue D,Green A,et al. Hereditary mixed polyposis syndrome due to a BMPR1A mutation. Colorectal Dis,2010,12(6):570-573.

1153. Cichy W,Klincewicz B,Plawski A. Juvenile polyposis syndrome. Arch Med Sci,2014,10(3):570-577.

1154. Larsen Haidle J,Howe JR. Juvenile Polyposis Syndrome. In:GeneReviews(R). edn. Seattle WA:University of Washington,1993.

1155. Jass JR,Williams CB,Bussey HJ,et al. Juvenile polyposis—a precancerous condition. Histopathology,1988,13(6):619-630.

1156. Upadhyaya VD,Gangopadhyaya AN,Sharma SP,et al. Juvenile polyposis syndrome. J Indian Assoc Pediatr Surg,2008,13(4):128-131.

1157. Aytac E, Sulu B, Heald B, et al. Genotype-defined cancer risk in juvenile polyposis syndrome. Br J Surg, 2015,102(1):114-118.

1158. Tam B, Salamon A, Bajtai A, et al. The real face of juvenile polyposis syndrome. J Gastrointest Oncol,2012,3 (4):362-368.

1159. Latchford AR, Neale K, Phillips RK, et al. Juvenile polyposis syndrome:a study of genotype, phenotype, and long-term outcome. Dis Colon Rectum, 2012, 55 (10):1038-1043.

1160. Brosens LA, Langeveld D, van Hattem WA, et al. Juvenile polyposis syndrome. World J Gastroenterol, 2011,17(44):4839-4844.

1161. Carethers JM, Stoffel EM. Lynch syndrome and Lynch syndrome mimics:The growing complex landscape of hereditary colon cancer. World J Gastroenterol,2015, 21(31):9253-9261.

1162. Lynch HT, Snyder CL, Shaw TG, et al. Milestones of Lynch syndrome:1895-2015. Nat Rev Cancer,2015, 15(3):181-194.

1163. Giardiello FM, Allen JI, Axilbund JE, et al. Guidelines on genetic evaluation and management of Lynch syndrome:a consensus statement by the US Multi-Society Task Force on colorectal cancer. Gastroenterology, 2014,147(2):502-526.

1164. Tse JY, Wu S, Shinagare SA, et al. Peutz-Jeghers syndrome:a critical look at colonic Peutz-Jeghers polyps. Mod Pathol,2013,26(9):1235-1240.

1165. Boparai KS, Mathus-Vliegen EM, Koornstra JJ, et al. Increased colorectal cancer risk during follow-up in patients with hyperplastic polyposis syndrome:a multicentre cohort study. Gut,2010,59(8):1094-1100.

1166. Kalady MF, Jarrar A, Leach B, et al. Defining phenotypes and cancer risk in hyperplastic polyposis syndrome. Dis Colon Rectum,2011,54(2):164-170.

1167. Carvajal-Carmona LG, Howarth KM, Lockett M, et al. Molecular classification and genetic pathways in hyperplastic polyposis syndrome. J Pathol, 2007, 212 (4):378-385.

1168. Win AK, Walters RJ, Buchanan DD, et al. Cancer risks for relatives of patients with serrated polyposis. Am J Gastroenterol,2012,107(5):770-778.

1169. Petronio M, Pinson S, Walter T, et al. Type 1 serrated polyposis represents a predominantly female disease with a high prevalence of dysplastic serrated adenomas,without germline mutation in MUTYH, APC, and PTEN genes. United European Gastroenterol J,2016, 4(2):305-313.

1170. Akhtar S, Oza KK, Khan SA, et al. Muir-Torre syndrome:case report of a patient with concurrent jejunal and ureteral cancer and a review of the literature. J Am Acad Dermatol,1999,41(5 Pt 1):681-686.

1171. Marazza G, Masouye I, Taylor S, et al. An illustrative case of Muir-Torre syndrome:contribution of immunohistochemical analysis in identifying indicator sebaceous lesions. Arch Dermatol, 2006, 142 (8): 1039-1042.

1172. Bhaijee F, Brown AS. Muir-Torre syndrome. Arch Pathol Lab Med,2014,138(12):1685-1689.

1173. Navi D, Wadhera A, Fung MA, et al. Muir-Torre syndrome. Dermatol Online J,2006,12(5):4.

1174. Lachiewicz AM, Wilkinson TM, Groben P, et al. Muir-Torre syndrome. Am J Clin Dermatol, 2007, 8 (5): 315-319.

1175. Misago N, Narisawa Y. Cytokeratin 15 expression in neoplasms with sebaceous differentiation. J Cutan Pathol. ,2006,33(9):634-641.

1176. Cleary SP, Cotterchio M, Jenkins MA, et al. Germline MutY human homologue mutations and colorectal cancer:a multisite case-control study. Gastroenterology,2009,136(4):1251-1260.

1177. Jenkins MA, Croitoru ME, Monga N, et al. Risk of colorectal cancer in monoallelic and biallelic carriers of MYH mutations:a population-based case-family study. Cancer Epidemiol Biomarkers Prev, 2006, 15 (2):312-314.

1178. Gismondi V, Meta M, Bonelli L, et al. Prevalence of the Y165C, G382D and 1395delGGA germline mutations of the MYH gene in Italian patients with adenomatous polyposis coli and colorectal adenomas. Int J Cancer,2004,109(5):680-684.

1179. Hamilton SR, Liu B, Parsons RE, et al. The molecular basis of Turcot's syndrome. N Engl J Med,1995,332

（13）：839-847.

1180. Wimmer K，Kratz CP. Constitutional mismatch repair-deficiency syndrome. Haematologica，2010，95（5）：699-701.

1181. Castori M，Voermans NC. Neurological manifestations of Ehlers-Danlos syndrome（s）：A review. Iran J Neurol，2014，13（4）：190-208.

1182. Cortini F，Marinelli B，Seia M，et al. Next-generation sequencing and a novel COL3A1 mutation associated with vascular Ehlers-Danlos syndrome with severe intestinal involvement：a case report. J Med Case Rep，2016，10（1）：303.

1183. Solcia E，Capella C，Fiocca R，et al. Gastric argyrophil carcinoidosis in patients with Zollinger-Ellison syndrome due to type 1 multiple endocrine neoplasia. A newly recognized association. Am J Surg Pathol，1990，14（6）：503-513.

1184. Byun J，Kwon S，Oh SY，et al. Laparoscopic management of hypertrophic hypersecretory gastropathy with protein loss：a case report. Asian J Endosc Surg，2014，7（1）：48-51.

1185. Lenhart A，Hassan M，Meighani A，et al. A Perplexing Case of Abdominal Pain That Led to the Diagnosis of Zollinger-Ellison Syndrome. Case Rep Gastrointest Med，2017，2017：7636952.

1186. Aprile MR，Azzoni C，Gibril F，et al. Intramucosal cysts in the gastric body of patients with Zollinger-Ellison syndrome. Hum Pathol，2000，31（2）：140-148.

1187. Chen WChen H，Shan G，et al. Blue rubber bleb nevus syndrome：our experience and new endoscopic management. Medicine，2017，96（33）：e7792.

1188. Aasen T，Usta Y，Achdjian H，et al. Vascular Anomaly of Blue Rubber Bleb Nevus Syndrome. Am J Gastroenterol，2016，111（1）：24.

1189. Hitzman JL，Weiland LH，Oftedahl GL，et al. Ceroidosis in the "brown bowel syndrome". Mayo Clin Proc，1979，54（4）：251-257.

1190. Michaely HJ，Daroca PJ，Plavsic BM. Brown bowel syndrome—an unusual etiology of pseudo-obstruction of the small intestine. RoFo，2003，175（8）：1143-1144.

1191. Ruchti C，Eisele S，Kaufmann M. Fatal intestinal pseu-do-obstruction in brown bowel syndrome. Arch Pathol Lab Med，1990，114（1）：76-80.

1192. Darwish K，Bleau BL. Extensive small bowel varices as a cause of severe anemia in Klippel-Trenaunay-Weber syndrome. Am J Gastroenterol，1998，93（11）：2274-2275.

1193. Cha SH，Romeo MA，Neutze JA. Visceral manifestations of Klippel-Trenaunay syndrome. Radiographics，2005，25（6）：1694-1697.

1194. Samo S，Sherid M，Husein H，et al. Klippel-Trenaunay Syndrome Causing Life-Threatening GI Bleeding：A Case Report and Review of the Literature. Case Rep Gastrointest Med，2013，2013：813653.

1195. Frost AR，Band MM，Conway GS. Serological screening for coeliac disease in adults with Turner's syndrome：prevalence and clinical significance of endomysium antibody positivity. Eur J Endocrinol，2009，160（4）：675-679.

1196. Qureshi MA，Mouzaki M，Le T. Diagnosis of small bowel telangiectasia in Turner's syndrome using capsule endoscopy. J Pediatr Endocrinol Metab，2009，22（8）：759-762.

1197. Gayther SA，Gorringe KL，Ramus SJ，et al. Identification of germ-line E-cadherin mutations in gastric cancer families of European origin. Cancer research，1998，58（18）：4086-4089.

1198. Guilford P，Hopkins J，Harraway J，et al. E-cadherin germline mutations in familial gastric cancer. Nature，1998，392（6674）：402-405.

1199. Oliveira C，Seruca R，Carneiro F. Genetics，pathology，and clinics of familial gastric cancer. Int J Surg Pathol，2006，14（1）：21-33.

1200. Kaurah P，MacMillan A，Boyd N，et al. Founder and recurrent CDH1 mutations in families with hereditary diffuse gastric cancer. Jama，2007，297（21）：2360-2372.

1201. Caldas C，Carneiro F，Lynch HT，et al. Familial gastric cancer：overview and guidelines for management. J Med Genet，1999，36（12）：873-880.

1202. Shinmura K，Kohno T，Takahashi M，et al. Familial gastric cancer：clinicopathological characteristics，RER phenotype and germline p53 and E-cadherin muta-

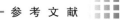

tions. Carcinogenesis, 1999, 20(6): 1127-1131.

1203. Oliveira C, Suriano G, Ferreira P, et al. Genetic screening for familial gastric cancer. Hered Cancer Clin Pract, 2004, 2(2): 51-64.

1204. Gonzalez CA, Sala N, Capella G. Genetic susceptibility and gastric cancer risk. Int J Cancer, 2002, 100(3): 249-260.

1205. Lynch HT, Grady W, Suriano G, et al. Gastric cancer: new genetic developments. J Surg Oncol, 2005, 90(3): 114-133.

1206. Keller G, Vogelsang H, Becker I, et al. Germline mutations of the E-cadherin (CDH1) and TP53 genes, rather than of RUNX3 and HPP1, contribute to genetic predisposition in German gastric cancer patients. J Med Genet, 2004, 41(6): e89.

1207. Oliveira C, Ferreira P, Nabais S, et al. E-Cadherin (CDH1) and p53 rather than SMAD4 and Caspase-10 germline mutations contribute to genetic predisposition in Portuguese gastric cancer patients. Eur J Cancer, 2004, 40(12): 1897-1903.

1208. Thakker RV: Multiple endocrine neoplasia type1 (MEN1) and type 4 (MEN4). Mol Cell Endocrinol, 2014, 386(1-2): 2-15.

1209. Thakker RV. Multiple endocrine neoplasia type 1 (MEN1). Best Pract Res Clin Endocrinol Metab, 2010, 24(3): 355-370.

索 引

Barrett 食管　Barret esophagus　215

Barrett 食管相关异型增生　Barrett associated dysplasia　217

Bowen 病　Bowen disease　266

Brunner 腺错构瘤/增生　Brunner gland hamartoma/hyperplasia，BGH　192

Brunner 腺增生结节　Brunner gland nodules　191

Burkitt 淋巴瘤　Burkitt lymphoma　308

Cowden 综合征　Cowden syndrome　195,201,374

Cronkhite-Canada 综合征　Cronkhite-Canada syndrome，CCS　189,195,201,375

Ehlers-Danlos 病　Ehlers-Danlos Disease，EDS　39

Ehlers-Danlos 综合征　Ehlers-Danlos syndrome　381

Gardner 综合征　Gardner syndrome　376

HIV 性食管炎　HIV esophagitis　57

HPV 性食管炎　HPV esophagitis　57

Klippel-Trenaunay-Weber 综合征　Klippel-Trenaunay-Weber syndrome　382

Li-Fraumeni 综合征　Li-Fraumeni syndrome　383

Menetrier 病　Menetrier disease　31

Muir-Torre 综合征　Muir-Torre syndrome　380

MUTYH 相关息肉病　MUTYH associated polyposis　380

Paget 病　Paget's disease　218

PD1/PDL1 相关性肠炎　PD1/PDL1 associated colitis　178

Peutz-Jeghers 息肉　Peutz-Jeghers polyp　187,200

Peutz-Jeghers 综合征　Peutz-Jeghers syndrome，PJS　379

Rosai-Dorfman 病　Rosai-Dorfman disease　353

Tufting 肠病　Tufting enteropathy　124

Turcot 综合征　Turcot syndrome　381

Turner 综合征　Turner syndrome　382

Zollinger-Ellison 综合征　Zollinger-Ellison syndrome　381

Ⅳ型黏脂质沉积病　mucolipidosis，type Ⅳ　32

B

贲门失弛缓症　achalasia of cardia　28

扁平苔藓　lichen planus　59

C

肠病相关性 T 细胞淋巴瘤　enteropathy-associated T-cell lymphoma，EATL　316

肠病性肢端皮炎　acrodermatitis enteropathica　101

肠淋巴细胞性静脉炎　enterocolic lymphocytic phlebitis　175

肠气囊肿　pneumatosis cystoids intestinalis　354

肠神经发育不良　intestinal neuronal dysplasia，IND　45

肠系膜乳糜囊肿　mesenteric chylous cyst　353

肠重复　intestinal duplication　36

出血性肠炎　haemorrhagic colitis　165

丛状纤维黏液瘤　plexiform fibromyxoma　339

D

单纯疱疹病毒性食管炎　herpes simplex esophagitis　56

胆道系统　116

淀粉样变性　amyloidosis　29

淀粉样瘤　amyloidoma　348

动静脉畸形　arteriovenous malformation，AVM　30

动脉瘤　aneurysm　31

多发性神经内分泌肿瘤 1 型　multiple endocrine neoplasia type 1，MEN1　384

多形性巨细胞癌　pleomorphic giant cell carcinoma　214

多形性未分化肉瘤　undifferentiated pleomorphic sarcoma　367

F

反流性食管炎　reflux esophagitis　59

反应性结节性纤维性假瘤　reactive nodular fibrous pseudotumor，RNFP　347

反应性胃病　reactive gastropathy，RG　66

放射性肠炎　radiation enteritis　113

放射性食管炎　radiation esophagitis　60

非甾体抗炎药所致的药物性肠炎　NSAID associated colitis　158

腐蚀性胃炎　erosive gastritis　67

腹裂　gastroschisis　35

G

肝样腺癌　hepatoid adenocarcinoma　254

肛管纤维上皮性息肉　fibroepithelial polyp　206

肛管移行区　anal transitional zone，ATZ　17

肛门 Paget 病　anal Paget's disease　267
肛门鳞状上皮内瘤变/病变　anal squamous intraepithelial neoplasia/lesion,ASIN/ASIL　263
肛门鳞状细胞癌　anal squamous cell carcinoma　268
肛门湿疣　anal warts　265
肛缘基底细胞癌　anal basal cell carcinoma　270
肛周鳞状上皮内病变　perianal skin intraepithelial neoplasia,PSIN　264
梗阻性肠炎　obstructive enteritis　108
孤立回肠末端溃疡　isolated ulcer of the terminal ileum　125
孤立性纤维性肿瘤　solitary fibrous tumor,SFT　340
管状腺癌　tubular adenocarcinoma　226
过敏性肠炎　allergic enteritis　155

H

海尔曼螺杆菌　Helicobacter heilmannii　80
黑色素瘤　melanoma　365
黑色素细胞增多症　melanocytosis　349
横膈病　diaphragm disease　109
壶腹部腺癌　adenocarcinoma of the ampulla　242
滑膜肉瘤　synovial sarcoma　368
化脓性胃炎　purulent gastritis　68
化学性食管炎　chemical esophagitis　61
坏死性小肠结肠炎　necrotizing enterocolitis　168
黄色瘤　xanthoma　349
回肠贮袋炎　ileal pouch/pouchitis　106

J

畸胎瘤　teratoma　352
家族性肠型胃癌　familial intestinal gastric cancer,FIGC　383
家族性腺瘤性息肉病　familial adenomatous polyposis,FAP　373
尖锐湿疣　condyloma acuminatum　207
间变大细胞淋巴瘤　anaplastic large cell lymphoma　321
浆母细胞淋巴瘤　plasmablastic lymphoma　309
胶原性结肠炎　collagenous colitis　159
胶原性胃炎　collagenous gastritis　69
胶原性小肠炎　collagenous enteritis　104
结肠憩室　colon diverticulum　47
结节病　sarcoidosis　105
结直肠区　colorectal zone　17
巨膀胱-小结肠-肠蠕动不良综合征　megacystis-microcolon-intestinal hypoperistalsis syndrome,MMIHS　46
巨细胞病毒性食管炎　cytomegalovirus esophagitis　55
锯齿状息肉病　serrated polyposis　380
锯齿状腺癌　serrated adenocarcinoma　259

K

卡波西肉瘤　Kaposi's sarcoma,KS　361

抗生素相关性肠炎　antibiotic associated colitis　142
颗粒细胞瘤　granular cell tumor　349
克罗恩病　Crohn disease,CD　148
空肠炎　jejunitis　105
旷置性肠炎　diversion colitis　161
溃疡性结肠炎　ulcerative colitis,UC　144
溃疡性结肠炎小肠受累　ulcerative colitis in the small intestine　106
溃疡性空肠回肠炎　ulcerative jejunoileitis　103

L

阑尾黏液性肿瘤　appendiceal mucinous neoplasm　275
阑尾重复　duplication appendix　49
蓝色橡皮-大疱性痣综合征　blue rubber bleb nevus syndrome　382
蓝痣　blue nevus　351
朗格汉斯细胞组织细胞增生症　Langerhans cell histiocytosis　367
林奇综合征　Lynch syndrome　378
淋巴上皮瘤样癌　lymphoepithelioma-like carcinoma　214,261
淋巴细胞性结肠炎　lymphocytic colitis　160
淋巴细胞性食管炎　lymphocytic esophagitis　62
淋巴细胞性胃炎　lymphocytic gastritis　70
淋巴细胞性小肠炎　lymphocytic enteritis　103
鳞状上皮异型增生/上皮内瘤变　squamous dysplasia/intraepithelial neoplasia　210
鳞状细胞癌　squamous cell carcinoma　212,236
滤泡树突状细胞肉瘤　follicular dendritic cell sarcoma　366
滤泡性淋巴瘤　follicular lymphoma,FL　304

M

慢性肉芽肿病　chronic granulomatous disease,CGD　164
霉菌性食管炎　aspergillus esophagitis　54
米勒管腺肉瘤　Mullerian adenosarcoma　368

N

难治性腹泻　refractory sprue　102
黏附差的癌　poorly cohesive carcinomas　231
黏膜施万细胞错构瘤　mucosal Schwann cell hamartoma　333
黏液表皮样癌　mucoepidermoid carcinoma　239
黏液腺癌　mucinous adenocarcinoma　230
念珠菌性食管炎　candida esophagitis　54

P

帕内特细胞癌　Paneth cell carcinoma　239
疱疹性皮炎相关肠病　dermatitis herpetiformis associated enteropathy　101
平滑肌瘤　leiomyoma　326
平滑肌瘤病　leiomyomatosis　327
平滑肌肉瘤　leiomyosarcoma　356

普通变异型免疫缺陷 common variable immunodeficiency,
　CVID　121

Q

脐肠导管残迹及相关畸形 omphalomesenteric duct remnant and
　related malformation　38
脐膨出 omphalocele　35
缺血性肠炎 ischemic enteritis　112
缺血性结肠炎 ischemic colitis　166
缺血性胃炎 ischemic gastritis　70

R

热带性腹泻 tropical sprue　102
绒毛膜癌 choriocarcinoma　237
肉瘤样癌 sarcomatoid carcinoma　214,261
肉芽肿性食管炎 granulomatous esophagitis　62
肉芽肿性胃炎 granulomatous gastritis　71
乳糜泻 celiac disease　99
乳头状汗腺瘤 papillary hidradenoma　208
乳头状腺癌 papillary adenocarcinoma　230

S

软斑病 malakoplakia　126,169
上皮内瘤变/异型增生 intraepithelial neoplasia/dysplasia　224
神经肌肉血管错构瘤 neuromuscular and vascular hamartoma,
　NMVH　334
神经内分泌癌 neuroendocrine carcinoma,NEC　292
神经内分泌瘤 neuroendocrine tumor,NET　286
神经内分泌细胞增生 neuroendocrine cell hyperplasia　286
神经鞘瘤 schwannoma　328
神经束膜瘤 perineurioma　330
十二指肠假黑变病 pseudomelanosis duodeni　355
十二指肠炎 duodenitis　98
食管静脉曲张 esophageal varices　22
食管裂孔疝 hiatal hernia　24
食管瘘 esophageal fistula　22
食管囊肿 esophageal cyst　23
食管黏膜下腺导管腺瘤 esophageal submucosal gland duct
　adenoma　181
食管狭窄 esophageal stenosis　23
嗜酸细胞癌 oncocytic carcinoma　239
嗜酸性粒细胞性肠炎 eosinophilic enteritis　116
嗜酸性粒细胞性食管炎 eosinophilic esophagitis　63
嗜酸性粒细胞性胃肠炎 eosinophilic gastroenteritis　164
嗜酸性粒细胞性胃炎 eosinophilic gastritis　67
髓样癌 medullary carcinoma　257

T

糖原棘皮症 glycogenic acanthosis　24

套细胞淋巴瘤 mantle cell lymphoma,MCL　303
特发性腹膜后纤维化 idiopathic retroperitoneal fibrosis　127
特发性肌肥大 idiopathic muscular hypertrophy　25
特发性缩窄性肠系膜炎 idiopathic retractile mesenteritis　126
特发性硬化性腹膜炎 idiopathic sclerosing peritonitis　128
透明细胞癌 clear cell carcinoma　260
弹力纤维瘤 elastofibroma　346

W

微绒毛包涵体病 microvillous inclusion disease　125
微乳头状癌 micropapillary carcinoma　258
胃肠道间质瘤 gastrointestinal stromal tumor,GIST　361
胃底腺息肉 fundic gland polyp,FGP　186
胃窦血管扩张症 gastric antral vascular ectasia　34
胃结核 mycobacterium tuberculosis　80
胃梅毒 syphilis　81
胃黏膜异位 gastric heterotopia　192
胃黏膜异位 heterotopic gastric mucosa　40
胃腺癌-近端息肉病 gastric adenocarcinoma and proximal polyposis
　of the stomach,GAPPS　383
胃小凹性息肉 gastric foveolar polyps,GFP　184
胃增生性息肉 gastric hyperplastic polyps,GHP　183
无 β 脂蛋白血症 abetalipoproteinemia　123

X

息肉样胃小凹增生 polypoid foveolar hyperplasia,PFH　184
息肉样胃炎 polypoid gastritis,PG　186
息肉状/深在性囊性胃炎 gastric cystica polyposa/profunda,
　GCP　185
先天性巨结肠 hirschsprung disease　44
先天性狭窄与闭锁 congenital stenosis and atresia　35
纤维瘤病 fibromatosis　343
纤维血管性息肉 fibrovascular polyp　346
腺癌 adenocarcinoma　272
腺鳞癌 adenosquamous carcinoma　236,245
腺泡状软组织肉瘤 alveolar soft part sarcoma　366
消化性溃疡 peptic ulcer　75
小肠慢性肉芽肿性疾病 chronic granulomatous disease of small
　intestine　105
小肠憩室 small intestine diverticula　42
小肠细菌过度生长 small intestinal bacterial overgrowth　85
小肠腺癌 small intestinal adenocarcinoma　244
小肠腺瘤 small intestinal adenoma　242
旋转不良 intestinal malrotation　38
选择性 IgA 缺陷 selective IgA deficiency　122
血管瘤 hemangioma　336
血管球瘤 glomus tumor,GT　337
血管肉瘤 angiosarcoma　360

血管周上皮样细胞肿瘤　perivascular epithelioid cell tumour, PEComa　337

Y

炎性肌成纤维细胞瘤　inflammatory myofibroblastic tumor　342

炎性假息肉　inflammatory pseudopolyp　197

炎性帽状息肉　inflammatory cap polyp　199

炎性息肉　inflammatory polyps, IP　185

炎性纤维样息肉　inflammatory fibroid polyp, IFP　345

炎症性肠病在胃部的表现　gastric lesion in IBD　71

炎症性肌腺性息肉　inflammatory myoglandular polyp, IMG　199

炎症性息肉　inflammatory polyp　182

炎症性泄殖腔源性息肉　inflammatory cloacogenic polyp　207

药物性肠炎　drug induced enteritis　115,156

药物性食管炎　drug induced esophagitis　64

药物性胃炎　drug induced gastritis　73

移植物抗宿主病　graft-versus-host disease, GVHD　61,68,117

遗传性出血性毛细血管扩张症　herediatary hemorrhagic telangiectasin　339

遗传性混合息肉病综合征　hereditary mixed polyposis syndrome, HMPS　377

遗传性弥漫性胃癌　hereditary diffuse gastric cancer　383

异位皮脂腺　ectopic sebaceous glands　25

异位胃组织　ectopic gastric tissue　25

异位胰腺　heterotopic pancreas　41,193

异位胰腺/胰腺化生　pancreatic heterotopia/pancreatic acinar metaplasia　33

异位胰腺性息肉　pancreatic heterotopia　189

硬皮病或系统性硬化症的食管表现　esophagus in scleroderma or systemic sclerosis　64

疣状癌　veruccous carcinoma　215,270

幼年性息肉　juvenile polyps, JP　188,194

幼年性息肉病综合征　juvenile polyposis syndrome, JPS　377

Z

增生性息肉　hyperplastic polyp, HP　249

脂肪瘤病　lipomatosis　328

脂肪肉瘤　liposarcoma　357

直肠肛管畸形　ano-rectal malformation　47

痔疮　hemorrhoid　205

中性粒细胞减少性结肠炎　neutropenic colitis　173

自身免疫性肠炎　autoimmune enterocolitis, AIEC　119

自身免疫性胃炎　autoimmune gastritis　74

棕肠综合征　brown bowel syndrome　382

组织细胞肉瘤　histiocytic sarcoma　369

后　记

从大学毕业后选择病理为谋生手段,至今已有二十五载,庆幸自己对这个行当一如既往的执着和喜欢,这种执念就如同酿酒一般,时间越久,味道越醇,情意越浓。真正开始驻足于这本书稿中时,才发现自己的才疏学浅,于是终日诚惶诚恐,徘徊在字里行间,也能想象到其中的诸多不足,唯有期待着自己可以再多一些努力和投入,也恳请所有的同道给与批评和指正。我知道,这一稿的提交并非结束,而是一个新的开始。

整理书稿的时候,许多过往的病例再一次浮现在眼前,显微镜下的图片会永久的清晰,可是它们其中的一些已无法与鲜活的生命找到对应,期望我们对疾病的不断认识可以使我们在今后少一些这样的悲伤。致敬和感谢所有的生命!

感谢国内外消化病理的前辈、老师和同行,这其中的行行文字或是图片都是你们奉献的宝贵财富!

把这本书稿献给夫人和女儿,感谢她们给予我的巨大支持和无尽的理解!

献给父亲,在他默默的眼神中,普通的我,却始终是骄傲!

也献给已远在天国的母亲,感谢她在有生之年一直嘱我做事需认认真真、踏踏实实!

李增山
2019 年 2 月 17 日夜于古都西安